CLINIQUE

MÉDICALE

Imprimeries réunies A, rue Mignon, 2.

CLINIQUE MÉDICALE

PAR LE DOCTEUR

NOËL GUENEAU DE MUSSY

MÉDECIN HONORAIRE DE L'HÔTEL-DIEU, MEMBRE DE L'ACADÉMIE DE MÉDECINE
DE LA SOCIÉTÉ DE THÉRAPEUTIQUE, DE LA SOCIÉTÉ DES HÔPITAUX
MEMBRE HONORAIRE DE LA SOCIÉTÉ DE MÉDECINE DE LONDRES
DE L'ACADÉMIE ROYALE DE BELGIQUE
MEMBRE CORRESPONDANT DES ACADÉMIES D'ATHÈNES, DE ROME,
DE MOSCOU, DU « BRITISH MEDICAL ASSOCIATION. »

———

TOME TROISIÈME

TRAITÉ THÉORIQUE ET PRATIQUE DE LA FIÈVRE TYPHOÏDE OU DOTHIÉNENTÉRIQUE

———

PARIS

ADRIEN DELAHAYE et ÉMILE LECROSNIER, ÉDITEURS

PLACE DE L'ÉCOLE-DE-MÉDECINE

1884

CLINIQUE MÉDICALE

RECHERCHES HISTORIQUES ET CRITIQUES

SUR L'ÉTIOLOGIE ET LA PROPHYLAXIE

DE LA FIÈVRE TYPHOÏDE

CHAPITRE PREMIER

IMPORTANCE DES CONNAISSANCES ÉTIOLOGIQUES

A mesure que la science pénètre plus avant dans l'étiologie des maladies qui détruisent ou détériorent notre espèce, le rôle dominateur de l'hygiène se montre de plus en plus évident, de plus en plus nécessaire dans cette lutte contre le mal physique qui est la mission du médecin. C'est l'hygiène qui doit s'opposer à l'invasion de ces affections aiguës dont nous puisons le germe dans le milieu où nous vivons. L'hygiène est également le plus puissant correctif des dispositions morbides imputables à l'hérédité : attachées au germe dès son origine, elles se développent d'autant plus vite et d'autant plus sûrement, qu'elles trouvent dans les conditions au milieu desquelles est placé l'être vivant, dans la direction imprimée à ses actes et à ses habitudes, un concours de circonstances plus favorables à leur évolution et souvent des coefficients trop actifs. En d'autres termes, nous devons chercher dans le choix du milieu et des aliments offerts à l'organisme, dans la direction donnée à ses actes, un préventif contre les maladies aiguës ou accidentelles, un modificateur de ces innéités morbides qui contiennent en germe presque toutes les maladies chroniques ou constitutionnelles.

Nous voyons d'une part la tuberculose lever sur notre race un tribut de plus en plus considérable ; d'une autre part, les fièvres infectieuses faire chaque année de nombreuses victimes dans la partie la plus jeune, la plus robuste de la population, dans celle qui, venant des campagnes dans les grandes villes, y apporte des constitutions plus saines, moins imprégnées de vices héréditaires. Quand ces maladies se sont emparées de l'organisme, les médications que nous pouvons leur opposer sont d'une efficacité restreinte, et trop souvent trompent nos efforts ; il importe donc au plus haut degré d'en déterminer les causes premières, ou les conditions auxiliaires qui en préparent le développement ; c'est ainsi qu'on peut espérer en tarir la source ou en arrêter l'évolution. J'ai cherché, il y a dix-sept ans, à faire l'inventaire de nos connaissances sur l'étiologie de la tuberculose, la plus destructive des maladies chroniques. J'entreprends aujourd'hui le même travail pour la fièvre typhoïde, la plus meurtrière des maladies aiguës (1).

Jusqu'à ces cinquante dernières années, la médecine ne possédait sur les fièvres continues que des renseignements trop peu précis pour en aborder le problème étiologique. L'École française, au commencement de ce siècle, a démontré la constance et a déterminé les caractères des lésions intestinales dans la fièvre entérique ou typhoïde ; elles n'avaient été que vaguement entrevues jusque-là, ou n'étaient considérées que comme une complication accidentelle de la fièvre. Ainsi se sont trouvées rattachées pour toujours à une même unité morbide des variétés symptomatiques qui étaient regardées par beaucoup de médecins comme autant d'espèces morbides distinctes. L'École française a encore le mérite d'avoir la première bien fait connaître la marche et les symptômes de cette affection, et d'en avoir affirmé le caractère contagieux (Bretonneau, Petit, Serres, Gendron, Piedvache, Louis et Chomel).

____

(1) Cette étude me paraît d'autant plus opportune que l'édilité de Paris, qui a tant fait pour l'assainissement de notre cité, est sollicitée à s'engager dans une voie que je crois funeste, en permettant l'écoulement des vidanges dans les égouts que de larges regards mettent en communication incessante avec l'atmosphère des rues. Je reviendrai sur cette question quand je m'occuperai de la prophylaxie de la fièvre typhoïde. Le travail que je publie ici forme la première partie d'études sur la fièvre typhoïde que je prépare en ce moment, et il commence le troisième volume de mes *Leçons cliniques*.

Les Écoles américaine et anglaise ont démontré que le typhus des camps était essentiellement distinct de la fièvre typhoïde, question qui avait déjà été tranchée dans ce sens par Lombard de Genève (1836), mais qui était discutée et différemment résolue dans notre pays (1), où le typhus ne s'était montré qu'accidentellement et à de rares intervalles (Gerhard (1836), Shattuck, Barlow (1839), Alex. Stewart (1840).

Le terrain pathologique ainsi solidement constitué et nettement limité, on a pu aborder la question des causes, la plus importante de toutes celles qui se rattachent à cette maladie, puisque sa solution doit déterminer les moyens préventifs qu'on peut lui opposer. Un grand nombre de mémoires sur ce sujet ont été adressés à l'Académie par des médecins de province ; mais nulle part cette étude n'a été faite avec la cohésion, la méthode, la persévérance qu'y ont apportées les médecins de la Grande-Bretagne. Nulle part des travaux aussi importants et aussi nombreux n'ont été publiés sur cette question. L'Association médicale britannique, qui veille avec tant de zèle sur la santé publique, a puissamment contribué à diriger et à régulariser cette enquête, et grâce à ces efforts soutenus la science possède sur l'étiologie de la fièvre typhoïde, et sur ses conditions de propagation et de développement, des renseignements assez précis pour que l'espérance de la faire disparaître dans beaucoup de localités, ou au moins de restreindre dans une très-grande proportion le nombre de ses victimes, ne doive pas être considérée comme une chimère. Comme le fait remarquer le docteur Murchison, du temps de Sydenham les fièvres intermittentes étaient endémiques à Londres ; avec les perfectionnements de l'hygiène publique, elles y ont disparu. Encore un pas dans cette voie de progrès, et pourquoi ne pourrait-on pas éteindre le foyer de cette autre affection miasmatique : la fièvre typhoïde, dont nous sommes en droit de dire aujourd'hui que nous connaissons l'origine, sinon dans sa cause directe, immédiate, au moins dans les conditions qui lui donnent naissance?

(1) Dans des mémoires présentés à l'Académie de médecine en 1837, Gaultier de Claubry affirmait l'identité des deux maladies, tandis que Montault soutenait qu'elles étaient essentiellement distinctes.

CHAPITRE II

LES DIFFÉRENTES DONNÉES DU PROBLÈME ÉTIOLOGIQUE

Dans les maladies spécifiques, le problème étiologique comprend deux termes : 1° l'agent spécifique, cause efficiente, active de la maladie ; 2° les conditions de réceptivité de l'organisme, c'est-à-dire les circonstances qui favorisent l'action de l'agent spécifique, circonstances dont les unes sont extérieures, cosmiques, augmentent l'énergie de l'agent morbifique, ou diminuent la résistance que l'organisme lui oppose ; dont les autres sont subjectives, individuelles, inhérentes à cet organisme, véritable terrain où le germe morbifique va évoluer. Nous retrouvons là les éléments fondamentaux de toutes les productions vivantes : le germe, le milieu, le sol.

Quelle que soit l'opinion qu'on adopte sur la nature et sur les propriétés intimes du germe de la fièvre typhoïde, on ne peut mettre en doute son existence ; il s'affirme par ses effets ; il présente même le caractère essentiel, fondamental d'un agent vivant ; il paraît engendrer, se multiplier dans l'organisme ; s'il en est ainsi, il vit.

Nous reviendrons plus tard sur les recherches qui ont été faites pour isoler ce germe, pour en déterminer la nature, et sur les observations de ceux qui croient l'avoir trouvé dans le champ de leurs microscopes. Ces observations ont été contestées et offrent matière à discussion. La détermination du milieu où se trouve ce germe est à la fois beaucoup plus utile et plus accessible à nos moyens d'investigation. Sur ce point, les plus importants travaux ont été entrepris par nos confrères de la Grande-Bretagne, et ces travaux les ont conduits à des conclusions que de nombreuses observations viennent chaque jour confirmer.

En tête de ceux qui ont le plus contribué à éclairer cette question, se trouvent MM. Murchison et Budd. Ces deux médecins éminents ont appelé l'attention sur le rôle que jouent les égouts et les réceptacles de matières organiques en décomposition dans la production de la fièvre ; les premiers ils ont montré que c'était là qu'il fallait chercher la principale origine de la maladie. Les observations du premier ont été consignées dans son admirable *Traité des fièvres*, un des plus beaux monuments de la médecine contemporaine. Elles ont provoqué un grand nombre de recherches qui sont venues témoigner en faveur de son opinion. Plus d'une fois cette donnée doctrinale introduite dans la pratique a inspiré des mesures hygiéniques qui ont enrayé des épidémies de fièvre typhoïde, ou leur ont ôté le caractère endémique qu'elle avait revêtu dans certaines localités ; et la pensée de tant de vies humaines, sauvées en partie par lui de cette cruelle maladie, est la plus douce consolation qu'il puisse trouver aux douleurs qu'elle a apportées jusque dans son propre foyer.

Le docteur Budd, dont le premier travail a précédé les observations du docteur Murchison, a cherché à déterminer davantage la nature du principe de la fièvre typhoïde ; pour lui elle ne serait pas le produit d'un miasme engendré par des matières organiques en putréfaction, développé hors du corps ; mais elle serait l'effet d'un contage spécial qui aurait pour principal véhicule les excréments des typhoïdiques. Son livre, riche de faits intéressants et d'observations délicates, est écrit avec une verve entraînante. Dans son argumentation serrée, qui ébranle quand elle ne convainc pas, il s'élève jusqu'à l'éloquence. Je ferai à son ouvrage de nombreux emprunts en exposant la doctrine dont il est un des plus ardents défenseurs.

CHAPITRE III

ÉTUDES HISTORIQUES SUR L'ÉTIOLOGIE DE LA FIÈVRE
TYPHOÏDE

Bien qu'ils n'eussent pas nettement distingué entre elles les différentes espèces de fièvres continues, les anciens observateurs avaient déjà rangé au nombre de leurs causes communes des circonstances auxquelles la science moderne fait une part importante dans l'étiologie de la fièvre typhoïde.

Galien, dans ses *Commentaires* sur le Ve livre des épidémies, dit que les mauvaises eaux peuvent être une cause de maladies épidémiques, et qu'on en a vu des exemples dans les armées (édition de Kuhn, 15 p., 119 et 17 A, p. 91).

Huxam range parmi les causes de la fièvre lente nerveuse les excès, les veilles, les fatigues, toutes les conditions de débilitation et d'épuisement, une nourriture malsaine, *des boissons impures, un séjour prolongé dans un air infecté.*

Pringle est revenu à plusieurs reprises sur la part qu'il faut faire dans le développement de la maladie à l'usage comme boisson d'*eau corrompue, altérée par le mélange de matières animales en décomposition.*

« *Aggreditur homines,* dit Borsieri, *quos... vel potus aquosi impuri corruptive repleverunt.* »

Pierre Frank est beaucoup plus explicite. « Si notre esprit, dit-il, pouvait atteindre la cause de la fièvre lente nerveuse, il serait permis de la chercher dans le principe que préparent pour la destruction des hommes les lieux infectés d'exhalaisons animales. Ceux qui ont voulu chercher ce délétère dans les émanations corrompues des substances animales lui ont attribué un caractère putride, et cette opinion semble confirmée, en quelque sorte, par les phénomènes de putridité observés dans la fibre animale et dans le sang même. » Voilà nettement formulée la doctrine soutenue par le docteur Murchison qui, convaincu de la réalité de cette origine, propose de donner à la fièvre typhoïde le nom de fièvre pythogénique (1). Mais Pierre Frank un peu plus loin cherche à démontrer que la putridité est insuffisante pour expliquer les caractères de la maladie, et « la cause des fièvres nerveuses, dit-il, paraît moins résider dans la matière putride que dans un principe qui s'unit facilement avec elle, principe d'une nature inconnue. » Et puis il ajoute : « Si nous admettons par analogie que la matière qui donne naissance à la fièvre lente nerveuse est putride, ou subit facilement cette dégénération, il faut avouer que *la matière putride est plus le véhicule, la compagne du principe contagieux, qu'elle n'est ce principe même*; des phénomènes de putridité plus sensibles à la fin qu'au commencement de la maladie ne démontrent pas la nature septique de sa cause; ils peuvent être expliqués d'une autre manière, et d'ailleurs ils ne sont pas constants. »

Ainsi avec ce sens clinique profond, avec cette sagacité d'observation qui a fait de lui un des maîtres de la médecine pratique, Pierre Frank n'avait pas seulement vu que les matières animales en putréfaction fournissent l'agent morbifique qui donne naissance à la fièvre lente nerveuse, mais s'élevant au-dessus des doctrines contemporaines, au-dessus des arguments qu'on pouvait tirer des tendances de la maladie en faveur de sa nature putride, il montrait que cette putridité, incompatible avec la vie, ne pouvait exister qu'à l'état de tendance dans l'organisme malade, et que la matière putride n'était que le véhicule, le foyer de l'agent qui produisait la fièvre. Cette opinion, conforme aux inductions qu'on peut tirer des lois de la pathologie générale, se rapproche beaucoup de celle que le docteur Budd a défendue, moins affirmative, moins explicite, mais exprimant fidèlement l'état de la science à son époque, et s'arrêtant dans cette sage réserve que commande l'interprétation rigoureuse des faits.

P. Frank croyait aussi que le principe générateur de la fièvre lente nerveuse pouvait s'associer avec d'autres principes morbifiques, et notamment avec les virus varioleux et morbilleux, les dominer, en modifier les manifestations et les tendances. De cette combinaison pourraient résulter ces formes épidémiques graves de fièvres éruptives qui offrent le caractère typhique. Cette opinion est bien peu en harmonie avec les doctrines de notre temps; elle est fondée sur une intuition ingénieuse,

---

(1) De πύθων, πύθομαι et γεννάω, engendré par la pourriture.

mais hypothétique ; elle ne repose sur aucune observation rigoureuse : doit-on cependant la rejeter sans examen ? Si dans les pays où règne la malaria palustre, celle-ci peut modifier les caractères de la fièvre typhoïde et y mêler un élément intermittent, est-il contraire à la raison que, quand au milieu d'un foyer de fièvres typhoïdes éclate en même temps une épidémie de variole, celle-ci puisse être modifiée dans son évolution par l'agent contagieux qui produit la première de ces deux affections ? Ne peut-il pas y avoir dans les maladies aiguës des mixtes pathologiques, des résultantes de plusieurs actions pathogéniques associées entre elles, comme on en voit dans les maladies chroniques se développer sous l'influence combinée de plusieurs dispositions constitutionnelles ?

Ainsi quelques médecins de l'antiquité avaient entrevu qu'au milieu des matières animales en décomposition, peut se développer un agent infectieux cause de la fièvre typhoïde ; mais ils avaient exprimé ce fait en termes vagues, ou l'avaient enregistré au milieu d'un catalogue de conditions banales qui ne peuvent jouer qu'un rôle secondaire dans la pathogénie de cette affection. Seul, Pierre Frank en avait apprécié toute l'importance, et attribuait à cet agent infectieux l'origine de la fièvre lente nerveuse ou typhoïde (1) ; mais il n'avait apporté aucune preuve à l'appui de son opinion. MM. Budd et Murchison les premiers ont appliqué à la solution de ce problème la méthode rigoureuse de la science moderne, et ils ont ouvert une ère nouvelle à la pathogénie et à la prophylaxie de cette affection. En exposant les résumés des travaux de ces deux éminents pathologistes, j'y joindrai l'analyse d'observations publiées sur le même sujet par des médecins de divers pays.

(1) Dans son *Traité de médecine pratique*, M. Piorry émet une proposition qui doit le faire ranger parmi les précurseurs de la doctrine pythogénique.

« Il y a des raisons pour croire, dit-il, que la marche des accidents est le plus souvent la suivante : 1° Absorption des miasmes putrides par les poumons ; 2° empoisonnement du sang ; 3° entérite folliculeuse, ulcéreuse, quelquefois gangréneuse ; 4° formation des sucs putrides ; 5° résorption nouvelle ; 6° accidents généraux.

CHAPITRE IV

DOCTRINE PYTHOGÉNIQUE; OBSERVATIONS DU Dr MURCHISON

Dans un mémoire publié dans le *Lancet* en 1856, le docteur Budd pour la première fois fit connaître ses idées, qu'il a développées plus tard dans son *Traité des fièvres continues*.

Quoique le docteur Murchison n'ait fait paraître son premier travail que l'année suivante, j'exposerai d'abord sa doctrine : elle établit sur des témoignages incontestables des faits qui serviront d'introduction à celle de M. Budd ; il circonscrit le terrain, il détermine le foyer où se trouve habituellement le poison typhoïdique. Quoiqu'il ne soit pas d'accord avec M. Budd sur l'interprétation de ces faits, sur la nature de ce poison et sur son origine première ; quoique au point de vue dogmatique il y ait entre eux une dissidence profonde, fondamentale, sur le terrain pratique, ils arrivent à peu près aux mêmes conclusions, comme on peut s'en assurer en lisant les mesures prophylactiques qu'ils conseillent tous deux. Il y a d'ailleurs entre leurs deux doctrines de nombreux points de contact ; peut-être, malgré leur divergence, n'ont-elles pas été sans influence l'une sur l'autre ; il semble qu'elles se soient fait de mutuelles concessions.

La thèse que défend le docteur Murchison est celle-ci :

La contamination de l'air ou de l'eau potable par le liquide des vidanges ou par d'autres matières animales en décomposition est la cause de la fièvre typhoïde ; elle en est la cause spécifique, et c'est la seule maladie qui puisse lui être imputée. A l'appui de cette proposition, il cite un certain nombre d'observations, qu'il juge concluantes, et dont je vais donner ici une courte analyse. Peut-être la première paraîtra-t-elle un peu moins probante que les autres ; cependant elle est assez intéressante pour que je n'aie pas cru devoir la passer sous silence ; et l'interprétation que lui donne M. Murchison me paraît très-vraisemblable.

Obs. I. — En août 1829, dans une école de Clapham, sur vingt-deux enfants, un d'abord, puis, deux jours après, vingt autres, dans l'espace de trois heures, furent pris de fièvre, de vomissements, de diarrhée avec un extrême abattement. Deux d'entre eux : le premier qui fut atteint par l'épidémie, âgé de trois ans, et un autre âgé de cinq ans, succombèrent, l'un dans le coma après vingt-trois heures de maladie, l'autre après vingt-cinq heures ; les autres guérirent. A l'autopsie on trouva les lésions habituelles de la fièvre typhoïde : saillie, aspect condylomateux des plaques de Peyer et des glandes solitaires ; engorgement des ganglions mésentériques ; dans un des cas, légère ulcération de la membrane muqueuse.

Deux jours avant l'invasion du premier cas, quatre jours par conséquent avant l'explosion des autres, on avait vidé une fosse remplie et fermée depuis plusieurs années ; et on en avait répandu le contenu sur un jardin attenant à l'École ; les enfants avaient assisté à cette opération, qui avait dégagé les émanations les plus fétides. L'enquête la plus sévère ne fit découvrir aucune autre circonstance à laquelle on pût imputer ces accidents. Les docteurs Latham, Chambers et Watson affirmèrent l'identité des lésions avec celles qui caractérisent la fièvre typhoïde (Murchison, *Treatise on continued fevers*, p. 472).

Le docteur Murchison prévoit l'objection tirée de la rapidité foudroyante de la maladie dans les deux cas où l'autopsie permit d'en vérifier les caractères anatomiques. A cela il répond avec raison que dans la science existent d'autres observations de fièvres typhoïdes mortelles avant le quatrième jour, et que la violence du poison peut expliquer la promptitude de son action. Cette explication est satisfaisante sans doute, et l'opinion adoptée par l'auteur me paraît très-vraisemblable. J'ai observé moi-même plusieurs cas de fièvre typhoïde qui se sont terminés par la mort du quatrième au sixième jour ; mais la détermination du caractère de celle-ci me semblerait plus incontestable si on avait donné quelques détails sur l'évolution de la maladie chez les enfants qui ont survécu. Quelles que soient, en effet, la valeur et la signification de la lésion intestinale, on peut rencontrer la tuméfaction des plaques de Peyer en dehors de la fièvre typhoïde ; je me souviens de l'avoir observée dans un cas de péritonite rapidement mortelle qui avait été causée par une rupture traumatique de la vessie. Sans doute les lésions des glandes intestinales et leurs caractères histologiques ne sont pas identiques dans tous ces cas, et des autorités très-compétentes affirment que ces lésions avaient bien ici l'aspect qu'elles offrent dans la fièvre typhoïde ; mais la science moderne ne se contente pas d'affirmations, elle veut que les détails de l'observation en fournissent les preuves.

A l'appui de cette interprétation, M. Murchison cite un fait qui se rapproche des deux précédents et dont la nature est mise hors de doute par le double témoignage de l'auteur et de notre ami commun, le docteur Alex. Stewart.

Obs. II. — Une petite fille de neuf ans fut prise de fièvre avec des vomissements et une céphalalgie intense suivie de délire aigu ; elle succomba quarante-sept heures après le début des accidents. Les deux savants observateurs que j'ai cités constatèrent les lésions caractéristiques de la fièvre typhoïde : la chambre où vivait cette enfant était exposée aux émanations d'une fosse d'aisances encombrée et qui répandait des exhalaisons fétides.

Obs. III. — Sir R. Christison a rapporté en 1846 l'histoire intéressante d'une épidémie de fièvre entérique dans une ferme dont les quinze habitants furent atteints de cette fièvre, et dont trois y succombèrent ; il l'attribue aux émanations putrides d'une fosse et d'égouts encombrés de matières excrémentitielles, et à l'infection des eaux de la ferme. Plusieurs des ouvriers qui pendant le jour y venaient travailler furent atteints de cette maladie, mais ils ne la transmirent pas dans les maisons où ils furent soignés (*loc. cit.*, p. 473).

Obs. IV. — Au printemps de 1848 une formidable épidémie de fièvre typhoïde se développa dans les dépendances de l'abbaye de Westminster, et on trouva que dans sa marche elle avait suivi la direction d'un immense égout de vidanges, où les matières étaient accumulées depuis un grand nombre d'années, et qui communiquait directement avec les tuyaux de décharge des maisons situées sur son parcours. Le contenu de plusieurs petites fosses voisines y avait été vidé peu de jours avant l'explosion de l'épidémie.

Obs. V. — Un poste de policemen de la station de Peckam fut, en 1857, envahi par la fièvre entérique ; les cabinets d'aisances semblaient en bon état ; cependant les habitants du poste se plaignaient d'odeurs méphitiques dont on découvrit l'origine dans une vieille fosse, sans communication avec l'égout collecteur, qui renfermait plus de 2 mètres de matières accumulées. Elle communiquait avec un cabinet d'aisances du rez-de-chaussée, et, simplement recouverte de dalles, elle était située sous le passage qui conduisait à la chambre occupée par les policemen.

Obs. VI. — Il y a quelques années, dans une école de Colchester, vingt-huit enfants sur trente-six furent atteints de fièvre typhoïde. Les premiers et les plus dangereusement attaqués furent ceux qui occupaient des bancs placés entre la porte d'entrée, ouverte sur la paroi latérale gauche de la salle, et le poêle qui en occupait le fond et le milieu. Un cabinet d'aisances, situé dans le passage derrière la porte, communiquait par un tuyau sans soupape avec une fosse où se rendaient aussi les vidanges de quelques maisons voisines. On mit une soupape au tuyau de la fosse, et la fièvre disparut (*loc. cit.*, p. 474).

Obs. VII. — En novembre 1862, de douze personnes habitant une maison neuve située sur une colline à Chatham, neuf furent atteintes de fièvre typhoïde; trois autres qui demeuraient dans la maison voisine la contractèrent également. Le premier frappé fut le maître de la maison qui se plaignait d'une mauvaise odeur dans son cabinet de toilette. On découvrit que dans le mur mitoyen qui séparait les deux maisons, existait un tuyau de cabinet d'aisances, et que ce tuyau ne descendait pas jusqu'à la fosse; l'intervalle qui l'en séparait avait été bouché avec du ciment et du plâtre qui s'était fendu, et des infiltrations de vidanges avaient fusé au loin dans le mur mitoyen.

Obs. VIII. — Le docteur Dixon, de Preston, observa en 1862 trois cas de fièvre typhoïde dans une maison où le tuyau se rendant aux fosses s'était brisé, et avait cessé de communiquer avec celles-ci. Une infiltration de matières fécales s'était faite sous le plancher de la cuisine et s'était répandue jusque dans le puits qui fournissait l'eau destinée à la table. (*Loc. cit.*, p. 476.)

Obs. IX. — Le docteur Thin a vu une dame contracter une fièvre typhoïde dans une chambre inoccupée avant elle, et sous le plancher de laquelle pénétraient les exhalaisons d'une fosse d'aisances.

Obs. X. — En juillet 1865, dix-neuf personnes furent atteintes de fièvre typhoïde dans une maison isolée, à Ratho, en Écosse. Le puits qui fournissait l'eau à boire était situé à 4 mètres d'une fosse communiquant avec trois cabinets d'aisances. Le revêtement de cette fosse était complétement détérioré; des infiltrations s'étaient faites dans le sol de la maison et avaient pénétré jusqu'au puits dont l'eau servait de boisson; bien que cette eau n'eût ni mauvais goût ni mauvaise odeur, l'analyse y démontra la présence de matières organiques putrides.

Obs. XI. — En automne 1865, un médecin de Londres loua une maison à Charmouth; trois de ses enfants y furent pris de fièvre typhoïde; le puits de la maison recevait les infiltrations d'une fosse d'aisances (*loc. cit.*, p. 477).

Obs. XII. — En juin 1866, deux cas de fièvre typhoïde furent observés dans la prison militaire de Limerick, alors que dans les casernes et dans la ville cette maladie n'existait pas ; elle fut attribuée aux émanations d'un tuyau qui charriait les eaux de blanchissage de la garnison, et qui était rempli de vase dans une étendue de 26 pieds (*ibid.*).

Obs. XIII. — En novembre 1864, on a observé dans une ferme isolée, et en dehors de toute possibilité de contagion, trois cas de fièvre typhoïde chez des personnes exposées aux émanations d'un égout qui, au lieu de se perdre dans les champs, comme il faisait auparavant, déchargeait son contenu dans une fosse stagnante.

Obs. XIV. — Dans l'Inde, en 1868, la fièvre entérique éclata parmi les élèves d'une pension de jeunes garçons. Cet établissement recevait les infiltrations d'une fosse d'aisances, creusée dans la partie supérieure d'un rocher, au pied duquel il était construit ; seize enfants sur soixante-sept en furent atteints ; on vida cette fosse, et la fièvre cessa.

Obs. XV. — Le docteur Knœvenagel a, en 1869, rapporté le cas curieux d'un soldat hessois, qui tomba, à Hambourg, dans une fosse d'aisances pleine d'excréments, et s'en remplit le nez et la bouche ; huit jours après, il eut une fièvre typhoïde (p. 478).

Obs. XVI. — Dans le dernier mois de 1869, il y eut une épidémie dans l'hospice de Donaldson, construit sur une colline dans des conditions salubres ; on ne put découvrir aucune trace d'importation. Mais le dortoir recevait les émanations d'un égout de lavoir, qui manquait d'eau. La communication avec l'air de l'égout des vidanges se manifestait, pendant la nuit, par une odeur méphitique insupportable. Les enfants placés près du lavoir furent les premiers et les plus sévèrement atteints.

Obs. XVII. — Dans un couvent des environs de Londres, trente-sept personnes furent affectées de cette maladie, pendant le mois de novembre 1871 ; le docteur Murchison en saigna plusieurs. Pour fermer aux rats l'accès de l'établissement, on avait mis une grille en travers du principal tuyau de décharge communiquant avec l'égout collecteur. Un énorme amas de vidanges, qui ne remplit pas moins de soixante seaux, s'accumula en amont de cette grille. En 1870, le tuyau s'était rompu, et le liquide des vidanges avait inondé les fondations de la maison et s'était infiltré dans le sol. Une enquête

sérieuse ne permit pas d'attribuer à aucune importation ni à aucune autre
cause le développement de cette affection. Quelques malades transportés hors
du couvent ne communiquèrent pas la maladie à leur entourage (*loc. cit.*,
p. 479).

Les cas suivants, dit M. Murchison, sont intéressants pour étudier le mode
de propagation de la fièvre ; quoique aucun d'eux ne démontre que la matière morbifique se soit spontanément développée dans les égouts et qu'elle
n'y ait pas été introduite du dehors.

Obs. XVIII. — Vers la fin de 1838, une épidémie de fièvre typhoïde désola
la commune de Prades, dans l'Ariége. Sur sept cent cinquante habitants, trois
cent dix en furent atteints et quatre-vingt-quinze périrent. La cause en fut
attribuée à une mare stagnante, qui recevait les débris des animaux morts et
les vidanges du district. Trois fois l'épidémie revint à la charge, et chaque
fois quand le vent soufflait du côté de la mare infecte (Bricheteau, *Mémoires
de l'Académie*, t. IX, 41, — XIV, 14, — XV, 6).

Obs. XIX. — A Richmond, en 1847, treize maisons séparées les unes des
autres tiraient leur eau d'un même puits ; le goût et l'odeur de cette eau en
attestaient la contamination par des infiltrations de vidanges. Ces treize
maisons furent envahies par la fièvre typhoïde ; les maisons voisines, qui
recevaient leur eau d'une autre source, furent épargnées.

Obs. XX. — Au printemps de 1857, un grand nombre d'étrangers se
réunirent dans un hôtel de Washington pour célébrer l'élection présiden-
tielle de W. Buchanan. Un grand nombre d'entre eux furent atteints de
fièvre typhoïde ; des bruits d'empoisonnement circulèrent dans le public ;
mais une enquête médico-légale établit la nature des accidents et l'attribua
aux émanations d'un égout de vidanges, qui communiquait directement avec
une partie de l'édifice. La maladie avait éclaté après trois jours de chaleur
brûlante, succédant à des pluies torrentielles. On supposa que la crue du
Potomac, dans lequel débouchait l'égout, avait refoulé en arrière des matières putrides, qui dégageaient des émanations malfaisantes.

Obs. XXI. — La célèbre épidémie de Windsor, en 1858, a été étudiée par
les docteurs Simon et Murchison. Quatre cent quarante habitants de cette
localité, représentant à peu près le vingtième de la population, furent atteints
de fièvre typhoïde, et trente-neuf succombèrent. La maladie fut circonscrite
dans deux des trois districts de la ville : dans ces deux quartiers, les maisons
avaient des water-closets communiquant avec les égouts collecteurs ; une dérivation de la Tamise et l'eau des fontaines artificielles balayaient habituellement ces égouts ; mais, à la suite d'une sécheresse excessive, les fontaines
s'étaient taries, et le niveau de la Tamise avait considérablement baissé. —

De là, stagnation du liquide des égouts et exhalaisons dans les maisons. Le quartier le plus pauvre et le plus sale fut à peu près épargné, parce que les cabinets d'aisances y étaient placés en dehors des maisons. Une femme de ce quartier cependant, qui se plaignait de l'odeur fétide venant d'une bouche d'égout située vis-à-vis de son habitation, perdit sa fille atteinte par l'épidémie. Le château fut épargné, mais il avait un égout spécial, et la conduite des eaux y avait été soigneusement entretenue (*loc. cit.*, p. 480).

Obs. XXII. — A Bedford, une sévère épidémie de fièvre typhoïde éclata, à la fin de l'année 1859, contrairement à la marche habituelle de cette maladie qui ne s'y montrait guère qu'en automne. On constata que le liquide de nombreuses fosses d'aisances s'infiltrait dans les puits qui alimentaient la ville, et que l'eau de ces puits contenait une grande quantité de matières animales putrides.

Obs. XXIII. — A Guildford, en 1867, cinq cents personnes au moins furent atteintes de fièvre typhoïde. L'épidémie resta circonscrite à une portion de la ville, dont le réservoir d'eau potable avait été pollué, onze jours auparavant, par un mélange de liquides d'égout. Cette eau, amassée pendant seize jours, avait été distribuée en un seul jour aux trois cent trente maisons dans lesquelles la fièvre éclata (Dr Buchanan, *loc. cit.*, p. 482).

Tels sont les faits que le docteur Murchison rapporte à l'appui de son opinion sur les causes de la fièvre entérique ou typhoïde. Nous avons vu, d'après les citations du savant auteur, que dès 1838, le premier fait en date après celui de Clapham, on avait signalé en France la connexion pathogénique qui existe entre les émanations des matières animales putrides et la fièvre typhoïde. Actuellement la doctrine soutenue par le docteur Murchison est presque universellement adoptée en Angleterre. Cependant l'École d'Édimbourg y a fait opposition par la voix de Christison et de Bennet, et le docteur Budd, comme nous le verrons bientôt, d'accord avec le docteur Murchison sur les faits qui servent de base à cette doctrine, leur donne une autre interprétation.

CHAPITRE V

AUTRES OBSERVATIONS DE DIVERS AUTEURS POUVANT ÉCLAIRER L'ÉTIOLOGIE DE LA FIÈVRE TYPHOÏDE

ÉPIDÉMIES DE LONDRES, DE CROYDON, DE BRUXELLES. — ÉPIDÉMIES OBSERVÉES
EN SUISSE, EN AMÉRIQUE, EN FRANCE
EXTRAITS DU RAPPORT DU DOCTEUR WOILLEZ, OBSERVATIONS EMPRUNTÉES AU DOCTEUR BUDD

Depuis la publication du traité des fièvres continues, de nombreuses observations ont été recueillies sur ce sujet. J'analyserai celles qui me paraissent le plus importantes.

Obs. XXIV. — Tout le monde se souvient de l'émotion causée, à Londres, il y a peu d'années, par une épidémie de fièvre typhoïde, qui ravageait deux des quartiers les plus salubres de la ville : Grosvenor et Cavendish squares ; et, par une sorte de défi porté à notre art, cette épidémie sévissait principalement dans des rues habitées par des médecins. — Plusieurs de nos confrères, m'a dit le docteur Faure Miller, de qui je tiens ces détails, payèrent à la maladie, dans leurs propres familles, un douloureux tribut. Après avoir vainement cherché pendant quelque temps la cause de cette épidémie, on découvrit que toutes les personnes atteintes par la fièvre buvaient du lait provenant de la même laiterie, et que, dans les maisons où se trouvaient des malades, celles qui ne buvaient pas ce lait étaient épargnées. On fit une enquête dans la ferme qui fournissait ce lait, et on trouva qu'on s'y servait, pour laver les pots destinés à le contenir, de l'eau d'un puits qui recevait des infiltrations de vidanges. Sans courir un gros risque d'articuler une calomnie, on peut penser que, sur l'autre rivage de la Manche, comme sur le nôtre, on fait plus que laver les pots à lait avec l'eau du puits, mais qu'on en oublie dans le fond du vase une certaine quantité. Dès qu'on eut cessé de faire usage de ce lait, l'épidémie s'arrêta.

Ce fait curieux, et dont l'explication fait honneur à la sagacité des observateurs qui en ont découvert la cause, s'est reproduit avec les mêmes circonstances dans plusieurs localités, en particulier à Islington, à Marylebone, Glascow, Jarrow, tout dernièrement à Eagley, dans le Lancashire. Nos confrères de la Grande-Bretagne, justement émus de cette transformation en poison du plus salubre et du plus nécessaire des aliments, ont sollicité et proposé différentes mesures pour faire disparaître cette source d'infection.

Souvent, comme nous l'avons vu, l'altération des eaux potables par le mélange de liquides putrides peut être mise en cause dans l'étiologie de la fièvre typhoïde.

Obs. XXV. — Dans le numéro du 18 mars 1876 du *British Medical Journal*, organe de l'Association britannique, qui prend en main avec autant de zèle que de talent les intérêts de la santé publique, on trouve la mention d'une épidémie de fièvre typhoïde qui a sévi à Breslau, et dont on a pu trouver l'origine dans l'usage d'une eau infectée. Sur six cent soixante-sept personnes, composant cent cinquante-sept familles qui habitaient la même rue, deux cent deux furent affectées de la maladie.

Obs. XXVI. — Un des exemples les plus remarquables de ce genre d'infection nous est fourni par l'épidémie de Croydon. Rien n'est plus intéressant que le mémoire du docteur Carpenter, qui en a été l'historien, et on peut dire le prophète. Cet excellent travail a été inséré dans le numéro du 20 novembre 1875 du journal que nous venons de citer.

En 1865, Croydon avait subi une violente épidémie de fièvre typhoïde, à la suite de laquelle l'autorité locale se décida à prendre des mesures, depuis longtemps réclamées par les médecins, pour assainir les égouts et empêcher les gaz qui s'y développent de pénétrer dans les habitations, et pour préserver de toute infiltration putride les conduits d'eau potable. Pendant dix ans, la fièvre typhoïde, sous forme épidémique, ne visita pas Croydon. Cependant, de temps en temps, il y avait des explosions passagères de nausées et de diarrhées dans certaines maisons et dans certaines rues; çà et là on observait quelques cas isolés de fièvre typhoïde. En étudiant ces cas, le docteur Carpenter découvrit bientôt qu'ils coïncidaient avec des intermittences dans le service des eaux, intermittences après lesquelles les eaux étaient parfois louches et odorantes. Comme, d'ailleurs, la dépense des eaux était bien supérieure à la quantité employée par les habitants, il en conclut qu'en traversant un sol imprégné de matières putrides, les conduites des eaux, qui étaient en fer, devaient s'être corrodées dans quelques points, et qu'il y avait des fuites. Tant que la pression se maintenait dans ces tuyaux à son chiffre normal, qui était de quatre atmosphères, ces perforations n'avaient d'autre inconvénient qu'une perte de liquide ; mais si, par des dépenses d'eau imprévues, comme celles qui résultent d'un incendie, ou par suite de travaux de réparation dans quelques parties du système des conduits, les tuyaux se trouvaient vides dans quelques points, ou si la pression y étaient notablement diminuée, alors des gaz méphitiques ou des liquides putrides pouvaient trouver accès dans leur intérieur.

M. Carpenter avait signalé une autre cause de danger : c'était la communication directe des conduits d'eau, dans un très-grand nombre de maisons, avec la cuvette des lieux d'aisances, de telle sorte que, si le robinet restait ouvert, et si le tuyau était vide, celui-ci pouvait servir de conducteur à des gaz méphitiques qui pénétraient dans les aqueducs; il avait constamment réclamé contre cette disposition défectueuse, mais sa voix s'était brisée contre la routine administrative.

Au mois de mars 1875, l'administration municipale décida que, pour faciliter des travaux de réparation, la circulation des eaux serait interrompue pendant six heures chaque jour. Le docteur Carpenter protesta contre cette décision et fit insérer dans le procès-verbal du conseil de salubrité sa protestation, dont on ne tint aucun compte. Il fit remarquer que pendant le jour la dépense incessante des eaux diminuait déjà la pression dans les tuyaux et pouvait y faire des vides, et que par cela même les interruptions diurnes étaient plus dangereuses que les interruptions nocturnes. Quinze jours après l'exécution de cette mesure, on comptait dans la ville quatre cents cas de fièvre typhoïde. Le docteur Carpenter renouvela ses remontrances et demanda avec instance une prompte réforme; on lui répondit qu'il faisait tort à la ville, qu'il était un mauvais citoyen, et on l'accabla d'injures; il demanda à défendre son opinion devant l'autorité locale, on refusa de l'entendre. Il s'adressa alors à ce tribunal d'appel, d'autant plus respecté dans la Grande-Bretagne qu'il se respecte généralement lui-même; il s'adressa à la presse, et fit insérer dans le *Times* une lettre dans laquelle il racontait les faits qui justifiaient sa conviction. L'opinion publique s'émut, et ses réclamations obtinrent un commencement de satisfaction ; une première série de mesures furent prises, qui atténuaient les inconvénients qu'il avait signalés sans les faire complétement disparaître; l'épidémie s'arrêta. Mais elle se ralluma vers la fin de septembre : le 16 de ce mois, la circulation de l'eau avait été interrompue pendant cinq heures et demie dans un des conduits principaux, et la maladie se répandit dans le district auquel ce conduit se distribuait.

Comme la première fois, le point culminant de l'épidémie correspondit à la cinquième semaine après l'interruption de la circulation des eaux. Un fait bien digne de remarque, c'est que deux réservoirs fournissaient de l'eau à la ville de Croydon, et la fièvre typhoïde ne fut observée que dans les districts alimentés par l'un d'eux ; c'était précisément celui dont la distribution subit à plusieurs reprises des interruptions. En présence de faits si démonstratifs, le conseil d'administration se rendit enfin ; on promulgua des règlements pour mettre les eaux potables à l'abri des infiltrations ou des émanations des égouts et des vidanges ; on interdit expressément toute communication directe entre les aqueducs et les cuvettes des cabinets d'aisance.

Obs. XXVII. — La maladie du prince de Galles, qui a causé tant d'émotion en Angleterre, a été considérée comme un exemple de l'infection produite par les émanations des fosses d'aisance. Le prince avait été invité en villégiature à Scarborough. Son hôte avait fait faire récemment, et peut-être pour la circonstance, des travaux dans le château que le prince devait habiter ; on avait notamment réparé les fosses d'aisances et remué leur contenu ; dans ces fosses aboutissait le tuyau d'un water-closet placé dans l'appartement destiné au prince. Cet appartement fut, avant son arrivée, occupé par lord Chesterfield, beau-frère de mon éminent confrère et ami le docteur Herbert, de qui je tiens ces détails. Lord Chesterfield fut affecté de fièvre typhoïde en même temps que le prince, et y succomba ; plusieurs gens de la maison furent atteints par la même maladie.

Obs. XXVIII. — Dans le *British Medical Journal*, il est fait mention d'une épidémie de fièvre typhoïde qui avait sévi dans le vaisseau-école, alors que ce navire stationnait dans la Tamise au niveau du déversoir des égouts collecteurs de Londres. Un changement de mouillage n'empêcha pas la maladie de se reproduire, ce qui fut imputé au mauvais état du doublage et à ce que les bois de la carène avaient été profondément imprégnés de substances putrides, pendant leur long séjour dans les eaux de l'égout collecteur. C'était du reste une pure hypothèse, et je cite ce fait à cause de sa singularité : on ne peut évidemment en tirer aucune conclusion.

Obs. XXIX. — La violente épidémie de fièvres typhoïdes, qui sévit à Bruxelles pendant les années 1868-1869, est venue apporter des présomptions d'une grande valeur en faveur de l'opinion qui place dans les exhalaisons et les infiltrations des vidanges l'origine du poison typhoïdique. Le service sanitaire est admirablement organisé à Bruxelles ; chaque nouveau cas de fièvre contagieuse ou de maladie infectieuse est immédiatement déclaré par le médecin qui la traite ; le point de la ville où elle s'est développée est marqué sur une vaste carte avec une épingle, et la tête de l'épingle indique par sa couleur la nature de la maladie. Il est facile de suivre ainsi la marche des maladies épidémiques, et leur distribution dans les différentes parties de la ville (1). La commission d'enquête instituée pour rechercher les causes de l'épidémie qui nous occupe publia un rapport très-intéressant et très-complet que j'analyserai sommairement :

L'été de 1868 avait présenté des conditions climatériques exceptionnelles ; la chaleur et la sécheresse avaient été excessives ; il en était résulté un engorgement des égouts qui reçoivent le contenu des latrines, et qui, pendant cette sécheresse, ne furent pas lavés par des ondées périodiques, ou par un afflux suffisant des eaux urbaines. Les conduits des éviers placés dans les cuisines pouvaient, quand on y faisait du feu, devenir des tuyaux d'appel pour les gaz des égouts.

On constata en outre que les eaux potables avaient été altérées sur plusieurs points par l'infiltration des matières organiques dans les puits, ou par leur pénétration dans les conduits d'eau.

On observa une recrudescence de l'épidémie après les bals et les soirées, qui peuvent agir non-seulement comme causes dépressives par les fatigues et les émotions que ces réunions provoquent, mais aussi comme une occasion d'ingestion plus abondante de liquides ; et ces liquides, ainsi que nous le verrons, peuvent devenir le véhicule du poison morbifique quand ils ont pour base une eau contaminée.

L'âge eut une influence prépondérante ; les quatre cinquièmes des malades furent des enfants et des célibataires, par conséquent des jeunes gens. — L'âge qui fournit le plus de malades fut celui de vingt à vingt et un ans, surtout pour les hommes, qui se trouvèrent à cet âge en nombre double des femmes, tandis que sur le nombre total des malades les deux sexes sont à peu près également représentés.

Pendant l'été, la température fut en moyenne de 5 degrés plus élevée que les années précédentes. Les quartiers les plus beaux et les plus aérés, comme le quartier Léopold, furent les plus maltraités ; mais d'une part ces quartiers sont exposés aux vents d'ouest et de sud-ouest qui passent sur des marais infects ; d'autre part les maisons de ces riches quartiers, en grande partie inhabitées pendant l'été, ne reçoivent, et par conséquent ne fournissent aux égouts, pendant cette saison, qu'une très-petite quantité d'eau ;

---

(1) Chaque médecin, en sortant de chez le malade, doit jeter à la poste ou remettre au premier sergent de ville qu'il rencontre une lettre contenant ces indications, dès qu'il a pu fixer son diagnostic. Combien il serait désirable que ce système si simple, si intéressant pour la science, si utile pour la santé publique, fût introduit chez nous ! Un grand nombre de nos confrères siégent dans les assemblées législatives ou dans les conseils municipaux. Je m'adresse à eux pour solliciter l'adoption de cette mesure qui serait un bienfait pour notre pays, et une source de renseignements bien précieux pour les médecins.

les cuvettes et les tuyaux vides peuvent livrer passage aux émanations des
égouts ; en outre, par suite de l'excessive sécheresse, beaucoup de puits
avaient baissé ou étaient complétement taris dans ces quartiers. — M. Victor Hœven, un des historiens de cette épidémie, fait remarquer, incidemment, que les déversoirs des pompes communiquaient avec les égouts.

Dans ces égouts, par ce concours de circonstances, la circulation était
ralentie ; la décomposition putride des matières était plus active ; la stagnation des matières était plus facile. Leur accumulation était plus abondante
au niveau des embranchements ; on remarqua que les maisons des coins
de rue qui correspondaient à ces embranchements fournirent un nombre
considérable de malades. — Beaucoup de personnes furent frappées à leur
retour de la campagne, trouvant dans leurs habitations ces causes d'insalubrité que nous avons signalées, et qui étaient la conséquence de leur absence ; elles y apportaient en outre cette condition d'acclimatement qui est
souvent un auxiliaire des maladies infectieuses.

Avant cette enquête, dont j'expose ici les conclusions, l'insuffisance du
courant dans les égouts et l'abaissement considérable du niveau de la Seyne,
déjà épuisée par de trop nombreuses dérivations au profit des usines construites sur ses bords, avaient déjà été signalés par une illustre habitante
de Bruxelles, la princesse Orloff, dont la mort prématurée a laissé en
France de si profonds regrets. Nature d'élite, dont le cœur était au niveau
de l'intelligence, elle était tourmentée par un insatiable désir de faire le
bien ; elle était restée au foyer de l'épidémie, beaucoup moins sensible aux
dangers qu'elle pouvait courir personnellement qu'aux douleurs qu'elle
voyait autour d'elle. En même temps elle avait, sous un pseudonyme, appelé dans la presse l'attention de l'autorité sur ces conditions d'insalubrité
qu'elle regardait avec raison comme une des principales causes de la maladie. Sa lettre, dont on ignorait l'auteur, fit sur le public une telle impression, qu'elle fut lue et discutée dans le conseil des ministres (1). Le prince
Orloff, qui partageait toutes ces idées et qui les avait encouragées, donna
l'exemple de mesures prophylactiques qui paraissent avoir eu une véritable

______

(1) C'est elle qui a eu la pensée et qui a pris l'initiative de la désinfection des
plaines de Sedan. Poursuivie par la crainte des dangers que devaient faire courir
aux populations voisines les inhumations précipitées, faites après la bataille, elle avait
plusieurs fois cherché à organiser une association qui s'occupât de cette œuvre philanthropique. Un jour enfin, dans une réunion d'amis, elle parla sur ce sujet avec une
telle éloquence, que son auditoire subjugué jeta les bases de l'entreprise, et le prince
son mari, toujours uni à elle et toujours prêt à la seconder dans ses généreuses inspirations, souscrivit pour une somme considérable. Cette opération fut parfaitement conduite et eut un plein succès. On ne sait pas assez en France que nous sommes redevables de cette mesure si salutaire et si importante à ces deux illustres hôtes de notre
pays ; il est vrai qu'ils ont mis autant d'empressement à cacher le bien qu'ils faisaient
qu'ils ont eu de zèle pour l'accomplir.

efficacité : il faisait verser, plusieurs fois par jour, de l'acide phénique dans le regard d'égout placé devant sa maison ; il en faisait répandre dans les cuvettes des cabinets d'aisance et dans toutes les pièces où les émanations des égouts pouvaient trouver accès; et, bien que son hôtel fît partie d'un groupe très-maltraité par l'épidémie, bien que les habitations voisines comptassent beaucoup de victimes, la fièvre typhoïde épargna sa maison.

La commission sanitaire de Bruxelles ne tarda pas d'ailleurs à ordonner des mesures réglementaires qui firent disparaître ces inconvénients, et dont l'exécution fut suivie de la cessation de l'épidémie. — On ordonna la ventilation des chambres des malades, leur désinfection avec de l'acide phénique et le lavage des maisons; les selles des malades furent désinfectées par l'addition de sulfate de fer ou d'eau phéniquée; des coupe-air ou soupapes furent installés pour empêcher la communication directe des tuyaux de latrines avec les maisons ou des regards d'égout avec l'air ambiant. On prit soin que la pression fût plus grande dans les maisons que dans la rue, pour que les gaz des égouts soulevassent plutôt les soupapes des rues que celles des maisons. On ménagea des robinets de chasse pour prévenir les encombrements. On décida que les robinets des cuvettes de lieux d'aisances resteraient entr'ouverts pendant l'été, pour empêcher que l'évaporation de l'eau des cuvettes ne donnât accès à l'air des égouts, et les gaz méphitiques furent conduits par des égouts collecteurs aux usines d'*Haëren*.

Ainsi les observations des médecins de Bruxelles les conduisirent à des conclusions qui vinrent corroborer l'opinion des médecins anglais sur l'étiologie de la fièvre typhoïde. Nous allons voir des témoignages venus d'autres pays converger vers la même doctrine.

Obs. XXX. — A quelques lieues de Genève; M. le docteur Gauthier a observé en 1874 une petite épidémie de fièvre typhoïde qui frappa neuf personnes, dans une localité où, depuis plus d'une année, on n'en avait observé aucun cas. Ces neuf personnes avaient, dans une partie de campagne, bu toutes de l'eau d'une source réputée insalubre, et qui ne servait pas habituellement de boisson. Cinq personnes, qui avaient accompagné ces neuf malades et avaient partagé leur repas, ne burent pas de cette eau et furent épargnées. Avec une rare sagacité, M. le docteur Gauthier est arrivé à déterminer le foyer infectieux et à le placer dans cette source qui recevait, outre les filtrations d'un étang voisin, les liquides des étables et des porcheries. Des pluies torrentielles tombées les jours précédents avaient dû charrier dans cette source les immondices du voisinage en plus grande abondance que de coutume. Les neuf personnes, appartenant à plusieurs familles distinctes, venues d'habitations différentes et atteintes à quelques jours de distance par la même affection, ne s'étaient trouvées réunies qu'un seul jour, le 23 juin ; elles avaient été soumises aux mêmes conditions que les cinq autres qui avaient été épargnées, sauf une seule condition : ces cinq dernières n'avaient pas bu l'eau dont les neuf autres avaient fait usage ; cette eau était polluée par les égouts des étables et des écuries : voilà le fait établi par l'enquête. Maintenant, cette eau impure ne renfermait-elle que des matières putrides? Ne pouvait-elle pas contenir accidentellement un poison plus spécifique? Les recherches de M. Gauthier n'ont pas pu en découvrir la trace, mais elles n'en ont pas, comme il semble le croire, démontré l'absence. C'est une question sur laquelle nous aurons à revenir bientôt.

La durée de l'incubation a été variable : de deux jours seulement chez une petite fille de quatorze ans, de cinq chez une autre, de six chez une troisième ; elle varia chez les autres de dix à vingt jours. Une petite fille ne tomba malade que trente jours après la réunion ; mais, séparée d'abord de sa sœur qui avait été atteinte dix-sept jours après le repas du 23 juin, et réunie à elle quinze jours avant d'être frappée elle-même, elle avait pu contracter la maladie par contagion, ce qui est plus vraisemblable qu'une incubation de trente jours. Le fait de M. Gauthier est très-intéressant, parce que cette attaque simultanée de neuf personnes, si brusque et en même temps si isolée de tout cas semblable, ne peut être imputée à une coïncidence fortuite.

Les faits analogues sont nombreux. On en a recueilli en Amérique; j'en citerai un emprunté au *Lyon médical* :

Obs. XXXI. — Une épidémie de fièvre typhoïde éclata à Burlington (New-Jersey), dans un pensionnat de jeunes filles. Le docteur Lecomte, chargé d'en étudier les causes, constata que les jeunes filles buvaient l'eau d'une citerne qui recevait les infiltrations des fosses d'aisances. Les domestiques, qui ne se servaient de cette eau que pour leur thé et leur café, c'est-à-dire après l'avoir fait bouillir, furent épargnés par l'épidémie qui s'arrêta dès que, sur l'avis des médecins, on substitua l'eau de la rivière à l'eau de cette citerne pour l'usage des pensionnaires.

Les médecins français qui, des premiers, avaient signalé, après P. Frank, cette intervention des émanations putrides dans l'étiologie de la fièvre typhoïde, comme en témoigne le travail de M. Bricheteau (épidémie de l'Ariége en 1838), n'ont pas négligé l'influence de cette cause, comme le prouvent les nombreux mémoires présentés aux académies; il semble cependant qu'ils se soient plus occupés, pendant longtemps, dans les campagnes, de démontrer la contagion qu'ils ont mise hors de doute et, dans les villes, d'étudier les causes banales, cosmiques et individuelles, qui sont dans le développement de la maladie des auxiliaires incontestables de la cause immédiate ; tandis que celle-ci a été, dans ces derniers temps, le principal objectif des recherches des médecins anglais. — Cependant, depuis quelques années, des documents importants ont été fournis par des médecins de notre pays, et spécialement par des médecins militaires, sur ce point de pathogénie.

Un des plus intéressants est le rapport du docteur Régnier, en 1873, sur l'épidémie de Courbevoie, dont on trouve une analyse détaillée dans le beau rapport de M. le docteur Woillez sur les épidémies de 1873.

Obs. XXXII. — Le bâtiment occupé par le 102ᵉ de ligne était séparé du grand égout collecteur par un espace étroit, couvert de baraquements destinés au même régiment ; il occupait le côté sud de la caserne ; toutes les eaux de celle-ci se rendaient dans cet égout, dont la construction imparfaite permettait la filtration de ses eaux dans les fossés de la caserne, où elles croupissaient en exhalant des émanations fétides. A l'extrémité ouest du bâtiment existaient des latrines, foyer d'exhalaisons putrides si intenses que, quand on ouvrait les fenêtres, tout le bâtiment en était infecté. Le docteur Régnier ajoute que, pendant les chaleurs de l'été, souvent les soldats venaient se coucher et s'endormir sur le bord du fossé qui communiquait avec l'égout.

Malgré ces conditions détestables et inconcevables auxquelles l'administration soumettait de pauvres jeunes gens enlevés à leurs familles pour devenir les défenseurs du pays, jusqu'au mois d'août il n'y eut pas de malades ; le vent avait constamment soufflé du nord-est et du nord-ouest, repoussant par conséquent les miasmes de l'égout. A partir du 10, il tourne au sud ; le 13, l'épidémie éclate ; elle acquiert son maximum le 23, où dix-neuf malades entrent à l'hôpital ; puis sous l'influence de judicieuses mesures d'assainissement, elle décroît rapidement pour cesser le 5 septembre, douze jours après celui où elle avait présenté sa plus grande violence. Elle avait frappé trois cent treize individus, et, pour affirmer davantage l'origine de la maladie, le nombre des malades fut en général d'autant plus considérable que les étages étaient plus rapprochés du sol, et par conséquent de ce foyer d'émanations qui venaient du fossé en communication avec l'égout : il y eut vingt-quatre malades sur cent au rez-de-chaussée, vingt-deux pour cent au premier étage, dix-huit pour cent au second, vingt au troisième.

La rapidité avec laquelle agirent les mesures sanitaires qui consistèrent surtout dans la désinfection des foyers méphitiques, puis dans l'aération et l'assainissement de la caserne, dans une nourriture meilleure et dans une hygiène plus intelligente pour les soldats, prouve bien qu'on avait mis le doigt sur la source du mal, et un pareil fait, fourni par l'observation, a toute la valeur d'une expérience scientifique.

Obs. XXXIII.— L'épidémie de Vincennes en 1873, sans offrir des conditions aussi nettes, aussi démonstratives, vient cependant conclure dans le même sens. Un de ses historiens, M. le docteur Masse, tout en attribuant surtout la maladie à des causes banales (alimentation insuffisante et de mauvaise qualité, encombrement, exercices excessifs, vêtements trop chauds pendant l'été), reconnaît qu'il y a dans le fort de Vincennes un puits qui reçoit des infiltrations de matières organiques, qui fournit à l'analyse des sels nitreux, et dont les soldats boivent l'eau quand celle de la Compagnie des Eaux leur manque. Il constate que l'installation des latrines est détestable, et que leurs infiltrations communiquent avec le sol des fossés dont les émanations fétides pénètrent dans quelques chambrées ; neuf cas développés, parmi les cent vingt hommes qui demeuraient à l'hôpital, ont pu être imputés à la contagion.

Un autre médecin, le docteur Lanza, met au contraire sur le premier plan ces circonstances, auxquelles le docteur Masse semble n'attacher qu'une importance secondaire. Dans les premiers jours de juillet, quinze à vingt jours avant l'explosion de l'épidémie, ce fossé était rempli de matières organiques accumulées pendant plusieurs années. En cherchant à dessécher le fossé, on avait mis à l'air ces matières organiques qui s'étaient décomposées sous l'influence de la chaleur excessive et tout à fait exceptionnelle du mois de juillet ; le thermomètre fut pendant dix jours à 30° et s'éleva un jour à 34°. Le vent soufflait de l'ouest, et l'épidémie s'est propagée à l'est du fort, comme si le vent avait poussé devant lui une atmosphère de miasmes. Elle a débuté après l'inspection générale, époque d'exercices violents. Beaucoup d'hommes, dit-il, buvaient fréquemment de l'eau malsaine du puits du fort, la seule qu'ils eussent à leur disposition en revenant de l'exercice. Ainsi, pour M. Lanza, le principe infectieux est venu de l'eau du puits et des émanations du fossé, les autres circonstances n'ont joué que le rôle de causes auxiliaires. Je partage entièrement sa manière de voir.

Obs. XXXIV.—Cette année même une grave épidémie de fièvre typhoïde a éclaté à Maubeuge, après le curage d'un fossé dont le contenu, composé de détritus organiques et de matières putrides, avait été rejeté sur les bords.

Obs. XXXV. — Je terminerai par une observation que je dois à un général illustre qui est en même temps un des esprits les plus distingués de ce temps-ci. Plusieurs cas de fièvre typhoïde s'étant développés dans la division de Besançon, S. A. le duc d'Aumale, qui commandait cette division, en étudiant les causes de cette épidémie, remarqua qu'elle avait frappé dans un dortoir toute une série de lits placés dans la direction d'un courant d'air, qui allait d'un cabinet d'aisance, situé vis-à-vis de la porte, à un poêle qui lui servait de foyer d'appel. S'appuyant sur cette observation judicieuse, il ordonna aussitôt des mesures de désinfection. Nous avons vu un fait analogue rapporté par le docteur Murchison (Obs. VI).

Si j'ai relaté toutes ces observations, et j'aurais pu facilement en réunir un bien plus grand nombre, c'est pour mettre en évidence un fait d'une importance capitale au point de vue de l'hygiène publique : c'est que, dans un très-grand nombre de cas, on a pu attribuer le développement d'épidémies typhoïdes aux émanations de matières putrides, et surtout, sinon exclusivement, de matières excrémentielles, ou à l'usage, comme boisson, d'eaux souillées par le mélange de ces matières. En présence de témoignages si nombreux et si démonstratifs, je ne crois pas qu'on puisse contester cette proposition ; mais, ce point établi, l'étiologie de la maladie soulève bien d'autres questions déjà posées par P. Frank : est-ce la matière putréfiée qui constitue le germe morbide, ou, comme le pense cet illustre pathologiste, cette matière putréfiée n'en est-elle que le terrain, l'enveloppe ? La fièvre typhoïde n'est-elle qu'une fièvre pythogénique engendrée par la putridité, comme le croit le docteur Murchison, ou le poison typhoïdique, production spécifique, définie, uniforme, constante dans sa nature comme elle l'est dans ses effets, ne trouve-t-elle dans les excréments putréfiés qu'un milieu favorable à son action ? S'il en est ainsi, ce poison spécifique peut-il se développer spontanément, sans germe spécifique, sans facteurs autres que ce milieu ? ou est-il le produit d'un poison semblable à lui qui s'est multiplié dans l'organisme humain, au milieu d'anomalies fonctionnelles qui donnent aux symptômes de la fièvre typhoïde leur expression propre, comme le virus varioleux et les autres principes contagieux attestent leur impression sur l'être vivant et leur évolution au sein des organes par des phénomènes distincts qui permettent de reconnaître la maladie ou fièvre varioleuse, alors même que l'éruption fait défaut ?

Avant d'aborder cette discussion, dont nous trouverons tous les éléments dans l'admirable livre du docteur Budd, je veux exposer l'état de la science sur une question qui fournira à la solution de la précédente une donnée importante, en déterminant les rapports de la fièvre typhoïde avec un groupe morbide dont les lois pathogéniques et pathologiques sont mieux connues que celles de la plupart des autres maladies. Cette question est celle de la contagion. La fièvre typhoïde est-elle contagieuse? Presque tout le monde convient aujourd'hui qu'elle peut être propagée par ceux qui en sont atteints, qu'elle peut être transmissible d'un organisme malade à un organisme sain. Les preuves de cette transmission surabondent, et j'en rapporterai quelques-unes; seulement, pour le docteur Murchison, elle ne mériterait pas le nom de contagion, parce que la transmission ne s'effectuerait que par les selles des malades en décomposition, comme cela paraît avoir lieu pour le choléra. Je reviendrai plus tard sur ce point; mais, en admettant que la muqueuse intestinale soit la principale voie d'élimination du poison typhoïde, ce qui est très-vraisemblable puisqu'elle est le siége des principales lésions, il n'en faudrait pas moins conclure que dans la fièvre typhoïdique, comme dans le choléra, l'organisme malade fabrique ou au moins multiplie un poison qui peut se répandre dans d'autres organismes. Refuser à ce mode de propagation le nom de contagion me paraît une pure logomachie : chaque contagium, comme chaque graine, a ses voies d'élimination ou ses organes fructifères, son terrain d'évolution, son mode de dissémination, son véhicule, ses conditions auxiliaires de développement.

La question de la contagiosité de la fièvre typhoïde a subi les mêmes phases que celle de la contagiosité du choléra. En 1832, les contagionistes étaient accusés de prétention à la singularité; en 1849, de dix-huit médecins des hôpitaux réunis pour aviser à des mesures sanitaires commandées par l'invasion de l'épidémie, nous étions trois soutenant la contagion; maintenant on n'en trouverait pas trois se refusant à l'admettre.

En 1833, Andral disait n'avoir jamais rencontré aucun fait pouvant porter à croire que la fièvre typhoïde se transmettait par contagion. En 1834, Chomel qui inclinait visiblement vers cette opinion, convenait qu'à peine un médecin sur deux en était partisan. Le docteur Alexandre Steward affirmait en 1840 n'avoir rencontré ni à Glascow ni à Paris aucun fait qui témoignât en faveur de la contagion. Et cependant, dès 1828, Leuret avait attribué à une importation contagieuse une épidémie de fièvre typhoïde qu'il avait observée à Nancy. En 1829, Bretonneau lut à l'Académie de médecine un mémoire dans lequel il chercha à établir, à

l'aide de faits nombreux, que la dothiénentérie était très-contagieuse;
nous extrairons de son travail l'observation suivante :

Obs. XXXVI.—En 1826 une épidémie de fièvre typhoïde éclata dans l'École
militaire de La Flèche ; elle commença au mois de juillet et ne s'arrêta
qu'après avoir atteint cent neuf élèves de cet établissement. L'École fut
licenciée, et les élèves qui n'étaient pas encore frappés furent renvoyés dans
leurs familles, dont beaucoup habitaient des parties de la France très-éloi-
gnées de La Flèche. Vingt-neuf tombèrent malades après être rentrés chez
eux, et huit communiquèrent la maladie à leur entourage.

Obs. XXXVII. — En 1834, Gendron, médecin de Château-du-Loir, publia
des observations qui venaient corroborer cette assertion : il avait suivi de
maison en maison la filiation des différents cas qui se développèrent dans le
cours de cette épidémie, et à chacun d'eux il avait pu attribuer une origine
contagieuse. Sa conclusion était que la fièvre typhoïde était une maladie
des plus contagieuses. Voici un des faits rapportés par le docteur Gendron,
et que le docteur W. Budd a cité dans son ouvrage, en donnant avec raison
aux mémoires de notre compatriote le nom mérité d'admirables travaux ;
ce sont eux en effet qui ont appelé l'opinion des médecins sur la possibilité
de la contagion. Le 8 mai, une petite fille nommée Lemonnier fut transportée au hameau de la Drouanderie, au douzième jour d'une fièvre typhoïde. Elle venait de Caumont, ville située à une lieue de là, où la maladie
régnait épidémiquement. Les habitants de ces deux localités n'avaient eu
auparavant aucune communication : elles étaient d'ailleurs séparées par deux
communes où il n'y avait eu jusque-là aucun cas de fièvre. — La mère de
cette fille, âgée de soixante ans, après l'avoir soignée pendant plusieurs
semaines, fut atteinte par la maladie. Elle fut soignée à son tour par deux
voisines, les femmes Guillet et Bardet, qui se relayaient l'une l'autre jusqu'à
l'arrivée d'une autre fille de la mère Lemonnier. La femme Guillet contracta
la fièvre typhoïde et fut malade pendant quarante jours. Vivant sous le
même toit qu'elle, furent bientôt attaqués : Madeleine Guillet, âgée de
vingt-cinq ans, Guillet fils, âgé de dix-sept, et le père Guillet, âgé de cinquante-trois, qui mourut dans la quatrième semaine. Deux servantes, qui
très-effrayées ne visitaient que rarement les malades, furent cependant
atteintes. — La femme Bardet prit, elle aussi, la fièvre et garda le lit pendant quatre semaines. Dans sa maison en furent affectés : Julien Bardet,
son fils, âgé de onze ans, Constance Bardet, âgée de seize ans et demi,
qui succomba dans la quatrième semaine, Louis Bardet, âgé de huit ans ;
François Bardet, qui ne vivait pas avec sa mère, mais qui la visitait, gagna
aussi la maladie. Sur dix-neuf personnes qui composaient la population de
ce hameau, une seule échappa : ce fut un enfant à la mamelle. D'après

cette circonstance et d'autres encore, remarque le docteur Budd, il est probable que l'eau potable a été le véhicule de la contagion.

Obs. XXXVIII. — Mon honorable ami le docteur Ragaine, de Mortagne, a envoyé, en 1847, à l'Académie de médecine un mémoire très-bien fait sur une épidémie de fièvres typhoïdes qu'il avait observées à San Marc di Remo. Comme le docteur Gendron, il a vu la contagion se propager de maison en maison; il en a suivi la trace, il a pu en déterminer la marche et les intermédiaires.

Depuis cette époque, l'Académie a reçu en grand nombre des mémoires qui témoignent dans le même sens. Dans un des derniers rapports sur les épidémies, celui du docteur Woillez, je trouve les indications suivantes :

Obs. XXXIX. — A Forqualquier (Basses-Alpes), une épidémie qui atteignit vingt et une personnes et fit quatre victimes, avait succédé à l'arrivée d'un malade venant de Marseille. A Saint-André (arrondissement de Castellane), soixante-dix malades ont été atteints, huit ont succombé; la contagion a été manifeste.

Obs. XL. — Le docteur Guidoni a donné d'intéressants détails sur l'épidémie de Galiera, qui en trois mois atteignit cent trente-cinq habitants sur trois cent vingt-quatre, dont dix-neuf succombèrent. Un nommé Alfonsi, habitant du hameau de Calca, hameau qui fait partie de la commune de Galiera, fut atteint de fièvre typhoïde à vingt-cinq lieues de sa demeure, à Albertacci, et il y mourut; sa femme fut prise de la même maladie et guérit. Toute la famille s'était transportée à Albertacci, pour assister aux derniers moments du père Alfonsi, et retourna à Galiera deux jours après son enterrement. Le 10 décembre 1872, dix-sept jours après sa mort, par conséquent treize ou quatorze jours après leur retour au hameau de Calca, tous les enfants et petits-enfants du défunt, au nombre de neuf, furent atteints; puis de cabane en cabane la maladie gagna tout le hameau, en frappant d'abord les onze habitants des deux premières habitations; le mois suivant, le village de Galiera, situé à deux kilomètres, fut envahi.

Obs. XLI. — M. Bertrand, dans son rapport sur l'épidémie de Besançon, constate que plusieurs personnes habitant des localités fort éloignées, qui étaient venues momentanément visiter ou assister des malades au milieu du foyer épidémique, en ont été atteintes et ont succombé après être retournées chez elles.

A Ravilloles (Jura), le docteur Grandmottet a vu la maladie se propager par contagion.

Obs. XLII. — Dans le Morbihan, dit M. Woillez, le docteur Fouques constate une fois de plus cette cruelle vérité, qu'un malade transporté au loin dans sa famille, qui jouissait, avant son arrivée, d'une parfaite santé, peut y apporter la maladie et y semer la mort. Il en cite un exemple saisissant. Un enfant de treize ans, écolier à Vannes, contracte, au mois d'août, la fièvre typhoïde, dans cette ville ; il est transporté au village du Renal en Plaudrey dans sa famille, où il ne tarde pas à mourir en transmettant la maladie à son père âgé de cinquante-cinq ans et à sa sœur âgée de seize ans. L'un et l'autre ont succombé après une lutte de cinq et six semaines, et toute cette famille s'est trouvée éteinte, car elle ne se composait que de ces trois personnes. La domestique qui soignait ces trois malades contracta la fièvre typhoïde dans ce foyer pestilentiel et retourna chez ses parents au village de Tredice, où elle mourut, léguant sa maladie à sa mère et à sa jeune sœur qui toutes deux ont été excessivement mal. La fièvre typhoïde, ainsi répandue au village de Plaudrey, est devenue épidémique, a envahi plusieurs villages et atteint quarante personnes, dont neuf ont succombé.

Obs. XLIII. — Une série de faits analogues a été observée par le docteur Desneux, à Écorpain, dans la Sarthe. Un habitant d'Écorpain, de retour d'une excursion faite dans un département voisin, est pris de fièvre typhoïde. Dix jours plus tard un de ses domestiques est atteint ; quelques jours après un autre, puis un troisième tombent malades. L'un d'eux, envoyé à l'hospice de Saint-Calais, y succombe ; les deux autres, transportés dans leurs familles, dans deux localités différentes, habitèrent la chambre unique que contenait chaque habitation ; et tous les membres de ces deux familles, un seul excepté, subirent les atteintes de la maladie. — Une voisine vint par commisération donner des soins dans l'une de ces maisons, et, dix à douze jours plus tard elle fut affectée de fièvre typhoïde, qui fut transmise à son mari, à sa fille, à son père et à sa mère accourus à leur secours, puis à ses frères et sœurs.

Convaincu que les miasmes putrides exhalés par les déjections alvines des malades sont le plus puissant agent de la contagion, dans une autre maison habitée par sept personnes, dont deux étaient atteintes de fièvre typhoïde, le docteur Desneux ordonna l'enlèvement immédiat des déjections et leur enfouissement à une grande distance de l'habitation. Les cinq habitants de la maison qui vivaient avec les deux malades furent épargnés. M. Woillez, à l'excellent travail duquel j'emprunte tous ces détails, remarque avec raison que cette immunité ne démontre pas rigoureusement l'efficacité de ces mesures préventives, mais, rapprochée de ce qui s'est passé dans les autres habitations, elle me paraît cependant constituer en leur faveur une présomption très-favorable.

Ainsi, déjà, les premiers observateurs français qui avaient fixé les limites nosologiques de la fièvre typhoïde en déterminant ses caractères anatomiques avaient reconnu qu'elle était contagieuse ; depuis lors, cette conviction a été partagée par un grand nombre de nos compatriotes.

D'une autre part, M. Murchison nous a montré, dans les observations dont j'ai donné plus haut des extraits, que les émanations des vidanges ou que leur mélange avec les eaux potables étaient, sinon la seule, au moins la principale condition du développement de la maladie. Des faits observés en France, en Suisse, en Amérique concluent dans le même sens.

Ces deux données fournies par l'expérience sont en apparence difficiles à concilier ; aussi M. Murchison rejette la contagion ; M. Budd les accepte toutes deux et cherche le lien qui les unit. Sa théorie les concilie d'une manière satisfaisante pour l'esprit, et dans les points qui échappent à une démonstration rigoureuse, il accumule, en faveur de son interprétation, des présomptions fondées sur l'analogie et sur les lois connues qui régissent les maladies contagieuses. Je discuterai les deux doctrines après les avoir exposées avec détail, mais auparavant j'extrairai du livre de M. Budd (*Typhoid fever*, W. Budd, 1873) quelques observations très-intéressantes qui témoignent hautement en faveur de la contagion, et nous font en même temps connaître les voies par lesquelles elle se propage, les conditions dans lesquelles elle se produit.

Le premier fait qui semble avoir appelé l'attention du docteur W. Budd sur le mode de propagation de la fièvre typhoïde offre de grandes analogies avec celui qui a été publié par le docteur Gendron et que nous avons rapporté plus haut. Il fit sur son esprit une impression d'autant plus profonde qu'il se montra à lui dans le pays où il était né, où il avait été élevé ; il y exerçait alors la médecine ; il en connaissait tous les habitants qui réclamaient ses conseils quand ils étaient malades, et sa pratique s'étendait sur tout le voisinage.

Obs. XLIV. — C'était à North-Tawton, bourg de 11 à 1200 âmes, bien situé, et regardé comme un des plus salubres du Devonshire, quoique l'hygiène privée y laissât beaucoup à désirer : les fosses qui recevaient les excréments et les ordures étaient creusées dans le sol, à côté des habitations et restaient ouvertes. Les toits à porcs, les tas de fumier étaient contigus aux cabanes. Toutes ces matières étaient des foyers d'émanations fétides qui semblaient cependant plus offensives pour l'odorat que nuisibles à la santé ; car en dix années on n'avait observé à North-Tawton qu'un seul cas de fièvre typhoïde. Mais ces conditions qui avaient été impuissantes pour engendrer le germe de la fièvre ne furent que trop favorables à sa propagation (*loc. cit.*, p. 11).

Le premier cas éclata le 11 juillet 1839, et, à la fin d'octobre, le docteur Budd avait déjà compté quatre-vingts malades. Ce premier cas lui fut offert par une jeune femme dont la mère, le frère et la sœur ne tardèrent pas à être atteints. Le père qui avait déjà eu cette maladie, et un petit enfant furent seuls épargnés. Dans une autre maison quatre personnes furent frappées sur six; dans une autre, trois; et presque toujours quand la maladie apparaissait dans une maison, elle attaquait successivement plusieurs de ses habitants. Mais le mal ne resta pas limité dans North-Tawton. Deux ouvriers de passage qui demeuraient dans une cour commune à une autre maison où il y avait des malades et qui avait avec cette maison un cabinet d'aisances commun contractèrent la maladie et retournèrent chez eux, dans la paroisse de Morchard, éloignée de sept milles; un d'eux succomba au bout de cinq semaines; dix jours après sa mort, ses deux enfants prenaient le lit et furent gravement malades; sa veuve fut épargnée.

L'autre communiqua la maladie à un de ses amis qui était venu aider à le soulever dans son lit et qui avait été frappé de l'odeur insupportable que le malade exhalait. A partir de ce moment il se trouva indisposé; dix jours après, il eut un violent frisson qui marqua le début d'une attaque de fièvre typhoïde. Avant qu'il entrât en convalescence, deux de ses enfants et son frère, qui demeurait à plusieurs milles de là mais qui était venu pour l'assister, furent pris à leur tour.

Une femme de North-Tawton, qui se sentait déjà indisposée depuis la veille, se rendit le 20 août au hameau de Chasscombe, situé à sept milles, chez un de ses frères qui y était fermier; elle fut forcée de prendre le lit le 23; elle se rétablit lentement. Peu de jours après qu'elle entrait en convalescence, sa belle-sœur, qui l'avait soignée, fut atteinte et succomba; son frère, qui avait passé beaucoup de nuits auprès de sa femme, fut atteint à son tour; vers la fin de la troisième semaine de sa maladie, un garçon de ferme fut pris, puis un des charretiers et une femme qui était venue diriger la maison après la mort de la fermière, puis un autre garçon de ferme, un domestique, une servante et une fille de la première malade, qui l'avait soignée jusqu'au jour où elle prit elle-même le lit.

Beaucoup d'autres fermes, situées dans le voisinage, présentant des conditions d'insalubrité égales, pires peut-être, furent épargnées.

La servante dont nous venons de parler fut envoyée dans sa famille, au hameau de Loosebeare, à quatre milles de là, dès le début de la maladie. Son père, un autre fermier furent atteints avant qu'elle fût guérie; et graduellement, de maison en maison, la fièvre se répandit dans tout le hameau.

Vingt ou trente hameaux semblables, situés dans la même contrée, constitués comme celui-ci par l'agglomération de deux ou trois fermes, présentant des conditions de salubrité égales ou même inférieures, ne furent pas atteints.

Cependant la fièvre fit une incursion dans une autre direction : un des charretiers de Chasscombe fut envoyé, quand il tomba malade, dans la chaumière de ses parents, située à côté d'une autre chaumière, sur le bord d'une route ; avant la fin de sa maladie, sa mère qui le soignait en fut affectée, puis sa sœur qui en mourut le neuvième jour, puis deux enfants de la chaumière contiguë, dont tous les habitants finirent par être malades.

Une autre sœur du jeune charretier, pour assister sa famille, était venue d'une localité éloignée où elle retourna malade et où la maladie se propagea de la même manière.

Obs. XLV. — Dans un cadre beaucoup plus restreint l'observation suivante montre la transmission de la maladie sous un autre aspect (W. Budd, p. 20).

Dans l'été de 1855, une dame de Bristol fait un voyage de plaisir en France avec cinq jeunes filles, qui lui étaient confiées. Après un mois passé au Havre, une d'entre elles fut obligée de retourner chez elle ; les autres l'accompagnèrent à Paris, où elle se logea dans un hôtel garni, près de la Bourse. Elles y demeurèrent neuf jours, du 11 au 20 juillet.

Dans l'hôtel qu'elles occupaient, une personne se mourait de fièvre typhoïde, dans l'appartement contigu au leur ; elles l'apprirent de la garde qu'elles rencontrèrent et du prêtre qui vint administrer à la malade les derniers sacrements. En quittant Paris ces dames se rendirent directement en Angleterre, et les jeunes personnes rentrèrent dans leurs familles ; deux d'entre elles habitaient les environs de Bristol et les deux autres Pembroke et Tetbury. Trois jours après son arrivée, une d'elles avait la fièvre, et neuf jours après leur départ de Paris, les quatre jeunes filles en étaient atteintes ; une d'elles y succomba ; une autre la communiqua à la servante qui la soignait, alors que dans la localité, où elle demeurait, il n'y en avait pas un seul autre cas.

La vieille dame qui avait conduit ces jeunes personnes et celle d'entre ces dernières qui était partie du Havre pour retourner chez elle, échappèrent à la maladie.

L'auteur cite un autre trexempleès-saisissant de l'importation de la maladie qui rappelle l'observation de l'épidémie de Chasscombe.

Obs. XLVI. — Une ferme située sur la crête d'une colline, à cinq milles de Cardiff, était habitée depuis plusieurs générations par une famille de vigoureux fermiers ; et de mémoire d'homme la fièvre ne l'avait pas visitée. Un des sept enfants de cette famille, dont tous les membres avaient joui jusque-là d'une santé florissante, contracta la fièvre typhoïde dans une pension de Cardiff, où il était placé, et fut renvoyé à la ferme de son père pour y être soigné.

Les matières excrémentitielles étaient jetées, soit dans un cabinet d'aisances situé à vingt mètres de la maison, soit dans une fosse à cendres qui n'en était éloignée que de quelques mètres. La buanderie, où on lavait le linge sale, était contiguë à la cuisine.

Dans la troisième semaine de la maladie de ce jeune garçon, une de ses sœurs en fut affectée et mourut quelques jours après ; une autre eut le même sort ; deux domestiques également atteints furent renvoyés chez eux et succombèrent. Une garde-malade et deux autres enfants furent frappés les derniers ; ceux-ci étaient dans une situation grave et précaire quand le docteur Budd fut appelé à leur donner des conseils.

Obs. XLVII. — Ce même auteur emprunte aux rapports du conseil privé une enquête faite il y a quelques années sur une épidémie de fièvre typhoïde qui sévit dans le village de Kingston-Deverill. Elle y fut importée par un colporteur. Sur quatre cents habitants, soixante-six avaient été frappés et six avaient succombé à la date du rapport. Celui-ci établit que la maladie s'était répandue par voisinage ou par communication des habitants avec les malades.

Le docteur W. Budd ajoute que pendant qu'il exerçait la médecine à la campagne, trois mois ne se passaient pas sans qu'il observât des cas de fièvre typhoïde imputables à une évidente contagion et qu'il aurait pu en citer un grand nombre d'autres exemples.

On a reproché avec raison au docteur Budd que dans son récit de l'épidémie de North-Tawton, il n'indiquait pas l'origine de la maladie chez la première personne qui en fut affectée. Il ne dit pas si elle l'avait contractée à North-Tawton où en dehors de cette localité. Si c'est, dit M. Murchison à North-Tawton, rien ne prouve que la première malade l'ait communiquée aux autres ; tous peuvent l'avoir puisée successivement dans la même source. Il y a en effet dans le récit du docteur Budd une lacune regrettable qui m'avait frappé et que j'avais même notée quand j'ai lu son livre ; mais si cette omission peut jeter quelques doutes sur l'interprétation du premier fait, elle n'ôte rien à la signification de ces nombreuses importations de la maladie dans des localités plus ou moins éloignées de North-Tawton, plusieurs entièrement isolées, et où l'arrivée des malades a été le signal de l'explosion de petites endémies qui ne pouvaient être imputées à aucune autre cause.

On trouve encore dans une autre partie de l'ouvrage du docteur Budd un fait d'importation qui semble ne prêter à aucun équivoque. C'est la description d'une épidémie de fièvre typhoïde qui sévit dans le couvent du Bon-Pasteur, à Arno's-court, en 1864.

Obs. XLVIII. — Ce couvent était installé dans un château du xviii° siècle,

solide, sec et bien aéré. On y avait ajouté des bâtiments considérables destinés à une maison de correction, qui renfermait cent vingt-six jeunes filles,
et à un pénitentier qui en contenait trente-quatre. L'installation de ces
établissements semblait ne rien laisser à désirer sous le rapport des conditions hygiéniques : deux puits, à l'abri de toute infiltration du voisinage,
fournissaient une eau salubre aux habitantes de cette institution qui était
dirigée par vingt-cinq religieuses et un aumônier.

Dans les travaux d'appropriation de ce vieux manoir à sa destination
actuelle, les anciens drains de vidange furent remplacés par des tuyaux en
terre cuite.

Pénitencier, maison de correction, couvent, logement du chapelain formaient des habitations parfaitement séparées les unes des autres.

Pendant plusieurs années la mortalité fut faible et les maladies furent
peu nombreuses dans cet établissement; cependant au bout de quelque
temps la phthisie y fit quelques ravages. Les ophthalmies scrofuleuses y
furent très-nombreuses. Au printemps de 1863 la diarrhée y fut épidémique pendant deux mois. Plus de cinquante élèves en furent atteintes.
Néanmoins, pendant les derniers mois de cette année l'état sanitaire de
l'établissement avait été exceptionnellement bon; et, somme toute, la mortalité y était très-faible.

A plusieurs reprises, pendant les deux ou trois années précédentes, les
égouts de vidange avaient causé quelques ennuis; mais ces inconvénients
avaient cessé, et il n'y avait pas de mauvaise odeur dans leur voisinage.

Ce calme prolongé fut cruellement expié par le désastre qui le suivit, et
dont on peut mesurer l'étendue en disant que cinquante-six personnes
furent atteintes par la fièvre typhoïde et que huit y succombèrent.

Au mois de novembre 1863, cette fièvre fut introduite dans le couvent
par une jeune fille qui en était affectée. Pendant l'été de cette année, elle
avait quitté l'établissement pour entrer au service d'une famille qui habitait une grande ville, à vingt lieues de là. Au milieu de novembre, les religieuses furent informées que leur ancienne élève avait contracté une mauvaise fièvre qui régnait dans la localité.

Le 17 de ce mois le chapelain alla chercher cette jeune malade et la
ramena au couvent, après avoir reçu l'assurance la plus formelle qu'elle
était transportable et que son retour à Arno's-court ne pouvait entraîner
pour cet établissement aucun inconvénient, qu'elle était en effet affectée
de fièvre typhoïde; mais que cette fièvre avait pour cause le mauvais état
des vidanges et n'était pas contagieuse.

Le médecin du couvent, partisan de ces mêmes doctrines, confirma ces
assurances. Les déjections alvines de la malade furent jetées dans le cabinet d'aisances de l'infirmerie, et son linge sale fut lavé dans la buanderie
commune.

Six semaines après l'entrée de cette malade à l'infirmerie (1), une jeune fille de la maison de correction, après huit jours de malaise, fut prise de fièvre; cette jeune fille, âgée de dix-sept ans, avait visité la première malade à l'infirmerie, et elle était employée à la buanderie. Sa maladie fut longue; la diarrhée fut opiniâtre; dans les premiers jours survint une hémorrhagie intestinale qui se renouvela pendant cinq à six jours; il y eut de la surdité. La diarrhée cessa vers le 5 mars, et en même temps apparut une *phlegmatia alba dolens*.

Cependant d'autres cas de la même affection ne tardèrent pas à éclater : deux autres pensionnaires avaient été prises le 11 janvier, une autre le 13, une le 16, une le 19, une le 23, elle succomba le dix-septième jour; deux le 26 janvier, une le 28 mourut le quinzième jour, une le 5 février, elle succomba le sixième jour; une le 13, une le 14, une le 22 périt le onzième jour, cinq le 26, une le 27, trois le 28, trois le 29, sept le 1er mars et dix le 2.

Le docteur Budd fut appelé le 29 février; trente des pensionnaires étaient atteintes de fièvre, vingt autres furent frappées dans les quarante-huit heures qui suivirent. Pour ne laisser aucun doute sur la nature de la maladie, l'auteur raconte qu'il fit l'autopsie d'une des victimes, et qu'il trouva les lésions caractéristiques de la fièvre typhoïde.

Soixante-dix personnes avaient, jusque-là, échappé à la contagion. Que fallait-il faire pour les mettre à l'abri du fléau? Déjà depuis quelques jours on avait jeté des désinfectants dans les lieux d'aisance ; le docteur William Budd ordonna qu'on en fit un beaucoup plus large usage, pour détruire autant que possible le poison qui y avait été déjà versé. Il prescrivit la désinfection, immédiate après leur émission, des excrétions des malades; il fit tremper leur literie et leur linge de corps dans un liquide désinfectant avant de les emporter hors de la salle. Les infirmières durent laver et désinfecter scrupuleusement leurs mains, toutes les fois qu'elles les avaient salies dans les soins donnés aux malades. Les lits occupés par celles-ci furent brûlés ou désinfectés à mesure qu'ils devenaient vacants.

Toutes ces prescriptions furent scrupuleusement exécutées. Comme nous l'avons déjà dit, dans les quarante-huit heures qui suivirent l'arrivée du docteur Budd, vingt nouveaux cas vinrent grossir le chiffre des malades. Évidemment celles qui furent frappées, pendant ces deux jours, étaient en incubation de la maladie avant les mesures prescrites; il en fut probablement autant des trois autres qui furent prises quelques jours plus tard; la durée moyenne de l'incubation étant de quatorze jours, avance le docteur Budd, quand l'air est le véhicule de la contagion. Trois cas seulement se développèrent après cette époque, quoique les deux groupes, malades et

____

(1) M. le docteur Budd pense que dans le cas où la matière du contagium n'est pas mêlée aux boissons, l'infection est beaucoup plus lente à se produire.

bien portants, vécussent dans un intime voisinage. Pendant plusieurs semaines, une cinquantaine de malades continuèrent, dit M. Budd, à excréter
des matières infectieuses en abondance, sans autre barrière qu'un agent
chimique entre cet ennemi menaçant et les organismes qui étaient exposés
à ses atteintes.

La maladie ne frappa que quatre personnes en dehors de celles qui demeuraient dans la maison de correction : deux autres pensionnaires, *employées à la buanderie*, une religieuse qui soignait les malades et l'aumônier
qui passait toutes ses journées au milieu d'elles.

Après la cessation de cette endémie, on examina les égouts de vidange.
Le conduit principal, qui était en terre cuite, recevait, à travers une trappe,
les eaux d'une cour où était amoncelé du charbon. Quand il pleuvait, la
poussière du charbon était entraînée dans l'égout et y faisait avec la boue
qui s'y trouvait un enduit qui peu à peu avait complétement obstrué le conduit. Celui-ci s'était rompu en amont de l'obstacle ; et les matières des vidanges tombaient dans une excavation, qu'on avait pratiquée en creusant
les fondations du bâtiment.

Cet accident avait transformé le drainage en une fosse perdue, qui ne se
trouvait pas d'ailleurs dans de mauvaises conditions, entourée de tous côtés
par des maçonneries solides et sans communication possible avec aucun des
réservoirs d'eau. Quelle que soit l'importance qu'on veuille attacher à cette
circonstance, elle ne peut pas être invoquée comme cause de la fièvre typhoïde, puisque la première malade avait quitté le couvent depuis plusieurs
mois et se trouvait dans une localité fort éloignée, où cette fièvre régnait
quand elle en fut affectée. Ce fut quelques semaines après son arrivée que
l'épidémie éclata. Il ne me paraît pas invraisemblable que cette interruption du drainage en renfermant dans le couvent les émanations des vidanges
ait favorisé la dissémination du principe infectieux, bien qu'aucune odeur
ne se fît sentir autour des cabinets d'aisance. Je ne serais pas éloigné de
penser que ces émanations, dépourvues toutefois du principe typhoïdique,
n'avaient pas été sans influence sur l'épidémie de diarrhée qui s'était montrée au printemps.

Je suis très-porté à croire que c'est souvent à ce mauvais aménagement des vidanges, peut-être même à leur mélange avec les eaux potables, qu'il faut attribuer ces diarrhées épidémiques qui sévissent dans
certaines localités ou dans certaines maisons (1).

Cependant jusqu'au moment où les excréments d'une malade affectée

---

(1) J'ai deux fois observé ce fait dans ma propre famille, dont une fois à Trouville.
La citerne qui fournissait de l'eau à la cuisine communiquait avec un réservoir voisin,
destiné à un autre usage. L'installation des vidanges, dans les villes d'eaux, mériterai

de fièvre typhoïde tombèrent dans ce réservoir, aucun cas de cette fièvre ne s'était montré dans l'établissement; et plus ces matières morbides se multiplient par l'accroissement du nombre des malades, plus la propagation de la maladie devient active. Le chiffre de ses victimes grossit de plus en plus, à ce point que vingt personnes sont frappées en quarante-huit heures. Mais alors des moyens prophylactiques vont chercher et détruire le poison dans les foyers que l'on supposait en être l'origine. L'apaisement presque subit du fléau vint justifier ces présomptions.

Obs. XLIX. — Voici un autre fait qui reproduit à peu près les mêmes circonstances étiologiques : En 1863, le docteur W. Budd fut appelé à Frome, où avait éclaté une épidémie de fièvre typhoïde. Dans une petite agglomération de maisons, la maladie avait atteint une quarantaine de personnes ; elle y avait été introduite par une pauvre femme qui avait été soignée pour cette affection dans une autre ville, et fut renvoyée à Frome, sa paroisse, dès qu'elle parut convalescente. Les fatigues du voyage provoquèrent une rechute accompagnée d'une diarrhée intense. Quelques semaines après son arrivée, des personnes qui demeuraient dans la cour où était son habitation, et dans la rue où cette cour était située, furent prises de fièvre typhoïde ; et la maladie se répandit ainsi de proche en proche. Le docteur Budd prescrivit des mesures sanitaires absolument semblables à celles qui ont été mises en usage à Arno's-court. Elles furent suivies du même succès. On y ajouta la fermeture de deux puits, qui, trop voisins des réservoirs de vidanges, pouvaient être en danger d'en recevoir les infiltrations. L'agent désinfectant dont on fit usage fut le chlorure de zinc, dont une fabrique existait dans le voisinage ; on employa neuf tonneaux, d'une solution au quarantième, à peu près équivalant à 2205 litres.

En présence de tous ces faits, il me semble bien difficile de ne pas admettre que, comme les médecins français l'ont démontré depuis longtemps, la fièvre typhoïde peut être transmise par l'intermédiaire de l'organisme qui en est affecté ; que, par conséquent, elle est contagieuse dans le véritable sens du mot.

une sérieuse attention. Peut-être y trouverait-on une des principales causes de ces diarrhées endémiques, si communes dans certaines localités, comme Luchon, Cauterets, etc.

CHAPITRE VI

ANALYSE CRITIQUE DES OBJECTIONS DU DOCTEUR MURCHISON CONTRE LA CONTAGIOSITÉ DE LA FIÈVRE TYPHOÏDE ET DES ARGUMENTS QU'IL A FAIT VALOIR EN FAVEUR DE SA DOCTRINE PYTHOGÉNÉSIQUE.

Convaincu de l'origine pythogénique de la fièvre typhoïde, M. Murchison ne pouvait accepter qu'avec une certaine répugnance des faits qui attestent d'une manière si péremptoire la transmission de la maladie par l'intermédiaire des malades, il a cherché à atténuer par des arguments et des interprétations auxquels son nom et son talent donnent une autorité considérable, les conclusions qui semblent sortir, avec une évidence qui s'impose, des observations que je viens de rapporter, pour établir la contagion et la spécificité de la fièvre typhoïde. Cependant on sent qu'il est impressionné par le témoignage de ces faits qu'il ne peut pas éluder ; son amour de la vérité lui impose de prudentes réserves, qui frisent la contradiction ; la logique le porterait à repousser absolument la contagion ; il le fait dans certains passages de son livre ; et dans d'autres, en face des observations qu'on lui oppose, il semble moins absolu « *en admettant*, dit-il, *que dans certaines circonstances, la fièvre entérique soit communicable, il est certain que, dans beaucoup de cas*, elle a une origine indépendante (*loc. cit.*, p. 470).

Je vais analyser toute cette argumentation remarquable, comme tout ce qui est sorti de la plume de cet éminent confrère, avant d'exposer la doctrine des contagionistes exclusifs à la tête desquels s'est placé le docteur W. Budd, et je discuterai ensuite cette opinion mixte, dont j'ai parlé plus haut, qui admet la possibilité d'une double origine : produit de miasmes créés par des conditions accidentelles, comme la putréfaction, la maladie pourrait revêtir un caractère spécifique et se transmettre d'un organisme malade à un organisme sain.

Beaucoup de médecins d'une grande autorité, dit le docteur Murchison (p. 458), ont contesté le caractère contagieux de cette affection ; et bien des faits semblent opposés à cette manière de voir : ainsi le contact des malades a paru dans un très-grand nombre de cas inoffensif pour ceux qui les entouraient.

Louis n'a observé que trois cas imputables à la contagion ; sur cent dix-sept malades, Chomel n'en a rencontré que cinq où la maladie se fut développée dans des circonstances favorables à la contagion (1). Cependant Chomel, sans vouloir se prononcer d'une manière absolue, incline visiblement vers l'idée d'une contagiosité faible et qui se manifesterait avec le concours de circonstances encore mal déterminées (Chomel, *loc. cit.*, p. 339), il pense qu'on en rencontrerait peut-être de plus fréquents exemples si l'attention était plus vivement fixée sur cet objet (Chomel, *loc. cit.*, p. 322).

A Guy's hospital le docteur Wilks, à Saint-Thomas le docteur Peacock n'ont jamais vu les infirmiers atteints par la fièvre. L'enquête officielle faite en 1863 dans tous les hôpitaux de Londres, ne constata que deux cas de fièvre typhoïde parmi les infirmiers : ce fut dans le Royal free hospital.

Dans l'espace de vingt-trois ans, cinq mille neuf cent quatre-vingt-huit cas de fièvre typhoïde furent admis dans l'hôpital des fiévreux à Londres ; dix-sept seulement des employés contractèrent la maladie, et plusieurs d'entre eux n'avaient pas eu de communication directe avec les malades.

Pendant cette même période de vingt-trois ans, douze malades admis pour d'autres affections, contractèrent la fièvre typhoïde ; quatre étaient convalescents de typhus et huit de scarlatine. La plupart de ces cas développés dans l'hôpital, ajoute le docteur Murchison, l'ont été après des travaux qui avaient modifié les conditions du drainage. Fait plus remarquable encore, ajoute le docteur Murchison : de 1861 à 1870, les malades affectés de fièvres typhoïdes furent placés dans les mêmes salles que ceux qui étaient atteints de fièvres non contagieuses ; trois mille cinq cent cinquante-cinq cas de fièvres typhoïdes furent traités à côté de cinq mille cent quarante-quatre malades atteints de fièvres non spécifiques ; pas un de ces derniers n'a contracté la fièvre typhoïde.

Le docteur Piedvache (en 1850) a pesé avec une grande impartialité

---

(1) J'ai vainement cherché, dans le livre de Chomel, l'assertion citée par le docteur Murchison, qu'en dix-neuf ans il n'en aurait rencontré que quatre exemples.

les faits favorables ou contraires à la contagion. Il conclut de cet examen que la fièvre typhoïde est contagieuse, mais qu'elle ne l'est pas toujours ; et, à l'appui de cette restriction, il cite un fait observé par lui à Dinan.

Obs. L. — Dans une pension de garçons, un enfant fut pris de fièvre typhoïde ; il fut soigné par ses camarades, dont une vingtaine passèrent la nuit auprès de lui durant sa maladie, sans aucune mesure prophylactique ; aucun d'eux ne contracta la maladie. Un seul élève fut atteint dix-neuf jours après la mort du premier, et il n'avait eu aucun rapport avec le malade.

J'emprunte l'observation suivante à un travail sur les origines de la fièvre typhoïde, publié en 1875 dans la *Gazette médicale*, par le docteur J. Arnould :

M. Lindwurm, de Munich, a suivi, du mois de juillet au mois de février, cent trente-cinq individus jeunes, venus à l'hôpital pour toute autre maladie que la fièvre typhoïde ; ils n'avaient jamais eu cette affection, et ils furent couchés au milieu de malades qui en étaient affectés ; aucun d'eux ne la contracta, quoi qu'ils fussent restés à l'hôpital au moins quinze jours. Un seul, qui y avait passé quatre semaines en fut atteint deux jours après sa sortie.

Si on voit parfois, après l'arrivée d'un étranger dans une localité, celui-ci tomber malade de fièvre typhoïde et les personnes qui l'entourent en être frappées après lui, il se peut que tous l'aient puisée dans un foyer commun, et qu'au lieu d'en avoir apporté le germe avec lui, cet étranger en ait été la première victime, plus disposé qu'il était à en subir l'influence par la condition même d'acclimatement.

Cependant le docteur Murchison, qui donne cette explication de certains faits attribués à la contagion, reconnaît qu'il y en a qui se refusent à cette interprétation. Mais pour lui ils sont rares ; il a observé plus de quarante cas dans lesquels des maisons ont reçu des personnes atteintes de fièvres typhoïdes ; et deux fois seulement il a vu cette maladie se répandre autour du malade.

Tous ces faits sont importants sans doute ; ils restreignent l'activité contagieuse de la fièvre typhoïde, mais ils ne l'infirment pas. Tout au plus pourrait-on en conclure qu'elle ne se transmet pas habituellement

dans les mêmes conditions et par l'intermédiaire du même milieu que
d'autres maladies contagieuses comme les fièvres éruptives. Les maladies contagieuses ne le sont pas toutes au même degré ; elles ne le sont
pas toutes de la même manière. Toutes les objections faites à la contagion de la fièvre typhoïde ont été faites à la contagion du choléra : des
milliers d'individus se sont trouvés en contact avec les cholériques, et
n'ont pas contracté la maladie ; et cependant peu de médecins doutent
aujourd'hui des propriétés contagieuses du choléra. Comme cette maladie ne s'est pas acclimatée chez nous, qu'elle n'y arrive que par invasions périodiques, il est plus facile de suivre sa marche, de déterminer
les voies par lesquelles elle pénètre et les agents de sa transmission. Dans
les pays où elle est endémique, il est beaucoup plus difficile d'en suivre
le fil ; et la notion de sa contagiosité ne nous a été connue que depuis
ses migrations dans l'Occident.

Chaque maladie contagieuse a sa voie d'élimination, a son foyer de
fabrication virulente. Celles qui s'éliminent par la peau ou par la muqueuse respiratoire sont d'une propagation beaucoup plus facile que
celles qui s'éliminent par le tégument digestif, comme la fièvre typhoïde
et le choléra. La facilité plus ou moins grande de la transmission ne
doit pas être comptée parmi les caractères essentiels de la contagion. La
syphilis, qui ne se transmet que dans des conditions toutes spéciales,
n'en est pas moins contagieuse au premier chef.

Si on admet avec les docteurs Gielt de Munich et W. Budd de Londres
que le principe contagieux est principalement contenu dans les déjections des malades, opinion que le docteur Murchison adopte en partie,
en la faisant rentrer dans sa théorie pythogénique comme nous le verrons bientôt, on comprendra que la communication n'en soit pas très-
facile, surtout si, comme le pensent certains médecins, les selles fraîches
ont une activité contagieuse moindre que celles qui ont subi un travail
de fermentation. Les excrétions alvines sont enlevées presque aussitôt
que rendues, et les autres malades sont peu exposés à leurs émanations.

D'ailleurs quand un organisme est sous l'impression d'une action morbide énergique, il est peu disposé à en subir une autre. Cette espèce
d'antagonisme est surtout accentuée pour les maladies fébriles, c'est
une loi de pathologie générale, confirmée par l'expérience de chaque
jour. D'après une statistique faite par Baudelocque sur la mortalité dans
l'hôpital des enfants, ceux qui proportionnellement fournissaient le
chiffre le plus élevé étaient ceux qui entraient dans l'établissement
pour de légères indispositions ou sans maladie caractérisée, et qui, par

cela même, se trouvaient plus aptes à recevoir l'impression des affections contagieuses qui régnaient dans cet hôpital. Ceux-là, au contraire, avaient plus de chances d'y échapper qui, entrés pour des maladies aiguës fébriles, rentraient dans leurs familles dès que leur convalescence était établie.

Les maladies les plus contagieuses ne le sont pas nécessairement, fatalement. Quelle que soit la puissance germinative de la graine, elle exige des conditions de terrain. On voit fréquemment, dit Chomel, dans les salles des hôpitaux, quelques individus atteints de variole, et bien qu'il y ait souvent des personnes qui, n'ayant pas été vaccinées ou n'ayant pas encore eu la variole, sont susceptibles de contracter cette maladie, cependant on n'y observe que peu de cas où la transmission en soit évidente (*Leçons sur la fièvre typhoïde*, p. 321). Je ferai remarquer que Chomel, chargé d'un service de clinique, n'y recevait guère que des malades atteints d'affections aiguës ou graves. Pour la raison que j'ai exposée plus haut, la variole, dont la transmission à l'hôpital n'était que trop fréquente avant l'époque où nous avons obtenu de l'administration des services spéciaux pour les varioleux, trouvait peut-être, dans les salles de Chomel moins que dans les autres salles, un terrain favorable à la contagion.

L'immunité des infirmiers et garde-malades peut dépendre, en partie, de ce qu'ils ont déjà été atteints de la maladie qui se développe le plus souvent avant l'âge où ils sont propres à embrasser cette profession. Il y a, dit Chomel, une opinion établie parmi les sœurs hospitalières de l'Hôtel-Dieu, qui dépose encore en faveur de la contagion, c'est qu'on ne considère les novices comme acclimatées et capables de remplir sans danger leur service que quand elles ont été atteintes d'une maladie grave ou lorsqu'elles ont passé plusieurs années dans leurs occupations pénibles (*loc. cit.*, p. 329).

En résumé, le docteur Murchison avec une bonne foi scientifique qui est un des caractères et un des charmes de son livre, reconnaît que, dans des cas assez nombreux les selles des typhoïdiques ont pu servir d'intermédiaires à la transmission de la maladie ; mais il leur dénie toute action spécifique ; il incline à croire que si, plus que les autres déjections alvines, elles ont la propriété de faire naître la fièvre typhoïde, c'est qu'elles sont plus putrescibles, alcalines au lieu d'être acides, plus disposées à subir la fermentation putride ; et c'est ainsi qu'en acceptant ce fait, sur lequel s'appuient les partisans de la contagion, il le fait rentrer dans sa théorie pythogénique. Il est évident, pour lui, que les selles fraîches de la fièvre entérique n'ont pas ce caractère vénéneux (*venomous*) qu'on leur a attribué, et que pour cette fièvre, comme pour le choléra (1), le poison est engendré pendant leur décomposition hors du corps (p. 185). Il a nourri pendant quinze jours un porc avec des selles fraîches de malades atteints de fièvre typhoïde et loin d'en être incommodé il a gagné de l'embonpoint. Un animal, soumis par le docteur Barker aux émanations continues des vidanges dans une chambre close, succomba avec les symptômes de la fièvre typhoïde ; le docteur Barker ne parle pas des lésions observées après la mort.

Le docteur Murchison rappelle les expériences de Magendie, Gaspard et Seuret qui, après avoir injecté dans les veines des liquides putrides, trouvèrent l'intestin enflammé.

Ces expériences ne prouvent absolument rien : chaque espèce animale a ses aptitudes morbides spéciales, comme elle a ses aptitudes physiologiques ; un homme, soumis au régime du cochon de M. Murchison, n'eût évidemment pas engraissé. On n'a jamais observé de fièvre typhoïde chez cet animal ; et cependant ses habitudes hygiéniques ne le mettent pas à l'abri des miasmes pythogéniques.

Les lésions inflammatoires, trouvées par Gaspard et Magendie, peuvent être rencontrées dans une foule de maladies. Jusqu'à présent, comme en convient d'ailleurs M. Murchison, la pathologie expérimentale et la pathologie comparée n'ont fourni aucune donnée utile à la solution de cette question. Le développement de la fièvre typhoïde, indépendant de toute contagion, dit-il, a été admis pendant des siècles ; et il y a peu de doutes à concevoir sur sa réalité. Pendant les quinze années qui ont précédé la publication de son livre, il a rencontré peu de cas de cette affection dont il n'ait pas pu assigner l'origine à des vices dans l'installation des conduites de vidanges, inaperçus quelque-

(1) La transmission du choléra par l'intermédiaire des déjections cholériques a été pour la première fois affirmée par Delpech en 1832 ; elle a été démontrée en 1849 par le docteur Pellarin dans des mémoires présentés à l'Académie des sciences (*Comptes rendus*, 1849, p. 339 et 483). Il y établit que les matières rendues par les cholériques sont l'agent le plus ordinaire de la transmission de la maladie. En janvier 1850, il revient sur cette proposition, l'appuie de nouveaux faits et proclame la nécessité de désinfecter les matières rendues par les cholériques, les fosses d'aisances qui reçoivent ces matières, les linges et les lits qui en sont souillés. Il ignorait un travail publié, quelques semaines auparavant, par Snow, qui affirmait la transmission du choléra par les déjections : soit qu'elles pénétrassent, par infiltration, dans les conduites d'eau potable, soit qu'elles fussent mêlées aux aliments par des mains contaminées. Snow n'y parlait pas des exhalaisons de ces matières ni de leur transport par l'air, que nous croyons, avec le docteur Pellarin, le principal véhicule du contagium.

fois par les personnes qui en subissaient l'infection (*loc. cit.*, p. 493). Dans l'admirable rapport de l'officier médical du conseil privé (titre qui me paraît correspondre à celui d'inspecteur du service sanitaire), dit le docteur Murchison, on trouve que l'expérience de nombreuses années affirme et répèle la vérité de cette doctrine qui fait naître la fièvre typhoïde d'un poison excrémentitiel. Le président de la Société des ingénieurs, dans une lettre adressée au *Times*, rapporte qu'il a visité plusieurs centaines de maisons envahies par la fièvre typhoïde, et qu'il a toujours pu en assigner la cause à des vices des appareils de vidange.

Cette doctrine de l'origine ndépendante de la fièvre entérique est admise par la très-grande majorité des médecins anglais; elle a été acceptée par Griesinger, Niemeyer, Libermeister; cependant elle a été combattue par des pathologistes éminents, dont M. Murchison constate avec la plus honorable franchise l'opposition à la théorie qu'il défend : Christison qui, en 1846, avait décrit une épidémie de fièvre typhoïde, différente du typhus d'Écosse par la présence de phénomènes gastro-entéritiques, et dont il avait imputé le développement aux émanations d'ordures accumulées dans un égout obstrué, a déclaré, en 1863, qu'il y avait des observations inconciliables avec la théorie qui fait naître la fièvre typhoïde des effluves fournies par les matières animales putréfiées. Hugues Bennet nie qu'il y ait aucun rapport pathogénique entre le développement de cette fièvre et la putridité des égouts.

Après avoir constaté cette opposition à sa doctrine, le docteur Murchison expose les motifs qui militent en sa faveur : les selles typhoïques, dit-il, ont un caractère putride accusé par l'odeur qu'elles répandent; elles contiennent les produits habituels de la décomposition des matières animales, et entre autres du phosphate ammoniaco-magnésien. La putréfaction rend ordinairement les virus inertes; elle annihile l'activité du virus vaccin et du virus varioleux. On prétend cependant que les lésions intestinales contiennent le poison spécifique qui propage la maladie, aussi bien que la pustule variolique contient le poison de la petite vérole; mais dans la fièvre typhoïde le produit morbide ne se sépare du corps que quand il tombe de l'intestin sous forme d'eschare, quand il est mort et putréfié.

La fièvre typhoïde se développe toujours là où il y a des vidanges en décomposition. Sans doute il est difficile de prouver que ces vidanges ne contiennent pas de selles typhoïdiques. Cependant, même dans les villes où l'observation est si difficile, il y a des cas où la présence de cet élément est tout à fait invraisemblable : il rappelle alors l'observation du poste de police de Peckham (Obs. V), l'épidémie de Westminster (Obs. IV) et celle de Clapham (Obs. I), où les drains étaient obstrués et sans communication avec les égouts collecteurs. Dans le fait de la pension de *Colchester Union*, toute possibilité d'importation semble devoir être éliminée. Dans l'épidémie de Forest-Hill, le rapport du conseil privé constate que la maladie a surtout sévi dans les maisons qui ne communiquaient pas avec les égouts publics, où les vidanges se rendaient dans des puisards ou dans des fosses indépendantes du système général (p. 86).

Dans bien des cas la fièvre a éclaté au milieu de maisons isolées comme les fermes de Peebles et de Balletheron. L'étude du développement de la maladie au milieu de corps de troupes isolés conduit aux mêmes conclusions : le docteur Bryden, attaché à la commission sanitaire du gouvernement de l'Inde, affirme que le développement spontané de la fièvre typhoïde est un fait ; la question de sa propagation ultérieure n'a rien à faire avec son origine spontanée, si l'observation prouve que dans beaucoup de cas elle peut se propager par l'absorption d'un produit morbide excrété par des malades, il y en a auxquels cette explication n'est pas applicable (p. 487).

Il est facile de prouver la virulence de la variole ; on ne peut démontrer celle de la fièvre typhoïde. Plusieurs des faits invoqués par le docteur Budd à l'appui de la contagion prouvent seulement que le mauvais état des vidanges peut faire naître la maladie.

2° On a objecté, continue le docteur Murchison, que l'infection par les vidanges avait pu exister pendant des années sans provoquer un cas de fièvre, et que celle-ci éclate sous forme épidémique aussitôt après l'arrivée d'un malade qui en était atteint, mais cette infection peut n'être qu'un des facteurs nécessaires à la production du poison et peut rester inactive en l'absence des autres facteurs. On admet généralement, dit-il, que la diarrhée d'automne peut résulter de l'usage d'une eau polluée par les matières des vidanges, mais cette même eau contaminée peut être bue longtemps impunément, tant qu'elle n'a pas subi certaines influences cosmiques, communes en automne. Il peut en être de même pour le poison excrémentitiel, il peut rester longtemps inactif, cela ne prouve pas lorsque la fièvre éclate qu'elle soit consécutive à l'arrivée d'un malade. *Quelquefois le poison peut avoir été importé;* mais dans beaucoup de cas on ne peut trouver trace d'importation, et lors même qu'il est importé, il ne se répand que quand il y a en même temps des défauts dans le drainage ou dans les conduites d'eau.

Quelquefois, comme nous l'avons déjà dit, un nouvel arrivé, auquel on attribue l'importation, a été pris le premier, en vertu de la loi d'acclimatement, d'autres fois un grand nombre de cas éclatent à la fois. Le même fait, suivant les préventions de l'observateur, peut fournir matière à des interprétations très-différentes.

3° On a opposé à la théorie pythogénique la rareté de la fièvre entérique chez les vidangeurs ; cette rareté est bien moindre qu'on ne l'a dit ; même en consultant les observations des auteurs de cette proposition : ainsi Parent-Duchatelet a observé quatre fois la fièvre typhoïde sur un nombre de trente-deux vidangeurs ; les docteurs Peacock et Murchison en ont vu de nombreux exemples. Il faut tenir compte de l'âge, de l'acclimatement ; les ouvriers les plus exposés sont ceux qui nettoient des égouts obstrués.

4° Toute matière animale décomposée ne produit pas la fièvre. Si la puanteur dénonce souvent la présence du poison, elle peut n'en être qu'une coïncidence ; toute mauvaise odeur n'en indique pas l'existence ; et comme le poison de la fièvre intermittente, celui de la fièvre typhoïde n'est vraisemblablement pas appréciable à nos sens ; probablement, pour qu'il se développe, il faut que la matière fermentescible soit renfermée dans un espace limité comme un drain ou un puits, et dans un état de stagnation.

La libre exposition de cette matière à l'air, sa constante dilution dans une eau courante peuvent rendre le poison inactif ou même prévenir sa formation.

Certaines conditions atmosphériques, telle qu'une température déterminée, l'absence d'ozone, etc., sont probablement nécessaires pour que le poison de la fièvre entérique se développe.

Les recrudescences d'endémies, de fièvres typhoïdes ou les explosions d'épidémies de cette affection sont souvent précédées de la prédominance de diarrhées dans les localités que la fièvre doit envahir.

L'argument qu'on a voulu tier de l'inocuité des émanations fétides de la Tamise, pendant quelques années d'une sécheresse exceptionnelle, peut être rétorquée contre les contagionistes ; car dans ces dépôts infects devaient se trouver en grande quantité des sécrétions typhoïdiques qui n'ont pas cependant répandu la maladie autour d'elles.

En terminant, M. Murchison avance cette dernière proposition : c'est que dans les affections contagieuses, la forme et la violence de la maladie lui paraissent indépendantes de la quantité et de la qualité du poison ; il en est autrement dans les fièvres miasmatiques comme les fièvres palustres; leurs caractères sont puissamment influencés par la localité où elles naissent, et par la quantité du poison absorbé. Notre savant confrère croit qu'il en est ainsi dans la fièvre typhoïde, et il a été souvent frappé de l'analogie qu'offraient dans leurs symptômes et dans leur marche les cas qui se développaient dans la même maison; il a rencontré entre autres trois exemples de rechutes et deux exemples de perforation dans les mêmes familles.

Je ne crois pas que cette savante et spécieuse argumentation renverse l'opinion qui est généralement adoptée en France sur la contagiosité et sur la spécificité de la fièvre typhoïde. La plupart des médecins, qui admettent l'origine spontanée ou indépendante de cette maladie, admettent en même temps que l'organisme, qui en est affecté, peut la transmettre à d'autres organismes, et que, par conséquent, elle est contagieuse dans le véritable sens du mot.

Tant que M. Murchison cherche à démontrer que le développement de la fièvre typhoïde est généralement imputable aux émanations des matières excrémentitielles, il accumule une masse de faits et de témoignages si imposante, si démonstrative, qu'il me paraît bien difficile, ainsi que je l'ai déjà dit plus haut, de ne pas se ranger à cette opinion; mais il me semble moins clair et moins convaincant, quand il affirme que la putréfaction de ces matières et les émanations ou les infiltrations qui s'en échappent sont la cause excitante de la maladie; quand il soutient que celle-ci n'est pas spécifique, qu'elle est un empoisonnement produit par une matière putride, par des excréments putréfiés, et que les nombreux exemples de transmission de la maladie, par ceux qui en sont atteints, doivent être expliqués par la putrescibilité plus grande de leurs excréments et par la fermentation que ceux-ci subissent dans certaines conditions de température, d'état ozonométrique et de stagnation de l'air qui les enveloppe.

Qu'est-ce que cette putridité des matières excrémentitielles qui cause la fièvre typhoïde? Est-ce un mode particulier et spécial, ou une phase de cette altération que ces matières subissent toujours dans les réservoirs où elles sont accumulées? Les matières excrémentitielles ne pourraient-elles pas être simplement, comme le pensait déjà P. Frank, le véhicule ou le milieu qui renferme le principe morbifique.

D'ailleurs dans la fermentation putride elle-même, il y a plusieurs éléments : le ferment, le produit fermenté et la substance éliminée pendant que cette transformation s'accomplit. Lequel de ces éléments est responsable de l'infection typhoïdique ? Si c'est la matière putréfiée, celle qui a subi la fermentation putride, et, sans l'exprimer nettement, l'auteur incline visiblement vers cette opinion ; pourquoi d'autres matières animales qui ont subi la fermentation putride ne pourraient-elles également produire la fièvre typhoïde? L'auteur hésite sur ce point; tantôt dans ses prémisses et dans ses conclusions, il dit qu'elle doit être attribuée à la fermentation des matières fécales et peut-être d'autres matières organiques [p. 471-496 (1)] ; tantôt il affirme que la décomposition putride de toute matière animale n'est pas apte à produire la maladie (p. 492). Il va plus loin ailleurs : il dit que la fétidité qui accompagne ordinairement le poison n'est pas un indice de sa présence, et *que le poison de la fièvre typhoïde est probablement insaisissable par nos sens comme celui de la fièvre intermittente.* Mais alors nous nous éloignons bien de la putridité et de l'empoisonnement par une matière putride. On a bien dit que le miasme de la fièvre palustre se développait au milieu de la décomposition des matières végétales, mais on n'a pas affirmé que ce fût cette matière végétale décomposée qui fût le principe générateur de la fièvre : elle est considérée comme le milieu où celui-ci se développe ; et si les microphytes ou micrococcus qu'on avait observés dans les pays où règne la maladie sont très-contestés, surtout dans le rôle qu'on leur avait attribué, il n'en est pas moins vrai que les inductions fournies par la pathologie générale conduisent à admettre, comme cause de la maladie, une substance organisée plutôt qu'un simple agent chimique; et il peut en être de même pour la fièvre typhoïde.

M. Murchison revenant sur cette assimilation de la fièvre typhoïde à la fièvre intermittente dit que dans toutes deux la quantité, la qualité et la provenance du poison déterminent la marche et les caractères symptomatiques de la maladie. Cela me semble une pure hypothèse en ce qui regarde la fièvre typhoïde. Comment apprécier la qualité et la quantité du poison absorbé?

(1) Je traduis littéralement :

L'air, l'eau potable, polluée par des matières de vidanges décomposées ou par d'autres formes de matières animales putréfiées ont été longtemps regardés comme des causes de fièvre; mais on n'avait pas montré que la fièvre ainsi produite différât de celles qui sont dues à d'autres causes.

J'ai essayé de prouver que la fièvre, naissant des causes indiquées plus haut, était toujours la fièvre entérique. Ce mode d'origine explique pourquoi la fièvre entérique est endémique dans certaines localités, se montre, dans d'autres, sous forme épidémique, etc. (*loc. cit.*, p. 471).

La fièvre entérique peut être engendrée, indépendamment de tout cas antérieur, par la fermentation des matières fécales et peut-être d'autres formes de matières organiques (*loc. cit.*, p. 496).

Cette observation faite, par l'auteur, de l'analogie que présente la maladie chez plusieurs membres de la même famille qui en sont atteints en même temps, peut être expliquée d'une tout autre manière : la même remarque a été faite pour la variole et pour les autres fièvres éruptives. Je l'ai vérifiée pour la fièvre typhoïde chez des frères atteints à plusieurs années de distance et dans des maisons différentes. Les ressemblances du terrain constitutionnel où germe la maladie expliquent les ressemblances des manifestations morbides.

C'est qu'en effet dans la fièvre typhoïde tout semble indiquer un germe qui évolue, et non pas une simple intoxication. Quelles différences essentielles, fondamentales entre la fièvre typhoïde et les fièvres intermittentes! La première a une durée limitée, fixe; une période d'incubation. La seconde a une durée illimitée, tant que l'organisme est plongé dans le milieu qui l'a produite. L'une est continue : une fois que le principe morbifique s'est emparé de l'organisme, il y évolue suivant des lois fixes, déterminées, jusqu'à ce que cette évolution soit terminée et peut-être que les conditions organiques qui favorisent cette évolution soient épuisées ; l'autre se manifeste par des troubles qu'interrompent des périodes de calme, pendant lesquelles l'organisme reprend à peu près ses habitudes fonctionnelles, comme si la plus grande partie de la cause de la maladie avait été éliminée par lui, et qu'il en attendît une accumulation nouvelle pour en sentir l'impression et réagir encore.

Enfin, c'est un fait attesté par l'observation universelle qu'une première attaque de la fièvre typhoïde met généralement à l'abri d'une seconde, caractère commun à toutes les affections spécifiques et contagieuses ; tandis qu'une première atteinte de fièvre intermittente rend, dans beaucoup de cas, l'organisme plus sensible à l'action de la malaria, au moins dans nos climats, et qu'elle laisse même souvent dans cet organisme une disposition aux récidives qui peut être mise en jeu par de simples influences atmosphériques.

C'est là un point essentiel, une note caractéristique dans l'histoire de la fièvre typhoïde, dont M. Murchison n'affaiblit pas la portée en disant que les récidives sont plus communes qu'on ne pense ; que lui, Trousseau, Budd et quelques autres en ont rencontré quelques exemples. Mais, avec sa bonne foi habituelle, il cite aussi les exemples contraires de personnes qui, en ayant subi antérieurement les atteintes, ont pu demeurer impunément au milieu d'une épidémie qui frappait tout le monde autour d'elles.

Les récidives de la fièvre typhoïde sont assurément beaucoup plus rares que celles de la variole et de la rougeole; elles me paraissent aussi exceptionnelles que celles de la scarlatine. Ce fait avait déjà été constaté par Bretonneau; il est affirmé dans les termes les plus explicites par Chomel, cet observateur si scrupuleux et si circonspect.

« La fièvre typhoïde, dit-il, dans les circonstances ordinaires, n'af-
» fecte qu'une seule fois le même individu. C'est ce qui ressort de tous
» les faits recueillis jusqu'ici. Depuis qu'on a commencé à faire sur
» cette maladie des recherches spéciales et suivies, aucun exemple au-
» thentique du contraire n'a encore été observé, quoique le nombre des
» fièvres typhoïdes que l'on observe chaque année soit assez con-
» sidérable pour que l'on dût rencontrer des exemples de récidives,
» si cette maladie pouvait se reproduire plusieurs fois chez le même
» sujet. »

Il dit avoir toujours interrogé avec soin tous ses malades sur ce point. « Et après tout, ajoute-t-il, lorsque l'on rencontrerait quelques
» faits contraires, dans une maladie aussi fréquente, ces exceptions peu
» nombreuses n'auraient rien d'extraordinaire, et ne détruiraient pas la
» loi que nous venons d'énoncer. La variole, la scarlatine, la rougeole,
» qui, le plus souvent, n'attaquent qu'une seule fois le même individu,
» récidivent pourtant quelquefois, surtout dans les grandes épidémies
» de ces maladies; il ne serait pas plus étonnant que l'on rencontrât
» aussi quelques exemples de récidive de la fièvre typhoïde.

» Cette circonstance est déjà un fait important, car il n'est qu'un
» petit nombre de maladies qui n'attaquent qu'une seule fois le même
» individu, et, *parmi ces maladies, il n'en est aucune qui ne soit évidemment*
» *contagieuse.* »

Louis, dit le docteur Budd, « qui est la plus grande des autorités mortes ou vivantes dans tout ce qui se rapporte à l'histoire naturelle de cette fièvre, dont la monographie est unique en médecine, comme un modèle de recherches attentives, et dont l'exactitude consciencieuse n'est égalée que par sa lenteur à adopter une opinion», atteste le même fait dans un langage dont l'assurance contraste avec la réserve qu'il donne à ses expressions sur la plupart des autres sujets.

Gendron, de l'Eure, a vu la ville de Caumont deux fois ravagée, en huit ans, par des épidémies de fièvre typhoïde, et aucun de ceux qui avaient été atteints la première fois ne le fut la seconde.

Le docteur Budd dit que dans l'intervalle de sept années pendant lesquelles il a observé deux grandes épidémies et un grand nombre de faits isolés, il n'a rencontré que quatre exceptions à cette règle, dont une s'est présentée dans sa propre personne.

Dans le même laps de temps, il a observé cinq cas de récidives de variole.

Si les matières excrémentitielles putréfiées ne sont pas le véhicule du principe spécifique, mais la cause immédiate, *excitante* de la maladie, comme le typhus des camps et surtout la dysenterie ont été par de nombreux observateurs attribués à la même cause, comment cette putridité produirait-elle des maladies si différentes?

Pour combattre l'idée d'un principe spécifique, M. Murchison fait remarquer que ce principe se trouverait au milieu d'eschares intestinales, de parties organiques mortes et putréfiées, que dans de semblables circonstances le virus de la variole perdrait toute son activité. D'abord cette proposition n'est pas rigoureusement démontrée : la variole a été plus d'une fois communiquée par des cadavres de varioleux ; si la peau était putréfiée, les pustules varioliques ne pourraient-elles plus être le véhicule de la contagion? L'expérience n'a pas été faite je crois.

Ensuite puisqu'il y a des ferments, des infusoires et des microphytes qui conservent leur activité et se multiplient au sein des matières putréfiées, je ne vois pas pourquoi certains virus ne pourraient pas se développer dans les milieux putrides comme d'autres se développent dans les milieux purulents.

Je ne trouve pas que l'objection tirée de l'innocuité des émanations putrides dans beaucoup de circonstances, et de celles de la Tamise en particulier, après les grandes chaleurs d'un été très-sec, s'adressent aussi bien, comme le dit M. Murchison, aux partisans de la contagion qu'aux partisans de la pythogénie.

La contagion exige des conditions de réceptivité plus déterminées et plus spéciales que celles qui rendent sensibles à l'action des poisons. L'immunité contre l'action des poisons se montre exceptionnellement, pour quelques poisons organiques, principalement sous l'influence d'une longue accoutumance, et dans certaines limites très-restreintes. Parmi ceux, au contraire, qui sont exposés à une influence contagieuse le nombre de ceux qui y échappent est beaucoup plus grand que le nombre de ceux qui la subissent. Si c'est la putridité qui cause la fièvre typhoïde et si cette fièvre, au lieu d'être une affection spécifique, est un simple empoisonnement, on ne comprend pas qu'elle ne se développe pas partout où il y a des émanations putrides abondantes, et on ne voit pas pourquoi le témoignage de l'odorat doive être récusé en cette matière. Sans doute, toute odeur mauvaise n'est pas nocive, mais toute odeur putride indique qu'il y a putréfaction, et que, par conséquent, là se trouvent les éléments de la *pythogénie*.

Le docteur Budd développe cet argument avec force dans plusieurs parties de son ouvrage. A propos de l'épidémie de Windsor, il se demande pourquoi, si comme les docteurs Murchison et Simon l'ont avancé, les exhalaisons des vidanges ont été la cause réelle, directe de la maladie, celle-ci s'est montrée dans des maisons où ces exhalaisons étaient peu intenses, tandis qu'elle n'en a pas attaqué d'autres où ces exhalaisons répandaient une horrible puanteur. Si les vidanges putréfiées ne sont que le véhicule d'un principe spécifique, on comprend que celui-ci soit inégalement réparti dans la masse; mais si c'est la putridité elle-même agissant comme poison, pourquoi agit-elle moins là où elle est la plus abondante?

Pendant que l'épidémie sévissait à Windsor, dit le docteur Budd, « je visitais à Bristol quelques cours dont les maisons étaient infectées par les émanations des conduites de vidanges, à un tel degré qu'elles n'eussent pas été tolérées pendant un seul jour par des gens qui n'auraient pas été fixés à cette place par la chaîne de fer de la pauvreté, et cependant il n'y avait pas dans ces habitations un seul cas de fièvre typhoïde (p. 63). »

Ailleurs le docteur Budd fait une description pittoresque des effets produits par les exhalaisons fétides de la Tamise : « Pendant les mois chauds des années 1858 et 1859, on a pu observer en grand à Londres, l'influence que peuvent exercer sur la santé publique les matières animales en décomposition. Les chaleurs de l'été avaient desséché les rives de la Tamise, transformées en un immense cloaque où fermentaient à ciel ouvert, sous un soleil brûlant, au milieu de la grande ville, les vidanges de trois millions d'individus.

Ce cloaque répandait des émanations d'une fétidité insupportable. « Jamais pareille puanteur n'avait peut-être encore souillé l'air des humains. Jamais au moins cette puanteur ne s'était élevée à la hauteur d'un événement historique. La fable des écuries d'Augias ne pouvait lui servir de terme de comparaison. « L'Inde est révoltée et la Tamise pue », écrivait un spirituel étranger, pour indiquer le degré de l'humiliation nationale. Ce qui fut un témoignage plus expressif de l'immensité de cet inconvénient, ce furent les millions qu'on s'empressa de voter pour le faire cesser dans les chambres du Parlement dont toutes les fenêtres étaient garnies de stores baignés dans l'eau chlorurée (p. 148). »

De toutes parts des clameurs et des protestations s'élevèrent dans la presse et dans le public contre cet état de choses. On fit sur les conséquences qui en devaient résulter les prophéties les plus sinistres; et, par un singulier hasard, il y eut cette année-là beaucoup moins de fièvres continues, de diarrhées et de dysenteries, pendant la durée de cette horrible puanteur (*intolerable stench*), que pendant la période correspondante de l'année précédente : deux cent deux cas de fièvre au lieu de deux cent quatre-vingt-treize, et pour la diarrhée et la dysenterie quatre-vingt-treize au lieu de cent quatre-vingt-un. Les douaniers, les garde-côtes, au nombre de treize cents, vivant dans les docks ou dans les bateaux, au milieu de ces émanations fétides, eurent, pendant les quatre mois de la saison chaude, où ces émanations furent le plus insupportables, moins de malades qu'en 1857, dans la proportion de 73 pour 100, et dans la proportion de 26 pour 100 sur la moyenne des trois années précédentes.

Sans doute, comme le remarque le docteur Murchison, dans cet immense amas de vidanges de toute la ville avaient dû se trouver des déjections de malades atteints de fièvre typhoïde; mais leur contact avec l'eau de mer, la violence et la rapidité de la fermentation sous cette température torride avaient pu détruire les germes infectieux; tandis que ces mêmes conditions n'avaient pas empêché la putréfaction dont l'activité était attestée par l'horrible odeur qui s'exhalait de ce dépôt. Il semble qu'il y avait là, dans la théorie pythogénique, toutes les conditions d'une immense explosion pyrétique.

Bien des années auparavant, les médecins français avaient signalé cette espèce de démenti donné par la maladie aux prévisions du vulgaire. Bretonneau, Gendron, Piedvache ont souvent observé que de deux localités voisines, la plus insalubre, la plus mal tenue, la plus infectée d'émanations putrides, pouvait être épargnée par la fièvre qui sévissait dans l'autre, offrant en apparence des conditions hygiéniques moins défavorables; et le docteur Budd a souvent rencontré des faits analogues.

On n'a pas pu, dit encore M. Murchison, prouver la contagiosité de la fièvre typhoïde par l'inoculation, comme on a prouvé celle de la variole et de la vaccine. Mais il y a bien d'autres maladies contagieuses dont l'inoculation a échoué, ou n'a pas été faite, ou n'a donné que des résultats contestables; de ce nombre, sont la rougeole, la scarlatine, la coqueluche, le choléra, la dysenterie. Dans le numéro du 25 mars 1876 du *British Medical Journal* on lit un compte rendu d'expériences faites à Odessa sur *des hommes* et sur des animaux par le docteur Motschutkof-fsky pour déterminer. L'inoculabilité des fièvres. L'inoculation du *typhus* et de la *fièvre typhoïde* a été souvent pratiquée, mais n'a donné aucun résultat ; tandis que celle du *relapsing fever* a parfaitement réussi.

En résumé, la doctrine pythogénique, celle qui fait naître la fièvre ty-phoïde de matières excrémentitielles et peut-être d'autres matières ani-males putréfiées, ne me semble reposer sur aucune preuve solide. Les arguments dirigés contre l'existence d'un principe spécifique et contre la contagiosité de la fièvre typhoïde ne me paraissent pas avoir la va-leur que leur attribue notre éminent et savant confrère, auquel reste la gloire d'avoir démontré et vulgarisé les rapports pathogéniques qui exis-tent entre les émanations des fosses d'aisances et la fièvre typhoïde ; et si, comme j'en ai la ferme espérance, des mesures sanitaires fondées sur cette donnée et sur les autres conditions étiologiques mises en lumière par le docteur Budd, atténuent dans une très-grande proportion les ravages de la fièvre typhoïde, les noms de ces deux illustres médecins devront être rangés parmi ceux des bienfaiteurs de l'humanité.

CHAPITRE VII

EXPOSÉ CRITIQUE DE LA DOCTRINE
QUI CONSIDÈRE LA CONTAGION COMME L'UNIQUE ORIGINE
DE LA FIÈVRE TYPHOÏDE

CARACTÈRES ET CONDITIONS DE CETTE CONTAGION

J'ai exposé avec détails la doctrine pythogénique; j'en ai discuté les bases; en analysant le travail du docteur, W. Budd, je passerai en revue tous les arguments qu'on peut faire valoir en faveur de la doctrine opposée : celle qui regarde la contagion comme l'origine constante et unique, comme le caractère fondamental et essentiel de la fièvre typhoïde : doctrine dont le docteur W. Budd a été l'avocat le plus éloquent, le plus persuasif et le plus convaincu.

Après avoir exposé quelques-uns des faits que j'ai relatés plus haut et dont le témoignage en faveur de la contagion me semble irrécusable, qui parlent, selon l'expression de M. Budd, un langage si clair qu'ils ne laissent place à aucun équivoque, cet éminent médecin fait remarquer que cette propriété contagieuse imprime sur la maladie qui la possède le cachet de la spécificité. « Non-seulement elle se propage *elle-même*, mais elle se propage toujours *la même* en séries d'une progression indéfinie (p. 29) ».

On observe dans les autres fièvres contagieuses trois caractères importants qu'on retrouve dans la fièvre typhoïde. 1° Elles ont une période latente, période d'incubation qui succède à l'infection; 2° une première attaque met l'organisme à l'abri d'une seconde; 3° beaucoup de personnes, quoique exposées aux atteintes du poison fébrile, n'en subissent pas l'action et ne contractent pas la maladie.

1° *Incubation*. — *Durée de l'incubation*.

Comme le remarque le docteur Murchison, il est très-difficile de fixer la durée de la période d'incubation, parce qu'il est presque toujours impossible de déterminer le moment où l'organisme a subi l'impression morbifique. Le docteur Budd a vu une jeune personne qui fut prise de fièvre dix jours après celui où elle avait quitté sa pension, ravagée par une épidémie typhoïde ; elle était alors dans sa famille et dans une localité absolument exempte de cette maladie.

Une petite fille de huit ans, séparée de deux autres enfants atteints de fièvre, et transportée dans un lieu où elle n'avait pu subir aucune influence contagieuse, en fut affectée à la fin de la troisième semaine après la séparation.

Dans l'épidémie de La Flèche, dont nous avons fait mention plus haut, vingt-six élèves renvoyés chez leurs parents, et jouissant en apparence d'une bonne santé, tombèrent malades, dans la seconde semaine qui suivit leur arrivée dans leurs familles, et, par conséquent, huit ou dix jours au moins après qu'ils avaient pu contracter la maladie.

Dans deux faits observés par le docteur Murchison, la période d'incubation fut, au plus, de vingt et un jours dans un cas, de quatorze dans l'autre. J'emprunte au même auteur les renseignements suivants :

« A Iéna, Lothholz a trouvé que dans dix-neuf cas la période d'incu-
» bation avait varié entre dix-huit et vingt-huit jours. Seidel dans un cas
» a constaté qu'elle avait duré au moins douze jours. Pour Zehnder,
» d'après des observations recueillies à Zurich, elle est ordinairement com-
» prise entre dix et vingt jours ; mais elle peut ne durer que vingt-quatre
» ou quarante-huit heures, quand il existe une forte prédisposition. De la
» Harpe conclut de vingt et un cas qu'elle s'étend de six jours à onze
» semaines. D'après le docteur Buchanan, dans un grand nombre de faits,
» à Guildford, en 1867, cette période a été de onze jours. Knoevagel dans
» un cas intéressant a pu préciser qu'elle avait été de huit jours.

» Il est certain qu'elle peut être très-courte : Griesinger rapporte trois
» cas dans lesquels l'attaque commença le lendemain du jour où on avait
» été exposé à l'infection. A Clapham sur vingt-deux enfants, vingt furent
» malades dans les quatre jours qui suivirent. »

Dans ces circonstances, la fièvre débute ordinairement par des vomissements et des évacuations alvines d'une grande violence ; elle revêt une forme grave, souvent fatale, et cet ensemble symptomatique peut donner lieu à des soupçons d'empoisonnement : ce qui est arrivé dans la famille royale de Portugal, il y a quelques années. Voici quelles conclusions le docteur Murchison croit pouvoir tirer de cet ensemble d'observations : 1° La période d'incubation de la fièvre typhoïde dure le plus souvent environ deux semaines; 2° les exemples d'une incubation plus prolongée sont plus communs que dans le typhus et dans le *relapsing fever;* 3° sa durée est souvent moindre que deux semaines, et elle peut ne pas dépasser un ou deux jours. On a dit que l'évolution morbide était plus rapide dans le cas où le poison est ingéré dans le tube digestif que dans ceux où il est inhalé. A Clapham, et dans d'autres cas où l'incubation avait été très-courte, le poison avait pénétré par les voies respiratoires. » D'après le récit fait par l'auteur de l'épidémie de Clapham, les émanations étaient très-abondantes; il serait intéressant de rechercher si la quantité de la substance morbifique ingérée ne pourrait pas avoir quelque influence sur la rapidité de l'évolution (1).

Que se passe-t-il pendant cette période d'incubation? « La pratique de l'inoculation nous a révélé par le témoignage d'expériences innombrables et irrécusables le mode d'évolution de la variole. Le poison morbide, introduit dans l'économie vivante en quantité presque impondérable, s'y reproduit et s'y multiplie à ce point que non-seulement il peut détruire la vie, mais il peut fournir cette semence de mort à des myriades d'autres organismes. Cette reproduction et cette multiplication du poison au sein des organes s'accomplit à l'aide d'un processus tout spécifique, qui constitue la fièvre contagieuse; et, quand une fois l'organisme a fourni à cette graine morbifique les éléments de cette multiplication, il devient impropre à la nourrir. Une nouvelle inoculation reste inefficace (Budd, *loc. cit.*, p. 35, 36, 37). »

Ces deux caractères fondamentaux : incubation et immunité ultérieure, appartiennent à un groupe bien défini de maladies : c'est celui des fièvres contagieuses, et plus particulièrement celui des fièvres éruptives, avec lequel la fièvre typhoïde a de frappantes affinités, déjà signa-

---

(1) L'existence d'une période d'incubation, observée dans toutes les maladies spécifiques, me paraît difficile à concilier avec la théorie pythogénique. Les substances toxiques produisent des effets immédiats. Que ce soit un poison végétal ou un poison minéral, c'est peu de temps après leur introduction dans l'économie que leur action se manifeste. Comprend-on des phénomènes d'empoisonnement se déclarant une ou plusieurs semaines après que l'agent, qui les cause, a pénétré dans les voies d'absorption?

lées par Bretonneau et, après lui, par un grand nombre de médecins français.

Ainsi l'induction tirée des lois de la pathologie et des caractères constatés dans les maladies contagieuses s'unit à l'observation directe pour affirmer la contagiosité de la fièvre typhoïde.

Le docteur Budd combat l'opinion de ceux qui veulent que la fièvre typhoïde ne soit pas essentiellement contagieuse, mais qu'elle le devienne dans certaines circonstances exceptionnelles. Comment une propriété aussi importante, aussi fondamentale, pourrait-elle être un accident? La même chose ne peut être à la fois, dit-il, féconde et stérile ; et les observations négatives prouvent seulement que la transmission de la maladie exige certaines conditions spéciales, ce qui est incontestable, et ce qui est également vrai pour les autres affections contagieuses. La nécessité d'une prédisposition ou la résistance à l'impression du principe contagieux ont été observées dans toutes les maladies de cette classe, et même dans celle dont la contagiosité est la plus évidente : dans la variole. Il y a des personnes qui échappent à ses atteintes, même dans les circonstances qui semblent devoir en rendre l'effet plus certain, sans qu'on puisse attribuer cette immunité ni à une vaccination antérieure, ni à une première attaque de la maladie. Ainsi Lind rapporte que, d'un millier d'hommes portés par le vaisseau *le Royal George*, la petite vérole en attaqua les neuf dixièmes ; une centaine fut épargnée. On n'a pas le droit de contester la contagion d'une maladie parce qu'elle n'est pas constante et nécessaire; « autant vaudrait nier que le chardon se reproduisît par semences, parce que, de dix mille graines que le vent emporte, une à peine germera et fructifiera (*loc. cit.*, p. 44). »

CHAPITRE VIII

Après avoir bien établi la propriété contagieuse de la fièvre typhoïde, le docteur Budd se demande sous quelle forme et de quelles surfaces organiques s'échappe au dehors le poison spécifique qui propage la maladie?

Le docteur Budd part de cette donnée : qu'en général, dans les maladies contagieuses, le produit le plus caractéristique de la maladie est le principal véhicule du poison morbide.

Il y a, ajoute-t-il, « comme Louis l'a démontré, dans la fièvre typhoïde, une lésion qu'on rencontre toujours et qu'on ne rencontre dans aucune autre maladie, aussi caractéristique de cette fièvre que le tubercule est caractéristique de la phthisie pulmonaire, ou que la pustule variolique est caractéristique de la variole : c'est la lésion des glandes intestinales. La valeur de cette lésion est telle qu'en voyant un bout d'intestin qui la présente, on peut diagnostiquer une fièvre typhoïde : diagnostic que nous n'oserions pas affirmer, si, après avoir enlevé l'intestin seulement, on livrait à nos investigations le cadavre d'un individu qui aurait succombé à cette affection. »

Quand on a l'occasion d'examiner l'intestin dans les 8 ou 10 premiers jours de la maladie, on peut trouver la membrane muqueuse parfaitement saine dans l'intervalle des plaques et des follicules tuméfiés, qui font saillie à sa surface. Cette intégrité de la muqueuse autour des lésions glandulaires prouverait, selon M. Budd, que le travail morbide ne débute pas par la membrane muqueuse, mais par les tissus qui lui sont sous-jacents, comme la congestion, qui accompagne l'évolution des pustules de la variole, se limite d'abord à certains éléments ou au moins à certains points de la peau avant de se généraliser. L'auteur, qui appuie sur toutes les analogies de la fièvre typhoïde avec les fièvres éruptives, fait remarquer que, dans certains cas, où la lésion des follicules isolés semble prédominer, l'aspect de l'intestin rappelle d'une manière frappante l'aspect de la peau couverte de pustules varioliques, ce qui, pour le dire en passant, ne peut être considéré comme un argument sérieux en faveur de cette assimilation. Les inductions tirées de l'évolution des plaques ne me paraissent pas non plus indiscutables.

Dans ces glandes intestinales, qui, d'après les travaux modernes, sont des glandes lymphatiques, se dépose une matière jaune, décrite pour la première fois, je crois, par Chomel, matière que Rokitansky considère comme le produit spécifique de la fièvre typhoïde. Elle serait formée de cellules à noyaux, bien définies et à divers degrés de développement. Cette matière se retrouverait en abondance, suivant le professeur de Vienne, partout où se porte l'effort de l'agent spécifique qui produit la fièvre : dans toutes les localisations de la maladie, dans les ganglions du mésentère et des bronches, dans les ulcérations du pharynx ou de l'épiglotte, dans le parenchyme pulmonaire, quand la maladie est compliquée de pneumonie ; le docteur Budd, qui adopte cette opinion, après l'avoir autrefois repoussée, pense que cette matière jaune a d'intimes relations avec le principe spécifique de la fièvre typhoïde.

Que ce principe soit contenu dans les déjections intestinales, cela me paraît incontestable, mais qu'il soit renfermé dans la matière jaune, si les idées de Rokitansky étaient généralement admises, cela deviendrait très-vraisemblable ; mais la vérité de cette opinion est, aujourd'hui, encore loin d'être démontrée.

A cette altération de l'intestin, qui est comme le cachet de la fièvre typhoïde, correspondent, dans le plus grand nombre des cas, des troubles fonctionnels, dont le plus important au point de vue étiologique, le seul qui nous occupe ici, est la diarrhée.

Le flux diarrhéique est le véhicule du contagium ; et on peut se rendre compte de l'abondance des principes contagieux, qui sont ainsi mis en circulation, en songeant que, d'après Louis, la diarrhée manque à peine une fois sur trente, et que sa durée est, en moyenne, de quinze jours, dans les formes bénignes, et de vingt-six jours, dans les cas graves. Le nombre des fièvres typhoïdes observées chaque année dans le Royaume-Uni serait de cent mille, selon le docteur Budd, et chacun d'eux fournit une quantité de principes contagieux suffisante pour infecter un grand nombre de personnes ; il ajoute spirituellement : Une maladie pourvue de pareilles provisions pour la conservation de son espèce n'est pas près de périr, faute d'héritiers (p. 53).

Suivant le même auteur, la contagiosité de la maladie commence certainement avec ce symptôme et persiste pendant toute sa durée. Aussi le contagium peut-il être facilement disséminé durant la première période de la maladie, alors que les malades continuent à se lever, à marcher et à vaquer à leurs occupations ; le danger de cette propagation existe surtout dans les pensions et dans les autres établissements, où des latrines communes servent à un très-grand nombre d'individus.

Le docteur Budd a vu trois épidémies graves développées à Bristol dans ces circonstances ; elles avaient pris naissance dans des écoles, où avaient continué à se rendre, pendant la période initiale de la maladie, des externes atteints de diarrhée ; ils étaient devenus des agents d'infection pour leurs camarades et pour les familles de ceux-ci.

1° *Transmission par les vidanges et par les égouts.*

S'il est vrai que la transmission de la maladie ait lieu principalement par l'intermédiaire des déjections alvines de ceux qui en sont atteints, on comprend que, dans les grandes villes, elle règne en permanence avec des rémissions et des exacerbations imputables aux influences cosmiques et aux autres causes secondaires qui peuvent favoriser ou entraver la dissémination et l'action du principe spécifique. On comprend en même temps que, dans les campagnes, elle puisse ne se montrer qu'accidentellement, passagèrement et comme par bouffées épidémiques.

En effet, dans les campagnes, les matières excrémentielles sont déposées dans des excavations creusées dans la terre et non maçonnées ; elles s'y accumulent ou s'infiltrent dans les parois de ces fosses, qui sont quelquefois communes à tout un groupe d'habitations contiguës. D'autres fois ces matières sont jetées sur un tas de fumier déposé à côté de la maison, ou même dans la gouttière placée au niveau de la fenêtre du malade ; de là, entraînées par les eaux de la pluie, elles suivent le cours des ruisseaux, semant la contagion sur leur passage (Budd, *loc. cit.*, p. 147). Trop souvent elles pénètrent dans les réservoirs destinés à servir de boisson.

Dans les grandes villes, au contraire, dans les quartiers surtout occupés par la classe aisée, le poison typhoïdique existe d'une manière presque permanente ; les égouts de vidange en contiennent toujours plus ou moins ; il n'est donc pas étonnant qu'on ait vu dans ces égouts la source principale de la maladie. Mais, comme ce poison spécifique est, le plus souvent, entraîné loin de son lieu d'origine, le sol et l'atmosphère qui entourent le malade en sont rarement imprégnés ; et la maladie se propage, dans le plus grand nombre des cas, loin de son foyer primitif, portée par ces égouts de vidange, qui, suivant la pittoresque expression du docteur Budd, adoptée également par le professeur Gietl, de Munich, *sont comme une continuaion de l'intestin malade* (1).

Toutes ces circonstances expliquent pourquoi les médecins qui pratiquent dans les villes au milieu de la classe aisée ont rarement l'occasion de constater la contagion et sont peu disposés à l'admettre.

Les médecins de campagne, au contraire, en voient souvent les habitants, pendant longtemps, impunément exposés à des émanations fétides, jusqu'au moment où ces émanations ont servi de véhicule au poison fébrigène, importé par quelque malade affecté de fièvre typhoïde ; ils peuvent suivre, de maison en maison, les traces de la maladie, les voies de communication qu'elle a parcourues pour se propager ; aussi la plupart d'entre eux affirment la contagiosité de cette affection.

Ainsi se trouve expliquée cette naïve assertion échappée à Louis, qu'il n'a pas avancée en plaisantant, dit le docteur Budd, mais très-sérieusement : la fièvre typhoïde est contagieuse *au moins dans les départements* (Budd, p. 146).

C'est qu'en effet toutes ces mauvaises conditions hygiéniques, que nous avons signalées, rendent dans les campagnes la contagion plus active ; son action est plus efficace et plus concentrée, la maladie s'y masse davantage ; la forme épidémique y est plus commune et plus accentuée.

Dans les grandes villes la maladie se dissémine et se clairsème davantage ; ce qui n'empêche pas qu'elles fournissent un large contingent à la mortalité causée par cette affection.

« Comme le choléra indien, la fièvre jaune, la dyssenterie, la fièvre typhoïde appartient à un groupe de maladies qui infectent le sol ; et ce caractère quasi miasmatique a pu contribuer à en faire méconnaître le véritable mode de propagation (Budd). »

Une autre circonstance qui rend dans les villes la constatation de la contagion plus difficile, c'est la dissémination du principe contagieux : les canaux qui le transportent peuvent échapper à l'observation ; mais,

---

(1) Le premier travail dans lequel le docteur Budd a exposé ses idées a paru dans le journal *The Lancet*, en 1856. — L'ouvrage du docteur Gielt n'a paru que quatre ans après, en 1860 ; mais il affirme avoir adopté et enseigné cette doctrine depuis une trentaine d'années.

dit le docteur Budd, « si les adversaires de cette doctrine pouvaient étendre le champ de leur vision, ils verraient souvent dans les malades atteints par la fièvre, habitants d'une cour ou d'une allée infectées par les émanations des égouts, les premières victimes d'un poison qui a pénétré jusqu'à eux par des voies souterraines, après être sorti de l'intestin d'un malade opulent, poison dont la maison du riche a été préservée, grâce à des conditions d'installation, que son voisin pauvre n'a pu se procurer (Budd, p. 43). »

Si on prétend qu'une maladie n'est pas contagieuse, parce que ceux qui sont dans le voisinage immédiat du malade n'en sont pas atteints, autant vaudrait prétendre, dit le docteur Budd, qu'une touffe de roseaux, penchée sur le cours d'un ruisseau, n'a pas la propriété de se multiplier, que ses spores sont stériles, parce qu'entraînées par le courant elles ont été germer à une certaine distance des tiges qui les avaient procréées (*loc. cit.*, p. 41).

Les observations suivantes rapportées par le même auteur, nous rendent visible, en quelque sorte, ce transport du contagium et présentent, à ce titre, un puissant intérêt.

Obs. LI. — De la colline de Kingswood coule un petit ruisseau qui, après avoir côtoyé ou traversé une trentaine d'habitations auxquelles il sert d'égout, arrive à deux cabanes adossées l'une à l'autre, dont il reçoit également les vidanges. De là il va, en serpentant, à travers les prairies et les champs à un autre couple de maisons qui se trouvent, à vol d'oiseau, à un quart de mille anglais, environ 333 mètres, des premières et y remplit le même office.

Aucun cas de fièvre continue ne s'était montré depuis longtemps dans cette contrée, quand, en 1866, un des habitants du premier couple de maisons, qui faisait le métier de colporteur, et demeurait, quand il allait à Bristol pour les besoins de son commerce, dans un quartier infesté de fièvres typhoïdes, fut atteint de cette affection. Elle fut grave, de longue durée ; et les déjections alvines, qui furent abondantes, furent jetées dans le petit ruisseau.

Vers la fin du troisième septenaire et le commencement du quatrième, époque qui, d'après MM. Gendron et Piedvache, serait celle où se manifestent le plus activement les propriétés contagieuses de la maladie, plusieurs personnes furent simultanément atteintes par la fièvre dans les deux couples de chaumières, qui ne communiquaient entre elles que par l'intermédiaire du ruisseau. Dans l'espace de quelques jours le plus grand nombre de leurs habitants fut affecté, tandis qu'il n'y avait pas un seul malade dans les trente maisons, situées en amont du premier groupe. Pendant que le docteur

Grace, médecin de cette localité, visitait le théâtre de cet intéressant événement, un cavalier qui passait par là, le voyant inspecter les lieux, lui dit :
*Je vois ce qui vous occupe; si quelque chose m'étonne, c'est que tous ces
gens-là ne soient pas depuis longtemps morts de la fièvre, car depuis six
ans, toutes les fois qu'on vient dans cette localité, surtout pendant l'été, on
y perçoit une puanteur capable de renverser un homme.*

Ainsi pendant de nombreuses années les habitants de ces chaumières
ont pu, sans inconvénient pour leur santé, vivre au milieu des émanations fétides de ce ruisseau ; et ce fut seulement lorsque des déjections
de fièvre typhoïde se trouvèrent mêlées aux ordures qu'il charriait, que
ces émanations devinrent nocives (p. 76).

Deux ans après le docteur Budd observait avec le docteur Grace un
fait qui était la répétition de celui-ci sur une plus grande échelle.

Obs. LII. —Sur une autre pente de la colline de Kingswood naît une petite
rivière qui, après avoir traversé le village de Hanham, coule au fond d'une
vallée qui a environ un mille de longueur. Sur ses bords s'élèvent, de distance en distance, des chaumières qui, suivant la poétique comparaison du
docteur Budd, ressemblent à des grains de chapelet enfilés sur le ruban
liquide. Ce qui est beaucoup moins poétique, ce petit cours d'eau servait
d'égout, comme le précédent, aux nombreuses habitations semées sur ses
rives.

Dans une d'elles un ouvrier, qui avait travaillé pendant deux mois
dans les égouts de Bristol, fut atteint de fièvre typhoïde, affection qui depuis
bien des années ne s'était pas montrée dans cette vallée. La maladie fut
grave et prolongée, accompagnée d'une diarrhée profuse. Au bout de
quelques semaines la fièvre typhoïde éclata dans la chaumière située en
aval de la première, et dont les habitants n'avaient eu avec le premier malade aucun rapport direct; puis bientôt, en suivant le courant, la maladie
attaqua une trentaine de chaumières. Et ici comme dans le cas précédent,
tant que la petite rivière n'avait charrié que des vidanges ordinaires, elle
avait été impuissante pour engendrer la fièvre, qui envahit un grand nombre
d'habitations quand le poison fébrigène fut mêlé à ses eaux (p. 84).

2° *Transmission par l'air.*

Les observations précédentes ne démontrent pas seulement les propriétés contagieuses des déjections alvines typhoïdiques, elles nous font
connaître quelques-unes des voies par lesquelles se propage la contagion ; elles démontrent que les égouts, les fosses d'aisances en sont sou-

vent le foyer d'origine, circonstance sur laquelle s'était fondée la théorie pythogénique dont nous avons déjà discuté les conclusions et sur laquelle nous aurons encore l'occasion de revenir. Ainsi les regards d'égouts, les siéges de cabinets d'aisances qui ne sont pas munis de soupapes convenables, qui permettent la communication de l'air des réservoirs de vidanges avec l'atmosphère des rues ou des habitations, peuvent devenir autant de portes ouvertes à la contagion. Nous en avons vu des exemples dans l'histoire de l'épidémie de Bruxelles et dans les observations IV, V, VI, VII, VIII, XVII, XXI, XXVI; le docteur Budd en a cité plusieurs autres dont je vais donner l'analyse.

Obs. LIII. — En 1842 l'orphelinat d'Ashley-Hill, près Bristol, fut le foyer d'une épidémie typhoïde qui atteignit vingt-trois élèves sur cinquante, et ne fit qu'une seule victime. Au commencement d'août, après une journée passée hors de la pension, une des élèves se trouva indisposée; puis bientôt se dessinèrent les symptômes caractéristiques de la fièvre typhoïde. Au commencement de septembre éclatèrent les autres cas, qui se succédèrent jusqu'aux premiers jours de novembre.

La maison était très-bien tenue; l'eau fut soigneusement examinée et trouvée irréprochable; la petite pièce servant de latrines communes renfermait huit siéges, qui n'étaient pas munis de cuvettes à eau; cette pièce était étroite, dépourvue de moyens de ventilation; elle recevait directement les émanations des fosses d'aisances, qui ne trouvaient pas d'issue au dehors.

Cette disposition, évidemment très-défectueuse, n'avait pendant vingt ans causé aucune maladie; il est bien probable au contraire qu'il faille lui imputer la propagation de la maladie, après que les déjections des fébricitants eurent été jetées dans cette fosse (*loc. cit.*, p. 85).

L'isolement des malades est une mesure insuffisante pour prévenir la propagation de la maladie, quand on jette les déjections morbides dans des cabinets d'aisances mal installés, et qui servent à un grand nombre de personnes.

Obs. LIV. — Vers 1853 la fièvre typhoïde fit de grands ravages dans une école du sud de l'Angleterre : les malades furent dès le début séparés des autres élèves; et, comme la maladie continuait à se propager, on en conclut qu'elle était due aux émanations fétides des cabinets d'aisances qui étaient très-mal installés. Mais ces émanations étaient restées inoffensives pendant longtemps; et comme les cabinets d'aisances recevaient les évacuations des malades, ceux qui en faisaient usage étaient bien plus exposés à l'action contagieuse que s'ils eussent fréquenté la chambre des fébricitants. L'argu-

ment qu'on a voulu tirer de ce fait, en faveur de la théorie pythogénique
et contre la contagiosité de la maladie, n'a donc aucune valeur (*loc. cit.*,
p. 84).

Pour le docteur Budd ce mode de transmission de la maladie est extrêmement commun ; on a rapporté de nombreux exemples d'épidémies
typhoïdes développées dans des pensions, des prisons, des casernes, des
asiles, et dont l'origine peut recevoir cette interprétation ; des faits absolument semblables ont été observés à propos du choléra asiatique (*loc. cit.*,
p. 87).

3° *Transmission par les vêtements, les linges, et par les personnes qui soignent les malades.*

Les vêtements, les linges, les effets d'habillement et de literie qui ont
servi aux malades peuvent être les véhicules de la contagion. Les mains
des infirmiers et des garde-malades souillées par les excrétions morbides pourraient aussi, suivant le docteur Budd, transporter le contagium et même communiquer cette propriété à certains aliments qu'elles
préparent et qu'elles touchent. Il dit avoir observé des faits qui rendent
ce mode de transmission très-probable ; comme il ne les rapporte pas,
on est autorisé à conserver quelques doutes sur ce dernier point.

La transmission par des vêtements ou par des effets de literie paraît incontestable. Bretonneau, Gendron en ont cité des exemples ; en Ecosse et
en Suisse les docteurs Thin et de la Harpe rapportent, en faveur de ce
mode de propagation, des faits que le docteur Murchison paraît accepter
tout en cherchant à les faire rentrer dans sa théorie pythogénique : la
putréfaction se développerait dans ces vêtements souillés comme elle se
développe dans les égouts et y produirait le poison fébrigène. Il faut
avouer que si la putréfaction d'une tache fécale sur un linge peut développer la fièvre typhoïde sans que cette tache renferme un principe
contagieux, et si, comme le croit le docteur Murchison, une première
atteinte ne préserve pas d'une seconde, on peut se demander comment
l'espèce humaine tout entière n'est pas sans cesse affectée de fièvre
typhoïde.

Après avoir donné son interprétation, le docteur Murchison rapporte
l'observation suivante :

Obs. LV. — En 1859 la femme d'un boucher, résidant dans le petit village de Warbstowe, dans les marais de Cornouailles, se rendit à Cardiff, dans le pays de Galles, pour voir sa sœur, malade d'une fièvre typhoïde, à laquelle celle-ci succomba. La bouchère emporta chez elle la literie de sa sœur. Quinze jours après son retour à Warbstowe, une autre de ses sœurs fut employée à suspendre dehors ses effets, et bientôt après elle fut affectée de fièvre typhoïde qui se répandit en rayonnant autour d'elle comme autour d'un centre. La femme du boucher, qui avait été à Cardiff, ne contracta pas la maladie (on ne dit pas si elle ne l'avait pas déjà eue). Il n'y en eut aucun cas dans les villages voisins, ni avant, ni après (Murchison, *loc. cit.*, p. 467).

Le docteur Budd a rapporté plusieurs observations analogues :

Obs. LVI. — En 1867 une blanchisseuse demeurait à deux milles d'une famille, envahie par la fièvre typhoïde, qui habitait les environs de Berkeley ; cette famille lui envoyait son linge sale : elle contracta la maladie qui atteignit ensuite deux de ses sœurs vivant sous le même toit qu'elle.

Les exemples de communication de la fièvre typhoïde par du linge ou des vêtements contaminés étaient très-communs autrefois, ajoute notre auteur ; mais, instruit par une expérience cruellement achetée, le public a compris l'importance capitale de la désinfection du linge sale des malades avant de l'envoyer au blanchissage (*loc. cit.*, p. 103). Il serait bien désirable qu'en France on prît les mêmes précautions !

Il y a trente ans, dit le docteur Tweedie, on ne pouvait plus trouver de blanchisseuses pour l'Hôpital des fiévreux à Londres, parce que toutes celles qui avaient accepté cette tâche avaient contracté la fièvre. Il est vrai, fait remarquer le docteur Budd, que dans cet hôpital on reçoit à la fois des malades atteints de typhus et de fièvre typhoïde ; mais, d'après ce que nous venons de voir, ce mode de propagation peut exister pour les deux maladies.

D'après e docteur Clarke, les prêteurs sur gages et les marchands de vieux vêtements qui reçoivent en dépôt ou achètent les effets des fébricitants payent un large tribut à la fièvre. Il ne précise pas laquelle, mais le docteur Budd a **vu** la fièvre typhoïde se communiquer de cette manière.

Obs. LVII. — Il a soigné, entre autres, pour une fièvre typhoïde grave, la femme d'un boucher de North-Tawton, à une époque où aucun autre cas n'existait dans la ville. La mère de cette femme, quelques jours avant l'inrasion de la maladie, était revenue d'une maison située à sept milles de là, où elle avait passé plusieurs semaines, remplissant les fonctions de garde auprès d'une malade affectée de fièvre typhoïde (p. 104).

Obs. LVIII. — Au mois de décembre 1867, deux jeunes filles vivant à la campagne, à deux milles de distance, furent affectées de fièvre typhoïde. Il n'en existait pas dans leur voisinage; mais elles étaient restées, le même jour, longtemps enfermées avec une couturière qu'elles avaient fait venir et qui, à cette époque, soignait un de ses enfants atteint de cette maladie. Elles tombèrent toutes deux malades dans les quinze jours qui suivirent leurs rapports avec cette ouvrière (p. 105).

Le docteur Budd a vu plusieurs fois des objets de literie servir d'intermédiaire à la contagion : dans tous ces cas, ajoute-t-il, il n'y a eu ni émanation d'égout, ni cette mystérieuse coction qui est supposée s'opérer dans les égouts pour produire une influence fébrigène. Il n'y a eu, entre le premier malade et ceux qui ont été pris après lui, d'autres liens que quelques fils de laine ou de coton imprégnés de la matière morbide, exactement comme cela a été souvent observé pour la variole. Et si on admet ce mode de transmission, en faveur duquel semblent témoigner un grand nombre d'observations, quelle large voie ouverte à la propagation de la maladie, quand on songe que les maîtres d'hôtels n'osent quelquefois pas, comme l'a vu le docteur Budd, soumettre à des mesures de désinfection les chambres où sont morts des malades atteints de fièvre, pour ne pas divulguer ce fait et ne pas compromettre la fortune de leur établissement !

4° *Transmission par les boissons.*

Sortant de l'intestin malade sous forme liquide, la matière morbigène infecte le sol; de là elle peut se répandre sous forme d'émanations qui ont l'air pour véhicule, ou, s'infiltrant dans la terre, arriver jusqu'aux réservoirs qui contiennent l'eau destinée aux boissons. Celle-ci, comme nous l'avons vu, peut être mêlée à du lait. Et les épidémies causées par l'adultération de cette boisson alimentaire ont été si nombreuses et si graves, que dans un des derniers numéros du *British Medical Journal*, nos confrères de la Grande-Bretagne, avons-nous dit, réclamaient avec énergie l'intervention de la police pour empêcher cette sophistication qui avait déjà fait tant de victimes et pour conjurer un danger qui menaçait incessamment la santé publique.

Les observations qui ont démontré la part qu'il faut faire à l'altération des eaux potables dans l'étiologie de la fièvre typhoïde ont été si nombreuses et si démonstratives, que, frappés de leur importance, quelques médecins ont cru que c'était là l'unique voie par laquelle se propageait le principe fébrigène. C'est là, comme le dit le docteur Budd, une grande erreur : dans beaucoup de cas, que nous avons rapportés plus haut, nous avons vu que l'eau soigneusement examinée avait été trouvée irréprochable ; elle était à l'abri de toute contamination possible, et d'ailleurs elle servait de boisson à un grand nombre de personnes qui n'en éprouvaient aucun inconvénient ; l'origine de la maladie devait donc être imputée à une autre cause ; et l'air avait été, nécessairement alors, le véhicule du principe morbifique (voy. l'*observation de l'épidémie d'Arno's-court*, etc.).

Sans doute, dans un nombre de cas trop considérable, les infiltrations ou les émanations des égouts et des fosses d'aisances, les matières excrémentitielles jetées à côté des habitations peuvent pénétrer dans les réservoirs de l'eau destinée aux usages de la table, soit qu'elles imprègnent de proche en proche le sol qui les avoisine, soit qu'elles y arrivent par des fissures de tuyaux qui leur livrent accès, surtout quand la pression du liquide qui y circule est peu considérable, soit encore qu'elles y soient entraînées par l'eau des pluies, ou qu'elles soient mêlées directement à l'eau, comme nous l'avons vu pour ces petites rivières qui servent d'égout aux habitations construites sur leurs rives ; sans doute, dans beaucoup d'habitations il y a entre les puits et les fosses d'aisances de dangereux rapports de voisinage, et trop souvent de fâcheux échanges, comme je l'ai moi-même maintes fois constaté. Le docteur Budd cite, à ce propos, la curieuse observation d'une femme qui, ayant jeté de l'acide phénique dans sa fosse d'aisances pour la désinfecter, vint demander à son pharmacien un désinfectant inodore, parce que, depuis qu'elle faisait usage de celui-là, l'eau de son puits n'était plus potable ; et il ajoute qu'il s'est plusieurs fois servi avec avantage de ce moyen, comme d'un réactif, pour découvrir des communications qu'il soupçonnait (p. 108-117).

Malgré tous ces faits incontestables, le docteur Budd pense, et je crois avec lui, que l'air est le plus souvent le véhicule du contagium de la fièvre typhoïde. Il s'y trouve mêlé comme peuvent s'y trouver mêlés la plupart des autres principes contagieux et ces myriades de germes d'infusoires qui, eux aussi, peuvent très-probablement devenir, dans certains cas, des agents morbifiques.

Nous avons vu, dans l'épidémie de Vincennes, le docteur Lanza noter que la maladie, dans sa propagation aux communes voisines, a paru suivre la direction du vent; le même fait est signalé dans l'observation XVIII et dans la relation de l'épidémie de Courbevoie. Si cette remarque était confirmée par des observations ultérieures, il faudrait admettre que dans certains cas les courants aériens peuvent transporter à une certaine distance le principe morbifique qui s'exhale des foyers épidémiques de la fièvre typhoïde.

CHAPITRE IX

DURÉE DE LA CONTAGIOSITÉ

A quelle époque et pendant combien de temps la fièvre typhoïde est-elle contagieuse?

Le docteur Budd affirme que dès qu'il y a de la diarrhée la maladie est contagieuse. L'est-elle avant l'apparition de ce symptôme? Il l'ignore; mais des observations dont il croit la signification incontestable lui ont prouvé que, dès le début, la maladie peut être communiquée par ceux qui en sont affectés, avant qu'ils soient alités, lorsqu'ils ont de la diarrhée; et comme dans cette période beaucoup de malades sortent et vaquent à leurs occupations, le danger de la contagion est d'autant plus grand qu'on ne s'en méfie pas et que les malades continuant à circuler peuvent la disséminer sur une grande échelle. Il est plus grand encore, ainsi que nous l'avons vu plus haut, quand ils déposent leurs déjections alvines dans des cabinets d'aisances qui servent à un grand nombre de personnes.

La contagiosité s'arrête-t-elle avec la diarrhée?

Le docteur Budd a vu plusieurs fois des explosions de fièvre typhoïde succéder à l'arrivée d'une personne convalescente de cette affection, dont les évacuations avaient repris depuis longtemps leur consistance normale. Il se demande si même alors l'intestin ne continuerait pas à excréter le principe spécifique, ou si ce ne serait pas plutôt par l'inter-médiaire de vêtements qui en seraient imprégnés que se propagerait la maladie? Il ajoute que depuis bien des années il prescrit aux convales-cents de changer les vêtements qu'ils portaient pendant leur maladie, qu'il continueà faire désinfecter le cabinet d'aisances dont ils font usage, et que depuis qu'il a pris ces précautions, il n'a plus vu une seule fois l'arrivée d'un convalescent dans une famille y introduire la fièvre ty-phoïde.

Telle est l'opinion du docteur Budd sur la durée de la contagiosité; les observations des épidémies d'Arno's court, de l'orphelinat de Bristol, et plusieurs autres semblent témoigner en sa faveur; cependant ces observations ne me paraissent pas encore assez nombreuses pour juger définitivement la question. Du reste, comme j'ai eu l'occasion de le faire remarquer à l'occasion de la coqueluche, c'est là un des points les moins déterminés et les plus obscurs dans l'histoire des affections contagieuses.

CHAPITRE X

PUISSANCE DU PRINCIPE CONTAGIEUX

SE DÉVELOPPE-T-ELLE OU AUGMENTE-T-ELLE HORS DE L'ORGANISME?

La puissance de la propriété contagieuse varie suivant l'abondance du poison spécifique, suivant aussi les conditions auxiliaires qui en favorisent l'évolution. La première proposition a à peine besoin d'être démontrée : plus le contagium est abondant, plus il y a de chances pour qu'il fasse de nombreuses victimes, jusqu'au moment où il a, en quelque sorte, épuisé le terrain qui lui est favorable, jusqu'à ce qu'il ne rencontre plus que des organismes réfractaires à son action. Telle est la marche de toutes les épidémies de maladies contagieuses. Nous en avons un exemple frappant dans l'épidémie d'Arno's court ; les cas apparaissent d'abord isolés : un, deux, trois au plus par jour; puis tout à coup c'est par dizaines que les pensionnaires sont frappés, lorsqu'une prophylaxie judicieuse et énergique vient arrêter les envahissements du fléau.

L'accumulation du principe spécifique dans un même foyer multiplie le nombre des malades, comme nous l'avons vu dans les nombreuses observations d'épidémies de fièvres typhoïdes éclatant dans des agglomérations circonscrites d'habitations rurales.

Une endémie qui sévirait à Londres dans les mêmes proportions, dit le docteur Achard à propos de l'épidémie de Great Norwood, en 1857, y aurait attaqué en neuf mois plus de deux cent cinquante mille malades (Budd, p. 143).

Le docteur Budd calcule, à propos de l'épidémie qui sévit à Kingston Deverill en 1859, que le chiffre proportionnel exprimant dans la population de Londres de pareils ravages, eût été de cinq cent mille malades et de quarante-cinq mille morts (*loc. cit.*, p. 112); et, comme le fait remarquer notre auteur, la doctrine de la contagion seule peut rendre un compte satisfaisant et de la marche de ces épidémies et de leur vio-

lence et de leurs intermittences dans les campagnes, circonstances que
la théorie pythogénique est impuissante à expliquer (Budd, p. 145).

Certaines conditions atmosphériques comme la chaleur, la sécheresse,
paraissent favoriser l'action du contagium, soit en vaporisant les liquides
qui lui servent de véhicule, soit en ralentissant les cours d'eau superficiels ou souterrains qui en sont imprégnés (épidémie de Bruxelles), soit
encore, peut-être, par un autre mode d'action dont nous parlerons
bientôt. D'une autre part les grandes pluies, en balayant la surface du
sol, peuvent entraîner dans les sources et dans les puits les matières
infectieuses qui se trouvent déposées dans leur voisinage.

Nous arrivons maintenant à une question très-importante et qui a été
résolue de différentes manières. L'agent spécifique a-t-il, au moment où
il sort de l'intestin, toute son activité? En acquiert-il sous l'influence
de changements ultérieurs dans sa constitution intime ou dans celle du
milieu qui l'enveloppe? Ces changements sont-ils une condition essentielle de son activité?

Le docteur Budd a consacré à l'examen de cette question un chapitre
de son livre très-intéressant, où tous les éléments du problème sont si
bien posés, si bien discutés, que je ne crois pouvoir rien faire de mieux
que d'en donner un extrait très-détaillé (*loc. cit.*, p. 89 et suiv.).

Dans une leçon publiée en 1867 par le *British Medical Journal*, le
docteur Murchison affirme que rien ne prouve l'action nuisible des selles
typhoïdiques quand elles sont fraîches. Il admet cependant comme très-
probable que ces selles puissent propager la maladie, mais seulement
après avoir subi un travail de décomposition, opinion que nous avons
déjà citée en exposant la théorie pythogénique.

Quoiqu'on puisse alléguer des raisons péremptoires contre cette proposition que les déjections alvines ne sont jamais, et en aucune manière,
délétères, au moment où elles viennent d'être expulsées de l'intestin,
rien n'est mieux prouvé que le peu de danger qu'elles apportent aux
personnes qui se trouvent dans la chambre du malade, pour peu qu'elles
observent les soins de propreté ordinaires.

Mais il n'est pas moins certain que la fièvre typhoïde est principalement, sinon exclusivement, propagée par ces déjections alvines; il faut
donc que d'une manière ou d'une autre elles acquièrent après leur sortie du corps un développement de leur puissance infectieuse.

L'explication de ce problème a été, en Allemagne surtout, l'objet de
spéculations plus fantaisistes que solides. Parmi celles-là se distingue
celle à laquelle est attaché le nom de Pettenkofer.

Elle est exprimée par son auteur, dit le docteur Budd, en termes si vagues et si mystérieux, que je ne suis pas absolument certain de l'avoir comprise.

Sa proposition fondamentale paraît être la suivante :

Le poison de la fièvre typhoïde ne sort pas du corps comme celui de la variole et d'autres fièvres contagieuses. Contrairement aux autres poisons contagieux, au moment où celui-ci vient d'être excrété, il n'a aucunement le pouvoir de propager la fièvre, mais il n'acquiert ce pouvoir qu'après avoir traversé la décomposition putride (1).

Le sol paraît aussi jouer le rôle de facteur dans le développement de l'agent infectieux : en vertu d'une mystérieuse réaction du sol sur les excréments naît un *tertium quid*, différent de l'un et de l'autre, qui constitue le véritable agent par lequel la fièvre est propagée.

Si toute cette nuageuse phraséologie signifie que les excrétions typhoïdiques acquièrent, en dehors du corps, des propriétés essentiellement nouvelles et différentes de celles qu'elles avaient dans l'intestin, ou plus encore, si elle exprime que ces propriétés dépendent de la putréfaction du germe contagieux, ou, en d'autres termes, si elle prétend avancer qu'il se passe dans ce cas quelque chose d'essentiellement différent de ce qui se passe dans les autres contagions, le docteur Budd affirme une opinion tout opposée à celle-là.

C'est, dit-il, une hypothèse toute gratuite, inutile, en opposition avec les inductions tirées de l'analogie et en contradiction avec les faits.

Dans la fièvre typhoïde, comme dans la variole, l'agent contagieux, contenu dans une excrétion spécifique est le produit de la reproduction d'un agent de son espèce dans un organisme contagionné, et il portera dans un autre organisme cette propriété reproductrice dont il est le fruit.

Que cette propriété puisse être rendue plus active après que les ex-

____

(1) « Cette hypothèse est fondée (dit le docteur Budd) sur les expériences de Thiersch et Pettenkofer sur les effets observés chez des souris nourries avec des selles cholériques. Fraîches, elles ne leur firent aucun mal ; putréfiées, elles les firent périr rapidement, dans un état de collapsus. Mais qu'est-ce qui prouve qu'elles ont succombé au choléra? Ont-elles communiqué à d'autres souris l'affection qui les a tuées? Les rats, leurs congénères, paraissent être à l'abri de cette maladie. Les égouts de Paris étaient, en 1849, remplis de déjections cholériques, et les rats ont impunément vécu dans ce milieu ».

Tout en partageant l'opinion du docteur Budd sur la valeur de cette expérience, je ferai remarquer que nos égouts contenaient moins de déjections cholériques qu'il ne paraissait le supposer, puisque les fosses ne communiquaient pas avec les égouts, et j'ignore si, à cette époque, on y jetait déjà la partie liquide des vidanges.

crétions spécifiques sont sorties du corps, cela n'est pas improbable ; mais qu'il survienne des modifications plus profondes dans le produit morbide excrété, rien n'autorise à le supposer.

A l'appui de cette assertion le docteur Budd fait valoir d'autres circonstances jusqu'à lui négligées, et qui peuvent faire concevoir l'explication du problème, si elles n'en donnent pas la solution complète.

« La pratique de l'inoculation et l'observation journalière démontrent les dimensions infinitésimales de l'agent contagieux. Quand il n'est pas inoculé, aucune sensation n'avertit l'organisme de sa pénétration. Il en est ainsi pour la fièvre typhoïde ; exceptionnellement le malade peut dire quand il en a été imprégné. Être exposé aux émanations d'un égout, se promener dans une allée où aucune odeur offensive n'avertit le visiteur du danger qu'il court, boire une eau qui ne diffère d'une autre que par des nuances de saveur sans importance, peut suffire pour donner une fièvre mortelle.

» Mais si dans sa forme active le poison contagieux est impalpable au sortir du corps, il se présente souvent sous un autre aspect.

» Sans doute, dans une évacuation récente, il doit y en avoir une grande quantité dans un état d'extrême division ; mais la plus grande partie aussi se présente sous forme de concrétions ou de grumeaux de matière jaune, qui sont aux germes impalpables qui flottent dans l'air ce que le bloc de granit est à la poussière que l'on peut produire en l'écrasant.

» Si ces prémisses sont acceptées, pour que le poison spécifique contenu dans les selles typhoïdiques manifeste dans toute sa puissance la propriété contagieuse qui lui est inhérente et prenne sa part entière dans le travail de propagation de la maladie, il faut qu'il soit libéré par la dessiccation, par la fermentation ou par un autre mode de désagrégation de ces concrétions, de ces grumeaux qui l'enveloppent, qui l'entravent ; il faut qu'il soit résolu en particules qui, suspendues dans le milieu qui nous entoure, représentent la condition nécessaire de son activité contagieuse. » C'est ainsi que beaucoup de graines, contenues dans des fruits indéhiscents, ne deviennent libres et ne peuvent germer que quand les baies, capsules ou coques ligneuses qui les emprisonnent ont été brisées ou détruites par un travail de décomposition.

« Quoique ces considérations puissent trouver, plus ou moins, leur application quel que soit le milieu qui transmet la contagion, peut-être cependant sont-elles un peu moins applicables à la transmission par l'eau qu'à la transmission par l'air. Les déjections typhoïdiques étant liquides, le poison qu'elles renferment sera, peut-être d'emblée, plus ou moins diffusible dans l'eau.

» L'infection par l'eau paraît agir plus rapidement et donner naissance à des formes plus graves; mais l'infection par l'air est beaucoup plus commune, et son action est plus étendue : elle atteint un plus grand nombre d'individus.

» Ainsi, dit le docteur Budd, en s'appuyant sur les données fournies par l'observation, on peut comprendre que les évacuations typhoïdiques acquièrent avec le temps une puissance beaucoup plus grande pour propager la maladie. Ce n'est pas que de nouvelles propriétés leur soient ajoutées, mais les propriétés qu'elles renfermaient sont mises en jeu.

» Toutes les conditions qui peuvent favoriser ou empêcher ces modifications du produit morbide, qui mettent en liberté les essaims de germes infectieux, augmentent ou diminuent, dans la même proportion, ce développement de la fièvre.

» C'est dans ces limites seulement qu'interviennent les agents physiques extérieurs comme auxiliaires de l'action contagieuse, et, réduit à ces termes, leur mode d'action, le mode d'action du sol et de l'eau principalement, est infiniment plus clair et plus satisfaisant pour l'esprit que celui qu'on leur a prêté dans les théories dont nous avons parlé plus haut.

» En acceptant cette donnée, on comprend facilement, aussi, le rôle que peuvent jouer la fermentation et la putréfaction.

» La fermentation ne donne au principe essentiel de la contagion aucune propriété nouvelle; mais, comme le grand agent du ramollissement et de la désintégration des matières organiques, il est probable qu'elle a la principale part dans la mise en liberté des germes infectieux; il est possible que les gaz qui se développent dans la matière qui fermente, gaz qui s'élèvent quelquefois dans l'air avec une force mécanique considérable, entraînent avec eux les germes et contribuent à leur diffusion. Ainsi, conclut notre auteur, s'explique le fait mystérieux qui a soulevé tant de discussions et d'hypothèses et qui a été opposé, comme une objection, à la théorie de la contagion; d'ailleurs les mêmes conditions se retrouvent dans la contagion du choléra, et les mêmes explications lui ont été appliquées par le docteur Budd et par le professeur Viermer, de Zurich (p. 94).

» Cette explication s'applique-t-elle à tous les cas? Y a-t-il quelques phénomènes qui lui échappent? Il serait possible que le contact de l'oxygène de l'air augmentât l'énergie de l'agent contagieux; on a dit que l'oxygène favorisait la multiplication de certains infusoires. Mais ceci n'est présenté que comme un sujet de recherches et ne repose sur aucune observation directe.

» Quelques médecins ont prétendu que le poison spécifique, après s'être multiplié dans l'organisme vivant, continuait à se multiplier en dehors de lui. Rien, dit le docteur Budd, n'autorise cette supposition contraire à l'analogie et à ce que nous observons à l'occasion d'autres principes contagieux et en particulier de la variole.

» On s'est demandé aussi si, engendrés dans l'organisme malade, les germes contagieux ne devaient pas subir l'action d'un autre milieu avant d'acquérir leur aptitude à se multiplier, comme les œufs du ténia, sortis du corps de l'homme, traversent celui d'un animal domestique avant de donner naissance au ver solitaire. On ne peut, *à priori*, affirmer que cela est impossible et que certains principes contagieux ne soient rendus à l'état de larve, pour ainsi dire, avant d'atteindre leur développement complet; mais rien ne met sur la voie de cette supposition en ce qui regarde la fière typhoïde. »

En traduisant presque littéralement le chapitre du docteur Budd où il expose cette théorie, je l'ai présentée sous une forme un peu moins affirmative que celle qu'il a adoptée. Toute ingénieuse qu'elle est, en effet, toute satisfaisante qu'elle se montre à l'esprit, quelque heureuse explication qu'elle donne de ce fait qui semble généralement accepté, à savoir : que les excrétions typhoïdiques sont moins activement contagieuses au sortir de l'intestin qu'elles le deviennent plus tard, cependant ce fait me paraît appeler encore la sanction d'observations plus répétées et plus approfondies ; et l'explication elle-même toute simple, toute vraisemblable, toute séduisante qu'elle paraisse, ne peut, jusqu'à présent, être considérée que comme une hypothèse sur laquelle la science ne peut pas porter encore un jugement définitif.

Le docteur Budd se pose ensuite cette question : « Combien de temps les selles typhoïdiques conservent-elles leur propriété contagieuse? (p. 98.) On ne peut répondre, dit-il, d'une manière catégorique, mais en s'éclairant des lumières fournies par l'analogie, on voit que le virus vaccin peut, à l'abri de l'air ou desséché, se conserver très-longtemps; dans les infusoires et dans d'autres organismes microscopiques, les propriétés vitales et reproductrices peuvent sommeiller, en quelque sorte, pendant un temps indéfini sans se détruire.

» Il est démontré que des vêtements imprégnés du virus scarlatineux peuvent conserver pendant des années la propriété de transmettre la maladie. Bien des faits tendent à montrer que la fièvre typhoïde ne fait pas exception à cette règle (p. 99). »

Obs. LIX. — Le docteur Budd a vu une chaumière de laboureur rester vide, pendant deux ans, parce que ses derniers habitants avaient presque tous été affectés de fièvre typhoïde. Après ce laps de temps elle fut louée de nouveau ; mais, trois semaines après leur installation, plusieurs de ceux qui l'occupaient furent pris de fièvre typhoïde, alors qu'il n'en existait aucun cas dans le voisinage.

Obs. LX. — Il y a quelques années une sévère épidémie de fièvre typhoïde sévit dans la paroisse de Lapford, dans le North Devon, et en particulier dans la maison d'un fermier qui eut sept malades dans sa famille. Sa femme avait échappé à la maladie ; mais elle en fut atteinte au bout d'un an, quand, depuis longtemps, l'épidémie avait complétement disparue à Lapford. Elle n'avait pas quitté l'habitation un seul jour (*loc. cit.*, p. 100).

Trousseau a cité un cas analogue et a remarqué que, d'après son expérience personnelle, la fièvre aurait une grande tendance à revenir dans une maison au bout d'un an. Si cette observation, qui né repose peut-être que sur une coïncidence fortuite, venait à être confirmée, il faudrait probablement chercher dans les influences saisonniaires l'explication de ces retours périodiques.

Nous avons parlé des conditions qui augmentent l'activité contagieuse, nous devons dire quelques mots de celles qui peuvent l'atténuer. Il est presque inutile de rappeler l'observance, dans les grandes villes et dans les classes aisées, des précautions hygiéniques qui rendent plus difficile la diffusion de l'agent contagieux.

La grande masse du véhicule dans lequel cet agent est noyé au milieu des égouts doit encore en affaiblir considérablement la puissance, d'autant plus que, comme le remarque le docteur Budd, il peut rencontrer dans ces égouts des substances qui exercent sur lui une action chimique et qui le détruisent (1).

(1) Le même auteur se demande, à cette occasion, si l'immunité de certaines villes à l'égard du choléra ne tiendrait pas à ce que leurs industries versent dans les égouts une grande quantité de produits chimiques qui peuvent agir sur les selles cholériques et détruire le principe contagieux. Sans repousser cette explication, elle ne me paraî pas répondre à tous les faits. Ainsi, à Versailles, qui est une des villes les moins in-

Enfin, il faut tenir compte de l'acclimatement, qui rend les habitants des grandes villes, où la fièvre typhoïde est permanente, moins sensibles à son influence que les étrangers ou les habitants des campagnes qui viennent y transporter leur demeure.

dustrielles du monde, en communication incessante avec Paris par deux chemins de fer, le choléra n'a fait que de rares apparitions et n'a exercé que peu de ravages; on en peut dire autant d'autres villes pour lesquelles on ne peut invoquer cette explication.

CHAPITRE XI

NATURE ET CARACTÈRES INTIMES DU CONTAGIUM

EXPOSÉ CRITIQUE DES RECHERCHES DU DOCTEUR KLEIN

Après avoir déterminé les foyers d'origine, les voies de communication et de diffusion, les conditions d'évolution et de propagation de cet agent spécifique qui produit la fièvre typhoïde, on a cherché à saisir cet agent, à en déterminer la nature intime ou au moins les caractères objectifs. Bien des tentatives faites dans cette voie ont échoué ; bien des observations annoncées comme des découvertes ont été infirmées par des observations ultérieures ; cependant cette idée d'un virus représenté par une matière organique de forme déterminée, est en rapport avec ce que nous savons aujourd'hui de la nature des ferments ; et les virus ont avec les ferments des analogies incontestables, déjà entrevues par Rhazès, affirmées par Sydenham, sur lesquelles j'ai toujours insisté dans mon enseignement (1) et que les travaux modernes tendent à confirmer ; aussi, sans accepter comme définitivement acquis à la science les résultats des dernières recherches entreprises sur ce sujet, je crois devoir en donner un résumé.

Ces recherches sont dues au docteur Klein ; elles ont été publiées en détail dans les rapports du conseil privé ; le *British Medical Journal* en a donné une analyse dans le numéro du 25 mars 1876. J'en extrais ce qui suit :

« L'observation tend à démontrer que la contagion de la fièvre entérique (ou typhoïde) est due à un agent organisé et vivant, qui, quand il est transporté d'un organisme malade à un organisme sain, reproduit,

---

(1) Voy. *Leçons sur la variole*. — J'ai le regret de me trouver, sur ce point, en désaccord avec le docteur Chauffard qui, dans son *Traité de la spécificité*, affirme que le caractère essentiel des virus est d'être liquide et sans éléments figurés.

dans ce dernier, la maladie du premier ; elle établit encore que le principal, sinon l'unique véhicule du poison, est la matière des déjections alvines fournies par l'intestin des malades.

» La contagion produite par un organisme vivant ne peut pas d'emblée infecter l'économie ; et l'opinion que l'agent contagieux est organisé est *à priori* confirmée par ce fait, qu'un certain intervalle de temps s'écoule entre la réception du contagium et le développement de la maladie, période pendant laquelle le poison paraît dormir, mais pendant laquelle, en réalité, il mûrit pour acquérir ses conditions d'activité. Aucune autre manière d'envisager ce poison ne peut expliquer la période d'incubation ; mais, jusqu'ici, personne n'était arrivé à déterminer une forme organique spécifique, comme la cause probable de la fièvre typhoïde.

» Le docteur Klein a d'abord étudié au microscope les selles typhoïdiques ; il y a remarqué de nombreux micrococcus sphériques, brillants, doués d'un pouvoir réfringent considérable, de volume variable, les uns isolés, les autres groupés en chaînes ou en colliers, et, çà et là, des corps en forme de baguettes, dans lesquels on peut constater l'origine des micrococcus. Ce n'est pas dans les évacuations seulement qu'on trouve ces corps, on les rencontre en abondance dans la membrane muqueuse de l'ileum pendant le stade de la maladie qui précède l'ulcération.

» Dans ces parties de l'iléum, qui, au commencement de la fièvre entérique, paraissent à l'œil nu être légèrement épaissies, on voit les cryptes de Lieberkühn contenant dans leurs lumières, en masses de dimensions variables, des corpuscules d'un gris jaunâtre, doués d'un grand pouvoir réfringent, variant de forme et aussi de volume, depuis deux fois la grandeur d'un globule sanguin à celle d'un petit granule ; et il ressort évidemment de leur apparence qu'ils se multiplient par division transverse (1). »

Le docteur Klein arrive à cette conclusion, que ces petits organismes sont des champignons qui possèdent des filaments de mycélium à articulations très-inégales. Dans quelques parties de ces filaments, qui sont probablement les parties terminales, ils se fendent, et leur contenu s'é-

---

(1) Ce qui rend très-difficile la vérification de ces observations, c'est que le docteur Klein avertit qu'elles doivent être faites presque immédiatement après la mort, et il regrette que, dans beaucoup d'hôpitaux, il faille attendre *douze heures* après le décès. Chez nous, où la loi en exige vingt-quatre, que dirait-il donc? Reste, il est vrai, l'examen des selles, qui ne présente aucune difficulté.

chappe sous forme de macrogonides ou de microgonides ; et les gonides, une fois sorties, subissent une division rapide, de manière à constituer une espèce de zooglie. En un mot, on peut conclure catégoriquement à l'identité du contagium de la fièvre typhoïde avec des organismes végétaux d'un ordre inférieur.

On trouve les productions de ce fungus dans d'autres parties de la membrane muqueuse ; la forme de gonides et les micrococcus peuvent être observés dans le tissu de la membrane muqueuse à côté des glandes de Peyer ; et les micrococcus particulièrement se rencontrent en masses considérables dans les espaces lymphatiques qui entourent les cryptes de Lieberkühn et dans les tissus qui les avoisinent. Les spores et les micrococcus, venant de la surface de l'intestin, pénètrent, à travers les cryptes de Lieberkühn, dans les vaisseaux lymphatiques et dans les vaisseaux sanguins. Le docteur Klein, dit le *British Medical Journal*, a ajouté à son travail des dessins très-bien faits, qui montrent les différentes formes et positions de ces microphytes : un d'entre eux fait voir comment les micrococcus pénètrent à travers l'épithélium et s'agglomèrent dans l'espace qui le sépare du stroma d'une villosité. Dans un autre, on voit ces petits organismes pénétrant de la surface libre dans l'orifice d'un crypte de Lieberkühn. On les aperçoit aussi se traçant une voie dans les espaces lymphatiques et dans les parois des veines.

D'après ces apparences, le docteur Klein regarde comme évident que des masses de ces micrococcus sont absorbées, à la surface interne de l'intestin, par les lymphatiques et par les vaisseaux sanguins.

Ces organismes sont identiques à ceux qu'il avait trouvés dans les évacuations alvines, et ils correspondent exactement à ceux décrits par Cohn dans l'eau d'un puits de Breslau, fameux par la propriété de donner la fièvre typhoïde.

Assurément personne ne contestera l'importance et l'intérêt de ces recherches ; le nom de l'auteur, la place qui leur a été donnée dans un recueil officiel, sont une garantie de leur exactitude ; mais, tout prévenu que je suis en faveur des organismes infectieux ou virulents, je conserve sur l'interprétation de ces observations des doutes que je dois exposer avec franchise.

Je trouve que, depuis quelque temps, les micrococcus et les bactéries envahissent tout le domaine de la pathologie ; un essaim de micrococcus nous est arrivé d'Allemagne ; on en a trouvé dans presque tous les contagiums ; la France est la patrie des bactéries ; elles y pullulent.

Dans les maladies les plus différentes par leur essence, qui se distinguent par les caractères spécifiques les plus tranchés, le microscope nous fait voir des bactéries ou des micrococcus. Quel rapport pathologique y a-t-il entre la pyogénie et le charbon? Dans tous deux, bactéries; bactéries dans la variole.

Les micrococcus ont encore un champ d'action plus étendu.

Il faut donc nécessairement en conclure ou qu'il y a bactérie et bactérie; que, sous une similitude apparente de forme et d'aspect, existent des organismes qui diffèrent dans leurs propriétés essentielles, dans leur nature intime, ou que ces bactéries et ces micrococcus ne jouent pas le rôle qu'on leur attribue, qu'ils ne sont qu'un élément secondaire de la maladie, qu'ils en sont l'effet au lieu d'en être la cause; de même que certaines affections parasitaires : le muguet, le pityriasis, ne se développent que dans certaines conditions spéciales de l'organisme.

Admettons que le docteur Klein ne s'est pas trompé dans ses appréciations, qu'il ne s'est pas laissé égarer en concluant par analogie, que ces petits corpuscules qu'il a vus et décrits sont bien des champignons, ces filaments articulés, leur mycélium; si l'interprétation des formes microscopiques expose à des erreurs, l'interprétation des actes microscopiques est encore bien plus délicate et plus discutable Il a vu ces micrococcus dans l'orifice des glandes de Brunner. Donc, selon lui, ils pénètrent de dehors en dedans, de la cavité de l'intestin dans les voies d'absorption. Si on les trouve dans les vaisseaux de l'intestin, on doit les trouver dans le sang; l'extrait que j'ai sous les yeux ne dit pas si on les a recherchés dans ce liquide. D'après le docteur Klein, si j'ai bien saisi ses conclusions, ce serait, à proprement parler, en dehors de l'organisme, dans la cavité intestinale, que ces mycrophytes, cause spécifique de la fièvre typhoïde, se multiplieraient pendant la période d'incubation, et l'altération des glandes intestinales serait consécutive à la pénétration de ces petits végétaux dans les organes d'absorption et dans le tissu sous-épithélial. Cette théorie, qui place la première partie du travail morbide en dehors du domaine de la vie, ce qui renverserait tout ce qu'on a cru jusqu'à ce jour, paraîtrait peut-être acceptable, quand ce sont les organes digestifs qui reçoivent le contagium. Mais quand, ce qui est le cas, je crois, le plus fréquent, il a l'air pour véhicule et pénètre par les organes respiratoires, il est plus probable qu'il arrive aux glandes intestinales par l'intermédiaire de la circulation; au lieu d'entrer dans la membrane muqueuse de dehors en dedans, il marcherait de dedans en dehors;

et si ces microphytes représentent le contagium, ceux qui se tiennent
dans l'intestin y auraient été rejetés par la membrane muqueuse.
Qu'on se rappelle l'observation de l'épidémie de Clapham (Murchison,
p. 472). Cinq jours après avoir été exposés à des émanations putrides,
dix-neuf enfants tombent malades : un d'eux meurt après vingt-cinq
heures de maladie; un autre, frappé le troisième jour, était mort au
bout de vingt-trois heures ; on trouva les plaques de Peyer, les glandes
de Brunner tuméfiées, et les ganglions mésentériques l'étaient également, et la membrane muqueuse était légèrement ulcérée au niveau
des plaques saillantes.

Comment admettre que dans un laps de temps si court, trois jours,
les microcccus inhalés, mêlés à la salive, si vous voulez, et par cette voie
descendant dans l'intestin, y aient été absorbés en assez grande quantité
pour donner la mort? N'est-il pas bien plus vraisemblable que pénétrant
dans le poumon en infiniment bien plus grande quantité qu'il ne peut
en arriver directement dans le tube digestif, quand l'air en est le véhicule, c'est au milieu des organes, c'est dans le sang, c'est dans le cercle
de la vie que le principe spécifique, quel qu'il soit, s'est multiplié, c'est
là qu'il a pu porter immédiatement son action sur tous les organes et
produire ces troubles fonctionnels qui ont amené la mort.

Si le processus morbide suivait toujours la marche indiquée par le
docteur Klein, les glandes intestinales seraient primitivement affectées,
et les lésions de l'intestin devraient être en rapport constant avec la gravité de la maladie, ce qui est contraire à l'expérience ; enfin quand le
contagium pénètre par le poumon, si ce microphyte parasitaire, mar-
chant de l'extérieur à l'intérieur, est la cause de la maladie, la membrane
muqueuse respiratoire devrait en ressentir d'emblée l'impression ; la
toux devrait précéder les autres symptômes. Or, à Londres, M. Murchison n'a observé la bronchite que dans le cinquième des cas. Suivant lui
elle ne survient le plus souvent que dans le quatrième septénaire, quoiqu'elle puisse apparaître dans les premiers jours et qu'elle soit avec la
congestion pulmonaire la cause la plus fréquente de la mort qui arrive
dans les deux premiers septénaires. Chez nous elle est, il est vrai, à
peu près constante et se montre dès le début. Dans l'épidémie de Clapham, le docteur Murchison ne mentionne que des troubles digestifs au
début.

Ainsi, tout en tenant grand compte des travaux du docteur Klein,
nous voyons que de nouvelles observations sont indispensables avant
d'accepter les conclusions un peu hâtives qu'on en a voulu tirer ; et on

démontrerait qu'un mycrophyte entré dans l'organisme par une voie quelconque serait bien l'agent spécifique de la maladie, cela infirme-rait-il la doctrine de la contagion? Assurément non, en maintenant la définition de celle-ci dans les termes qu'il faut, je crois, lui assigner, et que j'ai rappelés précédemment. Il resterait à savoir, alors, si les autres maladies réputées contagieuses n'auraient pas pour agents de produc-tion et de transmission des organismes analogues.

CHAPITRE XII

LA FIÈVRE TYPHOÏDE, TOUT EN POUVANT SE TRANSMETTRE PAR CONTAGION, NE PEUT-ELLE PAS AVOIR UNE ORIGINE INDÉPENDANTE ET SE DÉVELOPPER AUSSI *DE NOVO* PAR PROTOGENÈSE PATHOLOGIQUE ?

Cette opinion est très-répandue en France. Pour concilier les faits dans lesquels la maladie a été évidemment transmise d'un organisme malade à un autre organisme, avec ceux où une observation attentive ne peut trouver la trace d'une origine contagieuse, beaucoup de médecins pensent que cette affection, ainsi que le typhus, ainsi que la dysenterie, ainsi que le choléra et la fièvre jaune, peut-être, peuvent tantôt naître de causes extérieures spéciales, il est vrai, mais non spécifiques, tantôt avoir pour origine un organisme qui en est infecté. Le docteur Budd a traité cette question d'une manière si magistrale, que je lui laisserai encore ici la parole, me contentant de l'abréger quelque peu et d'intercaler dans son argumentation les réflexions qu'elle me suggérera (*loc. cit*, p. 155).

« Quand il est démontré, dit sir Thomas Watson, qu'une maladie peut se propager par contagion, nous ne pouvons nous empêcher de douter qu'elle puisse avoir une autre origine. Plus on réfléchit sur cette observation, plus elle semble juste. La dissémination par contagion implique pour la fièvre typhoïde ce qu'elle implique pour la variole : elle a pour condition la multiplication d'un poison spécifique dans l'intimité des tissus vivants par ce remarquable processus qui constitue la fièvre contagieuse ; à première vue, il est difficile de supposer qu'un agent contagieux développé par un processus si déterminé, si spécial, puisse avoir un autre mode de formation ; il est encore plus difficile d'admettre qu'il puisse naître sous l'influence de causes extérieures banales en dehors de la sphère de la vie.

» Pour bien apprécier quelle énergique spécificité marque la genèse des poisons contagieux dans le corps humain, songeons qu'ils sont nombreux, que tous sont multipliés dans le même milieu, nourris, par conséquent, des mêmes matériaux organiques, qu'ils sont régis par la même loi, et que, néanmoins, chacun d'eux provoque une série de modifications fonctionnelles qui aboutit constamment à la reproduction de son espèce propre : la variole engendre la variole ; la scarlatine engendre la scarlatine, et ainsi pour les autres. La variole et la rougeole sont actuellement à Londres ce qu'elles étaient en Arabie du temps de Rhazès ; ce qu'elles sont chez les habitants de Londres, elles le sont également chez l'Indien de la prairie d'Amérique ou chez le nègre de la Côte d'Or.

» Dans les races les plus diverses, dans les climats les plus variés, dans la diversité des temps comme dans celle des lieux, ces maladies présentent les mêmes caractères essentiels ; elles traversent une multitude de générations humaines, perpétuant leur espèce et maintenant leur identité propre par des signes distinctifs, aussi nettement tranchés que ceux qui séparent la ciguë du pavot, ou l'aspic de la vipère. Est-il vraisemblable que des agents qui se reproduisent ainsi puissent naître d'une autre manière ?

» Un autre argument en faveur de l'origine unique des principes contagieux, c'est que la plupart des fièvres qu'ils produisent sont particulières à l'homme. S'ils pouvaient se développer en dehors de l'organisme humain, comment ne pourraient-ils pas se multiplier dans le corps des animaux composés comme nous de chair et de sang, si semblables aux nôtres, et dont nous tirons notre subsistance ? Ils constituent pour ces principes un milieu très-analogue à celui que nous pouvons leur offrir ; cependant dans des localités comme Chaffcombe (observ. XLIV), où presque tous les habitants furent atteints par l'action contagieuse, des chats, des chiens, des volailles, des bestiaux, des chevaux et des porcs remplissaient la cour ; ils buvaient l'eau d'une mare infectée par le tribut d'un égout qui recevait toutes les déjections des malades, et ils continuèrent à jouir d'une excellente santé.

» Le docteur Murchison a nourri un porc pendant trois mois avec les excrétions alvines de malades affectés de fièvres typhoïdes, et cette étrange addition à son régime habituel n'eut pour l'animal aucun inconvénient.

» D'une autre part, les animaux sont sujets à des maladies spécifiques, dont le plus grand nombre ne sont pas transmissibles à l'homme.

» Si ces contagions ne se reproduisent pas dans des espèces animales qui offrent tant d'analogies avec la nôtre, on conçoit difficilement qu'elles puissent se reproduire dans une fosse d'aisances ou dans un tas de fumier.

» Même dans le corps humain le développement de ce poison exige des conditions spéciales, suppose une prédisposition : une première atteinte suffit pour détruire cette prédisposition et mettre l'économie à l'abri d'une atteinte ultérieure ; c'est une des caractéristiques de la famille des fièvres contagieuses. Merveilleuse caractéristique ! s'écrie le docteur Budd, qui fait que de deux individus nés de mêmes parents, élevés de la même manière, respirant le même air, présentant en apparence la même force, la même résistance aux agents extérieurs communs, il peut se faire que l'un d'eux exposé pendant quelques instants à l'influence morbide contracte le germe d'une affection mortelle, et que l'autre puisse s'exposer impunément à la même influence sans en éprouver aucun inconvénient. Cette immunité, ajoute le docteur Budd, persiste indéfiniment, quoique les éléments de nos organes subissent un mouvement de composition et de décomposition continuel, et que notre corps, suivant la poétique expression de Colridge, soit le fantôme commun d'un millier de successeurs [p. 160 (1)]. Cette immunité ne s'adresse qu'au poison spécifique qui a une première fois imprégné l'organisme et nullement à ses congénères. La variole ne préserve pas de la scarlatine, et il en est de même pour les autres. N'est-ce pas là un nouveau et important témoignage en faveur de la spécificité de ce produit contagieux ? Prétendre qu'un pareil produit peut naître de la fermentation des égouts, n'est-ce pas, au point de vue philosophique, une assertion aussi peu raisonnable que celle qui dans l'antiquité faisait sortir les champignons de la bouse de vache et les crocodiles du limon du Nil, ou, suivant la tradition dont Virgile s'est rendu l'interprète, les abeilles des entrailles d'un bœuf putréfié.

» Si donc ce grand fait reste acquis à la science, que les égouts (2) sont

---

(1) Cette assertion me paraît très-contestable. L'opinion qui affirme le renouvellement intégral de nos organes a été acceptée sans aucune preuve par la tradition et me semble singulièrement exagérée ; la persistance indélébile des tissus cicatriciels, des adhérences néoplasiques tend à démontrer que ce renouvellement est beaucoup plus restreint qu'on ne le suppose. Les expériences de Duhamel prouvent bien que la matière colorante de la garance, qui a imprégné les os, est résorbée ; mais elles ne démontrent pas que le tissu osseux le soit en même temps.

(2) Il faut se rappeler qu'en Angleterre notre système de fosses n'existe pas, et que les vidanges s'écoulent dans les égouts ; un système de soupapes empêche ordinairement la communication directe entre les tuyaux des cabinets d'aisances et les conduites des égouts.

les principaux foyers de propagation de la fièvre, ce n'est pas parce qu'ils renferment des matières animales en putréfaction, mais parce qu'ils sont le réceptacle des matières infectieuses fournies par les malades. De ce fait découle cette conséquence que les excrétions des malades sont le véhicule principal de l'agent contagieux.

» Il y a des motifs pour croire que, tant qu'il est à l'état liquide, ce virus typhoïdique fourni par l'intestin est plus destructible ; bien des causes le neutralisent ou l'annihilent, comme nous l'avons déjà fait remarquer plus haut. C'est là l'expression d'une loi générale à laquelle sont soumis tous les types vivants qui se propagent par germes éparpillés sur la surface du globe : pour des milliers qui périssent, souvent un seul fructifie. Si tous les œufs du tænia se développaient, tous les habitants de la terre ne seraient pas assez nombreux pour les contenir. Les spores d'une douzaine de champignons suffiraient pour ensemencer toute notre planète.

» Quand tant de chances contraires s'opposent à la fructification des germes, leur extrême abondance peut seule assurer la persistance des espèces. »

Le docteur Budd termine par une citation de Schiller, que je me permettrai de traduire ainsi :

> L'automne a mûri la semence.
> Porté sur les ailes du vent,
> Un essaim de germes s'élance
> Aux quatre coins du firmament.

> Sur mille, *un* trouve un sol propice et fructifie ;
> Tout le reste retourne aux communs éléments ;
> Mais cet *un* représente un type de la vie
> Qui persiste par lui dans l'espace et le temps (1).

(1) Tausend keime zerstreuet der Herbst, doch bringst kaum einer
    Früchte ; zum Element kehren die meisten zurück.
    Aber entfaltet sich auch nur einer allein, streut
    Eine lebendige Welt ewiger Bildungen aus.

CHAPITRE XIII

Après avoir montré que le caractère si fortement spécifique d'une
maladie contagieuse, que l'induction tirée des lois qui régissent les maladies de cet ordre et de celles qui président à la reproduction de toutes
les formes spécifiques de la vie rendent peu vraisemblable l'opinion qui
assignerait à la fièvre typhoïde une double origine, l'une par voie de génération ou de contagion et l'autre *de novo*, par génération spontanée ou
protogenèse, le docteur Budd s'attaque à cette dernière hypothèse, examine les raisons qu'on a alléguées en sa faveur et celles qu'on peut lui
opposer. Je le suivrai encore dans cette partie de son argumentation.
Tout son livre est écrit avec une chaleur de conviction et un charme de
style qui en rendent la lecture aussi intéressante qu'agréable, et je désire
que les extraits très-étendus que j'en ai donnés inspirent à quelqu'un de
mes confrères la pensée de le traduire et de vulgariser dans notre pays
les importantes notions qu'il renferme.

Les partisans de la doctrine qui assigne à la fièvre typhoïde, au moins
dans certains cas, une origine spontanée, indépendante de toute contagion, ne s'appuient sur aucun fait positif, mais ils mettent en avant un
argument tout négatif : Nous ne pouvons, disent-ils, dans beaucoup de
cas, voir la continuité de la chaîne qui unirait la maladie à une cause
déterminée. Il serait absurde d'en induire que cette chaîne n'existe pas.
Le poison de la fièvre est invisible, nous ne connaissons son existence
que par induction, et il peut être disséminé par mille voies diverses ;
son origine doit souvent nous échapper, et souvent la fièvre typhoïde
doit se développer sans que nous puissions trouver l'origine du courant
infectieux dont la trace se dérobe à nos regards (*loc. cit.* p. 165).

Mais si sur ce seul fait nous concluons au développement spontané de la fièvre typhoïde, nous devons étendre cette conclusion à la variole et à d'autres affections contagieuses : très-souvent la petite vérole attaque des individus isolés, sans qu'on puisse déterminer la source de la contagion. Il y a quelques années cette affection sévissait dans Bristol : trois personnes qui étaient depuis très-longtemps dans l'infirmerie de cette ville en furent atteintes, bien qu'il n'y en eût aucun cas ni dans l'établissement, ni dans les maisons voisines.

La variole a disparu entièrement de Boston à sept reprises différentes, et quatre fois, malgré les plus scrupuleuses investigations, il a été impossible de déterminer la voie par laquelle elle avait accompli son retour.

Il y a quelques années, un ami du docteur Budd, vivant à la campagne, contracta la petite vérole, quoiqu'il n'eût pas quitté sa demeure, et qu'à quarante milles (plus de treize lieues) autour il n'y en eût aucun exemple. Il y a trente ans, un autre fait absolument semblable s'était présenté à l'observation du même médecin.

Pendant trente ans, dans sa pratique privée, l'auteur a à peine rencontré un cas où il ait pu remonter à la source de la maladie chez le premier malade affecté ; et le docteur Gregory, dans l'article VARIOLE de la *Cyclopœdia of practical medicine*, dit que, dans l'Hôpital des varioleux, il n'a pas reçu un malade sur vingt qui pût indiquer le foyer d'origine de sa maladie ; presque tous la rapportaient à des causes banales : fatigue, froid ou autres circonstances aussi insignifiantes (p. 167).

Le docteur Budd ajoute que, s'il jugeait la question d'après son expérience personnelle, on rencontrerait dix cas de variole pour un de fièvre typhoïde dans lesquels on ne peut découvrir le point de départ de la maladie. Il revient, à plusieurs reprises, sur cette proposition ; il est vrai que cette expérience personnelle qu'il invoque est en grande partie fondée sur une pratique rurale, celle qui permet le mieux d'étudier et de juger cette question. Mes observations sur ce point ne sont pas assez précises pour que je veuille les opposer à celles du docteur Budd ; je dirai seulement que mes impressions, comme celles du docteur Murchison, auraient conclu à trouver la contagion de la variole bien plus facile à suivre que celle de la fièvre typhoïde : j'ajouterais, *au moins à Paris* (1), au risque d'encourir la malicieuse remarque faite par le docteur Budd au sujet de la restriction apportée par Louis à son opinion sur la contagiosité de la fièvre typhoïde.

(1) La dissémination des varioleux au milieu des autres malades dans les hôpitaux de Paris nous a souvent permis d'observer des faits de contagion. Bien souvent aussi

Quoi qu'il en soit, il n'en est pas moins vrai que, dans beaucoup de cas, on ne peut pas trouver le point de départ de la contagion dans les maladies les plus contagieuses ; et, si cette obscurité d'origine suffit pour affirmer le développement spontané de la fièvre typhoïde, la logique exige que cette interprétation s'applique à la variole. Je sais bien que certains médecins ne reculent pas devant cette conséquence et admettent que la variole peut naître *de novo* (1).

Mais cette opinion a peu de partisans, et, comme le dit le docteur Watson, l'histoire de cette maladie conduit à une conclusion tout opposée.

« En effet, elle était inconnue en Europe avant le commencement du huitième siècle. Les anciens médecins, dont les œuvres ont traversé les âges, n'en font aucune mention, et ils étaient des observateurs trop exacts et trop attentifs pour passer sous silence une maladie si envahissante, manifestée par des caractères si remarquables et si apparents, s'ils l'avaient eue sous les yeux (2). D'un autre côté, M. Moore, dans son *Histoire de la variole*, a montré que cette affection existait dans la Chine et dans l'Indoustan plus de mille ans avant l'ère chrétienne. La séquestration des malades ordonnée par les lois, la mer et les déserts qui séparent l'Orient de l'Occident, la rareté et la lenteur des communications ont empêché que cette affection pénétrât plus tôt en Europe.

» Une fois introduite, elle s'y est répandue rapidement, pour n'en plus sortir, et y a fait d'épouvantables ravages.

» Les conditions qui en favorisent l'évolution préexistaient donc dans nos contrées avant qu'elle y éclatât.

» Ces mêmes circonstances se sont reproduites en Amérique : avant l'arrivée de Colomb, en 1492, la variole y était inconnue. En 1517, la maladie fut importée à Saint-Domingue ; trois ans plus tard, dans une expédition des Espagnols de Cuba au Mexique, un nègre couvert de pus-

---

j'ai rencontré des malades pris de variole, huit à dix jours après une visite qu'ils avaient faite dans une salle d'hôpital où se trouvaient des varioleux, sans même s'être approchés des lits de ceux-ci. J'ai très-souvent dirigé mes interrogatoires dans ce sens, et j'ai obtenu, dans beaucoup de cas, une réponse affirmative.

(1) Docteur Chauffard, *Traité de la spécificité.* — Trousseau, *Clinique médicale*, t. l., art. : CONTAGION.

(2) Dans les nombreux bustes-portraits que l'art antique nous a légués, et qui reproduisent souvent avec une scrupuleuse fidélité les défauts du visage humain, pas un seul, comme on l'a remarqué, ne représente les empreintes de la variole. J'ai moi-même vainement étudié, à ce point de vue, les principales collections de France et d'Italie.

tules varioliques fut débarqué sur la côte mexicaine. Apportée par lui, la maladie se répandit avec une telle violence, que dans un court espace de temps, suivant Robertson, elle fit périr trois millions et demi de Mexicains.

» La variole fut introduite en Islande en 1707 ; elle fit périr seize mille personnes, plus du quart de la population de cette île. Elle ne pénétra dans le Groënland qu'en 1733, et elle s'y répandit avec une si funeste activité, que le pays fut presque dépeuplé.

» Ainsi nous avons l'exemple d'un virus qui persiste à travers les siècles, qui se développe dans tous les climats, sous l'équateur comme dans les régions des pôles, et cependant, pour qu'il manifestât cette action si puissante, si générale, il a fallu que ce virus, qui a tant d'affinité pour notre espèce, ait été mis en contact avec elle par un malade qui le portait avec lui.

» Une fois importée, cette affection s'est propagée sans que, dans beaucoup de cas, il soit possible de reconnaître son mode et ses voies de transmisssion. Dira-t-on qu'elle peut avoir acquis après cette importation la propriété de naître spontanément, qu'elle n'avait pas auparavant? Le seul énoncé de cette proposition en montre l'absurdité ; mais en admettant même que, par une étrange et fortuite coïncidence, les conditions nécessaires pour assurer le développement spontané de la maladie se soient produites dans notre pays en même temps que le virus y était importé, qu'on explique, dit le docteur Budd, comment la race anglaise, si apte, en Europe et en Amérique, à contracter la variole, aurait perdu cette aptitude en Australie et en Nouvelle-Zélande, où, jusqu'ici, ce fléau n'a pas pénétré. On peut prédire que cette aptitude ne se manifesterait qu'avec trop d'évidence, si la petite vérole pénétrait dans ces contrées, et qu'on y verrait là, comme ailleurs, des cas qui paraîtraient se développer en dehors de la contagion.

» Ces mêmes observations s'appliquent à la scarlatine et à la rougeole ; on rencontre très-souvent des cas dans lesquels il est impossible de remonter à la source contagieuse ; cependant leur marche et leur distribution géographique dans l'histoire empêchent de croire à leur développement spontané : ainsi, il y a dix ans, la rougeole était inconnue à Taïti : après y avoir été importée, elle y a éclaté comme une traînée de poudre et y a fait des ravages inconnus en Europe.

» La variole, la rougeole, la scarlatine et la fièvre typhoïde appartiennent à la même famille naturelle ; elles sont soumises aux mêmes lois, et on pourrait à la rigueur induire, d'après ce que l'histoire nous a appris des trois premières, ce qui a dû se passer pour la quatrième. Quelques renseignements, moins précis et moins concluants cependant que ceux que nous venons de rappeler, semblent justifier ces présomptions.

» On affirme que la fièvre typhoïde était inconnue à Queensland avant qu'elle y eût été importée d'Angleterre par un navire d'émigrants appelé le *Nuage volant*. On a dit qu'elle avait été introduite dans l'Amérique du Nord par une colonisation européenne, et qu'un long temps s'écoula avant qu'elle pénétrât dans la vallée du Mississipi.

» Ces importations de maladies, marquant la date de leur apparition dans des contrées où elles étaient inconnues jusque-là, sont certainement le témoignage le plus éclatant, le plus irrécusable qu'on puisse invoquer en faveur de leur origine par contagion et contre leur développement spontané.

» Des observations tirées de la pathologie comparée concluent dans le même sens. Plusieurs fois la variole des moutons et la peste bovine ont envahi les Iles Britanniques : la destruction de tous les animaux qui en étaient atteints a extirpé le fléau aussi sûrement qu'on serait certain d'anéantir l'espèce chardon si l'on pouvait en arracher tous les pieds et en détruire toutes les graines.

» Pour la fièvre typhoïde, affirme le docteur Budd, le poison infectieux est jeté au dehors, sous une forme qui le met entièrement en notre puissance et nous fournit le moyen de le rendre inoffensif.

» Un dernier argument qu'on a fait valoir pour établir la possibilité du développement spontané des maladies contagieuses, c'est qu'elles ont nécessairement commencé, et que, chez le premier malade qui en a été atteint, elles ont dû se développer spontanément.

» Pour réduire cet argument à sa juste valeur, il suffit de rappeler qu'il s'applique à toutes les espèces vivantes. Elles ont certainement commencé et elles ne se perpétuent cependant que par voie de génération. L'ignorance de leur origine première ne nous inspire aucun doute sur le procédé qui a présidé à leur reproduction ; un homme a la gale ; il ne sait pas où il l'a gagnée ; nous ne croyons pas pour cela que l'acarus se soit développé spontanément, pas plus que nous ne croyons à l'évolution spontanée des végétaux qui se développent dans des lieux où on ne les avait pas vus croître jusque-là.

» L'origine première des germes infectieux, comme celle de toute la procession des types organiques qui ont successivement paru sur la terre, nous est absolument inconnue; mais tout tend à établir qu'une fois créés, ils se propagent de la même manière.

» On accuse les partisans de la contagion de procéder par hypothèse en généralisant leur doctrine; ce reproche doit être rétorqué contre leurs adversaires. La transmission de la fièvre typhoïde et de la variole par contagion est un fait démontré par l'observation ; affirmer qu'elle peut naître d'une autre manière est une hypothèse.

» Le docteur Budd résume ainsi son travail et pose les conclusions suivantes (p. 179) :

» 1. La fièvre typhoïde est essentiellement contagieuse ou se propageant par elle-même; elle fait partie de la grande famille des fièvres contagieuses dont la variole peut être regardée comme le type.

» 2. Le corps humain qui en est infecté est le sol dans lequel le poison spécifique, qui est la cause de cette fièvre, se développe et se multiplie.

» 3. La reproduction du poison dans le corps infecté et les troubles qu'il entraîne constituent la fièvre.

» 4. La lésion intestinale en est le caractère anatomique et a avec elle la même relation que l'éruption variolique avec la variole.

» 5. Il en résulte que la matière contagieuse se trouve principalement dans les déjections de l'intestin.

» 6. Par conséquent les fosses et les égouts de vidanges sont les principaux instruments de la transmission de la contagion.

» 7. Hors de l'intestin le contagium peut communiquer la fièvre en contaminant l'eau potable ou en infectant l'atmosphère.

» 8. L'impalpable petitesse du principe contagieux fait qu'on ne peut pas toujours le suivre jusqu'à son origine, ce qui fait croire à un développement spontané.

» 9. Cette conclusion n'est nullement logique et l'incertitude de l'origine ne prouve pas la spontanéité.

» 10. Les conditions spéciales de reproduction de ce poison, la distribution géographique et la marche des fièvres contagieuses constituent un ensemble de témoignages imposants en faveur de l'opinion qui nie leur développement spontané et admet qu'elles se propagent conformément à la loi de succession continue.

» Enfin, pour couronner cette série d'inductions par un fait pratique : si on détruit le pouvoir infectieux des déjections alvines, on peut prévenir la propagation de la fièvre, et en répétant cette opération chez chaque malade, on peut en espérer, avec l'aide du temps, l'extinction complète. »

J'ai voulu présenter dans tout son développement la doctrine du docteur William Budd, comme je l'avais fait pour celle du docteur Murchison ; quand je ne l'ai pas cité littéralement, j'ai donné de son ouvrage des extraits très-étendus. J'en ai tiré tout ce qui m'a paru important pour mettre le lecteur à même de le juger, s'il ne peut pas recourir à l'original. Sans avoir la prétention de me constituer juge entre ces deux hommes éminents, je dirai les impressions que m'a laissées la lecture de ce dernier ouvrage, les doutes et les objections qu'elle a fait naître dans mon esprit, comme je l'ai fait pour l'œuvre du docteur Murchison.

L'opinion de ce dernier a obtenu l'assentiment de la très-grande majorité des médecins anglais ; mais le docteur Budd qui ne dissimule pas le petit nombre de ses partisans, a cependant conquis des adhérents ardents, convaincus, auxquels ses adversaires donnent, en jouant sur les mots, le nom de *Bouddhistes*.

J'examinerai donc les dix conclusions qui renferment toute la substance de la doctrine du docteur Budd, et dont tout son livre est un éloquent commentaire.

La contagiosité de la fièvre typhoïde me paraît démontrée par des observations d'une signification univoque, incontestable. Elle a certainement de très-grandes analogies avec les fièvres contagieuses éruptives, analogies que l'École française avait depuis longtemps fait ressortir. Ce caractère exanthématique ne se manifeste pas seulement par la lésion intestinale, et je repousserai l'argument que le docteur Budd semble disposé à tirer d'une grossière similitude entre les saillies des follicules isolés de l'intestin et les pustules varioliques. Cette similitude est d'ailleurs parfaitement inutile à la cause qu'il défend ; chaque fièvre contagieuse a ses voies d'élimination et ses localisations spéciales. Le caractère exanthématique se manifeste encore dans les taches rosées lenticulaires. Je serais disposé à y ajouter encore, comme manifestation exanthématique, une lésion que je décrirai plus tard, et qui consiste dans une congestion érythémateuse de l'isthme du gosier et du pharynx, ordinairement continue, quelquefois par petites plaques isolées, mais nombreuses, accompagnée du développement morbide des glandules pharyngiennes, congestion érythémateuse qui s'étend probablement bien au delà des limites que l'œil peut atteindre, sur le tégument interne ; cette congestion se manifeste dans le premier septénaire et persiste jusqu'à la fin de la maladie.

Mais ces propositions admises, sommes-nous autorisés à en adopter toutes les déductions qu'en tire le docteur Budd ? Je ne le crois pas, et, cependant, tout en faisant cette réserve, j'avoue que j'incline vers son opinion, qu'elle me paraît très-vraisemblable, très-probable même. Mais la science ne peut pas se contenter de vraisemblances et de probabilités ; elle ne peut s'arrêter qu'en présence d'une vérité démontrée. Le docteur Budd me paraît avoir un peu forcé les conséquences légitimes du raisonnement par analogie et par induction. Ce mode de raisonner peut nous frayer la voie, nous fournir des hypothèses qui seront soumises au contrôle de l'observation et de l'expérience, mais il ne suffit pas pour asseoir une conviction scientifique. Sans doute la constance des lois primordiales de la nature, en particulier de celles qui président aux manifestations de la vie, à travers tous les types qu'elle revêt, à travers toutes les phases qu'elle parcourt, nous porte à chercher dans l'analogie l'explication des choses qui échappent à nos investigations directes ; les tendances de notre esprit, qui aime restreindre les limites de ses études, nous poussent également à appliquer les connaissances que nous avons acquises à l'interprétation des phénomènes inexpliqués. Mais si les lois primordiales de la vie sont simples, ses manifestations et ses formes sont infiniment nombreuses et variées, et nos connaissances sont trop restreintes et trop superficielles pour que l'analogie ne puisse pas quelquefois nous égarer.

Admettons pour un moment que la théorie du docteur Klein soit fondée. Je ne le crois pas et j'ai dit quelles objections m'empêchaient de la considérer comme démontrée : si un champignon parasitaire est la cause spécifique de la fièvre typhoïde, rien ne démontrerait assurément que ce champignon pût se développer et se multiplier dans un autre milieu que l'organisme humain ; on peut même ajouter que la plupart des parasites sont attachés à des espèces animales particulières et que si le même genre se trouve chez des animaux différents, ordinairement chacun de ces animaux donne l'hospitalité à une espèce distincte ou au moins à une variété de ce genre ; cependant il y a des contagiums plus cosmopolites comme la rage, la morve, et, *a priori*, la raison ne répugne pas à la pensée que ce fungus typhoïdique, s'il existait réellement, pourrait se développer dans un autre milieu vivant que l'organisme humain, ou même dans un milieu organique privé de vie, comme un amas de matières animales putréfiées.

Mais si j'ai signalé ce que je crois être le point faible de l'argumentation du docteur Budd, si j'ai montré que l'analogie ne pouvait pas conduire à une conclusion absolument rigoureuse sur l'origine unique du poison typhoïdique, que l'esprit pourrait concevoir d'autres manières d'interpréter les faits observés, je me joindrai énergiquement à lui pour affirmer que ses adversaires sont encore bien moins autorisés à donner leurs théories comme démontrées, qu'elles sont entièrement hypothétiques et qu'aucun des arguments qu'ils font valoir à l'appui n'a une sérieuse valeur.

J'affirmerai avec lui et avec la plupart des maîtres en pathologie que la fièvre typhoïde est une affection spécifique et que par conséquent elle ne peut pas être une simple intoxication pythogénique.

L'obscurité de son origine, dans les grandes villes surtout, où le problème étiologique des maladies contagieuses est le plus souvent insoluble, ne me fera pas affirmer qu'elle ne s'est pas développée par contagion. Tout ce que nous pouvons dire, c'est que pour le principe des maladies contagieuses existent des conditions de conservation et de propagation que nous ignorons. Ces conditions ne sont pas plus étonnantes et plus inexpliquées d'ailleurs que celles qui président à la reviviscence des rotifères, ou au développement de ces myriades d'infusoires dont les germes invisibles nagent dans l'atmosphère qui nous enveloppe, attendant un milieu favorable à leur évolution.

Le sol, les objets qui se trouvent à sa surface peuvent retenir mille germes que le vent peut leur enlever pour les disperser et les porter au loin, et qui peuvent également être déplacés et transportés par d'autres intermédiaires. Ces hypothèses sont justifiées par l'observation de la dissémination des graines ou de la fécondation des plantes dioïques.

Tout le monde connaît l'histoire du Pistachier femelle du Jardin des plantes qui donna des fruits une année où exceptionnellement un pistachier mâle, cultivé au Luxembourg, avait fleuri; on ne peut songer sans étonnement pour la raison, à l'immense intervalle rempli de maisons élevées, d'arbres, d'obstacles de tout genre, que le Pollen fécondateur avait dû traverser pour arriver à sa destination.

Sur une beaucoup plus petite échelle je vois, depuis deux ans, un fait du même ordre se reproduire dans mon jardin. Deux Hippophaës Rhamnoïdes, de deux sexes différents, y sont plantés à 75 mètres de distance, séparés par quatre épais massifs d'arbustes et d'arbres plus élevés qui interceptent entièrement entre les deux toute communication directe. La tige femelle est plantée sur le bord d'un massif et sur le côté opposé à celui qui est dans la direction de l'Hippophaë mâle; dans cette direction, d'ailleurs, des arbres et des arbustes touffus la dominent et la cachent entièrement; malgré tous ces obstacles, depuis deux ans elle est fécondée, couverte de fruits qui renferment des graines fertiles. Est-ce l'air, sont-ce des insectes attirés spécialement par ce végétal, qui transporteraient ainsi, de l'un à l'autre, le Pollen fécondant? je ne le saurais dire, mais assurément en présence de ces faits on comprend que les voies par lesquelles est transporté le contagium d'une maladie puissent se dérober à notre observation.

CHAPITRE XIV

En résumé on ne peut pas démontrer d'une manière absolument rigoureuse que la fièvre typhoïde, maladie contagieuse et spécifique, ne peut pas avoir d'autre origine que la contagion, mais tout porte à le croire : l'analogie est favorable à cette opinion que je crois incontestable pour les autres fièvres éruptives, dites contagieuses, parce que l'histoire nous fournit sur leurs envahissements des documents qui sont moins précis et moins positifs en ce qui concerne la fièvre typhoïde. Toutes les objections qu'on a opposées à cette doctrine, toutes les autres théories ne résistent pas à la critique ; et si je laisse encore un point de doute après la question d'unicité d'origine, c'est pour rester dans les limites de la méthode scientifique rigoureuse, qui n'accepte rien sans démonstration.

On démontrerait, contre les impressions motivées que j'exprime ici, que l'agent spécifique de la fièvre typhoïde peut se multiplier en dehors de l'organisme humain malade, que l'on n'aurait pas prouvé par là qu'il naît spontanément *de novo*. Nous nous trouverions là en présence d'un problème qui toucherait par plus d'un point à celui de la protogénie ou génération spontanée. — J'en ai esquissé ailleurs l'historique (1). — Je n'y reviendrai pas. Je rappellerai seulement qu'à mesure que la science a fait des progrès, le terrain sur lequel se débat la question de la génération spontanée, s'est de plus en plus rétréci ; il n'est plus disputé, aujourd'hui, qu'au sujet des infusoires microscopiques, et on sait combien les expériences de Spallanzani, Pasteur, Tyndall ; ont réduit à néant tous les arguments et toutes les expériences qu'on avait fait valoir en faveur de cette doctrine.

(1) Considérations historiques et philosophiques sur la protogénie, dans la *France médicale*, 1875.

CHAPITRE XV

Contrairement à l'ordre adopté dans les ouvrages classiques, j'ai commencé l'étude étiologique de la fièvre typhoïde par la recherche de la cause immédiate, prochaine, celle qui fixe le caractère nosologique de la maladie, celle dont les autres ne sont que des coefficients, ou même de simples auxiliaires, la seule qui mérite, à proprement parler, le nom de cause. Nous allons étudier maintenant ces conditions banales, qui semblent favoriser l'évolution de la maladie, et qu'on a décrites sous le nom de causes prédisposantes et de causes occasionnelles. Les notions que nous avons acquises sur la cause prochaine et sur les circonstances qui rendent plus ou moins facile, plus ou moins profonde, l'impression que l'organisme en reçoit, peuvent éclairer l'action de ces causes banales et aider à apprécier la part qui leur appartient ; voilà pourquoi j'ai relégué celles-ci sur le second plan.

Causes prédisposantes. — § 1. *Climat.* — Dans son admirable ouvrage sur les fièvres, le docteur Murchison prouve par de nombreuses citations que la fièvre typhoïde se montre dans toutes les races humaines et sous tous les climats : depuis le Groënland jusqu'au cap de Bonne-Espérance, dans l'Asie, l'Afrique, l'Amérique et l'Australie, aussi bien qu'en Europe. Il serait intéressant de rechercher si la forme de la fièvre, si sa marche, si ses symptômes ne seraient pas modifiés par les conditions de race et de climat au milieu desquelles elle se développe. S'il m'était permis d'en juger, d'après l'importance relative attachée aux différents symptômes de la maladie dans la description de cet auteur si exact et si consciencieux, je serais disposé à croire que, dans la fièvre typhoïde anglaise certaines localisations, comme la congestion pulmonaire, seraient peut-être moins accentuées et moins constantes qu'elles ne le sont chez nous. L'influence de la malaria, dans les contrées où elle règne peut modifier la marche de cette fièvre et y ajouter un élément intermittent : nous avons pu, à Paris même, observer cette modification de la fièvre continue, après les grands travaux de terrassement, si utiles d'ailleurs, que M. Haussmann y a fait exécuter ; mais elle s'accentue bien davantage dans les pays où la fièvre intermittente sévit habituellement, comme à Rome et dans quelques parties de la France. J'aurai l'occasion de revenir sur cette question, quand je m'occuperai de la symptomatologie de la fièvre typhoïde ; j'espère aussi montrer, contrairement à l'opinion de notre illustre et savant Littré, que plusieurs descriptions du livre des épidémies d'Hippocrate se rapportent bien plus à des fièvres typhoïdes, plus ou moins modifiées par l'influence palustre, qu'à des fièvres rémittentes ou pseudo-continues.

Le docteur Murchison est arrivé par ses recherches statistiques à cette conclusion, que la fièvre typhoïde est très-commune en Angleterre, plus commune en Irlande qu'en Écosse, et dans ce dernier pays elle sévit davantage sur la côte occidentale que sur la côte orientale. Si l'admirable organisation sanitaire installée à Bruxelles, et dont j'ai parlé à l'occasion de l'épidémie de cette ville, existait dans tous les pays civilisés, on aurait sur la marche, sur le groupement de la maladie, sur ses rapports avec les conditions cosmiques, ethniques et sociales des renseignements aussi intéressants qu'utiles.

D'après le recensement opéré à Londres en 1861, la fièvre typhoïde avait attaqué, dans cette ville, un Irlandais sur quatre cent soixante-quinze résidents irlandais ; un Anglais sur sept cent vingt et un ; un Écossais sur mille quatre cent quatre-vingt-huit ; un étranger sur mille six cent trente-sept (Murchison, *loc. cit.*, p. 416-437).

§ 2. *Sexe.* — Le docteur Murchison a résumé et mis en tableaux diagrammatiques tous les travaux faits avant lui, et je le prendrai pour guide dans cette étude des causes prédisposantes et occasionnelles. Il conclut que l'influence du sexe est absolument nulle, et que les deux sexes lui payent un égal tribut. Resterait à savoir si cette égalité existe pour tous les âges ; et le docteur Murchison convient lui-même, en étudiant l'influence de l'âge, que son expérience personnelle est d'accord avec celle des docteurs West, Rilliet, Barthez et Taupin, qui ont trouvé la maladie plus commune chez les petits garçons que chez les petites filles. Peut-être les habitudes sociales, dont la différence dans les deux sexes s'accentue dès l'enfance, pourraient-elles rendre compte de cette fréquence plus grande chez les jeunes garçons.

§ 3. *Age.* — Si la fièvre typhoïde est contagieuse, et si une première attaque préserve ordinairement d'une seconde, il est clair qu'elle doit être beaucoup plus commune chez les jeunes sujets, alors surtout que, sortis de la maison paternelle, ils sont plus exposés à se trouver dans les foyers d'émanations qui contiennent le principe spécifique : ainsi ils seront plus sujets à contracter la maladie à l'âge où les jeunes gens s'expatrient, soit pour embrasser la carrière militaire, soit pour aller dans les grands centres de population se livrer aux travaux de l'industrie, et où ils se trouvent par conséquent dans ces conditions d'acclimatement qui exercent, comme nous le verrons, une influence importante sur le développement de la maladie.

Les chiffres donnés par le docteur Murchison confirment et complètent les résultats déjà obtenus par Chomel, Louis, Forget et autres, et ils sont parfaitement en rapport avec ces présomptions : l'âge moyen, suivant lui, est vingt et un ans quarante-cinq dixièmes. A peu près la moitié des cas (:: 46,55 : 100) se développent entre quinze et vingt-cinq ans ; plus d'un quart (:: 28,58 : 100) au-dessous de quinze, ce qui fait déjà les trois quarts (:: 75 : 100) avant vingt-cinq ans ; plus des six septièmes (:: 85,7 : 100) avant trente ans ; moins d'un septième (:: 13,3 : 100) après trente ans, et un septième seulement après cinquante ans (*loc. cit.*, p. 439).

D'après le docteur Murchison, le typhus est moins commun que la fièvre typhoïde pendant l'enfance, et beaucoup plus commun qu'elle après trente ans. « Le fait que la fièvre entérique est principalement une maladie de la jeunesse est confirmé par tous les observateurs, dit cet éminent auteur. » Je m'étonne qu'il n'ait pas vu là un argument en faveur de l'origine contagieuse.

Quoique rare avant cinq ans et surtout avant trois ans, des observations recueillies chez des enfants âgés de moins d'un an ont été rapportées par Abercrombie, Rilliet, Friedrich, Hennig, Wunderlich. M. Charcelay a publié deux cas observés chez des nouveau-nés. Un mourut le huitième et l'autre le quinzième jour après sa naissance ; le diagnostic fut fondé sur les symptômes qui se manifestèrent pendant la vie et sur les lésions caractéristiques constatées après la mort. Le docteur Charcelay pense que la maladie avait été contractée pendant la gestation, bien que la mère n'en ait pas été atteinte. Cette supposition me paraît bien difficile à justifier.

Mangini a communiqué, en 1841, à l'Académie des sciences, le fait d'un fœtus de sept mois qui mourut une demi-heure après sa naissance et chez lequel il trouva les lésions de la dothienentérie (*loc. cit.*, p. 441).

Le malade le plus jeune qui se soit présenté à l'observation du docteur Murchison était âgé de six mois.

Chomel n'en connaissait pas de cas développé après cinquante-cinq ans. Depuis lors il a été démontré que la maladie pouvait atteindre les vieillards et qu'elle affecte chez eux une forme spéciale, remarquable par sa longue durée. Trousseau l'a constatée chez une femme de soixante et un ans; M. Wilks chez une femme de soixante-dix ans; M. Lombard chez une de soixante-douze ans; M. d'Arcy chez une de quatre-vingt-six, et le docteur Plamernyk a vu un malade âgé de quatre-vingt-dix ans. Je puis ajouter à cette liste un fait plus remarquable encore : la bisaïeule de ma femme, qui habitait le comté de Cork, contracta la fièvre typhoïde à l'âge de cent ans; elle prit pendant six semaines du vin de Porto pour tout aliment, guérit et prolongea sa vie jusqu'à cent huit ans. Son petit-gendre, mon beau-père, était un médecin distingué, dont le témoignage garantit pour moi l'exactitude du diagnostic.

§ 4. *Saisons.* — L'influence des saisons est incontestable. Les fièvres typhoïdes sont, dans notre climat, beaucoup plus communes en automne, surtout après un été sec et brûlant. Les observateurs français, anglais, écossais, irlandais, américains, suisses, prussiens, sont d'accord sur ce point. Le docteur Murchison, en relevant les statistiques de vingt-quatre années, n'a trouvé qu'une seule exception : en 1860 où la maladie, qui donna un nombre de cas exceptionnellement faible, fut un peu plus fréquente en hiver; dans toutes les autres années, la prédominance en automne est des plus marquées; cette saison a fourni dans quelques années plus de la moitié des cas, et toujours, au moins, plus du tiers. D'après les diagrammes très-intéressants du docteur Murchison, les mois de septembre, d'octobre et de novembre sont de beaucoup les plus chargés; le mois d'octobre est celui qui compte le plus de malades; les mois de mars, d'avril et de mai sont ceux qui en ont le moins, et le mois d'avril le moins de tous.

Ainsi la maladie augmenterait progressivement du mois de mai au mois d'août; atteindrait son apogée pendant les mois de septembre, d'octobre et de novembre; diminuerait lentement en décembre, janvier et février; présenterait son minimum pendant les trois mois suivants, pour reprendre ensuite sa marche ascendante. De quatre cent cinquante-deux cas réunis par le docteur Pievache, dit le docteur Murchison, trois cent seize furent observés en automne et en hiver, cinquante-quatre seulement au printemps.

D'après les tables du docteur Murchison, l'été viendrait après l'automne dans l'ordre de fréquence de la maladie : son résumé donne deux mille quatre cent soixante et un cas en automne, mille quatre cent quatre-vingt-dix en été, mille deux cent soixante-dix-huit en hiver, sept cent cinquante-neuf seulement au printemps. Je remarque cependant sur ses tables que dans six années sur vingt-quatre le nombre des malades a été plus considérable pendant l'hiver que pendant l'été.

Cette prédominance automnale, est si prononcée en Amérique, dit le docteur Flint, que cette fièvre y est désignée sous le nom de fièvre d'automne (Murchison, *loc. cit.*, p. 468) ; elle trouve une explication très-naturelle dans les notions que nous avons exposées plus haut : si le poison spécifique est renfermé dans des matières organiques qui l'emprisonnent, suspendu dans des liquides qui le retiennent, il sera mis en liberté par la chaleur de l'été qui évapore les liquides, réduit en poussière les matières solides ou en favorise la décomposition putride. Ce sont précisément les mêmes conditions cosmiques qui mettent en liberté le poison de la fièvre intermittente, celui de la fièvre jaune, celui du choléra dans l'Inde.

Si les chaleurs sont précoces, si elles sont soutenues, on comprendrait que ces conditions, que nous avons indiquées comme pouvant mettre en liberté le principe typhoïdique, se réalisassent plus promptement et que le chiffre de l'été égalât presque celui de l'automne. Par contre, un hiver tardif pourrait prolonger la violence de la maladie au delà de son terme habituel. Il serait bien intéressant de mettre ces tableaux de fréquence de la maladie en regard de tableaux météorologiques, indiquant la température et l'humidité moyennes de chaque mois ; on pourrait alors vérifier si ces présomptions sont justifiées par l'observation.

On pourrait expliquer alors de cette manière ce passage de l'aphorisme vingt et un du troisième livre des Aphorismes d'Hippocrate : On observe en été des fièvres continues et des causus. Τού δε θέρεος Πυρετοί ξυνεχέες, Κάι Καυσοί.

Il avait dit déjà dans l'aphorisme septième du même livre : La sécheresse produit des fièvres aiguës. Il serait intéressant de savoir si dans cette partie de la Grèce où observait Hippocrate, et dans les climats analogues, la fièvre typhoïde ne se développerait pas plus tôt que dans le nord, et si la prédominance des fièvres pendant l'automne s'y fait aussi remarquer (1).

(1) J'ai trouvé, dans Homère, un passage qui permettrait peut-être d'inférer que cette prédominance se manifeste, au moins dans certaines contrées habitées par la race hellénique : c'est au commencement du vingt-deuxième chant de l'*Iliade*. Le poëte

§ 5. *Humidité, température.* — En étudiant l'influence de la température et de l'humidité, le docteur Murchison cite des faits qui viendraient témoigner en faveur de l'hypothèse que je proposais plus haut, pour expliquer la prédominance de la fièvre typhoïde pendant l'automne : il rappelle que les étés et les automnes des années 1865, 1866, 1868 et 1870, qui furent remarquables par l'élévation de la température et la durée de la sécheresse, donnèrent lieu à un développement exceptionnellement abondant et *précoce* de fièvres typhoïdes. Je vois même qu'en 1868 et en 1870 le mois d'août fut le mois de beaucoup le plus chargé de l'année, et s'il le fut moins en 1865 et en 1866, il le fut cependant beaucoup plus que dans la plupart des autres années. D'une autre part, il y a eu, dit le même auteur, peu d'années en Angleterre où l'été et l'automne aient été plus froids et plus humides qu'en 1860, et les admissions des fièvres typhoïdes à l'Hôpital des fiévreux ne dépassèrent pas la moitié de la moyenne des douze années précédentes; on n'y reçut pendant les mois d'août, septembre et octobre que vingt-six malades au lieu de deux cent quarante-neuf reçus en 1872.

M. Murchison fait remarquer que l'humidité n'a pas toujours une action favorable. Les temps humides et chauds, dit-il, sont souvent suivis de l'explosion d'épidémies typhoïdes; les grandes pluies balayent les égouts et doivent dans les villes contribuer à la salubrité; mais dans les campagnes, elles entraînent trop souvent, dans les réservoirs de l'eau destinée aux boissons, les impuretés disséminées sur la surface du sol.

Il rappelle ensuite la théorie du docteur Pettenkofer, dont nous avons parlé, et qui croit que le développement de la fièvre typhoïde est en rapport avec le degré d'humidité du sous-sol ou avec l'élévation de la couche d'eau souterraine, quand cette couche baisse subitement après avoir atteint une grande hauteur. Tout en trouvant cette théorie trop exclusive il paraît lui accorder une certaine valeur. J'avoue que je partage entièrement l'opinion du docteur Budd, et l'humidité du sol ou du sous-sol ne me paraît pouvoir intervenir qu'en favorisant la décomposition des matières organiques qui renferment le poison spécifique ou en servant de véhicule à celui-ci.

§ 6. *Professions.* — En discutant la question de la contagion, nous

parle d'une constellation qui se montre en automne, et qu'on appelle le Chien d'Orion. Elle brille, dit-il, entre tous les astres de la nuit ; son éclat est admirable, mais c'est un signe funeste : Κακόν δε τε σῆμα τέτυκται, καί τε φέρει πολλον πυρετόν δειλοῖσι Βροτοῖσιν, qui apporte aux misérables mortels de nombreuses fièvres. Πυρετον peut signifier chaleur et fièvre ; les traducteurs ont choisi la première acception, qui me paraît vide de sens, car la chaleur, en automne, n'a rien de bien redoutable.

avons déjà parlé des professions de gardes, de vidangeurs et de blanchisseurs; nous avons vu qu'elles avaient donné lieu à des assertions et à des observations qui se contredisaient; d'où on peut conclure que si ces professions ne sont pas exemptes de danger, elles en entraînent peut-être moins qu'on ne pourrait le supposer. Des faits cités par le docteur Budd, à propos des blanchisseurs de l'Hôpital des fiévreux à Londres, de l'observation d'Arnos'court et de celle de Berkeley (p. 84), on serait porté à inférer que cette profession serait plus dangereuse que celle d'infirmier. Cependant Chomel a cité des observations de garde-malades qui ont contracté la maladie, et il fait remarquer que si ces observations ne sont pas plus communes, c'est vraisemblablement parce que ceux qui embrassent cette profession le font à un âge où il est probable qu'ils ont déjà eu la fièvre typhoïde; il ajoute que cette fièvre n'est pas rare chez les étudiants en médecine; mais que, pour en tirer une conclusion, il faudrait savoir si elle n'est pas aussi commune chez des jeunes gens du même âge qui suivent d'autres carrières.

Pour des raisons sur lesquelles il est inutile de revenir, la fièvre typhoïde est commune dans l'armée, et on ne saurait trop déplorer cet oubli, on pourrait dire ce mépris des lois élémentaires de l'hygiène, qui expose aux ravages d'une maladie si destructive l'élite de notre race.

§ 7. *Fatigues, exercices immodérés.* — Beaucoup d'observateurs ont fait aux fatigues, aux exercices immodérés une part dans l'étiologie de la fièvre typhoïde :

Febrem ardentem plerumque tum ex longo itinere tum ex longa siti fieri, a dit Hippocrate. *Causa : labor nimius, iter longum, delassatio immodica maxime æstate* (Van Swieten).

Le docteur Murchison leur conteste absolument toute influence; j'ai cru observer le contraire; souvent j'ai vu la fièvre typhoïde se développer après des courses ou des fatigues excessives; et je suis disposé à croire que cette ancienne opinion n'est pas dénuée de fondement. Sans doute ces circonstances sont impuissantes pour créer le germe de la maladie, contagium, mycrophyte, ou poison, quelle que soit la doctrine qu'on admette sur sa nature; mais elles peuvent augmenter la sensibilité de l'organisme à son impression, elles peuvent produire dans le terrain qui doit recevoir cet agent morbifique des modifications qui soient favorables à son évolution ou à son action. Ces conditions de terrain sont un élément très-important, indispensable pour que la maladie se développe, et je ne vois pas pourquoi on rejetterait *a priori* l'influence de certaines modifications subjectives, qui échappent, il est vrai, à une démonstration rigoureuse, mais qui ont paru à un très-grand nombre d'observateurs pouvoir être des causes auxiliaires du développement de la fièvre typhoïde. Dans l'épidémie de Vincennes, nous voyons le docteur Lauza insister sur les exercices forcés qu'on faisait faire aux jeunes soldats, et leur attribuer une part dans l'explosion de l'épidémie.

§ 8. *Acclimatement*. — Ce sont encore ces conditions de terrain qui expliquent le rôle de l'acclimatement, signalé pour la première fois par Petit et dont tout le monde aujourd'hui reconnaît l'importance : sur cent vingt-neuf malades observés par Louis, cent deux (:: 79 : 100) étaient à Paris depuis moins de vingt mois. Sur quatre-vingt-douze que Chomel a interrogés dans ce sens, soixante-quatre habitaient Paris depuis moins de deux ans (:: 67 : 100). Les recherches faites par le docteur Murchison à l'Hôpital des fiévreux de Londres ont donné des résultats confirmatifs de ceux-là ; quoique la proportion des nouveaux résidents soit beaucoup moins considérable : sur un total de près de deux mille malades, plus de 6 pour 100 ne comptaient pas trois mois de séjour, 16 pour 100 habitaient Londres depuis moins d'un an, 21,8 pour 100 y demeuraient depuis moins de deux ans, plus de la moitié y avaient passé toute leur vie.

Le docteur Murchison croit que le changement de quartier dans la même ville peut prédisposer à la maladie ; il a vu pendant l'espace de plusieurs mois, de plusieurs années, ceux qui venaient en visite dans une maison pris, peu après leur arrivée, de diarrhée ou de fièvre typhoïde, tandis que les habitants ordinaires de cette maison y demeuraient impunément (*loc. cit.*, p. 456).

« On peut, jusqu'à un certain point, dit Chomel, concevoir l'influence morbifique de l'acclimatement par l'état nouveau dans lequel se trouve l'individu qui vient habiter une grande ville, par le dérangement, qui en résulte pour lui, dans toutes les habitudes de la vie, les changements qu'il est obligé d'apporter dans sa manière de vivre, l'encombrement dans lequel il vit s'il est ouvrier ou étudiant ; à cela s'ajoutent les fatigues, les excès, les émotions morales qu'entraîne l'abandon du pays natal. Les médecins, qui admettent la contagion, ajoute Chomel, expliquent facilement pourquoi les individus qui viennent d'un pays où cette maladie ne règne pas actuellement, dans une ville où elle est endémique, en sont atteints à une époque ordinairement peu éloignée de leur arrivée, tandis que les habitants de ces mêmes cités en ont déjà été atteints, ou ne contractent la maladie que dans des circonstances tout à fait particulières ou même y échappent tout à fait (Chomel, *loc. cit.*, p. 315). »

Quoique le docteur Murchison rejette absolument l'explication tirée d'une attaque antérieure de la maladie, il me semble impossible de ne pas en tenir compte dans une certaine mesure, mais elle n'est pas applicable à tous les cas. Dans d'autres maladies que la fièvre typhoïde, l'organisme acquiert, par l'habitude d'être exposé à l'agent infectieux, une résistance plus grande, quelquefois même une sorte d'immunité. C'est ce qu'on observe pour la dyssenterie, pour la fièvre jaune, parfois pour la fièvre intermittente, soit que sous l'impression répétée d'une incitation anomale, l'organisme cesse d'y être aussi sensible, comme cela a lieu pour certains venins : pour celui des moustiques et des abeilles par exemple; soit que la pénétration lente, graduelle, continue de l'agent infectieux puisse y produire d'une manière sourde, latente, ce changement occulte, cette modification du terrain vivant qui ne se produit ordinairement que brusquement, violemment sous la forme d'une maladie spécifique et qui préserve d'une seconde atteinte.

Cette modification du terrain vivant, qui repousse l'agent morbifique, ne se prête pas à son action ou à son évolution, peut être primitive, congéniale, on l'a désignée sous le nom d'idiosyncrasique; il y a des gens réfractaires à la fièvre typhoïde comme il y en a de réfractaires à la variole.

§ 9. *Antagonisme.* — D'autres maladies, après avoir imprégné l'organisme, peuvent-elles le rendre inapte à subir la fièvre typhoïde, ou en d'autres termes, certaines maladies opposent-elles à cette fièvre un antagonisme? M. Murchison a discuté cette question, avec autant de science que de logique, pour la résoudre négativement. Non, il n'y a pas d'antagonisme entre la fièvre typhoïde et la tuberculose, comme le croyait Forget, de Strasbourg; entre la fièvre typhoïde et la fièvre intermittente, comme l'a avancé M. Boudin; entre la fièvre typhoïde et la scarlatine, comme l'ont prétendu MM. Stöber, Löschner et Friedleben. Ces maladies peuvent se succéder, se montrer dans les mêmes pays, dans les mêmes contrées.

Mais sans admettre ces antagonismes dans le sens qu'on donne à ce mot, il y a cependant souvent entre les différentes actions morbides *aiguës* une certaine incompatibilité, comme nous l'avons dit plus haut, qui fait que quand l'économie est sous la forte impression de l'une, elle est moins apte en général à en subir une autre. Mais cette incompatibilité ne paraît pas exister au même degré entre les affections aiguës et les affections chroniques ; un tuberculeux peut contracter la fièvre typhoïde (1).

Il n'y a aucun rapport étiologique entre la fièvre typhoïde et le typhus : l'une de ces maladies peut succéder à l'autre, et cette différence essentielle qui se manifeste dans leur marche et dans leurs symptômes s'accuse déjà dans leurs causes. La fièvre typhoïde est une maladie essentiellement endémique, dit le docteur Murchison (*loc. cit.*, p. 441), ce qui la distingue du typhus qui se montre sous forme épidémique. La fièvre typhoïde à Londres comme à Édimbourg et à Glascow n'a pas augmenté pendant la période d'acmé des épidémies typhiques, elle n'a pas diminué pendant leur déclin. Observée à Édimbourg dans ses caractères anatomiques spécifiques dès 1829, elle y a notablement augmenté pendant ces dernières années ; et *cette augmentation a coïncidé avec la suppression des vidangeurs* et la communication des fosses avec les égouts (p. 444). A Glascow elle paraît avoir diminué depuis l'installation de son excellent service d'eaux.

Nous n'admettons pas sans réserve cette assertion du docteur Murchison : elle n'est vraie que pour les grandes villes. Dans les petites agglomérations, la fièvre typhoïde revêt, le plus souvent, le caractère épidémique ; elle peut même se montrer sous cette forme dans les grandes villes ; Paris nous en offre en ce moment un exemple.

Quoique secondaires, les causes occasionnelles peuvent avoir une très-grande importance pour déterminer l'éclosion d'une maladie, comme en témoigne l'influence des saisons et des autres conditions atmosphériques.

Le même foyer peut renfermer les germes de plusieurs affections, qui évoluent successivement ou simultanément, suivant que les conditions extérieures leur prêtent ou non leur concours. A ce propos, je citerai une observation très-curieuse rapportée par le docteur Murchison, empruntée au docteur Ancelon ; elle est consignée dans les mémoires de notre Académie des sciences (*loc. cit.*, p. 352).

Pendant de nombreuses années, la fièvre typhoïde avait été endémique dans la commune de Guermange, en Lorraine. Chaque année, elle se

(1) Il y a quelques semaines encore, je recevais dans mon service un homme qui se plaignait de tousser et qui présentait les signes caractéristiques de la tuberculose pulmonaire. Bientôt se manifestèrent les symptômes d'une fièvre typhoïde ; il l'avait probablement contractée dans la salle, qui est en ce moment remplie de malades atteints de cette affection. Il succomba, et nous trouvâmes à l'autopsie, avec quelques dépôts caséiformes dans le poumon droit, les lésions caractéristiques de la fièvre typhoïde.

montrait dans la saison chaude; mais, depuis vingt-trois ans, elle avait disparu dans la partie nord de la commune, et sa disparition avait coïncidé avec la suppression d'une mare qui se trouvait dans cette localité. Dans la partie sud de la commune, il y avait, tous les trois ans, des épidémies de fièvres intermittentes, alternant avec des épidémies de fièvres typhoïdes et d'éruptions furonculeuses.

Ainsi, en 1829, épidémie de fièvres intermittentes; en 1830, fièvres typhoïdes; en 1831, furoncles; — les fièvres intermittentes reparurent en 1832, en 1835, en 1838, en 1841; — les fièvres typhoïdes, en 1833, 1836, 1839, 1842; — les furoncles, en 1834, 1837, 1840, 1843. — Dans cette partie de la commune était un vaste lac, appelé Indre-Basse, qui, tous les trois ans, était desséché et cultivé pendant une année; c'était pendant cette année de culture que se montraient les éruptions furonculeuses; les fièvres intermittentes apparaissaient l'année suivante, alors que le lac s'emplissait d'eau; il commençait à se sécher pendant l'automne suivant, et c'était le moment où sévissaient les fièvres typhoïdes, que M. Ancelon attribuait à la chaleur et à la décomposition de l'énorme quantité de matières organiques renfermées dans ce lac; il faut ajouter que les vidanges des habitations étaient dans de détestables conditions d'installation. On trouve dans les *Mémoires de l'Académie de médecine* plusieurs observations d'épidémies typhoïdes succédant au desséchement d'étangs. Il serait bien intéressant de savoir quelle espèce de matières organiques ces étangs pouvaient renfermer, et si des déjections de malades atteints de fièvre typhoïde n'y avaient pas été jetées.

Cette observation, qui termine les recherches étiologiques que j'ai entreprises, vient témoigner dans le même sens que les autres.

M. Ancelon dit que ce lac renfermait une énorme quantité de matières et de détritus organiques; les eaux des pluies y entraînaient les immondices des habitations, et quand ces matières étaient mises à nu par le retrait des eaux, quand le soleil les avait desséchées, la fièvre typhoïde éclatait. Une eau qui renferme des matières animales, et spécialement des déjections alvines, peut contenir le poison fébrigène, soit qu'elle en soit simplement le réservoir, comme le pense M. Budd, et comme bien des motifs portent à l'admettre, soit que ce poison puisse se multiplier hors du corps, et que cette eau ou le fond vaseux sur lequel elle repose en soient en quelque sorte les pépinières.

CHAPITRE XVI

Quelle que soit l'opinion qu'on adopte : au-dessus des discussions doctrinales, au-dessus des interprétations théoriques qui peuvent varier, se dégagent deux faits d'une importance cardinale, deux faits incontestables et incontestés :

1° C'est que les réservoirs qui contiennent les excréments humains sont habituellement, sinon toujours, les réceptacles ou les foyers d'origine du poison typhoïdique.

2° Les selles des malades atteints de fièvre typhoïde, si elles ne sont pas la seule source, le seul véhicule de ce poison, contribuent plus que toutes les autres matières putrides à le développer.

M. Murchison ne conteste pas ce fait, seulement il cherche à l'expliquer dans le sens de sa théorie.

Ce poison peut être transporté par l'air, par l'eau, par les vêtements, par les personnes qui soignent les malades, et s'attacher peut-être à quelques-uns des matériaux qui composent une maison.

Sur ces données qui me paraissent certaines, doit être fondée la prophylaxie de la fièvre typhoïde, mais, avant de l'exposer avec quelques détails, en prenant pour principal guide l'ouvrage de M. Budd, qu'on me permette de traduire quelques phrases de ce savant et éloquent médecin, dans lesquelles il en fait ressortir toute l'importance.

« Cette doctrine, dit-il, peut être soumise chaque jour au contrôle d'une épreuve pratique, qui ne peut entraîner aucun mal, si la doctrine est erronée, et qui, si elle est fondée, peut faire un bien incalculable.

» La science se transforme en devoir (*Science passes into duty*).

» C'est une question d'un intérêt immense, direct, immédiat. La vie de myriades d'individus peut dépendre de sa solution. Cette maladie fait, chaque année, d'innombrables victimes. Quel objet plus intéressant et plus noble pouvons-nous proposer aux efforts de la science que celui d'en prévenir les ravages ? Il ne s'agit pas ici de questions abstraites : de la pluralité des mondes ou de la théorie darwinienne, problèmes dont l'humanité peut, sans grands inconvénients, attendre la solution.

» A chaque heure du jour, ajoute le docteur Budd, des milliers de maisons sont le théâtre d'anxiétés cruelles et de luttes douloureuses ; et tout cela est l'ouvrage d'une ignoble matière, que nous pouvons rendre inoffensive par des précautions très-simples et d'une exécution facile, si ce que nous avons dit est vrai.

» Ce fléau sévit également contre le pauvre et contre le riche, plus intimement solidaires, dans cette circonstance, que nous ne le supposions peut-être : les membres de la grande famille humaine sont unis entre eux par mille attaches secrètes, auxquelles on ne songe guère ; et celui qui ne s'est pas attaché aux pauvres de son voisinage par des rapports d'affection et de charité trouvera peut-être un jour, mais trop tard, qu'ils étaient enchaînés ensemble par un lien qui peut les entraîner tous deux à la fois dans une commune tombe. »

Depuis plusieurs années, sur le territoire britannique, d'immenses travaux, provoqués en grande partie par l'association médicale, ont amélioré l'aménagement des vidanges et le service des eaux : quoique partiels et encore incomplets, ces efforts ne paraissent pas avoir été infructueux ; et le docteur Budd remarque que, dans les deux années qui ont précédé la publication de son dernier ouvrage, le chiffre de la mortalité causée par la fièvre typhoïde s'était considérablement abaissé. Ainsi qu'il le dit lui-même, une si courte expérience ne permet pas de conclure, mais elle peut être considérée comme un encouragement et une espérance.

CHAPITRE XVII

MESURES PROPHYLACTIQUES

Je crois ne pouvoir rien faire de mieux que de reproduire les conseils du docteur Budd, et, à Paris, cette année, j'en ai prescrit l'exécution dans ma pratique privée.

1° Il faut désinfecter les selles des malades au moment où elles sont rendues.

Beaucoup d'agents chimiques peuvent être employés pour cet usage. Ceux qu'il a principalement expérimentés avec succès sont le chlorure de chaux, le chlorure de zinc, le sulfate de fer, l'acide phénique et quelquefois le mélange de ces deux dernières substances.

Il croit le perchlorure de fer très-efficace.

La chaleur peut être regardée aussi comme un désinfectant, et il est prouvé qu'une température de cent degrés détruit le pouvoir du virus vaccin et du virus variolique.

Pour faire une solution désinfectante de sulfate de fer, il conseille d'en mettre environ 150 grammes par litre et d'en verser la contenance d'une tasse à thé, au moins, sur chaque évacuation.

Il croit que le chloralum pourrait être employé avec avantage.

Peut-être pourrait-on aussi faire usage de l'acide salycilique.

Dans nos maisons de Paris, où la même fosse sert pour tous les étages, il faut verser, deux ou trois fois par jour, des désinfectants dans la fosse, et mettre de la solution d'acide phénique en évaporation dans les cabinets d'aisance et dans les cuvettes des siéges, comme le prescrit également le docteur Budd.

Pour la solution d'acide phénique, le docteur Budd met 1 partie d'acide phénique (liquide de Calvert) dans 5 parties d'eau.

Le docteur Murchison conseille une solution au quarantième.

Le premier fait mettre dans la chambre du malade, ou à côté, un

grand bassin rempli d'un mélange de solution de sulfate de fer et de solution phéniquée, il en fait mettre constamment dans le vase de nuit
vide, et il en fait ajouter après chaque évacuation.

Quand la saison le permet, il entretient une libre ventilation dans la
chambre du malade, en faisant allumer du feu dans le foyer et en tenant les
fenêtres ouvertes. Il fait enlever les draperies et les tapis inutiles et écarter le lit de la muraille pour que l'air puisse circuler autour.

Deux bassins doivent être placés dans la chambre : un contient de
l'eau claire et l'autre une solution de chlorure de chaux ; ils sont destinés à laver les mains des gardes ; une petite provision de sable à récurer
et une pile de serviettes propres doit être mise à leur disposition.

Par cet appareil de précautions il veut imprimer, dans l'esprit des
personnes qui entourent le malade, un sentiment profond de la responsabilité qui leur incombe.

Je crois cependant qu'il y a un peu de luxe dans toutes ces prescriptions, qu'on peut les simplifier quelque peu ; et après avoir désinfecté,
comme nous l'avons dit, les selles et les cabinets d'aisance, s'en tenir
pour la chambre du malade à une vigilante propreté. La ventilation me
paraît devoir être pratiquée avec prudence. A Paris, où les complications thoraciques sont si fréquentes et souvent si graves, tout en renouvelant l'air avec soin et laissant les fenêtres ouvertes pendant quelques
heures chaque jour dans la belle saison, je pratique une ventilation
plus modérée, surtout si le malade a des sueurs ; il faut se rappeler avec
quelle facilité se produisent dans cette maladie des localisations congestives, et j'ai vu plusieurs fois des phénomènes graves succéder à des
ventilations imprudentes ou à des lotions froides pratiquées d'une manière inopportune. Je reviendrai, du reste, sur ce point, quand je discuterai le traitement général de la maladie.

Comme la fièvre peut avoir été causée par l'eau dont le malade faisait
usage, il est important d'examiner celle-ci, et, si on n'en est pas absolument sûr, de la faire bouillir ; il est utile de prescrire cette mesure à toutes
les personnes qui dans la maison font usage de la même eau. Le linge
de corps et les garnitures de lit doivent être plongés, dès qu'on les enlève, dans un seau d'eau où on aura ajouté une grande cuillerée de chlo
rure de chaux, qu'il croit plus commode pour cet objet que les autres
désinfectants. Il voudrait qu'on fît bouillir le linge souillé par des matières excrémentitielles, et que les objets de literie qui se refusent à cette
opération, comme traversins, oreillers, matelas fussent passés dans un
four chauffé à 148 degrés centigrades. J'ignore si les ménagères de

campagne accepteraient cette épreuve pour leurs literies ; et en adoptant ce qui regarde les linges souillés, je crois que, pour les matelas, on peut se contenter de les garnir d'une pièce soit de taffetas gommé, soit d'étoffe de caoutchouc ou de gutta-percha, qu'on lavera et qu'on pourra même asperger avec une solution de chlorure de soude, quand elle sera souillée par les déjections ; et après la guérison on prendra pour la literie les mesures que la prudence conseillera et que la position des malades permettra d'obtenir. Les personnes qui soignent les malades se laveront fréquemment les mains, et elles emploieront de l'eau chlorurée ou phéniquée, quand leurs mains seront souillées par les déjections. Après la guérison, leurs vêtements seront lavés et désinfectés (Budd, *loc. cit.*, p. 186), et au besoin même détruits. Si le malade succombe, il serait convenable de placer dans le cercueil quelques désinfectants.

Nous avons parlé plus haut des précautions à prendre pendant la convalescence et de la nécessité de continuer à désinfecter les cabinets et les fosses d'aisance, alors même que la diarrhée a cessé.

2° *Fosses et cabinets d'aisances.* — Pour désinfecter les fosses d'aisances l'acide phénique offre un avantage important : c'est que, s'il existe quelque communication entre la fosse et le réservoir qui fournit l'eau de la maison, circonstance, j'en suis convaincu, beaucoup plus commune qu'on ne croit, cette eau trahira cette dangereuse relation par l'odeur pénétrante et caractéristique d'acide phénique, qu'elle contractera aussitôt (1).

Les cuvettes des cabinets d'aisances devraient toujours être munies de soupapes qui les ferment hermétiquement et empêchent toute communication du cabinet avec l'atmosphère de la fosse, précaution ordinairement négligée dans les étages supérieurs des maisons, et dans les cabinets des rez-de-chaussée, destinés aux domestiques ; il en résulte que, trop souvent à Paris, dans des maisons élégantes, les escaliers et les vestibules sont infectés par l'odeur des vidanges.

Cette interruption est encore plus nécessaire quand la fosse communique avec les égouts.

Dans les pensions, dans les établissements publics ou privés, dont les

(1) J'ai observé cet accident, à Paris, avec l'eau des puits, à la campagne, avec de l'eau de citerne, dans plusieurs endroits ; elle fournit au nez, quand on en aspire quelques gouttes, une odeur repoussante. Sa surface se couvre, au bout de très-peu de temps, d'une sorte de croûte d'aspect graisseux, quelquefois irisée. Le microscope fait voir des matières organiques et des sels ammoniacaux, quand on la laisse s'évaporer sur une lame de verre.

cabinets d'aisance sont ouverts à une foule de personnes qui viennent du dehors, qui peuvent sans qu'on le sache être dans la première période de la maladie, ou présenter cette forme accompagnée de symptômes très-légers qui n'empêchent pas le malade de sortir, et qu'on a désignée sous le nom de *forme ambulatoire*, il faudrait pratiquer ce que le docteur Budd appelle une désinfection préventive, en jetant des liquides désinfectants dans les fosses, ou mieux encore en approvisionnant les réservoirs des water-closets avec de l'eau désinfectante.

Dans la campagne où les fosses sont ordinairement de simples cavités creusées dans le sol, il faudrait faire creuser à quelque distance de l'habitation, et loin des puits et des citernes, des cavités dans lesquelles les selles désinfectées seraient jetées et immédiatement recouvertes de quelques pelletées de terre.

Cette dernière mesure devrait, comme mesure générale, être enseignée et prescrite à tous les paysans. Non-seulement la terre est un désinfectant, mais, mêlée aux matières excrémentitielles, elle transforme en un engrais précieux ces matières, que dans beaucoup d'habitations, avec une déplorable incurie, on laisse perdre et s'infiltrer dans le sol, d'où quelquefois elles pénètrent jusque dans le puits voisin.

Toutes les fois que cela sera possible, on devrait exiger que les fosses aient un revêtement intérieur en maçonnerie ou en briques recouvert de ciment; on éviterait ainsi les infiltrations dans le sol.

Il y a des villes où les matières fécales et toutes les ordures des maisons sont jetées dans de petites ruelles étroites ou venelles qui séparent le derrière des maisons et tiennent lieu d'égouts; ce système devrait être sévèrement interdit.

3° *Eau potable.* — Si l'eau qui est donnée aux malades et aux habitants d'une maison doit être l'objet d'un sérieux examen, parce qu'elle peut être suspecte, cette surveillance doit s'étendre à toutes les eaux qui servent à l'alimentation et même à celles qui sont destinées à laver les vases qui contiennent des aliments. Les épidémies nombreuses de fièvres typhoïdes produites par des eaux contaminées, et entre autres celles de Richmond Terrace (obs. XIX), de Cowbridge (obs. XXI), de Croydon (obs. XXVI), de Bedford (obs. XXII), de Guildford (obs. XXIII), de Breslau (obs. XXV); les nombreuses épidémies produites par du lait renfermé dans des vases lavés avec des eaux impures et probablement aussi adultéré lui-même par le mélange de ces eaux, démontrent l'importance de ce précepte. Les Romains l'avaient compris, et leur premier soin, quand ils voulaient fonder une ville, était d'y assurer le service des eaux potables ; ils ne voulaient pas employer à cet usage l'eau des rivières qui sont un réceptacle d'immondices ; souvent ils faisaient venir cette eau à grands frais de distances considérables. Rome avait douze grands aqueducs qui y apportaient une eau excellente.

Combien longtemps sommes-nous restés sur ce point en arrière de la civilisation antique, et comme nous sommes encore, malgré de très-louables efforts, loin de l'égaler (1).

Sans demander une installation aussi somptueuse du service des eaux, il devrait être l'objet d'une inspection scrupuleuse. Des instructions pourraient être données dans ce sens aux maires et aux officiers municipaux, qui se feraient assister par les médecins ou les pharmaciens de la localité, pour éveiller chez nos administrateurs la préoccupation des soins hygiéniques qu'exige une cité. Rien n'est plus facile que de constater le mélange des eaux potables avec des détritus organiques. Nous en avons déjà indiqué plusieurs signes qui accusent cette contamination ; il y en a beaucoup d'autres : Quand, dans un verre d'eau contenant des matières organiques, on verse, dit le docteur Murchison, deux ou trois gouttes du liquide de Condy (solution de permanganate de potasse), l'eau, qui était devenue rose, au bout d'une demi-heure perd cette teinte ou tourne au jaune. Si on emplit à moitié avec cette eau une petite bouteille qu'on bouchera avec de l'ouate pour empêcher l'introduction des ferments contenus dans l'air, elle acquerra plus ou moins rapidement une odeur putride.

Quand on est obligé de faire usage d'une eau suspecte, il faut la faire bouillir et la filtrer à travers du charbon de bois.

Il faudrait surveiller aussi l'eau dont on fait usage pour fabriquer certaines boissons comme le cidre et la bière. Il n'est pas démontré que la fermentation y détruise les germes fébrigènes qu'elle peut renfermer. Il serait d'autant plus utile d'être éclairé sur ce point que, dans certaines contrées, on choisit de préférence pour fabriquer le cidre l'eau de mare comme étant plus douce ; or ces eaux, chacun le sait, sont toujours saturées de détritus organiques.

(1) L'eau du canal de l'Ourcq, qui est loin d'être une eau irréprochable, est distribuée, dans beaucoup de maisons de Paris, comme eau alimentaire ; elle devrait être réservée pour l'arrosement.

J'ai entendu dire à des médecins militaires qu'au début de la colonisation algérienne on construisait des villages qui n'avaient pour boisson qu'une eau saumâtre et remplie de détritus organiques, et les ruines des aqueducs romains, qui existaient à quelque distance, attestaient combien la civilisation antique avait été plus prévoyante et combien l'hygiène y avait été mieux entendue.

4° *Vidanges. Conclusion des mesures prophylactiques.* — Les vidanges
sont une de ces plaies nécessaires qui forment le revers de la médaille
de la civilisation.

Élevez des palais, ouvrez de somptueuses avenues, l'homme porte
avec lui des infirmités dont il est tributaire. Ce sont des ennemis avec
lesquels il doit vivre et dont il faut tâcher d'atténuer les inconvénients.

Certes nos vidanges sont loin d'être parfaites. La prétendue désinfection imposée aux entrepreneurs de cette industrie est illusoire, et si elle
satisfait les inspecteurs de police, nos nez protestent chaque soir, dans
un grand nombre de rues de Paris, contre la manière dont est exécuté
cet article du règlement sanitaire.

On devrait exiger une désinfection sérieuse, efficace.

On devrait dans les maisons exiger à tous les étages des cuvettes à
l'anglaise, munies d'un système de soupapes et d'irrigation, qui inter-
cepterait toute communication entre les fosses et l'atmosphère des
maisons.

Quand on vide les fosses d'aisance, depuis un certain nombre d'années, on permet à Paris l'écoulement dans les égouts des matières
liquides de ces fosses qui, autrefois, étaient portées à Montfaucon ou à
Pantin.

Plus récemment encore on a permis et on vend, à titre de concession,
des communications permanentes avec les égouts.

Il y a là, d'après ce que nous venons de dire, un danger très-sérieux
et très-menaçant pour la santé publique. Vienne une épidémie de fièvre
typhoïde ou de choléra ; si, comme j'en suis convaincu, les déjections
alvines sont le principal véhicule, la principale condition de la contagion de ces maladies, ces eaux de vidanges lâchées dans les égouts char-
rieront le principe générateur dans toute la ville; elles l'exhaleront dans
l'air des rues par ces larges soupiraux qui, pendant l'été, répandent
souvent des émanations d'une insupportable fétidité, et dans l'atmosphère
des maisons par ces communications nouvelles si imprudemment ouvertes (1).

L'assimilation de ce nouveau système avec celui qui est adopté à
Londres et dans d'autres villes est complétement erronée. — Nous avons
vu, en parlant de l'épidémie de Bruxelles, les précautions ordonnées

____

(1) Ceci a été écrit avant l'invasion de l'épidémie de fièvre typhoide qui sévit en ce
moment à Paris, et qui s'y montre avec une violence que je n'avais jamais observée
depuis quarante-quatre ans que je fréquente les hôpitaux.

pour munir de soupapes, dont la pression est soigneusement calculée, les regards d'égouts qui communiquent avec les rues, et les tuyaux qui se rendent dans les maisons. L'expérience avait enseigné que ces communications étaient très-dangereuses, qu'elles étaient en partie responsables de la meurtrière épidémie qui, pendant plus d'un an, a ravagé la ville ; et on parle de les établir chez nous !

A Londres les égouts ou *sewers* sont de larges tuyaux parfaitement clos qui communiquent avec les maisons par des ouvertures garnies de soupapes ; dans toutes les maisons de moyenne aisance, les cabinets sont admirablement tenus, parfaitement irrigués, on n'y sent aucune odeur, même quand la porte est ouverte, tandis que trop souvent chez nous la senteur du lieu s'échappe à travers la porte fermée. Ces *sewers* sont munis, de distance en distance, de tuyaux de ventilation qui en portent les gaz au-dessus des toits des maisons.

Ceci ne me paraît pas la perfection, quoique peut-être ce soit inévitable ; rien ne prouve que ces émanations restent dans les régions élevées où elles sont conduites et qu'elles ne puissent pas s'abaisser dans les couches de l'atmosphère qui sont aspirées par des poumons humains.

Cependant, soit qu'elles soient immédiatement balayées par les courants aériens, soit qu'elles soient neutralisées par ces torrents de vapeurs charbonneuses qui remplissent le ciel de Londres, on ne sent pas en été, dans les quartiers aisés de cette grande ville, ces odeurs qui, dans cette saison, se font si désagréablement sentir à Paris, même dans les quartiers opulents. J'ai été frappé du contraste ; l'idéal pour ces gaz des égouts serait, comme on le fait partiellement, je pense, à Bruxelles, de les conduire dans des usines pour être brûlés.

Ainsi, à Londres, les égouts ne communiquent pas en général avec l'air des rues, ni avec l'air des maisons bien installées ; greffer ce système sur notre système d'égouts, qui coulent dans de vastes lits, sous des voûtes dont l'atmosphère communique largement avec celle des rues, et qui communiquerait alors également avec celle des maisons, dont les cabinets d'aisance ne sont pas installés comme ceux de Londres, serait une coupable imprudence.

Soustraire les habitations aux émanations des excrétions que l'homme rejette au dehors, ou au moins rendre ces émanations inoffensives est un des points les plus importants de l'hygiène publique. Un des plus anciens et le plus grand des législateurs, Moïse l'avait compris, et il avait fait aux Israélites, pendant leurs campements dans le désert, une prescription que Voltaire a raillée sans en comprendre l'admirable sagesse : ils devaient, quand ils voulaient satisfaire les besoins de la nature, sortir de l'enceinte du camp, creuser un trou dans le sable avec un bâton pendu à leur ceinture, y déposer leurs déjections et les recouvrir de sable. Il évitait ainsi le typhus et la dysenterie qui, dans les temps modernes, dévastent encore nos armées, au milieu de camps où les immondices des hommes et des chevaux s'accumulent autour des tentes ; et dans nos casernes, que de fois on a signalé des épidémies de fièvres typhoïdes très-meurtrières, produites par des imprudences qu'il eût été facile d'éviter !

Si nous comparons notre situation sous ce rapport à celle que le législateur d'Israël avait établie, nous sommes obligés de convenir que si nous l'emportons énormément sur ses guerriers par les perfectionnements que nous avons apportés et que nous apportons encore tous les jours aux instruments de destruction, nous leur sommes très-inférieurs sous le rapport de l'hygiène dont toutes les institutions de Moïse attestent une préoccupation constante et une science profonde.

Les préjugés vulgaires semblent attacher plus de prix à l'art de détruire qu'à l'art de conserver.

Mais le temps fera justice de cette erreur ; et si la statue de Jenner, qui a sauvé des milliards d'hommes, tardivement élevée, a été retirée de Trafalgar Square, où on plaçait celle du général qui a réprimé le dernier soulèvement de l'Inde avec une impitoyable cruauté, devant l'histoire qui est la conscience de l'humanité, l'un est aussi grand que l'autre est imperceptible.

Une partie du genre humain s'épuise pour inventer et perfectionner des engins destructeurs, utiles sans doute, mais qui, trop souvent, sont plus encore un encouragement donné à l'aggression qu'une sécurité assurée à la défense.

La conservation de l'espèce humaine à laquelle nous sommes tous intéressés par nous, par les nôtres, mérite bien d'attirer l'attention des sociétés et le concours de ceux qui ont pour mission de les sauvegarder et de les diriger. Pourquoi ne fonderait-on pas une association internationale pour étudier les causes des maladies épidémiques, pour encourager ceux qui se livreraient à cette étude et pour récompenser ceux qui lui feraient faire quelques progrès, et ceux surtout qui en trouveraient la prophylaxie.

Je terminerai par une citation du docteur Budd :

« L'homme qui subjugue, pour les faire servir à ses usages, les forces les plus titaniques de l'univers, pourrait-il rester toujours à la merci de ces ignobles choses? C'est une antithèse trop violente pour être permanente. La soumission des puissances de la nature à notre volonté m'a toujours paru impliquer, comme conséquence et complément, l'espoir d'arriver à mettre sous nos pieds les fléaux naturels. »

FIN

AVANT-PROPOS

Depuis que j'ai publié ces études sur l'étiologie de la fièvre typhoïde, tous les travaux qui ont paru sur cette question m'ont affermi dans l'opinion que j'avais défendue et que de nombreuses observations sont venues confirmer.

En exposant et en adoptant les idées de Budd sur la présence d'un contage dothiénentérique dans les déjections des malades atteints de cette affection, je n'ai pas accepté, comme on l'a dit, cette doctrine sans réserve et sans restrictions.

En montrant ce qu'elle avait de positif et de démontré, je n'ai pas caché ce qu'il y avait d'hypothétique dans les conclusions exclusives de l'auteur sur l'origine de ce contage. J'ai même indiqué (p. 99) la possibilité, pour ce contage, d'autres habitats et d'autres véhicules que les déjections intestinales des dothiénentériques. Cette question jusqu'ici reste irrésolue.

Quant à la nature intime du contage, la théorie de M. Klein, que j'avais combattue, ne compte plus actuellement aucun partisan.

Les découvertes annoncées par M. Koch et par d'autres micrographes allemands de micrococcus spécifiques trouvés chez les malades atteints de fièvre dothiénentérique, n'ont pas été confirmées et surtout manquent du contrôle de la culture et de l'inoculation, le seul criterium incontestable de la spécificité de ces microbes.

Les admirables travaux de M. Pasteur nous permettent d'espérer une solution définitive de tous ces problèmes auxquels l'attention universelle est pour ainsi dire suspendue.

Cette solution ne réserve pas seulement à nos ardentes espérances des lumières qui éclaireront les points les plus obscurs de notre science, mais elle nous donnera probablement des armes efficaces pour prévenir et combattre les maladies les plus funestes à notre espèce.

On comprend que pour conquérir de pareils résultats de généreuses impatiences produisent parfois des théories prématurées qui tombent sous le coup de la critique scientifique.

Mais c'est le cas de répéter l'axiome de Gaubius que Chomel avait pris pour devise : *Melius est cohibere gradum quam per tenebras illidere.*

CHAPITRE PREMIER

§ 1. — La fièvre dothiénentérique ou typhoïde, dont nous avons étudié les causes, peut se montrer, avons-nous dit, sous tous les climats ; elle paraît cependant plus fréquente dans les pays septentrionaux et dans ceux qui jouissent d'une température modérée que dans les contrées intertropicales. Peut-être dans ces dernières la dissémination plus grande des habitations, des habitudes hygiéniques très différentes de celles des autres pays, ont-elles plus contribué à la rareté relative de la maladie que les influences climatériques.

L'histoire de la médecine nous montre également que cette affection existait dans les temps les plus reculés.

On en retrouve le tableau dans plusieurs observations des livres hippocratiques ; et, si l'on peut admettre, avec Littré, qu'un certain nombre des fièvres continues, décrites dans ces livres, étaient des fièvres sub-continues rémittentes à forme typhoïde qu'on observe dans les contrées où règne la malaria, d'autres faits et d'autres descriptions paraissent évidemment se rapporter à la fièvre dothiénentérique.

Ainsi on peut lui appliquer la description du typhus qui est dans le quarante et unième chapitre du livre des *Affections internes* et dont les principaux symptômes étaient une fièvre violente, une chaleur intense, la dépression des forces, l'impotence des membres, des coliques, des selles fétides. Ces troubles intestinaux si accentués appartiennent à la dothiénentérie bien plus qu'au typhus ; et, chose remarquable, à propos du traitement, Hippocrate conseille *les lotions et les applications froides quand la chaleur est très intense*, méthode thérapeutique qu'on a voulu généraliser dans ces derniers temps.

Dans le livre des *Epidémies*, plusieurs observations semblent également se rapporter à la dothiénentérie, entre autres celle de Silenus qui mourut le onzième jour d'une fièvre continue, sans apparence de rémission, avec diarrhée, délire, phénomènes ataxiques, et qui, le *huitième jour*, avait présenté une *éruption de petites taches rouges* ressemblant à de l'acné.

Forget et Murchison ont cité, en faveur de l'opinion que je défends ici, des passages empruntés à la collection hippocratique et qui ne sont pas moins concluants : dans le livre II, § 2 du *Traité des maladies vulgaires*, Hippocrate décrit, comme symptômes de la fièvre ardente d'été, la diarrhée, la somnolence, le délire, des urines rares, des épistaxis, des parotides, des éruptions miliaires et d'*autres semblables à des piqûres de moucheron, non prurigineuses, survenant du septième au neuvième jour*, de la dureté de l'ouïe. Au début, on observait du frisson, de la jactitation, de l'injection de la face, une céphalalgie sus-orbitaire, de la pesanteur de tête, de la courbature, de la faiblesse dans les membres (1). Et dans le premier livre des *Épidémies*, Hippocrate dit que, pendant *deux automnes* consécutifs il observa des cas de fièvre continue caractérisée par de la diarrhée, des selles fétides, des vomissements bilieux, de la tympanite, de la douleur abdominale, des éruptions rouges, des épistaxis, de l'insomnie, une tendance au coma et au délire, avec soubresauts des tendons, des rémissions irrégulières, une durée prolongée et une grande émaciation (2).

L'existence de rémissions dans un état fébrile continu n'est pas, quoi qu'en dise Littré, un argument valable pour repousser l'idée d'une fièvre dothiénentérique. Non seulement cette fièvre est essentiellement rémittente, mais, dans les contrées où sévit la fièvre intermittente et sous l'influence d'une complication *malarique*, elle peut présenter, surtout au début et à la fin, une rémittence beaucoup plus accusée.

Nous avons pu observer à Paris ce complexe pathologique, après les grands travaux de terrassements exécutés par M. Haussmann ; il avait d'ailleurs été parfaitement indiqué par Torti ; et le professeur Baccelli en a donné une intéressante description.

Les autres motifs allégués par Littré pour nier l'indication de la fièvre typhoïde dans les écrits hippocratiques ont encore moins de valeur: ainsi, il ne croit pas devoir attribuer à cette fièvre certains symptômes mentionnés par Hippocrate, comme une douleur post-cervicale, la tension et la sensibilité des hypocondres, la rapidité du dénouement dans

(1) Forget, *l. c.*, p. 4.
(2) Murchison *l., c.*, p. 420.

quelques cas à terminaison funeste, la sécheresse précoce de la langue,
la possibilité d'une rechute: tous ces phénomènes sont observés dans
la fièvre dothiénentérique, et les deux premiers s'y montrent même très
souvent.

Ne trouvera-t-on pas encore vraisemblable qu'il s'agissait de la dothiénentérie dans ces fièvres qui se jugeaient en général le vingtième jour,
mais qui pouvaient se prolonger jusqu'au quarantième et au delà, dans
ces fièvres ardentes accompagnées d'une chaleur âcre, de sécheresse de
la peau, de la bouche et de la langue qui devenait sèche, noire, comme
brûlée, avec lassitude extrême, inappétence, toux, anxiété, insomnie, délire, coma, convulsions. On peut y rattacher encore cette épidémie de fièvres qui provoquaient l'avortement chez les femmes enceintes,
des épistaxis, des règles abondantes.

Si j'ai insisté sur les passages des livres hippocratiques qui me
paraissent se rapporter à la fièvre typhoïde, c'est pour me justifier de
ne pas adopter l'opinion de Littré.

On est généralement d'accord pour appliquer à la dothiénentérie la
description de la fièvre hémitrite tracée par Galien et par les médecins
de son école.

Pour ne pas entrer dans de fastidieux détails, je me contenterai d'indiquer les médecins dont les travaux ont préparé la doctrine pyrétologique actuelle, soit en affirmant l'unité de ces diverses formes fébriles
dont on avait fait des espèces nosologiques distinctes, soit en découvrant
dans l'intestin la lésion caractéristique de la maladie (1).

§ 2. — Le pressentiment de l'unité des fièvres continues s'est présenté à l'esprit des cliniciens avant que l'anatomie pathologique lui eût
donné une sanction.

Ainsi, dès 1591, Frascator regardait les fièvres *inflammatoire*,
bilieuse, *pituiteuse*, etc., comme des formes de la fièvre pétéchiale.
Mais, par cette dénomination, on voit qu'en s'approchant plus de la
vérité que la plupart des pathologistes qui lui ont succédé, il confondait,
comme beaucoup de médecins l'ont fait après lui et jusque dans ces
derniers temps, la fièvre typhoïde et le typhus.

Au commencement du dix-septième siècle, Spigel fut le premier qui

---

(1) Dans son *Traité de l'entérite folliculeuse*, Forget, p. 1 à 66, a publié sur l'historique de la fièvre dothiénentérique un travail intéressant qui aurait plus de valeur si
un parti pris systématique et son enthousiasme pour Broussais ne troublaient ses appréciations. — Murchison a traité cette question historique d'une manière plus concise
mais plus impartiale, *l. c.*, p. 420.

indiqua nettement la lésion intestinale : décrivant une fièvre qu'il avait fréquemment observée en Italie, caractérisée par des douleurs abdominales, de la diarrhée, quelquefois du méléna, des vomissements bilieux, de l'insomnie, du délire, de la léthargie, il ajoute qu'à l'autopsie il constata une inflammation avec gangrène de l'intestin grêle et du gros intestin. Dans plusieurs observations qu'il rapporte, l'iléum était sphacélé, dit-il, dans la partie qui s'unit au cæcum ; dans un autre cas, occupant le même siège, le sphacèle était étendu à une portion considérable de l'iléon (1). Il soutenait cependant que la fièvre n'était pas symptomatique de cette inflammation locale, mais dépendait de la pénétration d'une substance putride dans les veines. C'était la forme que revêtait alors l'idée d'un germe infectieux.

Sans être aussi explicite, Baillou, dès 1640, signalait aussi la lésion intestinale : je crois, dit-il, que presque toutes les fièvres, j'en excepte quelques fièvres symptomatiques, ont leur cause dans la mésentère ; et plus loin, il ajoute : la surface de l'intestin est enflammée (2).

Dans le même siècle, en 1652, Bartholin et Fanarolus, dans une fièvre qui fit à Rome beaucoup de victimes, trouvèrent les intestins comme brûlés.

En 1659, Willis décrivait en Angleterre une fièvre différente de la fièvre pestilentielle, c'est-à-dire du typhus, qui s'en distinguait par sa moindre contagiosité, par sa plus longue durée, par sa tendance à amener des complications locales, et parce qu'elle était accompagnée d'ulcères et de pustules dans l'intestin grêle qu'il comparait aux pustules varioliques, et qu'il regardait comme une espèce de dysenterie (3). Malgré cette dénomination erronée, il n'est pas douteux que Willis avait observé la fièvre typhoïde, l'avait distinguée du typhus et en avait constaté les lésions caractéristiques.

C'est donc à tort qu'on attribue généralement l'honneur de cette découverte à Baglivi qui eut, le premier cependant, le mérite de généraliser la connexité des lésions intestinales avec la fièvre hémitrite (dothiénentérique) à laquelle il donna le nom, qui a été réinventé depuis, de *fièvre mésentérique*, affirmant qu'elle était toujours accompagnée et qu'elle dépendait d'une inflammation des intestins et d'un engorgement des glandes mésentériques (4).

(1) Murchison, p. 421.
(2) Forget, p. 5.
(3) Murchison, Forget, *ibid*.
(4) Baglivi, 1696.

En 1699, Fréd. Hoffmann parle d'une fièvre semi-tierce qui présentait des symptômes analogues à ceux de la dothiénentérie, et dans laquelle on trouvait les intestins gangrenés; mais il en voit si peu les limites nosologiques, qu'il décrit comme distincte une fausse fièvre pétéchiale qui débutait par des vomissements et de la diarrhée, et dans laquelle on observait, le septième jour, une éruption de papules saillantes qui disparaissaient sous la pression (1).

Bien autrement nette et plus conforme aux données de la science moderne est l'opinion de Strother, citée par Murchison (2), qui, décrivant une épidémie de typhus observée à Londres en 1727, le distingue de la *fièvre lente* aux débuts insidieux, aux surprises funestes, qui offre souvent un caractère rémittent et est symptomatique d'une inflammation et d'ulcérations de l'intestin avec tuméfaction du foie et de la rate.

Cette distinction si importante et si oubliée depuis, fut confirmée par les travaux de Gilchrist et de Browne-Langrish, en 1734 et 1735; ce dern'er donna à cette fièvre, qu'il distinguait du typhus, le nom de fièvre lente nerveuse, quoiqu'on attribue cette dénomination à Huxham qui ne publia son *Essai sur les fièvres* que quatre ans plus tard (2).

Vers la même époque, en 1741, dans son *Traité des fièvres malignes*, Chirac disait que chez les malades qui succombaient, on trouvait l'intestin enflammé et parsemé de taches livides.

Quelques années après, dans une discussion avec de Haën, Pringle établit nettement la distinction entre la fièvre pétéchiale et la fièvre miliaire de de Haën, qui n'était autre que la dothiénentérie, nommée ainsi à cause des sudaminas et des éruptions miliaires qui l'accompagnent souvent.

Stoll, successeur de Haën, revint à la dénomination de fièvre lente nerveuse ou fièvre pituiteuse; il rapporte l'observation curieuse d'un jeune garçon présentant les symptômes qu'on a décrits depuis sous le nom de *typhus ambulatorius* : diarrhée, vomissements, coliques, avec une fièvre si légère qu'il venait tous les jours chercher ses médicaments à l'hôpital; il mourut, le quatorzième jour, d'une péritonite par perforation de la partie inférieure de l'iléum; les intestins grêles étaient enflammés et gangrenés, les glandes mésentériques étaient tuméfiées.

Les passages de Morgagni qu'on a rapportés aux lésions dothiénentériques sont obscurs et insignifiants. [Lettres IV (26) et XXXI (3).]

(1) Hoffmann, t. II, cap. v et x.
(2) Murchison, *l. c.*, p. 423.
(3) Forget, *l. c.*, p. 8.

Beaucoup de médecins ont considéré comme appartenant à la dothiénentérie l'épidémie de Gottingen décrite en 1760 par Rœderer et Wagler,
mais Chomel et Murchison font remarquer qu'il s'agit d'une maladie
toute différente et probablement d'un typhus compliqué de dysenterie;
dans les autopsies que ces auteurs ont rapportées les lésions existaient
constamment dans le gros intestin. Une seule fois ils ont noté le
gonflement des glandes isolées et agminées de l'intestin grêle, mais
sans ulcérations.

Les lésions de l'intestin grêle, dans la fièvre lente nerveuse, n'avaient
pas échappé à l'observation de Hunter. Son musée en renferme deux
préparations, dont une a été reproduite par Baillie dans son *Atlas d'a-
natomie pathologique*.

Ainsi, depuis plus de deux siècles, des observateurs de tous les pays,
mais surtout les Italiens et les Anglais, avaient signalé l'existence des
lésions intestinales dans la fièvre que nous avons appelée depuis fièvre
typhoïde ou dothiénentérique. Depuis plus longtemps encore on avait
entrevu l'unité spécifique des différentes formes morbides que revêt la
maladie. Dans la Grande-Bretagne, où le typhus et la fièvre dothiénentérique sont constamment en présence, on avait nettement séparé et
distingué ces deux fièvres infectieuses; on s'étonne qu'une notion d'une
évidence si saisissante et que l'observation de chaque jour permettait
de vérifier, ait pu s'obscurcir au point que les travaux de Stewart, de
Gehrard et de Lombard aient paru mettre en lumière une vérité nouvelle. Peut-être faut-il l'attribuer à l'influence que Cullen exerça sur ses
contemporains, non pas sans protestation cependant : car le Dr Vaughan,
le Dr Darwin, Macbride, et plus tard Willan (1) s'élevèrent contre la
confusion introduite par le célèbre nosologiste entre la fièvre lente nerveuse et le typhus des prisons.

La France n'avait joué qu'un rôle assez effacé dans ces luttes scientifiques, recevant plutôt que donnant le mouvement; mais au commencement de ce siècle, elle a pris une glorieuse revanche, et c'est de notre
pays que sont sortis tous les grands travaux qui ont fixé ce point si fondamental de la pathologie; et ces travaux ont été comme le signal de
la révolution qui s'est accomplie depuis lors dans la science médicale et qui en a renouvelé toutes les parties.

Prost, dans un ouvrage publié en 1804, ouvrit la marche : « Il avait
examiné au moins 150 cadavres de personnes qui avaient succombé à

____

(1) Murchison, *l. c.*, p. 425.

des fièvres ataxiques, sans pouvoir constater de lésions cérébrales ; mais toujours il avait vu des inflammations de la membrane muqueuse des intestins avec ou sans excoriation (1), » et plus loin : « les fièvres muqueuses, gastriques, ataxiques, adynamiques, ont leur siège dans la membrane muqueuse des intestins ; elles résultent des altérations diverses de cette membrane (2). » Ainsi Prost a reconnu la lésion caractéristique des fièvres continues ; parmi les autopsies dont il rapporte les observations, on en trouve 16 qui se rapportent évidemment à la fièvre dothiénentérique : il a touché la solution du problème qu'il demandait à l'anatomie pathologique comme pouvant seule y conduire. Il a indiqué l'unité des fièvres en les rattachant toutes à une même lésion, mais il n'a vu dans cette lésion qu'une inflammation banale, dont l'ulcération n'était qu'un degré, il n'en a pas compris le caractère spécifique, et il a avancé, ce qui est une erreur, que l'intensité des symptômes était proportionnelle à celle des altérations organiques de l'intestin.

Broussais ne fit que reproduire, en les généralisant, les idées de Prost et en les revêtant de son style passionné.

Cruveilhier nous apprend, dans son *Traité d'anatomie pathologique*, que, dès 1812, les élèves de l'Hôtel-Dieu qui, sous l'impulsion donnée par Bichat, cultivaient l'anatomie pathologique avec ardeur, connaissaient la lésion caractéristique des fièvres continues, la diagnostiquaient pendant la vie, et, frappés de l'inanité de la nomenclature pyrétologique créée par Pinel, donnaient aux fièvres continues le nom de fièvres intestinales (3), dénomination qui lui fut plus tard appliquée en Angleterre (*enterie fever*).

L'année suivante (1813), Petit et Serres donnaient un corps et une formule à ces idées déjà répandues dans une partie du corps médical parisien ; et dans leur *Traité de la fièvre entéro-mésentérique* ils décrivaient avec exactitude les symptômes de la maladie et les lésions qui l'accompagnent ; ils attribuaient ces lésions à l'introduction dans l'organisme d'un principe délétère qui, absorbé par l'intestin, *infectait* toute l'économie : ainsi, ils ont bien reconnu et le caractère infectieux de la maladie, et la spécificité des lésions qu'avec Willis et Lecat (4) ils comparèrent aux pustules varioliques ; mais ils subordonnèrent la fièvre aux

(1) Prost, *Médecine éclairée par l'ouverture des corps*, p. ix, 1804.
(2) *Id., ibid.*, p. xxii.
(3) *Anatomie pathologique*, septième livraison.
(4) Lecat, en 1764, appela la maladie petite vérole gangréneuse, mésentérique. Cité par Forget, *l. c.*, p. 33.

lésions et la gravité des symptômes à celle des altérations anatomiques.
Ils n'ont pas reconnu le siège de celles-ci, bien qu'ils en aient assez fidèlement exposé les caractères ; et intimidés par l'autorité dont jouissait alors
Pinel, ils ont placé leur fièvre à côté des siennes sans oser en affirmer
l'identité. Ils paraissaient croire qu'il s'agissait d'une espèce nouvelle ;
mais, chose curieuse signalée par le docteur Rathery dans un intéressant
travail sur l'historique de la fièvre typhoïde, Petit, dans l'introduction
de son livre, indique la division de la maladie en deux périodes, période
d'infection et période de réparation, division dont on a fait honneur à
Hamernyk et qu'on a même considérée comme une grande découverte
(Rathery, p. 21).

Jusque-là, la question avait surtout été attaquée par le côté anatomique, et ce point de vue trop exclusif avait fait exagérer la part qui
appartenait aux lésions dans le syndrome morbide. Il fallait qu'un
médecin soumît toutes ces données au contrôle de la clinique pour les
synthétiser dans leurs justes rapports : ce médecin a été Bretonneau. Il a
même vu le premier ce que les anatomistes n'avaient pas vu : que les
lésions intestinales avaient leur siège dans les follicules isolés et agminés de l'intestin ; il affirma, le premier, que ces lésions étaient la manifestation d'un principe spécifique qui pouvait se transmettre du malade
à l'homme sain. Il reconnut la nature inflammatoire des lésions, tout
en affirmant que c'était une inflammation toute spéciale et absolument
distincte des autres phlegmasies intestinales.

Enfin, réfutant Prost, Broussais et Petit, il montra qu'il n'y avait pas
de rapport nécessaire entre la gravité des symptômes de la fièvre et
l'étendue des lésions de l'intestin. Il insista sur l'analogie de ces lésions
avec celles qui caractérisent les exanthèmes, assimilation très attaquée,
très discutable en effet si on l'applique à l'évolution de ces lésions,
mais qui ne me paraît pas très condamnable, si, comme cela était probablement dans la pensée de Bretonneau, elle ne faisait que rapprocher la
nature spécifique de ces localisations, et les rattacher, les unes comme
les autres, à un agent spécifique dont elles sont les manifestations les
plus saillantes et les plus constantes.

Bretonneau avait donné à la maladie le nom de dothiénentérie ou
dothiénentérite (de δοθιὴν, furoncle, et ἔντερον, intestin) ; et il me semble
qu'il n'est que juste de conserver la dénomination adoptée par ce grand
clinicien qui a fondé sur ses véritables bases la pathologie de la fièvre
continue, comme il a fondé celle du croup et de la diphthérie ; et ce nom,
d'ailleurs associé au nom traditionnel de fièvre qu'il ne faut pas, je

crois, abandonner, me paraît bien préférable à celui de fièvre et surtout
d'affection typhoïde, qui exprime le doute dans lequel il a été conçu sur
les rapports de la fièvre qu'il représente avec le typhus exanthématique,
en affirmant une ressemblance qui a pu contribuer à les faire confondre. D'ailleurs, ce terme de *typhoïde* implique l'existence d'une
forme symptomatique qui peut manquer dans la dothiénentérie, et qui
peut exister dans un grand nombre d'autres maladies. Les enseignements et les vues de Bretonneau sur cette question furent connus à Paris
en 1820 (1), mais ne furent publiés qu'en 1826 par Trousseau et Lan-
dini, puis par l'auteur lui-même en 1829.

Ce fut cette année-là même que Louis publia ses belles recherches
faites sous les yeux et dans le service de Chomel, dans un livre dont le
retentissement fut immense, non seulement à cause des faits rigoureusement observés qu'il mettait en lumière, mais parce qu'il était la première application de la statistique à la description des maladies, exemple
qui fut suivi par la plupart de ses contemporains et a accompli une
véritable révolution dans la méthode nosographique (2). Louis décrivit
avec un soin consciencieux et avec plus d'exactitude qu'on ne l'avait
fait avant lui, tous les symptômes de la maladie et tout ce que l'anatomie pouvait apprendre, sans le microscope, sur les lésions qui l'accompagnent; il regarde la lésion intestinale comme le caractère essentiel et
constant de la fièvre typhoïde, comme le lien qui unit toutes ses formes
diverses, et tout en reconnaissant qu'elle n'est pas toujours en proportion avec la gravité des symptômes, il incline à faire pivoter ceux-ci
autour de cette lésion qui ne doit pas être considérée, dit-il, comme un
effet de la maladie, mais qui est à l'affection typhoïde ce que l'inflammation du poumon est à la pneumonie.

Quatre ans après, dans ses leçons à l'Hôtel-Dieu, Chomel reprit le
travail de Louis, et tout en adoptant sa méthode, il exprima avec beaucoup plus de netteté que ne l'avait fait Louis, l'unité des fièvres sous la

(1) Murchison, *l. c.*, p. 427.

(2) La statistique est utile pour fournir les matériaux d'un travail sérieux, mais elle
rend, quand on en abuse, les descriptions à peu près illisibles; elle noie les vues d'ensemble et les rapports généraux des faits dans des détails dont l'esprit a peine à saisir la
relation. La description d'une maladie bondée de statistique, comme le voulait l'école de
Louis, me fait l'effet d'un bâtiment dont la charpente ferait saillie hors des murailles et
des revêtements. D'ailleurs, appliquée aux faits si complexes et si ondoyants de la vie, la
statistique ne donne que des approximations et des probabilités qui ont le tort d'affecter
l'apparence trompeuse de vérités mathématiques.

diversité de leurs formes symptomatiques, substitua au mot vague d'affection typhoïde celui de *fièvre* typhoïde, qui relie les découvertes de la science moderne aux traditions du passé, et met en scène cet élément fièvre, que les anciens regardaient comme l'élément dominateur et dont les recherches les plus récentes ont fait ressortir toute l'importance. En outre, il a assigné aux lésions leur véritable place, tandis que Louis, en les assimilant aux lésions de la pneumonie, arrivait logiquement, sans le savoir et sans le vouloir, aux mêmes conclusions que Broussais.

Pour Chomel, comme pour Bretonneau, l'altération des plaques de Peyer, dont il reconnaît le caractère inflammatoire, est une phlegmasie secondaire qui suppose, comme celles qu'on observe dans d'autres maladies infectieuses, l'intervention d'une cause spécifique présidant à leur développement.

On a beaucoup trop considéré le traité de Chomel comme une doublure de celui de Louis. Sans doute Louis avait précédé Chomel ; après Petit, Serres et Bretonneau, il avait fait de la fièvre dothiénentérique l'étude la plus complète qui eût paru jusque-là ; mais il l'avait faite en anatomo-pathologiste et en naturaliste ; Chomel l'a reprise en pathologiste et en clinicien : doué d'un esprit plus élevé et par cela même plus juste parce qu'il embrassait des horizons plus étendus, il a, sur le terrain même exploré par Louis, complété ou rectifié plus d'un point, et il s'est élevé à une conception de la maladie beaucoup plus large, beaucoup plus médicale, en même temps que d'une main de maître il en formulait les indications thérapeutiques.

Rapports du typhus et de la fièvre typhoïde.

Cette question était celle dont la solution devait compléter et confirmer la détermination nosologique de la fièvre dothiénentérique, et cependant elle avait été, comme nous l'avons vu, nettement résolue dans les siècles antérieurs au nôtre, et l'on s'explique difficilement cet obscurcissement répandu par nos contemporains sur un point éclairé par nos devanciers.

En Angleterre, où les deux maladies règnent simultanément, bien des observateurs, vérifiant les travaux des médecins français, signalaient l'absence ou la présence des lésions Peyériques chez des malades qui succombaient à des fièvres continues ; mais, de l'aveu de Murchison, ils n'en tiraient aucune conclusion nette, et, quand ils rencontraient

ces lésions, ils les considéraient comme une complication accidentelle (1).

Il faut faire une exception cependant en faveur d'un médecin irlandais, le docteur Cheyne, qui, en 1833, ayant observé dans une épidémie
de fièvres continues les symptômes et les lésions indiqués par les pathologistes français, fit l'histoire de cette épidémie sous le nom de fièvre
gastrique épidémique ; et dès 1827 le docteur Alison disait avoir rencontré chez quelques malades la lésion décrite par les auteurs français, mais il ajoutait qu'elle ne se trouvait pas dans le typhus ordinairement observé à Édimbourg.

Cependant, des médecins allemands du commencement de ce siècle,
qui, comme les Anglais, avaient sur les observateurs français cet avantage qu'ils avaient sous leurs yeux les deux maladies, en avaient affirmé
la différence essentielle. Ainsi, Hildenbrand, en 1811, distinguait le
typhus de la *fièvre nerveuse non contagieuse*, et un assez grand nombre
de ses compatriotes, comme Reuss, Autenrieth, etc., différencièrent le
typhus exanthématique du *typhus abdominal*. Cependant, comme le
remarque Murchison, ces travaux n'avaient pas encore établi bien clairement le diagnostic des deux maladies, puisqu'en 1844 le docteur
Kuchler publiait un travail pour affirmer leur identité (2).

Des médecins, épris de l'amour de la science, qui s'étaient transportés
successivement dans divers pays pour en étudier les fièvres, ont enfin
fait cesser cette confusion et établi sur des bases telles le diagnostic de
ces deux affections, qu'aujourd'hui il y a un accord unanime sur cette
question si longtemps débattue.

En 1836, le docteur H. Lombard (de Genève), après avoir successivement visité la France, l'Angleterre, l'Écosse et l'Irlande, établit le premier, avec netteté, qu'il y avait dans la Grande-Bretagne deux fièvres
distinctes : l'une, identique au typhus contagieux, et l'autre, à la dothiénentérie des médecins français.

En 1837, le docteur Gehrard (de Philadelphie), après avoir étudié la
fièvre typhoïde en France, observa en Amérique une épidémie de typhus,
et soutint que ce typhus était identique à celui de la Grande-Bretagne, à
celui qu'on observe dans les prisons, les camps, les vaisseaux, à la
fièvre tachetée ou pétéchiale, qu'il était éminemment contagieux, tandis
que la fièvre typhoïde l'était rarement, était accompagnée d'une éruption

(1) Murchison, *l. c.*, p. 429.
(2) Toute cette partie de l'historique est extraite du livre de Murchison.

toute différente de celle du typhus et de lésions intestinales qu'on n'observait pas dans le typhus, et que les médecins anglais considéraient à tort comme une complication accidentelle de cette dernière affection (1).

La même année, le docteur Montault présentait pour un concours de prix à l'Académie de médecine un mémoire qui concluait à la distinction des deux affections et auquel on préféra celui de Gauthier de Claubry qui affirmait leur identité.

En 1839, dans la *Presse médicale,* Valleix exposait et défendait les idées de Gehrard, en 1838, Staberoh (de Berlin) faisait ressortir la différence des deux éruptions ; et en 1840 Rochoux soutenait, à l'Académie de médecine, que les deux maladies différaient dans leurs lésions, dans leurs symptômes et dans leurs causes.

Ainsi, cette idée de la distinction des deux fièvres avait déjà conquis un terrain important, quand Al. Stewart, en 1840, fit paraître dans l'*Edinb. medical. and surgic. Journal* un travail, résumé d'observations qu'il avait recueillies depuis 1836 à Glasgow et à Paris : il y établit sur des preuves si péremptoires la distinction des deux fièvres, que la question se trouvait définitivement jugée pour tous ceux qui connurent ce travail magistral où la marche, les symptômes et les lésions des deux affections sont mis en parallèle avec une clarté et une précision qui ne laissaient rien à désirer (2).

Le docteur Jenner, en 1849, appuya de ses observations et de son autorité cette doctrine qui devait ne plus rencontrer d'adversaires en France quand les guerres du second Empire eurent fourni à nos médecins la funeste occasion d'observer le typhus sur une grande échelle.

Après tous ces travaux, la grande œuvre nosologique étant achevée, de nombreux mémoires sont venus compléter la description des symptômes et de la marche de la fièvre dothiénentérique; et en même temps on s'est préoccupé d'un problème plus important, puisqu'il est le fondement de la prophylaxie, on a cherché à en pénétrer la cause. J'ai exposé dans la première partie de ce travail le résumé de toutes ces recherches auxquelles resteront attachés les noms de Budd, de Murchison, de Buhl

____

(1) Murchison, *l. c.*, p. 430.

(2) Valleix en rendit compte, et en 1846 j'en donnai l'analyse dans un cours libre de pathologie que je faisais à cette époque, pendant qu'à la Faculté on enseignait encore l'identité des deux fièvres.

et de Petenkoffer. L'anatomie pathologique, armée de nouveaux procédés d'investigation, a complété l'étude des lésions.

Ces nombreux matériaux ont été synthétisés dans deux œuvres admirables qui sembleraient devoir rendre inutile toute nouvelle tentative de ce genre, le *Traité des fièvres continues de la Grande-Bretagne* publié par Murchison en 1862 (1), et le *Traité des maladies infectieuses* par Griesenger, qui a paru en 1864 (2); l'un et l'autre ont été depuis réédités par leurs auteurs et traduits en français.

Encouragé par l'accueil qui avait été fait aux premiers volumes de ma clinique, j'ai osé, après ces illustres maîtres, aborder ce sujet en puisant largement dans leurs travaux, en y ajoutant ce que le travail scientifique de chaque jour avait mis en lumière depuis eux ; je n'ai pas craint de discuter leurs opinions quand elles ne me paraissaient pas suffisamment établies ; et puis, m'appuyant sur près de quarante années de pratique nosocomiale et d'enseignement clinique, j'ai cherché à me placer sur ce dernier terrain, à présenter la maladie vivante en quelque sorte, en traçant, le mieux que j'ai pu, son évolution, l'enchaînement et le lien physiologique des symptômes, pour arriver aux indications thérapeutiques, but suprême de notre art.

Je n'énumérerai pas les cent neuf dénominations différentes que Murchison a pris la peine de collectionner et qui ont été successivement appliquées à la fièvre dothiénentérique. J'indiquerai seulement celles qui ont été le plus employées ou qui lui ont été attribuées par des auteurs d'une grande autorité.

Πυρετὸς ἡμιτειτᾶιος (Hippocrate, Galien), *hemitritaeus. Febris non pestilens* (Forestus, 1591).

Febris lenta (Forestus, 1591, Willis, 1659), *febris chronica* (Juncker, 1736), fièvre continue (Andral), *febris hectica* (Willis, 1667).

Fièvre lente nerveuse (*Browne Langrish*) (Huxham), fièvre nerveuse (*Gilchrist*).

Febris putrida (Rivière, 1623), fièvre bilieuse (Tissot), *febris gastrica* (Baillou, 1640).

Fièvre ataxique, fièvre adynamique (Pinel), *febris mucosa* (Tissot, Selle), *febris pituitosa* (Stoll, 1785).

---

(1) *Treatise on continued fevers*. London, 1862-1873. La dernière édition a été traduite en français par le docteur Lutaud, Paris, 1878, avec des notes et une introduction par le docteur Henri Gueneau de Mussy.

(2) *Infections krankheiten erlangen*, 1864, traduit par le docteur Lemattre, revu et annoté par le docteur Vallin. Paris, 1877.

Typhus nervosus (Sauvages, 1760), *typhus mitior* (Cullen, 1769), *abdominal typhus* (Autenrieth, 1822), fièvre typhoïde (Louis, Chomel), *autumnal fever* (Flint), *Dothiénentérite* (Bretonneau), *Dothiénentéries* (Trousseau).

Febris mesenterica maligna (Baglivi, 1696), *Ileotyphus* (Griesenger, 1857), fièvre entéro-mésentérique (Petit), gastro-entérite (Broussais), entérite folliculeuse (Cruveilhier, Forget), *enteric fever* (Gairdner), *pythogenic fever* (Murchison).

CHAPITRE II

THÉORIE DE LA MALADIE

§ 1. — L'enquête dont nous avons exposé les résultats sur l'étiologie de la fièvre typhoïde ou dothiénentérique nous a conduit à en placer la cause dans un principe spécifique qui le plus souvent, sinon toujours, tire son origine d'un organisme atteint de cette maladie. Ce principe spécifique que les efforts de la science moderne ne sont pas encore parvenus à isoler, se révèle à nous par ses effets. Suivant toute probabilité il est constitué par une matière vivante, car, comme je l'ai fait remarquer, il possède le caractère essentiel de la vie, la génération ; il se reproduit dans l'organisme, aux dépens du sang, aux dépens des éléments constituants des organes, et en se multipliant dans ce milieu vivant il y provoque des modifications chimiques, des altérations de texture que Sydenham, dans son intuition pathologique, comparait aux changements que les ferments déterminent dans les matières fermentescibles (1).

Si nous n'avons pas pu jusqu'ici déterminer par des observations directes le mode de propagation dans l'économie vivante des principes infectieux, le fait de leur multiplication est incontestable ; et c'est une

---

(1) Cette vue de Sydenham, qui pressentait en quelque sorte les tendances de la science moderne sur l'origine des maladies infectieuses, ne doit pas évidemment être prise à la lettre ; mais en faisant les réserves qu'il faut toujours faire quand on cherche à éclairer par des analogies les mystères de la vie, j'ai toujours, dans mon enseignement clinique, cherché à faire ressortir toutes les circonstances qui rapprochaient les principes infectieux des ferments et des semences, et en première ligne la multiplication qui paraît être un acte générateur, secondement l'épuisement du sol qui lui ôte sa fécondité, commun aux graines et aux ferments, et qui dans les maladies infectieuses s'exprime par l'immunité qu'une première atteinte confère ordinairement contre une atteinte nouvelle Voy. *Clinique médicale*, t. II, p. 544.

vérité expérimentale qu'une dose presque infinitésimale de ce principe, introduite dans un corps vivant, peut en produire des quantités qui échappent également à nos calculs.

Mais il ne faut pas oublier que, si l'organisme est un milieu chimiquement et anatomiquement modifiable par un agent spécifique qui a pénétré dans son sein, il n'est pas seulement un milieu organique comme une substance fermentescible, il est un milieu vivant : ces modifications chimiques, ces altérations de structure se passent dans le domaine et sous l'empire de la vie, c'est-à-dire de cette force qui, depuis l'œuf jusqu'à l'accroissement complet, a présidé à l'évolution des organes, qui a entretenu leur forme et leur activité fonctionnelle au milieu des renouvellements nutritifs de leurs éléments constituants, et qui, si je puis parler ainsi, travaille toujours sur un plan primordial, d'après une idée ou forme qui semble être son but final ; elle répare les organes et tend à les ramener à leur état primitif quand des traumatismes ou des maladies leur ont fait subir quelque destruction ou quelque déviation.

En définitive, la force qui amène la réparation des organes malades, chez les animaux supérieurs, n'est pas distincte de celle qui dans les êtres inférieurs accomplit la reproduction d'un organe tout entier, comme la patte d'une écrevisse ou la queue d'un lézard ; et elle n'est qu'une dérivation de celle qui, dans la cellule germinative, fait converger les éléments nutritifs vers une structure déterminée, constante, apte à vivre et à se reproduire.

Le rôle de l'organisme ne consiste pas seulement à réparer les désordres accomplis ; mais pendant qu'ils s'accomplissent, il réagit, il lutte avec plus ou moins d'efficacité suivant sa puissance individuelle et suivant celle de l'ennemi qui lui est opposé.

Ce point de vue fécond éclaire pour nous toute l'histoire des maladies infectieuses : le principe infectieux, comme tout ce qui vit, peut avoir des activités diverses ; il faut que l'organisme offre à son action certaines conditions de réceptivité ; s'il ne les trouve pas, ce principe passera inaperçu à travers les organes, qui ne lui offrent pas un terrain favorable à son évolution. Tantôt cette immunité est primitive, et alors elle n'est le plus souvent que conditionnelle et passagère ; tantôt elle est acquise et consécutive à une impression antérieure de l'agent infectieux.

Dans beaucoup de cas l'organisme n'est pas absolument insensible à cet agent, il en subit l'impression, mais il lui oppose une résistance supérieure : cette impression est passagère ; l'agent morbifique est éli-

miné ; le malade en est quitte pour quelques malaises, un peu de diarrhée. Cette impression peut se répéter plusieurs fois, assez longtemps
même, avant de rencontrer les conditions de réceptivité qui font que la
maladie est conçue (1).

Qu'il y ait une disposition moins réfractaire ou, si l'on veut, une
réceptivité plus développée, car nous sommes obligés de représenter
par des mots, qui n'en expriment que les effets, des conditions organiques dont nous ignorons la nature intime, et l'on verra se développer
des phénomènes morbides plus accentués, mais légers encore relativement, qui, sans être aussi transitoires, auront une courte durée, si
courte qu'on pourra en contester la nature s'ils ne se manifestent pas
au milieu d'une épidémie. Ils constituent alors ce que les gens du
monde, d'accord avec les médecins, appellent une influence épidémique,
et ce que M. Jules Guérin désigne sous le nom de *formes ébauchées*,
expression neuve peut-être, mais qui se rapporte à un fait très vulgaire
et très généralement admis. Cette appellation, du reste, me paraît plus
vraie que celle de formes *frustes* employée par Trousseau : car si ces
formes morbides n'ont pas tous les caractères distinctifs de la maladie,
c'est parce qu'elles ne les ont pas acquis, et non pas parce qu'elles les
on perdus.

Dans les épidémies dothiénentériques, produites par l'usage d'un lait
infecté, on voit, comme le montre le beau travail du docteur Ernest Hart
sur ce sujet, à côté des faits nombreux de maladie confirmée, incontes

---

(1) Je connais un homme qui, pendant une épidémie cholérique, placé dans un des
foyers les plus actifs de la maladie, eut pendant plus de deux mois de la diarrhée,
parfois des vomissements, quelquefois des crampes accompagnées d'une sensation
douloureuse qui semblait partir du centre rachidien et irradier dans les nerfs des
membres; les devoirs de sa profession l'obligeaient à passer quatre à cinq heures au
milieu des cholériques, et il continua à le faire malgré ces accidents. Au bout de ce
temps il eut une attaque complète de choléra avec algidité, contractures tétaniformes,
et cette attaque laissa dans sa santé un profond ébranlement. N'est-il pas évident que
ces symptômes morbides qui, pendant plus de deux mois, précédèrent l'invasion cholérique étaient dus à l'absorption du poison spécifique.

Les admirables découvertes de M. Pasteur, en nous montrant dans l'air que nous
respirons des myriades de microbes dont un certain nombre forment autour des êtres
vivants une sorte d'atmosphère pathogénique, ont ouvert à la pathologie des horizons
nouveaux. Il n'est pas invraisemblable que beaucoup de troubles passagers de la santé,
d'indispositions légères et qui restent, pour ainsi dire, à fleur d'organisme, sans en éveiller toutes les réactions, sont dus à l'élimination de principes infectieux qui, sans être
assez puissants pour faire naître une maladie, ont cependant marqué leur passage par
quelques troubles fonctionnels.

table, grave, trop souvent mortelle, parmi les personnes qui ont fait usage de ce lait, chez d'autres de simples indispositions passagères, mais offrant tous les caractères des prodromes de la dothiénentérie.

Avec ces deux éléments : énergie de l'agent infectieux (1), résistance ou réceptivité de l'organisme, aptitudes constitutionnelles ou accidentelles qu'il apporte, en outre, à l'évolution morbide, on comprend tous les degrés, toutes les nuances, toutes les formes de la maladie. On comprend aussi que ces formes ébauchées, frustes, puissent, en se répétant, amener dans l'économie une modification lente, latente, qui lui confère une immunité qu'on désigne alors sous le nom d'accoutumance.

S'il y a des lois communes à l'évolution de tous les agents infectieux, chacun d'eux cependant a ses tendances spéciales, ses procédés d'action, son mode spécial de développement; il ne faut pas perdre de vue cette condition commune à tout ce qui est vivant, pour éviter des inductions forcées, fondées sur des analogies trompeuses, et qui peuvent conduire à des conclusions erronées.

Ainsi on a beaucoup trop assimilé la fièvre dothiénentérique à la variole. Dans cette dernière maladie, après la période d'incubation, la modification latente qui prépare les lésions locales est plus rapide et plus générale : tout l'organisme se trouve, en quelques jours, marqué au sceau de la maladie; si l'éruption n'est pas simultanée sur toute la périphérie cutanée, elle se fait d'une manière continue régulière, et en très peu de jours elle a accompli son évolution.

Dans la fièvre dothiénentérique il semble que les localisations spécifiques ou caractéristiques de cette affection se fassent par poussées successives, comme l'éruption lenticulaire.

D'ailleurs l'anatomie pathologique fournit, en faveur de cette manière de concevoir l'évolution morbide, une démonstration irrécusable. Dans toutes les autopsies on trouve des plaques de Peyer à des degrés très différents de développement et d'altération, et incontestablement d'âges très divers : on peut en voir qui soulèvent à peine la membrane muqueuse presque inaltérée, et d'autres qui ont détruit successivement les différentes tuniques de la paroi intestinale. Il n'est pas rare même, si la maladie a eu une très longue durée, d'en rencontrer qui sont en voie de réparation ou même complètement cicatrisées.

---

(1) Les travaux de M. Pasteur ont démontré ce que Pidoux avait déjà entrevu à propos de la fièvre puerpérale, c'est que le même virus peut avoir des degrés d'énergie très différents, ou, comme le disait Pidoux, qu'il peut offrir différentes puissances.

Les manifestations du processus dothiénentérique ne présentent pas
cet isochronisme qu'on observe dans celles de la variole; et, s'il n'y a
pas entre chaque acte morbide ces intervalles complets qu'on observe
dans la fièvre relapse, ces actes sont incontestablement successifs : ils
représentent une succession d'explosions morbides, qu'on expliquera
peut-être un jour, comme on explique les différentes crises de la fièvre
relapse, par des éclosions germinatives successives. L'évolution de ces
localisations qui naissent les unes après les autres, sans que la durée
de leur développement soit enfermée dans des limites bien précises,
forme le cycle dothiénentérique.

Cette manière d'évoluer de la maladie par poussées ou par accès
subintrants nous fera concevoir la possibilité des rechutes (1), plus
communes que dans la plupart des autres maladies infectieuses : soit
que l'agent infectieux se régénère dans l'économie, ce qui me paraît le
plus probable, soit qu'il soit puisé de nouveau dans le milieu ambiant
par un organisme qui n'a pas encore subi une modification assez profonde pour devenir insensible à son impression.

Bouillaud et le Dr Cayley regardent le cycle de la fièvre dothiénentérique comme constitué par deux éléments fébriles distincts qui se
succéderaient et s'enchevêtreraient l'un dans l'autre de manière à constituer un état morbide continu : 1° la fièvre primitive causée par l'action
directe de l'agent infectieux ; 2° une fièvre secondaire, consécutive à la
gangrène et à l'ulcération de l'intestin, qui serait une véritable fièvre
septicémique.

La première se terminerait habituellement vers le milieu de la troisième semaine, quelquefois dès le quatorzième jour ; sa terminaison
coïnciderait à peu près avec la fin des poussées éruptives lenticulaires.
Avec la seconde se manifesteraient souvent des sueurs ou des éruptions
miliaires; et elle aurait pour caractère essentiel des rémissions plus
accentuées et une distance plus grande entre la température du matin
et celle du soir qui, parfois, peut s'élever plus haut que dans la période
précédente.

Le docteur Cayley compare cette fièvre secondaire à celle qui survient
dans la variole au moment de la suppuration, et à celle aussi qu'on observe
quelquefois dans la scarlatine, quand elle se complique d'ulcérations
de la gorge ou d'affections glandulaires. Cette fièvre serait, suivant lui,
une fièvre septicémique ; elle se manifeste quelquefois après u ne rémis-

---

(1) *Récidives* de Griesinger et des auteurs allemands, *réversions* de M. Jaccoud.

sion ; mais elle peut aussi, comme la fièvre septicémique de la dothiénen-térie, être subintrante. Le passage d'une fièvre à l'autre se ferait le plus souvent graduellement, mais quelquefois d'une manière soudaine qui semblerait indiquer dans la fièvre primitive une tendance critique avortée (1).

Cette manière d'envisager l'évolution de la fièvre dothiénentérique est très ingénieuse, séduisante par le rapprochement qu'elle établit entre la marche de cette fièvre et celle d'autres fièvres infectieuses ; elle exprime un fait vrai et que nous avons signalé : c'est le rôle que jouent les lésions créées par le principe infectieux dans l'évolution et la prolongation de la maladie ; c'est l'élément septicémique que doit introduire dans le complexe morbide la lésion gangréneuse de l'intestin. Cependant je ne crois pas que nous soyons autorisés à fonder sur ce fait une division que l'observation clinique ne justifie pas. Aussi, pour échapper à cette diffi-culté, M. Cayley dit que les deux fièvres sont subintrantes, qu'elles empiètent l'une sur l'autre. Mais non seulement ces deux éléments mor-bides se mêlent dans leurs manifestations, on les voit évoluer simulta-nément : comme le développement des plaques, leur mortification se fait d'une manière successive ; elle commence avant que l'action infectieuse soit épuisée et les deux processus sont inséparables. D'ailleurs, l'élément septicémique que j'ai toujours considéré comme incontestable, n'a pas seulement sa source dans les lésions gangreneuses de l'intestin, mais encore dans les gangrènes extérieures ou internes, quand elles se pro-duisent, et dans les déchets de dénutrition accumulés dans le sang lorsque l'organisme ne peut pas les éliminer. Ainsi je suis loin de contester la septicémie dothiénentérique, j'admets qu'elle se développe presque tou-jours dans les périodes ultimes de la maladie, mais je ne crois pas qu'on puisse le plus souvent assigner à son intervention des limites précises et en faire la base d'une division pathologique, tant elle se confond avec les autres éléments morbides. Elle ne s'en dégage guère d'une manière tout à fait distincte que quand des complications pyo-géniques ou gangreneuses succèdent aux autres manifestations de la fièvre dothiénentérique.

C'est ainsi qu'on peut comprendre, je crois, dans ses conditions fon-damentales, dans ses éléments primordiaux, la théorie de la dothiénen-térie, c'est-à-dire les rapports qui s'établissent entre l'organisme et l'agent infectieux. Nous suivrons ultérieurement ces rapports dans leur développement, et nous chercherons la signification physiologique des

(1) Docteur Cayley, *British medical Journal*, 1880, p. 545.

symptômes, autant du moins qu'il est permis de l'indiquer, en restant dans les limites de l'observation ; et si nous nous servons des inductions fournies par l'analogie, nous ne les présenterons pas comme des explications, mais comme des manières de concevoir des faits qui restent inexpliqués ou comme des directions pour les recherches ultérieures.

§ 2. — Tout en exprimant l'action spéciale, caractéristique de l'agent spécifique, la dothiénentérie se manifeste sous les formes communes qui régissent toutes les actions morbides. Parmi ces formes, il y en a une qui, par son importance, semble y dominer les autres à ce point que plusieurs pathologistes ont voulu y voir l'élément essentiel de la maladie (1) : c'est le mode congestif. La congestion est une des manifestations les plus fréquentes et les plus saillantes des maladies infectieuses. Elle semble résulter de l'action du principe infectieux sur le système nerveux et sur les vaisseaux, et de l'incitation anomale qu'il produit sur les tissus vivants. Dans la fièvre dothiénentérique, elle accompagne dans l'intestin l'action spécifique du principe infectieux et nous la voyons apparaître dans presque tous les organes, derrière les troubles fonctionnels qui trahissent l'impression de l'agent morbigène. Souvent elle en est la seule manifestation appréciable ; dans beaucoup de cas elle n'est pas suivie de ces proliférations cellulaires qui aboutissent à des néoplasies et qui constituent l'inflammation. Quand celle-ci se développe, la congestion en constitue le premier stade. Elle précède également, le plus souvent, les hémorrhagies si fréquentes dans la fièvre dothiénentérique.

Beaucoup moins que dans d'autres maladies infectieuses, la congestion se montre sur le tégument externe, mais en revanche elle paraît envahir presque toute l'enveloppe tégumentaire interne. Nous l'y constatons dans les portions de ce tégument qui sont accessibles à nos regards ; nous pouvons dire que notre oreille la voit et en suit les phases, grâce à l'auscultation, sur le tégument respiratoire. Ailleurs, c'est par les désordres fonctionnels qui l'accompagnent que nous soupçonnons sa présence.

L'état congestif coïncide en effet avec la plupart des suractivités et des anomalies nutritives (1) ; c'est un élément avec lequel nous devons

---

(1) Tout le monde sait quelles interprétations erronées Broussais et son École avaient voulu donner à ces manifestations congestives pour appuyer leur système ; comme si l'inflammation, qui n'est qu'un mode ou une forme banale de l'action morbide, pouvait être identifiée avec celle-ci ; comme si d'ailleurs cette forme représentait tous les éléments de la maladie. Quelle que soit son importance et l'étendue de ses localisations, elle n'est cependant qu'un élément secondaire et comme un revêtement

presque toujours compter ; et quel que soit son rôle dans l'enchaînemen-
des phénomènes morbides, il peut souvent fournir de précieuses indications.

L'agent causal de la dothiénentérie est un agent septique, destructeur, et s'il manifeste d'abord son action sous la forme congestive ou
inflammatoire, il tend à affaiblir et à détruire la vitalité des tissus, à en
altérer la nutrition et la constitution élémentaire. Cette altération va
souvent jusqu'à l'extinction complète de la vitalité, jusqu'à la nécrose.
Les gangrènes localisées sont fréquentes dans cette affection, elles sont
même un élément presque constant de la lésion intestinale.

L'action destructive du processus dothiénentérique, au lieu de se
manifester par l'anéantissement complet de l'organisation et de la vie
dans les tissus, peut en amener la dénutrition et la déchéance, comme
le prouvent la dégénérescence ou les altérations de structure constatées
depuis longtemps dans le cœur, dans le foie, dans les reins, et surtout
la lésion du tissu musculaire, découverte par Zenker, et si bien étudiée
par M. Hayem.

extérieur du processus spécifique. Ce n'est pas à dire qu'il n'en faille pas tenir grand
compte dans la détermination des indications thérapeutiques. Quoique élément secondaire, elle offre souvent prise à nos agents médicateurs, alors que nous ne pouvons pas
atteindre l'élément primordial; et dans l'écheveau si compliqué des actions morbides,
il nous faut saisir celle qui est à notre portée, quoique bien convaincus qu'elle n'en
est pas le point initial, quand celui-ci se dérobe à nos poursuites.

Chomel avait bien déterminé la valeur des manifestations congestives et inflammatoires des maladies infectieuses dans un chapitre de son Traité de la fièvre typhoïde,
consacré aux phlegmasies disséminées (p. 531). Pendant tout le cours de mon enseignement, j'ai insisté sur la signification pathologique et clinique de ces modes morbides (voy. *Clinique médicale*, t. I, p. 28). Un jeune médecin très distingué, M. Joseph Cazalis, a fait une thèse intéressante sur la valeur de quelques phénomènes
congestifs dans la fièvre typhoïde. Paris, 1874.

CHAPITRE III

§ 1. *Division en périodes*. — Dans les maladies infectieuses à localisations extérieures et à évolution continue, comme les fièvres éruptives, il est facile de suivre les phases diverses que parcourt le processus morbide et d'en déterminer avec précision l'enchaînement et la durée. Mais cette détermination est bien plus difficile quand les lésions caractéristiques de la maladie se dérobent à nos regards, et quand le développement de ces lésions paraît se faire par poussées successives, comme on l'observe dans celles de la dothiénentérie.

Aussi y a-t-il une assez grande divergence d'opinion parmi les pathologistes sur le nombre et les limites des périodes qu'il convient d'assigner à l'évolution de la fièvre dothiénentérique, pour en grouper tous les symptômes dans l'ordre de leur appparition, et pour représenter dans leur marche et dans leur coordination les actes morbides simultanés ou successifs qui constituent cette maladie.

Les médecins français qui, les premiers, ont porté la lumière dans le chaos de l'ancienne pyrétologie et qui ont fondé sur des bases désormais inébranlables la pathologie des fièvres continues, remarquant que la durée moyenne de la maladie était renfermée dans l'espace d'environ trois semaines, dont chacune correspondait à peu près aux phases successives d'augment, d'état et de déclin qui composent le cycle morbide, donnèrent indifféremment à ces trois périodes les noms que nous venons d'indiquer, ou ceux de premier, second et troisième septénaire. Chomel, qui a adopté cette division, a soin de la présenter comme exprimant approximativement la marche régulière de la maladie, dans les cas heureux de moyenne intensité; mais il reconnaît en même temps l'impossibilité d'assigner à chacune de ces périodes des limites bien précises. En effet si les deux premières, pendant lesquelles, après l'invasion de la fièvre, se développent et se complètent les symptômes et

les lésions caractéristiques de la fièvre typhoïde, correspondent généralement aux deux premiers septénaires, la troisième, qu'il décrit comme
celle dans laquelle se décide habituellement la tendance finale de la maladie, a des limites extrêmement variables : car les changements qui la
caractérisent dans les cas les plus nombreux, c'est-à-dire dans ceux qui
aboutissent à la guérison, peuvent se manifester, selon lui, du huitième au
quarante-cinquième jour. Ces vieilles dénominations de périodes d'incubation, d'invasion, d'augment, d'état, de déclin ou de défervescence,
ont été adoptées avec quelques variantes par la plupart des médecins
qui, depuis Petit, Bretonneau, Louis et Chomel, ont écrit sur la fièvre
typhoïde ; et elles sont fondées sur les lois de la pathologie générale, ou
plutôt sur les lois qui président à l'évolution des êtres vivants et qu'on
retrouve dans un grand nombre de leurs manifestations, qui passent
par les phases successives de naissance, de développement, de ma-
turité et de déclin avant de disparaître. Aussi, c'est à cette division que
je m'arrêterai, comme étant la plus simple et la plus vraie.

La distinction de la fièvre typhoïde en deux périodes dont la première
correspond à l'évolution des lésions dothiénentériques et la seconde à
leur réparation me paraît plus théorique que pratique. Proposée par
Hamernyk, elle a été adoptée avec enthousiasme pour toute l'école allemande et introduite en France par M. Jaccoud. Cette division consacre
une opinion dont Broussais avait été l'ardent défenseur et contre laquelle
Chomel a protesté avec énergie : c'est celle qui fait pivoter tous les symptômes de la maladie autour de la lésion intestinale (1). Au point de vue
anatomique, dit Griesinger, la première période correspond d'une manière générale à l'infiltration et à l'ulcération des plaques de Peyer,...
la seconde appartient à la réparation du processus typhoïde (p. 208).

Tout en proclamant l'importance de la lésion intestinale comme caractéristique de la fièvre typhoïde, Chomel fait remarquer que la gravité de
la maladie n'est pas proportionnelle au développement et à l'étendue de
cette lésion : un malade pourra n'offrir que des symptômes d'une inten-

---

(1) Il est curieux de voir Griesinger (*l. c.*, p. 287), après avoir présenté cette doctrine comme représentant les idées surannées de l'École française, se donner la peine,
sans le citer, de répéter la réfutation que Chomel en avait faite, et dont je n'ai fait
que reproduire les points principaux (Chomel, *F. thyphoïde*, p. 524) ; et cette opinion
exprimait si peu les idées de l'École française, que Chomel, qui en était un des maîtres
les plus illustres, pouvait dire en 1834 : *aucun médecin observateur ne regarde aujour-
d'hui la maladie qui nous occupe comme une gastrite ou une gastro-entérite* (*l. c.*
p. 524).

sité médiocre, et, si une complication accidentelle vient à le faire périr, on pourra trouver les glandes intestinales profondément altérées dans une grande étendue.

D'une autre part, les malades peuvent succomber après avoir présenté les symptômes les plus graves, alors qu'on ne rencontre à l'autopsie que des lésions rudimentaires ; et même, contrairement à l'opinion de Louis, Chomel faisait rentrer dans le cadre des fièvres typhoïdes des cas où, après avoir observé pendant la vie tous les phénomènes qui caractérisent l'évolution de cette affection, on ne trouve après la mort qu'un développement anomal des follicules isolés avec ou sans ulcération, mais sans aucune lésion des plaques de Peyer.

Un autre reproche que j'adresserai à cette division c'est que, sous une simplification apparente, elle obscurcit le tableau de la maladie en confondant dans la première période toutes les phases de l'évolution morbide, si bien qu'après avoir célébré avec emphase cette prétendue nouveauté due aux travaux de M. Hamernyk, qui doit faire tomber dans l'oubli les divisions proposées par *les auteurs anciens et surtout par les auteurs français*, Griesinger, en clinicien éminent qu'il était, sentit, sans s'en rendre compte, le vice de cette classification ; et il divise, pour la décrire, cette première période, qui comprend à vrai dire toute la maladie, en deux septénaires, c'est à-dire qu'il revient à la classification de Chomel (1), de telle sorte que cette découverte revient à dire qu'après les périodes d'augment et d'état des anciens médecins survient une période de déclin qu'on appelle période de réparation.

Enfin, ce qui me fait encore rejeter cette division d'Hamernyk c'est qu'elle ne me paraît pas en rapport avec les réalités cliniques. Tout le monde sait que les plaques de Peyer malades se cicatrisent après s'être ulcérées, et c'est surtout aux médecins français qu'on doit la connaissance de ce fait capital, un des plus importants par les conséquences

______

(1) Un de ces vieux Français dont il parle avec tant de dédain. Je n'aurais pas autant appuyé sur ces divisions en périodes qui ne sont, après tout, qu'une question de méthode, par conséquent un artifice plus ou moins heureux pour décrire la maladie et en faire comprendre la marche, si je n'avais vu dans les auteurs allemands un parti pris de dénigrement pour tout ce qui vient de notre pays, disposition qui me paraît contraire au véritable esprit scientifique autant qu'à la justice. La science n'a pas de frontières, et tous ceux qui en fécondent le domaine travaillent pour l'humanité toute entière et lui appartiennent ; je suis heureux, après cette critique qui n'est pas aggressive mais purement défensive, de saisir cette occasion pour exprimer l'admiration que m'inspire le travail de Griesenger auquel j'ai fait de larges emprunts.

scientifiques qu'il a entrainées, dont puisse s'enorgueillir la médecine moderne. Mais je voudrais qu'un partisan de cette classification me dise, en présence d'un malade, quel jour commence l'ulcération, et quel jour débute le travail réparateur? Les troubles des fonctions intestinales sont loin d'être en rapport constant avec les phases de l'altération glandu-laire, parce qu'à côté de celle-ci peuvent s'établir des lésions conges-tives qui modifient autant, et quelquefois plus, que l'affection peyérique, l'état fonctionnel de l'intestin.

Telles sont les raisons pour lesquelles je préfère à cette division anatomique l'ancienne division qui est fondée sur la physiologie mor-bide, qui est en rapport, non pas exclusivement, avec un processus inté-rieur qui échappe à notre observation directe, mais avec la phénoména-lité extérieure visible, non plus avec une localisation secondaire, quoi-que très importante de l'action infectieuse, mais avec la marche générale du travail morbide, qui en embrasse et en exprime tous les éléments.

Nous distinguerons donc dans l'évolution de la dothiénentérie :

1° Une période d'incubation qui comprend la période prodromique ou propyrétique;

2° La première période ou période d'invasion;

3° La seconde période ou période d'évolution complète, ou d'état;

4° La troisième période ou période critique;

5° La quatrième période ou période de terminaison;

6° La convalescence.

S'il y a des circonstances où l'action morbide est si violente et rencontre si peu de résistance que l'organisme ne peut en supporter l'attaque, qu'il cède presque sans lutte et succombe au premier choc, si alors la rapidité de l'évolution ne permet pas d'en distinguer les diffé-rentes phases, il en est autrement dans l'immense majorité des cas; et dans la dothiénentérie, sans être renfermées dans des limites de durée absolument précises, ces différentes scènes du drame pathologique se montrent d'une manière manifeste et correspondent aux différentes périodes admises par le plus grand nombre des cliniciens.

§ 2. *Période prodromique.* — Après que l'agent morbifique a imprégné l'organisme et que celui-ci, selon l'ingénieuse expression de Pidoux, a conçu la maladie, il y a une période d'incubation, appelée aussi période prodromique, pendant laquelle l'action morbide se développe et prépare ses envahissements, pendant laquelle probablement l'agent infectieux se multiplie au sein des tissus vivants. Tantôt ce travail d'incubation s'ac-complit d'une manière latente ou du moins complètement inaperçue du malade ; tantôt il est accompagné de légers désordres de la santé qui n'engagent pas encore la synergie de tout l'organisme et qui ne portent pas encore une atteinte sérieuse à l'équilibre des grandes fonctions (1).

§ 3. *Première période*. — Quand cet équilibre est rompu, la maladie est née et se manifeste ; mais elle ne se déclare pas ordinairement d'emblée avec toute sa violence ; elle *évolue* ; elle augmente progressivement jusqu'à ce qu'elle ait atteint le degré de développement que comportent et l'énergie de l'agent morbigène et les conditions individuelles du terrain organique qui en reçoit l'impression : c'est la première période de la maladie ou *période d'invasion*.

La durée de cette période se prolonge en moyenne jusqu'au sixième jour (2), c'est-à-dire jusque vers la fin du premier septénaire, rarement elle le dépasse. C'est la période d'ascension graduelle et ordinairemen t régulière de la ligne thermique qui, après avoir atteint son acmé, le plus souvent subit une dépression, du septième au neuvième jour.

Pendant cette période, en même temps que la physionomie de la maladie s'accentue, que des congestions multiples envahissent un grand

(1) En même temps que l'agent infectieux paraît se multiplier, il se produit dans l'état moléculaire du composé vivant un modification qui, arrivée à un certain degré, est incompatible avec l'équilibre des fonctions et fait sortir l'organisme de son mode d'action normal, pour l'entraîner dans un autre mode fonctionnel qui est la maladie, et qui *semble* avoir pour objet l'élimination du principe hostile qui a fait irruption dans son domaine.

Cette dernière proposition entrait dans le concept de la fièvre pour un grand nombre de médecins du seizième et du dix-septième siècle. On avait tellement abusé des causes finales, que Bacon était bien autorisé à en interdire la recherche ; et depuis lors c'est avec une juste hésitation qu'on se hasarde à les faire intervenir, même sous forme dubitative ; cependant la maladie offre tellement les caractères d'une lutte, la réaction de l'organisme entre tellement dans le plan général de la vie, qu'il est permis d'y voir une manifestation des lois qui la régissent, et de chercher à côté de l'action anomale qui est, à proprement parler, l'élément morbide, l'effort réparateur qui cherche à ramener l'organisme dans ses conditions normales. Ce ne serait d'ailleurs qu'une application de cette admirable loi providentielle qui veut que dans le monde physique comme dans le monde moral le mal tende à se limiter par ses effets.

(2) Pour Murchison, la période d'invasion commence avant les premières manifestations morbides et se termine à l'apparition de la fièvre ; elle ne durerait habituellement qu'un ou deux jours, mais alors, dans les cas très nombreux, de l'aveu même de cet éminent observateur, où la maladie débute brusquement, il n'y aurait pas de période d'invasion, et celle à laquelle il donne ce nom est généralement désignée sous le nom de période prodromique, qu'on pourrait appeler aussi période *propyrétique*, si l'on considère l'apparition de la fièvre comme la caractéristique du début de la maladie, et elle rentre dans la période d'incubation.

nombre d'organes, les glandes de l'intestin se tuméfient et s'infiltrent de cellules lymphoïdes. Assez rarement des érosions superficielles se montrent dans des points limités de leur surface, les ganglions lymphatiques, mésentériques et bronchiques s'engorgent, très souvent le volume de la râte est augmenté.

§ 4. *Deuxième période*. — Après cette première période qui correspond à peu près au premier septénaire, le syndrome morbide se complète et s'accentue de plus en plus. A la réaction générale de l'organisme, provoquée dès le début par l'impression de l'agent morbifique, s'ajoutent les réactions locales des divers organes affectés par le processus morbide : chacun d'eux manifeste l'atteinte qu'il a subie par le trouble de ses fonctions, par les incitations anomales directes ou réflexes qu'il rayonne autour de lui, et, suivant son importance physiologique, suivant la gravité de ses lésions, il contribue plus ou moins à l'expression générale de la maladie. Nous appellerons cette période : *période d'évolution complète*; c'est la période de maturation du processus dothiénentérique, ou *période d'état*. La durée en est très variable, elle peut commencer avant la fin du premier septénaire, elle peut se terminer avant la fin du second ou se prolonger pendant une partie du troisième. Pendant cette période la lésion intestinale achève ses envahissements. L'ulcération commence généralement dans les plaques ou les follicules isolés qui avoisinent la valvule iléo-cæcale, premier siège des localisations spécifiques.

§ 5. *Troisième période*. — D'autres plaques et d'autres follicules sont successivement envahis jusqu'à ce que le processus morbide s'arrête, soit que l'agent infectieux ne trouve plus de matériaux favorables à sa reproduction, et que les changements mêmes qu'il a provoqués lui fassent obstacle, soit pour tout autre cause qu'il ne nous est pas encore possible de déterminer. Sa marche envahissante est enrayée, mais les lésions qu'il a créés persistent. Avant que le travail réparateur commence, il faut que les tissus trop profondément lésés pour rentrer dans le cercle de la vie normale soient éliminés ; dans ceux qui sont moins gravement atteints, les néoplasies morbides doivent être absorbées et rejetées au dehors avec tous les principes hostiles, avec tous les déchets du travail pathologique qui se trouvent encore dans le sang et dans les tissus. S'il ne suffit pas à cette tache, l'organisme succombe ; il ne l'accomplit souvent qu'avec une grande difficulté et au prix des plus grands dangers. D'autres fois tous ces actes qui préparent la guérison s'effectuent avec régularité et sans secousse; mais bien souvent la décroissance est précédée de fluctuations, de changements capricieux et imprévus dans la marche de la maladie auxquels Wunderlich avait donnés le nom de période *amphibole*. Cette période amphibole n'est que l'exagération de cette lutte qui s'accomplit toujours alors entre l'organisme et le principe morbigène qui a pénétré dans son sein. Cette lutte, ce conflit, comme disent les pathologistes allemands, existent dès le début ; mais dans les premières périodes, la violence de l'attaque semble triompher de la résistance ; quand l'énergie de l'action morbigène faiblit, alors la réaction de l'organisme devient plus efficace. J'ai donné à cette période le nom de période *critique* parce que ce mot s'applique à tous les cas : à ceux qui ont une solution heureuse et facile, comme à ceux où la guérison est difficile, disputée, et où la maladie suit une marche douteuse (amphibolique). Cette dénomination convient également aux cas qui se terminent par la mort, qui survient le plus souvent pendant cette période, quoique, ainsi que nous l'avons dit plus haut, elle arrive quelquefois pendant les deux premières périodes. Cette période critique représente dans les cas heureux une partie de celle qu'on a désignée sous le nom de période de déclin.

§ 6. *Quatrième période.* — Enfin quand l'issue de la lutte se dessine nettement, dans un sens ou dans un autre, elle est annoncée par un changement dans les symptômes et dans la marche de la maladie, c'est la *période de terminaison*, qui peut être très courte ou dont parfois des complications peuvent prolonger la durée. Après avoir décrit ces quatre périodes, nous parlerons de la convalescence que nous ne croyons pas devoir ranger parmi les périodes de la maladie (1).

(1) Chomel, nous l'avons dit, partage la maladie en trois périodes. — Murchison en admet six : 1° période d'incubation ; 2° période d'invasion ; 3° période d'engorgement des glandes, qui s'étend du début de la fièvre au douzième ou quatorzième jour ; 4° période d'ulcération et de gangrène qui, du douzième ou quatorzième jour peut se prolonger jusqu'au vingt et unième ou au vingt-huitième jour et quelquefois jusqu'à la quatrième ou la cinquième semaine ; c'est dans cette période que se place quelquefois la période amphibole de Wunderlich ; 5° la période de solution ; 6° la période de convalescence. Griesinger, après avoir admis la division en deux périodes comme Hamernyk, décrit séparément dans la première : 1° les symptômes du premier septénaire, 2° ceux du second, 3° la fin de la première période, 4° les symptômes de transition à la seconde période, 5° les complications au début de la seconde période, 6° la convalescence. On voit que de la division d'Hamernyk il n'a guère conservé que le cadre nominal dans lequel il a tracé, sans s'en préoccuper beaucoup, les divisions que l'observation clinique lui a suggérées.

CHAPITRE IV

PÉRIODE PRODROMIQUE OU PROPYRÉTIQUE

§ 1. *Prodromes.* — Pendant la durée de l'incubation, la santé peut paraître inaltérée. Souvent sans aucune cause appréciable, ou d'autres fois avec le concours d'une circonstance accidentelle, d'un écart de régime, d'une fatigue musculaire excessive, ou d'une émotion morale, la maladie éclate soudainement, sans aucun phénomène précurseur, et je crois, avec Chomel, qu'il en est ainsi dans un très grand nombre de cas (1) : très souvent la maladie fait explosion. L'organisme paraît être resté insensible à la présence du principe spécifique, jusqu'au moment où sa résistance a été affaiblie, ou bien encore jusqu'à ce que ce principe ait acquis un certain développement.

Nous avons dit que la durée de l'incubation était en moyenne de deux semaines, mais qu'elle pouvait être beaucoup plus courte ou se prolonger au delà de trois semaines. Elle varie suivant les conditions individuelles : ainsi, le professeur Quincke a observé quatorze personnes

---

(1) Je regrette de me trouver en désaccord sur ce point avec l'illustre auteur du *Traité des fièvres continues de la Grande-Bretagne.* L'analyse de nombreuses observations que j'ai recueillies pendant ma carrière nosocomiale m'a conduit à cette conclusion. D'après mes notes et en éliminant les cas qui m'ont semblé douteux, les invasions brusques ont été aux invasions graduelles comme 160 : 100. Je ne prétends pas d'ailleurs donner ces résultats comme devant résoudre cette question, mais simplement comme apportant à l'appui de l'opinion de Chomel le contingent de mon obsertion personnelle. J'ai pu, dans ma propre famille, observer plusieurs fois l'absence *absolue* de prodromes : la maladie débutait d'emblée avec violence après des fatigues et des exercices physiques excessifs qui témoignaient de l'excellence et de l'intégrité de la santé avant son explosion.

Il n'est pas toujours, d'ailleurs, facile de bien élucider cette question de début. Beaucoup de malades sont hors d'état de fournir des renseignements précis, ou n'ont conservé que de vagues souvenirs des premiers symptômes de leur maladie. C'est du reste une question d'une importance bien secondaire, puisque, de l'aveu de tous, la dothiénentérie peut évoluer des deux manières.

atteintes de fièvre typhoïde après avoir bu, dans une autre localité que celle où elles demeuraient, une eau contaminée par des déjections dothiénentériques ; la durée de l'incubation varia de huit à dix-huit jours.

Le mode d'infection pourrait, d'après le docteur Cayley, influer sur la durée de l'incubation : elle serait plus courte, suivant lui, quand, absorbé par les voies respiratoires, le principe infectieux pénètre directement dans le sang, que quand, absorbé par l'intestin, il doit traverser le système lymphatique.

Une température élevée pourrait également, selon cet auteur, rendre l'incubation plus courte (1).

Dans des cas nombreux, pendant plusieurs jours, quelquefois même pendant plusieurs semaines avant que la fièvre dothiénentérique soit déclarée, elle est précédée de troubles fonctionnels qui en sont les *signes précurseurs*. Soit que l'organisme plus sensible soit plus vivement impressionné par le travail intime et le plus souvent latent qui s'accomplit pendant cette période d'incubation ; soit encore qu'avant d'offrir à l'agent morbifique les conditions de réceptivité nécessaires à l'évolution complète de la dothiénentérie, il subisse, cependant, ce mode d'impression qui produit les formes ébauchées de la maladie. Ces formes ébauchées, comme nous l'avons dit, sont quelquefois la seule manifestation de l'action infectieuse ; mais elles peuvent aussi n'être que les préludes des formes complètes quand l'organisme reste exposé à cette action. Il me semble difficile d'expliquer autrement ces faits où des individus, plongés dans un milieu infectieux, éprouvent pendant plusieurs mois des accidents qui en manifestent évidemment l'influence nocive, et qui au bout de ce temps ont une attaque complète de la maladie, comme on l'a observé dans les grandes épidémies cholériques.

N'est-il pas bien probable que, pendant une si longue durée des accidents prodromiques, l'économie vivante a résisté à l'agent morbifique, qu'elle l'a éliminé et que, dans un moment donné, cette résistance étant affaiblie, elle est devenue impuissante à en accomplir l'élimination et elle en a subi l'imprégnation (2) ?

---

(1) Docteur Cayley, *British medical Journal*, 1880, p. 433.

(2) Ce ne sont pas de simples hypothèses ; ces différents modes de l'action infectieuse se retrouvent dans d'autres affections du même ordre : ainsi dans le choléra, si ces troubles gastro-intestinaux ne précèdent pas toujours l'explosion des symptômes cholériques, si ceux-ci peuvent éclater soudainement sans aucun phénomène précurseur, ils sont souvent précédés de diarrhée, de nausées, de crampes, qui accusent déjà l'action de l'agent morbifique, qui peuvent en être le seul effet, mais qui peu-

Si telle est l'origine des accidents prodromiques, ils doivent présenter quelque analogie avec les symptômes de la maladie confirmée, et l'observation, en effet, nous les montre tels.

Chez quelques malades c'est un malaise indéterminé, une inquiétude, un trouble des centres nerveux, qui se traduit par un changement de caractère, par une vague tristesse, quelquefois même par une sorte de pressentiment d'une maladie prochaine, ou par une aptitude moindre aux travaux intellectuels.

A ces phénomènes peuvent s'ajouter : une acuité moindre des sens, des bourdonnements d'oreille, quelquefois même un peu de surdité, des vertiges, de la faiblesse musculaire, un sentiment de fatigue et d'endolorissement dans les mouvements.

Souvent les malades disent avoir éprouvé de la céphalalgie ou des douleurs dans la région cervicale, dans les lombes, à l'épigastre, dans les membres, plus marquées, parfois, dans les jointures.

Le sommeil peut être agité ou troublé par des rêves pénibles. Souvent l'appétit est diminué; parfois même il est aboli; la bouche est mauvaise, pâteuse; quelquefois il y a des nausées ou des vomissements, plus souvent de la diarrhée, qui, après avoir duré pendant plusieurs jours ou avoir alterné avec de la constipation, peut s'arrêter pour reparaître après l'invasion (2).

Quelques malades m'ont dit avoir éprouvé des frissons erratiques, un autre des sueurs nocturnes, un autre de la surdité, un autre une céphalalgie compliquée de coryza. Chomel range au nombre des phénomènes prodromiques des urines plus épaisses et exhalant une odeur fétide.

Ces troubles précurseurs, qu'on peut considérer comme prodromiques, durent parfois un jour ou deux, souvent trois ou cinq, rarement une ou deux semaines.

vent aussi précéder, dans des cas nombreux, pendant plusieurs jours, pendant plusieurs semaines et même, comme je l'ai vu, pendant plusieurs mois, l'invasion de la maladie, sous sa forme la plus accentuée et la plus grave.

(1) J'ai vu un malade qui, pendant deux jours, eut de la céphalalgie, des coliques, des selles liquides ; le troisième jour tous ces symptômes avaient disparu, le lendemain la fièvre se déclara. J'en ai vu qui eurent de la diarrhée trois semaines, un mois, trois mois avant le début de la dothiénentérie ; ils l'avaient contractée en arrivant à Paris. Devait-elle être imputée au changement de régime ou à l'infection spécifique se manifestant sous une forme fruste et incomplète, avant de se montrer avec l'ensemble symptomatique qui la caractérise? C'est ce qu'il est impossible de décider; mais cette dernière interprétation me paraît vraisemblable.

La question de l'absence ou de la présence des prodromes est subordonnée à la détermination du *début de la maladie*, et pour déterminer ce début nous manquons, il faut en convenir, d'un criterium rigoureux. En général, le frisson, quand il apparaît, peut, selon la remarque de Griesinger, être considéré comme le signal de l'invasion ; mais, malgré l'autorité de ce savant pathologiste, je ne crois pas, comme lui, qu'il faille, quand un frisson survient, intense ou léger, unique ou répété, lui attribuer toujours cette signification. J'ai vu, comme Chomel, des sensations de froid, des frissons même bien caractérisés accompagner quelques-uns des phénomènes prodromiques les moins accentués, et, d'ailleurs, le frisson peut manquer et bien des malades affirment n'en avoir jamais ressenti.

La fièvre me paraît avoir plus de valeur pour déterminer le début ; mais le médecin assiste rarement à ce début, et le malade peut méconnaître l'existence de la fièvre. Il en est un grand nombre qui déjà fébricitants continuent pendant plusieurs jours à se lever et à sortir, et s'efforcent de vaquer à leurs occupations habituelles. Il en est d'autres chez lesquels la fièvre est tellement légère qu'elle peut passer inaperçue. On en peut même rencontrer, et j'ai vu des faits de ce genre, qui, avec de la diarrhée, des taches lenticulaires et placés d'ailleurs dans un milieu épidémique, ne présentaient ni accélération du pouls ni élévation de la température, au moment, du moins, où je les observais ; car, dans quelques cas très rares et à certaines périodes, la fièvre, au lieu d'être continue rémittente, peut ne se manifester que par de légers accès intermittents, le plus souvent vespéraux.

On voit donc tout ce qu'a de difficile et d'arbitraire dans quelques cas la détermination du début et, par conséquent, la limite à établir entre les prodromes et la maladie.

Si la dothiénentérie peut parcourir toutes ses phases sans fièvre, ou avec une fièvre intermittente qui ne dure que quelques heures chaque jour (1), est-il inadmissible que dans certains cas, la maladie déjà en évolution puisse ne pas provoquer de réaction fébrile, et qu'avant de revêtir le caractère de *fièvre* elle ait une période apyrétique (2).

(1) Griesinger, *l. c.*

(2) Voici, entre beaucoup de faits de ce genre qui peuvent justifier cette supposition, une observation qui me tombe sous la main : Obs. I. Un homme, entré dans mes salles, éprouvait depuis quinze jours une diminution d'appétit et de force, de la céphalalgie, de la pesanteur des paupières, de la toux. Au bout de neuf jours de ces symptômes, il fut pris de diarrhée ; cependant il avait pu continuer son travail. Le onzième jour

D'une autre part on peut, dans quelques cas, confondre avec les prodromes des indispositions accidentelles qui n'ont aucune connexion pathogénique avec la dothiénentérie ; celle-ci semble les continuer parce qu'elle leur succède ; tout au plus ont-elles pu jouer le rôle de cause adjuvante ou occasionnelle en modifiant la réceptivité morbide de l'organisme et en le rendant plus apte à recevoir l'impression du principe infectieux.

survint un frisson qui se répéta le lendemain et le força à s'aliter ; le treizième jour, parut une épistaxis ; deux jours après il se décide à venir à l'hôpital : on constate une fièvre modérée, tous les symptômes d'une dothiénentérie légère, quoiqu'on n'ait pas pu découvrir d'éruption. La fièvre cessa au bout de neuf jours, treize jours après le premier frisson. Faut-il considérer ce frisson comme marquant le début, et les symptômes qui l'ont précédé comme des prodromes ? Sans doute on ne lui avait pas mis alors le thermomètre sous l'aisselle et l'on n'est pas en droit d'affirmer qu'il était sans fièvre ; si elle existait, elle était bien légère, car ce malade a pu continuer à travailler.

CHAPITRE V

PREMIÈRE PÉRIODE

PÉRIODE D'INVASION

Quel que soit le début de la maladie, quand l'agent spécifique s'est emparé de l'organisme, la modification qu'il y a fait naître se manifeste par des troubles d'innervation, par des congestions multiples qui ont pour siège principal les membranes tégumentaires et surtout le tégument interne, et enfin par une lésion spéciale des glandes intestinales si constante qu'elle est regardée comme la caractéristique de la maladie et que pour un grand nombre de médecins elle joue dans la fièvre dothiénentérique le rôle que l'éruption cutanée joue dans la variole (1).

Enfin, comme un des effets immédiats de l'infection dothiénentérique, comme le lien qui unit probablement un grand nombre de ses manifestations, comme cause de certaines modalités symptomatiques, nous devons ranger parmi les éléments de ce syndrome morbide une altération du sang qui va porter dans tous les tissus une incitation anomale et est devenu peu propre à y entretenir le mouvement nutritif.

Un malaise général, de la céphalalgie, de la faiblesse musculaire, de la fièvre précédée ou entremêlée le plus souvent de frissons, des troubles digestifs dont l'inappétence, la diarrhée et les vomissements sont les plus constants, ouvrent la scène morbide dans un très grand nombre de cas.

§ 1.—Les *troubles d'innervation* apparaissent souvent les premiers, ils jouent dans toute la maladie le rôle le plus important ; ils en dominent les autres manifestations ; et derrière celles-ci l'induction physiologique nous les fait entrevoir encore là où ils ne se montrent pas sur le premier plan ; ils ont une grande valeur pour le pronostic.

(1) Nous avons déjà signalé les différences qu'on observe dans l'évolution de ces deux maladies et les restrictions qu'il faut apporter à ces assimilations.

La *céphalalgie*, non seulement accompagne presque toujours le début, mais elle compte encore assez souvent parmi les phénomènes prodromiques quand l'invasion de la maladie n'est pas soudaine. Dans quelques cas, elle peut ne se faire sentir qu'au bout de quelques jours (1). Beaucoup plus rarement encore (: : 3,4 : 100) on la voit manquer (2); très rarement aussi, les malades, au lieu d'éprouver dans la tête une sensation douloureuse, y accusent seulement de la pesanteur ou de la chaleur. Cette céphalalgie est le plus souvent frontale, sus-orbitaire ou temporo-frontale. Quelquefois la douleur siège à l'occiput ou envahit toute la tête. Habituellement elle augmente le soir, au moment du paroxysme fébrile; elle peut même ne se faire sentir que dans ce moment-là; mais le plus souvent, quoique sujette à des rémissions et à des exacerbations, elle est continue. Elle peut cesser au bout de quarante-huit heures, le plus souvent elle dure davantage, diminue ou disparaît vers la fin du premier septenaire ou au commencement du deuxième : quelquefois après une épistaxis, ou une émission sanguine artificielle, d'autres fois après un vomitif. Il n'est pas rare, dans ces cas-là, qu'après avoir cédé elle reparaisse pendant le cours de la maladie. Elle peut se prolonger pendant toute sa durée et en être un des phénomènes dominants.

Cette céphalalgie est très souvent gravative, d'autres fois lancinante; elle peut réunir ces deux caractères.

La céphalalgie est souvent accompagnée ou suivie de douleurs dans la région lombaire, à la nuque, dans le dos, dans les membres, plus souvent au niveau des masses musculaires que dans les articulations, dans l'abdomen, dans la poitrine. En même temps, *les forces sont profondément déprimées*, quelquefois sidérées au point que le malade ne peut se tenir sur ses jambes qui tremblent et qui chancellent. A un degré moindre, il marche en titubant comme un homme ivre; ou bien, s'il peut continuer à marcher et à vaquer encore pendant quelque temps à ses occupations, ce qui a lieu dans un grand nombre de cas, il a peine à se mettre en action; et dans tous les cas, il se fatigue très promptement, éprouvant une sensation de courbature et de lassitude douloureuse, quelquefois de l'essoufflement. Ces troubles de l'appareil locomo-

____

(1) Un, deux, trois, quatre jours après le début ; une fois je l'ai vue débuter le huitième jour avec une grande violence.

(2) Dans un cas, l'absence de ce symptôme a été d'autant plus remarquable que le malade, qui a guéri, a eu du délire pendant quatre jours.

teur s'accentuent de plus en plus ; il est forcé, après avoir lutté pendant quelque temps, de s'arrêter et de prendre le lit. Une fois couché, il lui arrive parfois que, s'il essaye de se lever, il tombe ou est obligé de réclamer un aide pour regagner son lit.

Quand il est debout, ou quelquefois même alité, lorsqu'il essaye quelques mouvements, le malade a de fréquents vertiges, il voit tout tourner autour de lui et il est obligé de prendre appui sur les objets environnants.

Son esprit n'est pas moins paresseux que son corps ; c'est avec peine qu'il se livre à des occupations qui exigent une attention soutenue ; et bientôt sa mémoire affaiblie ne lui rappelle qu'avec difficulté et effort les notions dont il cherche le souvenir. Son sommeil, presque toujours dès le début, cesse d'être réparateur, il est agité, interrompu, troublé par des rêvasseries ou par des cauchemars pénibles, effrayants, qui se confondant quelquefois dans son intelligence altérée avec les sensations de la veille, constituent alors ce qu'on a appelé le *coma vigil*. Le plus souvent le sommeil fait défaut, ou plutôt le malade dort si peu et se trouve si peu restauré par ce sommeil incomplet et morbide qu'il croit n'avoir pas du tout dormi. L'insomnie n'est pas d'ailleurs seulement le résultat direct de l'excitation anomale des centres nerveux, mais presque tous les symptômes de la maladie s'exaspérant pendant la nuit empêchent ou interrompent le sommeil.

Les *organes des sens* participent au trouble des fonctions encéphaliques : souvent le malade voit scintiller devant ses yeux des bluettes lumineuses ; le plus souvent il entend des tinnitus, quelquefois d'un seul côté ; il n'est pas rare que déjà dès cette période l'ouïe devienne obtuse. Nous avons même observé la surdité parmi les phénomènes prodromiques.

Quelquefois, au début, le malade accuse de la photophobie ; les pupilles sont assez souvent dilatées quoique contractiles ; je les ai vues un jour très contractées chez un malade qui succomba le cinquième ou sixième jour de la maladie à des accidents cérébraux ; mais le lendemain elles avaient subi une dilatation anomale.

Rarement on constate une altération de l'odorat, qui, comme les autres sens, peut perdre son acuité sensitive.

Le trouble intellectuel peut arriver rapidement au délire : je l'ai vu se déclarer dans la première heure d'une invasion brusque qui se passa sous mes yeux. En général, il commence par se montrer pendant la nuit, tandis que le jour la raison redevient nette et calme : d'abord, il pourra se confondre avec les rêves parlés ou avec les rêvasseries du réveil, puis bientôt il s'accentue davantage ; le malade, quoique éveillé, a perdu la notion de sa situation, du lieu où il se trouve. Très souvent ce délire est accompagné d'agitation : parfois le malade veut quitter son lit. Dans des cas plus rares, dès cette première période, il se montre violent, bruyant : cela arrive surtout chez les sujets alcoolisés ; plus souvent il est calme et consiste dans une sorte de marmottement indis-tinct et inintelligible.

Des modifications de caractère accompagnent habituellement les autres troubles psychiques ; le malade est triste, inquiet, abattu, jusqu'au moment où sa conscience s'obscurcissant de plus en plus, il perd toute faculté d'appréciation, il tombe dans l'apathie la plus complète ou se livre à un optimisme délirant.

A cette période, déjà, l'infection dothiénentérique a imprimé son cachet sur le *facies* du malade ; sa physionomie exprime l'abattement, la tristesse ; bientôt ce sera l'étonnement, l'hébétude pour arriver sou-vent à la stupeur. Dans presque tous les cas, même dans ceux qui sont modérément graves, cette physionomie a quelque chose de caractéris-tique : les paupières sont tombantes ; les traits sont immobilisés ; quand le malade parle, comme chez les sujets affectés de paralysie générale, sa bouche seule entre en contraction, pendant que le reste de la face demeure sans mouvement et sans expression. Il semble qu'il y ait paré-sie des deux nerfs faciaux supérieurs, ou de leurs filets moyens, car le front conserve parfois quelque mobilité.

Dans son lit le dothiénentérique garde, en général, le *décubitus* dor-sal, les mains sur l'hypogastre ou étendues le long des flancs.

Quelquefois aux symptômes d'adynamie, d'hyponervie musculaire se joignent des phénomènes d'incitation anomale du système locomo-teur, beaucoup plus communs dans la période suivante : ce sont des crampes, des soubresauts des tendons, des spasmes des muscles des lèvres et des ailes du nez, qui doivent faire redouter de plus graves désordres de l'innervation et sont souvent le prélude de l'ataxie.

Rarement à cette époque on observe une contracture des muscles postérieurs du rachis qui donne au cou et au tronc une rigidité presque tétanique et fait que lorsqu'on veut soulever le malade il s'en-lève tout d'une pièce et sans qu'on puisse fléchir le dos.

Nous placerons à côté de ces anomalies de la contractilité musculaire un phénomène commun chez les dothiénentériques, qu'on fait naître en comprimant brusquement entre les doigts les masses musculaires et, en particulier le biceps, les muscles des parois antérieures de la poitrine ou de l'abdomen ; le faisceau comprimé se contracture et forme un nœud qui persiste pendant quelque temps.

Tout l'ensemble symptomatique que nous venons de décrire ne permet pas de mettre en doute l'impression produite par l'agent morbigène sur les centres nerveux. Les altérations nutritives que subissent les muscles doivent aussi contribuer au trouble de leur action.

§ 2. — La *fièvre* éclate en même temps que les autres symptômes initiaux : elle est le phénomène le plus constant et le plus caractéristique de la maladie, à de très rares exceptions près. Très souvent son début est accompagné de frissons qui ont rarement la violence et la durée du frisson de la fièvre palustre. Dans le cas d'invasion brusque, le frisson peut être le premier phénomène morbide, surprenant le malade à son réveil ou au milieu de ses occupations diurnes. Quelquefois il est accompagné de claquement des dents et dure plusieurs heures ; en général moins accentué, il consiste dans une simple sensation de refroidissement qui peut être provoquée par l'impression de l'air extérieur ; et il cesse alors que le malade prend le lit.

Mais il arrive très souvent que le frisson ne se manifeste qu'après que d'autres symptômes ont dénoncé l'état fébrile. Il apparaîtra, par exemple, le soir ou la nuit du jour de l'invasion, ou seulement quelques jours après. Souvent pendant plusieurs jours de suite, il se répète plusieurs fois par jour, le plus souvent à des intervalles irréguliers : il peut se reproduire pendant huit ou dix jours et même davantage.

Dans quelques cas il est périodique : il revient pendant plusieurs jours aux mêmes heures, plus rarement le matin, plus souvent le soir ou dans l'après-midi, parfois au milieu du jour ; il peut dans cette périodicité affecter le type double quotidien. D'autres fois il se répétera après plusieurs jours d'intervalle, sans aucune régularité.

Enfin il peut manquer complètement. J'ai noté ce symptôme dans mes observations 70 fois sur 100, mais la proportion serait probablement beaucoup plus forte si on défalquait les malades, qui, entrés à l'hôpital à une période avancée de la maladie, ne sont pas en état de rendre un compte exact de leurs antécédents.

Les frissons sont parfois suivis de moiteurs ou de sueurs abondantes, surtout dans les cas où ils reviennent périodiquement ; et chez certains malades on retrouve dans ces accès périodiques les traces d'une ancienne infection malarique ou la manifestation d'une influence miasmatique actuelle, qui modifient l'expression de la fièvre continue. On rencontre des malades chez lesquels ces frissons ou ces frissonnements alternent avec la chaleur ou la sueur un grand nombre de fois et sans aucune régularité.

La fièvre présente presque toujours pendant cette période, et peut-être avec plus de régularité que pendant les périodes suivantes, le type continu rémittent avec exacerbation vespérale. Rarement à cette époque de la maladie, du moins chez les adultes, la température dépasse 40 degrés centigrades ; mais ce chiffre élevé de la thermalité à une époque aussi rapprochée du début n'est pas toujours en rapport avec la gravité de la maladie. On voit chez quelques malades la courbe thermique se maintenir au-dessus de 40 degrés pendant trois ou cinq jours, et puis tombant brusquement pendant le second septenaire, marcher beaucoup plus rapidement et plus directement vers la défervescence, que dans des cas qui s'étaient annoncés avec une violence beaucoup moindre. Nous avons dit que, chez quelques malades, il y a une exacerbation le matin et une autre le soir, mais cette dernière est plus accentuée que la première dans le plus grand nombre des cas (1).

Au début le *pouls* peut être fort, vibrant, résistant, mais bientôt, en restant fréquent, il devient dépressible. Quelquefois dès la fin de cette période et très souvent dans les suivantes il soulève le doigt avec force et donne au doigt qui l'explore la sensation d'une énergie trompeuse ; mais, si alors on fait asseoir le malade, on sent immédiatement l'artère s'affaisser sous le doigt ; et la pulsation peut devenir filiforme, pour retrouver sa première amplitude quand le malade a repris la position horizontale : c'est là, je crois, une des meilleures mesures de l'état des forces (2). La fréquence du pouls oscille en général entre 80 et 100 pul-

---

(1) Il n'est pas commun que dans nos hôpitaux les malades entrent pendant le premier septenaire. J'en ai observé cependant dix dans ces dernières années qui sont entrés du quatrième au septième jour de la maladie, neuf ont guéri. Peut-être les soins administrés plus près du début ont-ils contribué à cette heureuse proportion. Le chiffre le plus bas de la température matinale a été 38,2 — le plus élevé 40 degrés chez un malade qui a guéri. Le degré le plus élevé de la température vespérale a été 40,8 — le malade qui l'a présenté a également guéri, le plus bas a été 38,7. — Chez six de ces dix malades la température a dépassé 40 degrés pendant le premier septenaire ; — chez sept, après le septième jour il y a eu une dépression de la ligne thermique et un de ceux chez lesquels cette rémission s'est manifestée est celui qui a succombé. — Nous reviendrons plus tard sur les modifications que présente la thermalité dans les différentes périodes de la dothiénentérie.

(2) J'ai fait connaître, il y a plus de vingt ans, ce signe dans des leçons faites à l'Hôtel-Dieu, qui ont été publiées à cette époque ; depuis, plusieurs personnes en

sations; plus rarement, dans cette période, il dépasse ce chiffre. Ses oscillations sont le plus souvent parallèles à celles de la température. Nous verrons dans les autres périodes, qu'il n'en est pas toujours ainsi. Plus calme le matin, il s'accélère vers la fin du jour.

Une cause d'exacerbation de la fièvre et des autres symptômes, qu'on ne saurait trop signaler, ce sont les émotions et les fatigues que subissent les malades. Presque constamment nous voyons dans les hôpitaux la ligne thermique s'élever le soir ou le lendemain du jour d'entrée, où trop souvent des imprudences de régime commises par les parents s'ajoutent à la fatigue qui résulte de leur visite ; et plus d'une fois nous avons vu, à la suite de ces excitations, des malades qui semblaient s'acheminer vers une solution favorable rejetés en arrière, ou même à partir de ce moment, retombés dans des complications qui semblaient s'éloigner, marcher vers une terminaison funeste.

Fréquemment la peau qui peut être moite le matin devient sèche, brûlante et fait éprouver à la main qui l'explore une sensation d'âcreté que les anciens avaient désignée sous le terme expressif de chaleur mordicante. D'après mes observations, quand on constate cette chaleur mordicante, la température s'élève au moins à 39 degrés ; la peau, en même temps qu'elle est sèche, est quelquefois âpre au toucher, comme raboteuse, et peut présenter le caractère qu'on a désigné sous le nom de chair de poule.

§ 3. — Dès le début, les *organes digestifs* participent à l'action morbide, dont ils constitueront bientôt un des principaux foyers ; l'*appétit* diminue pour disparaître bientôt d'une manière souvent complète, et faire place à une profonde répugnance pour les aliments solides. Une seule fois j'ai observé chez un malade un désir plus vif de la nourriture, et comme une sensation de faim non satisfaite pendant les premiers jours de la maladie. La bouche est, en général, mauvaise, pâteuse, amère.

La *soif* est ordinairement vive, surtout vers le soir, pendant les paroxysmes.

Très souvent, surviennent des *vomissements*, qui accompagnent parfois les frissons ; ils sont alimentaires, muqueux, rarement acides, le plus souvent bilieux ; en général ils tendent à se répéter, quelquefois

---

le signalant l'ont présenté comme une nouveauté. — Je le regarde comme le meilleur pour juger des forces dans les maladies aiguës; il semble, comme je l'ai dit, que dans la position horizontale les forces motrices se concentrent sur le muscle cardiaque qui n'en reçoit plus qu'une dose insuffisante lorsqu'il les partage avec d'autres muscles, pour maintenir la rectitude du tronc.

provoqués par la toux, par l'ingestion des boissons ; dans quelques cas rares, on les voit se reproduire tous les jours pendant une ou deux semaines. Une fois je les ai vus survenir après un vomitif et durer incoercibles jusqu'à la mort de la malade ; fait tout exceptionnel, car, dans un assez grand nombre de cas, les vomitifs, administrés au début, paraissent exercer une action favorable, mais trop souvent passagère sur les phénomènes gastriques et sur la céphalalgie.

Dans la grande majorité des cas, chez l'adulte, dès l'invasion de la maladie, quelquefois même, avant qu'elle éclate, les *selles* deviennent molles, liquides, floconneuses, quelquefois séreuses ; très exceptionnellement, dans le cours de cette période, elles renferment du sang. Dans un cas où ce phénomène s'était produit pendant le premier septenaire, j'ai été autorisé à croire qu'il s'agissait d'un flux hémorrhoïdal.

Sans contenir de sang elles peuvent, d'après Chomel, offrir une coloration noirâtre ; elles sont le plus souvent jaunâtres, ocrées ; habituellement fétides, elles le deviennent encore davantage, pendant les périodes suivantes.

Elles peuvent être provoquées par les secousses de la toux. Très rarement, dans le premier septenaire, elles s'échappent sans que le malade en ait conscience : elles sont involontaires. La précocité de ce symptôme dénonce généralement la haute gravité de la maladie. Ces selles se répètent, en moyenne, de trois à cinq fois par jour ; elles peuvent atteindre et même dépasser le chiffre de vingt dans les vingt-quatre heures. J'ai vu, chez un petit enfant de trois ans, à la suite d'une purgation intempestive provoquée par quelques grammes d'huile de ricin, le septième jour d'une fièvre à forme bénigne, des évacuations innombrables devenir incoercibles, prendre la forme dysentérique et le faire périr par épuisement vers le neuvième jour de la maladie.

Souvent la diarrhée augmente pendant la nuit. Il est rare qu'elle soit accompagnée de ténesmes (1).

En même temps que la diarrhée s'établit, presque toujours l'*abdomen se météorise* et donne à la percussion un son tympanique (2) ; très rarement il est affaissé et déprimé. Il peut, quoique ballonné, conserver de la souplesse ; il est souvent, au contraire, dur et résistant ; très promptement on voit les veines superficielles se distendre et se dessiner en relief sur les téguments du ventre, indices de la gêne produite dans la

(1) Je les trouve notés dans une de mes observations.
(2) Chomel, *loc. cit.*, p. 11.

circulation des veines profondes, soit par les intestins météorisés, soit peut-être par les ganglions mésentériques (1).

La présence simultanée de gaz et de liquides dans l'intestin donne lieu, quand on comprime l'abdomen, à un phénomène qu'on a désigné sous le nom de *gargouillement ;* c'est une sorte de clapotement bulleux qu'on perçoit principalement au niveau du cæcum, dans la région iliaque droite; quoiqu'on puisse l'observer dans tous les cas où les deux conditions productrices de ce phénomène, que nous avons signalées plus haut, se trouvent réunies, et bien qu'on ne le rencontre pas toujours dans la fièvre dothiénentérique, il est assez communément observé pour devenir un élément de diagnostic; il est plus rare dans la première période que dans la seconde et même que dans la troisième.

La *tuméfaction de la rate* est, selon Griesinger, un des phénomènes les plus constants de la fièvre dothiénentérique pendant les deux premiers septenaires chez les jeunes sujets; chez les malades plus âgés elle serait rare.

Cette tuméfaction est rarement assez prononcée pour que la rate vienne faire saillie au-dessous des côtes; on l'y rencontre cependant dans quelques cas. Le plus souvent, d'après Griesinger, l'organe tuméfié mesure 8 centimètres en hauteur, 10 à 12 transversalement. Il se trouverait un peu plus en arrière que dans les conditions ordinaires, particularité imputable au météorisme qui, dans certaines circonstances, rend par son développement la délimitation de la rate impossible. Les plus grosses rates qu'ait rencontrées après la mort le savant professeur de Berlin, mesuraient 20 centimètres de hauteur.

Dans la première période de la fièvre dothiénentérique, on observe parfois de légers ictères attribués, par Griesinger, à la propagation d'une inflammation catarrhale des intestins aux voies biliaires.

Nous avons indiqué les *douleurs abdominales* à propos des troubles de sensibilité qui peuvent survenir pendant la première période de la dothiénentérie : elles varient dans leur siège et dans leur intensité. Rarement très violentes, elles peuvent manquer complètement. Tantôt elles sont bornées à l'hypogastre et plus fréquemment au niveau des régions iliaques, de la droite surtout; tantôt elles se font sentir dans la région épigastrique, d'autres fois, mais en général un peu plus tard,

---

(1) Ce qui me porterait à admettre dans quelques cas cette explication du développement supplémentaire de la circulation sous-cutanée, c'est qu'on le voit coïncider avec un ballonnement très médiocre.

dans les hypochondres coïncidant parfois, à droite, avec la congestion du foie, à gauche avec celle de la rate; rarement elles se limitent à la région ombilicale. Elles peuvent encore envahir tout l'abdomen ou en occuper successivement plusieurs points.

Le caractère de ces douleurs n'est pas moins variable que leur siège: elles peuvent être lancinantes, contusives ou consister dans une sensation de chaleur incommode.

Souvent les secousses de la toux, le besoin d'évacuer les font naître ou les augmentent. Pendant les premiers jours de la maladie, surtout, les évacuations alvines peuvent être précédées ou accompagnées de coliques rarement très intenses, qui ne tardent pas ordinairement à disparaître. La sensibilité du ventre à la pression peut exister en l'absence de toute douleur spontanée. Cependant on la trouve, en général, plus accentuée au niveau des foyers douloureux ; très souvent observée, elle manque quelquefois, même dans des cas graves et alors que les organes digestifs sont profondément atteints par le travail morbide.

En général, c'est pendant le premier septenaire que cette douleur ou cette sensibilité offrent leur plus grand développement. Plus tard, en même temps que l'activité intellectuelle se trouble et s'affaisse, la sensibilité générale s'émousse ; les incitations périphériques n'atteignent plus l'encéphale ou cessent d'être perçues, et les lésions les plus graves peuvent n'éveiller aucune sensation pénible.

Tout le tégument digestif devient le siège d'une fluxion congestive, qui s'accentue de plus en plus : les *lèvres* sont rouges, sèches ; elles se fendillent, deviennent croûteuses. Les dents sont très souvent sèches, comme vernissées et, avant la fin du premier septenaire, elles peuvent se recouvrir de ces exsudats noirâtres qu'on désigne sous le nom de *fuliginosités*. Assez souvent, une exsudation pultacée, blanchâtre, recouvre les gencives.

La *langue* couverte d'abord d'un enduit blanchâtre, parfois jaunâtre, rougit à sa pointe et sur ses bords ; presque toujours elle est collante, visqueuse, ce qui est, selon la remarque de Chomel, le premier degré de la sécheresse ; elle adhère à la pulpe du doigt qui l'explore, ou quelquefois fait entendre un léger bruit de clapotement quand, pour la tirer au dehors, le malade la détache de la paroi buccale (1). Ordinairement, à cette période, elle est large, mollasse et se festonne sur ses bords de l'impression des arcades dentaires, contre lesquelles sa tuméfaction la

____

(1) Chomel, *loc. cit.*

fait presser. Il n'est pas très rare qu'avant la fin du premier septenaire elle soit franchement sèche, raboteuse, fissurée, croûteuse, ou d'un rouge écarlate, comme vernissée. Rarement elle conserve son humidité naturelle.

Dès cette période, également, la *voûte palatine*, le *gosier* et le *pharynx* s'injectent et, observée à cette époque, il n'est pas rare que cette injection se montre sous forme de taches d'un rouge vif, disséminées et d'un aspect morbilliforme. Cette injection ne tarde pas à devenir continue et étend un voile érythémateux sur toute l'étendue de la muqueuse que la vue peut atteindre ; et très probablement elle s'étend beaucoup au delà.

La *bouche* est mauvaise, amère ou pâteuse. Souvent, au début des accidents, les malades accusent du mal de gorge ; la déglutition est douloureuse, difficile ; parfois les amygdales sont tuméfiées. En même temps que cette sorte d'*énanthème* congestif s'étend sur la muqueuse, les glandules de celle-ci se tuméfient, font saillie et le gosier offre au plus haut degré l'aspect de la pharyngite glanduleuse. Presque toujours une ou deux grosses granulations font relief sur la luette tuméfiée et souvent infiltrée. Des granulations plus petites s'essaiment sur le voile du palais et sur la partie postérieure de la voûte palatine.

Par une coïncidence presque constante dans toutes les formes de la pharyngite granuleuse, la conjonctive palpébrale est presque toujours rouge et injectée. Souvent, comme dans toutes les affections fébriles, les yeux ont un éclat inaccoutumé qui tranche sur le cercle noirâtre dont ils sont cernés, bien qu'ils soient habituellement vides d'expression et peu mobiles.

§ 4. — Le *tégument respiratoire* participe à cette fluxion morbide. Dès le début, la muqueuse nasale est en général rouge et sèche ; j'ai vu cependant quelquefois un coryza accompagner l'invasion, mais ce pouvait être une complication accidentelle. La sécheresse du nez est un des symptômes les plus constants de la fièvre dothiénentérique ; elle persiste ordinairement jusqu'à la convalescence. Les malades respirent et dorment presque toujours la bouche ouverte ; le courant respiratoire cesse de passer par les narines qui deviennent pulvérulentes. Quelquefois l'obstruction des narines est telle qu'elle contribue à la gêne de la respiration.

La congestion de la muqueuse nasale s'accuse dans la grande majorité des cas par un phénomène plus apparent, et qui a, pendant la première période, de la valeur au point de vue du diagnostic, c'est l'*épi-*

staxis. Quelques malades indiquent ce phénomène parmi ceux qui ont précédé l'invasion, il pouvait n'être alors qu'une simple coïncidence; mais très souvent il se montre dans le cours du premier septenaire. Quelquefois très légère, à peine marquée, l'épistaxis s'exprime par une petite quantité de sang mêlé au mucus nasal; d'autres fois plus copieuse, elle peut n'apparaître qu'une fois ou se répéter tous les jours pendant la durée du premier septenaire; parfois dès cette période la perte de sang est très abondante : les malades l'évaluent à un verre, à une livre et plus, soit qu'il y ait chez eux une disposition hémophilique, soit que déjà une altération plus profonde du liquide sanguin s'ajoute à la congestion des fosses nasales pour produire l'hémorrhagie.

Très souvent on voit après ces épistaxis la céphalalgie diminuer ou disparaître, quelquefois même la chaleur fébrile s'abaisser, phénomène qu'on voyait aussi se produire dans quelques cas à la suite des émissions sanguines, à l'époque où beaucoup de médecins les prescrivaient dans la première période de la maladie (1).

Mais j'ai hâte de dire qu'excepté pour la céphalalgie, où cependant cette amélioration est loin d'être toujours durable, pour les autres symptômes elle ne se soutient pas (2).

Il est rare que dans le premier septenaire les épistaxis soient assez abondantes pour exiger le tamponnement; quelquefois le sang s'échappe de l'arrière-cavité des fosses nasales et est rejeté par la bouche : c'est à un accident de cette nature qu'il faut attribuer le plus souvent, je pense, les hémoptysies que les malades disent quelquefois avoir éprouvées dans les premiers jours de la maladie, sans qu'on trouve chez eux aucune trace de lésion pulmonaire.

Dans des cas rares, le *larynx* est le siège d'une congestion assez intense pour que la voix devienne rauque et conserve ce caractère ou même s'éteigne complètement pendant toute la durée de la maladie.

Dans la *trachée*, dans les *bronches*, la fluxion congestive s'exprime par de la toux, qui peut se montrer dès le début. En général plus fréquente le soir et pendant la nuit, elle peut contribuer à troubler le sommeil. Habituellement, cependant, elle est rare pendant le premier

----

(1) J'ai recueilli dans la clinique de Chomel un grand nombre d'observations qui témoignent de ce fait. Ce maître éminent recourait, en effet, assez souvent à cette médication pendant le premier septenaire; mais il le faisait avec une réserve que lui reprochaient alors les partisans de Broussais.

(2) Je reviendrai sur cette question à l'occasion du traitement.

septenaire; elle peut même manquer complètement et n'apparaître que dans les périodes suivantes.

A l'auscultation, on trouve le plus souvent la respiration rude, ce qui est le premier degré de la sibilance. Bientôt celle-ci se prononce; on peut d'abord ne la rencontrer que pendant la toux ou comme un gémissement à la fin de l'expiration ou des grands mouvements inspiratoires. Plus tard, elle se multiplie, se généralise : les râles fins, aigus, formés dans les petites bronches ou dans les grosses bronches en partie obstruées, se mêlent aux râles ronflants. Il n'est pas très rare d'observer à la fin de cette période des râles sous-crépitants, signe d'un état congestif plus accentué et plus profond, en général limité aux bases des poumons, à moins qu'une lésion chronique, antérieure à la dothiénentérie, ne l'appelle vers les sommets.

Les râles sibilants peuvent manquer pendant cette période même chez des malades qui toussent; et chez d'autres qui ne toussent pas on pourra quelquefois les rencontrer. Il y a déjà un désaccord, qui plus tard s'accentuera davantage, entre la lésion pulmonaire et les manifestations extérieures qui traduisent l'incitation anomale sentie par l'organe malade. Comme les sens et la conscience du moi, l'incitabilité organique et les actions réflexes sont affaiblies.

L'*expectoration* est, en général, très peu abondante ou elle manque complètement. Les crachats sont d'abord blancs, semblables à de la salive ou plus épais, muqueux, visqueux, adhérents au crachoir et prenant cet aspect qu'on a désigné sous le nom de crachats étoilés; plus rarement, ils sont violacés, rougeàtres ; d'autres fois ils renferment de petits coagulums sanguins, noiràtres, qui viennent de la partie postérieure des fosses nasales et qui sont emprisonnés dans des mucosités concrètes.

Dès le premier septenaire on peut constater les signes de l'*adénopathie trachéo-bronchique*, plus développée, en général, d'un côté et ordinairement du côté où les lésions bronchiques sont le plus prononcées. Cette corrélation n'est pas constante, et je suis porté à admettre avec Griesinger que le principe dothiénentérique peut porter directement son action sur les ganglions et que la lésion ganglionnaire n'est pas toujours consécutive, ni même corrélative à la lésion bronchique. J'ai trouvé une fois des ganglions bronchiques gros comme des œufs de pigeon chez un malade qui avait succombé le sixième jour de la maladie.

Comme phénomènes qui dépendent ou qui peuvent dépendre de la congestion ganglionnaire, de la compression des grosses bronches et de l'irritation du pneumogastrique qui en peuvent être la conséquence, je signalerai la faiblesse du bruit respiratoire du côté correspondant à l'adénopathie, quelquefois la toux quinteuse, peut-être le vomissement.

§ 5. — Plus rarement et surtout moins activement que le tégument interne pendant la première période, le *tégument externe* manifeste l'action congestive qui est, comme nous l'avons dit, le mode dominant du processus dothiénentérique. La face, rarement pâle, est le plus souvent injectée, surtout pendant les paroxysmes. Rarement, à cette époque, elle prend cette teinte foncée, violâtre, livide même, qu'on observe à une période plus avancée.

Sur les joues, cette injection est habituellement en rapport avec le degré de la congestion pulmonaire. Quelquefois même, mais non constamment, elle est plus prononcée du côté plus sévèrement affecté. Cette prédominance de la congestion est souvent en rapport avec l'inclinaison de la tête et devient alors un phénomène d'hypostase accusant l'affaiblissement de la contractilité vasculaire. Cet affaiblissement s'accuse souvent, d'ailleurs, par l'injection étendue et prolongée qui succède à la pression de la peau ; et, d'autre part, si on comprime la joue congestionnée, elle pâlit d'abord ; mais en répétant cette pression la rougeur ne disparaît pas ou reparaît immédiatement : l'incitabilité des capillaires s'épuise facilement (1).

Très rarement chez les adultes on observe, avant le septième jour, l'éruption papuleuse que nous décrirons dans la période suivante, assez rarement une éruption érythémato-rubéolique dont nous parlerons en même temps.

La congestion du tégument externe peut se manifester par des sueurs,

____

(1) La rougeur des joues était regardée par les anciens médecins comme un des signes des congestions des poumons. Je lui ai toujours attribué une grande valeur pour le diagnostic. Elle m'a souvent mis sur la voie de pneumonies ou de congestions broncho-pulmonaires latentes. Elle forme alors une tache qui s'étend de l'apophyse zygomatique à la branche horizontale du maxillaire. Depuis plus de quarante ans, dans mes cours ou dans mon service d'hôpital, j'ai appelé sur ce phénomène l'attention des élèves et je leur en ai fait constater l'importance en annonçant, sur ce seul signe, l'existence probable de congestions pulmonaires ou bronchiques qui leur avaient échappé. Gubler en a donné une explication ingénieuse et qui me semble très vraisemblable, en considérant cette injection comme l'effet d'une paralysie réflexe des vasomoteurs de la face.

rarement abondantes à cette époque et qui ne paraissent pas, comme cela a lieu parfois dans une période avancée, avoir un caractère critique; c'est la nuit et le matin qu'elles se montrent habituellement, tandis que dans la journée et le soir surtout la peau est sèche et brûlante. Sans avoir d'influence appréciable sur la marche de la maladie, pendant le premier septenaire, elles sont cependant un phénomène de décharge thermique et doivent contribuer à modérer la violence de la fièvre.

Parmi les modalités morbides de la peau, je citerai une teinte sub-ictérique qu'on observe quelquefois et qui s'accuse principalement sur la conjonctive et sur la muqueuse buccale, et qui pourrait être en rapport avec un état congestif du foie. Je mentionnerai aussi l'état hyper-esthésique de cette membrane qui a été signalé dans ces derniers temps, mais qui, d'après les observations du docteur Jos. Cazalis (1), n'a rien de spécial à la fièvre typhoïde et se rencontre dans d'autres états fébriles.

On peut très exceptionnellement observer à cette période des furoncles et des abcès (2), très communs dans les périodes avancées de la maladie.

§ 6. — Une maladie qui trouble aussi profondément la nutrition entraîne nécessairement une modification dans les produits de déchet du travail nutritif : les *urines* sont rouges, foncées, souvent troubles, fétides et sédimenteuses. Il n'est pas rare qu'elles contiennent de l'albumine; quelques malades se plaignent de dysurie, d'ardeur en urinant.

Comme les selles, rarement à cette époque elles sont rendues involontairement; mais il peut arriver dans des cas graves que l'affaiblissement de la contractilité vésicale amène la distension de la vessie : la saillie de l'hypogastre, la rénitence de la région suspubienne avec matité, sensibilité à la pression et sensation obscure d'une tumeur ovoïde, élastique, qui peut remonter jusqu'à l'ombilic, sont les signes de cette complication; elle est d'autant plus importante à connaître que l'urine peut se décomposer dans la vessie et ajouter aux éléments septiques livrés aux chances de l'absorption. D'ailleurs, le seul fait d'une pareille distension des parois vésicales ajoute aux souffrances et aux dangers du malade (3).

---

(1) *De la valeur de quelques phénomènes congestifs dans la dothiénentérie*, 1874.
(2) Griesinger, *loc. cit.*, p. 388.
(3) La réplétion de la vessie paraît avoir encore l'inconvénient de diminuer la sécrétion urinaire, qui se fait en général plus rapidement quand, après une rétention acci-

Dans la complication albuminurique dont nous venons de signaler la possibilité, il faut voir probablement une manifestation de cette disposition congestive qui se réalise dans un si grand nombre d'organes, qui y est provoquée peut-être par la présence de l'agent infectieux, et qui est un des traits dominants de la fièvre dothiénentérique. Nous y rattacherons encore ces *règles* prolongées ou prématurées, quelquefois même ces métrorrhagies intercurrentes qui peuvent être considérées comme une des manifestations de cette disposition congestive (1).

Quelquefois, au contraire, mais plus rarement, après avoir paru, l'écoulement menstruel s'arrête brusquement, troublé par l'évolution morbide.

§ 7. — La fièvre typhoïde est, comme on l'a dit, une maladie de toute la substance organique, *morbus totius substantiæ*. Le *sang* qui sert de véhicule au principe infectieux doit nécessairement et immédiatement en subir l'impression nocive. Outre les modifications intimes qu'il éprouve et qui n'ont pas encore été déterminées avec une rigoureuse exactitude, il est altéré dans sa crase ; sa proportion de fibrine diminue et, en même temps, il semble atteint dans ses propriétés vitales ; à l'époque où presque tous les dothiénentériques étaient saignés, assez rarement le sang formait un coagulum franchement couenneux et rétractile. Le plus souvent la couenne, quand elle existait, était infiltrée et adhérait partiellement au vase qui la contenait. Le plus souvent, le caillot sans couenne, violâtre, formait une masse mollasse, grumeleuse ou diffluente, surtout dans les formes adynamiques et dans les périodes avancées de la dothiénentérie.

dentelle ou volontaire, on lui donne issue, et par conséquent elle pourrait retarder l'élimination des produits excrémentitiels.

(1) M. Hérard a consacré un intéressant travail à ces anomalies de la fonction utéro-ovarienne dans la dothiénentérie (*Archives de Médecine*).

CHAPITRE VI

PÉRIODE D'ÉTAT

Tels sont les symptômes qui accompagnent le plus souvent la première période de la fièvre dothiénentérique. Derrière cet ensemble phénoménal extérieur s'accomplissent dans l'organisme des modifications intimes d'une grande importance : les glandes agminées et les follicules clos de l'intestin se tuméfient, s'infiltrent d'une néoplasie toute spéciale, caractéristique, lésion que beaucoup de pathologistes considèrent comme un véritable énanthème intestinal ; assez souvent déjà, vers la fin du premier septenaire, un travail ulcératif a commencé à entamer la surface de ces saillies glanduleuses.

En même temps le sang altéré dans sa crase, modifié dans ses éléments constituants, continue à porter dans tous les organes une incitation anomale et cesse de fournir aux métamorphoses nutritives les principes nécessaires à leur accomplissement régulier.

La période, que nous allons décrire, a été rattachée par Chomel et par d'autres pathologistes au deuxième septenaire parce que, sans être exactement renfermée dans ses limites, elle coïncide avec lui ; elle peut le déborder : commencer avant le huitième jour et se prolonger au delà du quinzième ; elle peut aussi être renfermée dans des limites plus restreintes et terminer plus rapidement son évolution par une sorte d'avortement (formes abortives).

On lui a donné le nom de *période d'état* ou *d'acmé*, on pourrait encore, pour en indiquer la caractéristique, la désigner sous le nom de *période d'évolution complète*.

§ 1. — L'expression symptomatique de la fièvre dothiénentérique se complète ; en effet, tous les éléments du syndrome morbide se groupent et se manifestent sous leurs formes les plus accusées. La lésion spécifique, celle qui est la plus constante, achève son évolution. Le processus ulcératif détruit dans une plus ou moins grande étendue les glandes tuméfiées; très souvent franchissant leurs limites il atteint les fibres musculaires sous-jacentes, quelquefois même le péritoine, seule barrière qui sépare alors la cavité de l'intestin de la cavité abdominale; et une péritonite presque foudroyante succède à la perforation ; mais cet accident ne survient ordinairement qu'à une période plus avancée.

Pendant ce temps, modifié directement par le principe infectieux, auquel il sert de véhicule, chargé de déchets morbides, le sang s'altère de plus en plus.

Des dégénérescences nutritives se produisent dans un grand nombre d'organes, spécialement dans le système musculaire ; et les parois vasculaires, le cœur lui-même lésés dans leur structure ne réagissent plus avec leur énergie normale sur le liquide circulatoire, et, comme nous l'avons dit, les centres nerveux non seulement participent au trouble général de la nutrition, mais reçoivent une incitation anomale du sang profondément modifié dans sa constitution élémentaire qui y porte avec lui l'agent infectieux.

Autour de ces lésions organiques et fonctionnelles si nombreuses et si graves, nous pourrons grouper facilement toutes les manifestations morbides de la seconde période ; il ne nous sera pas difficile de nous rendre compte de la tendance aux congestions, aux hémorrhagies, aux gangrènes même qui va se manifester pendant cette phase de la maladie; nous comprendrons le trouble profond qui va survenir dans les fonctions d'innervation et nous ne nous étonnerons pas si entouré de tant d'ennemis, privé d'une grande partie de ses forces et de ses moyens de résistance, l'organisme trop souvent succombe dans la lutte ou ne triomphe qu'au prix des plus grands périls.

§ 2.— Pendant la seconde période la plupart des symptômes, qui s'étaient manifestés pendant la première, persistent en s'accentuant davantage.

Dans les formes graves, la *dépression des forces* est portée au plus haut degré : souvent couché dans son lit comme une masse inerte, le malade est étranger et indifférent à ce qui l'entoure ; sa *physionomie* qui exprimait l'hébétude prend le caractère de la stupeur ; profondément cernés ses yeux sont fixes ou en partie cachés par les paupières demi-fermées ; les pupilles sont dilatées ; les conjonctives palpébrales sont le siège d'une injection qui s'étend quelquefois à la conjonctive oculaire ; le bord ciliaire est souvent chassieux. Les narines sont sèches et pulvérulentes ; la bouche entr'ouverte, bordée par des lèvres tuméfiées, sèches, fendillées, croûteuses, quelquefois saignantes, laisse voir des dents d'abord jaunes et luisantes, vernissées par du mucus concret, bientôt fuligineuses, enchâssées dans des gencives rouges tuméfiées, quelquefois livides, qui se prolongent entre leurs racines ; elles laissent parfois suinter un sang noirâtre, signe d'une tendance hémorrhagique qui pourra se manifester ailleurs. Les joues sont en général injectées, surtout lorsqu'il y a complication de congestions pulmonaires ; leur rougeur prend souvent une teinte vineuse ou même livide ; plus rarement elles sont pâles, jaunâtres, terreuses, quand le malade est épuisé par des hémorrhagies ou par une diarrhée excessive, ou quand il était profondément anémié avant l'invasion de la dothiénentérie.

Lorsqu'on commande au malade de tirer la langue, commandement que, dans bien des cas, il faut répéter, en haussant la voix, pour exciter sa torpeur ou pour impressionner son nerf auditif dont la sensibilité à cette époque est souvent affaiblie, alors on voit la langue s'avancer hors de la bouche lentement, tremblotante : quelquefois elle ne peut dépasser l'arcade dentaire ; très souvent quand, par un effort de la volonté, elle a franchi cet obstacle, elle reste saillante hors de la bouche ; le malade, à peine conscient de l'acte qu'il accomplit, oublie de la retirer en arrière jusqu'à ce qu'on lui ordonne de le faire.

Rarement la *langue* reste complètement humide pendant cette période ; elle est alors pâteuse, couverte d'un enduit jaune, blanchâtre, large, dentelée ou grisâtre par l'impression des dents supérieures, rouge à la pointe et sur les bords, avec un développement anomal des papilles fungiformes ; presque toujours elle est au moins visqueuse et collante, le plus souvent sèche, dans beaucoup de cas dure, âpre, raboteuse, d'une consistance ligneuse : raccornie, quelquefois effilée, elle se creuse en gouttière quand le malade l'avance hors de la bouche. Sa surface inégale couverte de mucus concrété ou de fuliginosités est sillonnée par des fissures profondes ; quelquefois, elle présente de véritables ulcérations que j'ai vues correspondre à des saillies dentaires ; sa couleur est brune ou noirâtre.

D'autres fois, avec cette sécheresse elle est d'un rouge écarlate ; plus souvent, quand elle offre cette vive rougeur, elle est moins sèche, simplement visqueuse et présente un aspect comme vernissé qui est souvent le prélude d'une éruption de muguet ; cette affection parasitaire est plus commune dans la troisième période, mais elle peut se montrer dans celle-ci, occupant la face interne des joues, la voûte palatine et la base de la langue ; elle rend la déglutition difficile et douloureuse (1).

____

(1) OBSERV. I. — J'ai vu, chez un enfant de huit ans, le muguet, borné à la base de la

Griesinger (p. 311) dit avoir constaté une odeur aromatique très forte de l'haleine, qui persista pendant douze jours, au plus fort de la maladie, et qui rappelait celle du gaz à éclairage, sans aucune lésion de la bouche ou des voies respiratoires qui pût l'expliquer.

Quelquefois des vésicules d'herpès se développent sur les lèvres; on en observe, mais beaucoup plus rarement sur la langue et sur le voile du palais.

Tels sont les principaux phénomènes extérieurs qui frappent à première vue l'observateur dans les formes graves de la dothiénentérie, pendant cette seconde période : un examen attentif lui en révèle bientôt d'autres. Ce masque immobile, hébété, qui reflète l'affaissement et l'obtusion de l'intelligence, et qu'on peut parfois confondre avec l'apparence d'un profond sommeil, est souvent agité par de petites contractions spasmodiques des lèvres ou des ailes du nez, quelquefois des paupières; d'autres fois le malade accomplira des mouvements de succion ou de mâchonnement, sorte de carphologie des lèvres.

Ses membres, ordinairement immobiles, sont soulevés surtout aux avant-bras par des contractions musculaires brusques et irrégulières. Les soubresauts des tendons, qui passent au poignet, sont quelquefois assez rapides pour se confondre avec le pouls et en gêner l'exploration. On rencontre souvent dans cette période ces contractures opisthotoniques qui rendent presque impossible la flexion du tronc, en d'autres termes des *phénomènes d'excitation* anomale des centres nerveux entrecoupent les phénomènes d'adynamie et d'hyponervie. Nous allons

langue, opposer pendant neuf jours un obstacle presque invincible à la déglutition. Il était plongé dans l'état comateux le plus profond, sans parole, sans aucune connaissance, état qui se prolongea pendant une quinzaine de jours ; toutes les fois qu'on essayait de le faire boire, il était menacé de suffocation. A grand'peine nous arrivâmes à lui faire avaler chaque jour, pour toute boisson et tout aliment, un demi-verre de jus de viande. Je le maintenais jour et nuit dans un nuage de vapeur humide, en faisant jeter toutes les demi-heures, au moins, de l'eau bouillante dans plusieurs terrines placées autour de son lit et qui contenaient des fleurs pectorales. Je le faisais boire ainsi par les poumons, et je lui injectais deux fois par jour de l'eau alcoolisée dans l'intestin.

Enfin, au bout de huit jours, mon ami le docteur Barthez et moi nous aperçûmes sur l'isthme du gosier quelques taches d'oïdium albicans et nous constatâmes qu'une large plaque de ce cryptogame parasitaire occupait la base de la langue; mais quand nous inspections la gorge, ce que nous faisions chaque jour, cette plaque s'était trouvée cachée par le manche de la cuiller dont nous nous servions pour cette exploration. Des applications boratées, répétées toutes les heures, modifièrent si rapidement cette lésion que dès le lendemain le petit malade pouvait avaler, et sa situation générale ne tarda pas à s'améliorer.

retrouver dans les autres fonctions nerveuses ce double mode morbide : la tendance comateuse, la somnolence si commune à cette époque sont interrompues par des crises de délire qui surviennent d'abord le soir et pendant la nuit et quelquefois se prolongent pendant le jour, quand l'excitation domine. Chez le plus grand nombre, le délire reste vespéral et nocturne. Pendant le jour, si l'affaissement intellectuel n'est pas porté jusqu'au coma, si l'activité mentale n'est pas annihilée, on peut en la stimulant obtenir des réponses qui, quoique lentes, hésitées, souvent péniblement articulées, sont nettes, raisonnables et prouvent que le malade peut se rendre compte de ses sensations. Il n'est pas rare cependant que plus ou moins rapidement cet effort d'attention épuise pour ainsi dire ses ressources cérébrales et qu'au bout de quelque temps il ne puisse plus répondre aux questions qu'on lui adresse ou ne le fasse que d'une manière vague et obscure en manifestant une fatigue évidente : sa parole est mal articulée ou inintelligible. Dans des cas qui sont très nombreux, un peu de rêvasserie ou de délire nocturne, un peu de somnolence et d'abattement pendant le jour sont les seules expressions du trouble encéphalique produit par l'infection dothiénentérique.

Au début de la deuxième période le sommeil est souvent agité : comme dans la première période, les mêmes causes le troublent ou y mettent obstacle ; quand il survient, il n'est pas réparateur. Cependant dans les cas heureux, il n'est pas rare qu'il s'améliore du dixième au quatorzième jour, interrompu, irrégulier d'une nuit à l'autre, mais constituant une halte passagère au milieu des troubles nerveux.

Comme nous l'avons déjà indiqué, on retrouve dans cette période, mais en général affaiblis, comme toutes les facultés sensorielles, les *troubles de sensibilité* que nous avons décrits dans la première période. Si la céphalalgie n'a pas cessé pendant celle-ci, très souvent elle disparaît du dixième au douzième jour. Elle pourra reparaître plus tard sous l'influence de quelques complications qui exagèrent les actions morbides. Dans quelques cas, nous l'avons déjà dit, elle persiste jusqu'à la convalescence, sans qu'il y ait un rapport nécessaire entre ce symptôme et le développement des troubles encéphaliques.

Les douleurs et la sensibilité anomale sont encore souvent observées, mais avec une intensité généralement modérée ; cependant, on peut voir apparaître dans cette période des douleurs dans les membres, quelquefois même au niveau des articulations sans tuméfaction articulaire, douleurs qui provoquent les plaintes des malades et ne s'étaient pas montrées pendant la première période.

Fritz a étudié avec grand soin les phénomènes d'hyperesthésie qui se développent chez les dothiénentériques ; mais, comme le remarque judicieusement le docteur Cazalis, si dans certains cas ils peuvent accuser une localisation morbide dans les centres nerveux, ils peuvent très souvent être expliqués par des lésions locales ; et, d'ailleurs, M. le docteur Triboulet qui a dirigé son attention sur ce point, les a rencontrés dans le plus grand nombre des maladies aiguës ou chroniques (Cazalis, *De la valeur de quelques phénomènes congestifs dans la dothiénentérie*). Les douleurs des membres acquièrent parfois une telle intensité et une telle importance que Bazin avait voulu fonder sur ce symptôme la distinction d'une forme particulière à laquelle il avait imposé le nom de forme arthritique.

De ces deux modes morbides de l'innervation que nous venons d'indiquer, l'*adynamisme* ou *hyponervie* et l'*incitation anomale* manifestée par le délire, l'hyperesthésie, les convulsions, le premier est assurément le plus commun et semble dans le plus grand nombre des cas constituer le fond et la caractéristique de la maladie (fièvres adynamiques). Il domine parfois tellement qu'il efface et met dans l'ombre les autres phénomènes morbides ; il fournit alors les plus importantes et les plus précieuses indications, celles pour lesquelles notre art nous arme peut-être des ressources les plus efficaces ; Chomel en a fait une des formes de la maladie. C'est la dépression portée au plus haut degré de toutes les activités vitales, intellectuelles, sensitives, motrices : le malade est incapable de tout mouvement spontané ; on le tourne comme une masse inerte, pour le changer et le soustraire au contact des matières excrémentitielles qui s'écoulent sous lui, sans l'intervention de sa volonté, le plus souvent même de sa conscience. Les appétits instinctifs sont éteints : celui de la soif survit quelquefois aux autres. Sa bouche est sèche et fuligineuse ; ses yeux fixes, sa respiration stertoreuse, ses joues livides accusent l'affaiblissement de l'action vaso-motrice, et son pouls dépressible s'efface et file sous le doigt quand on le soulève dans la position assise. L'intestin paralysé se laisse distendre par les gaz et se météorise. Les congestions pulmonaires, spléniques, rénales surviennent souvent comme conséquence de la parésie vasculaire ; des hémorrhagies et surtout des gangrènes viennent dans beaucoup de cas témoigner de l'atteinte profonde que la vie a subie et ajoutent encore à l'épuisement du malade.

Tels sont les traits principaux de la *forme adynamique* ; il ne faut pas cependant s'attendre à la rencontrer souvent dégagée de tout phénomène d'excitation. Un délire sourd, un marmottement inintelligible peuvent par intervalles remplacer le coma ; les soubresauts des tendons, la carphologie peuvent alterner avec l'immobilité et l'inertie absolue de tout l'appareil locomoteur.

Chez d'autres malades ce sont les phénomènes d'excitation anomale qui occupent le premier plan dans le tableau morbide, bien que l'état adynamique s'y accuse toujours par quelque manifestation : le délire est violent, avec des paroxysmes ordinairement nocturnes, dans l'intervalle desquels le malade ne recouvre pas la raison ; la face est rouge, les yeux brillants, les pupilles sont parfois agitées de mouvements rotatoires continuels, d'une sorte de nystagmus ; quelquefois les commissures labiales sont tirées en haut et en dehors dans une sorte de rictus convulsif ; la tête oscille comme un balancier d'un côté sur l'autre.

L'état convulsif se généralisant peut revêtir la forme éclamptique, ou bien ce sont des crises tétaniques survenant par accès qui durent plusieurs heures, accompagnées de contracture des mâchoires (trismus) (1).

Ces mouvements singuliers qu'on a désignés sous le nom de carphologie, sorte de délire des mains dans lequel le malade a l'air de vouloir, avec ses doigts tremblants, ramasser ou saisir quelque chose, accompagnent souvent la forme ataxique et se montrent le plus souvent dans la dernière phase de la maladie, comme un des préludes de l'agonie, bien qu'on voie quelquefois guérir des malades qui ont présenté ce redoutable symptôme.

Rarement avec la prédominance des phénomènes encéphaliques coïncide une diarrhée abondante ; la constipation, ou au moins la rareté des selles sont assez communes dans cette forme morbide ; c'est à cet ensemble de désordres nerveux, accompagnés d'incohérence dans la marche et dans les autres symptômes de la maladie, qu'on a donné le nom de *forme ataxique*. Elle indique habituellement un état congestif du cerveau ou de ses enveloppes. C'est de toutes les complications de la dothiénentérie une des plus graves et à laquelle on peut, le plus souvent,

____

(1) J'ai vu un accès éclamptique survenu dans le cours d'une fièvre typhoïde être la première manifestation d'une affection épileptique qui s'est déclarée quelques années plus tard.

Observ. II. — J'ai vu ces accès tétaniques survenir pendant le premier septenaire chez une jeune femme, enceinte de deux mois et demi, et qui avorta pendant une de ses crises. Les urines étaient albumineuses. Après avoir traversé bien des complications graves, la malade guérit, l'albumine avait disparu seize jours après l'avortement.

imputer la mort chez les malades qui succombent dans les douze premiers jours de la maladie.

Comme je l'ai dit, la tendance adynamique transparaît le plus souvent sous cette forme ataxique; et quand on est assez heureux pour voir les désordres nerveux s'apaiser, il est commun de voir l'affaissement, la prostration, la somnolence, succéder à cette période d'excitation.

Dans les formes bénignes, les désordres de l'innervation sont beaucoup moins accusés. Les malades sont faibles, abattus; ils présentent presque toujours quelques traits de ce masque typhique que nous avons dessiné plus haut: leurs paupières sont lourdes, leur physionomie est étonnée ou indifférente; ils ont souvent un peu de délire au réveil et quelquefois même pendant la nuit quand ils ne dorment pas; mais tous les troubles nerveux sont très adoucis. Le sommeil ne tarde pas à devenir plus calme; il s'améliore à mesure que la maladie avance vers la fin de cette période; les instincts organiques se réveillent. La langue s'humecte sur les bords et à sa pointe; ensuite elle devient franchement humide d'une manière intermittente d'abord, puis définitive.

§ 3. — Les *troubles fonctionnels de l'appareil digestif* subissent, dans la seconde période, des modifications peu importantes et qui ne répondent pas aux modifications considérables des lésions organiques.

La *pharyngite* persiste; elle prend dans quelques cas la forme ulcéreuse, et peut devenir une cause de dysphagie, qui, d'autres fois, paraîtra imputable à une parésie du pharynx ou aux lésions du larynx.

On observe encore des *vomissements* dans cette période : moins communs que dans la première, rarement bilieux, ils sont quelquefois provoqués par l'ingestion des boissons ou par la toux. Il n'est pas rare que le malade, par cette voie, rejette des lombrics. Le météorisme augmente surtout dans les formes adynamiques; le gargouillement persiste; la *diarrhée* continue le plus souvent et entraîne au dehors les eschares des glandes muqueuses de l'intestin.

Plus souvent dans cette période que dans la première, les selles peuvent contenir du sang; ces *hémorrhagies,* qui semblent le plus souvent succéder à une fluxion congestive de la muqueuse intestinale pendant les premières phases de la dothiénentérie, quand elles sont modérées et quand elles surviennent dans un organisme qui conserve encore de la résistance, sont ordinairement suivies d'un amendement des phénomènes morbides, d'un abaissement de la température et d'une diminution des autres localisations congestives. Tout autres sont leurs conséquences et leur signification quand elles se répètent avec abondance, lorsqu'elles surviennent au milieu d'une adynamie profonde et qu'elles semblent entretenues par la déliquescence du sang et par l'atonie des vaso-moteurs ou lorsqu'elles sont dues à une lésion vasculaire.

Le sang intestinal varie dans son aspect suivant la durée du séjour qu'il a fait dans le tube digestif avant d'être rejeté au dehors. Quelquefois très peu abondant, il donne aux fèces une coloration noirâtre dont la nature ne se révèle qu'à un examen attentif; d'autres fois plus abondant, il offre des caractères objectifs indiscutables. Quand il a séjourné, il forme une espèce de bouillie noirâtre, poisseuse, fétide, dont on a comparé l'aspect à celui du résiné.

Il n'est pas rare que la diarrhée diminue pendant le cours de cette période ou qu'elle soit interrompue par des jours où le malade reste sans selles, plus rarement par une véritable constipation. Cependant, vers la fin de cette période on peut voir déjà des grumeaux compacts au milieu des évacuations liquides, rarement des selles complètement moulées. On voit quelquefois aussi, au milieu des déjections liquides, des matières dures qui avaient probablement séjourné dans quelques bosselures du côlon et qui sont rejetées au dehors quand la contractilité affaiblie de l'intestin se relève un peu. Comme les vomissements, les excrétions alvines peuvent entraîner des lombrics auxquels la fièvre paraît créer dans le tube digestif des conditions de milieu qui leur sont antipathiques.

Dans les formes graves, l'inappétence demeure absolue; dans des cas moins graves, l'appétit commence parfois à poindre vers la seconde moitié de la deuxième période. Exceptant les cas où le malade reste plongé dans un état demi-comateux, inconscient de ce qui se passe en lui et autour de lui, incapable de percevoir et d'exprimer aucune sensation, la soif est en général vive; elle est ordinairement proportionnelle à la fièvre; augmentée par la sécheresse de la langue, elle peut, comme nous l'avons dit plus haut, survivre aux autres instincts, et on voit des malades qui, incapables de l'exprimer par des paroles, semblent encore, par les mouvements des lèvres et de la langue, appeler l'ingestion des boissons.

Pour compléter ce qui se rapporte aux lésions de l'appareil digestif, dans la seconde période, j'ajouterai que, comme dans la première, on peut constater une *augmentation de volume de la rate et du foie*. Le développement anomal de ce dernier organe se révèle par l'étendue plus grande de la matité plessimétrique qui lui correspond, par la saillie qu'il fait au-dessous des côtes et habituellement par la sensibilité douloureuse de l'hypochondre droit qu'on retrouve dans presque toutes les congestions hépatiques ; ici elle peut se confondre, il est vrai, avec la sensibilité morbide générale ou partielle que présente si souvent l'abdomen pendant les deux premières périodes de la fièvre dothiénentérique ; mais cette dernière a son siège le plus habituel à l'épigastre, dans les régions iliaques, la droite surtout, l'ombilic et est imputable à la lésion intestinale. On a noté aussi quelquefois la coïncidence d'une hyperesthésie de l'hypochondre gauche avec un développement anomal de la rate.

Je ne saurais dire s'il existe quelque rapport entre la teinte jaunâtre des sclérotiques, les vomissements bilieux qu'on observe quelquefois dans le cours de cette période et l'hyperhémie hépatique. Ces troubles de l'action cholopoiétique peuvent être sous la dépendance des désordres gastro-intestinaux.

§ 4. — Une des localisations les plus constantes et les plus importantes de ce travail congestif, dont la dissémination est un des traits les plus saillants de la dothiénentérie, a pour siège les bronches, les ganglions trachéo-bronchiques et le poumon. Cette *congestion des organes respiratoires* est grave quand elle est intense, car l'obstacle qu'elle apporte à l'hématose augmente l'altération déjà si profonde du liquide nourricier et peut aboutir à l'asphyxie.

La bronchite qui, comme nous avons eu déjà l'occasion de le dire, accompagne presque constamment la fièvre dothiénentérique, commence souvent dès la première période ; très rarement elle manque dans la seconde ; dans quelques cas, très peu nombreux, elle ne se développe que pendant la troisième semaine ; à cette période déjà elle a diminué ou disparu dans plus du quart des cas. Elle est encore moins fréquente dans la quatrième semaine, excepté dans les cas très graves et surtout dans les cas mortels où elle persiste le plus souvent jusqu'à la mort du malade.

Si les troubles digestifs restent stationnaires pendant la deuxième période de la dothiénentérie, parfois même tendent à s'adoucir un peu, les désordres des organes respiratoires augmentent d'une manière notable, prennent souvent une importance capitale et exercent dans bien des cas une influence décisive sur l'issue de la maladie. Les anciens médecins considéraient la fréquence de la respiration dans les fièvres comme un des signes les plus positifs de la gravité du pronostic. Griesinger accorde aux complications pulmonaires une importance majeure ; et Murchison, quoiqu'il ne semble pas leur avoir trouvé en Angleterre la fréquence et l'importance qu'on leur attribue partout ailleurs, reconnaît qu'elles sont responsables du plus grand nombre des morts qui surviennent pendant les deux premières semaines de la maladie (1).

La congestion du tégument respiratoire envahit les *narines*, dont la muqueuse est habituellement rouge et sèche, parfois recouverte de mucus concrété et dont l'entrée est très souvent pulvérulente, ce qui tient probablement à ce que, les malades respirant par la bouche, le courant d'air expiré ne traverse plus les fosses nasales et n'empêche plus que les poussières atmosphériques se déposent à leur orifice extérieur.

Les narines sont encore très fréquemment le siège de fluxions hémorrhagiques quelquefois abondantes, la nuit principalement, époque habituelle des paroxysmes fébriles et congestifs. Leur influence sur les autres symptômes de la maladie est semblable à celle que nous avons reconnue aux hémorrhagies intestinales, en y ajoutant parfois des effets dérivatifs de voisinage : ainsi, il n'est pas très rare de voir la céphalalgie, le délire disparaître après une épistaxis abondante, mais cette amélioration est trop souvent passagère.

Le *larynx* est très souvent atteint par le processus morbide, comme cela a été indiqué par Louis, Murchison et Griesinger ; les lésions les plus communes sont les ulcérations de l'épiglotte, qui en occupent ordinairement les bords, peuvent entraîner l'érosion des cartilages et se cicatrisent le plus souvent sans produire ni symptômes, ni danger (Griesinger). Dans certains cas, cependant, c'est à cette lésion qu'il faut attribuer la difficulté de la déglutition des boissons, assez fréquemment observée dans la fièvre dothiénentérique.

(1) Pour Murchison, la bronchite n'est pas rare dans la fièvre typhoïde, mais elle y est plus rare que dans le typhus ; il l'a rencontrée vingt et une fois sur cent. Pour Griesinger, son absence est une rare exception. Chomel la range parmi les signes caractéristiques de la maladie, dès la première période. Pour moi, je ne l'ai presque jamais vue manquer, et quand on voit un observateur aussi consciencieux que Murchison affirmer qu'il ne l'avait rencontrée à cette période qu'une fois sur cinq, et qu'elle se montre le plus ordinairement dans la quatrième semaine de la maladie, tandis que nous l'observons assez souvent dès la première semaine, et qu'elle manque rarement dans la seconde, on doit se demander si cet illustre clinicien n'attribue pas au terme de *bronchite* une acception différente de celle que nous lui accordons ? Peut-on supposer que sous le climat britannique les complications thoraciques soient moins fréquentes qu'ailleurs ? Sans doute, sous certaines influences épidémiques elles deviennent plus accentuées et plus précoces dans leur développement et elles jouent un plus grand rôle sur la scène morbide ; sans doute elles manquent dans quelques cas exceptionnels ; mais manquer soixante-dix-neuf fois sur cent, ne se montrer le plus souvent qu'à la quatrième semaine, ceci est en contradiction avec nos observations et le témoignage du plus grand nombre des médecins.

Bien autrement graves sont les lésions laryngées proprement dites, que nous décrirons ailleurs, qui se montrent parfois à la fin de la seconde période, mais sont plus communes dans la troisième.

Chez quelques malades, cependant, la toux survit aux autres phénomènes de la maladie et peut faire craindre des complications plus sérieuses, que, très heureusement, elle ne suppose pas toujours ; et je suis porté à croire que, dans certains cas, cette toux quinteuse, persistante est liée à la présence d'une adénopathie trachéo-bronchite.

La bronchite est le prolongement de l'énanthème érythémateux dont nos yeux aperçoivent l'origine dans le pharynx et dans les fosses nasales. Elle se manifeste par de la toux, rarement intense dans la première période ; elle le devient davantage dans la seconde ; elle augmente le soir comme presque tous les autres phénomènes congestifs de la dothiénentérie. Cette toux, le plus souvent sèche d'abord, parfois quinteuse, peut retentir douloureusement dans le ventre et dans la tête. Les secousses du diaphragme qui l'accompagnent favorisent quelquefois les vomissements et provoquent même chez quelques malades des évacuations involontaires. D'une manière générale, la toux n'est pas, chez les dothiénentériques, ni forte ni fréquente, elle n'est pas proportionnelle à la gravité des complications respiratoires ; cependant, dans quelques cas, elle est très répétée, très fatigante et trouble le sommeil.

A cette période, l'examen de la poitrine fait constater les progrès de l'hyperhémie bronchique. La sibilance est plus nombreuse et plus constante que pendant la première période ; quelquefois, cependant, elle est peu prononcée ou même ne se montre que pendant la toux. Le plus souvent elle accompagne tous les mouvements respiratoires ; d'autres fois elle ne se fait entendre que dans un seul des deux actes qui constituent la respiration.

Aux notes graves qui paraissent habituellement partir de la racine des bronches et qui retentissent uniformément dans tout l'arbre bronchique, a succédé ou s'est ajoutée, dans beaucoup de cas, une discordance de petits bruits aigus, variables suivant le point qu'on ausculte, et qui, par leur nombre, par leur variété et par leurs tonalités, indiquent que la congestion qui les produit a envahi tout le tube respiratoire et en rétrécit les petites ramifications. Alors même que les bruits sibilants font silence, le murmure vésiculaire ne reprend pas ordinairement, dans ce cas, ses caractères normaux : il reste rude, faible, quelquefois il est imperceptible.

La compression des bronches mères par les ganglions tuméfiés et surtout l'emphysème qui complique la bronchite capillaire expliquent la faiblesse ou le silence du bruit respiratoire.

Très souvent dans les cas graves, plus rarement dans les formes bénignes, des râles muqueux s'ajoutent aux rhonchus secs : ils se montrent d'abord vers les bases des poumons, à moins que quelque lésion antérieure de ces organes n'appelle le travail congestif vers les parties supérieures.

Si la congestion s'accentue davantage, si elle descend plus profondément dans le poumon, des râles sous-crépitants se font entendre dans quelques points, le plus souvent en bas et en arrière ou vers le bord postérieur de l'aisselle. En même temps, la percussion donne un son ordinairement obscur dans ces régions, rarement on y constate le râle crépitant sec et fin de la pneumonie franche. A ces râles, peut succéder ou s'ajouter du souffle bronchique, mais il fait défaut dans bien des cas. L'obstruction des bronches peut expliquer son absence dans des cas où les vésicules pulmonaires sont complètement imperméables.

Dans beaucoup de cas, un son relativement obscur, à tonalité plus élevée, avec une légère diminution de l'élasticité, la faiblesse ou l'absence du bruit respiratoire et le retentissement bronchophone de la plainte que les malades font souvent entendre après chaque expiration sont les seuls signes de l'imperméabilité du poumon. L'étude de la transsonance, c'est-à-dire du retentissement à travers la poitrine du bruit produit par la percussion, m'a permis quelquefois de diagnostiquer des infarctus pulmonaires alors que tous les autres signes faisaient défaut ; ou, quand ces signes restaient douteux, elle leur a apporté une confirmation utile. Comme chez les vieillards alités, les points où l'on trouve le plus souvent les phénomènes qui indiquent la congestion et l'imperméabilité sont la région post-axillaire en dehors du bord externe du scapulum et les bases des poumons : l'hyponervie dothiénentérique place ces organes dans des conditions analogues à celles que leur fait subir l'hyponervie sénile.

Nous verrons, en étudiant individuellement les différents éléments de la maladie, que ces complications pulmonaires de la fièvre dothiénentérique sont le plus souvent de l'atélectasie congestive ou de la splénisation, quelquefois de la pneumonie lobulaire qui peut prendre la forme purulente et, dans quelques cas, même hémorrhagique ou gangreneuse ; la pneumonie fibrineuse est rare.

Chez quelques malades des frottements superficiels, de la crépitation sèche à grosses bulles, ou de la matité avec souffle aigu, ou avec retentissement métallique des râles bronchiques préexistants, indiquent une complication de pleurite qui tantôt aboutit à la production d'exsudats néo-membraneux, tantôt à un épanchement rarement très abondant (1). Cette complication, assez rare dans la dothiénentérie, se rencontre plus souvent dans la troisième période que dans la seconde.

Quand les complications que nous venons d'indiquer s'arrêtent à la forme congestive, sans exsudations, elles offrent un caractère dont nous ferons ressortir l'importance au point de vue des indications thérapeutiques, c'est leur mobilité et la facilité avec laquelle on peut souvent les déplacer ou les faire disparaître par la position et la dérivation pendant les premières périodes de la maladie.

Quand l'organisme est très épuisé ou profondément adynamisé, ces congestions sont plus stables et se reproduisent très facilement quand on en a obtenu l'atténuation ou la résolution ; elles deviennent alors l'un des éléments les plus importants de la maladie, un de ceux qui menacent le plus immédiatement la vie des malades.

La fréquence des mouvements respiratoires augmente dans la dothiénentérie sous la double influence de l'accélération des mouvements du cœur et des complications thoraciques ; elle est presque toujours proportionnelle à l'intensité et à l'étendue de la congestion broncho-pulmonaire. Le rapport normal des respirations avec les mouvements systoliques du cœur (: : 1 : 4) est rapidement détruit ; et cette désharmonie est déjà, pour le médecin, avec l'injection malaïre, un signe indicateur de ces complications.

En même temps que la respiration est accélérée, elle est courte. Le type costal supérieur domine, quand le météorisme gêne les mouvements du diaphragme ; dans le cas contraire, ce dernier muscle se contracte avec énergie, même chez des sujets très adynamisés, et son action l'emporte sur celle des autres muscles respiratoires qui sont plus affaiblis.

La fréquence des mouvements respiratoires dépasse presque toujours trente par minute et très souvent quarante, chez les dothiénentériques; dans les formes graves, elle peut aller au delà de soixante; elle se ralentit quelquefois aux approches de l'agonie, quand la dépression nerveuse est telle que la gêne de l'hématose cesse d'être sentie par les centres nerveux, ou qu'ils sont trop affaiblis pour y pourvoir.

____

(1) On peut voir des congestions exsudatives se résoudre rapidement. Des signes d'épanchements pleurétiques peuvent apparaître et disparaître en quelques jours.

Outre cette fréquence exagérée, dans les formes graves, la respiration est souvent suspirieuse, plaintive, quelquefois sifflante ; elle est stertoreuse dans le coma ; elle devient irrégulière, inégale dans l'imminence ou pendant la durée des formes ataxiques. Je l'ai vue dicrote : chaque mouvement respiratoire était accompagné d'un soubresaut diaphragmatique qui se communiquait aux côtes.

Les malades respirent presque exclusivement par la bouche et cependant, dans beaucoup de cas de gêne respiratoire, les ailes du nez se dilatent avec énergie à chaque inspiration. L'expectoration est peu abondante, quelquefois séreuse et mousseuse ; les crachats sont constitués par une salive visqueuse ; le plus habituellement ils sont muqueux, collants, adhérents au crachoir ou roulant en masse, étoilés, tantôt peu aérés, tantôt bulleux et mêlés d'air, jaspés, grisâtres ou jaunâtres, quelquefois puriformes, jaune verdâtre ou violâtre ; souvent pointillés ou striés de sang, ils contiennent parfois des croûtes brunâtres ou de petits coagulums sanguins qui viennent de la partie postérieure des fosses nasales ou du pharynx. Leur expulsion est souvent difficile, quelquefois impossible ; et on doit alors débarrasser la bouche des malades de ces mucosités qui ne peuvent en franchir l'ouverture ; d'autres fois, ils sortent avec des efforts de vomissements.

Rarement les crachats présentent l'aspect rouillé des crachats pneumoniques ; dans quelques cas, ils sont noirs et fétides.

Les signes de l'adénopathie trachéo-bronchique sont encore plus accusés que dans la première période ; leur prédominance d'un côté ou de l'autre correspond généralement aux localisations pulmonaires les plus intenses ; il n'en est pas cependant toujours ainsi, et j'ai vu quelquefois ces signes prédominer du côté où les lésions broncho-pulmonaires étaient le moins accusées. On sait, du reste, combien varient souvent l'intensité et le siège de ces lésions ; la congestion des ganglions bronchiques peut quelquefois aussi offrir quelques variations, et les signes qui la révèlent se montrent plus prononcés d'un côté, après avoir été, les jours précédents, plus accentués du côté opposé.

La faiblesse, la rudesse, l'acuité plus grande du bruit respiratoire l'accompagnent dans bien des cas ; l'inspiration est souvent alors suivie d'une expiration exagérée, quelquefois soufflante, qui peut retentir en s'affaiblissant, à mesure qu'on s'éloigne de la région ganglionnaire, dans tout un côté de la poitrine.

§ 5. — Comme les désordres pulmonaires, les *troubles circulatoires* s'aggravent pendant cette période. La fréquence moyenne du pouls est dans les cas légers de quatre-vingt-dix à cent ; dans les cas graves, de cent à cent vingt (Griesinger), il peut s'élever à cent trente, cent quarante et au delà (1). Cette fréquence est généralement en rapport avec la gravité de la maladie ; cependant on rencontre quelques cas exceptionnels où la fréquence du pouls reste normale malgré une température élevée et l'ensemble symptomatique qui caractérise les formes graves ; la mort peut même survenir sans que le pouls dépasse quatre-vingt-dix pulsations (Louis).

Un des traits les plus saillants de la fièvre dothiénentérique c'est son caractère rémittent ; le plus souvent la rémission a lieu le matin et la fièvre s'exaspère le soir. Rarement le paroxysme a lieu le matin ; et, dans ce cas, cette inversion des oscillations circulatoires est ordinairement passagère. Il arrive quelquefois qu'on observe deux paroxysmes, dont l'un a lieu dans la matinée et l'autre le soir. La rémission est quelquefois accompagnée d'une transpiration plus ou moins abondante, ce qui, selon la remarque de Murchison, fait ressembler encore davantage cette fièvre aux fièvres rémittentes proprement dites. Rarement et d'une manière passagère la rémittence fait défaut et la fièvre prend le caractère de continue, continente qui doit faire soupçonner quelque complication.

La fréquence du pouls augmente avec l'élévation de la température, mais elle ne lui est pas rigoureusement proportionnelle. Les écarts de la circulation sont beaucoup plus considérables que ceux de la thermalité ; il n'est pas rare qu'il y ait entre le pouls du matin et celui du soir une différence de dix à vingt pulsations, surtout chez les sujets jeunes et nerveux.

Ces variations sont surtout accentuées dans les formes bénignes ou dans les premières périodes des formes graves : elles ont donc généralement une signification favorable, surtout à une période avancée.

Le pouls, au commencement de la seconde période, a souvent encore de la vibrance et de l'ampleur, principalement dans la position horizontale : mais à mesure que l'organisme s'appauvrit, que l'adynamie se prononce, il devient faible, dépressible, quelquefois même, dans les cas très graves, trémulent, filiforme.

Il est parfois irrégulier, et ces irrégularités, quelquefois passagères,

____

(1) D'après Murchison, il dépasse 100 pulsations dans 85 cas sur 100, il dépasse 120 dans 32 cas, il varie de 100 à 130 dans 25, de 100 à 140 dans 10.

quand elles se montrent dans les deux premières périodes de la maladie appartiennent surtout aux cas graves.

Il est très fréquent que, pendant le cours de cette seconde période, le pouls devienne dicrote : à chaque systole du cœur le doigt perçoit une double pulsation. Ce phénomène est très variable, il peut cesser et reparaître, être plus ou moins prononcé dans un court espace de temps; il accuse une diminution, on pourrait dire une insuffisance de la tension artérielle, soit par parésie des parois vasculaires, soit par diminution de l'onde sanguine, résultat d'un état oligémique ou de l'affaiblissement de l'action cardiaque. Il se peut qu'il soit dû à toutes ces causes réunies. Le dicrotisme peut se montrer avant le dixième jour, plus habituellement c'est vers le douzième ou le quatorzième, quelquefois plus tard.

Des bruits de souffle vasculaires accompagnent assez souvent le dicrotisme dans la période de la fièvre dothiénentérique qu'on pourrait appeler anémique, ils sont cependant moins fréquents qu'on pourrait s'y attendre.

Comme dans la plupart des fièvres infectieuse, le péricarde et l'endocarde peuvent devenir le siège d'un processus congestif. Sans être communes, je crois ces complications beaucoup moins rares que ne le pensent Griesinger et Murchison (1). Des frôlements, des doubles frottements, l'éloignement et l'affaiblissement des bruits cardiaques avec augmentation de la matité précordiale et quelquefois l'hyperesthésie du nerf phrénique, font constater l'existence et suivre l'évolution de la première de ces complications. On n'admettra pas l'existence d'une endocardite parce qu'on trouvera des bruits de souffle systoliques à la pointe ou à la base du cœur, car ces bruits peuvent exister sans qu'on trouve à l'autopsie aucune altération de l'endocarde; et ils dépendent, suivant leur siège, soit d'une insuffisance ou d'une incohérence d'action des muscles papillaires (2), soit de l'anémie; quelquefois, cependant, on a constaté, après la mort, des lésions endocarditiques.

Comme les autres affections congestives de la dothiénentérie, les péricardites qui viennent la compliquer sont, en général, moins tenaces, moins opiniâtres que les autres formes de péricardite, et elles cèdent,

____

(1) Pour Griesinger, elle serait *extraordinairement* rare. La péricardite dothiénentérique se terminerait habituellement par résolution rapide et pourrait être méconnue.

(2) J'ai soutenu, il y a bien des années, l'existence de ces insuffisances auriculo-ventriculaires purement fonctionnelles qui étaient alors niées par le plus grand nombre des médecins.

en général, rapidement et facilement à la médication révulsive. Leur développement est accompagné d'une augmentation de la fréquence du pouls et de la température.

Dans les cas graves, la *thermalité*, pendant cette période, se maintient très élevée. Souvent après avoir suivi une marche ascendante jusqu'au commencement ou au milieu de la seconde période, elle reste stationnaire ou même s'abaisse un peu vers la fin de la seconde semaine, et, dans les cas très graves, sous l'influence de complications, elle s'élève de nouveau pendant la troisième. Cet abaissement ne se manifeste d'autres fois que dans la troisième période.

Dans les cas très graves, dit Griesinger, la température continue à augmenter jusque vers la fin de la sconde semaine et reste ensuite stationnaire au chiffre de 40° ; c'est au-dessus de 39°,5, en effet, souvent au-dessus de 40° que la température s'élève dans les cas très graves, qui le sont d'autant plus, en général, que ce chiffre est plus persistant.

Comme l'ont indiqué Wunderlich et Griesinger, la courbe qui représente la température fébrile se meut généralement avec des oscillations peu étendues, jusqu'au milieu au moins de la seconde semaine, autour du chiffre de 39°,5. Très habituellement, au commencement de la seconde semaine, le septième ou huitième jour, on observe une rémission bien marquée. Dans les cas graves, la température du matin dépasse généralement 39° et celle du soir monte au-dessus de 40°, quelquefois même, exceptionnellement, au-dessus de 41°. Dans des cas moins sévères, elle oscille entre 38°,5, 39° et 39°,5, 39°,8. Il ne faut pas cependant tirer de l'élévation de la température à cette époque un pronostic toujours fâcheux. Je l'ai vue bien des fois dépasser 40° pendant quatre ou cinq jours, soir et matin : une fois même, pendant dix jours, elle se maintint au-dessus de ce chiffre tous les soirs et le plus souvent encore elle l'atteignait le matin ; et cependant les malades ont guéri.

Les *modalités morbides de la peau* ont une très grande importance dans cette période. La sécheresse en est le caractère dominant au moins pendant le jour ; car souvent elle s'humidifie à la fin du paroxysme vespéral. On observe parfois des sueurs très localisées, bornées à la face. Ces légères transpirations sont, à cette époque, sans influence sur la marche de la maladie : les cas même où pendant les quatorze premiers jours surviennent des sueurs abondantes sont généralement, d'après Griesinger, des cas graves et seraient surtout compliqués de crampes et de troubles nerveux.

La sécheresse de la peau coïncide parfois avec une rudesse raboteuse due à la saillie des follicules sébacés (1).

Il n'est pas rare, dans les cas bénins, que les fonctions de la peau se rétablissent et qu'une transpiration franche se déclare pendant la seconde moitié du deuxième septénaire, phénomène de bon augure, surtout si en même temps on a constaté une amélioration dans l'état général du malade et s'il éprouve lui-même une sensation de mieux-être. Les émanations de la peau mêlées à celles des urines, dont est parfois souillé le lit du malade, produisent souvent une odeur particulière à laquelle on a trouvé de l'analogie avec l'odeur de souris. Mais, en dehors des circonstances qui peuvent la modifier, l'odeur exhalée par les malades a ordinairement un caractère spécial : c'est une exhalaison fade, chaude, nauséeuse, *sui generis*, quelquefois fétide.

Dans les formes adynamiques, la peau perd quelquefois sa tonicité et conserve les plis qu'on lui fait, comme dans la période algide du choléra.

La plus importante des modalités morbides que le tégument externe puisse présenter dans la dothiénentérie, celle qui appartient en propre à cette affection, qui vient souvent en éclairer ou en confirmer le diagnostic, est l'*éruption rosée lenticulaire* ou *roséole lenticulaire* (2) : elle est constituée par de petites taches d'un rose vif, plus rarement rouges, régulièrement arrondies, de 2 à 5 millimètres de diamètre, habituellement légèrement saillantes, quelquefois sans saillie. D'autres fois, au contraire, elles présentent un caractère papuleux très prononcé. Leur surface est convexe ou plane ; dans des cas exceptionnels, on aperçoit au centre une très petite vésicule (3) ; d'autres fois, elles sont,

____

(1) C'est probablement ce que Griesinger appelle la peau ansérine due à la contraction de la peau, et selon lui signe très fâcheux, surtout s'il persiste pendant plusieurs jours à la période d'acmé.

(2) On a donné plusieurs nom à cette éruption. Louis et Chomel la désignent sous celui de *taches rosées lenticulaires*. Les Allemands l'appellent *roséole typhoïde ;* quelques médecins substituent au mot de tache celui de *papules,* dénomination impropre puisque cette éruption ne présente pas toujours le caractère papuleux.

(3) Peacock, Jenner, Gairdner ont signalé cette variété que j'ai rencontrée une fois chez un sujet atteint d'une fièvre dothiénentérique bénigne. La peau était habituellement halitueuse; il suait quelquefois la nuit. Le neuvième jour on observa sur le ventre des taches lenticulaires et des sudaminas, et sept jours plus tard des vésicules miliaires. Le dix-neuvième jour la fièvre tombait, l'appétit s'éveillait, l'éruption restait nombreuse, saillante et au centre de chaque tache on trouvait une petite vésicule. A partir de ce jour, la défervescence s'accentua et, quatre jours après, les taches lenticulaires

à leur naissance, entourées d'une large base, d'une sorte d'aréole. Leur coloration s'efface sous la pression pour reparaître aussitôt ; dans quelques cas, cependant, elles laissent, en s'effaçant, une légère teinte cuivrée, roussâtre, que la pression ne fait pas disparaître, plus accusée dans les taches anciennes dont la durée a été prolongée au delà du terme habituel (1).

Cette éruption apparaît ordinairement du sixième au treizième jour, le plus souvent du huitième au douzième. Très exceptionnellement elle se montre avant le sixième jour, au moins chez l'adulte ; car chez les enfants on peut la rencontrer dès le quatrième jour. Quelquefois on ne l'a constatée que dans la troisième et la quatrième semaine (2). L'éruption se fait par poussées successives, la durée moyenne de chaque tache est de trois à cinq jours (3) ; au bout de ce temps, elles disparaissent et d'autres les remplacent. Souvent le premier jour on n'en distingue qu'une ou deux, puis, tout à coup, les jours suivants on en voit un grand nombre.

La durée de la période éruptive, prise dans son ensemble, varie de quatre à trente-cinq jours ; elle est, en moyenne, d'une quinzaine de jours ; chez les enfants, de sept à huit jours (4), quelquefois beaucoup plus courte, d'autres fois, elle pourra se prolonger pendant plus de quatre semaines ; on la voit même continuer quelquefois pendant la convalescence ; mais l'apparition des taches lenticulaires à cette époque doit, comme le fait remarquer Murchison, faire craindre une rechute

s'effaçaient, mais dans la convalescence apparut sur la face et sur les bras une éruption d'acné varioliforme.

(1) J'ai observé assez souvent cette pigmentation, qui a été signalée par Griesinger et qu'on retrouve dans d'autres affections congestives de la peau.

(2) Griesinger pense que ces éruptions tardives, incontestables dans certains cas, doivent dans d'autres être attribuées à des récidives. J'ai soigné un malade chez lequel je n'ai pas aperçu de taches avant le vingt-troisième jour, mais le seizième il y avait eu une défervescence telle que le thermomètre était descendu le matin à 36,4. Le dix-septième jour il était le matin à 37,8, mais le soir il remontait à 39 en même temps que se manifestaient des signes de congestion intense de poumon. A partir de cette reprise la maladie suivit une marche régulière, et après avoir atteint son summum le vingtième jour elle arriva par de grandes oscillations, le vingt-neuvième jour, à une défervescence complète ; l'éruption s'est montrée le septième jour de la rechute que je suis très porté à considérer comme une récidive.

(3) Je les ai vues plusieurs fois pâlir et s'effacer au bout de deux jours sous l'influence d'une brusque défervescence.

(4) Rilliet et Barthez.

et commande aux malades une grande prudence. Malgré ces anomalies, relativement rares, l'éruption lenticulaire peut être considérée comme un des phénomènes les plus habituels et les plus saillants de la deuxième période.

Le nombre de ces taches est très variable ; quelquefois on en trouve à peine trois ou quatre, d'autres fois on en peut compter plusieurs centaines et même un millier (1). Leur nombre habituel est de vingt à trente. Elles sont généralement disséminées ; très rarement plusieurs se touchent et se réunissent par leurs bords.

C'est sur la partie antérieure du ventre et de la poitrine qu'on les aperçoit d'abord dans le plus grand nombre des cas ; elles sont assez communes sur le dos et quelquefois même y sont plus larges que sur la partie antérieure du tronc (2), mais il est souvent plus difficile de les y distinguer à cause des vergetures et des éruptions acnéiformes que développe le décubitus prolongé sur cette région, dans les conditions qu'il implique chez les dothiénentériques. Elles se montrent aussi, mais moins fréquemment, sur les membres et sur la face.

Elles sont très apparentes sur les peaux blanches et fines ; sur les peaux très brunes, sur les peaux atrophiées, rugueuses et pigmentées de certains vieillards, elles sont quelquefois difficiles à apercevoir.

Elles manquent quelquefois ; mais dans bien des cas où on ne les a pas observées, il est difficile d'affirmer leur absence. Leur petit nombre, leur siège insolite, leur développement très précoce ou très tardif peuvent les faire passer inaperçues (3).

C'est entre dix ans et trente ans qu'elles sont le plus constantes et le plus nombreuses. Chez les enfants en bas âge et après l'âge mûr, il est moins rare de ne pas les rencontrer ; chez les premiers, elles sont en général en petit nombre.

Quelquefois l'éruption a paru favorisée par des bains chauds, par une transpiration abondante ; on a remarqué, comme pour les pustules varioliques, que ces taches se montraient parfois plus nombreuses sur les régions où des sinapismes avaient été appliqués.

On a prétendu que l'abondance de l'éruption était surtout observée

(1) Murchison, *l. c.*

(2) *Id., ibid.*

(3) Je me dispenserai, pour ces motifs, d'indiquer les statistiques à l'aide desquelles on a cherché à établir la proportion des cas où l'éruption fait défaut. Louis convient que sur cent soixante-dix-sept cas il n'y en a eu que cinq où il pût affirmer qu'elles n'existaient pas.

dans les formes bénignes de la maladie (1), probablement parce qu'elle excite alors d'autant plus l'attention que les autres symptômes sont plus effacés. Griesinger croit que les éruptions très abondantes se rencontrent surtout dans les formes graves. Je crois qu'on ne peut tirer du nombre des taches aucune indication pronostique. Dans les cas qui se sont terminés par la mort, elles sont tantôt rares et tardives, tantôt précoces et nombreuses ; l'éruption peut être dans ces cas passagère ou de longue durée ; je les ai vues très nombreuses jusqu'au jour de la mort, qui arriva le vingt-neuvième jour de la maladie ; elles avaient commencé à paraître le treizième (2).

Pour le diagnostic, au contraire, je crois qu'elles ont une grande importance ; leur apparition du sixième au dixième jour d'un état fébrile continu dissipe tous les doutes qu'on pouvait conserver sur la nature de la maladie, quoiqu'on ait affirmé les avoir rencontrées dans d'autres affections, et entre autres dans la phtisie aiguë (3) ; j'avoue n'être pas convaincu de l'identité des taches observées dans ces cas avec les taches dothiénentériques (4).

Quelquefois, surtout chez les sujets qui ont la peau fine et blanche, l'éruption lenticulaire est précédée d'une *hypérémie de la peau* qui produit tantôt une rougeur continue, tantôt un piqueté granité et présente un aspect scarlatiniforme. Habituellement de courte durée, elle peut être limitée à une portion limitée de la périphérie cutanée ; elle peut être accompagnée d'une congestion du pharynx et d'un aspect scarlatineux de la langue, qui peuvent faire hésiter le diagnostic (5). D'après

(1) Stewart, Louis, Rilliet et Barthez, Diett, Jaccoud.

(2) Murchison croit aussi qu'il n'y a aucun rapport entre l'abondance des taches lenticulaires et la gravité de la maladie.

(3) Rilliet et Barthey, Waller (de Prague).

(4) Griesinger exprime la même opinion et Louis qui, dans sa première édition avait émis l'opinion contraire, se rallie à celle-ci dans la seconde.

(5) Obs. III. — Une journalière, âgée de trente et un ans, habitant Paris depuis huit mois, entre à l'Hôtel-Dieu le 5 décembre 1840. — Malade et alitée depuis quatre jours, elle avait été prise de palpitations, de toux, de *mal de gorge*, elle avait eu une épistaxis. A son entrée, elle présentait une rougeur générale des parties supérieures, plus prononcée au cou et aux avant-bras ; le nombre des pulsations s'élevait à 124, la peau était chaude et sèche. La malade accusait de la céphalalgie et des douleurs abdominales ; la langue offrait une teinte scarlatineuse, on entendait du râle sibilant dans la poitrine ; il n'y avait pas de diarrhée. Le lendemain, la coloration rouge de la peau n'existait plus qu'au cou et aux avant-bras, les râles sibilants étaient très nombreux ; la malade ne dormait pas, elle toussait et expectorait des crachats épais et muqueux. Le surlendemain, septième jour de la maladie, le pouls était tombé

Murchison, cette hypérémie peut persister pendant toute la durée de la fièvre et se montrer dans les périodes avancées de la maladie. Peut-être faut-il distinguer ces suffusions congestives qui peuvent se montrer par plaques plus ou moins étendues pendant toute la maladie, de l'éruption scarlatiniforme qui me paraît un phénomène de la première période, et qui se montre surtout dans le premier septénaire.

On avait rangé parmi les manifestations extérieures de la dothiénentérie des taches qu'on aperçoit parfois sur la poitrine et sur l'abdomen, et auxquelles on a donné les noms de *taches ardoisées*, taches bleues, taches violâtres, taches ombrées.

On les avait à tort considérées comme se montrant exclusivement dans cette variété de fièvres continues qu'on a désignées sous le nom de synoques. Aujourd'hui, depuis les travaux de M. le docteur Moursou (1), de M. le professeur Gestin et, dans ces derniers temps, de MM. Duguet et Mallet (2), on doit les regarder comme une lésion parasitaire liée à la présence du *pediculus pubis* et dépendant de l'inoculation sous la peau du liquide salivaire de cet insecte. On peut les reproduire à volonté, elles se montrent aussi bien chez des sujets bien portants ou chez ceux qui sont affectés des maladies les plus variées que chez les dothiénentériques; il faut donc les rayer du nombre des symptômes qui se rattachent à cette maladie.

Les *pétéchies* sont rares dans la fièvre dothiénentérique; elles ne se

à 108, la peau était devenue chaude et halitueuse, la langue était collante, le ventre s'était météorisé. Cet état continua les jours suivants : la langue se sécha; les troubles thoraciques étaient toujours prédominants; la peau présentait toujours une chaleur humide. Le onzième jour il y eut le soir une transpiration plus prononcée.

Le onzième jour parut l'éruption lenticulaire et la céphalalgie cessa; le ventre était très météorisé. Le douzième, la langue s'humecta et la malade commença à avoir de la diarrhée avec une vive sensibilité épigastrique; elle continua les jours suivants; le seizième jour elle fut remplacée par des ténesmes. La toux était intense, la respiration fréquente, avec une expectoration abondante; on entendait dans la poitrine de nombreux râles muqueux. La malade accusait une extrême faiblesse musculaire. Des taches lenticulaires existaient toujours sur le ventre. Le dix-septième jour, la malade se sentit mieux, la chaleur de la peau diminua, bien que le pouls restât fréquent : 104 P. Les jours suivants les signes de défervescence s'accentuèrent davantage : l'abattement et l'anxiété de la physionomie firent place à une expression de bien-être; l'injection de la face pâlit; la toux et l'expectoration diminuèrent de plus en plus, en même temps que les râles disparaissaient dans la poitrine et que la respiration se ralentissait. Le vingt-deuxième jour la convalescence était confirmée.

(1) Docteur Moursou, *Annales de dermatologie*, t. IX, p. 198.

(2) Docteur Mallet, *Étude sur les taches bleues*, 1882.

montrent ordinairement qu'aux périodes ultimes, et dans les formes adynamiques graves. Dans les premières périodes, au contraire, comme le
remarque Griesinger, elles sont plus rares encore et n'ont alors aucune
importance pour le pronostic. On les observe surtout chez les enfants
et chez les sujets qui ont la peau fine (1).

Après l'éruption rosée lenticulaire, la lésion cutanée qu'on observe le
plus souvent dans la dothiénentérie est l'éruption de *sudaminas*; elle
n'est pas, comme la première, spéciale à la fièvre dothiénentérique,
mais elle y est plus commune que dans toute autre pyrexie. Elle consiste dans le développement de petites vésicules hémisphériques de
2/3 de millimètre à 2 millimètres et demi de diamètre, quelquefois plus
larges; elles atteignent rarement 4 à 5 millimètres. Leur surface est
brillante, lorsqu'on les regarde obliquement, tandis que lorsqu'on les
cherche dans une direction perpendiculaire à leur axe, elles peuvent échapper à la vue (2). Elles donnent au doigt promené sur la peau une sensation d'aspérités : la peau semble chagrinée ; puis si l'on presse un peu,
elle devient humide par la rupture des vésicules qui laissent échapper
sous la pression un liquide transparent, neutre ou faiblement acide (3).
Quand elles se rompent tardivement, elles louchissent, et le liquide
qu'elles contiennent devient plus franchement acide. Une légère desquamation furfuracée succède aux sudaminas, et quelquefois ils sont
remplacés par de petites taches blanches.

Ces vésicules se montrent le plus souvent au devant des aisselles, sur
les côtés du cou, dans les régions iliaques, au niveau des flancs, sur la
partie supérieure des cuisses. Quelquefois elles se généralisent et forment, par places, des plaques confluentes ou de véritables bulles (4).

La confluence et la généralisation sont plus souvent observées dans
une autre éruption qui m'a paru plus rare dans la fièvre dothiénentérique que dans d'autres affections fébriles, telles que la scarlatine, le

(1) Le pathologiste allemand se demande si elles ne pourraient pas être imputées
au raptus congestif qui précède l'éruption ; il admet que dans des cas très rares et que
je n'ai point observés, les taches lenticulaires peuvent se transformer en pétéchies.
Murchison le nie.

(2) Chomel, p. 24.

(3) Dans un cas, Griesinger a pu recueillir ce liquide et le faire analyser par
M. Lehman : il était faiblement acide, ne renfermant pas d'albumine, mais une quantité considérable d'urée, des phosphates et des carbonates de chaux et de magnésie, et
un peu de chlorure de sodium. D'autres fois ce liquide était neutre.

(4) L'époque du développement des sudaminas est très variable, elle a varié dans
mes observations du neuvième au quarante-troisième jour.

rhumatisme fébrile : c'est la miliaire rouge. Chaque vésicule est entourée d'un petit cercle congestif rougeâtre.

Les sudaminas peuvent être observés dans la seconde moitié du deuxième septénaire, mais ils sont plus communs et plus abondants dans les périodes suivantes. J'ai vu une éruption abondante de sudaminas précédée d'une exacerbation fébrile qui tomba après leur apparition. On les rencontre le plus souvent chez les sujets qui transpirent (1). Cependant cette corrélation n'est pas absolument constante, et on peut les rencontrer aussi, comme le dit Griesinger, chez des malades qui ont la peau sèche.

Leur durée est très variable ; bornée quelquefois à quelques jours, elle peut persister et se renouveler pendant plusieurs semaines.

L'*herpes labialis* est assez rare dans la dothiénentérie, il n'a aucune valeur pronostique ; j'ai vu plusieurs fois des vésicules herpétiques se développer sur le voile du palais et même sur la langue où elles ont laissé des érosions.

Les *éruptions acnéiques* sont fréquentes (2) ; elles sont favorisées certainement par l'état congestif habituel de la peau, par les contacts irritants auxquels elle est exposée, et surtout par les applications de cataplasmes et de fomentations humides sur l'abdomen. Mais ce qui prouve qu'on ne peut pas les attribuer uniquement à ces causes, c'est qu'on les rencontre assez souvent sur les membres.

Il n'est pas rare d'observer pendant le cours de la dothiénentérie *d'autres manifestations exanthématiques* qui se montrent ordinairement à la fin du premier septénaire ou au commencement du second ; elles occupent la face et quelquefois la partie supérieure du tronc et les membres supérieurs. Habituellement passagères, elles reviennent parfois périodiquement à la même heure, dans la matinée principalement, durent plusieurs heures avec une légère élévation de température, et disparaissent ensuite.

Tantôt cette éruption apparaît sous forme de plaques érythéma-

(1) Quelques médecins ont pensé que ces vésicules étaient le produit de la dilatation des conduits sudoripares dont l'orifice se trouverait oblitéré.

(2) Ainsi que l'a remaqué le docteur Joseph Cazalis, dans sa thèse intéressante : *De la valeur de quelques phénomènes congestifs dans la dothiénentérie*, j'ai observé une fois, au début de la convalescence, le vingt-neuvième jour de la maladie, sur la face et sur les bras une éruption de boutons coniques, ressemblant à des pustules varioliques au début ; elles prirent les jours suivants le caractère pustuleux, mais n'étaient pas ombiliquées ; d'ailleurs le malade était sans fièvre.

teuses, saillantes et continues ; tantôt elles prennent la forme rubéo-
leuse avec les taches en croissant qui caractérisent ordinairement la
roséole, et peuvent se montrer même en temps sur la muqueuse buccale.

Chez certains malades, cette éruption offre l'aspect urticoïde sans être
prurigineuse ; ces éruptions, dans quelques cas, reparaissent chaque
jour jusqu'au commencement de la défervescence (1).

Plusieurs médecins, et parmi eux Trousseau, ont noté chez quelques dothiénentériques l'existence de nombreuses *vergetures*. M. le
professeur Bouchard a étudié ce phénomène, et il a remarqué que ces
vergetures se produisaient chez les adolescents que la fièvre dothiénentérique surprenait en pleine croissance. Elles sont transversales, éta-
gées au niveau des grandes jointures et dans le sens de l'extension.
M. Bouchard les attribue à un accroissement exagéré des os, consécutif
à une modification de leur substance médullaire, et n'étant pas accompagné d'un accroissement parallèle de la peau.

Ces vergetures, comme celles de la grossesse, peuvent persister indéfiniment. M. Bouchard les a retrouvées chez un sujet âgé de quarante-six
ans, qui avait été affecté de fièvre typhoïde pendant son adolescence (2).

Les urines, pendant cette période, sont généralement peu abondantes, d'une couleur foncée, dans quelques cas très graves, elles sont
brunâtres ou noirâtres ; elles laissent déposer des sédiments dont l'abondance est, en général, proportionnelle à la gravité de la maladie.

D'après M. le docteur Albert Robin, qui a publié sur les urines dothiénentériques un très intéressant travail dont je donnerai ailleurs une
analyse détaillée, les matières organiques contenues dans l'urine et
dont la proportion est notablement augmentée sont, dans l'ordre de fréquence :

1° L'*urée*, quoiqu'elle soit, contrairement à l'opinion commune, souvent un peu moins abondante que dans l'urine normale ; elle représente l'évolution la plus avancée des matières albuminoïdes désassi-
milées ;

----

(1) Ces éruptions rubéoliques ou érythémateuses sont distinctes de celles qui ont
été décrites par Murchison, et que j'ai signalées plus haut comme pouvant précéder
l'éruption lenticulaire, ou au moins elles en sont une variante. Je ne les trouve indiquées que dans l'ouvrage de Griesinger, elles ressemblent à celles qu'on observe dans
certaines maladies infectieuses : la pyohémie, la fièvre puerpérale ; mais elles ne peuvent ici être considérées comme un phénomène pyohémique.

(2) Bouchard, *France médicale*, 4 août 1880.

2° Les *matières extractives* et l'*acide urique*, produits d'une combustion moins parfaite, augmentant généralement d'autant plus que la maladie est plus grave et que la proportion d'urée est moindre ; à ce point que, dans les cas mortels, les matières extractives sont plus abondantes que l'urée ;

3° L'albumine, dont à cette période on ne trouve habituellement que des traces, ou qu'on ne rencontre que passagèrement en quantité considérable, excepté dans les cas mortels où elle peut être accompagnée d'hémoglobules et de cylindres granulo-graisseux, quelquefois de pus.

Par contre, les matériaux inorganiques sont diminués, principalement les chlorures, car les phosphates augmentent quelquefois.

RÉSUMÉ DE LA SECONDE PÉRIODE.

En résumé, pendant cette seconde période, la fièvre dans les cas réguliers atteint son apogée, et l'appareil symptomatique de la maladie se complète. Parmi les phénomènes extérieurs, il en est un qui appartient surtout à cette période : c'est l'éruption lenticulaire ; elle en est un des traits saillants.

Vers la fin de cette période, dans les cas bénins, les rémissions matinales s'accentuent davantage ; le malade est moins abattu ; sa peau et sa langue s'humectent un peu, au moins par intervalles. Le sommeil vient, pendant quelques heures, faire trêve au tumulte des fonctions nerveuses. On pressent une nouvelle phase dans laquelle la maladie se jugera, et se jugera d'une manière favorable.

Dans les cas graves, au contraire, la lutte continue violente, opiniâtre, et rien n'en fait présager le terme ni l'issue. Tous les troubles fonctionnels sont plus accentués. S'ils manifestent parfois une tendance à s'amoindrir quelque peu, cette tendance est passagère ; elle est dans le cycle total de la maladie ce que la rémission du matin est dans chaque journée. Le travail morbide qui s'accomplit dans l'intestin multiplie encore ses foyers, approfondit ses destructions. Un temps plus considérable sera nécessaire pour réparer tous ces ravages et, presque toujours, du fond même de la maladie naissent alors des complications qui en prolongent la durée.

CHAPITRE VII

TROISIÈME PÉRIODE

OU PÉRIODE CRITIQUE

§ 1. *Définition et limites*. — Quand la fièvre dothiénentérique a complété son évolution, elle se maintient pendant quelque temps à ce stade d'acmé, sans autres changements importants que ceux qui peuvent dépendre du développement exagéré de quelques-unes de ses localisations ou parfois de complications qui viennent se greffer sur les éléments fondamentaux de la maladie.

Mais c'est surtout dans la période que nous allons décrire, que ces complications surviennent, d'autant plus nombreuses et plus graves, que la marche de la maladie est plus irrégulière et plus saccadée; c'est dans cette période que tend à se décider l'issue de la lutte ou, du moins, qu'on voit dans bien des cas apparaître des modifications qui peuvent faire pressentir la terminaison : soit que le travail spécifique exprime son épuisement par une violence moins soutenue des manifestations morbides et par un fonctionnement moins anomal des organes lésés, soit, au contraire, que la résistance et les ressources de l'organisme faiblissent, et que s'il semble se relever, par intervalles, dans un effort conservateur, il retombe plus débile et plus profondément atteint.

Pour cette période pleine d'irrégularités et d'incertitudes, qui prépare et précède très souvent le dénouement, j'ai proposé le nom de *période critique*. Elle renferme la *période amphibole* de Wunderlich ; elle représente la plus grande partie de la *troisième période* de Chomel : elle correspond à la *fin de la première période* et aux *symptômes de transition de la première à la seconde période* de Gresinger. Cette dénomination me paraît avoir l'avantage de pouvoir, comme je l'ai dit plus haut, s'appliquer également aux cas heureux et à ceux qui aboutissent à une terminaison funeste.

Les limites de cette période sont encore plus variables que celles des périodes précédentes : dans un grand nombre de cas, elle ne commence pas avec le troisième septénaire ; quelquefois elle le devance et débute pendant le second ; et d'autres fois elle peut se prolonger au delà de la troisième et même de la quatrième semaine ; dans certains cas on ne peut lui assigner que quelques jours de durée entre la période d'état et celle de déclin ; elle peut même manquer complètement, et la maladie ayant atteint son acmé, marche directement alors par une décroissance régulière vers la guérison. C'est surtout dans les cas bénins qu'elle peut n'être pas appréciable ou qu'elle est souvent peu marquée, quand aucune complication grave ne vient troubler la marche de la maladie, en retarder la solution ou lui imprimer une direction fâcheuse.

§ 2. *Symptômes de la troisième période dans les cas graves.* — Dans les cas graves, au commencement de cette période, l'apparence du malade ne diffère pas sensiblement de ce qu'elle était dans la période précédente : aux traits caractéristiques que la dothiénentérie avait imprimés sur la physionomie et sur son attitude, s'ajoutent ceux qui expriment une dépression plus grande des forces et une altération plus profonde de la nutrition. Ces phénomènes sont d'autant plus apparents que la face est moins constamment congestionnée ; elle pâlit plus souvent que dans les périodes précédentes et peut prendre alors cette coloration jaunâtre ou terreuse, dont nous avons déjà parlé et sur laquelle se plaquent, par intervalles, des teintes rouges, plus prononcées surtout du côté vers lequel la tête est restée inclinée.

Dans les cas très graves les joues, comme dans la seconde période, sont d'un rouge sombre, souvent violacées, quelquefois livides ; cette congestion peut s'étendre au nez ; et toute la figure est parfois turgescente et cyanosée. Cette injection se prononce davantage pendant les paroxysmes fébriles et sous l'influence des complications pulmonaires.

Le sillon naso-labial se creuse de plus en plus ; les yeux, plus caves, plus cernés, sont souvent sans regard, ou, si le malade les dirige vers une des personnes qui l'entourent, c'est avec une expression d'étonnement ou d'indifférence.

§ 3. *Troubles du système nerveux et des organes des sens.* — La stupeur peut être encore plus prononcée. Les pupilles, habituellement dilatées, se contractent rarement d'une manière passagère.

Trousseau a vu plusieurs fois chez les malades plongés dans une stupeur profonde, les paupières rester entr'ouvertes, et l'œil immobile, parce qu'il ne sent plus le besoin de cligner, se congestionner et être bientôt atteint d'une kérato-conjonctivite qui a quelquefois abouti à la cécité. Pour conjurer cet accident qui, sous l'influence des mêmes causes, peut se produire également dans certaines affections cérébrales, Trousseau couvrait les paupières, soigneusement closes, avec des tampons d'ouate, que maintenait un bandeau modérément serré; à l'aide de ce simple moyen, il dit avoir vu disparaître, comme par enchantement, des ophtalmies graves qui pouvaient faire craindre des altérations irréparables des organes de la vision (1).

Quand la dyspnée est intense, les narines pulvérulentes se dilatent parfois, à chaque inspiration, avec une énergie convulsive.

Dans des cas très graves, la langue, le pharynx, les gencives offrent les caractères que nous avons décrits dans la période précédente. La langue peut être encore plus sèche, plus crevassée, plus ligneuse, plus fuligineuse, plus lente à se mouvoir et plus tremblante.

La dépression des forces est encore exagérée et si le malade en conserve assez pour essayer de se lever ou de s'asseoir, il éprouve des vertiges ou même une obnubilation complète de la vue. Chez quelquesuns le déplacement, même passif, provoque des menaces de syncope.

On peut retrouver également dans cette période tous les troubles de l'innervation motrice dont nous avons parlé plus haut, manifestations de cette anarchie nerveuse qui constitue la forme ataxique.

Les troubles psychiques sont, en général, parallèles et proportionnels aux troubles moteurs; ils peuvent, comme dans la seconde période et comme toutes les autres anomalies nerveuses, se manifester sous la double forme d'excitation ou de dépression; ces deux formes, également, peuvent alterner entre elles ou se succéder l'une à l'autre. Quand c'est la première qui domine, le délire devient continu; il est souvent bruyant, loquace, accompagné d'agitation, du désir de se lever, désir qui, s'il est satisfait, amène parfois des chutes, l'excitation ne compensant pas la faiblesse. D'autres fois les malades accomplissent des actes inconscients, comme celui d'uriner par terre, de frapper leurs voisins Quand le délire se montre pendant le jour, il augmente presque toujours la nuit. D'autres fois, il est plus calme : le malade articule des phrases vides de sens ou marmotte des sons inintelligibles (*mussitation*).

Comme dans la seconde période, le délire est rarement continu; le plus souvent il alterne avec l'abattement et la somnolence, quelquefois même avec le coma. Il y a des cas où quand l'intelligence du malade est vivement impressionnée par la présence du médecin ou d'une personne qu'il ne voit pas habituellement, elle se réveille : il répond alors

_____

(1) *Clinique médicale*, t. 1, p. 271, 2ᵉ édit.

raisonnablement ou, du moins, dans un langage correct et logiquement
enchaîné ; mais ses réponses, souvent hésitées, trahissent, en général,
une appréciation erronée de son état, et un trouble de la mémoire, qui
lui fait oublier les faits les plus récents. Il n'est pas rare qu'il exprime
un optimisme qui contraste avec la gravité de sa situation. Cependant,
au milieu de ces incohérences, il peut souvent exécuter les ordres qu'on
lui donne, surtout quand on insiste et qu'on les répète, et il retombe
bientôt dans son apathie. D'autres fois, arraché à sa torpeur, le malade
semble exprimer par le jeu de sa physionomie qu'il comprend les questions qu'on lui adresse ; mais il ne répond pas ou murmure des mots
inintelligibles. Souvent, ainsi que nous l'avons dit, le délire des actes
accompagne l'incohérence des paroles : j'en ai vu qui faisaient le geste
d'écrire ; d'autres exécutent, à vide, des mouvements de mâchonnement ou de succion continuels. Ces actes délirants ont probablement
pour point de départ, comme un grand nombre de manifestations vésaniques, une sensation vaguement perçue.

Bien plus souvent encore que dans les périodes précédentes, les
phénomènes dominants sont ceux qui accusent l'épuisement de l'innervation, *l'hyponervie* : la prostration, la stupeur, la faiblesse extrême ou
même la résolution complète des membres, une inconscience absolue
ou poussée à **un degré** tel que les excitations les plus énergiques ne
parviennent pas ou ne parviennent que très incomplètement à réveiller
le malade, sont dans les cas très graves des symptômes fréquemment
observés.

En même temps que les facultés intellectuelles et morales, les instincts organiques sont alors abolis ; le malade, insensible, inerte, laisse
ses déjections s'échapper sous lui ; d'autres fois, ce qui est plus fâcheux
encore, les produits excrémentitiels s'accumulent dans leurs réservoirs
ou s'échappent par regorgement. A un degré extrême, le malade semble
plongé dans un sommeil léthargique ; sa respiration est fréquente,
haute, suspirieuse, sibilante, parfois stertoreuse : c'est le coma qui
précède trop souvent la mort, dont, sous bien des rapports, il rappelle
l'image ; il peut cependant faire place à un réveil des facultés engour-
dies et, malgré ces menaçantes apparences, on voit quelquefois le malade en sortir par une sorte de résurrection pour marcher vers la guérison.

Outre les parésies rectales et vésicales que nous venons d'indiquer,
on rencontre parfois dans cette période et plus souvent encore pendant
et après la convalescence, des paralysies, localisées dans quelques bran-

ches nerveuses ou dans une petite étendue de l'appareil d'innervation.

En résumé, dans la troisième période, quoiqu'on puisse observer des phénomènes d'excitation, l'hyponervie fournit, en général, la note dominante ; elle est ordinairement la forme ultime dans les cas mortels : les crises d'agitation violente, les attaques convulsives sont habituellement suivies d'une période d'affaissement et de dépression nerveuse.

De même, à cette époque de la maladie, les douleurs et l'hyperesthésie sont généralement plus rares et moins prononcées : la sensibilité générale s'émousse et les impressions morbides retentissent plus faiblement sur le sensorium.

Aussi la céphalagie a disparu dans plus des deux tiers des cas ; elle peut être remplacée par une sensation de pesanteur. Quelquefois elle persiste cependant, le plus souvent intermittente, revenant principalement la nuit ou après l'ingestion des aliments. D'autres fois elle précède ou accompagne l'invasion des complications. J'ai vu plusieurs malades s'en plaindre jusqu'au vingt et unième, au vingt-troisième et même au trente-troisième jour.

Nous en dirons autant des douleurs abdominales : le plus souvent, à cette époque, elles sont très affaiblies ou éteintes ; cependant elles peuvent persister et présenter des exacerbations passagères, ou des complications peuvent survenir, qui les réveillent et les portent à un degré d'excessive violence (1).

Les douleurs thoraciques accompagnent quelquefois les complications qui atteignent les organes respiratoires ; elles n'ont pas toujours cette signification. J'ai observé des douleurs intercostales avec sensation pénible de chaleur derrière le sternum, sans qu'on en trouvât l'explication dans l'examen des organes correspondants.

Quelques malades accusent encore des douleurs dans les membres, accompagnées, parfois, de contractures musculaires.

---

(1) Obs. IV. — J'ai observé une malade qui fut prise, du seizième au dix-neuvième jour de la maladie, d'une douleur si violente dans le côté droit du ventre qu'on put craindre une péritonite. Et il ne serait pas impossible, en effet, que ces violentes douleurs fussent imputables à des péritonites adhésives, circonscrites, correspondant à des ulcérations profondes. Je serais porté à expliquer de la même manière des douleurs qui se font sentir dans un côté du ventre toutes les fois que le malade se tourne du côté opposé : dans des cas de ce genre, on peut se demander si elles n'auraient pas pour cause une inflammation adhésive développée dans une portion limitée du péritoine, au niveau du point douloureux.

Les escarres provoquent ordinairement une sensation douloureuse dans la région qu'elles occupent, chez les sujets qui ont conservé quelque connaissance ; ils se plaignent généralement alors quand on y touche. Cependant le docteur Wunderlich a constaté quelquefois l'analgésie des parties ulcérées ou mortifiées. Il est permis, dans bien des cas, de considérer plutôt comme une forme de délire que comme une mesure de la douleur, ces plaintes et ces gémissements continuels que profèrent quelques malades inconscients ; il faut probablement les attribuer à des sensations de malaise ou de souffrance non distinctement perçues, ou qui ne le sont que très vaguement, mais qui provoquent, par une sorte d'action réflexe, des manifestations que la volonté ne dirige pas.

Le sommeil, dans les cas graves dont nous faisons ici le tableau, est le plus souvent encore très incomplet, entrecoupé par l'agitation et par le délire ; il n'est pas encore réparateur. Une nuit de sommeil à peu près calme fait passagèrement trêve à ces désordres fatigants.

Dans des cas moins sévères, le malade dort un peu ; mais son sommeil n'est pas calme, et il est fréquemment interrompu. Quelquefois il est empêché par la toux, quand elle est très fréquente. Quelques malades se plaignent d'éprouver le besoin de dormir et de ne pouvoir le satisfaire.

Si la maladie doit se terminer par la guérison, ordinairement, vers la fin de cette période, l'agrypnie diminue et le malade goûte un sommeil plus prolongé et plus tranquille, souvent accompagné de sueurs.

La condition psychique des malades rend, dans bien des cas, difficile l'appréciation des troubles sensoriaux, cependant quelques malades accusent des éblouissements ; la photophobie est rare à cette période. Au contraire, la surdité est fréquente et quand elle est unilatérale, elle tient souvent à une cause locale, à une otite de l'oreille moyenne. Quand elle est d'origine nerveuse, elle est habituellement double ; mais elle peut être inégalement prononcée des deux côtés ; le plus souvent elle diminue et même disparaît vers la fin de cette période, quand la maladie prend une tournure favorable. Lorsque les malades peuvent rendre compte de leurs sensations, ils accusent, parfois encore, des tintements ou des sifflements d'oreille.

§ 4. *Fièvre et troubles circulatoires.* — Quand, dans la seconde période, la température a oscillé entre 39 et 41 degrés, ce qui se rencontre ordinairement dans les cas graves, elle peut se maintenir à ces chiffres élevés durant une grande partie de la troisième ; et, à cette époque, la prolongation d'une thermalité aussi élevée est plus fâcheuse que pendant les périodes précédentes.

Dans les cas de moyenne intensité et à tendances favorables, souvent au début de la troisième période, la température s'abaisse, à moins que des complications ou des excitations accidentelles (1) du système nerveux ne viennent de nouveau en élever le degré.

Dans bien des cas, du quatorzième au dix-huitième jour, j'ai observé une rémission qui avait quelque analogie avec celle qui a été signalée par Wunderlich à la fin de la première période. Mais elle est beaucoup moins constante et moins accentuée. Je l'ai rencontrée cependant assez souvent pour qu'elle m'ait paru mériter d'être signalée. J'ai vu assez souvent alors la température matinale tomber au-dessous de 39 degrés ; en même temps celle du soir subissait une légère dépression. Dans les cas bénins, la ligne thermique matinale peut même descendre au-dessous de 38 degrés et se rapprocher de la normale.

Dans les cas graves, qui ont guéri, cette dépression était suivie de nouvelles ondulations ascendantes qui se sont prolongées pendant un temps plus ou moins long, pour retomber de nouveau vers la fin de cette période (2).

Si, au contraire, la maladie marche vers une terminaison funeste, la température reste très élevée ; celle du matin se maintient au-dessus de 39 degrés et celle du soir atteint 40 degrés ou dépasse ce chiffre ; et, si par moments, la ligne thermique s'abaisse, si même elle descend quelquefois à 38 degrés, ces mouvements descendants sont passagers et suivis de réascension. En même temps les symptômes graves persistent ou s'exagèrent ; mais cette aggravation ne suit pas toujours une marche continue : elle peut être entrecoupée de rémissions ou même d'améliorations très prononcées, qui font concevoir de trompeuses espérances. La maladie reprend bientôt sa violence première ; des complications surviennent et rendent la situation encore plus menaçante qu'elle n'était auparavant.

Mais un des caractères les plus communs et les plus saillants de la thermalité, dans la troisième période, en est l'irrégularité ; il n'est pas rare d'y observer, parfois, quelques-unes de ces grandes oscillations qu'on rencontre si fréquemment dans la période de déclin ; puis la

(1) Comme les visites, les impressions vives produites sur les sens, ou les émotions.

(2) L'absence de cette dépression m'a paru se rencontrer surtout dans les cas les plus graves, du moins chez les malades soumis à mon observation.

courbe inférieure pourra se relever, parfois, brusquement d'un mouvement continu pendant un jour et demi à deux jours (*ascension en fusée*), pour retomber de même, formant ainsi des cônes irréguliers plus rares aux périodes précédentes. Les plateaux ou lignes isothermes s'y voient aussi assez souvent. En un mot, au lieu de la courbe régulièrement dentée qui est le type idéal de la courbe dothiénentérique, c'est souvent une ligne brisée, tourmentée, fantasque, qui indique la lutte d'activités contraires et le choc d'éléments complexes dans cette période décisive et véritablement critique de la maladie (1).

Les inégalités de la température se répètent ordinairement dans celles des mouvements cardiaques ; le parallélisme n'est pas néanmoins constant : ainsi, on voit quelquefois le pouls conserver une fréquence modérée avec une thermalité très élevée, et cette circonstance peut être considérée comme devant généralement conduire à un pronostic favorable.

Au commencement de la troisième période, en général, dans les cas très graves, la fréquence des pulsations artérielles se maintient ou augmente ; les variations diurnes sont moins considérables. Une très grande fréquence qui atteint ou dépasse 120, si elle se maintient chez l'adulte pendant plusieurs jours, pendant une semaine, indique un danger des plus grands. Quand, au contraire, la maladie marche vers une solution favorable, la fréquence du pouls diminue habituellement.

La persistance et même une augmentation de la fréquence des pulsations avec un abaissement considérable de la température, sans aggravation, souvent même avec amendement des autres phénomènes morbides, succèdent aux hémorragies ; dans d'autres cas, quand il est accompagné des symptômes les plus graves, ce désaccord de la thermalité et du pouls a la signification la plus fâcheuse et précède de peu de jours une terminaison funeste.

En même temps qu'il s'accélère à cette période, le pouls, générale-

---

(1) M. Cadet de Gassicourt, dans son très remarquable ouvrage sur les maladies des enfants, donne du stade amphibole une définition que je n'ai pu trouver ailleurs : il serait, suivant lui, caractérisé par deux élévations insolites de température séparées par deux températures plus basses, ce qui donne à la ligne thermique l'apparence d'une arcade déprimée par le milieu. Ce type peut appartenir au stade amphibole comme d'autres irrégularités, mais je ne crois pas qu'il en soit le type caractéristique. Ni Griesinger, ni Murchison, ni Wunderlich lui-même, ne me paraissent l'avoir compris ainsi.

ment, diminue en force; très souvent il est dicrote ou même polycrote et s'efface sous le doigt qui le presse.

Griesinger a vu le ralentissement et parfois l'irrégularité du pouls coïncider avec le développement d'un œdème, sans que ces anomalies eussent une signification fâcheuse.

Dans d'autres cas, les irrégularités du pouls, au contraire, indiquent une situation des plus graves : elles accompagnent habituellement l'agonie et peuvent être dues à la formation de coagulums sanguins dans les cavités du cœur (Griesinger).

Sans être l'indice d'une position aussi désespérée, mais accusant toujours une situation très dangereuse, ces irrégularités accompagnent assez souvent les accidents auxquels les médecins allemands ont donné le nom de *collapsus* : dans ce cas le pouls faiblit et se ralentit ; d'autres fois il s'accélère, la face et les extrémités se refroidissent ; le teint pâlit et devient livide ; les yeux se cavent ; la voix s'éteint ; le malade semble menacé de défaillance. Ces phénomènes, qu'on observe surtout dans une période avancée de la maladie, peuvent ne se montrer que passagèrement ; d'autres fois, ils se prolongent ou se répètent et alternent avec des exacerbations fébriles : circonstance du plus fâcheux pronostic, comme l'a dit Griesinger. Cet observateur regarde également comme le signe d'un très grand péril, quand pendant ces accidents de collapsus, la température s'élève au lieu de diminuer, ce qui a lieu le plus souvent.

Ces accidents peuvent être imputés aux altérations que subit le tissu cardiaque dans la dothiénentérie, à la vacuité des vaisseaux et aux troubles de l'hématose. Ils favorisent la formation de coagulums sanguins dans le cœur et dans les veines, et, trop souvent, se terminent par la mort (Griesinger).

Parmi les lésions de l'appareil circulatoire, je citerai la péricardite sèche ou avec épanchement, que j'ai plusieurs fois rencontrée dans cette période.

§ 5. *État des fonctions digestives.* — Tandis que dans les cas favorables les malades sentent et expriment le besoin de réparer leurs forces ; dans les cas très graves, l'appétit reste nul ; la soif même, quoique plus rarement, peut cesser d'être perçue ; quelquefois même ils repoussent les boissons qu'on leur offre.

Par contre, il en est quelques-uns qui, par une sorte de vésanie de l'estomac, réclament des aliments avec insistance, alors qu'ils ont une fièvre intense, que leur langue est rouge et sèche. Griesinger regarde cette appétence comme un signe fâcheux dans ces circonstances.

Dans les cas heureux, les fonctions digestives manifestent quelque tendance vers un fonctionnement plus régulier : la langue est moins sèche ou l'est moins constamment ; le météorisme diminue ; les selles contiennent quelques grumeaux concrets, parfois même des scybales, qui témoignent du réveil de la contractilité intestinale ; l'appétit commence à poindre.

Dans les cas graves, au contraire, l'état de la bouche ne diffère pas sensiblement de ce qu'il était dans la période précédente ; le météorisme persiste souvent, quelquefois même il augmente ; il est assez développé dans certains cas pour gêner les mouvements respiratoires, et ajouter aux troubles de l'hématose ; il favorise, en outre, les perforations (1).

On peut encore, à cette époque, trouver du gargouillement, mais on doit s'en interdire la recherche, et l'on ne pratiquera qu'avec de grands ménagements la palpation de la cavité abdominale, quelquefois séparée de celle de l'intestin par la seule épaisseur d'une lame péritonéale, dont la consistance est souvent altérée.

Dans les cas graves, la diarrhée persiste presque toujours, car, comme l'ont remarqué Louis et Murchison, la gravité de la maladie est habituellement proportionnelle à l'intensité de ce symptôme ; la constipation est exceptionnelle. Plus souvent, à cette période, les évacuations sont moins fréquentes ; elles peuvent même manquer pendant un ou deux jours sans perdre leur caractère liquide et leur fétidité. C'est surtout à cette époque qu'on y trouve des fragments d'escarres et des lambeaux de muqueuse intestinale. Lorsque les fonctions nerveuses et psychiques sont très gravement atteintes les selles continuent à s'échapper involontairement. Dans un état d'affaissement moral, moins profond, le malade sent le besoin d'évacuer, mais il ne peut le contenir ; ou bien il n'éprouve aucun besoin, mais il sent le passage des matières à travers le sphincter anal et c'est alors qu'il demande le bassin. Il n'est pas rare que cette incontinence des fèces soit intermittente, comme l'intensité du trouble cérébral dont elle dépend.

Dès le début de la diarrhée, l'examen microscopique fait constater dans les matières fécales des hémo-globules ; mais c'est le plus souvent dans les derniers jours de la deuxième période, et pendant la troisième que surviennent des entérorrhagies. Au lieu d'être, comme dans les premières phases de la dothiénentérie, l'expression d'une fluxion con-

(1) Griesinger, *loc. cit.*

gestive, analogue à celle qui produit les épistaxis (1), elles résultent, le plus souvent alors, du processus ulcératif; et on a pu, quelquefois, en injectant les artères mésentériques, découvrir le vaisseau rompu qui les avait fournies (2). Elles paraissent surtout se produire quand l'ulcération a pénétré au delà de la tunique musculeuse. La constipation, comme nous l'avons dit, y prédispose et peut les faire craindre.

Quand le sang extravasé séjourne dans l'intestin, il y forme une bouillie noirâtre, putride, d'une horrible fétidité, qui peut devenir une source d'auto-infection. L'absorption d'une partie du sang épanché se trahit alors, selon le docteur Robin, par l'augmentation de l'uro-hématine dans les urines.

Dans quelques cas la mort est survenue par syncope, avant que le sang versé dans l'intestin s'échappât au dehors.

Les hémorragies intestinales sont généralement suivies d'un abaissement de la température et quelquefois d'un amendement des phénomènes morbides, avec un sentiment de mieux-être perçu par le malade. Cette rémission, comme celle qu'on observait, beaucoup plus rarement, après les évacuations sanguines, quand leur usage était en honneur, comme celle encore qui se manifeste sous l'influence de l'hémorragie qui suit l'avortement, n'est habituellement que passagère, et ne paraît qu'assez rarement exercer une influence favorable sur l'issue de la maladie (3).

Nous en dirons autant des épistaxis, qui, plus fréquentes et généralement inoffensives, au début, se montrent quelquefois encore pendant cette période. Je les ai proportionnellement, un peu plus souvent, rencontrées, à cette époque, dans les cas mortels que dans ceux qui ont guéri.

Pendant cette période, si la rate était tuméfiée, elle diminue assez rapidement, excepté dans les cas très graves, où, quand existent des infarctus de cet organe (4), ils peuvent se ramollir, suppurer, provoquer une péritonite par propagation du travail phlegmasique, ou par perforation, comme Vigla l'a observé le seizième jour d'une fièvre typhoïde. Ces accidents tout exceptionnels surviennent ordinairement à une période plus avancée.

(1) Chomel, Dr Mac-Lagan.
(2) Sir William Jenner, Murchison. J'en ai observé quelques exemples.
(3) Cette question sera discutée plus tard, à propos de l'étude des complications.
(4) Ces infarctus sont attribués par Liebermeister à des embolies venant de caillots du cœur. Une observation publiée par M. Hayem vient à l'appui de cette opinion.

Il en est de même des ulcérations de la vésicule biliaire. Dans quelques cas, elles provoquent des péritonites par propagation, qui, en général, restent limitées et peuvent devenir le point de départ d'une collection purulente s'ouvrant au dehors. D'autres fois, le travail ulcératif amène une perforation de la vésicule, suivie d'une péritonite rapidement mortelle (1).

§ 6. *Lésion des téguments.* — Dans les cas très graves, souvent la peau reste sèche. L'*éruption lenticulaire* peut persister ; de nouvelles poussées peuvent se succéder à des intervalles irréguliers, quelquefois même peu de jours avant la mort, mêlées, dans quelques cas, à des sudaminas. Très rarement les papules rosées se montrent pour la première fois pendant cette période (2) ; mais il n'est pas rare de les voir persister pendant toute sa durée, quelquefois même au delà.

Non seulement, les sudaminas accompagnent souvent cette période, mais c'est pendant sa durée qu'ils se montrent le plus souvent.

En général, dans cette période et dans la suivante, l'apparition des pétéchies est un symptôme grave, à moins qu'elle ne dépende d'une disposition individuelle. Il y a des sujets chez lesquels les congestions de la peau se terminent très facilement par extravasation sanguine ; c'est ainsi qu'on voit des rougeoles, des varioles, des scarlatines accompagnées de pétéchies, sans que ce phénomène leur ajoute aucune gravité. Dans ce cas, ces petites ecchymoses se montrent ordinairement dès les premières périodes ; mais elles peuvent se répéter dans les suivantes.

De toute autre valeur sont celles qui viennent tardivement, au milieu d'un état adynamique très accentué, et de phénomèmes qui accusent une altération profonde du sang et des vaisseaux. Souvent alors elles sont accompagnées d'autres hémorragies. J'ai vu cependant guérir une femme qui présenta ce symptôme le vingt-quatrième jour d'une fièvre dothiénentérique grave.

Vers la fin de la troisième semaine, rarement à la seconde, on observe habituellement sur la peau une desquamation qui se montre ordinairement, d'abord, sur la face, sur la région palpébrale et sur le ventre quand le météorisme s'est affaissé, et, plus tard, sur les membres. C'est à la même époque que se forment aussi les vergetures, ainsi que

---

(1) Andral, Jenner, Frerich, Murchison, Leudet. (Voy. Vallin, notes ajoutées à la traduction de l'ouvrage de Griesinger.)

(2) Je les ai vues paraître, pour la première fois, le dix-huitième jour. Ces éruptions tardives peuvent quelquefois être attribuées à des rechutes subintrantes.

les œdèmes sous-cutanés; nous nous occuperons ailleurs de ces complications.

La desquamation épidermique trouve une explication dans le trouble général de la nutrition auquel participe l'enveloppe tégumentaire, et dans l'amaigrissement rapide des organes qu'elle recouvre.

§ 7. *Lésion des fonctions respiratoires.* — Dans la troisième période, les anomalies respiratoires ont déjà disparu chez un certain nombre de malades; mais si elles sont moins fréquentes, en revanche, elles sont parfois plus profondes et plus graves. C'est dans la troisième et dans la quatrième semaine qu'on observe le plus souvent les congestions étendues des poumons, les bronchites capillaires, les pleurésies avec épanchement et les pneumonies fibrineuses, complication beaucoup plus rare, mais qu'on rencontre surtout dans cette période. C'est encore pendant cette période qu'on observe la terminaison des infarctus du poumon par suppuration ou par gangrène, dans le plus grand nombre des cas sous forme lobulaire; ces diverses complications sont favorisées, sans doute, par la congestion dothiénentérique du tégument respiratoire; elles peuvent avoir pour coefficients des prédispositions individuelles, des influences épidémiques ou l'action des agents extérieurs.

Quand l'hypérémie s'étend dans les petites bronches, il en résulte, nécessairement, un obstacle plus considérable apporté à l'hématose : la respiration et le pouls s'accélèrent; les joues s'injectent; le teint devient violacé ou livide. La sonorité thoracique est généralement obscurcie; rarement elle est tympanique, quand l'emphysème, qui complique très souvent les bronchites dothiénentériques intenses, est très développé. Des râles sibilants fins, mêlés par places de râles sous-crépitants, plus rarement un souffle bronchique limité et ordinairement passager, annoncent l'envahissement des petites bronches et l'atélectasie congestive, habituellement disséminée et lobulaire qui accompagne la bronchite capillaire.

Presque toujours la thermalité s'élève en même temps qu'apparaissent les signes de cette complication toujours grave, souvent mortelle. Les malades meurent par asphyxie, quelquefois avec développement de foyers hémorragiques dans les lobules hypérémiés.

Les lésions du tissu cardiaque, l'asthénie ventriculaire(1) ont été in-

(1) Je préfère ce mot au mot *asystolie* qui a cours chez nous depuis quelques années, et qui donne une idée inexacte du phénomène auquel il est appliqué : car il y a désordre, faiblesse et non cessation des contractions cardiaques; *dyssystolie* serait préférable.

voquées, dans ces derniers temps, comme cause principale, sinon exclusive, des congestions graves du poumon, qui compliquent la dothiénentérie. Tout en admettant la part qu'il convient de faire dans l'étiologie
de ces affections aux troubles de la circulation centrale, je crois, avec
Griesinger, qu'on en a exagéré le rôle, et il n'y a pas, à beaucoup près,
un rapport constant entre l'affaiblissement des pulsations artérielles et
le développement des congestions broncho-pulmonaires.

Cette asthénie circulatoire, qu'il ne faut pas seulement considérer
dans le cœur, mais dans tout l'appareil vasculaire et dans les nerfs qui
en règlent les fonctions, a une part bien plus considérable dans ces
congestions qu'on a appelées hypostatiques, caractérisées anatomiquement par la *splénisation* et souvent par l'œdème du poumon. On
les rencontre le plus souvent aux bases et dans les régions post-
axillaires.

L'obscurité du son, l'absence du bruit respiratoire, très rarement une
respiration soufflante ou sèche, du râle sous-crépitant, la diminution de
la transsonance vibratoire en sont les signes les plus habituels.

Moins graves par elles-mêmes que par l'état général dont elles sont
l'expression, ces hypostases peuvent, chez les sujets très débiles, contribuer à la mort ; elles offrent cependant moins de danger que la bronchite capillaire.

La vraie pneumonie fibrineuse est beaucoup plus rare, on l'observe
cependant, et, comme le remarque Griesinger, l'issue n'en est pas toujours aussi fâcheuse qu'on pourrait le craindre : elle se termine souvent par la guérison. Elle débute, dans beaucoup de cas, par un
frisson avec point de côté, matité, râle crépitant, souffle bronchique ;
l'expectoration peut faire défaut ; la température s'élève constamment,
et la défervescence survient dans les délais habituels.

La toux est généralement moins fréquente dans les affections congestives ou inflammatoires du poumon qui compliquent la dothiénentérie
que dans celles qui sont primitives.

Cependant au lieu de diminuer ou même de disparaître, comme on
l'observe assez souvent dans les cas bénins, pendant la troisième
période, la toux peut devenir plus fréquente, quinteuse, fatigante, avec
la tendance aux exacerbations nocturnes que nous avons déjà signalée,
et qui peut mettre obstacle au sommeil. J'ai vu ce symptôme coïncider
avec une tuméfaction des ganglions trachéo-bronchiques, persister au
delà de la convalescence et disparaître avec cette adénopathie, sans se
rattacher à aucune lésion appréciable du parenchyme pulmonaire.

Dans les cas très graves, la fréquence de la respiration augmente habituellement ; et cette fréquence excessive, plus qu'à toute autre période, à une grande valeur pronostique. Les crachats offrent moins rarement l'aspect puriforme ; ils sont quelquefois de couleur jus de pruneaux, ou même rougeâtres, noirâtres et sanglants. Dans les cas de gangrène, l'expectoration comme l'haleine présente une fétidité caractéristique.

§ 8. *Sécrétion urinaire.* — Nous n'indiquerons que très sommairement les modifications qu'elle subit, nous proposant de revenir plus loin avec détails sur cette importante question.

Dans les cas favorables, la quantité des urines est augmentée ; elle peut même être plus considérable que dans l'état normal et constituer une véritable polyurie ; elles présentent une couleur orangée ; elles entraînent au dehors une plus grande quantité de matériaux solides ; l'uro-hématine augmente ; l'indican et l'albumine diminuent ; elles laissent déposer des sédiments d'urate de soude et d'ammoniaque.

Dans les cas mortels, la quantité d'urine sécrétée reste au-dessous de la normale. La proportion des matériaux solides éliminés est moindre ; l'indican et l'albumine augmentent, au contraire ; on trouve, parfois, cette dernière substance en quantité très considérable, on peut rencontrer aussi dans l'urine la matière colorante du sang, quelquefois du pus ou de la graisse ; les matières extractives sont peu abondantes (Albert Robin).

§ 9. — Tous les phénomènes morbides que nous avons étudiés jusqu'ici semblent être la conséquence directe de l'action du principe infectieux sur l'organisme ; les complications que nous venons d'indiquer ne sont en apparence que des exagérations des localisations et des manifestations habituelles de la maladie ; celles que nous allons décrire ne paraissent pas provenir aussi directement de la racine dothiénentérique et elles peuvent être considérées comme accidentelles : elles font soupçonner l'intervention de nouveaux éléments pathogéniques, qui combinent et mêlent leur action avec celle de la maladie primitive. Ces complications portent le cachet de la septicémie et de la pyémie, deux formes infectieuses très voisines l'une de l'autre, et dont il est, selon la judicieuse remarque de Griesinger, aussi difficile d'affirmer l'identité pathogénique que d'en démontrer la distinction fondamentale.

Parmi ces manifestations nous remarquons l'érysipèle que je n'ai, pour ma part, qu'assez rarement observé. Il semble cependant, d'après les statistiques, plus commun en France qu'il ne l'est en Angleterre et en Prusse (1). Je suis porté à croire qu'il est plus rare aujourd'hui dans les hôpitaux qu'il ne l'était il y a quarante ans, et que l'amélioration de notre hygiène nosocomiale explique cette diminution.

Quelquefois consécutif à des angines ou à des otites, il se développe d'autres fois d'emblée; il a une fâcheuse tendance à se terminer par gangrène et il est souvent mortel (2).

On peut encore rattacher à une infection secondaire des éruptions d'ecthyma, qui souvent naissent dans la région sacrée ou sur les fesses. Ordinairement disséminées, parfois groupées en plaques, les pustules ecthymateuses peuvent se montrer sur les hanches, sur la paroi antérieure de l'abdomen, à l'épigastre, au niveau des côtes.

Elles commencent par des saillies papuloïdes, promptement pustuleuses, entourées d'une aréole inflammatoire, d'une couleur rouge vineuse ou violacée et livide. Après avoir parcouru leur évolution, elles se sèchent et laissent des croûtes enchâssées dans le derme; ou bien elles s'ulcèrent, creusent dans la peau des solutions de continuité arrondies, qui ont quelquefois 10 à 15 millimètres de diamètre ; et quand elles sont nombreuses, elles donnent au tégument externe un aspect crébriforme.

Elles sont quelquefois très nombreuses : j'ai compté une fois trente pustules sur la hanche. Parfois ces pustules laissent des croûtes sous lesquelles se développent des abcès.

D'autres fois, et il en est souvent ainsi lorsqu'elles se développent dans la région sacrée, ces pustules ecthymateuses deviennent le point de départ d'escarres; quand elles sont en plaques serrées ou confluentes, elles peuvent dégénérer en escarres dans d'autres régions (3).

Dans les conditions où se trouve l'organisme, de dépression profonde de l'innervation, d'altération grave du sang, de troubles de la nutrition et de l'hématose, on comprend qu'une lésion inflammatoire ou congestive prolongée puisse aboutir facilement à la gangrène, et que le processus nécrosique puisse venir compliquer le processus pyogénique.

C'est vers le milieu de la troisième période, ou pendant la suivante, plus rarement à la fin de la seconde, que se forment les escarres du

(1) Chomel, 4 sur 42; Louis, 9 sur 134; Murchison, 1 sur 100; Griesinger, 2 sur 100.

(2) Louis, 6 fois sur 9 ; Murchison, 4 fois sur 9.

(3) J'ai vu une fois, chez un sujet d'une constitution très détériorée, dans le déclin de la dothiénentérie, à une large plaque ecthymateuse, développée sur la paroi abdominale, succéder une large escarre qui mit à nu les muscles de cette paroi.

siège, dont nous venons, en décrivant l'ecthyma dothiénentérique, d'indiquer une des origines les moins communes.

Dans le plus grand nombre des cas, elles ont pour cause occasionnelle l'obstacle mécanique apporté au cours du sang par la pression qui résulte d'un décubitus prolongé au milieu des circonstances que nous avons énumérées plus haut. Avec un pareil épuisement de la vitalité, quand, par une cause quelconque, la circulation est entravée et rendue très difficile dans quelque région, elle peut être facilement interrompue; et alors la mort locale ou gangrène s'empare des parties où le sang cesse d'arriver.

Aussi rien n'est plus commun, dans les formes graves de la fièvre dothiénentérique, que la nécrose de la peau au niveau des points qui supportent le poids du corps, comme la région sacro-coccygienne, la région trochantérienne, si l'on couche le malade sur le côté, plus rarement les coudes, les talons, l'occiput (1), les régions scapulaires (2).

Au niveau du siège et des hanches, l'action irritante des déjections qui s'échappent sous le malade, sans qu'il en ait conscience, peut devenir un coefficient actif de cette gangrène tégumentaire, que des soins de propreté et l'attention donnée au décubitus des malades peuvent souvent prévenir.

Une teinte rouge, érythémateuse, plus ou moins livide, de la peau, signe d'une stase sanguine, précède habituellement la formation de ces escarres. On voit même quelquefois de véritables ecchymoses, avec épanchement de sang dans le tissu cellulaire sous-cutané, en annoncer le développement. Dans un grand nombre de cas, des vésicules ou de petites pustules accompagnent cette rougeur et témoignent qu'un travail irritatif se joint à l'oligémie et à l'hyponervie pour amener la mortification. Entourée de tant de circonstances qui la favorisent, la stase congestive devient définitive, et, privée de ses éléments nutritifs, la peau est frappée de mort.

Le processus nécrosique marche parfois avec une très grande rapidité : on observe, un jour, une érosion qui paraît superficielle, et le lendemain on trouve une large escarre. Le plus souvent, l'érosion précède la gangrène; l'épiderme se détache; le derme est mis à nu. Chez les enfants très épuisés, dit Griesinger, la moindre pression peut produire des ecchymoses et, par suite, des escarres (1).

(1) Chomel, *l. c.*
(2) Ragaine, *l. c.*
(1) Griesinger, p. 392.

Quelquefois, la gangrène et la suppuration paraissent commencer par le tissu cellulaire sous-dermique (1). Une suppuration sanieuse et putride s'y développe et se fait jour à l'extérieur par des fissures ou des ouvertures crébriformes, au-dessous desquelles on trouve de vastes décollements. Ce travail destructeur peut même s'étendre à tout le tissu cellulaire du dos, comme l'a vu Griesinger.

Quel qu'en soit le mode pathogénique, une fois commencée, la gangrène peut faire des progrès rapides : il n'est pas rare de voir le sacrum dénudé, recouvert d'un putrilage grisâtre et fétide au fond d'une plaie à bords noirâtres, qui peut dépasser en dimensions la largeur de la main ; et cependant, malgré la gravité très grande d'une semblable complication, elle ne met pas, chez bien des malades, obstacle à la guérison. On a vu, dans des cas très rares, la destruction atteindre la membrane qui ferme le canal sacré dans lequel peuvent pénétrer les liquides purulents et putrides de la plaie. Alors on voit, sous l'influence d'une méningo-myélite consécutive à cette pénétration, survenir des accidents paraplégiques (Nélaton).

Tout en faisant une part importante dans la production des *lésions de décubitus* aux causes mécaniques, comme causes occasionnelles, elles sont si bien des causes secondaires, de simples coefficients, que dans d'autres affections les malades peuvent supporter impunément un séjour au lit de beaucoup plus longue durée ; et, d'une autre part, sur la face, dans les poumons, dans la plupart des tissus adynamisés par l'infection dothiénentérique une congestion prolongée peut aboutir à la stase sanguine et à la nécrose.

Parmi les causes qui peuvent produire celle-ci, nous en signalerons encore deux très importantes : 1° l'oblitération d'une artère par embolie ou par une thrombose derrière laquelle on a pu quelquefois constater une artérite. C'est à l'oblitération d'une branche artérielle que sont très probablement imputables ces sphacèles' étendus qu'on a observés dans les membres et dans les organes génitaux (2).

(1) Chomel.

(2) Obs. V. — J'ai soigné, à l'hôpital de la Pitié, il y a une vingtaine d'années, une jeune fille chez laquelle, dans le cours d'une dothiénentérie traitée dans un autre service, une vaste escarre du périnée, de la vulve et de la partie inférieure du vagin, avait eu pour conséquence une oblitération de ce conduit. Il en était résulté une rétention des règles. Le sang menstruel, accumulé depuis plusieurs mois dans les organes génitaux, formait une tumeur considérable qui faisait saillie au-dessus du pubis. Malgré les souffrances qu'éprouvait la malade, et qui s'exaspéraient à chaque époque

2° Cette tendance à la mortification des tissus, que les anciens exprimaient si bien par le nom de *putridité*, peut être favorisée par l'absorption des substances septiques contenues dans l'intestin, où des lambeaux de glandes sphacélées se mêlent aux sécrétions altérées du tube digestif.

Il y a dans les lésions intestinales des dothiénentériques des conditions *d'auto-infection* qui se retrouvent, comme nous venons de le voir, à la périphérie. Elles sont d'autant plus actives que, dans l'un comme dans l'autre cas, les matières septiques sont en contact avec des surfaces ulcérées et saignantes, qui peuvent leur ouvrir une entrée dans les vaisesaux ou même laisser passer des grumeaux emboliques qui iront former les noyaux d'infarctus dans les organes intérieurs ; car, ainsi que nous l'avons déjà dit, ceux-ci peuvent devenir le siège de foyers gangreneux : on en trouve dans les poumons, dans la plèvre, dans les reins, dans la rate.

Dans des cas graves, la gangrène peut envahir la bouche (1). J'ai vu, chez un adulte, la paroi interne des joues et la muqueuse gingivale réduites en putrilage, tombant en lambeaux horriblement fétides, avec suintement permanent d'un sang noirâtre et fluide. Nous reviendrons ailleurs sur ces complications.

§.10. — Vers la fin de cette période, on voit aussi parfois survenir des accidents, plus communs peut-être dans la suivante dont ils troublent la marche : ce sont les accidents pyogéniques.

1° Parmi eux nous rangerons les *parotides*, parce que nous croyons qu'elles sont souvent sous la dépendance de la pyémie. Il n'en est pas toujours ainsi cependant : il y a des parotides précoces qu'on a attribuées à la propagation d'inflammations buccales aux glandes salivaires. Virchow, qui défend cette opinion (1), admet aussi que ces

cataméniale, l'état général de sa santé était satisfaisant. Je la fis admettre dans le service chirurgical de mon ami bien regretté Michon. Il incisa la cloison cicatricielle qui obstruait le vagin, et donna issue à une grande quantité de sang liquide ou coagulé. Malgré ses soins éclairés, la malade succomba à des accidents septicémiques.

J'ai rencontré depuis un autre cas de sphacèle occupant la même région. La plaie gangreneuse fut traitée par des applications d'iodoforme. Des pansements méthodiques furent faits et l'on veilla à ce que le travail cicatriciel n'amenât pas d'atrésie vulvo-vaginale. La malade guérit sans autres accidents. On a publié des observations de gangrènes du scrotum et du pénis, pouvant même s'étendre au testicule, survenues dans le cours de la dothiénentérie (Vigla).

(1) Les Allemands et les Anglais désignent sous le nom de *Nomà* la gangrène de la bouche.

(1) Dr Vallin, *l. c.*, p. 314.

glandes peuvent s'enflammer en servant d'émonctoires à un principe irritatif contenu dans le sang. Dans des cas très rares, ces parotides peuvent se terminer par résolution, même quand elles se développent à une
époque avancée de la dothiénentérie; elles coïncident ordinairement
alors avec une amélioration dans la marche de la maladie, ce qui les
a fait considérer comme un phénomène critique.

Mais, le plus souvent, elles se terminent par suppuration ou même
par gangrène. Cette dernière terminaison est d'autant plus à craindre
qu'elle est souvent la suite des parotides suppurées, en dehors même
de l'influence dothiénentérique. Celle-ci peut ajouter une prédisposition
générale putride aux conditions locales si puissantes qui amènent dans
bien des cas le sphacèle de ces glandes, c'est-à-dire à l'étranglement
produit par l'inextensibilité de l'aponévrose qui les enveloppe. Le pus
peut se faire jour dans le conduit auditif. Griesinger a vu des parotides
provoquer des coagulations dans les veines et même l'ouverture de la
veine jugulaire; il a observé deux fois à leur suite des paralysies des
nerfs faciaux chez des malades qui ont guéri (1).

Souvent consécutives aux pharyngites dothiénentériques, les otites de
l'oreille moyenne amènent généralement à cette époque la formation
d'une collection purulente, qui se vide ordinairement au dehors par la
rupture de la membrane du tympan. Cet accident n'entraîne pas toujours l'altération de l'ouïe. Quelquefois un travail de cicatrisation fait
disparaître la déchirure, qui d'autres fois reste permanente et laisse
communiquer librement avec l'air extérieur l'air contenu dans la caisse.

Dans quelques cas, heureusement très rares, l'inflammation de la
caisse s'est propagée aux méninges; le pus même a pu se frayer une
voie dans la cavité crânienne, et une méningite foudroyante a enlevé
les malades. J'ai vu dans un cas le développement de l'otite suivi d'accidents éclamptiques répétés, sans pouvoir cependant affirmer la connexion avec l'otite de ces convulsions, qui survinrent au milieu des
symptômes les plus graves et qui n'empêchèrent pas la guérison.

Ces otites peuvent encore, comme nous l'avons dit, devenir le point
de départ d'un érysipèle, qui peut se terminer par la guérison.

En général, cependant, cette complication, à part l'inconvénient de
laisser quelquefois le sens de l'ouïe altéré ou affaibli, n'est pas d'un
fâcheux pronostic, et on l'observe beaucoup plus souvent chez les malades qui guérissent que chez ceux qui succombent.

(1) Griesinger, *l. c.*, p. 314.

Une surdité unilatérale, survenue brusquement, une douleur fixe au niveau de la région temporale, qui irradie souvent dans toute la tête, accompagnée parfois de sensibilité à la pression dans la région mastoïdienne, une exacerbation de la fièvre, tels sont les symptômes qui peuvent faire soupçonner cette complication.

Une fois que le tympan est perforé, on entend quelquefois, en appliquant un stéthoscope sur l'apophyse mastoïde, des râles muqueux synchrones aux mouvements respiratoires. Dans quelques cas même, ces bruits peuvent être perceptibles à distance, quand on fait expirer brusquement le malade, en oblitérant sa bouche et son nez.

Dans la seconde moitié de la période critique, apparaissent, ordinairement, dans la marche de la maladie, des modifications qui permettent d'en prévoir les tendances finales ; je ne dis pas l'issue, car jusqu'à la terminaison, le pronostic doit en être très réservé (1). En effet, dans les cas les plus graves, alors que le malade paraît voué à une mort certaine, qu'il est depuis quelques semaines inconscient, inerte, dans un état comateux qui semble le prélude de l'agonie, on peut le voir se relever par une sorte de résurrection et marcher vers la convalescence ; d'autres fois, lorsque la maladie a l'apparence la plus bénigne, quelquefois même quand les symptômes en sont si légers que le malade continue à se lever et à marcher, surviennent des complications soudaines : une entérorragie, une perforation de l'intestin, qui, en quelques heures, entraînent la mort. Ou bien encore, ce qui est plus rare, après avoir paru bénigne au début et pendant les deux premières périodes, la maladie revêt tout à coup, dans celle-ci, un autre caractère : les troubles fonctionnels, qui étaient peu prononcés, s'accentuent, se multiplient, et la font apparaître sous sa forme la plus grave et la plus menaçante. Il arrive plus souvent qu'après avoir présenté pendant ses premières phases une extrême violence, elle s'apaise tout à coup et marche rapidement vers une heureuse solution.

Les signes qui peuvent faire espérer celle-ci sont une chaleur moindre de la peau, une rémission matinale très prononcée, à la suite du paroxysme vespéral des sueurs plus abondantes, fluides, auxquelles succède une sensation de mieux-être qui se reflète sur la physionomie du malade. S'il présentait du délire, des spasmes, il est plus calme ; s'il était dans le coma, il paraît écouter les questions qu'on lui adresse ;

(1) Non nimis tutæ in acutis prædictiones, disait Hippocrate, sive mortis, sive salutis.

sans les comprendre encore, et surtout sans être en état d'y répondre. Plus tard, on voit sur sa figure des indices moins équivoques d'un retour d'intelligence : il regarde, il suit les objets qu'on lui montre ; il fait quelques signes qui témoignent que sa perceptivité et sa conscience commencent à se réveiller. Ses paupières sont moins lourdes ; ses traits sont moins immobiles ; la langue s'humecte sur les bords, alors même qu'elle reste rouge et noirâtre au centre. S'il y avait une congestion pulmonaire intense, elle diminue, et l'injection connexe des joues est moins intense et moins livide. A un degré plus avancé, le malade parle lentement, mais il fait quelques réponses ; il exprime quelques besoins et quelques impressions. Son intelligence, qui semble renaître, se fatigue vite, et, après quelques réponses raisonnables, il lui arrivera de retomber dans des divagations. Il dort mieux, d'un sommeil entrecoupé, mais plus réparateur ; dans quelques cas, un sommeil prolongé et profond, qu'on prend quelquefois pour du coma, indique l'amélioration survenue dans les fonctions nerveuses. Le malade se couche par intervalles sur le côté, au lieu de rester étendu sur le dos. Il manifeste parfois de l'appétence pour les aliments, ou prend avec plus de plaisir ceux qu'on lui donne.

La diarrhée est moins abondante, et souvent des grumeaux concrets se mêlent aux évacuations liquides ; le malade, parfois même, ne va qu'avec des lavements quoique les selles puissent rester diarrhéiques.

Nous avons indiqué plus haut les changements concomitants qu'on observe dans les urines et nous y reviendrons, d'ailleurs, plus tard.

CHAPITRE VIII

PÉRIODE DE SOLUTION

§ 1. *Limites*. — L'époque à laquelle commence la période de solution varie nécessairement selon la durée des périodes précédentes; et si la dothiénentérie peut se terminer par la mort, plus rarement par la guérison en moins de deux semaines, elle peut aussi se prolonger exceptionnellement pendant plusieurs mois.

Dans les cas simples, d'intensité moyenne, la période de solution sera généralement comprise entre le dix-huitième et le vingt-cinquième jour. Dans des cas très bénins, elle pourra commencer avant la fin du deuxième septénaire. Dans les cas graves qui guérissent, son début sera souvent reculé jnsqu'à la quatrième et à la cinquième semaine, quelquefois plus tard.

Dans les cas mortels, la terminaison survient le plus souvent dans la troisième et dans la quatrième semaine, quelquefois dans la seconde, très rarement dans le premier septénaire.

§ 2. *Fièvre dans la quatrième période*. — Dans les cas favorables, les grandes oscillations thermiques qui ont marqué la fin de la période critique se prolongent pendant une partie de la quatrième période. Dans ces oscillations, la température du matin tend de plus en plus à se rapprocher de la normale; celle du soir plus lentement, mais graduellement, limite ses ascensions et finit par tomber dans les températures apyrétiques, avec des hyperthermies passagères causées par l'alimentation, quelquefois par des impressions venues du dehors et qui agissent trop énergiquement sur un sensorium dont l'excitabilité est exagérée. D'autres fois, ce sera un léger catarrhe des voies urinaires qui a été signalé par M. le D\u1d63 Albert Robin, comme une cause assez fréquente de la persistance ou de la recrudescence de la fièvre pendant cette période.

Plus rarement, dans ces formes bénignes, le retour de la fièvre sera le signal d'accidents pyogéniques sans gravité ou de complications phlegmasiques.

Souvent, et surtout dans le déclin des formes graves, si le malade est très affaibli, la température du matin descend au-dessous de la normale : elle peut, pendant plusieurs jours, s'abaisser à 36, quelquefois même au-dessous, et reprendre ensuite le niveau physiologique graduellement ou par de brusques secousses qui lui font momentanément dépasser ce niveau.

Chez les malades qui guérissent, le pouls, dans cette période, descend souvent plus lentement que la température au chiffre normal ; il peut conserver une fréquence assez élevée alors même que la fièvre est à son déclin ; dans quelques cas même, il s'accélère. Il est, en général, mou, petit, dépressible, quelquefois polycrote. D'autres fois, surtout chez les sujets très nerveux et chez les jeunes sujets, il devient lent, faible et irrégulier, ce qui indique le besoin de réparation.

Dans les cas graves, l'irrégularité, une grande fréquence, une diastole brusque et énergique de l'artère, alors que sous la pression elle s'efface facilement, doivent être considérées comme des signes fâcheux.

§ 3. *Autres symptômes de la quatrième période.* — La céphalalgie est rare dans cette période : son retour est souvent lié à des complications (1). Quelquefois les malades ont encore du délire pendant la nuit. Dans les cas favorables, les forces peuvent se relever un peu, avant même que le malade ait été soumis à un régime réparateur, par le seul fait de l'épuisement ou de l'atténuation très considérable du travail morbide (2). C'est un signe important pour le pronostic. Les troubles de l'ouïe, les tintements d'oreille, la surdité, peuvent persister (3).

Le teint est habituellement pâle chez les malades qui guérissent ; plus rarement il est rouge ou violacé.

La langue peut rester rouge et collante, quoique généralement plus humide que dans la période précédente. Quand la diarrhée reparaît, ou lorsqu'une complication réveille la fièvre, elle se sèche de nouveau.

On constate quelquefois encore de la sensibilité abdominale. Dans quelques cas rares, le foie et la rate conservent un volume anomal.

(1) Je l'ai observée à cette période avec des exacerbations nocturnes, chez une malade qui eut des accès éclamptiques et qui guérit.

(2) J'ai observé ce relèvement des forces chez une malade qui avait été soumise à un traitement très débilitant, et à la diète rigoureuse qui était en usage à cette époque.

(3) J'ai vu ces symptômes ne disparaître que le cinquante-deuxième jour.

Le météorisme et le gargouillement peuvent se montrer d'une manière continue ou intermittente, liés à la persistance ou au retour de la diarrhée.

L'aphonie, la dysphagie peuvent survenir simultanément ou isolément.

Je ne compterai pas, parmi les symptômes de la quatrième période, les taches lenticulaires qui se montrent quelquefois très tard sans qu'il y ait eu rechute (1); j'en ai vu apparaître le trente-troisième jour, mais, il est possible que dans ce cas la maladie n'ait pas encore franchi la troisième période. Il n'en est pas de même des pétéchies, qui peuvent survenir chez des malades dont l'organisme est profondément détérioré.

§ 4. *Symptômes qui précèdent et accompagnent une solution favorable dans les formes bénignes.* — En même temps que la fièvre diminue, la face se décongestionne ; elle pâlit et sa maigreur s'accentue davantage, l'expression du visage se ranime de plus en plus, et le jeu de la physionomie indique un réveil plus complet de l'intelligence. L'attitude du malade est moins passive, moins abandonnée ; les sens reprennent leur activité normale ; les instincts organiques se font sentir plus vivement et réclament satisfaction : le malade a de l'appétit; il dort mieux ; sa langue et sa peau deviennent humides, si elles ne l'étaient déjà dans la période précédente. Souvent même des sueurs abondantes surviennent, principalement pendant le sommeil ; elles peuvent durer pendant plusieurs jours et coïncider avec une amélioration qui leur donne l'apparence d'un phénomène critique.

La muqueuse nasale s'humecte également, et le retour de ses sécrétions est très souvent un signe de convalescence.

En même temps, les fonctions digestives se rétablissent; les selles s'épaississent ; les grumeaux solides y sont plus nombreux et plus volumineux ; l'odeur des fèces est moins fétide ; souvent la diarrhée fait place à la constipation ou à des évacuations rares quoique molles ; mais elle reparaît facilement sous l'influence d'une alimentation trop copieuse ou trop substantielle ; elle peut, dans d'autres cas, persister même après la cessation complète de la fièvre. On peut, à cette période, observer encore, comme pendant la précédente, l'expulsion de ces masses

(1) En présence de ces éruptions tardives, on doit toujours se poser la question de la possibilité d'une rechute : c'est-à-dire d'un retour offensif du processus dothiénentérique, avant que le premier acte morbide soit complètement terminé, comme on l'observe quelquefois dans la fièvre intermittente.

fécales dures et noirâtres restées en réserve dans les anses du côlon parésié, qui s'était laissé traverser presque passivement par des matières liquides, mais qui n'avait pas conservé une énergie contractile suffisante pour chasser au dehors les matières solides.

Les urines sont plus abondantes, plus riches en dépôts uratés qui indiquent le retour des combustions nutritives. Elles ne renferment généralement plus d'albumine, à moins que ne se soit développée cette complication catarrhale signalée par le Dr Alb. Robin. L'indican tend à disparaître. La persistance de ces deux éléments devrait, d'après le même observateur, faire craindre une rechute. En même temps que le malade se nourrit, ses forces se réparent plus ou moins vite, suivant la durée, la gravité de la maladie, l'abondance des pertes qu'elle a fait subir à l'organisme, et les ressources que celui-ci possède.

§ 5. *Symptômes qui accompagnent une solution favorable dans les formes graves.* — Dans les formes graves, la solution ne s'accomplit pas si simplement : elle est retardée et souvent troublée par les suites des complications qui se sont développées pendant la période précédente, et qui, bien qu'en voie d'apaisement, sont sujettes à des exacerbations ou deviennent le point de départ d'accidents qui entravent la guérison. Telles sont les congestions pulmonaires et les eschares.

La courbe thermique s'abaisse d'une manière moins régulière : elle présente des saccades, des soulèvements qui attestent que la lutte n'est pas encore terminée ou que la dothiénentérie a laissé dans l'organisme des éléments morbides qui ne sont pas complètement éliminés, des lésions de texture qui ne sont pas réparées, des troubles fonctionnels qui ne cèdent pas encore à l'action harmonisatrice de la vie normale.

A une faiblesse plus profonde que celle qui succède aux formes bénignes, s'ajoute souvent une excitabilité plus grande, qui entre en jeu plus facilement. Un point très délicat et en même temps très important est de distinguer les phénomènes anomaux qui tiennent à l'épuisement, au besoin de réparation, de ceux qui dépendent d'une condition morbide active, persistante.

Le tumulte, l'incohérence, qui ont marqué les périodes précédentes, peuvent se retrouver encore dans celle-ci. Quand l'apyrexie est proche, l'amaigrissement et la pâleur sont plus prononcés que dans les formes bénignes. Le pouls peut conserver de la fréquence, malgré l'abaissement de la température. Des souffles anémiques sont perçus dans les vaisseaux ; les artères ondulent sous le doigt et sont parfois le siège de vibrations visibles. Plus encore que dans les formes bénignes, une excitation, même légère, une imprudence, peuvent rallumer la fièvre. Très souvent une accélération du pouls, qui peut être accompagnée d'hyperthermie, survient au début de l'alimentation, surtout quand elle succède à une diète trop rigoureuse.

Les yeux sont caves et cernés, mais la physionomie est moins abattue quoiqu'elle reste fatiguée. La peau, quand elle ne transpire pas, est souvent pulvérulente, siège d'une desquamation furfuracée.

Si le malade est resté pendant longtemps dans le délire ou dans le coma, l'activité intellectuelle se rétablit plus lentement et elle se fatigue plus vite. Rarement au coma succède un sommeil réparateur, dont le malade se réveille avec la possession de lui-même (Chomel). D'autres fois, après être resté plusieurs jours dans une résolution complète, immobile, inerte, inconscient (1), ses yeux, qui étaient jusque-là sans regard, laissent poindre tout à coup une faible lueur d'intelligence, et paraissent chercher ceux de ses semblables. Il essaye quelques mouvements tremblants et incertains ; il cherche à se retourner sur le côté. Plus tard, si on l'interroge, il tentera quelques réponses, confuses d'abord, bégayées, puis de plus en plus nettes et distinctes.

Quelquefois les malades ont perdu la mémoire, ou ne l'ont qu'incomplètement recouvrée. J'ai observé une jeune fille qui, au sortir d'une fièvre ataxique, ne se rappelait plus les substantifs et employait des périphrases qualificatives pour les désigner. Elle fut obligée de refaire son éducation pendant six ou huit semaines. Au bout de ce temps, le voile se déchira complètement et elle reprit possession de son acquis antérieur. Le plus souvent, l'anamnésie se borne aux faits qui se sont passés pendant la maladie. Dans quelques cas, une véritable manie succède au délire fébrile, persiste plus ou moins longtemps et peut, exceptionnellement, s'établir définitivement.

Chez d'autres malades, après des symptômes très graves, le tumulte morbide s'apaise, et la solution suit à peu près la marche que nous avons attribuée aux formes bénignes.

En même temps que la conscience se retrouve, les instincts organiques se réveillent : la soif paraît quelquefois augmentée par cela seul que les impressions venues des organes sont mieux senties. La faim accuse le besoin urgent de réparation. Elle n'est pas toujours un guide sûr pour déterminer la mesure des satisfactions qu'il lui faut accorder.

---

(1) Dans une observation rapportée plus haut, cet état comateux a duré quinze jours.

D'autres fois l'appétit est lent à renaître et a besoin d'être stimulé. Je l'ai vu se développer énergiquement après des vomissements bilieux spontanés; et dans un autre cas se manifester au milieu de vomissements opiniâtres qui n'ont cédé qu'à l'alimentation.

Le sommeil se rétablissant contribue puissamment à la régularisation des fonctions nerveuses, ainsi que nous l'avons noté dans les formes bénignes. Quand la dothiénentérie marche, à cette époque, vers une solution favorable, le sommeil est souvent accompagné de sueurs, surtout chez les malades qui conservent de la bronchite ou de la congestion pulmonaire. Trop souvent, chez ceux-là, la persistance de la toux met obstacle au sommeil ou l'interrompt par de fréquents réveils. Il n'est pas rare d'observer des transpirations plus abondantes qui se prolongent pendant une partie du jour et peuvent même persister, d'une manière continue, pendant plusieurs jours, accompagnées, parfois, de nouvelles poussées de sudamina, et, plus rarement, de véritables éruptions miliaires. Elles précèdent quelquefois la défervescence et l'apaisement des troubles thoraciques qui méritent, pendant cette période, une attention toute particulière : car dans l'état de faiblesse où se trouvent les malades, et à cause même de l'exagération des fonctions cutanées, l'impression du froid pourra plus facilement ranimer la congestion des bronches et du poumon, ou provoquer une pleurésie (1). Il est d'autant plus nécessaire de les garantir contre les refroidissements qu'ils deviennent alors plus sensibles au froid, et qu'on en voit qui sont pris de frissons toutes les fois qu'ils se découvrent.

Les crachats sont moins visqueux; ils sont expectorés plus facilement. Rarement, dans cette période, ils renferment, comme nous l'avons vu quelquefois dans les précédentes, du sang qui vient de l'arrière-cavité des fosses nasales, ou qui suinte de la muqueuse buccale, en même temps qu'elle se débarrasse des croûtes et des débris épithéliaux qui s'étaient accumulés sur sa surface.

Le malade commence à sentir le besoin d'excréter et demande à le satisfaire, quelquefois trop tard pour éviter qu'il laisse s'échapper sous

---

(1) L'influence du froid sur le développement des pleurésies qui compliquent les fièvres est si positive, que, le plus souvent, quand la phlegmasie pleurale n'est pas consécutive à un état phlegmasique du poumon, elle se montre du côté le plus exposé aux courants d'air. Dans une épidémie de rougeole que j'ai observée, il y a quelques années, j'ai rencontré douze fois des complications de pleurésie, et, dans ces douze cas, la pleurésie s'était développée du côté opposée à la muraille, c'est-à-dire

lui les matières excrémentitielles : soit que la sensation que provoque leur passage arrive trop tardivement au sensorium, soit que les sphincters affaiblis n'aient pas la puissance de retenir ces matières. Quelquefois aussi les malades continuent à aller sous eux par une sorte de paresse et d'habitude, dont on les tire en leur montrant la nécessité d'y mettre un terme et en faisant intervenir leur volonté. On doit ranger parmi les signes qui indiquent une solution favorable, la délimitation des eschares, accompagnée d'un changement d'aspect des plaies qui les environnent ou qui les remplacent : elles bourgeonnent, prennent une teinte vermeille, et la sécrétion sanieuse et putride qui s'écoulait de leur surface est remplacée par un pus de bonne nature.

Dans la défervescence des formes graves, la polyurie est encore plus prononcée que dans les formes simples ; les sédiments sont plus abondants ; les matériaux solides sont excrétés en plus grande quantité ; l'acide urique est plus souvent augmenté.

L'albumine peut d'abord être plus abondante et sa proportion décroît lentement (Albert Robin).

§ 6. *Complications de la quatrième période.* — On peut considérer comme complications des symptômes de la maladie, qui ont un développement ou une durée insolite.

1° Ainsi en est-il de la diarrhée, qui peut être entretenue par la lenteur de la cicatrisation des ulcères intestinaux chez des sujets très débilités.

Dans bien des cas, elle pourra être imputée à des erreurs de régime ou à une médication intempestive.

2° Il en est de l'affection des bronches comme de celle de la muqueuse intestinale : dans quelques cas, elle persiste et peut même s'aggraver. Elle produit alors une toux fréquente, parfois quinteuse, bruyante, fatiguant le malade par les efforts musculaires qu'elle provoque et par l'obstacle qu'elle apporte au sommeil ; elle est liée, dans beaucoup de cas, à la congestion ou à d'autres lésions persistantes du larynx, du pharynx ou des bronches. Cette toux est imputable, chez quelques

du côté par lequel le malade n'était pas abrité contre l'air extérieur, du côté par lequel il soulevait ses couvertures et vers lequel il s'inclinait le plus habituellement. Depuis que mon attention a été portée sur ce point, je n'ai observé qu'un cas de pleurésie compliquant une fièvre typhoïde, et, dans ce cas, elle s'était développée du côté opposé au mur de l'alcôve. Bien entendu, je le répète, que la préexistence d'une lésion congestive du poumon peut, en dehors de cette circonstance, déterminer le siège de la pleurésie.

malades, à une adénopathie trachéo-bronchique : dans ce dernier cas, assez souvent, elle présente le caractère coqueluchoïde, et des gémissements plaintifs accompagnent le sommeil.

La laryngite peut devenir assez grave et assez menaçante pour exiger la trachéotomie.

3° Dans cette période, comme dans la précédente, on peut observer des érysipèles ; des parotides, complications dangereuses, quoiqu'elles ne mettent pas toujours obstacle à la guérison, et que le pronostic en soit peut-être un peu moins fâcheux dans la quatrième période que dans la troisième.

C'est dans la période de terminaison que se développent surtout les accidents pyogéniques trop importants et trop variés pour que nous n'en fassions pas une étude spéciale en décrivant les complications de la dothiénentérie ; ils sont caractérisés par la formation d'abcès qui peuvent se développer dans toutes les parties du corps, dans celles surtout qui renferment un tissu conjonctif abondant, et spécialement dans le tissu cellulaire sous-cutané.

4° Quelquefois ces abcès succèdent à des épanchements de sang intramusculaires, qui ne sont pas rares dans les formes graves de la fièvre dothiénentérique. Ils coïncident souvent avec des déchirures des muscles, qu'explique la dégénérescence de leurs fibres. On les observe surtout alors dans les muscles qui entrent le plus souvent en action pour mouvoir le tronc : comme les droits de l'abdomen, les psoas, les adducteurs. Le pus, dans ce cas, est mêlé de grumeaux sanguins ou offre un aspect panaché. La rupture des muscles n'est pas cependant la condition essentielle, ni l'unique cause de ces hémorrhagies interstitielles, car on peut les rencontrer dans le voisinage de muscles qui ne sont pas notablement altérés. Elles doivent être alors attribuées, suivant M. Hayem, à des artérites oblitérantes.

On rencontre quelquefois ces épanchements dans les régions occipitales, cervicales, dorsales, au niveau du trapèze. Les muscles abdominaux en sont le plus souvent le siège ; et quand le sang extravasé fuse dans le tissu conjonctif sous-cutané, on aperçoit, dans les régions iliaques ou inguinales, à la partie interne et supérieure des cuisses, des taches jaunâtres d'abord, puis verdâtres, ensuite violettes, qui peuvent présenter une teinte noirâtre et s'étendre aux organes génitaux. Une douleur ordinairement sourde, exaspérée par les mouvements et par la pression, les précède et les accompagne, et peut faire soupçonner cet accident, soupçon que vient confirmer assez souvent la présence d'une ecchymose.

Sous la double influence de l'affaiblissement des contractions cardia-ques et d'une tendance du sang à se coaguler que Vogel a désignée sous le nom d'*inopexie*, on voit des thromboses se former dans les vaisseaux, mais particulièrement dans les veines des membres inférieurs : le plus souvent dans les crurales, quelquefois dans les saphènes (1).

Ces thromboses sont accompagnées d'œdème, de douleur sur le trajet de la veine obstruée, avec dilatation des veines collatérales, en un mot, de tous les symptômes de la *phlegmatia alba dolens*. Je dis thrombose, parce que telle est l'opinion généralement admise sur la nature de cet accident; mais je ne suis pas absolument certain que l'inflammation des parois veineuses (2) n'y ait jamais aucune part.

Ces thromboses vasculaires se terminent habituellement par la gué-rison, très rarement par le sphacèle, et dans ce cas-là même elles peuvent guérir (Vallin, *l. c.*).

C'est encore dans cette période, et surtout chez les malades qui, par la bénignité des symptômes, ont été portés à prendre moins de précau-tions et à suivre un régime moins sévère, quand le travail ulcératif, en creusant la paroi intestinale, l'a réduite à l'épaisseur de sa membrane séreuse, qu'on voit le plus souvent survenir soudainement des perfora-tions, bientôt suivies de péritonites suraiguës et presque toujours mor-telles. Ces redoutables accidents peuvent reconnaître aussi pour causes des ruptures de la rate, de la vésicule biliaire, ou d'un abcès intra-abdominal.

Des péritonites très graves encore, bien qu'elles le soient moins que les précédentes, peuvent être produites par la propagation au péritoine de l'inflammation des organes qu'il revêt.

On voit encore dans cette période des entérorrhagies foudroyantes qui surviennent parfois au moment où le malade semblait toucher à la convalescence, ou bien d'autres qui, sans être aussi abondantes, épuisent les dernières ressources d'un organisme déjà trop débilité.

§ 7. *Symptômes qui se manifestent dans les cas mortels et qui précèdent la terminaison.* — Lorsque, dans cette période, la mort n'est

---

(1) Sur trente et un cas de thromboses observées à l'hôpital de Bâle, elles ont été trouvées vingt-quatre fois dans la veine crurale, cinq fois dans la saphène. (Vallin, note du *Traité* de Griesinger, p. 392.)

(2) Ayant eu l'occasion d'examiner une veine qui, plusieurs semaines auparavant, avait été le siège d'un de ces infarctus oblitérants, j'en trouvai les parois réunies par un tissu connectif vascularisé, qui avait toutes les apparences d'une néoplasie inflamma-toire. Reste à savoir si l'endophlébite n'avait pas été consécutive à la thrombose?

pas amenée brusquement par une complication inattendue, lorsqu'elle est la conséquence de l'obstacle apporté aux fonctions, qui sont la condition essentielle de la vie, par l'exagération des désordres dothiénentériques, il faut s'attendre à voir les symptômes qui accompagnent les formes graves de la maladie, portés à leur plus haut degré d'expression ; et pour éviter des répétitions inutiles, j'indiquerai seulement ceux qui me paraissent être les plus caractéristiques et avoir le plus de valeur pour le pronostic.

1° Les *troubles d'innervation* dominent la scène morbide, sous ces deux modes que nous avons observés dès le début et qui peuvent persister ou alterner jusqu'à la terminaison ; seulement par le fait même d'une lutte plus prolongée, les forces réactionnelles de l'organisme s'épuissent, et l'asthénie, qui est d'ailleurs la forme la plus commune de la maladie, tend à dominer ; les phénomènes d'excitation sont généralement moins intenses, moins bruyants, plus effacés. Le coma est, dans la majorité des cas, l'expression ultime des troubles encéphaliques.

S'il se montre d'emblée, il peut, en se prolongeant, précéder la mort dont il semble être un premier degré.

Mais, très souvent, il alterne avec des phénomènes d'excitation. Jusqu'à ce que le collapsus l'emporte et devienne définitif, le délire a rarement la violence qu'on peut observer dans les périodes précédentes : le plus souvent, le malade murmure, d'une voix sourde, des mots inintelligibles ; il a des spasmes musculaires, des soubresauts des tendons parfois presque continuels ; les muscles de sa face convulsés, impriment des vibrations trémulantes aux lèvres, aux ailes du nez, aux paupières ; ses doigts tremblent ; il tire à lui les couvertures ou semble chercher quelque chose à leur surface (carphologie) ; parfois il exécute des mouvements rythmés de la tête, des globes oculaires ou des bras qu'il jette par-dessus ses épaules pour les ramener ensuite en avant.

Même, dans le coma confirmé, il n'est pas rare d'observer, par intervalle, quelques mouvements fibrillaires des muscles faciaux, quelques soubresauts des tendons du poignet, jusqu'à ce que la résolution devienne complète.

2° *Troubles circulatoires, fièvre.* — Si l'ascension rapide et soutenue de la température vers les chiffres les plus élevés est fréquente à cette époque, quand la maladie doit se mal terminer, et si elle a pour le pronostic une grande importance, il ne faut pas toujours considérer son abaissement comme un signe favorable, quand il ne coïncide pas avec des symptômes qui témoignent dans le même sens, surtout quand le pouls s'accélère. Lorsque les fonctions nerveuses restent aussi désordonnées, quand la peau et la langue ne s'humectent pas, et lorsque l'ensemble symptomatique ne donne pas une impression qui réponde à cette fausse défervescence, elle est, dans bien des cas, le début de l'agonie. Il semble alors que l'abaissement de la chaleur tienne à l'épuisement du combustible organique, au ralentissement des métamorphoses nutritives, puisqu'on ne saurait l'attribuer à l'affaiblissement de la cause morbigène qui provoque l'hyperthermie ; dans quelques cas il pourra succéder à des évacuations excessives ou à une hémorrhagie qui, en se prolongeant, deviendront mortelles.

L'ataxie nerveuse peut retentir sur la calorification : la répartition de la chaleur s'accomplit d'une manière plus inégale et, comme l'avait remarqué Hippocrate, les extrémités peuvent être froides, pendant que le ventre et la poitrine sont le siège d'une chaleur brûlante.

3° La *respiration* est généralement très fréquente, stertoreuse ou singultueuse dans le coma, irrégulière, inégale, spasmodique dans les formes ataxiques.

4° Le *visage* est profondément altéré : généralement très émacié, surtout dans les formes abdominales, il est alors souvent pâle ou pigmenté, d'une couleur terreuse ; et l'atrophie de tous les tissus peut lui donner cet aspect semi-cadavéreux qu'on a désigné sous le nom de *facies hippocratique*. Souvent les paupières demi-tombantes ne laissent entrevoir que la sclérotique, ou si les yeux, au lieu d'être portés en haut, conservent leur direction normale, ils sont sans regard ; l'iris est parfois terne, et la cornée semble dépolie ; les pupilles sont habituellement dilatées, rarement contractées, quelquefois inégales ; les bords ciliaires sont chassieux, parfois couverts de muco-pus.

La langue reste habituellement sèche, d'un rouge foncé, fendillée, noirâtre ou couverte d'un enduit sale, épais, visqueux ; si parfois elle s'humecte un peu, cette humidité n'est que passagère.

Dans les formes thoraciques, la face est généralement très injectée, turgescente, rouge foncé, violâtre, et, en même temps, elle peut être froide.

5° Aux approches de l'agonie, la *peau* s'humecte habituellement d'une sueur visqueuse, en nappe, qui perle parfois sur les tempes et sur le front, et reste souvent limitée aux parties supérieures ; très exceptionnellement elle se couvre partiellement de cette sueur fluide, aqueuse, qui accompagne ordinairement les crises favorables.

6° Dans ces conditions, les *urines* sont involontaires, quand elles ne sont pas retenues dans la vessie; généralement peu abondantes, troubles, elles contiennent une quantité notable d'albumine, quelquefois du sang, et, suivant M. Robin, toujours une proportion assez considérable d'indican.

Au milieu de tous ces désordres, de cette inconscience, de cette annihilation progressive de toutes les facultés organiques ou psychiques, on voit, dans un petit nombre de cas, quelques jours, quelques heures avant la mort, survenir un apaisement passager, un demi-réveil de l'intelligence, qui fait naître autour du malade des espérances trompeuses : son regard est moins stupide, il articule quelques mots, manifeste quelques instincts ; cette amélioration fugitive a coïncidé, dans quelques cas, avec l'abaissement de la courbe thermique : on dirait un dernier effort de l'organisme qui va être vaincu.

§ 8. *Mort.* — Quand les altérations des liquides nourriciers et des organes sont trop profondes pour être réparées, et surtout quand elles atteignent et rendent impossibles des fonctions nécessaires à l'entretien de la vie, celle-ci s'éteint et la mort paraît avoir le plus souvent pour cause immédiate le développement exagéré d'une des localisations habituelles de la maladie : tantôt ce sont des troubles de l'appareil cérébro-spinal, s'exprimant par du délire, du coma, des convulsions, des paralysies, ce qu'on observe chez le plus grand nombre des malades qui succombent pendant le premier septénaire; tantôt il y a l'insuffisance respiratoire, produite par la congestion, l'atélectasie, les infarctus inflammatoires, hémorrhagiques, gangreneux des poumons, ou par l'obstruction du larynx, accidents qui arrivent souvent dans la seconde et dans la troisième période; d'autres fois c'est l'asthénie et, finalement, l'interruption de l'action du cœur due à la dégénérescence du myocarde et des vaisseaux qui le nourrissent, au trouble de l'innervation cardiaque, quelquefois à des inflammations du péricarde ou de l'endocarde. Dans d'autres cas enfin, elle peut être attribuée à une sorte d'intoxication causée par l'accumulation dans le sang du principe infectieux et des produits de dénutrition auxquels s'ajoutent, parfois, des liquides septiques, des détritus emboliques qui, déposés dans les viscères, peuvent devenir des noyaux d'infarctus. Cette altération toxique de la crase sanguine peut s'exprimer par des accidents putrides, pyogéniques ou urémiques qui se montrent surtout dans les deux dernières périodes de la dothiénentérie. Ces derniers, auxquels Murchison est très porté à faire jouer un rôle important dans les symptômes graves de la maladie, sont d'autant plus à redouter, qu'avec une augmentation considérable des matières extractives et avec la pénétration dans les vaisseaux d'autres principes nuisibles à l'organisme qui se mêlent au sang, coïncide l'affaiblissement considérable de l'action éliminatrice des émonctoires, le plus souvent atteints par le processus dothiénentérique et plus ou moins lésés dans leur structure.

Le malade peut encore périr par épuisement consécutif à des pertes excessives, à une diarrhée immodérée qui revêt, dans certains cas, la forme dysentérique, à des hémorrhagies, à des vomissements incoercibles qui empêchent toute réparation, ou même à la durée trop prolongée du travail morbide, chez des sujets peu résistants. D'autres fois, la mort est imputable à des complications qui se greffent sur les éléments primitifs de la maladie et en augmentent les périls.

Ainsi la mort peut succéder à un érysipèle, qui souvent a pour point de départ soit une eschare, soit toute autre lésion des membranes tégumentaires externes ou internes. Cet érysipèle peut prendre la forme gangreneuse et entraîner rapidement la mort, ou, au lieu de se limiter, il devient ambulant et ne s'arrête qu'avec la vie.

Les collections purulentes, superficielles et peu nombreuses, n'exercent pas une influence fâcheuse sur l'issue de la maladie et souvent même coïncident avec l'amélioration des symptômes ; mais elles peuvent devenir dangereuses par leur siège, par leur reproduction incessante qui indique une altération profonde de l'organisme et en amène l'épuisement.

On en peut dire autant des furoncles qui, le plus souvent sans danger, peuvent être le point de départ d'anthrax gangreneux.

Parmi les complications qui peuvent entraîner la mort, nous mettrons au premier rang les perforations intestinales, les péritonites indépendantes des perforations et les hémorrhagies intestinales (1).

(1) Voy. l'étude analytique des symptômes.

CHAPITRE IX

Cette période de réparation et de reconstitution qui n'est plus la maladie, mais qui n'est pas encore le retour complet aux conditions normales, commence avec la défervescence. L'action morbide a cessé, mais l'organisme n'a pas encore retrouvé ses forces, ses facultés morales et physiques, ni même l'intégrité de sa structure organique ; et cette restauration est généralement d'autant plus lente à s'accomplir, que la maladie a été plus grave et plus longue. Griesinger en fixe la durée moyenne à quatre semaines, mais rien n'est plus variable.

Ce qui frappe le plus, au premier abord, dans l'habitude extérieure du convalescent : c'est la maigreur et la faiblesse. Dans les derniers temps de la maladie, alors que l'action morbide commence à s'épuiser, que ses progrès sont, du moins, définitivement enrayés, et que les métamorphoses nutritives reprennent quelque activité, ne trouvant pas dans les matériaux venus du dehors des aliments qui suffisent à ses besoins, le malade vit en partie sur ses réserves ; il est, dans ce cas, comme on a dit, *autophage*. C'est alors que l'amaigrissement s'accentue davantage, et indique la nécessité d'un régime plus réparateur ; souvent même il augmente jusqu'à la convalescence.

En même temps, le sang qui a subi de si profondes altérations, qui a dû fournir à tant de dépenses, alors que les désordres des fonctions digestives amoindrissent ses recettes dans une grande proportion, s'apauvrit et se déglobulise. Le malade est anémique, il pâlit ; sous ces changements de surface, les anatomo-pathologistes nous en ont fait voir de plus profonds : des dégénérescences du tissu musculaire et même des cellules nerveuses (1). L'état constitutionel du malade avant l'invasion de

---

(1) Quand on contemple tous ces ravages laissés par la maladie, on ne peut s'empêcher d'admirer les ressources providentielles de cette nature médicatrice qui peut remédier à des désordres si nombreux et si profonds.

la fièvre dothiénentérique et, dans une certaine mesure, le traitement et le régime auxquels il a été soumis, ont une incontestable influence sur ces troubles de la nutrition (1).

L'émaciation peut être portée à un degré tel que le malade, selon l'expulsion vulgaire, semble avoir la peau collée sur les os. Alors, sur sa face pâle, hâve et comme contractée, ressortent des yeux qui paraissent démesurément grandis dans leurs orbites enfoncés. Ses pommettes sont saillantes et décharnées ; son nez est aminci ; sa bouche est bordée de lèvres décolorées et violâtres, qui se rétractent quand il parle, et se collent sur les maxillaires avec un rictus sinistre ; ses mouvements sont lents, tremblés, séniles ; il lui faut rapprendre à se tenir debout et à marcher ; et dans ses premiers essais, il titube, il chancelle, il éprouve des vertiges, il est menacé de syncopes : tel est, trop souvent, dans les formes graves et de longue durée, le tableau de la convalescence.

Quelquefois les malades se plaignent de douleurs dans les talons. Leur pouls, en même temps qu'il reste faible, est souvent fréquent, ou le devient sous l'influence de la moindre émotion, du plus léger exercice ; il s'accélère constamment, comme l'a remarqué de Haen, quand ils se tiennent debout ou même quand, dans leur lit, ils se mettent sur leur séant ; il est ondulant, quelquefois irrégulier, intermittent, surtout chez les jeunes sujets.

Comme il arrive aux chlorotiques, ces convalescents ont souvent un irrésistible besoin de sommeil, pour compenser leurs longues insomnies.

Chez les sujets qui étaient sains et vigoureux avant l'invasion de la

______

(1) Je n'oublierai jamais l'aspect de ces malheureux, qui échappaient à des fièvres typhoïdes graves, à une époque où les médecins les plus sensés, les plus opposés au système de Broussais, par une concession inconsciente faite à ses doctrines, se croyaient obligés de combattre, par des saignées générales et locales, la fièvre, quand elle était intense, et les localisations congestives qui l'accompagnaient. Pendant toute la durée de l'état fébrile, on les tenait au régime de l'eau gommée, et ce n'était souvent qu'au bout de trois ou quatre semaines qu'on leur permettait un peu de bouillon de poulet. J'ai vu un médecin, pénétré de ces idées, qui trouvait trop substantiel le décocté de riz ou d'orge pour une jeune convalescente qui se mourait d'inanition.

Je crois utile de rappeler les effets de cette pratique imposée à des hommes éminents par l'opinion qui régnait à cette époque. Ce n'était pas la première fois que le traitement par l'eau et les saignées faisait son apparition sur la scène médicale, et il n'est pas impossible que quand on aura abusé des toniques et des spiritueux, quelque médecin de l'avenir n'en refasse la découverte et ne le remette en honneur : *multa renascentur quæ nunc cecidere cadentque.*

dothiénentérie, les fonctions nutritives sont surexcitées ; l'appétit s'exalte en raison de la grandeur des besoins de réparation qu'il exprime. Celle-ci peut s'accomplir avec une énergie qui permet chaque jour d'en constater les progrès. Sous l'influence du repos, d'une bonne hygiène et de ce ressort moral que donne le sentiment du retour à la vie, la guérison peut être si parfaite, que le malade se sente, parfois, plus fort qu'il n'était auparavant.

Mais trop souvent, au contraire, l'ébranlement qu'il a reçu ne s'apaise qu'avec une extrême lenteur ; trop souvent, le malade après une fièvre dothiénentérique grave, conserve de l'amnésie, une paresse morale et physique qui a, parfois, une durée indéfinie, des inégalités de caractère, une susceptibilité morbide des divers appareils organiques qui ont été le siège des localisations dothiénentériques : ainsi on a observé pendant la convalescence des névroses, des affections vésaniques, surtout à forme lypémaniaque, des paralysies de sièges très divers, des altérations des organes des sens, des affections gastro-intestinales, des lésions du système osseux ou des articulations, des albuminuries quelquefois persistantes et alors symptomatiques d'une maladie de Bright. L'influence de la dothiénentérie sur les affections constitutionnelles n'a pas été appréciée de la même manière par tous les médecins : le plus grand nombre croit, et je partage entièrement cette manière de voir fondée sur de très nombreuses observations, que, comme toutes les causes d'affaiblissement de l'organisme, la fièvre typhoïde peut favoriser l'évolution des germes diathésiques qui préexistaient dans l'organisme et surtout de la tuberculose.

Pendant la convalescence, principalement chez les malades très amaigris, on voit très souvent la peau se desquamer en lamelles furfuracées, habituellement plus apparentes sur le visage, sur les bras, sur les mains et sur les régions palpébrales ; souvent les cheveux tombent, et cette alopécie, étant limitée aux poils du crâne, on peut se demander, avec Griesinger, si elle ne dépend pas de quelque affection congestive du derme de cette région.

Ce que nous venons de dire se rapporte presque exclusivement aux formes graves et moyennes de la dothiénentérie. Dans les formes bénignes, la marche de la convalescence est presque toujours simple et rapide, et dans les cas les plus légers, un peu d'amaigrissement, de faiblesse et de pâleur, sont les seules traces que cette maladie laisse ordinairement après elle ; et ces traces ne tardent pas à s'effacer complètement.

Des modifications importantes des urines accompagnent la convalescence, selon M. Robin : polyurie, densité faible, augmentation des matériaux solides, alcalinité, odeur sulfureuse jusqu'à l'alimentation, traces d'albumine pendant huit ou dix jours dans les cas graves, augmentation des chlorures et des phosphates, tels seraient les principaux caractères des urines chez les convalescents. Dans les cas simples, l'indican reparaît passagèrement au début de cette période ; il persiste plus longtemps dans les cas graves. Sa persistance comme celle de l'albumine pendant toute la durée de la convalescence, et le chiffre peu élevé des matériaux solides présageraient une rechute, d'âprès le même auteur.

CHAPITRE X

DURÉE ET MORTALITÉ

§ 1. — La durée de la fièvre dothiénentérique peut présenter de grandes dissemblances : en effet, Murchison a publié un fait irrécusable de mort survenue le deuxième jour de la maladie (1). Elle pourrait même tuer dès le premier jour, si l'on accepte comme démonstratifs les faits cités par le même auteur, et qui ont été observés par Latham, Chambers et Watson. Griesinger a rapporté une observation où la guérison se serait accomplie en moins de cinq jours ; et, d'une autre part, l'évolution de cette affection peut être assez lente pour qu'elle se prolonge pendant plus de deux mois : la treizième observation de Murchison nous montre une jeune femme de vingt ans, chez laquelle les symptômes de la maladie, en y comprenant l'éruption lenticulaire, persistèrent jusqu'au soixantième jour, sans qu'on pût imputer à aucune complication cette durée insolite.

En excluant ces cas extrêmes et en réunissant les statistiques fournies par différents auteurs, on peut dire que dans la très grande majorité des cas la maladie dure de deux à quatre semaines, et le plus souvent de trois à quatre (2).

Elle serait un peu plus longue, d'après Murchison, dans les cas qui se sont terminés par la mort que dans ceux qui ont guéri (3). La mort survient rarement avant le quatorzième jour : le Dʳ Hoffmann n'a

---

(1) Obs. VI. — Il s'agit d'une petite fille de neuf ans, qui vivait depuis trois semaines avec son père atteint de dothiénentérie. Elle succomba au bout de quarante-sept heures, après avoir eu des vomissements, de la diarrhée, une céphalalgie violente et du délire. On trouva les glandes isolées et agminées de l'intestin tuméfiées, infiltrées. Il en était de même des ganglions mésentériques.

(2) Murchison, *l. c.*, p. 550. Cette durée, d'après Griesinger, serait de quatre à six semaines; mais il ajoute : *avant que le malade quitte le lit*, ce qui évidemment ne peut coïncider que très exceptionnellement avec la défervescence.

(3) La proportion entre les premiers et les seconds serait comme 26,6 :: 24,3.

observé que vingt-neuf fois ces morts précoces sur deux cent cinquante cas mortels. Pour ma part, je n'ai observé que deux cas où la mort soit survenue avant le sixième jour, au milieu de phénomènes ataxiques qui accusaient une localisation cérébrale très accentuée.

Les morts rapides seraient plus fréquentes au début des épidémies les plus violentes et les plus graves (Griesinger).

§ 2. — La détermination du chiffre de la mortalité, dans la fièvre dothiénentérique, semble être une des questions auxquelles la statistique puisse le plus facilement répondre ; et cependant les résultats qu'elle fournit sont loin d'être concordants. Ce problème est, en effet, moins simple qu'il ne le paraît au premier abord. Les épidémies se présentent avec des caractères de gravité très inégaux ; en outre, le climat, l'âge, la race, le traitement suivi doivent nécessairement modifier les résultats. Les éléments même qui servent à ces calculs ne sont pas toujours comparables : ainsi tandis que certains médecins ne comptent comme fièvres typhoïdes que celles qui présentent le tableau complet de la maladie et durent au moins dix à quinze jours, d'autres, avec raison, je crois, n'en séparent pas ces fièvres continues à évolution rapide et à forme légère, qu'on a désignées sous le nom de synoques imputrides ou de fièvres continues simples, distinction qui me semble très arbitraire. Mais comment comparer des calculs qui n'ont pas pour base des unités semblables ?

Bien plus, on prétend que quelques médecins grossissent le nombre des fièvres typhoïdes avec des embarras gastriques fébriles (1), dont ils attribuent la courte durée et la terminaison rapide au traitement qu'ils ont adopté.

Un fait pourtant paraît se dégager au milieu de toutes ces incertitudes et de ces causes d'erreurs, c'est que depuis une quinzaine d'années la mortalité semble avoir diminué : ainsi, le chiffre proportionnel des morts, qui était de 22 pour 100, d'après Chomel, de 18 à 22 pour Griesinger, de 17,26 pour 100 selon Murchison, est tombé à 14 pour 100 dans l'armée française, comme l'établit le dernier et remarquable rapport de M. le Dr Collin, et à 9 pour 100 dans les hôpitaux de Lyon et dans l'armée allemande, d'après l'intéressant travail de M. le Dr Glenard ;

(1) Il n'est pas absolument impossible que quelques cas de fièvres éphémères, avec troubles gastro-intestinaux, puissent être imputables au principe infectieux de la dothiénentérie, comme on le voit dans des épidémies produites par un lait contaminé ; mais, comme le plus souvent on ne peut en démontrer l'origine, une statistique sérieuse ne doit pas en tenir compte.

dans certains corps de cette armée, la proportion des morts serait même descendue à 7, à 4, à 1, et même au-dessous de 1 pour 100 (1).

En présence du nombre très considérable des observations qui témoignent dans ce sens, je crois qu'on ne peut pas attribuer cette diminution de la mortalité aux caprices des constitutions épidémiques, et probablement n'est-elle pas due exclusivement aux progrès de la thérapeutique, mais faut-il faire une part dans cette amélioration aux progrès de l'hygiène : Je ne parle pas seulement de cette hygiène qui veillant sur les conditions générales de la salubrité peut diminuer la gravité des épidémies et placer le malade dans un milieu plus favorable à sa guérison, mais encore de celle qui dirige le régime du malade, la ventilation et la désinfection de sa demeure, commande tous les soins domestiques qui peuvent adoucir ou prévenir ses souffrances et qui est le plus puissant auxiliaire, sinon un des instruments les plus efficaces de la thérapeutique.

La statistique, sur l'influence des sexes, comme sur tant d'autres questions soumises à son arbitrage, a donné des résultats contradictoires. Les différences, du reste, sont généralement si peu importantes dans l'un ou dans l'autre sens, qu'on n'en peut tirer aucune conclusion. Cependant Murchison a trouvé qu'au-dessus de quarante ans la mortalité était beaucoup plus considérable chez les hommes : : 33 h. : 23 f.

D'une autre part, en étudiant ses tableaux, je constate qu'avant vingt ans, la mortalité est notablement plus considérable chez les femmes : : 11,94 h. : 16,37 f. ; et je me suis demandé si l'évolution de la puberté, qui produit souvent de si profonds ébranlements dans la santé des jeunes filles, ne pouvait pas avoir une part dans cette différence, qui, au-dessus de vingt ans, s'efface ou s'accentue généralement en sens inverse.

On a remarqué à propos de la dothiénentérie, comme à propos de la variole et d'autres maladies infectieuses, que dans certaines familles elle se montrait beaucoup plus grave que dans d'autres. Tous les mé-

(1) En comparant le chiffre donné par Murchison à celui de Chomel, il faut noter que ce dernier ne recevait pas d'enfants dans son service, tandis que Murchison en compte un assez grand nombre dans ses statistiques qui doivent, par cela même, présenter un résultat plus favorable, à cause de la bénignité plus grande de cette affection chez les enfants. En outre, entre ces deux médecins, Graves avait appris à nourrir les fébricitants, ce qui a été, peut-être, un des plus grands progrès de la médecine moderne.

decins ont signalé ces prédispositions de race; elles démontrent la part qu'il faut faire à la réceptivité individuelle dans la forme de la maladie, et, pour ma part, j'en ai observé bien des exemples.

La mortalité s'élève à peu près régulièrement avec l'âge, et, en prenant les statistiques fort bien faites, fournies par Murchison, nous voyons que jusqu'à dix-neuf ans inclusivement la mortalité n'a été que de 12,6 pour 100, que de vingt à vingt-neuf ans inclusivement elle est de 20,4 pour 100, de trente à quarante-quatre ans elle s'élève à 26,18, de quarante-cinq à cinquante-quatre, elle est retombée à 22 pour 100; mais il faut faire remarquer qu'à partir de quarante-cinq ans le nombre des cas observés devient relativement rare et que la statistique porte sur des chiffres beaucoup moins importants : les résultats, par conséquent, ont une valeur moins grande. Cependant, quoique le nombre des malades soit encore plus restreint dans les âges suivants, la mortalité augmente dans une proportion telle qu'il est impossible d'en méconnaître la signification : ainsi elle est de 43 pour 100 de cinquante-cinq à soixante-neuf ans, et de 50 pour 100 au de

CHAPITRE XI

MORTS SUBITES DANS LA DOTHIÉNENTÉRIE

La dothiénentérie peut se terminer par la mort, d'une manière très rapide et même subite, sans que les symptômes qui ont précédé cette terminaison aient permis de la prévoir, et sans que les lésions révélées par l'autopsie en expliquent toujours la brusquerie : cette terminaison n'est pas très rare, car on a pu en réunir plus de soixante cas (1).

Elle est survenue habituellement du dix-septième au vingt-quatrième jour de la maladie, le plus souve[nt dan]s son décours ou dans sa convalescence (2), quelquefois même ap[rès] une re[c]hute (3), très rarement dans le premier septénaire (4). On l'a aussi bie[n] observée dans les formes bénignes que dans les formes graves : quelquefois après une vive émotion, un mouvement brusque, un effort ou un écart de régime, le plus souvent sans cause extérieure appréciable.

Le malade s'affaisse et devient pâle ; son cœur s'arrête, il meurt en quelques secondes ou en quelques minutes, après avoir présenté quelquefois de légers mouvements convulsifs dans la face et dans les membres.

Des signes d'affaiblissement du cœur, qui peuvent succéder à des phénomènes d'excitation de cet organe, ont souvent précédé la mort. Le choc précordial diminue ; le premier bruit s'affaiblit, ressemble au

---

(1) Les morts subites, dans la fièvre typhoïde, signalées par Chomel, Graves, Wunderlich, Griesinger, ont été, dans ces derniers temps, l'objet de nombreux travaux, admirablement résumés et discutés dans un mémoire du Dr Huchard, intitulé : *Étude critique de la pathogénie de la mort subite dans la fièvre typhoïde* (*Union médicale*, Paris, 1877). J'ai emprunté à ce travail une partie des faits exposés dans ce chapitre.

(2) Dr Langlet, *Union médicale du Nord-Est*, 1878.

(3) Dr Liebermann l'a observée le sixième jour de la convalescence d'une rechute.

(4) Dr Bertrand, médecin principal du Gros-Caillou. — Dr Graux, *France médicale*, 1878, chez un malade mort de syncope le cinquième jour, on constata une dégénérescence étendue du myocarde.

second et tend à disparaître, à la base d'abord, puis à la pointe. « Assez souvent on perçoit, dit M. Huchard, un souffle, doux, profond, transitoire, mobile, dù à la paralysie inflammatoire des muscles papillaires, accompagné parfois d'un dédoublement du deuxième bruit. » Sans contester l'exactitude de cette observation, il faut, je crois, restreindre la valeur pronostique de ce phénomène ; car on observe souvent dans la dothiénentérie, des souffles cardiaques passagers, mobiles, en général systoliques, avec leur maximum à la pointe, quelquefois diffus et entendus simultanément, dans quelques cas, à la pointe et à la base; ils disparaissent à la période de défervescence et, selon toute probabilité, ils doivent être attribués à une parésie des muscles tenseurs de la valvule mitrale, parésie qui peut dépendre d'une lésion du myocarde, d'un trouble d'innervation ou d'une endocardite superficielle.

En même temps le pouls peut être faible, irrégulier, polycrote, trémulent, oscillatoire ; et si par la pression on efface le calibre de la radiale, le pouls *récurrent* (1) est très lent à paraître ou même manque complètement.

Les intermittences du pouls, qui se montrent dans le cours du deuxième septénaire ou au commencement du troisième, doivent, d'après M. Hayem, faire craindre la mort subite, et, dans tous les cas, constituent un symptôme suspect qui doit éveiller l'attention du médecin et lui faire éviter tout ce qui pourrait troubler ou affaiblir l'action du cœur. Le Dr Langlet a confirmé cette assertion et a fait cette intéressante remarque, que ces intermittences cessent ordinairement pendant le sommeil, et deviennent d'autant plus nombreuses qu'on observe le malade plus longtemps après le réveil, ce qui porte à conclure, comme il le dit, que l'innervation cérébro-spinale a une part importante dans la production de ce phénomène.

Les intermittences qui se manifestent au commencement de la défervescence méritent toujours d'être surveillées, puisque, comme nous l'avons vu, la mort subite n'est pas rare dans la convalescence ; mais très souvent, surtout chez les enfants et chez les sujets délicats et nerveux, elles n'ont à cette époque aucune signification fâcheuse et au contraire se lient à l'apaisement de l'excitation fébrile et au besoin de réparation.

(1) On appelle pouls récurrent celui qu'on perçoit dans l'artère radiale au-dessous du point comprimé; il indique le retour du sang dans le bout inférieur de l'artère par les arcades palmaires. Récamier, qui lui a donné ce nom, y attachait une certaine importance.

Un autre phénomène étudié par M. Langlet, et qui a une beaucoup plus grande importance comme signe précurseur de la mort subite, est la syncope. En effet, d'après M. Hayem et plusieurs autres médecins, quand cet accident n'est pas immédiatement mortel, presque fatalement il se reproduit et le malade succombe à une seconde ou à une troisième attaque : le Dr Hayem ne connaissait qu'un seul cas de survie. Heureusement les observations ultérieures permettent de porter un pronostic moins désespérant. Le Dr Langlet a rapporté cinq observations de dothiénentériques qui ont guéri après avoir eu une ou plusieurs syncopes (1).

Plusieurs explications ont été proposées pour rendre compte de ces morts soudaines qui frappent le malade au moment où ceux qui l'entourent se croient autorisés à écarter toute inquiétude immédiate.

Dans sa thèse inaugurale qui a ouvert la série des études importantes consacrées à ce sujet, et qui a l'incontestable mérite d'avoir appelé l'attention sur ce point, M. le Dr Dieulafoy a soutenu une théorie ingénieuse, fondée sur des données fournies par la physiologie expérimentale : pour lui, ces morts subites sont imputables à une irritation partie des ulcérations intestinales qui, retentissant sur le bulbe et sur la moelle, paralyserait par une action réflexe le cœur et quelquefois les organes respirateurs. Si cette théorie était vraie, remarque judicieusement le Dr Huchard, il serait étrange que ce fût dans la période de réparation des lésions de l'intestin, quand les plaies qui succèdent à l'élimination des eschares sont en voie de cicatrisation, souvent même en partie cicatrisées, qu'elles deviennent le point de départ d'une irritation mortelle. Pourquoi n'observerait-on pas les mêmes effets dans d'autres affections qui produisent dans la texture de l'intestin des altérations souvent plus profondes, en tous cas plus persistantes, qui doivent être accompagnées d'une action irritative au moins aussi grande et plus prolongée sur les nerfs de l'appareil digestif, comme les tubercules, le cancer, la dysenterie. Enfin, on observe ces morts subites dans le typhus qui laisse intacte la muqueuse intestinale.

Ainsi, en admettant que cette théorie puisse expliquer ou éclairer certains faits pathologiques, comme la syncope et la mort qui succèdent à certains traumatismes ou à des ruptures spontanées des organes abdominaux, elle n'est pas applicable aux faits qui nous occupent.

(1) Langlet, *l. c.*, p. 34 et suivantes. Deux de ces observations très intéressantes appartiennent au Dr Blanquinque (de Laon).

D'autres médecins (Dr Laveran, Dr Bussard) ont attribué ces morts subites à l'anémie du cerveau, qui est une conséquence de la déglobulisation produite par la dothiénentérie et qui peut être augmentée par la position verticale. Mais, si cette anémie prédispose incontestablement les malades aux syncopes, on ne voit pas pourquoi ces syncopes seraient plus souvent définitives et mortelles après la fièvre dothiénentérique qu'après d'autres affections, telles que les métrorrhagies, la tuberculose, qui produisent un état anémique souvent beaucoup plus prononcé.

On est donc porté à supposer un autre facteur qui concourt à la production de ces syncopes et qui empêche le cœur de reprendre son activité fonctionnelle quand elle est suspendue.

Il était naturel de chercher cet autre facteur dans les altérations si profondes que subit souvent le muscle cardiaque : ces altérations commencent parfois dès le début de la maladie et augmentent avec elle ; elles sont souvent compliquées d'endartérites, quelquefois oblitérantes, et alors peuvent entraîner une anémie et une dystrophie du myocarde.

Cette dégénérescence des fibres musculaires du cœur serait, suivant M. Hayem, la cause immédiate de la mort subite. Il l'a toujours rencontrée dans les faits dont il a été témoin ; mais d'autres observateurs l'ont cherchée en vain ; et, tout en faisant la part des difficultés et des causes d'erreur inhérentes aux recherches délicates de l'histologie pathologique, il faut reconnaître que, dans un certain nombre de cas, l'altération du cœur est inappréciable, ou du moins qu'elle est insignifiante. Elle ne peut pas alors expliquer la mort subite, et cela d'autant moins que des altérations beaucoup plus profondes du myocarde se rencontrent sans qu'elles aient entraîné un pareil accident.

Le Dr Hayem le reconnaît d'ailleurs et pense que dans certains cas l'anémie est un coefficient de la mort subite. — Ces deux éléments morbides réunis en sont la véritable cause pour M. Huchard ; pour lui, l'anémie préexistante favorise la syncope, tend à la prolonger, d'autant plus que celle-ci augmente l'anémie et le typhique pris de syncope tombe dans un cercle vicieux dont il ne sort pas. (Dr Huchard, *l. c.*)

Assurément cette théorie est fondée sur l'appréciation ingénieuse des conditions dans lesquelles se trouve le dothiénentérique ; elle est conforme aux données physiologiques ; elle est fortifiée par l'analogie tirée des morts subites qu'on observe dans d'autres maladies, comme la variole hémorrhagique, l'insuffisance aortique, et où ces deux conditions : hypoglobulie et altération du myocarde, se trouvent réunies.

« Dans ces conditions, ajoute M. Huchard, une émotion, un change-

ment brusque de position, une douleur, un bain froid, une hémorrhagie, un trouble digestif peuvent avoir un retentissement facile sur un
bulbe doué d'une excitabilité plus grande par suite de l'olighémie dont
il est atteint, et peuvent devenir des causes occasionnelles de la
syncope. »

La théorie ecclectique défendue par M. Huchard me paraît être la
plus satisfaisante de toutes celles qu'on a proposées ; j'y ferai une seule
objection qu'on peut souvent adresser aux explications physiologiques
des faits morbides, explications dont la recherche s'impose, cependant,
à l'esprit des médecins : c'est qu'il est très difficile d'embrasser tous les
éléments de problèmes aussi complexes que ceux des actes vitaux.

J'admets assurément l'existence et l'importance de l'anémie cérébrale,
mais je crois qu'il faut aussi tenir compte des altérations organiques et
dynamiques que l'encéphale a subies et dont l'anémie n'est qu'un des
éléments. Je crois que ces modalités anomales de la texture et de l'activité fonctionnelle se retrouvent dans tous les organes : dans les nerfs,
dans le cœur, dans le sang lui-même dont les changements morbides
peuvent avoir une part dans la fatalité de ces syncopes.

M. Huchard, du reste, pense avec M. Hayem que, quand les fibres du
myocarde paraissent saines, elles peuvent être paralysées consécutivement à l'altération de leurs vaisseaux.

En résumé, je crois que les lésions dothiénentériques des centres
nerveux peuvent être des coefficients importants des autres conditions
qu'on a, si justement d'ailleurs, mises en scène pour expliquer la mort
subite, et que peut-être même, dans certains cas, jouent-elles le rôle
principal (1).

On a assigné d'autres causes à ces morts soudaines : elles pourraient
être dues à des embolies ou à des thromboses de l'artère pulmonaire.
Dans ce cas, suivant Virchow, il se produit une anémie du myocarde.
Ces cas, dit M. Huchard, se distinguent par leurs symptômes qui sont
des accidents dyspnéiques et asphyxiques, de ceux qui traduisent un
état syncopal ; cela est vrai quand la mort n'est pas immédiate : mais
dans les conditions où se trouvent les dothiénentériques, on conçoit
que la commotion produite par l'oblitération de l'artère puisse, au moins
autant qu'aucune des causes occasionnelles qu'on a invoquées, déterminer une syncope mortelle. Cette hypothèse est si plausible que, dans

____

(1) Le Dʳ Langlet a soutenu la même opinion dans son intéressant travail où il énumère les diverses circonstances qui semblent lui prêter appui.

une observation recueillie par le Dr Henrot (de Rheims), chez un enfant mort, sous ses yeux, de mort subite par arrêt brusque de la respiration, on trouva un lombric qui avait pénétré dans le larynx et s'était engagé jusque dans la trachée.

Je ne pense pas d'ailleurs qu'il faille rejeter du cadre des morts subites les cas où la mort n'est survenue qu'au bout de quelques minutes et où l'asphyxie embolique a précédé la syncope.

Je ne crois, pas plus que M. Huchard, à l'intervention directe de l'urémie dans la mort subite des dothiénentériques.

CHAPITRE XII

DES DIFFÉRENTES FORMES DE LA DOTHIÉNENTÉRIE

Nous avons essayé de tracer le tableau de la fièvre dothiénentérique sous ses formes les plus habituelles, d'en suivre la marche et les évolutions, d'en indiquer les principales complications ; mais la multiplicité des localisations morbides, la variété et la mobilité des symptômes, les modifications nombreuses apportées à la maladie par l'âge, par l'état constitutionnel du malade, par les tendances de l'épidémie régnante, ne permettent pas que ce tableau soit complet ; il laisse nécessairement en dehors des formes qui méritent d'être étudiées à part. Aussi après les avoir décrites, reprendrons-nous isolément les troubles fonctionnels de chacun des appareils organiques qui jouent un rôle dans la scène morbide, pour les exposer avec détails et les comparer aux lésions organiques que l'on observe après la mort, et dont nous avons réservé l'étude pour cette partie de notre travail.

Comme les autres maladies infectieuses, les fièvres typhoïdes ou dothiénentériques peuvent présenter de grandes différences dans leur violence et dans leur durée. Aussi, on admet des formes graves et des formes bénignes, des dothiénentéries très légères (le *typhus levissimus* ou le *typhus ambulatorius* des Allemands), dans lesquelles l'élément fébrile est très peu accentué, peut être intermittent ou même manque complètement, enfin les formes ébauchées ou frustes, constituées par un groupe des troubles fonctionnels développés sous l'influence de l'infection dothiénentérique, mais qui sont sans importance, ont une très courte durée, et qu'on n'aurait aucune raison de rattacher à une semblable origine, si l'on n'avait, dans certains cas, des renseignements précis sur les conditions pathogéniques qui les ont fait naître.

§ 1. *Formes bénignes.* — Les formes bénignes de la dothiénentérie se distinguent en général par l'absence de troubles fonctionnels graves, par l'atténuation, quelquefois même par l'effacement des symptômes caractéristiques de la maladie, par la modération et surtout par la durée moins longue du mouvement fébrile. Celui-ci parcourt cependant son cycle habituel dans lequel on retrouve souvent, quoique abrégées, les quatre phases de la maladie ; bien que dans quelques cas elle puisse être réduite, comme élément principal et dominant, à l'état fébrile, sans trouble du sommeil, sans aucun autre désordre nerveux qu'une céphalalgie passagère et peu intense, sans absence d'appétit, sans dépression considérable des forces (voy. Obs. IV) (1), et avec une diarrhée peu intense et de courte durée.

(1) Obs. IV. — *Fièvre dothiénentérique très bénigne.* — Une jeune fille de quinze ans et demi, jouissant habituellement d'une excellente santé, quoique le fond de son teint fût un peu pâli par les dépenses nutritives qu'avait exigées une croissance très rapide. A onze ans, elle avait vu paraître ses règles, et depuis lors elles ne se montrèrent plus jusqu'au 28 décembre 1882. Elles vinrent alors très régulièrement sans être accompagnées d'aucun malaise. Cette jeune fille se trouvait alors, à quelque distance de la mer, dans un pays à l'abri de tout soupçon d'infection ; mais quelques jours auparavant elle avait habité des villes où sévissait la fièvre typhoïde. Elle n'avait ressenti d'autres troubles dans sa santé qu'un léger coryza, qui paraissait entretenu par la violence du vent qui soufflait à cette époque dans cette contrée.

Le 2 janvier 1883, ses règles cessèrent ; elles reparaissent le 4 avec expulsion d'un petit caillot, sans aucune souffrance. On la fit coucher néanmoins par prudence ; elle était un peu somnolente, mais conservait son appétit habituel.

Le lendemain soir, trouvant son pouls fréquent et sa peau chaude, bien qu'elle n'articulât aucune plainte, je pris sa température axillaire qui s'élevait à 38°,7.

Elle avait eu dans la journée un peu de céphalalgie passagère ; le coryza persistait peu intense. Elle n'avait eu ni diarrhée, ni épistaxis, ni toux. Elle n'éprouvait aucune douleur et accusait un appétit que je recommandai, cependant, de ne satisfaire qu'avec modération à cause de la fièvre. Les règles avaient cessé. Je pensai qu'il fallait compter le début de la maladie depuis la veille, bien qu'elle n'eût éprouvé d'autre phénomène anomal que de la somnolence et un retour irrégulier du flux menstruel après une interruption de deux jours.

Les 6, 7 et 8 janvier, troisième, quatrième et cinquième jour, la fièvre s'éleva graduellement les matins à 38°,6, 38°,8, 39°,5 et les soirs à 38°,8, 39°, 39°,8.

En même temps le pouls qui, le matin, restait aux environs du chiffre de 108 pulsations, s'élevait, le soir, de 110 à 118. Aucun autre trouble fonctionnel qu'un peu de céphalée fugace et un peu de photophobie ne se montra pendant ces jours-là.

Le sommeil était excellent, calme, plus prolongé que de coutume, car elle dormait 12 à 14 heures sur 24, d'un sommeil presque toujours tranquille, profond, suivi d'un réveil franc, sans malaise, avec retour immédiat de toutes les facultés psychiques.

La malade, cependant, craignait le bruit et surtout la lumière.

La langue blanche, au milieu humide, sans viscosité, était rouge sur les bords. L'appétit n'avait pas complètement disparu, mais il avait diminué. La soif était vive ; elle avait tous les jours une seule selle solide et elle voulait se lever pour la rendre, n'éprouvant ni vertiges, ni bluettes lumineuses, ni tintements d'oreilles. On lui donnait

Nous rangerons encore parmi les fièvres bénignes, ces formes abortives qui peuvent débuter avec une grande violence, dans lesquelles on

chaque jour deux potages et un ou deux bouillons, et comme elle n'aimait ni le lait ni le vin, on lui donna pour boisson de la limonade ou de l'orangeade édulcorée avec du sirop de gomme. Depuis le cinquième jour la céphalalgie avait disparu.

Le 9 et 10 janvier, sixième et septième jour, la température s'éleva à 38°,9, 38°,7, le matin, et à 39° seulement le soir. Le pouls était tombé à 92, 84 pulsations le matin et à 108, 92 le soir. Comme en même temps il était un peu dépressible, je fis ajouter dans l'orangeade 15 grammes de teinture de quinquina jaune en trois doses.

Le huitième jour, pour la première fois, il y eut une selle pultacée diarrhéique qui se répéta les jours suivants ; et en même temps la température tomba le matin à 37°,6 et le pouls à 84 pulsations, mais le soir il remonta à 100 et la température à 39°,5. Peut-être cette exacerbation fut-elle favorisée par un bruit fatigant de marteaux qui s'était fait autour de la malade et qui avait retenti douloureusement dans sa tête. Mais le lendemain où aucune excitation du dehors ne vint la troubler, la température du matin accusa 38° et celle du soir 39°,8, chiffre qu'elle atteignait pour r la seconde et dernière fois. Le pouls ne suivit pas cette progression ascendante et, descendu le matin à 84, il ne dépassa pas le soir 96, ce que je considérais comme un signe favorable.

Pendant trois jours, les dixième, onzième et douzième jours, il resta le soir à ce chiffre, tandis que le matin du dixième et du onzième, il ne descendit pas au-dessous de 94 pulsations. Ces deux mêmes jours la température du matin ne fut plus que de 37°,8, 38°, et celle du soir de 36°,4, 39°,5.

Aucune autre modification ne s'était produite dans l'état de la malade, qui prenait chaque jour depuis le début de la diarrhée un lavement émollient, et dont toutes les déjections ainsi que le cabinet qui les recevait étaient soigneusement désinfectées par l'acide phénique. Je cherchais vainement sur le ventre des taches lenticulaires, et comme on m'avait prévenu qu'après avoir entendu parler d'éruption dans la fièvre typhoïde, l'attention de cette jeune fille était éveillée sur ce point, je n'osai pas porter sur d'autres parties de la peau mes investigations.

Dans la selle semi-liquide qu'elle rendait chaque jour, on commença à apercevoir quelques grumeaux solides ; et comme le pouls faiblissait, je fis ajouter un œuf dans chaque potage, et continuer la teinture de quinquina jaune ; j'avais essayé du punch au rhum, mais elle s'en était promptement dégoûtée.

Le douzième jour, la jeune malade transpira après le paroxysme, et le lendemain la sueur fut encore plus abondante. En même temps la rougeur de la langue disparut. Du douzième au quinzième jour la température du soir n'avait pas dépassé 38°,7, et fut un jour de 38°,2 seulement. Celle du matin, après être descendue le douzième et le treizième jour à 37°,4, s'abaissa au-dessous de 37° le quatorzième jour et depuis lors n'est pas remontée au-dessus. Un jour même, le seizième, je ne trouvais que 35°,8 le matin, tandis que le soir de ce même jour elle s'éleva à 39°, mais le lendemain elle retomba à 38°,2 et le dix-huitième jour à 37°,3. La défervescence complète commença ce soir-là ; depuis trois jours en voyant l'apyrexie du matin, je faisais prendre, au lieu de teinture de quinquina, 25 centigrammes de bisulfate de quinine. On en donna une dernière dose le lendemain. A partir de ce jour jusqu'au vingt-troisième, la température du soir et du matin, le plus souvent isotherme, oscillait

voit la courbe thermique s'élever très rapidement et se maintenir pendant plusieurs jours au voisinage de 40 degrés et même au-dessus;

entre 36°,6 et 36°,7; le pouls variait le soir de 60 pulsations à 64. Un jour, il descendit à 50. Les sueurs, qui, jusqu'à la défervescence revenaient le soir et la nuit, cessèrent le dix-neuvième jour. Leur apparition avait coïncidé de la manière la plus évidente avec la chute de la fièvre. La malade réclamait des aliments, commandés d'ailleurs par le ralentissement du pouls et par le complet rétablissement des fonctions intestinales qui depuis le dix-huitième jour étaient redevenues normales.

Je lui permis de se lever le vingtième jour malgré la faiblesse et la lenteur du pouls qui s'accéléra et monta à 84, quand elle fut restée quelque temps debout, reprenant sa lenteur dans le décubitus horizontal. Elle put rester deux heures levée sans aucune fatigue et reprit graduellement ses habitudes de santé, mangeant avec un vigoureux appétit, passant des nuits excellentes, et sortant de la maladie comme elle sortait du sommeil alors qu'elle était malade; elle n'en conservait d'autres traces que de la maigreur et de la pâleur qui disparurent rapidement. Le 28 janvier ses règles revinrent exactement et eurent leur cours normal.

Ainsi voilà une fièvre dothiénentérique qui a duré dix-sept jours presque sans autre symptôme qu'une fièvre continue rémittente, intermittente les derniers jours. Quelques heures de céphalalgie, de la somnolence, un peu de photophobie et de crainte du bruit, un peu d'empâtement de la langue avec rougeur sur les bords, neuf à dix jours de diarrhée avec une seule selle pultacée chaque jour, en ont été les seuls symptômes. Il n'y a eu ni douleur abdominale, ni céphalalgie intense et persistante, ni épistaxis,

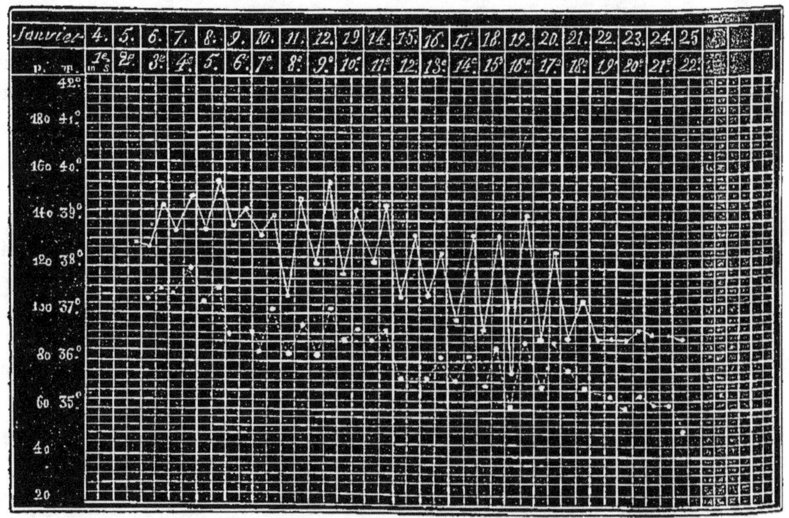

ni agrypnie, ni anorexie, ni abattement et dépression marquée des forces; et cependant la courbe thermique a suivi sa marche habituelle, et dans cette ébauche de maladie on en retrouve les quatre périodes bien caractérisées : la période d'invasion a duré quatre jours; le cinquième, la fièvre avait atteint son fastigium; la période d'état dura

l'éruption lenticulaire se manifeste à la fin du premier septénaire, puis, vers le huitième ou dixième jour, une rémission apparaît dans la matinée, le paroxysme du soir se montre encore, mais affaibli, et du quatorzième au seizième jour, la défervescence s'accomplit au milieu de transpirations très abondantes.

L'évolution de la maladie peut être beaucoup plus courte : ainsi Griesinger l'a vue ne durer que cinq jours. J'ai soigné un jeune homme qui pendant sept ou huit jours eut une fièvre rémittente très intense, du délire, de l'abattement, des troubles gastro-intestinaux, et au bout de ce temps survint une brusque défervescence d'une pyrexie qui avait présenté tous les symptômes de la fièvre dothiénentérique, sauf l'éruption lenticulaire : mais l'absence de celle-ci n'est pas une raison suffisante pour infirmer ce diagnostic, surtout quand la maladie a eu une si courte durée.

Cependant, un grand nombre de médecins ne veulent pas admettre dans le cadre de la fièvre dothiénentérique ces formes incomplètes à évolution rapide : ils en font une espèce fébrile distincte, qu'on a désignée sous les noms de fièvre continue simple (1), de fièvre synoque imputride (2), dénomination empruntée à Galien ; de fièvre éphémère prolongée, fièvre inflammatoire, fièvre gastrique, fébricule. Chomel, sans s'exprimer sur ce point d'une manière catégorique, n'admettait

jusqu'au onzième jour ; le douzième et le treizième, avec des irrégularités dans la courbe thermique, commencent des sueurs qui marquent la période critique ; du quatorzième au dix-septième, de grandes oscillations descendantes indiquent la période de terminaison. C'est un type de dothiénentérie très bénigne, *typhus levissimus*.

(1) Lieutaud, Murchison.

(2) Davasse. Un très grand nombre d'anciens médecins, comme Sennert, Plater, Rivière, Borsieri, Cullen, séparaient ces fièvres des fièvres continues, qui constituent de nos jours le groupe du typhus et de la fièvre typhoïde.

Parmi les modernes, Grisolle et Valleix repoussent cette assimilation. Murchison, tout en convenant de la difficulté qu'on trouve à distinguer des formes légères de la fièvre typhoïde les fièvres continues simples, maintient l'espèce nosologique de celles-ci et leur consacre une description détaillée ; il dit en avoir observé huit cent quarante cas en dix ans dans son hôpital de fiévreux, et il y rattache la fièvre ardente des pays chauds, qui se développe surtout chez les jeunes soldats exposés aux ardeurs du soleil tropical et soumis à des fatigues que la chaleur du climat rend excessives et intolérables. Cette affection, qui a pour principaux caractères des troubles cérébraux et une fièvre violente, peut entraîner la mort, si elle n'est combattue énergiquement ; elle me paraît être une affection endémique, différente de celles auxquelles on donne dans nos contrées le nom de *synoques* ou de fièvres continues simples, du moins dans le plus grand nombre des cas.

pas la synoque comme pyrexie distincte, et, dans son *Traité de la fièvre typhoïde*, il compte, au nombre des malades atteints de cette maladie, six qui ont guéri avant le douzième jour et trois autres du douzième au quatorzième.

Griesinger, plus explicite, rattache franchement à la fièvre typhoïde ces affections fébriles de courte durée ; il en sépare la fièvre herpétique et, comme le faisait Chomel, les gastro-entérites fébriles, ainsi que certaines fièvres symptomatiques de phlegmasies méconnues : telles que endocardites, néphrites, pneumonies.

Pour moi, j'ai depuis bien longtemps défendu cette doctrine et considéré le plus grand nombre des fièvres dites synoques ou continues simples, comme des formes abortives ou bénignes de la dothiénentérie. Certes, il n'y a pas plus de différence entre ces affections et la dothiénentérie confirmée qu'entre les formes les plus légères des fièvres éruptives et leurs formes complètes : une scarlatine qui produit, sur une portion très limitée des téguments, une rougeur granitée éphémère, ne durant que quelques heures, plusieurs jours de suite (1), une éruption variolique précédée d'un léger mouvement fébrile et ne se manifestant que par trois ou quatre pustules, s'écartent plus des formes typiques de ces exanthèmes que la fièvre synoque ne s'écarte de la fièvre dothiénentérique confirmée. On peut en dire autant des autres maladies infectieuses qui se montrent avec des caractères si divers d'intensité, que, dans leurs atteintes les plus légères, leurs symptômes regardés comme caractéristiques peuvent disparaître (2).

Toutes ces considérations ne fourniraient que des présomptions fondées sur l'induction, si l'on ne rencontrait souvent, et dans les circonstances qui ont précédé l'invasion de la maladie, et dans les symptômes par lesquels elle se manifeste, des indications plus importantes pour en éclairer la nature. Ainsi, quand ces fièvres naissent au milieu d'une épidémie typhoïde, à plus forte raison dans une maison infectée, la probabilité d'une commune origine deviendra plus grande ; mais elle

---

(1) J'ai vu une scarlatine réduite à ces légers symptômes, et dont le diagnostic était contesté par les parents du malade, être suivie d'une desquamation caractéristique et se communiquer à deux membres de la famille.

(2) Ainsi, dans les familles où sévit la coqueluche on voit, en dehors de toute influence saisonnière, des personnes prises d'une toux qui dure plusieurs semaines, sans le caractère convulsif et sans le sifflement inspirateur qu'on regarde comme les signes caractéristiques de cette affection, à laquelle, cependant, un grand nombre de pathologistes rattachent ces bronchites développées dans de telles conditions.

pourra être considérée comme une certitude dans les cas où l'on connaîtra la source de l'infection, et la voie par laquelle le principe morbigène a pénétré dans l'organisme : comme dans les épidémies produites par l'usage d'une eau ou d'un lait contaminés. On voit alors à côté de cas nombreux de dothiénentéries graves et même mortelles, chez des sujets qui ont bu la même eau ou le même lait, de simples diarrhées compliquées parfois de vertiges, de céphalalgie, d'inappétence, avec ou sans réaction fébrile. Ces symptômes, qui ne durent que quelques jours, sont évidemment l'effet de l'impression produite sur l'organisme par le principe infectieux, dont les manifestations se confondent avec celles d'un embarras gastrique.

Le caractère rémittent de la fièvre, l'ascension progressive de la température pendant les quatre premiers jours, qui arrive ainsi, le plus souvent, d'une manière graduelle à 39°,5 ou 40 degrés, la défervescence ordinairement progressive, l'intumescence de la rate, une céphalalgie, une diarrhée plus ou moins intenses, dans quelques cas la coïncidence d'un catarrhe bronchique et d'un catarrhe intestinal, coïncidence que Chomel considérait comme un élément très important du diagnostic, permettront de fixer celui-ci.

Il ne peut y avoir d'hésitation pour personne, quand à ces symptômes s'ajoutent des épistaxis, de la sensibilité dans la région cæcale, de l'abattement, de l'agrypnie et surtout l'apparition de taches lenticulaires : elles sont quelquefois très nombreuses dans ces formes avortées, et elles peuvent même persister, pendant quelques jours, après la défervescence.

Enfin, le développement d'une récidive, qui n'est pas rare dans ces formes très bénignes, vient quelquefois donner à la nature dothiénentérique de ces pyrexies légères une confirmation irrécusable. Ces récidives, parfois plus graves que la première attaque, peuvent présenter la maladie sous sa forme la plus complète ; et on les a même vues se terminer par la mort.

Griesinger a remarqué que, dans ces formes bénignes, l'invasion est le plus souvent brusque (1). La marche de la maladie est rapide ; elle arrive promptement à son acmé, et quelquefois, comme nous l'avons dit, avec un ensemble de symptômes qui, par la précocité même de leur apparition, peuvent faire craindre une fièvre des plus graves. Dans un grand nombre de cas, l'éruption lenticulaire se montre de bonne

____

(1) Griesinger, *loc. cit.*, p. 96.

heure ; il en est de même du dicrotisme. Quand la fièvre est à son plus haut degré, on trouve parfois de l'albumine dans les urines ; puis, du huitième au quinzième jour, tout ce tumulte morbide s'apaise, le plus souvent, au milieu de transpirations abondantes ; et, ordinairement, le malade passe, pour ainsi dire de plain-pied, de la maladie à la guérison ; très rarement la convalescence est troublée par quelques-unes des complications qu'on observe assez souvent dans la convalescence des formes complètes, telles que des abcès ou des névralgies (1).

Malgré la franchise apparente du rétablissement, il doit être surveillé avec soin pour éloigner tout ce qui pourrait favoriser une rechute dont nous avons indiqué la possibilité. On dirait alors que le processus morbide partage en deux actes, au lieu de l'accomplir en un seul, l'épuisement et l'élimination du principe infectieux. Toutes ces atténuations de la dothiénentérie ont été désignées sous le nom de fièvres muqueuses, dénomination qui, détournée de son sens originel, n'en présente aucun bien déterminé et qu'il faut, ainsi que le dit spirituellement Griesinger, garder pour les gens du monde, comme un euphémisme qui adoucit l'impression produite par le nom habituel de la maladie (2).

§ 2. *Typhus ambulatorius.*—Les auteurs allemands ont donné le nom expressif de *typhus ambulatoire* à la forme décrite par Louis, comme *forme latente* de la dothiénentérie. Ainsi que l'indique cette double appellation, rien de plus trompeur que l'aspect de la maladie : ceux qui en sont atteints se lèvent, vaquent ou essayent de vaquer à leurs occupations, malgré un sentiment de fatigue et de malaise, qui les force souvent à les interrompre ; ils accusent des frissons, de la céphalalgie ; leur sommeil est irrégulier ; leur appétit est diminué sans être aboli ; assez souvent ils ont de la diarrhée, parfois des coliques, plus rarement de la toux, qui est quelquefois, au contraire, le phénomène dominant et peut faire confondre la maladie avec une simple bronchite. De temps en temps, ils sont forcés de s'arrêter et de se reposer, puis ils se relèvent, se croyant en état de reprendre leur travail. Ce qu'il y a de particulier dans cette forme morbide, c'est que la réaction fébrile peut manquer. Les observations du Dr Vallin en font foi, et j'ai vu moi-même des malades chez lesquels je ne constatais pas de fièvre, quoiqu'une éruption caractéristique et même très abondante chez l'un d'eux, de légères

(1) Griesinger, *l. c.*, p. 297.
(2) *Loc. cit.*, p. 394.

épistaxis, de la diarrhée, ne laissassent aucun doute sur la nature de la maladie.

Griesinger n'admet pas ces dothiénentéries apyrétiques, et il raconte que, chez un de ses malades, n'ayant trouvé de fièvre ni le matin ni le soir, une troisième observation, faite à midi, lui en avait fait constater des accès de courte durée, et qui revenaient ainsi d'une manière inter-mittente. Ni mes observations, ni celles de M. Vallin ne me permettent de contester cette assertion. Dans ces dernières cependant, la tempéra-ture avait été prise très régulièrement à neuf heures du matin et à quatre heures du soir, et il paraît peu probable qu'un accès soit survenu dans l'intervalle, alors que les malades se levaient habituellement et que rien n'annonçait, à ce moment de la journée, une aggravation des symptômes.

On ne peut pas, dans tous les cas du moins, expliquer cette absence de fièvre par le peu de gravité et le peu d'étendue des lésions intesti-nales : car, dans une des observations de M. Vallin, ces lésions étaient très étendues et très profondes ; dans quelques-unes des plaques, l'ulcération était très voisine du péritoine, sans qu'il y eût de perforation ; le malade succomba à une péritonite qui amena la mort au bout de vingt-quatre heures (1).

C'est souvent par perforation ou par entérorrhagie que se terminent brusquement et d'une manière funeste ces dothiénentéries latentes. La fréquence relative plus grande de ces redoutables accidents, dans des cas en apparence si légers qu'ils passent quelquefois inaperçus, peut être expliquée par les mouvements inconsidérés et les erreurs de ré-gime auxquels sont entraînés les malades, trompés par la bénignité insidieuse de leur affection.

Griesinger décrit une autre forme, que je n'ai pas observée, dans la-quelle la maladie devient secondairement latente : les troubles aigus s'apaisent ; les malades se croient guéris ; ils reprennent leurs occupa-tions ; mais ils restent pâles, sujets à des frissons, sans pouvoir accuser une souffrance bien déterminée ; ils sortent, peuvent même marcher pendant plusieurs heures, éprouvant toujours les mêmes malaises ; ils rentrent à l'hôpital, et au bout de trois mois survient une perforation,

____

(1) La fièvre ne se montra que pendant la courte durée de cette péritonite : le ther-momètre monta à 39°,4, et le pouls, qui ne battait habituellement que soixante-quatorze fois par minute, s'éleva à cent vingt. Quoique le malade accusât de vives douleurs, le ventre était peu sensible à la pression et permettait une palpation minu-tieuse,

ou une autre complication rapidement mortelle. L'auteur suppose qu'il y a dans ce cas guérison partielle de quelques ulcères, mais que le travail réparateur reste inachevé.

A côté des formes latentes de la dothiénentérie, il faut ranger les *formes frustes ou incomplètes* : celles dans lesquelles sont absents plusieurs des symptômes qui sont ordinairement caractéristiques de la maladie. L'éruption lenticulaire peut faire défaut ; la diarrhée peut manquer ou ne se montrer que d'une manière insignifiante et passagère ; cette absence de la diarrhée et de l'éruption, qui n'est pas très rare chez l'enfant, l'est beaucoup plus chez l'adulte (1).

§3. *Formes muqueuses, inflammatoires, bilieuses, ataxiques, adynamiques, putrides.* — La prédominance de certains modes morbides ou de certains désordres fonctionnels avait servi de base à la division des fièvres en plusieurs espèces distinctes, avant que la détermination précise de leur lésion caractéristique en démontrât l'unité. Rejetée sur le second plan par cette grande découverte, cette division a été conservée par un grand nombre de pathologistes pour distinguer les différentes formes que présente le travail morbide, et l'on a admis des fièvres typhoïdes muqueuses, inflammatoires, bilieuses, ataxiques, adynamiques, putrides. Utiles pour exprimer un ensemble des symptômes et le caractère dominant du processus morbide, quelques-unes de ces dénominations sont restées dans la science parce qu'elles répondent à des indications spéciales ; mais en les admettant, nous devons reconnaître que leurs

(1) Obs. VII. — En voici un exemple emprunté à la clinique de Chomel, qui n'hésita pas à y voir une fièvre typhoïde : Un jeune homme de dix-huit ans, charcutier, entra à l'Hôtel-Dieu le 4 février 1840. Il s'était levé le 31 janvier précédent avec une forte céphalalgie. Pendant son travail, il fut pris d'un frisson intense, de nausées, de douleurs épigastriques, de faiblesse générale. Sa marche était vacillante et il n'avait pas d'appétit. Le frisson recommença dans la nuit, suivi de chaleur et de sueurs. Il en eut un troisième le lendemain matin (1er février) et la céphalalgie augmenta ; il toussait, mais la toux avait précédé les autres symptômes ; il eut une garde-robe sans diarrhée ; il voulut essayer de se lever pour aller à son travail, mais la faiblesse et le malaise étaient tels qu'il dut reprendre le lit et il y resta jusqu'à son entrée ; pendant les nuits qui précédèrent son admission, il eut des transpirations et dormit mal. Il était constipé et n'avait pas été à la selle depuis trois jours. Sa langue était blanche, ses gencives étaient couvertes d'un enduit pultacé, il se plaignait d'une douleur vive dans l'œil droit. Le pouls était à soixante-douze, on constatait à peine un peu de chaleur de la peau ; quelques jours après, survint une légère diarrhée qui dura quatre jours ; la céphalalgie fut le symptôme le plus opiniâtre, elle persista jusqu'à la convalescence qui parut confirmée le quinzième jour de la maladie, et cet homme quitta l'hôpital huit jours après.

limites ne sont pas tellement fixes qu'elles ne puissent se modifier, se compliquer ou se transformer les unes dans les autres.

Comme nous l'avons dit plus haut, la fièvre muqueuse est trop vaguement définie pour mériter d'être conservée : nous en dirons autant de la forme inflammatoire caractérisée, pour ceux qui l'admettent, par l'intensité de la réaction fébrile, par la vibrance et la plénitude du pouls et par l'injection de la face. Cet ensemble symptomatique n'est que le revêtement superficiel et passager d'un processus dans lequel le mode inflammatoire ne joue qu'un rôle secondaire et parfois transitoire. Doit-on admettre une forme bilieuse ? Sans doute, la congestion du tégument digestif peut, au début de la maladie, retentir sur les organes cholo-poiétiques ; le trouble de ceux-ci peut être accompagné d'une céphalalgie qui vient augmenter celle déjà produite par l'infection dothiénentérique ; à l'inappétence s'ajoutent des vomituritions, quelquefois même des vomissements bilieux ; la langue est recouverte d'un enduit épais, jaunâtre ; les conjonctives et la peau de la face présentent une teinte subictérique ; c'est une complication assurément assez fréquente (1), mais elle ne constitue qu'un épiphénomène passager, qui n'exerce aucune influence importante sur la marche de la dothiénentérie et n'en constitue pas une forme distincte.

Ces troubles bilieux, plus prononcés dans certaines épidémies, expliquent plutôt qu'ils ne justifient le nom de fièvre bilieuse donnée à la maladie par certains auteurs et entre autres par Tissot dans la description de l'épidémie de Lausanne. Mais cette dénomination a été surtout inspirée par des idées préconçues sur les conditions pathogéniques de cette affection et sur la part qu'il faut y faire jouer aux altérations de la bile ; théories qui ont été exhumées dans ces derniers temps par MM. Larroque et Beau.

Nous n'admettrons donc pas de forme bilieuse ; mais nous étudierons, à l'occasion des complications, les troubles hépatiques qui peuvent survenir et revêtir exceptionnellement un caractère de haute gravité.

La forme adynamique, dont la forme putride peut être considérée comme une dépendance, et la forme ataxique me paraissent devoir être conservées, non pas comme constituant des variétés distinctes du processus morbide, mais comme exprimant deux modalités particulières du système directeur de l'organisme : du système nerveux. Ces modalités

---

(1) C'est dans ce cas surtout qu'un ipéca, donné au début de la maladie, peut, en modifiant cette complication, soulager le malade.

ont une importance considérable pour le pronostic comme pour le traitement : dans la première, on observe, comme phénomène dominant, une dépression profonde des forces nerveuses ; les symptômes de la seconde accusent une excitation anomale et une perversion de ces mêmes forces.

Nous avons déjà tracé, dans la description générale de la maladie, les traits principaux de ces deux formes, nous aurons peu de chose à y ajouter. Comme nous l'avons indiqué, la forme adynamique, la plus commune de toutes, peut se montrer dès le début (1); plus souvent elle ne survient que plus tard, à la fin du premier ou même du second septénaire. L'asthénie musculaire, qui en est, avec la dépression cérébrale, un des phénomènes les plus saillants, atteint à la fois les muscles de la vie de relation et ceux de la vie organique ; étendue au muscle cardiaque, elle favorise les hypostases pulmonaires et, le plus souvent, le malade succombe dans l'asphyxie et dans l'asystolie qui étreignent dans un cercle fatal les dernières résistances de l'organisme.

Dans ses traits les plus accentués, la forme adynamique se confond avec celle que les anciens médecins désignaient sous le nom de forme putride. Par une intuition qui se rapproche singulièrement de certaines théories modernes, Hippocrate attribuait cette putridité à l'excès de la chaleur fébrile : *Putrefactio paulatim fit si maxime calescit* (2). Si ce nom méritait d'être conservé, il devrait être réservé pour ces cas où l'altération du sang et de l'innervation est portée à un tel degré que la vie organique, qui semblait moins profondément atteinte que la vie de relation, se trouve lésée dans ses conditions intimes et primordiales ; et la mort qui menace l'ensemble de l'organisme prélude en quelque sorte à cette destruction totale par des destructions partielles et par l'extravasation hors de ses conduits du liquide sanguin, qui, au lieu d'apporter à tous les tissus des éléments de nutrition et de réparation, exerce sur eux une action toxique et destructive. C'est alors qu'on voit au plus haut degré des pétéchies, des ecchymoses, souvent consécutives à la rupture des fibres musculaires, des hémorrhagies nasales, intestinales, qui ne s'arrêtent pas ou tendent à se répéter. J'ai vu chez un malade les gencives réduites en putrilage devenir le siège d'un écoulement de sang qui persista jusqu'à la mort. Le processus gangréneux peut atteindre la bouche, le pharynx, le poumon, où il est habituelle-

____

(1) 10 fois sur 26, Chomel.
(2) *Hippocrates De morbis*, lib. **IV**, n° 38.

ment précédé d'apoplexies pulmonaires. Les plaies des vésicatoires se sphacèlent; on peut dire véritablement alors que la putridité s'est emparée de l'organisme : arrivée à ce degré, elle est l'avant-coureur de la mort.

La forme ataxique, la plus grave de toutes, est aussi celle qui aboutit le plus rapidement à une issue funeste (1). Quand elle se montre dès le début, le pronostic est très grave. Le délire peut éclater d'emblée, sans prodromes avec la fièvre, en général précédé ou accompagné d'une céphalalgie très intense. Le regard est abattu, mais inquiet; les nuits sont sans sommeil, avec redoublement du délire qui est quelquefois violent, ambulatoire. Les vibrations fibrillaires des muscles du nez, des paupières et des lèvres, l'inégalité, l'irrégularité des mouvements respiratoires, le tremblement de la langue quand le malade la tire, sont souvent les premières manifestations de l'ataxie et peuvent faire présager l'imminence du délire; le pouls est en général fréquent et concentré, souvent inégal, alors arrivent tous les désordres nerveux, tous les phénomènes spasmodiques que nous avons décrits plus haut. Les symptômes de l'ataxie ne sont pas continus, comme le sont souvent ceux de la forme adynamique : tout est irrégulier, arythmique, tempêtueux, dans les manifestations de l'ataxie ; elles s'exagèrent, en général, le soir et pendant la nuit et elles sont entrecoupées de périodes de calme et d'abattement.

On peut voir survenir des contractions spasmodiques de l'estomac, des vomissements parfois répétés, des hoquets quelquefois fatigants pour le malade et pour ceux qui l'entourent, une respiration plaintive qui devient singultueuse à la fin.

La constipation n'est pas rare. Quand il y a de la diarrhée, elle s'échappe involontairement, comme les urines qui, d'autres fois, sont retenues dans la vessie et exigent le cathétérisme.

Irrégulière dans ses fonctions, comme tous les autres appareils organiques, la peau est tantôt sèche, tantôt couverte de sueurs qui ne sont pas suivies d'amendement (2).

---

(1) 4 fois sur 42, Chomel a vu succomber des malades avec des phénomènes ataxiques, et, chez ces quatre malades, la mort est survenue du huitième au douzième jour.

(2) Chomel, prenant le mot ataxie dans le sens traditionnel, en étendait l'application à tous les cas où il y a un désaccord entre des phénomènes ordinairement connexes et coordonnés, comme serait un pouls fréquent avec peu de développement de la chaleur.

La répartition de la chaleur, selon la remarque de Chomel, est inégale. La courbe thermique est irrégulière comme le reste : elle se tient, en général, dans les chiffres les plus élevés, et il n'est pas rare, vers la fin, qu'après des descentes graduelles qui semblaient présager une rémission, elle se lance tout à coup dans une ascension droite, continue, non oscillante, qui précède la mort.

Le pouls est, en général, alors très petit, trémulent, filiforme et d'une excessive fréquence.

C'est surtout dans cette forme qu'on voit parfois, quelque temps avant la mort, des retours passagers d'intelligence, causes de trompeuses espérances et de douloureuses déceptions.

La forme ataxique peut se montrer dans deux conditions différentes : le plus souvent elle paraît due à l'impression produite sur les centres nerveux par le sang chargé du poison infectieux et modifié par lui ; si sous cette stimulation anomale il se produit un état congestif, il ne semble jouer qu'un rôle secondaire, et à l'autopsie on peut n'en trouver aucune trace. D'autres fois, au contraire, la congestion, bien que consécutive à l'action du principe spécifique, devient un élément important, dominant même, de l'état morbide ; elle peut être le point de départ d'une hyperplasie inflammatoire : on peut avoir affaire à une phlegmasie des membranes ou de la substance nerveuse cérébro-spinale. Cette complication se manifeste le plus souvent dans la seconde période de la maladie ; mais quelquefois elle éclate dès le début avec une soudaineté et une violence qui peuvent faire croire à une inflammation cérébro-spinale primitive, malgré son origine dothiénentérique.

§ 4. *Divisions des formes fondée sur la prédominance des localisations.* — Plusieurs médecins ont fondé la division des formes de la dothiénentérie sur la prédominance des localisations morbides dans tel ou tel appareil organique : ainsi on a décrit des fièvres typhoïdes à forme spinale, à forme thoracique, à forme abdominale, à forme rénale.

Cette prédominance des lésions dans tel ou tel organe constitue plutôt une exagération d'un des éléments de la maladie, qu'une manière d'être, un mode du travail morbide qui en détermine la direction générale et en fasse véritablement une forme spéciale.

Cependant cette exagération d'une des localisations morbides a parfois un tel relief, elle domine tellement les autres symptômes, qu'elle acquiert une grande importance et fournit les indications principales ; elle peut devenir alors, à juste titre, la caractéristique de la maladie et on peut admettre, comme division secondaire, ou même ajouter à celles que nous avons décrites précédemment, une forme spinale, une forme thoracique ou catarrhale et une forme rénale, sur lesquelles nous aurons l'occasion de revenir, en étudiant avec détail chacune des localisations de la dothiénentérie qui n'ont été que sommairement indiquées dans la description générale (1).

Ces variétés méritent d'autant plus d'être signalées qu'elles se montrent quelquefois avec un caractère épidémique : dans ce cas, on peut trouver la cause de cette tendance commune qu'affecte le travail morbide chez un grand nombre de malades simultanément atteints, dans les conditions générales qui les entourent et quelquefois dans la coexistence d'une autre action pathogénique, qui, s'ajoutant à celle du principe dothiénentérique, évolue avec lui et en complique les manifestations.

Parmi les causes générales, banales, qui peuvent modifier la forme de la fièvre dothiénentérique, il faut ranger les influences exercées par les agents cosmiques et celles qui sont dues au changement de régime, aux impressions morales, comme on l'observe dans les armées en campagne et dans les villes assiégées.

Ainsi les privations, la mauvaise nourriture, l'encombrement, les fatigues musculaires excessives, sont généralement considérés comme pouvant imprimer à la maladie une tendance adynamique; tandis que les dépenses et les excitations du système nerveux, les veilles prolongées, les préoccupations violentes, les émotions morales, l'intempérance, ont été rangées avec raison parmi les causes de l'ataxie.

Il faut, en outre, dans l'étiologie de ces différentes formes, faire une très grande part aux prédispositions individuelles et au terrain constitutionnel sur lequel la maladie évolue.

Comment expliquerait-on autrement que, dans une épidémie, chez plusieurs individus qui ont puisé le principe infectieux à la même source, la maladie pourra se montrer sous des formes très différentes? Cette influence de l'idiosyncrasie s'affirme encore par cette circonstance que, dans les rechutes, la maladie présente ordinairement la même forme que dans la première attaque; et cette prédisposition individuelle peut être héréditaire, il n'est pas rare de l'observer chez tous les membres d'une même famille.

---

(1) Une division des formes, exclusivement anatomique, laisserait en dehors la forme adynamique et, en plaçant dans le cerveau et la moelle seulement le point de départ des phénomènes ataxiques, restreindrait trop peut-être le siège d'une action morbide qui peut embrasser tout l'ensemble de l'appareil nerveux cérébro-spinal te ganglionnaire.

Enfin, il ne faut pas oublier que, comme les dernières découvertes de M. Pasteur nous l'ont montré, les agents infectieux peuvent avoir différents degrés de virulence et par conséquent des actions plus ou moins énergiques. La qualité du virus peut donc contribuer aux effets qu'il produit (1).

§ 5. *Dothiénentérie chez les enfants.* — Comme les autres maladies infectieuses, la dothiénentérie peut se montrer à tous les âges. Les enfants à la mamelle (2) ne sont pas à l'abri de ses atteintes, mais ils y sont moins disposés qu'à un âge plus avancé : je connais plusieurs cas d'enfants qui ont sucé impunément pendant plusieurs jours le lait de nourrices affectées de fièvres dothiénentériques très graves. C'est de cinq (3) et surtout de huit (4) à quatorze ans qu'on observe le plus souvent cette maladie chez les enfants.

Les lésions intestinales existent, mais moins profondes et moins étendues que chez l'adulte ; elles se présentent le plus souvent sous forme de plaques molles réticulées : les ulcérations sont moins constantes : on a même été jusqu'à dire qu'elles étaient exceptionnelles (5) ; les perforations ne surviennent que très rarement. Les ganglions mésentériques, au contraire, sont habituellement très développés.

L'épistaxis commune à cet âge ne semble pas l'être beaucoup plus dans la dothiénentérie que dans les autres maladies fébriles (6). La langue, très rarement sèche, offre ordinairement un léger enduit saburral, sans cette rougeur intense des bords et de la pointe qu'on observe chez l'adulte ; les vomissements, cependant, sont plus fréquents.

Comme les altérations de la muqueuse intestinale, les troubles intestinaux sont généralement peu prononcés ; la diarrhée, plus tardive, est peu abondante ; elle consiste souvent dans une selle pultacée quotidienne, ou moins fréquente encore ; il n'est même pas rare d'observer une véritable constipation. La rétention des matières peut coïncider avec leur liquidité dans les formes adynamiques accompagnées de parésie

(1) Pidoux, en s'appuyant sur l'observation clinique, avait pressenti ce résultat expérimental, et à propos de la fièvre puerpérale, il admettait que le virus qui la produit peut avoir différents degrés de *puissance.*

(2) Charceley.

(3) Griesinger.

(4) Cadet de Gassicourt, *Traité des maladies de l'enfance*, p. 497.

(5) J. Simon, *Leçons cliniques* (*Revue médicale*, 1882).

(6) Cadet de Gassicourt, *l. c.*

intestinale ; et alors, dit le Dr Cadet de Gassicourt, si l'ataxie succède
à l'adynamie, les fibres musculaires de l'intestin, auparavant inertes,
peuvent se contracter convulsivement, et ce retour apparent de leurs
fonctions est le présage d'une mort prochaine (1).

Le météorisme est, en général, peu développé, excepté dans le cas
que nous venons d'indiquer ; le gargouillement fait le plus souvent
défaut.

La mensuration de la rate est souvent très difficile, surtout quand le
météorisme a un certain développement. Quand on peut constater la
tuméfaction de cet organe, elle fournit un signe précieux pour le diagnostic différentiel entre la fièvre dothiénentérique et la méningite (2).

L'éruption lenticulaire manque assez souvent ; elle peut être plus
précoce et se montrer dès le cinquième jour. On l'a vue persister jusqu'au quarantième (3).

Des douleurs dans la gorge, dans le cou, dans la mâchoire, marquent
souvent le début de la fièvre, qui peut être compliquée de délire, de convulsions, de phénomènes ataxiques.

La congestion des bronches est, en général, très accentuée et prend
assez souvent la forme de bronchite capillaire. La toux est souvent très
intense.

Les complications thoraciques et cérébrales sont les plus fréquentes,
et, comme les troubles abdominaux, sont, dans bien des cas, peu prononcées, les premières peuvent faire croire à une bronchite et les
secondes à une méningite, qu'il est quelquefois très difficile de distinguer d'une fièvre typhoïde à forme ataxique.

La fièvre présente un caractère rémittent très accentué, à ce point
que quelques médecins l'avaient considérée comme une fièvre spéciale
à l'enfance : erreur qui a été réfutée par les travaux de Hutin, Rilliet
et Taupin.

Le pouls peut, comme on le sait, à cet âge, acquérir une fréquence
excessive et qui n'implique pas la gravité de la maladie ; assez souvent,
dans la convalescence, il est lent et irrégulier.

Comme le pouls, la température peut, chez les enfants, s'élever à un
degré très élevé ; elle peut même s'y maintenir pendant plusieurs jours
sans que la gravité des symptômes soit en rapport avec cette hyperthermie, surtout si elle est interrompue par des rémissions matinales

(1) Cadet de Gassicourt, *l. c.*, p. 504.
(2) *Ibid.*
(3) *Ibid.*

très prononcées. Les enfants paraissent mieux supporter les hautes températures que les adultes (1).

La thermalité n'a de même aucune corrélation constante avec la forme de la maladie, et le Dr Cadet de Gassicourt, qui a fait sur la température des enfants atteints de dothiénentérie des études très intéressantes, conclut qu'elle ne conduit à aucune indication importante pour le pronostic, tandis qu'elle fournit quelquefois au diagnostic de précieuses lumières.

Les sueurs sont très communes au déclin de la maladie, qui laisse souvent, après elle, une émaciation et une anémie très considérables. Des maladies des articulations, des os, des oreilles, des ganglions lymphatiques ne sont pas rares dans la convalescence.

En résumé, la maladie est moins grave chez les enfants que chez les adultes, à moins que leur constitution ne soit affaiblie par un mauvais régime ou par des maladies antérieures ; et le chiffre de la mortalité, notablement moindre, ne dépasserait pas 6 à 7 pour 100 suivant plusieurs auteurs.

§ 6. *Fièvre dothiénentérique chez les vieillards.* — Un des caractères habituels de la fièvre typhoïde chez les vieillards est la lenteur de son évolution. On en a vu durer deux mois. Chez les sujets très avancés en âge, la fièvre peut s'exprimer plus par la fréquence du pouls que par l'élévation de la température axillaire (2). La céphalalgie est moins intense ; il y a de l'abattement et de la tendance à l'adynamie, de la surdité et du tremblement. Le délire est rarement violent et peut ne se montrer qu'à la fin. La tuméfaction de la rate est peu développée. L'éruption rubolique est ordinairement appréciable ; mais la couleur bistrée et l'atrophie de la peau, si communes chez les vieillards, peuvent en rendre l'observation difficile. La diarrhée est parfois peu prononcée quoiqu'il y ait du ballonnement. Les congestions pulmonaires sont, au contraire, très fréquentes, mobiles : elles passent facilement d'un côté à l'autre de la poitrine et reviennent après avoir disparu.

Dans la dernière période peuvent survenir des eschares, des thromboses, des entérorrhagies et même des perforations.

---

(1) Cadet de Gassicourt, *l. c.*

(2) Obs. VIII. — Chez un homme de quatre-vingt-deux ans, qui succomba à cette affection, le pouls atteignait cent vingt pulsations par minute ; la langue était sèche ; la soif était ardente ; le malade avait une sensation de chaleur intérieure et de fièvre ; et constamment le thermomètre, placé dans l'aisselle, restait au-dessous de 37 degrés. J'aurais voulu l'introduire dans le rectum, mais le malade s'y refusa.

La gravité de la maladie est généralement dans la dothiénentérie proportionnelle à l'âge, car les statistiques ont prouvé que la mortalité augmente avec les années.

§7. *Fièvres dothiénentériques prolongées et fièvres dothiénentériques à rechutes.*— Je rapproche ces deux formes parce que, dans un certain nombre de cas, la prolongation de la maladie paraît pouvoir être expliquée par des rechutes subintrantes : c'est-à-dire qu'avant la complète solution du premier acte morbide en commence un second qui semble être la continuation du premier, mais qui est en définitive une seconde évolution du processus infectieux (1).

Le plus souvent, dans les fièvres typhoïdes de très longue durée, on observe, à une certaine époque, une rémission qui ramène la température au voisinage du chiffre normal ; elle est suivie d'une réascension qui marque le début d'une seconde phase. Il n'est pas rare dans ce cas de voir, avec la réapparition d'autres troubles morbides, une nouvelle poussée de taches lenticulaires, qui peut se prolonger jusqu'au quarantième (2) et même jusqu'au soixantième (3) jour. Pour sir W. Jenner, la durée insolite de la fièvre typhoïde doit être toujours imputée à quelques complications. Je crois avec Murchison que cette assertion est beaucoup trop absolue ; et, tout en faisant aux complications une part importante et que personne ne conteste, il n'est pas moins certain que parmi les fièvres typhoïdes prolongées, il en est un assez grand nombre qui échappe à cette explication ; et une notable partie de celles-ci, si on en examine avec attention la marche, pourrait rentrer dans ces formes à rechutes subintrantes que j'indique ici.

Des récidives et des rechutes. — On a beaucoup discuté sur le sens qu'il faut attribuer aux mots récidives et rechutes. Dans le langage médical traditionnel, *récidive* signifie nouvelle attaque d'une maladie dont on avait déjà subi une première atteinte, et dont on était complètement guéri depuis un temps plus ou moins long (4). Le mot *rechute*

(1) Je suis heureux de me rencontrer dans cette opinion avec M. Cadet de Gassicourt, qui l'a soutenue dans ses très intéressantes leçons sur la fièvre typhoïde des enfants. Je me sers dans ce cas-ci de l'expression de rechute subintrante, pour constater l'analogie qu'il y a entre ces faits et ceux où des accès de fièvre intermittente se rapprochent et se prolongent au point d'empiéter les uns sur les autres.

(2) Observ. citée par Cadet de Gassicourt, *l. c.*, p. 505.

(3) Murchison, p. 545.

(4) La rechute est le second acte d'une maladie qui, dans le premier acte, n'était pas arrivée au véritable dénouement. On a voulu fonder la distinction de la récidive et de la rechute, sur le nombre plus ou moins grand de jours qui sépare le retour de la fièvre du

exprime un retour offensif d'un travail morbide qui n'était pas complètement arrêté. Nous verrons que dans bien des cas la guérison apparente, qui a précédé la rechute, n'était ni complète ni confirmée : soit, ce qui me semble probable, que l'agent infectieux, qui provoque l'évolution dothiénentérique, n'ait pas été entièrement éliminé, soit qu'il n'ait pas produit dans l'organisme cette modification profonde qui empêche une seconde imprégnation.

D'après M. le Dr Robin, la composition des urines pendant la convalescence pourrait permettre de prévoir les rechutes. J'indique les signes qu'il a observés dans ce cas et dont les observations ultérieures permettront d'apprécier la valeur.

1° Pendant les périodes décroissantes de la maladie, au lieu d'augmenter, l'élimination des matériaux solides diminuerait.

2° L'acide urique serait plus abondant.

3° Au lieu de disparaître, l'albumine et l'indican persisteraient pendant toute la convalescence.

1° *Récidives*. — La fièvre dothiénentérique peut exceptionnellement frapper une seconde fois des sujets qui en ont déjà été atteints, comme cela a été observé dans toutes les autres maladies infectieuses ; mais cependant ces récidives sont très rares : dans l'immense majorité des cas, une première attaque met à l'abri d'une seconde.

2° Les *rechutes*, au contraire, sont plus communes que dans les autres affections de cet ordre. Murchison les avait observées sept fois sur cent ; pour d'autres, la proportion est moindre encore. On convient généralement qu'elle a augmenté et que la gravité des rechutes est plus grande chez les malades soumis au traitement hydrothérapique (1). Schultz

début de la convalescence : avant trente jours, ce serait rechute ; après cette date, récidive.

Rien ne serait plus arbitraire et moins médical. Quoi ! si vingt-neuf jours s'écoulent avant la réapparition des phénomènes morbides il y aurait rechute, et après trente, récidive ! Cette manière de voir ne supporte pas la discussion.

M. le Dr Cadet de Gassicourt a défendu avec talent l'opinion que je soutiens ici. Je n'ai aucune objection à opposer au nom de *réversion* proposé par M. Jaccoud, sinon qu'il me paraît absolument inutile.

(1) Ce qui semblerait prêter appui à l'hypothèse que j'émettais plus haut sur la cause de ces rechutes, attribuée à une élimination incomplète du principe infectieux et à une modification insuffisante de l'organisme, déterminée peut-être par un traitement qui arrête ou du moins violente l'évolution naturelle du processus morbide. Reste à savoir si, comme cela paraît résulter des statistiques les plus nombreuses, malgré cet inconvénient relatif, ce traitement ne diminue pas d'une manière notable le chiffre de la mortalité.

aurait, d'après Ebstein, décrit le premier ces rechutes en 1830 (1) ; mais elles sont surtout connues depuis le travail d'Alexandre Stewart, en 1840, qui en a rapporté des observations et une, entre autres, où la fièvre typhoïde a été suivie de deux rechutes successives ; et, de plus, cet éminent observateur a démontré que de nouvelles lésions intestinales accompagnaient le retour de l'évolution morbide. Ces rechutes surviennent le plus souvent peu de jours après le début de la convalescence. Ainsi sur 38 cas, Murchison les a vues apparaître du troisième au septième jour trente-six fois et deux fois seulement après cette époque. On a cité, cependant, une observation où la seconde attaque ne serait survenue qu'au bout de trente jours.

Ces rechutes surviennent plus souvent après des attaques légères qu'après des attaques graves ; mais il n'en est pas toujours ainsi : et il y a peu de temps je voyais une jeune malade dans un état presque désespéré, et dont elle est heureusement sortie après une pénible lutte : c'était une rechute de fièvre dothiénentérique dont la première évolution avait déjà présenté une extrême gravité.

Certaines dispositions constitutionnelles peuvent favoriser les rechutes comme elles favorisent telles ou telles formes de la maladie : Murchison a vu trois membres de la même famille atteints de dothiénentérie avec rechutes.

On met souvent en cause pour les expliquer des écarts de régime qui ne peuvent être que des coefficients secondaires ; mais on ne peut cependant, je crois, leur refuser toute influence à titre de causes occasionnelles, puisqu'elles en paraissent quelquefois jouer le rôle dans une première attaque chez des sujets plongés dans un milieu infectieux : une observation de Griesinger semble justifier cette manière de voir (2).

Parmi les circonstances qui rendraient ces rechutes plus fréquentes, on a encore cité la constipation (3), la saison d'hiver, mais rien n'est moins prouvé que ces assertions.

Assez souvent, pendant la période d'apyrexie qui précède la rechute, le malade éprouve des malaises ou de légers troubles fonctionnels qui

---

(1) Murchison, *l. c.*, p. 551.

(2) *Loc. cit.*, p. 405. Parce que nous ne comprenons pas bien le lien qui peut unir ces deux faits, nous ne sommes pas autorisés à le nier. On voit des dothiénentéries chez des sujets, qui en portaient probablement le germe, éclater tout à coup après une fatigue, de même qu'une attaque de choléra peut continuer une indigestion.

(3) Dr Maclagan.

indiquent que l'organisme n'a pas complètement retrouvé son équilibre normal.

Des vomissements, selon le Dr Guyard, précèdent souvent et peuvent faire craindre une rechute.

L'évolution de ces rechutes est ordinairement beaucoup plus rapide. surtout dans leur première et dans leur troisième période, que celle de la première attaque. Comme celle-ci, elles débutent souvent par des frissons, de la céphalalgie, de la diarrhée. Les taches lenticulaires apparaissent presque toujours dans le premier septénaire et le plus souvent du troisième au cinquième jour.

Il n'est pas rare que la température atteigne son maximum dès les premiers jours.

La rechute revêt généralement la même forme que la première atteinte.

La durée moyenne des rechutes a été évaluée par Murchison à seize jours; elle peut varier d'une à trois semaines.

Ce qui semble prouver la gravité moindre des rechutes, c'est que Buhl, sur 500 autopsies, ne les constata que quinze fois (1). Cependant, nous l'avons déjà dit, elles peuvent être mortelles. La mort peut survenir dès les premiers jours, quand le malade est épuisé par la première attaque; elle peut être produite par des perforations, par des infarctus de la rate (Murchison), par une hémorrhagie intestinale (Griesinger).

§ 8. *Formes complexes dues à l'intervention d'un autre principe infectieux ou à l'influence d'une épidémie régnante qui modifient le processus dothiénentérique.* —Quoique, en général, quand l'organisme est sous l'impression d'une action morbide très énergique et surtout d'une action morbide spécifique, il soit peu disposé à en subir une autre, cette loi souffre des exceptions. On peut admettre, je crois, que certaines formes de la dothiénentérie peuvent être expliquées par la combinaison de plusieurs éléments pathogéniques. Ainsi, j'ai vu une année la fièvre typhoïde se manifester avec une prédominance très marquée, des complications broncho-pulmonaires, alors que régnait une épidémie de grippe ; les autres symptômes de la maladie semblaient, dans certains cas, relégués sur le second plan, et il m'a paru que, d'une manière générale, quand les affections catarrhales revêtent un caractère

---

(1) C'est-à-dire 3 sur 100; tandis que nous savons que le nombre des rechutes, comparé à celui des premières attaques, est au moins comme 6 ou 7 : 100.

épidémique, elles occupent une place plus importante parmi les manifestations de la fièvre dothiénentérique (1).

Chez les enfants, quelquefois, cette prédominance des localisations thoraciques est si prononcée, et les autres symptômes sont, dans quelques cas, si atténués, qu'on a pu méconnaître la nature de la maladie et prendre une fièvre typhoïde légère à forme catarrhale pour une simple bronchite.

La modification que peut produire dans l'expression symptomatique de la dothiénentérie un autre coefficient pathogénique est bien plus nette et plus évidente, quand cette affection se développe dans un pays où règne la *malaria tellurique*. Nous avons pu en observer des exemples, à Paris, à l'époque des grands travaux de terrassement entrepris par M. Haussmann. Le début de la fièvre continue peut être marqué alors par de véritables accès périodiques (2); les rémissions et les exacerbations quotidiennes sont beaucoup plus fortement dessinées; ces dernières peuvent être précédées de frissons et suivies de sueurs. Dans la période d'acmé, cette influence s'efface ordinairement devant l'action dominatrice du processus dothiénentérique : on dirait que l'organisme envahi et conquis par lui ne peut pas subir une autre action morbigène.

Mais dans la période de déclin, l'impression de l'agent malarique peut de nouveau se manifester; et il est d'autant plus important de connaître cette éventualité qu'elle peut se montrer avec un caractère pernicieux et emporter un malade qui paraissait avoir franchi les périodes les plus dangereuses de la maladie. Ces formes mixtes sont assez communes chez les malades qui ont contracté la fièvre dothiénentérique à

----

(1) Bien des médecins attribuent ces épidémies catarrhales à des causes banales, aux agents atmosphériques; aussi, en parlant de la combinaison de plusieurs éléments pathogéniques, je n'ai pas dit de plusieurs principes infectieux; rien ne prouve cependant que les modalités météorologiques, qu'on rend responsables de ces maladies, interviennent autrement que comme conditions favorables au développement d'un principe infectieux dont l'existence me semble bien vraisemblable comme cause des maladies épidémiques, peut-être même de la plupart des maladies endémiques ou saisonnières. Mais, quelle que soit l'opinion qu'on adopte sur l'étiologie de ces maladies épidémiques ou endémiques, leur influence modificatrice sur les maladies intercurrentes ne m'en semble pas moins incontestable.

2) Sydenham disait que la fièvre continue peut commencer ou finir par des accès intermittents. Les fièvres intermittentes, dit-il (*Opera omnia*, p. 34), se changent parfois en continues, et ailleurs, p. 150, il faut remarquer que, quand les fièvres intermittentes dominent, les fièvres continues, pendant l'automne, se changent facilement en intermittentes. Van Swieten fait la même remarque (t. II, p. 67).

Rome. J'en ai observé un assez grand nombre d'exemples. Dans ce cas, je ne lâche la médication quinique, si je crois devoir l'interrompre, et si elle se heurte à quelque contre-indication, que quand la période d'acmé est bien établie; et j'y reviens avec énergie dès que cette période est terminée ou si quelque redoublement fébrile excessif, quelque phénomène anomal peuvent me faire soupçonner que le poison malarique reprend son influence sur l'organisme et le menace de nouveaux dangers.

Ce que j'ai dit de l'intervention, à titre de coefficient, et comme modificateur de la forme que revêt la dothiénentérie, de la grippe et de la malaria, peut être appliqué à d'autres maladies infectieuses et à d'autres influences épidémiques. Ainsi dans les épidémies cholériques, quand elles sévissent dans toute leur puissance, les autres maladies épidémiques paraissent s'effacer; on dirait que si elles ne se taisent pas momentanément d'une manière absolue, leur influence se confond avec celle des troubles fonctionnels ou des ébranlements de l'organisme qui ne font que servir de prétexte et ouvrir la porte à l'envahissement de la maladie dominante. Mais dans le déclin de ces épidémies ou quand elles sont peu intenses, leur domination est moins exclusive, et à côté du choléra on voit évoluer d'autres affections qui en revêtent plus ou moins la livrée; j'ai vu, dans ces conditions, les vomissements plus fréquents, la diarrhée plus violente et plus séreuse pendant quelques jours chez des malades atteints de dothiénentérie.

Wunderlich a confirmé, par l'autorité de son nom et de son expérience personnelle, les observations que je présente ici : il n'est pas sans intérêt de faire remarquer, dit-il, que, pendant le règne des épidémies de méningite cérébro-spinale, on a observé à plusieurs reprises des formes de typhus avec symptômes cérébro-spinaux, en Italie et dans le midi de l'Allemagne (1).

« A cet égard, ajoute-t-il ensuite, l'histoire du typhus nous offre d'autres faits analogues : lorsqu'il existe simultanément avec d'autres maladies, il leur emprunte quelques-uns de leurs caractères ; ainsi de la bronchite quand dominent les affections thoraciques, des érythèmes pendant

---

(1) Cette citation est empruntée au remarquable travail intitulé *Étude de différents symptômes spinaux dans la fièvre typhoïde,* par Fitz. Cet éminent observateur, enlevé, dans la fleur de la jeunesse, à la science dont il semblait destiné à reculer les limites par son esprit élevé et judicieux et par son infatigable amour du travail, rappelle que des observations semblables ont été faites à Heilbronn par Sicherer, en Suède par le Dr Egerstom.

les épidémies de scarlatine, des affections articulaires et des suppurations du tissu cellulaire lorsque règne le rhumatisme, des rémissions et des exacerbations franches à l'époque des fièvres intermittentes (1), etc. »

Les éléments pathogéniques qui combinent leur action avec celle du principe dothiénentérique, au lieu de se fondre avec lui dans une simple variété de forme, de s'accuser par l'exagération ou la modification d'une des localisations habituelles de la maladie, ou de ressortir inopinément comme complication pendant la période de déclin, peuvent se manifester par des symptômes plus caractéristiques et plus saillants, et ils semblent conserver davantage leur individualité. C'est ce qu'on observe dans la complication de la dothiénentérie par la scarlatine, par la variole, par la roséole et par le typhus. Murchison, un des premiers, a établi la possibilité de ces complexes morbides et a rapporté des observations qui en démontrent l'existence (2).

Cet éminent observateur a vu huit fois des malades qui, après avoir été soumis à la double influence contagieuse de la dothiénentérie et de la scarlatine, présentèrent simultanément les symptômes caractéristiques des deux maladies. Dans les observations qu'il rapporte, leur développement n'a pas été synchronique : la fièvre dothiénentérique durait depuis plusieurs semaines quand la scarlatine éclata, ce qui confirme la remarque que je faisais plus haut à propos de la fièvre intermittente. Elle fut précédée de son hyperthermie habituelle, et suivie de desquamation par larges lambeaux épidermiques; mais les taches lenticulaires persistèrent et restèrent distinctes au milieu de l'éruption scarlatineuse (3). Et même, après que celle-ci avait disparu, elles continuèrent à se montrer et à se multiplier pendant plusieurs jours.

Murchison recommande de ne pas confondre avec de véritables scarlatines ces éruptions scarlatiniformes qu'il a décrites et dont j'ai vu quelques exemples, qui précèdent quelquefois, pendant deux ou trois jours, l'apparition des taches lenticulaires : elles ne se montrent guère qu'au début et persistent rarement pendant le cours de la maladie. On les observe généralement chez des sujets qui ont la peau très blanche

---

(1) Wunderlich, *Plandbuch der Pathologie und Therapie*, t. III, p. 512.

(2) Murchison, *l. c.*, p. 583.

(3) Murchison avait pris la précaution de les entourer d'un trait tracé avec de l'encre.

et très fine. Dans quelques cas, la coïncidence d'une légère angine a pu égarer le diagnostic (1), nous en avons parlé ailleurs.

Il y a d'autres formes de pseudo-exanthèmes scarlatineux qui ont été observées dans les périodes avancées de la maladie, Maurice Raynaud en a cité des exemples. Dans un cas relaté par le Dr Siredey, une éruption de ce genre s'est montrée pendant la période d'état d'une fièvre typhoïde adynamique ; elle fut suivie d'une desquamation par larges lamelles ; mais pendant les trois années suivantes, cinq fois la malade eut la même éruption, à laquelle succéda une desquamation semblable ; et, au bout de trois ans, ces phénomènes éruptifs se reproduisirent encore trois fois, dans l'espace de quelques semaines, sous les yeux du Dr Féréol. Ces apparences peuvent induire en erreur ou au moins faire hésiter sur la véritable nature de l'éruption. Il faut dire que dans ces fausses scarlatines, on n'observe pas l'hyperthermie habituelle du début de la véritable scarlatine, que l'angine et la rougeur caractéristique de la langue manquent le plus souvent, et que la desquamation en lamelles est exceptionnelle. La coexistence de la roséole et de la dothiénentérie a été surtout observée chez les enfants (2).

Murchison a cité l'observation très intéressante d'une malade atteinte de fièvre typhoïde bien caractérisée, qui fut placée, par erreur, dans une salle de varioleux d'où on la renvoya, après avoir constaté qu'elle n'avait pas la variole et après l'avoir vaccinée. Elle fut dirigée alors sur l'hôpital de Middlesex, dans le service du Dr Stewart, qui constata tous les symptômes de la dothiénentérie et l'existence sur la peau des taches rosées lenticulaires. Mais le cinquième jour de son séjour à *Middlesex hospital*, qui était le dixième de la maladie, elle fut prise de frisson et de douleurs lombaires ; et quatre jours après elle eut une éruption très discrète de pustules varioliques incontestables. En outre, au moment de son entrée, elle avait sur un des bras trois pustules de vaccin qui parcoururent leur évolution habituelle ; les papules lenticulaires continuèrent à se montrer par poussées successives jusqu'au vingt-deuxième jour. Vers cette époque la fièvre s'exaspéra accompagnée de délire ; les urines étaient fortement albumineuses ; en même temps apparut un gonflement de la parotide qui suppura et fut incisée quatre jours après. La malade guérit.

Ainsi cette jeune femme, dans le premier septénaire d'une fièvre

---

(1) Murchison, p. 515.
(2) Rilliet et Barthez, 1863, t. II, p. 706. Taupin, 1839.

dothiénentérique, a subi l'imprégnation du virus varioleux et du virus vaccinal. Les trois maladies ont évolué simultanément avec leurs caractères spécifiques; il n'est pas impossible, cependant, que la vaccine ait modifié, en l'atténuant, le développement de la variole qui a été excessivement bénigne. Eichorn, il y a une cinquantaine d'années, avait affirmé cette influence modératrice de la vaccination sur la variole, et j'ai observé quelques faits favorables à cette opinion.

Quoique rare, la complication de la diphtérie avec la dothiénentérie me paraît l'être moins que celle de la scarlatine et de la variole. Louis, Forget, Rilliet et Barthez, Ragaine (1), Murchison en ont rapporté un certain nombre d'exemples. L'exsudation croupale commence ordinairement par le pharynx, mais elle peut attaquer d'emblée le larynx; quelquefois elle se prolonge jusque dans les dernières ramifications des bronches; parfois même elle se montre sur d'autres surfaces tégumentaires : sur l'intestin, sur les plaies de vésicatoires ou sur celles qui succèdent aux eschares. Cette complication entraîne presque toujours une mort rapide, au milieu de symptômes adynamiques qui témoignent de l'infection générale de l'organisme et qui sont accompagnés d'une albuminurie intense. Dans l'épidémie décrite par le Dr Ragaine, la diphtérie a attaqué de préférence les malades qui avaient eu des hémorrhagies intestinales.

Le typhus paraît pouvoir coïncider avec la dothiénentérie ; Murchison dit qu'il est disposé à l'admettre et, dans l'article (1) qu'il a consacré à cette question, il semble convaincu de la possibilité de leur coexistence.

Dans les trois cas qu'il a cités, l'évolution des deux maladies n'a pas été tout à fait simultanée, car un de ses malades était au vingt-deuxième jour et l'autre au vingt-cinquième d'une dothiénentérie, quand les phénomènes caractéristiques du typhus ont fait leur apparition. Il est vrai que dans un cas l'éruption lenticulaire dothiénentérique persista pendant l'éruption typhique ; et dans l'autre, les troubles intestinaux, la diarrhée, le météorisme continuèrent au milieu des manifestations imputables au typhus.

Dans le troisième cas, la fusion se fit en ordre inverse, le typhus ouvrit la scène, et ce fut le onzième jour de la maladie que l'éruption typhique s'éteignit et que les poussées de taches lenticulaires commen-

---

(1) Épidémie de Mortagne, l'auteur en a observé sept cas, p. 64.
(2) *Loc. cit.*, p. 664-666.

cèrent. Il semblerait résulter de ces observations que, dans la période d'état, chacune de ces deux maladies conserve son individualité et son autonomie, et que c'est dans la période de déclin de l'une d'elles que le métissage s'accomplit et que l'autre devient dominante.

Ceci est ailleurs parfaitement conforme à ce que nous savons des lois qui régissent ordinairement ces métissages pathologiques, et nous avons signalé un fait analogue dans les rapports et dans la combinaison de la fièvre dothiénentérique et de la fièvre malarique. De même, dans les affections chroniques, deux diathèses ne se combinent guère que quand leur activité n'est pas très énergique, au moins dans l'une d'elles.

CHAPITRE XIII

RÉSUMÉ SYNTHÉTIQUE ET PHYSIOLOGIE PATHOLOGIQUE

Telle est, en général, l'évolution de la fièvre dothiénentérique. En résumé, le principe infectieux introduit dans l'organisme est porté dans tous les tissus par le sang qui lui sert de véhicule et qui en subit lui-même une impression nocive ; partout il produit une incitation anomale qui détermine dans tous les organes des désordres fonctionnels, au milieu desquels dominent des troubles d'innervation et de circulation et consécutivement des troubles nutritifs.

Quoique tous les organes soient plus ou moins atteints par l'action morbide, il en est où elle se porte de préférence et où elle détermine des lésions plus précoces et plus profondes, d'une nature toute spéciale, qui portent l'empreinte du processus spécifique et deviennent la caractéristique de la maladie : ce sont les follicules ou glandes lymphoïdes de l'intestin et une grande partie du système lymphatique dont les fonctions se trouvent ainsi gravement entravées.

Telles sont la coordination et la dépendance mutuelle des différentes parties de l'organisme que l'altération d'un organe ne s'exprime pas seulement par le trouble immédiat de la fonction qui lui est dévolue, mais que ce trouble retentit encore sur tous les organes avec lesquels il a des relations physiologiques ou des connexions nerveuses. C'est pourquoi, aux premiers symptômes qui expriment la souffrance de chaque appareil, s'en joignent bientôt d'autres qui résultent des premiers : ainsi l'affection du système nerveux réagit sur toutes les fonctions dont il est l'incitateur et le régulateur ; ainsi le trouble de l'action cardiaque va changer dans toute l'économie les conditions de circulation et de nutrition ; ainsi l'altération des poumons modifie l'hématose et, consécutivement, l'incitation et les éléments de nutrition que le sang apporte à tous les tissus ; ainsi la lésion des glandes arrête ou diminue leur rôle d'émonctoires et retient dans le sang des substances qui devaient être éliminées, et qui peuvent devenir alors, aussi bien que les matières putrides, absorbées dans l'intestin ou dans d'autres foyers gangréneux, une cause d'intoxication secondaire.

Cette rétention des déchets nutritifs et des matières organiques introduites dans le sang est d'autant plus fâcheuse que la fièvre augmente dans une grande proportion la désintégration des tissus ; et les matières albuminoïdes, produit de ce travail dénutritif, sont incomplètement *brûlées* et se transforment moins facilement en urée que dans les conditions normales ; elles ne subissent qu'une oxydation incomplète, forment de l'acide urique ou des matières extractives beaucoup moins solubles que l'urée et d'une élimination plus difficile.

Le sang lui-même participe à ce travail de dénutrition. Il contient moins de fibrine et moins d'albumine (Andral, Rodier, Becquerel), tandis que la proportion des globules est peu diminuée (1).

En outre, parmi les organes chargés de cette élimination, les plus importants sont les reins, congestionnés, altérés dans leur structure, et moins propres à remplir leur rôle (2). Il en résulte que l'élimination devient d'autant moins active qu'elle est plus indispensable, et, d'après M. Albert Robin, on trouve d'autant moins d'urée et de matières extractives dans l'urine que la maladie est plus grave (3).

Très souvent le rein laisse transsuder de l'albumine, soit que, comme le dit M. Robin, privée de l'action de l'oxygène devenu insuffisant, elle force, par une sorte d'effraction, les issues de cet émonctoire (4) ; soit, ce qui me paraît bien plus probable, que cette albuminurie soit le résultat de la lésion épithéliale des canalicules ou de la congestion de la substance corticale.

La rétention de ces matières extractives dans le sang peut-elle jouer un rôle dans les symptômes de la maladie ? On est d'autant plus autorisé à l'admettre que dans les formes que M. Robin a appelées rénales,

---

(1) Cette circonstance, d'après M. Robin, expliquerait la rareté ou l'absence dans les urines d'hémaphéine et d'uro-érythrine : pigments qui proviendraient d'une destruction globulaire exagérée. (*L. c.*, p. 229.)

(2) M. le professeur Bouchard pense que l'altération des reins peut être causée par l'élimination du principe infectieux ; il est vraisemblable que comme toutes les autres substances étrangères introduites dans le sang, ce principe doit être en partie, du moins, éliminé par l'émonctoire rénal ; mais cette hypothèse n'est pas nécessaire pour expliquer la lésion de ces organes : porté par le sang dans le tissu éminemment vasculaire du rein, ce principe infectieux peut exercer sur lui une action irritative sans passer par ses canalicules.

(3) Alb. Robin, *l. c.*, p. 232-234.

(4) Alb. Robin, *l. c.*, p. 235.

on voit se manifester des symptômes tout à fait semblables à ceux de l'urémie, syndrome morbide dont les conditions pathogéniques ne sont pas encore bien déterminées, mais qui paraît dépendre d'un trouble de la fonction éliminatrice du rein ; et ce qui viendrait appuyer cette manière de voir, c'est que, dans les cas graves, l'élimination des matières azotées, ralentie pendant la période d'état, deviendrait très abondante pendant la période de défervescence et pendant la convalescence. C'est alors qu'on voit survenir ces polyuries et ces sédiments uratés abondants, qui semblent avoir pour but d'entraîner au dehors ces matériaux accumulés dans le sang (1).

(1) Alb. Robin, *l. c.*, p. 232.

Il est curieux de voir la science moderne revenir aux idées d'Hippocrate, en justifiant des opinions que l'observation avait suggérées au génie intuitif de ce grand homme, et qui, après avoir été pendant des siècles servilement acceptées, étaient depuis longtemps rejetées avec dédain.

Murchison et M. Robin, qui paraît être arrivé, sans les connaître, à des idées très analogues à celles du grand pathologiste anglais, ont été plus loin : ils sont portés à croire, et sur ce point M. Robin est plus affirmatif que Murchison, que cette rétention ou cette accumulation dans le sang de produits de la désassimilation serait la cause de l'état typhoïde, qui, plus accentué dans la dothiénentérie, se rencontre dans d'autres maladies. Dans la fièvre dothiénentérique, cette explication me paraît très contestable : car, dans les cas à évolution rapide, on peut voir la stupeur et le coma survenir dès le début, à une époque où l'on ne peut guère faire intervenir l'accumulation dans le sang de ces produits de dénutrition.

Il me semble plus naturel dans ce cas d'attribuer ces symptômes au stimulus morbide que le principe infectieux exerce sur la substance cérébrale. Applicable peut-être à certains cas, cette théorie, dans l'état actuel de la science, ne me paraît pas devoir être aussi généralisée, quelque ingénieuse qu'elle soit ; les données sur lesquelles elle repose me paraissent encore trop incomplètes et trop discutées pour qu'on puisse en tirer des conclusions scientifiques bien positives. Ainsi, parmi ceux qui défendent cette doctrine, les uns, comme Murchison, croient que dans la fièvre dothiénentérique l'urine renferme une proportion beaucoup plus considérable d'urée ; les autres, avec M. Alb. Robin, pensent que ce produit est plutôt diminué. Les uns font jouer un grand rôle à la transformation des matières albuminoïdes en urée dans la production de la chaleur fébrile ; d'autres, parmi lesquels est M. Robin, affirment qu'il n'y a aucun rapport entre la température et la quantité d'urée (p. 93). Même divergence pour ce qui regarde l'élimination des matières carbonées : M. Robin croit, avec Doyère, Hervier et Saint-Lager, que l'air expiré contient un quart ou un cinquième de moins d'acide carbonique que dans l'état normal (p. 227) ; Murchison est convaincu, avec Leyden et Gee, que la quantité d'acide carbonique expirée est augmentée au moins de moitié (p. 15), et si chaque inspiration en renferme parfois un peu moins, comme les mouvements respiratoires sont plus nombreux, la somme de carbone éliminé n'en est pas moins plus considérable !

Les problèmes des faits vitaux sont trop complexes et les éléments que nous con-

Quels que soient l'enchaînement et le mécanisme intime des actes morbides qui se traduisent extérieurement par les divers symptômes de la fièvre dothiénentérique, celle-ci, au bout d'un certain temps semble avoir épuisé sa violence ; elle décroît et elle tend à disparaître : soit que par une réaction de l'organisme le principe morbigène ait été éliminé, soit, ce qui est plus vraisemblable et plus conforme à l'analogie, qu'il ne trouve plus dans cet organisme modifié par lui un milieu favorable à son évolution.

Quoi qu'il en soit, une fois que l'action du principe infectieux s'affaiblit, le travail réparateur se prépare et commence ; il s'achève plus ou moins rapidement suivant l'énergie vitale individuelle, quand l'élément hostile est hors de scène.

Quelquefois la maladie est prolongée par les complications qu'elle a fait naître ; mais quand celles-ci n'ont pas rencontré des prédispositions constitutionnelles qui ont été des coefficients actifs de leur développement, quand elles ne sont pas irréparables de leur nature, n'étant plus entretenues par le stimulant spécifique qui les a provoquées, en général, elles se dissipent à leur tour, à moins que l'organisme, trop épuisé ou primitivement trop débile, ne puisse pas suffire à cette tâche réparatrice.

On a voulu pénétrer plus avant dans l'intimité des phénomènes fébriles et chercher l'explication des troubles nutritifs qui les accompagnent.

Il semble incontestable que la fièvre a pour moteur initial l'agent infectieux : sous son influence, l'équilibre qui existe, dans l'état normal, entre la production et la dépense de la chaleur est détruite, et celle-ci s'élève au-dessus de ce point constant qui est nécessaire à l'exercice régulier des fonctions (1).

naissons sont encore trop peu nombreux et trop incomplètement déterminés, pour que nous puissions arriver actuellement à une solution certaine. Ces faits néanmoins sont intéressants ; venant d'observateurs sérieux, ils méritent d'être enregistrés et contrôlés par de nouvelles recherches qui en jugent ou en concilient peut-être les contradictions en attendant une synthèse qui serait, je crois, aujourd'hui prématurée.

(1) Il est certain que l'appareil *régulateur* de la calorification animale est dans les centres nerveux : quand on coupe la moelle sur un animal au-dessous du nerf phrénique, la chaleur devient instable : tantôt elle s'élève beaucoup au-dessus de son point normal, tantôt elle descend au-dessous, et la température du milieu ambiant exerce alors une grande influence sur ces changements.

La *production* de la chaleur, au contraire, paraît, dans une certaine mesure, indépendante de l'action des centres nerveux ; car cette production peut continuer après la destruction complète de la moelle et quelquefois même après la mort. Cependant

Comment se produit cette hyperthermie? Quels sont les organes qui sous la direction du système nerveux jouent le plus grand rôle dans la réglementation de la température animale? Les capillaires paraissent y avoir la principale part; et dans la fièvre dothiénentérique, dit le Dr Cayley (1), le trouble de l'action vaso-motrice est incontestable, il est prouvé par l'existence presque constante de la tache cérébrale de Trousseau.

Cependant si le centre régulateur de la calorification est troublé dans son action, cette action subsiste et la régularité du cycle fébrile en est un témoignage irrécusable. Mais cette régulation est instable et peut être facilement modifiée par des causes qui auraient peu d'action sur elle à l'état de santé. Ainsi 1^{gr},5 à 2 grammes de sulfate de quinine pourront réduire la température pendant plusieurs heures de 1°,6 à 2°,2, et n'auraient en santé qu'une action insignifiante (2).

D'après le Dr Cayley, la fièvre ferait perdre encore une propriété de réaction compensatrice découverte par Jürgenson. Selon cet auteur, quand un homme sain a été plongé un certain nombre de fois dans un bain froid, au lieu de continuer à baisser pendant quelque temps après le bain et de s'élever ensuite par réaction au-dessus du point normal, la température du rectum cesse d'être modifiée par de nouvelles immersions; elle se maintient indifférente à l'action du bain froid par une *réaction compensatrice* (3). Dans la dothiénentérie, cette action compensatrice ne se produit pas, et après cinquante et même cent cinquante immersions dans l'eau froide, l'abaissement de la température est aussi prononcé qu'après la première (4), ce qui serait encore une manifestation de l'instabilité de la température.

Mais quand l'action régulatrice de la température est suspendue, probablement par la paralysie du centre régulateur, alors surviennent des

le système nerveux a une très grande influence sur la production et sur la dépense de la chaleur: celle-ci s'accomplit principalement par le poumon et par la peau et est, par conséquent, sous la direction des centres respirateurs et vaso-moteurs. Il est évident que si une quantité plus ou moins considérable de sang passe à travers les organes qui sont les principaux foyers de production calorifique, cette production sera plus ou moins active (Dr Cayley, *British medical Journal*, 1880, p. 506).

(1) Dr Cayley, *l. c.*, p. 586.

(2) Dr Cayley, *ibid.*

(3) Dr Cayley, *l. c.*, p. 506. Au lieu de réaction compensatrice, ne pourrait-il pas y avoir là épuisement de l'action réflexe de la peau sur le centre régulateur, ou suspension de cette action réflexe par accoutumance?

(4) Dr Cayley, *l. c.*, p. 506.

accès d'hyperthermie incompatibles avec la vie et qui sont les avant-coureurs de la mort; dans ce cas, tous les moyens dirigés contre cette hyperthermie restent impuissants (1).

On doit admettre que, dans la fièvre, l'harmonie qui existe entre la production et la dépense de la chaleur est troublée, sans qu'il soit toujours possible de dire si l'hyperthermie est due à une augmentation absolue de la chaleur produite, ou à une diminution de la dépense; mais comme tout porte à croire que celle-ci est augmentée, il faut en conclure que dans l'état fébrile la production l'est, en général, dans une proportion encore plus considérable (2). Cette augmentation, du reste, est en rapport avec l'augmentation des déchets de la désassimilation; mais ce rapport n'est pas rigoureusement proportionnel, et on n'a pas pu établir encore, dit M. Cayley, une relation définie entre la production d'urée et d'acide carbonique et l'élévation de la chaleur (3). Sans arriver à cette équation, je crois qu'on en approcherait davantage si l'on ajoutait à l'urée, comme le veut M. Robin, les matières extractives et autres produits de désassimilation qui se trouvent dans l'urine, et si l'on pouvait tenir compte des produits éliminés par la peau.

Dans l'état de santé, les deux principales sources de la chaleur animale sont la combustion des aliments ingérés et celle des tissus. C'est dans les viscères abdominaux (4) et dans les muscles que se trouvent les principaux foyers de cette combustion : aussi le sang des veines hépatiques offre-t-il une température supérieure à celle du sang de tous les autres organes. Le mouvement est la principale condition de la production de chaleur dans les muscles (5).

Dans la maladie, et surtout dans une maladie comme la dothiénentérie qui atteint directement les organes digestifs dans leur texture et dans leurs fonctions, qui plonge la plus grande partie du système musculaire dans une inaction forcée, la part de ces deux grands facteurs de la calorification est singulièrement réduite; la désintégration et la

______

(1) D'Cayley, *l. c.*, p. 506.

(2) D'Cayley, *ibid.* Il y a des cas où la production n'étant pas proportionnelle à la dépense, la température tombe au-dessous de la normale.

(3) D'Cayley, *l. c.*, p. 506.

(4) L'action glandulaire doit être une cause active de calorification, car le sang qui sort des glandes est plus chaud que celui qui y arrive; il en est de même de l'intestin, d'après les recherches de M. Cl. Bernard; enfin, bien des actions physiques ou mécaniques qui s'accomplissent dans le corps vivant peuvent contribuer à la production de la chaleur animale. (D' Ferrand, *Union médicale*, 1877.)

(5) D' Cayley, *l. c.*, p. 507.

combustion des tissus en doivent être les principales sources. Peut-être la rate y concourt-elle, dit M. Cayley, en désagrégeant les globules rouges; son augmentation de volume, dès le début de la maladie, semble accuser une exagération de ses fonctions. Mais l'altération des muscles, si commune et si étendue, doit contribuer activement à la production de calorique; des expériences directes ont démontré que leur température, qui dans l'état de repos se trouve inférieure à celle du sang pris dans le ventricule gauche, lui est, au contraire, supérieure dans la dothiénentérie. De plus, il y a dans les urines des proportions de sels de potasse, de créatine et de créatinine qui ne se trouvent pas à l'état normal. Cette présence des sels de potasse qui entrent dans la constitution du tissu musculaire déclare l'origine de ces matières azotées renfermées dans l'urine : car si elles s'étaient formées aux dépens de l'albumine du sang, ce n'est pas la potasse, c'est la soude qui les accompagnerait. Il faut noter aussi que, si dans la fièvre, les muscles de la vie de relation sont à peu près inertes, ceux de la vie nutritive, comme le cœur et les muscles respiratoires, déploient un surcroît d'activité commandé par la fréquence plus grande de leurs mouvements.

Quelles que soient la source et les conditions génératrices de la chaleur fébrile, il est important de fixer le rôle qu'elle joue dans la phénoménalité de la maladie. Pour Liebermeister et un grand nombre de médecins allemands, qui ont en France des prosélytes et des représentants nombreux, l'hyperthermie serait la cause de presque toutes les lésions et de la plupart des symptômes graves de la dothiénentérie : pour eux, une fois qu'il a allumé l'incendie, le moteur infectieux semble disparaître de la scène, où se développent les effets de cette température excessive qu'il a provoquée. Les altérations granuleuses et ciroïdes, le ramollissement du cœur et des autres organes, l'accélération du cœur et de la respiration, les troubles nerveux, le délire, la stupeur, l'état typhoïde, la consomption de l'organisme, seraient imputables à l'hyperthermie. C'est, sous une autre forme, l'idée de Broussais : de l'inflammation à la chaleur, il y a une petite distance; dans la première au moins, la vie jouait le principal rôle; dans la seconde, elle subit la domination d'un agent physique. Cette théorie a été appuyée de raisons très spécieuses, dont je ne prétends pas dissimuler la valeur; mais comme presque toutes les synthèses systématiques, comme celle de Broussais, elle est la généralisation excessive, et par cela même erronée, d'une vérité partielle.

Voici les principaux arguments qu'on a fait valoir en faveur de cette doctrine, et qui ont été exposés par le Dr Cayley dans son travail sur quelques points de la pathologie de la fièvre thyphoïde :

1° D'abord ces troubles fonctionnels, ces altérations de structure peuvent être rencontrés dans un grand nombre de maladies qui n'ont qu'un élément commun, l'hyperpyrexie (1).

2° Une température extérieure excessive peut développer chez les animaux et même chez l'homme, quand il y est accidentellement soumis, quelques-uns des symptômes et quelques-unes des lésions qu'on observe dans l'état fébrile. Ainsi Bartels a remarqué que les bains de vapeur, qui augmentent dans une grande proportion la fréquence du pouls et de la respiration, augmentent la production d'urée surtout le lendemain du bain : phénomène analogue à ce qui se passe dans la fièvre, où c'est surtout pendant la défervescence, et non pendant la période d'état, que les produits de la combustion des matières albuminoïdes sont excrétés avec abondance.

3° Les effets du traitement réfrigérant semblent encore plus démonstratifs, dit le Dr Cayley : Un malade dans le délire ou la stupeur, avec spasmes musculaires, langue sèche et brune, pouls très rapide et tous les symptômes de l'état typhoïde, est placé dans un bain froid, et sa température est abaissée au-dessous de 38 degrés, un changement remarquable peut se produire presque immédiatement : la stupeur se dissipe, le délire cesse, la langue s'humecte et communément le malade s'endort ; et tous les premiers symptômes reparaissent quand la température s'est élevée, de nouveau, à son degré primitif. De ces faits, on pourrait être conduit à conclure que les effets pathologiques de la fièvre sont en grande partie imputables à l'hyperthermie (2). Mais rien ne prouve que l'application extérieure du froid, au lieu de produire une action purement physique, une simple soustraction de calorique, n'aille pas, par voie réflexe, retentir sur le système nerveux et y modifier cette disposition anomale du système nerveux dont l'hyperthermie et les autres phénomènes morbides qui lui sont connexes sont les manifestations ; et pour ma part je ne doute pas qu'il n'en soit ainsi (3).

Dans tous les cas, comme le remarque lui-même le Dr Cayley, de solides raisons obligent à restreindre fortement la part beaucoup trop grande faite à l'élévation de la température dans la production des troubles morbides qui accompagnent l'hyperthermie.

(1) Dr Cayley, *Brit. med. Journ.*, 1880, p 504.
(1) Dr Cayley, *ibid.*, p. 644.
(3) Nous reviendrons sur cette question à propos du traitement.

D'abord, de sérieux motifs portent à croire que l'exagération des métamorphoses dénutritives qui se manifeste par l'augmentation de l'urée et des autres déchets organiques dans les urines, est due à l'action directe du poison infectieux ; en effet, dans des expériences faites chez les animaux, pour développer par inoculation une fièvre septicémique, ces excrétions exagérées de matière albuminoïde précédaient le développement de la chaleur fébrile. Le Dr Ringer a fait la même observation dans la fièvre relapse et dans la fièvre intermittente (1). De sorte qu'il est permis de penser que la chaleur puisse être l'effet du travail de dénutrition au lieu d'en être la cause (2).

L'infiltration granulo-albumineuse des organes peut se produire en dehors de l'état fébrile : de vastes brûlures des téguments, qui amènent un abaissement de température, peuvent très rapidement provoquer cette lésion, puisqu'on l'a observée très prononcée dans le cœur et dans les reins d'une malade qui avait succombé six heures après l'accident, et qu'elle se montre dans des cas de dothiénentérie où la température est restée très modérée (3). Donc, si l'hyperthermie peut favoriser ou même faire naître cette lésion, celle-ci peut être aussi attribuée à l'action directe du poison morbide. Le Dr Cayley croit devoir réserver, comme effet exclusif des hautes températures, la dégénérescence cireuse de Zenker, mais l'observation de M. Vallin renverse cette exception. Il a constaté cette dégénérescence très accentuée chez un malade qui avait succombé à une fièvre tiphoyde apyrétique; et cette observation est d'autant plus concluante que M. Vallin avoue avoir été jusque-là partisan de la doctrine de Liebermeister.

L'attribution à l'hyperthermie des troubles d'innervation n'est pas plus défendable, et la curieuse épidémie observée sous les murs de Paris, en 1870, par le Dr Strube, donne à cette opinion un démenti irréfutable puisque les troubles cérébraux et nerveux furent la note dominante de cette épidémie et que la température resta constamment au-dessous de la normale.

On avait avancé que, quand la température s'élève au-dessus de 39°, la sécrétion du suc gastrique est suspendue et que telle est la cause de l'anorexie et des autres désordres survenus dans les fonctions gastriques. Des expériences directes faites sur les animaux (4) et des observations

____

(1) Dr Cayley, *l. c.*, p. 545.
(2) Dr Albert Robin, *l. c.*
(3) Dr Vallin, *l. c.*
(4) Dr Pavy, Happerseyler, Manassün, *Extr. du travail* du Dr Cayley, *l. c.*, p. 545.

recueillies chez les malades ont démontré que la sécrétion du suc gastrique continuait, et que la digestion pouvait s'accomplir régulièrement, surtout si l'on ajoutait aux aliments un peu d'acide chlorhydrique. Le Dr Cayley, qui rapporte tous ces faits, croit qu'on peut mettre à l'actif de l'hyperthermie la diminution de la salive et du suc pancréatique qui rendraient, chez les dothiénentériques, les féculents particulièrement indigestes. Si, pour la salive, cette proposition est admissible, je me demande comment elle a pu être démontrée pour le fluide pancréatique?

En résumé, nous avons suivi la science moderne dans ses ingénieuses recherches, pour éclairer, à l'aide d'une lumière empruntée à la physique et à la chimie, la théorie si obscure de l'état fébrile et des modifications intimes du travail nutritif qui lui sont connexes.

Ces recherches, sans nous donner la solution du problème, nous ont fourni cependant des résultats intéressants et qui ont une réelle importance pratique. Au milieu de tous ces faits si laborieusement accumulés il y en a deux qui semblent ressortir avec le plus de vraisemblance. C'est : 1° qu'après l'action directe et inconnue dans son essence du poison infectieux, incitateur anomal de tous les organes, modificateur de tous les tissus, on doit faire une part dans l'évolution des phénomènes morbides aux déchets du travail dénutritif accumulés dans le sang et qui peuvent devenir une cause d'intoxication secondaire, s'ils ne sont éliminés par les émonctoires glandulaires et par le rein en particulier.

2° L'élévation exagérée de la température ou hyperthermie, si elle ne peut pas être considérée comme la cause de la gravité de la maladie, en est presque toujours la mesure ; et dans l'enchevêtrement des phénomènes morbides qui fait que les effets deviennent causes à leur tour, il est très probable que cette température, même dépouillée du rôle causal qu'on lui avait attribué, peut devenir un coefficient des troubles fonctionnels ; et il est, par conséquent, indiqué de chercher à la diminuer.

CHAPITRE XIV

TROUBLES ET LÉSIONS DE LA NUTRITION

§ 1. — *Troubles de la nutrition.* — En traçant le tableau synthétique de la dothiénentérie, nous en avons exposé les symptômes dans leur enchaînement mutuel et dans leur ordre d'apparition ; nous allons maintenant reprendre, pour les étudier avec plus de détails, les troubles fonctionnels des divers appareils organiques, et nous décrirons en même temps les lésions qui les accompagnent, et révèlent l'impression produite par l'agent infectieux sur les différents organes ; mais auparavant nous indiquerons les altérations que subit la nutrition générale sous l'influence de tous ces désordres, et, après les avoir fait connaître dans leurs conditions extérieures et superficielles, nous chercherons quels changements peuvent s'opérer en même temps dans la trame intime des tissus, quelles lésions y apparaissent, comme conséquence probable de l'état fébrile : lésions qui par leur dissémination et par leur étendue semblent être un des points les plus intéressants de l'anatomie pathologique générale d'une maladie dont nous avons discuté, plus haut, la physiologie morbide.

Troubles de la nutrition. — Dans la dothiénentérie les pertes de l'organisme sont très abondantes ; des sécrétions exagérées, quelquefois excessives, se font aux dépens de la masse du sang qui peut être aussi diminuée par des hémorrhagies. En outre, beaucoup de tissus subissent des destructions considérables et sont transformés en produits d'excrétion. A ces déperditions actives s'ajoutent celles qui résultent du défaut de réparation : l'appareil digestif, les organes d'absorption sont si gravement lésés, que l'alimentation est très restreinte et que le profit qu'en tire l'organisme doit être très limité. Aussi, au bout de quelques jours, l'organisme vit surtout de sa propre substance, il est, comme on dit, autophage (1).

Peu marquée au début, la perte quotidienne de poids augmente gra-

(1) Schurlau, *Abhandlugen uber den typhus*, etc. Stettin, 1853. — Monneret, *Traité de pathologie interne.* — Dr Layton, thèse, 1868. — Dr Sautarel, thèse, 1869. Cités par M. Vallin, *l. c.*, p. 310.

duellement : à la fin de la seconde semaine ou au commencement de la troisième elle atteint ordinairement son maximum, qui a pu s'élever à 2 kilogrammes par jour et même dépasser ce chiffre. Ainsi, dans un cas où était survenue une complication de parotides, elle est montée de 300 grammes à 2 kilos 400 grammes (1). Cette déperdition est plus ou moins considérable, suivant l'embonpoint du malade, suivant l'intensité de la fièvre dothiénentérique, et suivant l'abondance de la diarrhée et des sueurs (2).

Ce chiffre de 300 grammes représenterait pour le professeur Botkin la moyenne habituelle des pertes quotidiennes ; mais elle est assez souvent dépassée et peut atteindre 800 et 1500 grammes, selon cet éminent clinicien (3). Leyden la porte beaucoup plus haut et évalue à plus d'un kilogramme la perte de poids que fait chaque jour un dothiénentérique qui pèse 60 kilos (4).

L'amaigrissement augmente brusquement quand surviennent des complications septicémiques ou pyémiques, et cette augmentation rapide est alors souvent un signe fâcheux (5).

La perte totale du poids du corps, pendant les trois à cinq semaines que dure la maladie, peut s'élever, chez l'adulte, à 19 pour 100 du poids primitif d'après Botkin, à 30 pour 100 d'après Schurlau ; Monneret indique le chiffre de 12 à 15 kilogrammes.

M. le Dr Vallin, en rapportant ces différentes évaluations, fait judicieusement remarquer que si, chez les animaux inanitiés, une perte de 40 pour 100 du poids primitif s'est montrée constamment mortelle dans les expériences de Chossat, chez l'homme cette limite fatale peut être encore plus promptement atteinte, et une perte de substance considérable constitue un signe fâcheux, important au point de vue du pronostic. D'une autre part, selon Monneret, dès que la perte de poids s'arrête, on pourrait être assuré que le malade est entré en convalescence (6).

Dans les cachexies typhoïdes prolongées, dit Griesinger, en général l'amaigrissement devient squelettique. Dans certains cas on ne trouve

(1) Dr Sautarel, thèse, Paris, 1869.
(2) Dr Vallin, *l. c.*, p. 310.
(3) Botkin, *De la fièvre*.
(4) *Archives allemandes de clinique médicale*, 1869.
(5) Griesinger, *l. c.*, p. 310. Ce chiffre représenterait 1,80 pour 100 du poids du corps.
(6) Dr Vallin, *ibid*.

sur le cadavre que quelques gouttes de sang séreux, le tissu musculaire est presque complètement détruit, et cependant la graisse existe encore en quantité assez considérable (1).

Le même auteur fait remarquer que la perte des cheveux, si fréquente après la fièvre dothiénentérique, et généralement si réparable chez les jeunes sujets, ne peut pas être imputée exclusivement au trouble de la nutrition générale, mais qu'elle suppose probablement une affection locale du cuir chevelu, puisque la barbe ne tombe pas après cette maladie.

Ardt a observé que dans la convalescence le poids du corps s'accroît, en moyenne, de 2 kilogrammes par semaine. La plus forte augmentation qu'il ait constatée, au moment où les malades quittent l'hôpital, a été de 12 kilos.

§ 2. — *Lésion de nutrition. — Dégénérescence granulo-graisseuse. — Dégénérescence céroïde* (2). — Les recherches faites sur ce sujet pendant ces dernières années ont été très clairement résumés dans des leçons professées en 1880 par le Dr Cayley et publiées par le *British medical Journal* (3). Aussi je ne crois pouvoir mieux faire que de lui emprunter le passage suivant :

« Une des premières manifestations du processus dothiénentérique est une infiltration granuleuse des cellules du plus grand nombre des organes glandulaires, particulièrement du foie, des reins, des glandes salivaires, du pancréas, des glandes gastriques. Une altération semblable se produit dans les fibres striées des muscles volontaires et du cœur. Cette altération se manifeste par l'apparition, dans le protoplasma des cellules et des fibres, de granulations extrêmement petites, solubles dans l'acide acétique, donnant aux tissus un aspect nuageux qu'on a comparé à celui que produirait de la poudre de verre pilé. Elles obscurcissent les noyaux des cellules qui finissent par se tuméfier et par devenir irrégulières. A un degré extrême, les cellules se désagrègent en une sorte de détritus, et à cette lésion se joint ordinairement, quoiqu'elle n'en soit peut-être pas la conséquence nécessaire, une dégénérescence graisseuse. A moins que cette altération ne soit très étendue, les organes affectés peuvent ne pas présenter à l'œil nu une apparence

---

(1) Griesinger, p. 311, Dr Vallin, *l. c.*, p. 310.

(2) Le terme de céroïde me paraît bien préférable à celui de cireuse plus généralement adopté, mais qui, comme celui de caséeuse, semble impliquer une idée fausse sur la nature de ces lésions.

(3) Cayley, *British medical Journal*, 1880, p. 504.

notablement différente de leur apparence normale : leur volume est quelquefois un peu augmenté, leur consistance un peu diminuée, et, à moins qu'ils ne soient congestionnés, ils sont pâles et l'aspect brillant qu'ils ont en santé est légèrement obscurci. Virchow regarde cette infiltration granuleuse comme le produit d'un processus inflammatoire : en effet, dans beaucoup de cas, son développement coïncide avec un travail phlegmasique (1); mais, dans d'autres cas, il en semble indépendant et l'on peut considérer cette lésion comme une dégénérescence qui est souvent le premier degré de la transformation graisseuse. Une altération, qui est peut-être de même nature, se montre en même temps dans les cellules du système nerveux central : elles deviennent granuleuses avec augmentation des granulations pigmentaires. »

« Cette altération, ajoute le Dr Cayley, joue probablement un rôle important dans l'issue funeste de la fièvre dothiénentérique, dans laquelle la mort est le plus souvent due à l'insuffisance d'action du cœur et du poumon. »

Dans les muscles cette production granuleuse est souvent compliquée d'une autre lésion toute spéciale, qui en serait, pour certains auteurs, un degré plus avancé, et elle mérite d'être étudiée avec détails.

La lésion du tissu musculaire dans la dothiénentérie a été décrite pour la première fois par Zenker, en 1864, sous le nom de dégénération cireuse ou céroïde des muscles. Plus tard, Waldeyer en continua l'étude (1865, *Arch. de Virchow*) et crut y reconnaître les caractères d'un travail inflammatoire analogue à celui de la myosite traumatique. M. Hayem a repris ce sujet, a ajouté des observations nouvelles à celles de ses prédécesseurs, et, surtout, a constaté le fait très important d'une endartérite concomitante des artérioles musculaires.

A l'œil nu les muscles peuvent ne point paraître notablement altérés; assez souvent, cependant, leur consistance et leur coloration sont modifiées, mais leurs lésions essentielles ne se révèlent qu'à l'examen microscopique (2).

L'altération histologique du tissu musculaire se présente sous deux formes ordinairement associées :

1° La *dégénérescence granulo-graisseuse* a pour caractère l'infiltration entre les fibrilles des fibres primitives des granulations albumineuses que nous avons décrites plus haut; elles masquent les stries ou

(1) Resterait à savoir si ce travail phlegmasique a précédé la formation des granulations ou s'il lui a été simplement connexe ou même consécutif?

(2) Dr Cayley, *l. c.*,

en suivent la direction linéaire. Souvent avec ces granulations on observe des globules huileux. Les fibres musculaires paraissent tuméfiées, sinueuses, irrégulières, plus dures et en même temps plus friables ; elles offrent, parfois, à l'œil nu, une coloration brunâtre ou rouge foncé. La dégénérescence peut aller jusqu'à la stéatose complète, comme dans l'empoisonnement par le phosphore (1).

Cette production granuleuse est accompagnée d'une tendance à la prolifération des noyaux musculaires : « Au milieu d'une bande claire, mal limitée, fusiforme, de protoplasma, on découvre, en y versant de l'acide acétique, une série de noyaux volumineux, se touchant par leurs extrémités, réunis au nombre de trois à huit, et tapissant la face interne du sarcolemme (2). »

Le contenu granuleux des fibrilles musculaires peut être résorbé et la fibre altérée revient souvent à l'état normal.

2ᵘ La dégénérescence *céroïde* de Zenker, appelée *vitreuse* (3) par O'Weber, *granulo-vitreuse* par M. Hayem, se manifeste ordinairement par des taches ocreuses, d'un jaune rougeâtre, ou gris rosé. A leur niveau le tissu musculaire est terne, très friable, fragile ; les fibres sont renflées en certains points, étranglées dans d'autres et perdent peu à peu leur striation. Elles présentent souvent alors, au lieu de leurs stries parallèles, des lignes ondulées produites par leur contraction irrégulière et inégale qui leur donnent un aspect *moiré*. La substance contractile se coagule dans sa gaine en blocs qui en bossèlent la surface ; ces blocs sont fragmentés, fissurés, constitués par une matière amorphe, demi-transparente, de teinte ambrée ou opaline, à cassures et à facettes brillantes, très réfringentes.

Cette matière a été comparée à des fragments de camphre, d'empois ou de paraffine ; elle est très fragile et se morcelle probablement par la contraction des fibres voisines qui sont restées saines. Graduellement, par cette division successive, elle se désagrège en une bouillie granulo-

____

(1) La théorie la plus généralement admise attribue cette transformation, quand elle est provoquée par l'intoxication phosphorée, à l'anoxémie ou privation d'oxygène, qui serait absorbé par le phosphore. L'intoxication causée par l'oxyde de carbone, l'infection charbonneuse peuvent produire le même résultat.

La stéatose musculaire peut encore être consécutive à une myosite suraiguë due à la propagation d'une inflammation de voisinage, ou à la compression exercée sur les fibrilles musculaires et sur leurs vaisseaux par une infiltration séro-purulente (Landouzy, *l. c.*).

(2) Dᵣ Vallin, *l. c.*, p. 379.

(3) Il serait plus correct de dire vitroïde, quoique le mot soit hybride.

graisseuse qui est expulsée peu à peu de la gaine amorphe; celle-ci reste presque vide et parfois peu distincte. En même temps que s'accomplit cette dégénérescence vitroïde, on constate une prolifération considérable des noyaux contenus dans la fibre musculaire (1).

Vers la troisième semaine de la dothiénentérie, selon M. Hayem, survient une myosite réparatrice : à mesure que les masses vitroïdes désagrégées s'éliminent ou sont résorbées, les gaines du sarcolemme se remplissent de cellules musculaires volumineuses, décrites par Rindfleisch sous le nom de corps myo-plastiques, dont le protoplasma revêt un aspect de plus en plus strié. Plus tard, ces cellules forment des bandes allongées irrégulières ; leur protoplasma strié contient de nombreux noyaux rangés en séries linéaires (Waldeyer). Autour des fibres, le tissu connectif ou *perimysium* devient également le siège d'une prolifération semblable à celle qu'on observe dans l'intérieur du sarcolemme et ce serait ainsi, par ce double processus, que s'accomplirait la réparation des fibres dégénérées (2). Le périmysium en ferait tous les frais, selon quelques auteurs (3).

Les petits vaisseaux, et surtout les artérioles des muscles altérés, présentent des signes d'endartérite et surtout de périartérite caractérisée, suivant M. Hayem, par la prolifération des cellules de la tunique interne des artérioles ou par celle du périmysium. Il n'est pas rare de trouver des petits foyers hémorrhagiques dans le tissu connectif interfibrillaire. Ces épanchements de sang peuvent quelquefois se transformer en abcès musculaires.

Ces hémorrhagies s'expliquent par la rupture des fibres musculaires dégénérées, rupture qui entraîne celle des capillaires qui suivent leur parcours (4).

La dégénérescence musculaire est très commune dans la fièvre typhoïde; Hoffmann, dans ses autopsies, a rencontré la dégénérescence vitroïde 75 fois sur 100.

(1) Dr Vallin, *l. c.* p. 379.
(2) Dr Vallin, *ibid.*
(3) Dr Landouzy, *Des paralysies dans les maladies aiguës*, p. 264.
(4) La dégénérescence qui amène l'impotence des fibres musculaires altérées et leur fragilité est généralement précédée d'une augmentation de l'irritabilité musculaire : de là ces crampes, ces soubresauts et ces contractions provoqués par une légère excitation. Cette excitabilité exagérée semble confirmer l'opinion qui fait intervenir dans ces lésions un processus inflammatoire; elle peut persister dans les fibres restées saines, dont la contraction énergique doit favoriser la rupture des fibres dégénérées.

Bien que tous les muscles striés puissent en être affectés, on l'observe surtout dans ceux de la paroi antérieure de l'abdomen, dans les adducteurs fémoraux, dans le diaphragme et dans le cœur. Elle se produirait principalement, selon quelques auteurs, dans les muscles dont l'activité fonctionnelle est la plus développée et qui en conserveraient encore, dans la dothiénentérie, au milieu de l'inertie générale (1). Il est évident que le cœur et le diaphragme non seulement continuent à agir, mais que l'accélération de la circulation et de la respiration leur impose un surcroît d'action, d'où peut résulter, dans les conditions de nutrition défectueuse où ils se trouvent, une sorte d'épuisement et de surmenage qui favorisent leur dégénérescence. Dans ce cas le muscle le plus actif de tous, le cœur, devrait être le plus souvent et le plus profondément atteint, ce qui n'est pas encore démontré ; quelques médecins ont même avancé le contraire. Cette circonstance, dans tous les cas, ne peut être qu'une cause prédisposante ou auxiliaire.

Jamais ces dégénérescences n'envahissent la totalité d'un muscle, mais elles en atteignent un faisceau, une partie limitée ; elles s'éparpillent dans son tissu : à côté des fibres altérées on trouve des fibres saines.

Bien que ces lésions semblent appartenir surtout aux périodes avancées de la maladie, on peut les rencontrer beaucoup plus tôt : ainsi on les a observées le douzième jour (2) et même le cinquième (3).

Ces lésions ne sont pas spéciales à la fièvre typhoïde ; on les rencontre dans beaucoup de maladies fébriles et même dans la tuberculose ; mais elles sont plus fréquentes et plus accentuées dans les maladies infectieuses. Leur processus pathogénique n'est pas encore bien déterminé : pour les uns elles sont le résultat d'un travail inflammatoire, pour d'autres ce sont de simples dégénérescences. Du reste, qu'on adopte l'une ou l'autre opinion, nous n'en sommes pas beaucoup plus avancés sur leur mode de formation : nous ne comprenons pas plus ce que c'est qu'une irritation, ni comment elle agit, que nous ne comprenons comment s'accomplit une dégénérescence. Seulement nous savons que l'irritation est un acte vital ; la dégénérescence *peut* n'être qu'un phénomène chimique, qui quelquefois même s'accomplit après la mort. Ainsi, la transformation des matières albuminoïdes en graisse peut s'opérer dans des cadavres enfouis depuis longtemps.

(1) *Anstic the practitionner*, sept. 1873.
(2) Dr Cayley, *l. c.*
(3) M. Graux, *France médicale*, 23 janvier 1878.

Pour moi, je ne trouve pas qu'on ait opposé à l'opinion de Virchow des arguments d'une grande valeur : quand bien même l'infiltration granuleuse serait la première phase de la dégénérescence graisseuse, elle pourrait être le produit d'un travail irritatif qui ferait place à un processus dégénératif, vital ou purement chimique. Les proliférations cellulaires qui accompagnent ou suivent ces altérations me paraissent une présomption en faveur de cette opinion.

Mais en admettant que l'inflammation joue un rôle dans la production de ces lésions, il faut aussi faire une part importante dans leur pathogénie au poison infectieux, qui non seulement provoque cette inflammation, mais qui exerce en même temps sur les tissus une action toxique, peut-être anoxémique, comme celle du phosphore, peut-être d'une nature toute spéciale : car chaque poison impressionne et modifie les organes vivants d'une manière qui lui est propre.

La théorie qui imputait à l'hyperthermie fébrile ces altérations, par une action toute physique, me paraît maintenant condamnée sans appel par les observations du Dr Vallin qui a observé ces mêmes lésions dans des dothiénentéries apyrétiques. Il fallait, d'ailleurs, une grande bonne volonté, pour assimiler l'effet d'une température de 40 degrés chez l'homme à celui qu'on obtient en plongeant un animal à sang froid, comme la grenouille, dans un milieu chauffé à 55 degrés. En admettant que, chez l'homme, ces températures excessives, de plus de 50 degrés, puissent produire des lésions analogues (1) à celles de la dothiénentérie, en acceptant même, par hypothèse, que les températures très inférieures de 40 à 41 degrés puissent être un auxiliaire de la cause efficiente de ces désorganisations, évidemment la part qu'on pourrait leur assigner serait bien restreinte, puisque ces mêmes lésions peuvent se montrer sans que la température s'élève notablement au-dessus de la normale.

D'ailleurs on les rencontre également au plus haut degré de développement dans le scorbut qui est une maladie apyrétique (2).

D'une autre part, comment expliquer cette dissémination de la lésion musculaire, si elle était le résultat d'une cause toute physique, de la température du milieu dans lequel la fibre musculaire est plongée? Est-ce que cette température peut varier d'une fibre à l'autre, d'une petite portion de muscle à toute la zone musculaire qui l'enveloppe? S'il

(1) Dr Vallin, *Note sur l'insolation* (*Archives de médecine*, 1870, 1871).
(2) Hayem et Leven.

fallait hasarder une hypothèse, cette dissémination me paraîtrait plutôt accuser une origine nerveuse, et je serais disposé à chercher si derrière ces noyaux épars de tissus dégénérés n'existerait pas l'altération d'une fibrille nerveuse dont l'action trophique a été pervertie ou annihilée.

Les lésions disséminées sont le plus souvent, en effet, d'origine nerveuse, ou du moins c'est le plus souvent le système nerveux qui préside à leur localisation (1).

(1) J'ai discuté ailleurs cette question à propos des rhumatismes, de la roséole et de la variole.

CHAPITRE XV

TROUBLES DES FONCTIONS DIGESTIVES

Le trouble des fonctions digestives est un des premiers symptômes et un des traits les plus saillants de la dothiénentérie. Dans les cas où la maladie ne débute pas brusquement, il en est très souvent le principal phénomène précurseur.

§ 1. *Appétit.* — L'appétit diminue ou disparaît presque toujours dans le premier septénaire, très souvent dès le début, quelquefois pendant plusieurs jours ou même plusieurs semaines avant l'invasion ; en même temps le malade à la bouche pâteuse et amère. Exceptionnellement, et seulement dans des cas très bénins, il conserve pendant toute la maladie de l'appétence pour les aliments (1).

Il est moins insolite de voir l'appétit se réveiller pendant le second septénaire ou au commencement du troisième ; mais, dans ce cas, il est irrégulier, fantasque, et il ne faut le satisfaire qu'avec une grande prudence : car l'activité des organes digestifs n'est pas toujours en rapport avec le retour de la sensation instinctive qui fait désirer des aliments.

Bien plus réservé encore il faut être, quand c'est dans le fort de la maladie, avec une langue sèche et fuligineuse, et au milieu de troubles cérébraux, que le malade demande à manger ; cependant je ne crois pas, comme Griesinger, qu'il ne faille jamais en tenir aucun compte et qu'on doive considérer toujours ce désir de la nourriture comme un délire de l'estomac. Il y a des cas où le délire, la sécheresse de la langue sont entretenus par l'inanition, et où avec des toniques et des aliments de digestion facile, on voit la langue s'humecter et les désordres nerveux se calmer. La considération de la température a une grande valeur pour déterminer, dans ce cas, la conduite du médecin. Si en

(1) Murchison dit avoir observé cette persistance de l'appétit 11 fois sur 100. Griesinger au contraire dit que, dans tous les cas confirmés, la perte d'appétit est complète dès la première semaine. D'après mon expérience personnelle, si l'inappétence n'est pas toujours complète, il est extrêmement rare qu'elle n'existe pas à un certain degré.

même temps que le malade exprime le besoin de réparation, la chaleur est notablement diminuée, on sera autorisé à tenter de le satisfaire ; s'il en était autrement, il conviendrait d'attendre.

Pendant la période de solution, dans le troisième ou au commencement du quatrième septénaire, le retour de l'appétit est habituel dans les dothiénentéries d'intensité moyenne. Dans les cas graves, comme dans ceux dont la terminaison est retardée par des complications, ce réveil de l'appétit se fait quelquefois attendre davantage : il peut ne se manifester qu'après le trentième et même après le quàrantième jour ; et dans un cinquième à peu près des cas, il ne se développe franchement qu'après le quatrième septénaire. Alors il acquiert souvent une intensité exagérée qui peut pousser le malade à des imprudences fàcheuses et provoquer des accidents : par une sorte de sentiment instinctif des pertes énormes que l'organisme a subies, le malade devient vorace, ce qui rend parfois la conduite de la convalescence difficile et exige une grande surveillance et une grande fermeté de la part du médecin.

§ 2. *Soif*. — Je l'ai notée très vive, dans mes observations, pendant le premier et le second septénaire, 39 fois sur 100 (1). Dans les périodes avancées des formes les plus graves, au milieu de l'obscurcissement général de la conscience et de l'affaiblissement de la faculté percevante, les sensations instinctives s'effacent et disparaissent ; il faut aller au-devant des besoins des malades, qui sont souvent incapables de les exprimer, souvent même de les sentir, mais qui cependant, parfois, quand on approche le verre de leurs lèvres boivent avec avidité. Il en est qui, dans une espèce de vésanie des instincts, repoussent les boissons ; il en est d'autres chez lesquels leur ingestion provoque des nausées ou des vomissements. Quelques malades éprouvent de la difficulté à avaler, soit par une angine catarrhale qui s'est greffée sur la pharyngite érythémateuse du début, soit par la présence d'aphtes ou de muguet dans l'isthme du gosier, soit par une lésion du larynx ou du pharynx ; elle peut être encore due à la sécheresse extrême, à la raideur et à l'endolorissement de la langue, quelquefois à la parésie ou au spasme du pharynx.

§ 3. *État du pharynx*. — En même temps que surviennent ces désordres dans la fonction digestive, on aperçoit dans les parties supé-

---

(1) Je suis très sobre de chiffres, ne considérant les résultats statistiques que comme des renseignements à vérifier, mais j'ai donné celui-là parce qu'il se trouvait concorder exactement avec celui qui est indiqué par Murchison.

rieures de l'appareil digestif, accessibles à nos regards, un enanthème érythémateux ou catarrhal (1), comme on voudra l'appeler, qui se montre sur le pharynx et paraît s'étendre sur la plus grande partie du tégument interne ; il n'épargne pas la région située au-dessus du pharynx.

Le muguet peut se montrer sur le pharynx, dans les premières périodes et s'y localiser ; d'autres fois, il pousse ses envahissements vers l'œsophage et vers l'estomac ; il constituerait probablement alors, selon M. Duguet, certaines variétés d'angines pultacées observées dans quelques épidémies et qui, suivant M. Chédevergnes, pourraient s'étendre aux bronches et aux poumons.

MM. Duguet et Féréol ont observé sur les piliers du voile du palais des ulcérations ou surtout des érosions superficielles, offrant quelque analogie d'aspect avec les ulcérations tuberculeuses ; mais elles sont sans importance pour le pronostic, se montrant aussi bien dans des cas légers que dans des cas graves.

§ 4. *État de la langue.* — En même temps que le malade accuse un goût pâteux et amer, presque constant au début de la dothiénentérie, la langue se couvre d'un enduit blanchâtre ou jaunâtre, dans quelques cas caséiforme ; elle devient épaisse et se festonne sur les bords par l'impression des dents ; très rapidement ses bords et sa pointe prennent une couleur rouge parfois très vive, qui tranche sur celle des enduits dont sa face supérieure est revêtue.

Bientôt, et quelquefois dès les premiers jours, elle offre un caractère tout à fait spécial à cette affection : elle tend à se sécher. Elle commence par être simplement collante : on s'en assure en appuyant légèrement la pulpe du doigt sur sa face dorsale ; on sent qu'il ne s'en détache pas aussi facilement qu'à l'ordinaire. En général, les bords restent d'abord humides et n'acquièrent que plus tard cette viscosité ; dans les dothiénentéries bénignes, la langue peut rester collante pendant toute la durée de la maladie sans se dessécher davantage.

Il est assez rare qu'à un certain moment de l'évolution de la fièvre dothiénentérique, la langue ne présente pas ce caractère et qu'elle reste tout le temps parfaitement humide (2) : aussi ce symptôme a-t-il une

____

(1) Griesinger paraît considérer comme catarrhales ces congestions de la membrane muqueuse qui par leur étendue et leur continuité me paraissent mériter le nom d'enanthème.

(2) Quand Louis a noté l'humidité persistante de la langue dans seize cas sur quarante qui furent mortels, c'est-à-dire dans les quatre dixièmes de ces cas, il est pro-

certaine valeur pour le diagnostic quand on le constate dans les premiers jours de la maladie.

Au bout de quelques jours et quelquefois dès le premier septénaire, beaucoup plus souvent dans le second, cette viscosité se convertit en sécheresse; la muqueuse devient râpeuse au doigt : alors les enduits qui la couvraient se détachent ou, quand ils persistent, prennent une couleur plus foncée, parfois brunâtre. D'autres fois, la langue se dépouille de son épithélium, elle prend quelquefois, alors, un aspect vernissé. Assez souvent des exsudations sanguines mêlées aux sécrétions de la muqueuse forment à sa surface des croûtes noirâtres.

Elle se fendille souvent et si la langue est tuméfiée, ces érosions linéaires superficielles prennent l'apparence de sillons profonds. D'autres fois, ces érosions succèdent à des aphtes ou à des groupes herpétiques, comme je l'ai observé une fois. Dans quelques cas, elles se développent sur les bords et correspondent aux crochets des molaires. Quelquefois la langue se tuméfie; plus souvent elle se rétracte et acquiert une dureté ligneuse; parfois elle se creuse en gouttière sur la face supérieure. Douloureuse, dans certains cas, au point de gêner la parole, la déglutition et quelquefois même d'empêcher le sommeil, le plus souvent elle subit toutes ces altérations sans que le malade paraisse en avoir conscience. La rougeur des bords et de la pointe est de toutes les modifications que la langue peut subir une des plus fréquentes ; quelquefois cramoisie, écarlate, d'autres fois plus sombre, cette coloration peut envahir toute la surface de l'organe, dont les papilles deviennent saillantes, et elle lui donne un aspect semblable à celui qu'on observe dans la scarlatine.

Aux concrétions noirâtres dont l'apparence a été comparée à celle de la suie, on a donné, pour ce motif, le nom de fuliginosités. Une seule fois j'ai observé comme symptôme de début une salivation très abondante, qui persista pendant plus de trois semaines, tellement abondante que le quatorzième jour, quand le malade entra à l'hôpital, il rendait à peu près 7 à 800 grammes de salive par jour, sans aucune modification appréciable des glandes salivaires. Il se plaignait d'une constriction au niveau du larynx, qui était légèrement douloureux à la pression. Quelques semaines plus tard, dans une rechute de la fièvre dothiénentérique,

bable qu'il n'avait pas tenu compte de ce caractère poisseux, collant, qui est le premier degré de la sécheresse et auquel Chomel attachait une très grande importance. La même remarque peut s'appliquer, je crois, aux chiffres donnés par Murchison.

il eut une laryngite œdémateuse assez grave pour exiger la trachéotomie. La langue, quoique habituellement très humide, se séchait par intervalles.

La sécheresse extrême et prolongée n'est généralement observée que dans les cas graves ; les fuliginosités, très étendues et très persistantes, indiquent un degré de gravité plus grand encore, quoique les malades puissent succomber sans avoir présenté ces symptômes.

En même temps qu'elle subit ces altérations dans son aspect, la langue est modifiée dans ses mouvements : ils sont lents, quelquefois impossibles quand la prostration est profonde et quand la sécheresse est portée à un très haut degré ; parfois elle tremblotte, et j'ai vu plusieurs fois ce symptôme qui est une manifestation de l'état adynamique se montrer dès la première semaine. La sécheresse, que nous avons vue dans quelques cas portée à un très haut degré à cette même période, fait quelquefois place à l'humidité dans le second septénaire, du onzième au quatorzième jour ; mais elle persiste le plus souvent jusqu'à la troisième ou la quatrième semaine.

Dans beaucoup de cas, du quinzième au vingt-deuxième jour, la langue s'humecte ou, au moins, elle est moins complètement et moins constamment sèche ; elle passe par des alternatives de sécheresse et d'humidité ; celle-ci commence par les bords, c'est ordinairement le premier signe de l'atténuation de ce symptôme. Exceptionnellement, on voit la face supérieure humide et les bords secs. La sécheresse de la langue peut être observée quelquefois au delà du trentième jour ; mais cela est rare, et si, chez le plus grand nombre des malades, ce symptôme persiste jusqu'à la mort, même quand le terme en est aussi éloigné, j'ai vu, parfois, dans des cas mortels, pendant la quatrième semaine, la langue devenir humide par intervalles. Au processus morbide qui est la cause directe de cette sécheresse de la langue, s'ajoute, pour expliquer ce phénomène, la béance habituelle de la bouche, conséquence de l'occlusion des narines, et qui suffit, comme on le sait, pour amener la dessiccation de la partie antérieure de la muqueuse linguale. L'élévation de la température fébrile ne paraît pas avoir de rapport direct avec la production de cette lésion (1), car il n'y a pas entre ces deux faits une connexité constante : la langue peut demeurer humide avec une hyperthermie portée au plus haut degré.

_____

(1) Griesenger, p. 312. Cependant il faut noter que dans l'épidémie de fièvres typhoïdes hypothermiques décrite par le Dr Sturbe la langue restait humide.

§ 5. *Gencives et dents.* — Les gencives, habituellement injectées, sont souvent tapissées d'un enduit puïtacé. Plus tard, elles peuvent, en même temps que la langue, se recouvrir de fuliginosités. Les dents peuvent également en être enduites ; d'autres fois elles participent à la sécheresse de la bouche et paraissent revêtues d'un vernis jaunâtre. Plus rarement, et dans les formes putrides seulement, les gencives deviennent fongueuses, se gangrènent, et sont le siège d'hémorrhagies dont la persistance peut contribuer à la mort.

La décomposition des sécrétions morbides de la bouche et de la langue contribue à la fétidité de l'haleine.

§ 6. *Pharynx et œsophage.* — Outre l'érythème habituel de la muqueuse, que j'ai décrit plus haut, le pharynx présente quelquefois des ulcérations signalées par Louis pour la première fois (1) : rondes ou ovales, quelquefois irrégulières, elles offrent des dimensions qui varient entre 2 et 20 millimètres. En général, elles sont petites et superficielles ; dans quelques cas, plus profondes, elles reposent sur la membrane musculeuse. Elles peuvent être regardées comme une des principales causes de la dysphagie qui s'observe quelquefois chez les dothiénentériques (2). Elles paraissent se développer assez tard, et on ne les observe pas chez les sujets qui ont succombé avant le troisième septénaire. Autour de ces ulcérations, la membrane muqueuse est saine ou simplement injectée.

Des ulcérations semblables ont été constatées dans l'œsophage, avec les mêmes caractères et la même fréquence ; on a remarqué qu'elles étaient plus larges et plus nombreuses dans le voisinage du cardia. Quelquefois on a trouvé le tissu connectif sous-muqueux infiltré de sérosité ou de pus.

On a discuté sur la nature du travail morbide qui produit ces ulcérations. Louis, Chomel, Murchison, repoussent toute assimilation entre ces lésions et celles de l'intestin.

En voyant des ulcérations de la langue succéder à une éruption herpétique de cet organe, je me suis demandé si ce n'était point par un processus analogue que se produisaient les ulcérations du pharynx et de l'œsophage (3). Avec la disposition nécrosique qui existe dans la do-

---

(1) Louis les a rencontrées 6 fois sur 46, et Jenner, d'après Murchison, 5 fois sur 15.

(2) Louis a observé la dysphagie 23 fois dans 101 cas, c'est-à-dire presque dans le quart des cas, et à peu près en proportion égale chez les malades qui ont guéri et chez ceux qui ont succombé.

(3) Les éruptions vésiculeuses ou pustuleuses peuvent se développer sur les mem-

thiénentérie, une érosion superficielle peut se transformer en un ulcère plus étendu et plus profond ; c'est ce qu'on observe souvent sur le tégument externe, où de simples pustules d'acné ou d'echtyma peuvent, comme je l'ai observé, devenir le point de départ d'ulcérations étendues ou même d'eschares profondes.

D'après Frey et Hoffmann, les follicules clos de la base de la langue et de l'amygdale seraient fréquemment le siège d'une prolifération et d'une infiltration de cellules lymphatiques, analogues à celles qu'on observe dans les follicules intestinaux. Cette lésion se terminerait le plus souvent par résolution ; mais, parfois, le produit infiltré se transformerait en un liquide pultacé ou purulent qui serait éliminé (1).

§ 7. *Vomissements.* — Les vomissements surviennent fréquemment au début de la dothiénentérie ou au moins dans le premier septénaire; ils accompagnent les phénomènes d'embarras gastrique, qui se montrent si fréquemment à cette époque, et que Griesinger (2) suppose pouvoir être attribués à un catarrhe de l'estomac. Il n'est pas improbable, en effet, que cette congestion érythémateuse qui se montre dans la partie supérieure de l'appareil de la digestion, s'étende à tout cet appareil, envahisse l'estomac, retentisse sur le foie et soit une des conditions pathogéniques des troubles digestifs que nous observons (3). Ces vomissements du premier septénaire, bilieux ou alimentaires, sont ordinairement passagers ou se répètent un petit nombre de fois. Louis et Murchison les ont observés à peu près dans un tiers des cas, et mes observations me donnent la même proportion. J'ai trouvé également, comme Murchison, qu'ils survenaient, au début, à peu près dans un cinquième des cas.

Plus tard, ils peuvent dépendre de causes diverses ; dans quelques cas ils peuvent être attribués à l'action des médicaments. J'ai vu assez souvent des malades vomir après avoir pris de l'eau de Sedlitz ; l'usage prolongé du quinquina peut provoquer une *gastrite quinique* avec vomissements ; dans ce cas, les accidents cèdent facilement à la suspension du remède et à la diète lactée.

<hr>

branes muqueuses : la variole, l'eczéma, l'herpès s'y montrent très souvent. Beaumont rapporte qu'il a vu des pustules et des aphtes se développer sur la membrane muqueuse de l'estomac de son Canadien en connexion avec l'état fébrile.

(1) Cités par le Dr Vallin, *loc. cit.*, p. 287

(2) *Loc. cit.*, p. 316.

(3) Je dis *une* des conditions : car l'action du poison dothiénentérique sur le système nerveux est probablement le coefficient et souvent le point de départ de la plupart des anomalies fonctionnelles observées dans cette maladie.

Le début d'une méningite ou d'une péritonite est souvent annoncé par des vomissements qui, dans ce dernier cas, se répètent et prennent assez souvent une couleur porracée.

Ils peuvent aussi, peut-être parfois, être imputés à des complications rénales graves.

La compression du pneumogastrique par des ganglions bronchiques tuméfiés, peut expliquer certains cas de vomissements répétés, comme je l'ai constaté une fois dans la convalescence d'une dothiénentérie; je l'ai soupçonné, une autre fois, chez une malade qui vomit opiniâtrément du quinzième au trentième jour : elle avait une laryngite et une pneumonie du sommet gauche, affections qui souvent sont compliquées d'adénopathie trachéo-bronchique.

Enfin, à l'époque où les malades étaient maintenus à une diète rigoureuse, j'en ai vu plusieurs fois qui, dans le troisième ou quatrième septénaire, quelquefois beaucoup plus tard, au quarante-huitième et au cinquante-neuvième jour, étaient pris de vomissements, dus, évidemment, à cette diète ou à un régime alimentaire trop insuffisant, et qui cessaient sous l'influence d'une alimentation solide. Chomel et Griesinger ont observé des vomissements de sang. Quelquefois les malades rejettent en vomissant des lombrics, comme dans d'autres maladies fébriles.

Chez quelques sujets les vomissements sont fréquents, opiniâtres et je les ai vus se répéter pendant quinze jours de suite chez plusieurs malades qui ont guéri. Dans ce cas ils sont quelquefois provoqués par la toux ou par l'ingestion des boissons.

Sans être, comme on le voit, toujours dangereux, les vomissements qui surviennent après le premier septénaire, ou qui, s'étant montrés dès les premiers jours de la maladie, persistent pendant les périodes suivantes, doivent être considérés comme fâcheux; ils contribuent à l'épuisement de l'organisme (1).

J'ai vu mourir, avec des vomissements incoercibles, une femme chez laquelle ils avaient succédé à l'emploi de l'ipéca administré dans le premier septénaire pour combattre des symptômes d'embarras gastrique très accentués. Évidemment cette médication, ordinairement si inoffensive et si souvent utile dans ces conditions, n'a joué, tout au plus, que le rôle de cause occasionnelle.

(1) L'opinion que j'exprime ici est conforme à celle de Griesinger. Murchison est porté à croire que les vomissements du début sont un symptôme favorable.

Quand le vomissement survient après la seconde semaine, dit Murchison, il doit éveiller la crainte d'une péritonite ; quand il se rattache à cette complication, les vomissements sont souvent bilieux, porracés ou verdâtres, quelquefois noirâtres, sanguinolents (1), d'autres fois fécaloïdes (2). Dans ce cas, et probablement sous l'influence de la tendance au collapsus que provoque l'état nauséeux, la température s'abaisse. Aux approches de la mort elle descend même au-dessous du chiffre normal ; le pouls, au contraire, présente, en général, une fréquence excessive, en même temps qu'il se déprime et se rapetisse.

En dehors de toute péritonite, on observe quelquefois, dans la seconde et dans la troisième semaine, des vomissements répétés, douloureux, angoissants : tantôt le malade ne rejette que certains liquides ou certaines tisanes ; tantôt il ne tolère aucune des substances qu'il ingère. Ces vomissements, dont la condition organique n'est pas toujours déterminable, derrière lesquels on peut, dans certains cas, soupçonner une fluxion congestive ou une localisation du processus dothiénentérique sur la muqueuse gastrique (3), ajoutent aux causes d'épuisement, favorisent le collapsus, causent des ébranlements redoutables dans des organes profondément altérés dans leur texture ; ils s'opposent à l'ingestion des médicaments que l'état du malade semble réclamer, et des aliments nécessaires à l'entretien de ses forces. Des vomissements de sang, compliqués ou non de méléna, peuvent être le symptôme d'ulcérations de l'estomac, comme le prouve la très remarquable observation publiée par le Dr Millard (4).

§ 8. *Lésions de l'estomac.* — Il était bien naturel, en présence de troubles si nombreux et si accentués des fonctions gastriques, de supposer qu'ils correspondaient à des lésions anatomiques qui leur étaient adéquates. Broussais avait fait de la gastrite un des éléments essentiels de la maladie. Cependant, jusqu'à ces derniers temps, l'anatomie pathologique n'avait pas confirmé ces inductions de l'observation clinique.

(1) Chomel, *loc. cit.*, p. 139.

(2) Murchison, p. 122.

(3) Depuis que mon attention s'est portée sur l'adénopathie trachéo-bronchique, complication habituelle de la dothiénentérie et de la plupart des affections inflammatoires de l'appareil respiratoire, je suis porté à lui faire une part dans l'étiologie des vomissements répétés qui compliquent la fièvre typhoïde et qui peuvent avoir pour origine l'irritation produite sur le pneumogastrique par les ganglions tuméfiés et congestionnés.

(4) Société médicale des hôpitaux, 1876.

On avait bien noté des ramollissements du grand cul-de-sac, des injections qui pouvaient être des phénomènes ultimes ou cadavériques, et qui se retrouvent, d'ailleurs, dans beaucoup de maladies.

Les plicatures, l'état mamelonné paraissaient sans importance. Quatre fois sur quatre autopsies, Louis avait trouvé de petites ulcérations superficielles, parfois nombreuses, dont le diamètre variait de 1 à 3 millimètres ; mais ces lésions avaient été observées dans d'autres affections fébriles.

La détermination des lésions de l'estomac rencontre quelques difficultés qui obscurcissent, d'une manière générale, l'anatomie pathologique de ce viscère. En effet, il subit très rapidement des altérations cadavériques étendues, qui sont favorisées par les caractères chimiques des liquides qu'il renferme ; d'une autre part, les grands troubles de l'organisme et en particulier l'état fébrile retentissent très souvent sur lui ; et la fréquence des lésions qu'on y constate, dans un grand nombre de maladies fébriles, permet difficilement de préciser la part qui revient au processus dothiénentérique, dans celles qu'on observe après la mort chez les sujets qui ont succombé à cette affection.

Il était peu probable cependant que dans une maladie où les désordres gastriques occupent une si grande place, en marquent le plus souvent le début, persistent quelquefois pendant toute la durée de l'évolution morbide, la texture de l'organe ne subît pas quelques modifications connexes à l'intensité des perturbations fonctionnelles. Les travaux modernes ont justifié ces prévisions, et sans avoir, à beaucoup près, l'importance des lésions de l'intestin, celles de l'estomac méritent cependant de prendre rang parmi les éléments du processus morbide. Déjà, Dittrich et Hamernyk avaient observé, dans la région pylorique de l'estomac, des infiltrations semblables à celles qu'on trouve dans l'intestin. Griesinger, en citant leurs observations, les considère comme constituant des faits exceptionnels ; elles sont peut-être plus communes que ne le pensait cet éminent pathologiste : car, quelques années après, M. Cornil a constaté ces lésions chez une malade qui succomba aux complications pulmonaires d'une fièvre dothiénentérique et qui pendant toute la durée de la maladie avait eu des vomissements bilieux ou séreux. Les glandes gastriques, dit cet anatomiste distingué, étaient séparées vers la partie terminale de leur tube excréteur, par des bourrelets de tissu conjonctif très congestionné ; et autour des vaisseaux on trouvait des dépôts de petites cellules lymphatiques arrondies. Au-dessous des culs-de-sac glandulaires, au-dessus de la couche musculaire, on retrouvait la même vascularité et la même infiltration de cellules lymphatiques se prolongeant entre les culs-de-sac ; les cellules des glandes stomacales étaient granuleuses. L'auteur conclut à l'existence d'une gastrite dothiénentérique en rapport avec les symptômes observés pendant la vie (1).

Le Dr Wilson Fox avait déjà, en 1870, signalé les lésions inflammatoires de l'estomac dans la fièvre typhoïde, la dégénérescence granulograisseuse des épithéliums glandulaires, l'infiltration des couches profondes de la muqueuse par des cellules embryonnaires et les ulcérations folliculaires, sans toutefois décrire ces diverses lésions (2).

Dans une thèse remarquable, M. le Dr Anatole Chauffard a résumé les travaux antérieurs sur les lésions dothiénentériques de l'estomac, et il les a complétées par ses observations personnelles (3).

Il a constaté, comme on l'avait fait avant lui, que, dans la dothiénentérie, la muqueuse gastrique peut être épaissie et mamelonnée surtout vers la région pylorique, et que sur sa coloration normale d'un gris rosé se détachent souvent des plaques d'un rouge pointillé : les unes, irrégulièrement arrondies, ont le diamètre d'une pièce d'un à deux francs ; d'autres s'allongent par bandes entre les plis de la muqueuse ; quelques-unes, d'un rouge plus foncé, constituent de véritables ecchymoses. Ces taches, selon M. Chauffard, seraient le prolongement des lésions inflammatoires qui existent dans la couche profonde de cette membrane autour de l'appareil lymphatique situé entre les culs-de-sac des glandes à pepsine et les fibres musculaires lisses de la muqueuse ; elles seraient principalement dues à la distension congestive des radicules veineuses, congestion qui, dans certains cas, peut aller jusqu'à la rupture des vaisseaux. En même temps, on observe une tuméfaction et une hypérémie des glandes lymphatiques lenticulaires qui existent entre les culs-de-sac des glandes à pepsine et la couche musculaire lisse de la muqueuse. De ces glandes peuvent naître des travées embryonnaires qui séparent les conduits des glandes à pepsine et montent jusqu'à la surface ; d'autres fois, l'hypérémie s'étale en largeur dans là couche profonde de cette muqueuse.

(1) *Gazette hebdomadaire*, 1880, p. 436.
(2) Anat. Chauffard, *loc. cit.*, p. 16.
(3) *Thèses de Paris* 1882. —Pour prévenir les effets de la décomposition cadavérique sur la muqueuse gastrique, M. Chauffard, à l'exemple de M. Damaschino, a, dans le plus bref délai possible après la mort, pratiqué des injections intrastomacales avec une solution au cinquantième de benzoate d'ammoniaque.

Dans les parties congestionnées, peut se produire une infiltration de cellules rondes qui paraît se localiser principalement autour des vaisseaux et des glandes lymphatiques ; dans certains cas, elle arrive à la surface et forme, entre les conduits excréteurs des glandes, des saillies papilliformes ou de petits abcès miliaires ; d'autres fois, elle s'étale dans la couche profonde de la muqueuse, dont elle dissocie les éléments constituants (1).

Les vaisseaux sont souvent altérés : les radicules lymphatiques sont dilatées et renferment un grand nombre de leucocythes. Les veines sont turgescentes ; les artères, peu nombreuses, sont quelquefois obturées par des cellules endothéliales volumineuses détachées de leurs parois, et leur tunique adventice est infiltrée de cellules rondes qui les entourent en couronne.

Ces diverses lésions peuvent se prolonger dans le tissu cellulaire sous-muqueux.

Les glandes à pepsine, comme le plus grand nombre des organes sécréteurs, sont atteintes par le processus dothiénentérique, qui localise son action dans la partie sécrétante de la glande plutôt que dans son conduit excréteur. L'épithélium est altéré : les grosses cellules polyédriques, granuleuses, à gros noyaux, sont remplacées par de petites cellules cubiques, ou deviennent le siège d'une dégénérescence granulo-graisseuse. De pareilles lésions impliquent nécessairement une modification dans les fonctions de ces glandes et dans leurs produits (2).

Louis, Cruveilhier, Jenner, Rilliet et Barthez, Balzer Hamernjk, disent avoir, dans quelques cas très rares, observé de petites ulcérations superficielles, punctiformes ou linéaires, de la muqueuse gastrique, siégeant habituellement dans la région pylorique. Dans ces derniers temps, on a signalé la possibilité de destructions plus profondes et plus étendues, mais il est très rare que la gastrite dothiénentérique se manifeste par des lésions de cette nature. De tous les cas qui ont été rapportés, le plus important et le plus remarquable est celui qui a été décrit par le Dr Millard (3).

(1) Anat. Chauffard, *loc. cit.*, p. 20.
(2) Anat. Chauffard, *loc. cit.*, p. 24.
(3) Obs. X. — Chez un sujet de quinze ans et demi qui n'avait pas eu d'habitudes alcooliques et n'avait jamais souffert de l'estomac, se déclarèrent brusquement, le vingt-deuxième jour de la maladie, des douleurs abdominales très violentes ; trois jours après, elles se compliquèrent de vomissements répétés qui persistèrent jusqu'à la mort du

MM. Josias, Collingwood et A. Chauffard ont observé cinq autres cas d'ulcérations de petites dimensions, dont le diamètre variait depuis celui d'un grain de chènevis jusqu'à celui d'une pièce de cinquante centimes, peu profondes et accompagnées d'autres lésions inflammatoires de la muqueuse gastrique. Dans ces cinq cas, dont trois appartiennent à M. Chauffard, ces ulcérations étaient développées dans la région pylorique.

L'examen histologique fait par M. Chauffard lui a montré une dégénérescence et un aspect nécro-biosique de la partie superficielle des glandes à pepsine, dont les culs-de-sac étaient séparés par une infiltration d'éléments embryonnaires. Dans un cas, il a trouvé un gros tronc veineux de la tunique sous-muqueuse oblitéré par un caillot. Quoiqu'il n'ait constaté qu'une seule fois cette lésion vasculaire, il pense, avec raison, que les altérations des artères et des veines doivent jouer un rôle important dans la pathogénie de ces ulcérations.

Assez souvent, comme Louis l'avait déjà noté, on trouve les ganglions lymphatiques, en connexion avec l'estomac, congestionnés et tuméfiés.

Des recherches faites sur les sécrétions gastriques chez les fébricitants, par Beaumont, Lussano, Schiff, Pavy et Manassein (1), il semble résulter que le suc gastrique est alors moins acide, et qu'il digère difficilement la fibrine.

§ 9. *Diarrhée.* — La *diarrhée* accompagne habituellement la dothiénentérie ; elle en est assez souvent un des prodromes, quand la maladie ne débute pas brusquement ; elle manque exceptionnellement dans les cas graves. Quoiqu'elle soit moins constante dans les cas légers, son absence complète pendant toute la durée de la maladie est rare (2), du moins chez l'adulte.

malade, survenue treize jours après l'explosion de ces douleurs, dont M. Millard avait reconnu le caractère péritonitique.

A l'autopsie, outre une péritonite purulente et une perforation de l'appendice cæcal, M. Millard trouva sur la paroi antérieure de l'estomac, à 4 ou 5 centimètres du pylore, une ulcération allongée transversalement, à grand axe à peu près parallèle à la petite courbure, dont les bords formaient bourrelet et étaient taillés à pic. Cette ulcération, qui avait 4 centimètres dans son diamètre transversal et 1 centimètre et demi de droite à gauche, intéressait toutes les tuniques de l'estomac excepté la séreuse ; une autre petite ulcération arrondie, plus superficielle, existait sur la paroi opposée (*Société des hôpitaux*, 1876).

(1) A. Chauffard, *loc. cit.*, p. 31.

(2) D'après Griesinger, elle peut manquer dans *beaucoup de cas* pendant toute la

Elle se montre assez souvent dès le début : sur 101 cas je l'ai notée, 37 fois comme ayant précédé ou accompagné l'invasion; et, dans la majorité des cas, 54 fois sur 100, elle a paru dans le premier septénaire; assez souvent, cependant, elle ne commence que dans le deuxième septénaire, quelquefois dans le troisième et même dans le quatrième, et, après cette apparition tardive, elle peut se montrer très opiniâtre (1).

Quelquefois la constipation précède la diarrhée : j'ai observé un malade qui, après avoir eu de la diarrhée pendant deux mois, fut pris de fièvre typhoïde; à partir du jour de l'invasion, il eut de la constipation pendant douze jours et, le treizième jour seulement, les selles redevinrent liquides.

Il n'est pas rare que la diarrhée soit plus intense pendant la nuit que pendant le jour, parfois même elle est exclusivement nocturne.

Je l'ai vue souvent débuter après un purgatif. Murchison et Griesinger ont signalé ce fait; et ce dernier ajoute que les purgatifs légers, dans la première période, agissent quelquefois avec une très grande intensité, et que quand au début on a employé les drastiques, ils peuvent rendre la maladie plus grave (2).

Un de mes malades, qui a succombé, avait pris chez lui deux purgatifs le troisième jour de la maladie, il les vomit sans autre résultat; deux jours après, il s'administra un troisième purgatif qui produisit vingt-cinq évacuations. A partir de ce jour, la diarrhée s'établit et persista jusqu'à la fin : il avait de trois à quatre selles liquides chaque jour.

Le nombre des évacuations est très variable : dans les cas les plus nombreux, il est de deux à quatre par jour; mais il peut être beaucoup plus considérable, s'élever à six, dix, douze et même dépasser vingt dans

maladie (p. 319). Barth cependant l'a observée quatre-vingt-seize fois sur cent un cas. Murchison, après l'avoir rencontrée quatre-vingt-treize fois dans une première série de cent cas, dit avoir acquis depuis la certitude qu'elle manque dans une beaucoup plus grande proportion de cas (*). Dans les faits que j'ai observés elle a été très rarement absente. Cette absence serait-elle moins exceptionnelle en Angleterre et en Allemagne qu'elle ne l'est à Paris? ou peut-être n'aurait-t-on pas considéré comme atteints de diarrhée les malades dont les selles sont rares quoique liquides?

(1) Obs. XI. — Ainsi j'ai vu un malade qui, après trois jours de diarrhée, fut constipé jusqu'au vingt-deuxième jour. Le vingt-troisième, la diarrhée reparut et persista jusqu'au trente-neuvième.

(2) *Loc. cit.*, p. 318.

(*) Suivant Bartlett et Flint, elle serait souvent absente dans les cas peu graves.

les vingt-quatre heures. En général, ce nombre varie d'un jour à l'autre ; et l'on voit fréquemment dans la troisième et dans la quatrième période des intermittences ou même des séries de jours pendant lesquelles le malade rend des matières moulées.

Chez certains malades, les selles, quoique constamment liquides, ne sortent qu'à l'aide de lavements. Dans des cas très rares, dit Griesinger, l'obstruction de la fin de l'iléon par des sybales s'oppose au passage des matières. Un météorisme considérable, la matité de la région cæcale, coïncidant avec l'absence d'évacuations, dénonce cette complication qui appelle l'emploi d'un purgatif.

La diarrhée peut cesser au bout de quelques jours, dès le premier septénaire, ce qui est très rare ; assez rarement encore elle s'arrête dans le second, et cela n'arrive ordinairement que dans des cas très bénins. Le plus souvent, c'est dans les deux dernières périodes qu'elle diminue, se montre intermittente et cesse définitivement. Les selles deviennent moins fréquentes ; plus tard, elles renferment quelques grumeaux solides ; elles prennent souvent la consistance de purée avant d'être moulées.

Dans quelques cas, la diarrhée persiste pendant deux mois et finit par entraîner la mort, quand les ulcères intestinaux ne se cicatrisent pas.

Quelquefois, chez les malades surtout qui ont été profondément adynamisés, dans la troisième période, au moment où les symptômes s'amendent et où la prostration diminue, au milieu de selles liquides on voit apparaître des boules noires, dures, très solides : évidemment elles étaient restées arrêtées dans les bosselures du côlon, dont la contractilité affaiblie avait été impuissante à les expulser, et elles sont rejetées au dehors lorsque l'intestin recouvre son énergie contractile. Nous avons parlé plus haut de ces convulsions de l'intestin qu'on observe parfois dans les formes ataxiques, qui chassent par l'anus les matières qu'il renferme, font brusquement disparaître le météorisme et sont ordinairement d'un funeste présage. Parfois aussi la diarrhée entraîne avec elle des lombrics qui semblent ne supporter que très difficilement le séjour de l'intestin malade.

Dans bien des cas, l'intensité de la diarrhée n'est pas en rapport avec l'étendue des lésions intestinales. Chez des malades qui ont été constamment constipés, on peut trouver des ulcérations profondes ; quelquefois même elles sont en contact avec les sybales qui sont restées dans la cavité de l'intestin grêle. Mais si cette proposition est exacte pour les lésions de l'intestin grêle, elle ne me paraît pas applicable à celles du gros intestin; et dans le cas où ces lésions sont très accentuées, j'ai toujours rencontré de la diarrhée.

Dans les formes graves de la maladie, les selles s'échappent sans la volonté du malade et souvent sans qu'il en ait conscience. Ce symptôme, qui a en lui-même une signification fâcheuse, ajoute à la gravité de la situation, en favorisant la formation des eschares et en rendant plus insalubre l'atmosphère dans laquelle le malade est plongé. Quoiqu'on observe parfois cette incontinence des évacuations dans la première semaine ou au commencement de la seconde, elle ne survient habituellement que vers la fin de celle-ci et pendant la troisième; elle peut persister pendant dix à quinze jours et même davantage, quand la maladie se termine par la mort. Ordinairement d'une durée moindre chez ceux qui guérissent, avant de cesser, elle devient souvent intermittente; quelquefois les malades sentent le besoin d'évacuer, demandent à le satisfaire, mais n'ont pas la force de le contenir jusqu'à ce qu'on leur vienne en aide.

Les évacuations peuvent être involontaires chez des malades qui n'ont pas de diarrhée et qui rendent des matières solides; quelquefois elles sont provoquées par la toux. Ces évacuations involontaires sont dues à l'affaiblissement de la contractilité intestinale en même temps qu'à l'obtusion de la sensibilité. Griesinger me paraît faire à ce dernier élément une part trop exclusive.

Au point de vue du pronostic, les évacuations involontaires indiquent une affection grave, surtout quand elles se montrent de bonne heure et conservent longtemps ce caractère : Chomel a vu succomber treize des trente malades chez lesquels il avait observé ce symptôme.

La matière des évacuations diarrhéiques, dans la dothiénentérie, offre des caractères assez spéciaux : d'abondance moyenne, les selles présentent une coloration jaune d'ocre, tachant le linge d'une façon caractéristique, ou d'autres fois grisâtre, couleur de purée de pois (1). Elles sont grumeleuses, floconneuses, très fétides et souvent d'une odeur ammoniacale; elles donnent une réaction alcaline. Par le repos, elles se séparent en deux couches : la supérieure, liquide, d'une densité de 1015, contient des sels et surtout du chlorure de sodium, des élé-

____

(1) Griesinger, p. 318.

ménts de la bile, des épithéliums, de l'albumine et une masse ponctuée formée en partie de graisse. Le dépôt floconneux est constitué par des débris alimentaires, des épithéliums, de petites eschares, des grumeaux jaunes et des globules sanguins plus ou moins altérés dans leur forme (1). Les eschares, suivant Murchison, ne s'y montreraient jamais avant le quatorzième jour. On y constate aussi une très grande quantité de cristaux de phosphate de chaux tribasique, mais on le retrouve également dans d'autres maladies : on en peut dire autant de la plupart des autres caractères que nous venons d'indiquer, bien que par leur ensemble et par leur présence habituelle dans la dothiénentérie ces caractères puissent être considérés comme un des éléments de ce syndrome morbide et qu'ils contribuent à en éclairer le diagnostic. Les selles sont quelquefois noirâtres, ce qui tient le plus souvent à la présence d'une certaine quantité de sang.

Nous avons dit que la diarrhée pouvait manquer ; quelquefois même on observe de la *constipation*. C'est en général dans les formes bénignes, quoiqu'on ait vu mourir des malades qui avaient présenté ce symptôme ; mais ordinairement alors ils succombent à des hémorrhagies intestinales ou à des perforations de l'intestin, à la production desquelles la présence de corps durs dans l'intestin a pu ne pas être étrangère (2).

Murchison dit que, dans plusieurs cas suivis de rechutes, il y avait eu de la constipation dans la première attaque, tandis qu'il y eut de la diarrhée dans la seconde.

§ 10. — *Perforation de l'intestin. — Péritonite sans perforation.* — La perforation de l'intestin est une des complications les plus redoutables de la dothiénentérie. Le plus ordinairement elle entraîne la mort et elle se produit souvent dans des cas qui, par leur bénignité, semblaient devoir inspirer une sécurité légitime aux malades et à leur entourage. Quelquefois, même les accidents redoutables qui accompagnent cette lésion surviennent, comme nous l'avons déjà dit, dans ces formes où les symptômes de la maladie sont si peu accentués qu'elle avait passé inaperçue ou qu'on en avait méconnu la nature (3).

---

(1) Griesinger, *ibid.*, et Murchison.

(2) Des fèces solides peuvent devenir une cause d'irritation pour la muqueuse enflammée. Chez les sujets qui ont eu longtemps de la diarrhée, les premières selles produisent quelquefois des coliques.

(3) Murchison dit que dans la première édition de son ouvrage il s'était rallié à l'opinion de Louis et de Chomel, qui regardaient la perforation comme plus commune dans les formes latentes et ambulatoires, mais que c'était une erreur. Peut-être l'opi-

Sans être rare, ce mode de terminaison fatale est moins fréquent qu'on pourrait s'y attendre quand on considère l'étendue et la profondeur du travail ulcératif qui, dans un grand nombre de cas, réduit à la membrane séreuse l'épaisseur des parois de l'intestin.

D'après Griesenger, cette lésion serait observée huit à neuf fois sur cent chez les malades qui succombent à la dothiénentérie ; Murchison a donné un chiffre beaucoup plus élevé (19,4), que Griesenger attribue à une erreur de calcul.

Très rarement la perforation se produit dans le cours du deuxième septénaire (on la observée, cependant, le huitième jour) ; le plus souvent, c'est dans la troisième, la quatrième, la cinquième, la sixième semaine ; elle peut survenir beaucoup plus tard, même au bout de cent jours (Morin, 1869, cité par Murchison).

Elle se produit, parfois, alors que les malades paraissant en pleine convalescence avaient repris leur régime habituel et leurs occupations (Tweede, 1862), alors que non seulement ils n'avaient plus de diarrhée, mais qu'ils étaient constipés, bien que les ulcérations de l'intestin ne fussent pas toutes cicatrisées (1).

Les perforations sont rares chez les enfants ; c'est de quinze à vingt-cinq ans qu'elles se sont montrées les plus fréquentes, c'est-à-dire à l'âge où la dothiénentérie est la plus commune ; elles seraient plus rares chez les femmes que chez les hommes, d'après les statistiques de Griesinger et de Murchison.

Le docteur William Cayley (2) pense que les perforations peuvent s'accomplir par deux processus distincts : les premières, les plus précoces, sont causées par la séparation des eschares, et surviennent ordinairement pendant la troisième semaine, quelquefois dès le quatorzième ou même le douzième jour ; on les observe surtout alors quand l'infiltration dothiénentérique des plaques a pénétré toute l'épaisseur de la tunique musculaire sous-jacente, de sorte que, quand elles se mortifient,

---

nion de Louis et de Chomel lui aurait paru mieux fondée s'il avait cherché la proportion des perforations dans les cas latents, comparée à celle qu'on observe dans les cas bien caractérisés, au lieu de chercher dans laquelle de ces deux formes on les avait rencontrées le plus souvent.

(1) Ce fait est moins extraordinaire qu'il ne le paraît, quand on songe que la solidification des fèces se fait dans le gros intestin, et que quelques points isolés de l'intestin grêle peuvent avoir subi une réparation incomplète alors que le reste est cicatrisé.

(2) *British med. Journal*, 1880, p. 686.

l'enveloppe péritonéale, dont la nutrition dépend de l'intégrité des tissus qu'elle revêt, est frappée de mort et se détache à son tour.

Il n'est pas rare, dans les intestins des malades qui succombent à cette période, d'observer sur le péritoine des taches opaques, jaunâtres, qui correspondent à ces infiltrations. Quelquefois il suffit de faire tomber un filet d'eau au niveau de ces taches pour enlever le péritoine. Ces perforations, produites par la séparation des eschares primitives, sont souvent très larges, et le peuvent être assez pour laisser passer le bout du doigt.

Les autres perforations se montrent dans l'intervalle qui sépare l'élimination des eschares de la convalescence complète : elles arrivent quand les ulcérations de l'intestin ne se couvrent pas de granulations, mais deviennent atoniques et s'étendent. Ces perforations sont généralement très petites.

Quoi qu'il en soit, quand le processus nécrosique a envahi le péritoine ou quand cette membrane séreuse, ramollie par le travail inflammatoire, est la seule barrière qui empêche les matières intestinales de passer dans la cavité péritonéale, il suffit d'un effort, d'une secousse de toux ou de vomissement, d'un mouvement brusque, d'une indigestion, de l'administration intempestive d'un purgatif, d'une distension subite de l'intestin par des gaz ou par des matières fécales, pour détacher l'eschare ou pour rompre le feuillet séreux macéré dans les liquides excrémentitiels. Thierfelder a vu cet accident survenir dans le simple mouvement de se mettre sur son séant (Murchison). Morin l'a vu succéder à l'injection d'un lavement (*ibid.*).

Elle a lieu le plus souvent au niveau de l'iléon, dans le voisinage de la valvule ; elle n'est pas rare dans l'appendice cæcal ; elle se produit quelquefois dans le gros intestin et peut même se faire aussi bas que l'S iliaque (Murchison, Obs. XXXI) (1), et même que le rectum, comme je l'ai observé (2). Dans l'appendice, elle est souvent déterminée par

(1) Le Dr Morin (1869) a compulsé 64 cas de perforation : 2 fois elle siégeait dans le jéjunum, 36 fois dans l'iléum, 12 fois dans l'appendice et 14 fois dans le côlon. Murchison, qui cite ce relevé, sur 39 cas a trouvé 34 fois la perforation dans l'iléum, 4 fois dans le côlon et 1 fois seulement dans l'appendice. 27 fois sur 34 elle était dans les 32 derniers centimètres de l'iléum. Dans les 14 cas de perforation du gros intestin cités par Morin, 2 étaient dans le cæcum, 7 dans le côlon ascendant, 1 dans le côlon transverse et 4 dans l'S iliaque (Murchison, *l. c.*, p. 623).

(2) Obs. XII. — *Fièvre typhoïde à forme abdominale. Mort brusque. Lésions caractéristiques, mais peu importantes, dans l'intestin grêle. Ulcérations nombreuses dans le gros intestin ; perforation au niveau du rectum.*

Un jeune homme succomba à une fièvre typhoïde dans laquelle les troubles intes-

des corps étrangers qui s'y sont engagés et qui perforent mécani-
quement la paroi interne, ou, l'irritant par leur contact prolongé, y
déterminent une inflammation ulcéreuse. J'ai observé trois fois ce
mode de production de la perforation ; elle était due une fois à un pépin
de raisin, une fois à un pépin d'orange et une autre fois à une graine
de melon.

tinaux avaient dominé ; la mort était survenue d'une manière brusque et inattendue.
A l'autopsie, je trouvai un épanchement considérable de matières fécales liquides dans
la cavité péritonéale. Dans plusieurs portions du péritoine, et notamment au niveau de
la fosse iliaque, on observait, au-dessous de la séreuse, une injection très vive et de
petites ecchymoses ressemblant à des pétéchies.

Le grand épiploon présentait une coloration rouge livide ou brunâtre ; pas d'épanchement séreux ni purulent et aucun autre signe d'inflammation.

A la partie inférieure de l'intestin grêle existait une grande et large plaque saillante.
D'autres, situées au-dessus de celles-ci, sont apparentes, ponctuées de noir, mais sans
saillie. On remarquait, en outre, dans l'iléon, une éruption presque confluente de
follicules isolés ; ils étaient gros, arrondis et saillants.

Dans le gros intestin se montraient de nombreuses et larges ulcérations qui avaient
pour fond la tunique musculeuse. Leurs bords, irrégulièrement découpés et saillants,
étaient d'un rouge livide. Dans quelques-unes, la tunique musculeuse elle-même était
altérée, et au niveau de l'extrémité supérieure du rectum existait une perforation
dont les bords noirâtres et constitués par le péritoine sphacélé indiquaient qu'elle
avait succédé à une eschare de la séreuse formant le fond d'un ulcère de cet intestin.

Les ganglions mésentériques étaient tuméfiés.

L'absence de symptômes et de lésions accusant une péritonite prouve que cette perforation s'était faite peu de temps avant la mort.

Nous remarquerons dans cette observation où les troubles intestinaux avaient dominé
tous les autres symptômes, la gravité des lésions du gros intestin comparée au peu
d'importance relative des lésions de l'intestin grêle. Les altérations du gros intestin
présentaient également un développement exceptionnel dans une autre observation
que j'ai rapportée ailleurs, et où une diarrhée incoercible persista jusqu'à la mort.
J'ai cru remarquer que les diarrhées opiniâtres, durant au delà du terme habituel,
étaient souvent en rapport avec des lésions du gros intestin. Chez ce malade, au
point de vue anatomique, d'accord d'ailleurs avec les symptômes, le gros intestin a
été le principal foyer du travail morbide, et si une plaque caractéristique se montrait
dans l'intestin grêle, elle n'était pas ulcérée ; en revanche, dans l'iléon existait une de
ces éruptions psorentériques qu'on a trouvées quelquefois comme unique altération
anatomique chez des malades qui avaient succombé avec tous les symptômes d'une
fièvre dothiénentérique (1).

Le siège de la perforation, explicable par la prédominance des lésions dans le gros
intestin, est également très exceptionnel. Chomel cependant a rapporté un fait analogue (2) : la perforation n'était pas dans le rectum, mais à l'union de l'S iliaque et du
rectum.

(1) Chomel, *l. c.*, obs. IX, p. 133.
(2) Chomel, *l. c.*, p. 189-193. — J. Cazalis, *l. c.*

On comprend combien de circonstances favorisent cet accident : l'appendice, qu'on peut considérer comme une glande située à l'intérieur de son conduit excréteur, est souvent ulcéré dans presque toute sa surface ; la tunique musculeuse, qui fait la paroi de l'ulcère, est paralysée et par conséquent inapte à repousser dans l'intestin le corps étranger qui s'est insinué dans cet étroit canal : alors il y reste engagé.

La perte de substance, qui succède à la perforation, est quelquefois tellement petite qu'on ne la constate qu'avec difficulté ; dans certains cas elle égale à peine le diamètre d'un grain de millet, dans d'autres elle est assez large pour donner passage au doigt ; on en a même vu qui mesuraient 15 millimètres sur 10 (Murchison, obs. XXVIII).

Souvent alors, dans l'abdomen qui présente des signes de péritonite plus ou moins accentués, suivant le temps qui s'est écoulé entre la perforation et la mort, on trouve des gaz et des matières fécales. Il peut arriver cependant qu'on n'en rencontre pas : les intestins voisins, ou l'épiploon, sont venus s'aboucher contre la perte de substance et l'ont obturée. Si le malade n'est pas enlevé trop rapidement, des exsudations se forment et affermissent cette oblitération réparatrice ; elle serait plus solide, selon Griesinger, quand elle est formée par l'épiploon que quand elle est due à l'intestin, probablement à cause des mouvements nécessaires de celui-ci.

C'est ainsi que la guérison peut avoir lieu ; quoiqu'elle soit rare, on en a observé des exemples incontestables : Murchison en a cité plusieurs, Griesinger et Vallon en ont rapporté d'autres (1).

De ces faits il résulte que, même après un léger épanchement de matières fécales dans le péritoine, on ne doit pas désespérer. Si cet

(1) Obs. XIII. — Griesinger a cité le fait très remarquable d'un jeune homme qui, au début de la sixième semaine d'une dothiénentérie, présenta les symptômes d'une perforation : le repos absolu dans le décubitus dorsal, la glace, l'opium à haute dose, avaient apaisé les accidents et le malade paraissait en voie de guérison, quand, le neuvième jour de ce traitement, ne pouvant supporter la position qui lui avait été imposée, il se tourna sur le côté ; aussitôt éclatèrent les symptômes d'une péritonite généralisée qui l'enleva en dix-sept heures. A l'autopsie, on trouva les lésions de l'intestin en partie arrivées à cicatrisation. Dans le fond de beaucoup d'ulcères le péritoine était mis à nu et très friable ; à l'endroit de la perforation, on trouva un foyer purulent circonscrit par des parois assez solides, infiltrées de pigment, et l'on y reconnut une couche mince de matières fécales desséchées.

Cet abcès s'était ouvert dans la cavité péritonéale, par suite du décollement d'un petit lambeau d'épiploon encore faiblement adhérent : le mouvement de rotation du corps sur son axe avait suffi pour le détacher (Griesinger, trad. de Vallin, p. 329).

épanchement est limité, il peut devenir le point de départ d'une collection purulente qui est évacuée par l'intestin ou même qui se fraye un passage au dehors, à travers les parois du ventre. Murchison a cité trois faits qui paraissent témoigner en faveur de ces deux modes de terminaison, et trois autres de guérison sans abcès.

La perforation peut se faire dans le tissu cellulaire de la fosse iliaque et provoquer un phlegmon iliaque (Ormerod cité par Griesinger).

Quand le malade guérit, le travail réparateur peut exiger un temps très long, avant que la guérison soit complète et que le malade puisse être considéré comme hors de danger. Buhl a cité un cas dans lequel le malade mourut d'une hémorrhagie vingt-trois jours après que les symptômes d'une péritonite s'étaient manifestés (*Ibid.*).

Quand la terminaison est funeste, ce qui arrive le plus ordinairement, le malade peut succomber en quelques heures, souvent au bout d'un ou de deux jours. Chez les malades observés par Griesinger, la durée moyenne de la vie a été de trois jours après le début de la péritonite. Murchison a, vu neuf fois sur soixante-cinq, la mort n'arriver qu'au bout de quatre jours ; quelquefois cependant la lutte se prolonge pendant plus d'une semaine; on l'a même vue dépasser quinze jours (Griesinger). Les symptômes varient suivant les conditions dans lesquelles se trouvent les malades au moment où la perforation se produit : si leurs fonctions cérébrales sont profondément atteintes, la douleur pourra être nulle ou ne se révéler qu'à la pression; la diarrhée peut persister, et des symptômes de collapsus de plus en plus prononcés peuvent être, avec de la tympanite, les seuls phénomènes objectifs qui appellent l'attention du médecin sur la possibilité de cette redoutable complication.

C'est surtout quand la stupeur est profonde que le début en pourra être très obscur : des phénomènes d'hyponervie plus accentués, et pouvant aller jusqu'au collapsus, l'accélération du pouls, l'élévation de la thermalité, d'autres fois un abaissement inexplicable de la température, qui peut même dans l'agonie descendre au-dessous de la normale, l'altération des traits de la face, bien moins prononcée que quand la sensibilité est intense, et surtout le météorisme, sont les signes qui font soupçonner au médecin l'existence d'une perforation. Le météorisme est parfois rapide et très considérable ; un volume excessif de l'abdomen se manifestant très rapidement, chez un malade qui ne présentait qu'un degré médiocre de tympanisme, avec une exacerbation subite de la fièvre que rien n'explique, a une grande valeur pour le diagnostic. Il cessera d'être douteux, suivant Griesinger, si, les gaz pénétrant dans la cavité péritonéale, on trouve un son clair dans la région hépatique.

Quelquefois, au moment de l'accident, la sensibilité se réveille et le malade accuse une douleur plus ou moins vive ; et même, par une sorte de révulsion, les désordres des fonctions encéphaliques peuvent être momentanément diminués. Plus souvent la pression seule éveille dans ce cas une sensibilité anomale ; et, encore, elle peut manquer, et j'ai vu un cas où la palpation restait absolument indolente. Des vomissements surviennent ; la diarrhée continue habituellement, et les selles restent involontaires ; elles renferment assez souvent du sang. Les urines sont rares, quelquefois même elles sont suspendues.

Quand le sensorium est moins profondément atteint, quand surtout, comme cela arrive souvent, l'accident se produit pendant la convalescence, quelquefois après avoir éprouvé des vomissements qui peuvent bien, dans quelques cas, avoir joué le rôle de cause dans la rupture, d'autres fois après des hémorrhagies intestinales qui parfois continuent jusqu'à la mort, survient une douleur violente, atroce, dans un point de l'abdomen, s'étendant rapidement dans tout le ventre, accompagnée de frissons réitérés, de vomissements verts, porracés, de contraction et d'altération des traits de la face (*facies péritonitique*). Le pouls est petit, serré, faible, très fréquent ; les extrémités se refroidissent ; une sueur froide perle sur le visage ; le malade reste immobile, couché sur le dos, les jambes fléchies ; sa physionomie exprime au plus haut degré l'angoisse et la souffrance exaspérées par chaque effort de vomissement qu'il voudrait pouvoir contenir. La respiration est thoracique, fréquente ; la voix est sourde et cassée ; la chaleur de l'aisselle subit une ascension rapide. Le ventre, énormément distendu, ne peut tolérer la plus légère pression ; la soif est intense ; la diarrhée peut continuer ; souvent cependant il y a de la constipation et parfois de l'anurie.

Plus tard, la douleur devient intermittente ; elle s'atténue et disparaît ordinairement douze ou vingt-quatre heures avant la mort. Aux anxiétés de la période précédente succède un état de calme apparent qui traduit l'épuisement des forces et l'obtusion de la sensibilité ; la faiblesse du pouls est extrême ; survient alors un hoquet entrecoupé de régurgitations verdâtres, parfois roussâtres ; la face se grippe et s'altère de plus en plus ; elle devient froide et se recouvre d'une sueur visqueuse. Quelquefois le malade conserve une connaissance obscure jusqu'aux limites de l'agonie ; d'autres fois il est pris d'un délire tranquille et murmure par intervalles, d'une voix éteinte, des paroles incohérentes.

Il succombe habituellement dans le collapsus.

Si tels sont ordinairement les symptômes qui dénoncent au médecin la perforation de l'intestin, il est des cas où cette lésion, alors même qu'elle est suivie du développement d'une péritonite, ne se révèle par aucun des signes qui la caractérisent habituellement; ou bien ces signes sont si peu accentués qu'ils se perdent dans les manifestations, si variables d'ailleurs, de la dothiénentérie; cette complication passe inaperçue et n'est constatée qu'à l'autopsie.

Murchison a signalé ces perforations et ces péritonites latentes. Le professeur Laboulbène en a cité à la Société des hôpitaux, en 1876, deux observations remarquables : il n'y avait eu ni douleurs vives, ni vomissement, ni tympanisme abdominal; un seul phénomène avait été remarqué et avait fait croire à une hémorrhagie intestinale : c'était l'abaissement de la température axillaire avec refroidissement des extrémités (1).

D'autres fois l'inflammation péritonéale sera provoquée par le ramollissement d'infarctus de la rate (2), ou par l'ouverture d'abcès de cet organe (3). Cependant la rupture de la rate peut entraîner la mort sans provoquer d'inflammation du péritoine (4).

(1) D'ailleurs, des péritonites par perforation, liées à des causes tout autres, peuvent offrir ce caractère latent qui égare ou fait hésiter le diagnostic. Le Dr Bucquoy a réuni plusieurs faits de ce genre, et il a vu une perforation consécutive à des ulcérations cancéreuses, une autre fois imputable à la présence d'un lombric, provoquer des péritonites qui évoluaient sans douleurs aiguës, sans météorisme, sans vomissements; dans un autre cas d'épithélioma de l'intestin où ces symptômes existaient, l'*absence de fièvre* fit croire à un étranglement interne et l'on ne soupçonna pas l'inflammation de la séreuse péritonéale.

Chez un autre malade, qui succomba à une rechute de la dothiénentérie, l'autopsie fit constater une perforation du diamètre d'une pièce de cinquante centimes, à bords cicatrisés, fermée par des adhérences évidemment anciennes; cette perforation et la péritonite qui en avait été la conséquence avaient passé inaperçues, et n'avaient pas empêché la maladie dans sa première phase d'évoluer sous une forme régulière et bénigne et d'arriver même à la période de convalescence qui fut interrompue par cette rechute mortelle (*).

(2) Murchison en a cité six cas observés par lui et par différents auteurs.

(3) Griesinger, *l. c.*

(4) Mon excellent et regretté ami Vigla a réuni plusieurs cas de ruptures spontanées de la rate survenues, soit dans le cours de fièvres typhoïdes, soit dans d'autres conditions morbides, qui se sont terminées par la mort sans péritonite (*Archives de médecine*, 1844).

(*) Leçons rédigées par Henri Barth, *France médicale*, novembre 1879.

J'ai vu la péritonite succéder à l'ouverture d'une collection purulente formée aux dépens d'un ganglion mésentérique.

Elle pourra encore être consécutive à l'ulcération de la vésicule biliaire (1), à la rupture d'abcès des parois vésicales, ou de pseudo-abcès du muscle droit (2) dans la cavité péritonéale.

Il résulte d'une observation publiée par Chomel (3) que des perfo-rations de l'intestin, au lieu d'être la cause de la péritonite, peuvent survenir à la suite de celle-ci et être dues à une ulcération des parois intestinales, provoquée par la présence d'un épanchement purulent. J'ai observé le même processus, mais dans un cas où l'inflammation du péritoine n'était pas d'origine dothiénentérique.

2° *Péritonite sans perforation.* — La péritonite peut compliquer les lésions dothiénentériques de l'intestin sans que celui-ci soit perforé, sans même que les plaques de Peyer aient subi un travail ulcératif(4). Quand elle reste circonscrite elle peut passer inaperçue, ou n'être tra-duite à l'observation du médecin que par une douleur limitée à un point de l'abdomen, fixe, continue ou provoquée par les mouvements et par la pression. Quand elle se généralise, elle peut entraîner la mort. Ce dénouement n'a lieu le plus souvent qu'après la troisième semaine, rarement dans le cours de celle-ci.

Le plus souvent l'inflammation du péritoine est consécutive à l'ulcé-ration des glandes intestinales et à la marche envahissante du travail morbide, qui, après avoir détruit successivement les différents tissus contigus à la séreuse, provoque dans celle-ci une irritation phlegma-sique; elle peut, dans d'autres cas, succéder à une cholécystite.

Enfin Griesinger a observé des dothiénentériques chez lesquels sur-venaient tout à coup des douleurs abdominales suivies de phénomènes de collapsus, et l'on trouvait à l'autopsie les traces d'une péritonite récente dont la cause restait indéterminée.

§ 11. *Lésions de l'intestin.* — 1° *Importance de ces lésions.* — Parmi les lésions qu'on rencontre chez les sujets qui ont succombé à la fièvre dothiénentérique, les plus importantes et les plus constantes sont celles de l'intestin; elles sont la caractéristique de la maladie, et les noms de fièvre entérique que lui donnent généralement les médecins anglais, de typhus abdominal adopté par les Allemands, témoignent de l'impor-

(1) Murchison, Barthez et Rilliet, Archambault, Budd.
(2) Murchison, *l. c.*, p. 564.
(3) Chomel, *l. c.*, p. 156.
(4) Murchison, *l. c.*, p. 64.

tance qu'on leur accorde dans la détermination nosologique de cette affection.

Déjà observées dans les dix-septième et dix-huitième siècles par Spigel, Panaroli, Baglivi en Italie, par Willis et Manningham en Angleterre, par F. Hoffmann en Allemagne, les caractères de ces lésions, leur siège, leur signification pathologique n'ont été déterminés et ne sont entrés définitivement dans le domaine de la science que depuis les travaux de Petit et Serre, et surtout de Bretonneau, de Louis et de Chomel.

Leurs admirables recherches, qui ont laissé bien peu de chose à faire à leurs successeurs pour les compléter, ont constitué la pyrétologie sur des bases nouvelles, et sont devenues le signal d'une des plus grandes révolutions accomplies dans les doctrines médicales. Partant de ces travaux, et en comparant les résultats avec ce qu'ils observaient dans le typhus endémique de leur pays, les docteurs Gehrard et Pennock en Amérique, le docteur Stewart en Angleterre et le docteur Staberoh à Berlin, ont démontré la différence essentielle des deux maladies que, dans leur intuition sagace, plusieurs grands cliniciens des siècles passés s'étaient déjà efforcés de séparer.

Alors s'est trouvé définitivement brisé ce faisceau, si confus, des fièvres continues, qui tantôt, sur de simples nuances symptomatiques, divisait arbitrairement en espèces distinctes la même maladie, et tantôt au contraire confondait en une seule deux espèces morbides essentiellement différentes.

2° *Siège de ces lésions.* — Ces lésions spécifiques de la dothiénentérie siègent, comme, le premier, Bretonneau l'a constaté, dans les glandes agminées ou isolées de la muqueuse intestinale (1).

Dans le premier cas, elles se montrent sous forme de plaques elliptiques, plus ou moins saillantes, occupant la région de l'intestin opposée à son insertion mésentérique dans le jéjunum et surtout dans l'iléon. Dans le second cas, ce sont des saillies disséminées, pustuloïdes, plus ou moins nombreuses, qu'on peut observer dans toute la longueur et sur tous les points de la périphérie de l'intestin grêle, et qu'on peut retrouver également dans le gros intestin.

Cette adénie intestinale peut présenter dans son évolution trois phases successives :

1° Tuméfaction avec formation dans le tissu glandulaire d'un dépôt dont nous étudierons plus loin la nature ;

(1) Cornil et Ranvier, *Manuel d'histologie pathologique,* p. 810.

2° Ulcération avec élimination du dépôt morbide ;

3° Réparation et cicatrisation.

Ces glandes sont, d'après les anatomistes modernes, des follicules clos ou organes lymphoïdes analogues aux amygdales et aux glandes de la base de la langue. Constituées par un tissu réticulé lymphatique, très riche en capillaires sanguins, elles sont entourées à leur base par un sinus lymphatique.

Les villosités et les glandes en tube, *glandes de Lieberkuhn*, manquent, en général, au niveau de ces follicules qu'elles entourent et auxquels elles forment couronne.

3° *Lésion des plaques de Peyer ou follicules agminés.* — Leur développement commence par la partie inférieure de l'intestin grêle, dans le voisinage du cæcum ; c'est même souvent sur la face iléaque de la valvule de Bauhin qu'on trouve les lésions les plus accentuées. A partir de cette région, le processus morbide s'élève à une plus ou moins grande hauteur dans l'intestin grêle, envahissant un plus ou moins grand nombre de plaques agminées, par poussées successives, comme le prouve l'inégal développement de ces plaques : presque constamment les plaques inférieures sont les plus volumineuses, les plus saillantes, les plus profondément altérées, et ces caractères vont diminuant et s'effaçant graduellement à mesure qu'on s'élève, jusqu'à ce qu'on arrive à des plaques à peine saillantes, dont la coloration ne diffère pas de celle de la muqueuse qui les entoure, et qui ne manifestent un état anomal que parce qu'elles sont un peu plus visibles que dans l'état naturel.

Ces plaques, exactement situées sur le bord convexe libre des anses intestinales, ont leur grand diamètre parallèle à l'axe de l'intestin ; elles ont rarement plus de 5 centimètres et demi à 8 centimètres de long, sur 5 millimètres à 25 millimètres de large. Leur relief, parfois peu accusé, peut faire sur la surface interne de l'intestin une saillie de 5 à 7 millimètres. Limitées par un bord renflé, parfois plus coloré que le reste de la plaque, elles peuvent déborder leur base et présenter un aspect fungiforme.

Leur nombre est très variable ; quelquefois on n'en observe qu'une à deux ; on en a compté d'autres fois de 40 à 50. J'en ai compté une fois 47, dont 25 étaient ulcérées, chez une femme qui succomba après vingt-neuf jours de maladie.

Le Dr Hoffmann a mesuré l'étendue de l'intestin qui présentait des lésions dothiénentériques au-dessus de la valvule : limitées parfois à un demi-mètre et dépassant rarement 3 mètres, il les a trouvées une fois dans une longueur de 6 mètres.

L'évolution de ces lésions glandulaires commence, comme presque toutes les néoplasies, par une hypérémie avec hypersécrétion des glandes affectées ; cet état congestif disparaît rapidement, et cependant on en retrouve parfois la trace dans une injection vasculaire qui entoure les plaques dans les premiers jours de la maladie. Les plaques de Peyer et les follicules isolés forment bientôt sur la muqueuse un relief qui s'accentue de plus en plus.

Si l'on suit, à l'aide du microscope, l'évolution de cette lésion, on trouve que, dans les follicules, aussi bien que dans le tissu qui les entoure, s'est formé un dépôt de cellules lymphatiques extrêmement nombreuses, dont les unes n'ont qu'un seul noyau et les autres plusieurs noyaux plus petits ; et en même temps on y trouve des cellules plus grandes, sphériques ou polygonales, contenant un ou plusieurs noyaux ovoïdes et entourés d'un protoplasma granuleux, abondant. Ces cellules, qui ressemblent à des cellules épithéliales, ont été regardées comme spéciales par Rindfleisch et désignées par lui sous le nom de *cellules typhiques* ; elles ne seraient, suivant MM. Cornil et Ranvier, que les cellules endothéliales du tissu réticulé de la muqueuse et des follicules lymphatiques.

Cette prolifération cellulaire envahit les villosités ; elles s'élargissent, semblent se confondre, en même temps que leur relief s'efface et devient invisible à l'œil nu. Les glandes de Lieberkühn s'hypertrophient et subissent dans toutes leurs dimensions un agrandissement considérable (1).

Pendant que ce travail intime s'accomplit dans la plaque de Peyer ou dans le follicule isolé, leur volume augmente ; si on les incise, on trouve une couche d'une matière blanchâtre dont Chomel compare l'aspect à celui de la pulpe de marron cru, et que les auteurs allemands ont appelée *infiltration médullaire*, parce qu'elle rappelle, selon eux, l'apparence de la pulpe spinale. Cette matière est ferme, cassante, quoique assez résistante. Elle forme une couche plus ou moins épaisse de 2 à 6 millimètres, homogène et plus ou moins adhérente à la muqueuse ; lisse et brillante sur sa coupe, elle se distingue par ce dernier caractère de la matière tuberculeuse crue avec laquelle elle présente une certaine ressemblance (2).

Pendant les premiers jours de la maladie, elle est généralement blan-

(1) Cornil et Ranvier, *l. c.*, p. 837.
(2) Chomel, *Fièvre typhoïde*, p. 61.

châtre; plus tard elle pourra prendre une teinte jaunâtre plus accusée, due à l'imbibition de ce tissu par la bile. Ce dépôt paraît se faire dès les premiers jours de la dothiénentérie. Murchison a vu des follicules isolés très nombreux et très saillants sur la fin de l'intestin d'une petite fille qui avait succombé le second jour de la maladie, et ces follicules contenaient déjà un dépôt de matière blanc jaunâtre. J'ai eu l'occasion d'ouvrir trois sujets qui avaient succombé le cinquième ou le sixième jour de la fièvre typhoïde, et tous avec des symptômes cérébraux. Chez l'un d'eux, les plaques étaient saillantes de 3 à 5 millimètres, d'un blanc rosé sans érosion; après les avoir plongées dans de l'eau bouillante, elles avaient l'aspect du blanc d'œuf cuit. Chez un autre, on trouvait vers la fin de l'iléon deux plaques de Peyer rouges, injectées, légèrement saillantes, sans aucune ulcération.

Chez le troisième, au niveau d'une des plaques, il y avait une petite érosion très superficielle de la muqueuse. L'intégrité de la membrane muqueuse s'est retrouvée chez des sujets qui avaient franchi le premier septénaire.

Dans cette première période, l'aspect des plaques n'est pas toujours uniforme.

Quand l'infiltration est considérable, très étendue, envahissant toute la plaque, celle-ci, plus saillante, plus résistante, constitue ce que Louis a appelé la *plaque dure* et qui, suivant lui, appartiendrait aux formes les plus graves de la maladie. Ce sont celles au moins dans lesquelles le processus morbide paraît avoir la plus grande activité. D'autres fois, l'infiltration est partielle ou irrégulière : la plaque pourra offrir alors des contours arrondis ou des inégalités de surface.

Quand la couche du dépôt est mince, la plaque sera *molle,* et la tuméfaction du tissu interfolliculaire lui donnera cet aspect aréolaire, décrit par Chomel comme une des variétés des lésions peyériques, qui se montre beaucoup plus fréquente et plus accentuée dans la période suivante.

L'infiltration des cellules lymphatiques et les phénomènes congestifs qui l'accompagnent peuvent s'étendre bien au delà des follicules dans la membrane muqueuse, ce qui n'est pas rare sur la valvule iléo-cæcale (1). L'extension du travail morbide au delà de son foyer primitif peut établir une continuité entre plusieurs plaques, qui se confondent pour former alors une longue bande tuméfiée

____

(1) Griesinger, *l. c.*

qu'Hoffmann a vu mesurer jusqu'à 30 centimètres de longueur (1).

Précédée et accompagnée par une congestion des vaisseaux sanguins, l'altération dothiénentérique se propage dans le tissu adénoïde qui forme la couche profonde de la muqueuse, et, dans le tissu conjonctif sous-jacent, entoure les vaisseaux, souvent pénètre entre les fibres musculaires, arrive jusqu'au péritoine ; et en même temps qu'elle double de ses produits néoplasiques la face adhérente de la séreuse épaissie, on peut voir sur la face libre de petites taches grises, opaques, légèrement saillantes, ressemblant aux granulations tuberculeuses, mais qui en diffèrent par leurs caractères microscopiques. Elles consistent, suivant Griesinger, dans une masse amorphe avec des cellules disséminées, mais sans ces noyaux entassés qu'on observe dans le tubercule (2). MM. Cornil et Ranvier les ont trouvées constituées par une agglomération de cellules embryonnaires dans une substance amorphe, sans nodules distincts et sans dégénérescence caséeuse centrale. Les plaques molles ou réticulées sont généralement injectées, d'un rouge violacé, tandis que les plaques dures ou fortement infiltrées sont beaucoup plus pâles.

Une fois constituées, ces plaques peuvent subir deux modes d'évolution : elles peuvent être résorbées, après avoir subi une dégénérescence graisseuse, ou s'être dissociées en une sorte de détritus ; le produit néoplasique disparaît alors, graduellement, ce qui a lieu surtout, selon Griesinger, quand l'infiltration est peu abondante ou diffuse.

On peut constater et suivre l'évolution de ce processus réparateur chez les sujets qui ont succombé après une maladie de longue durée ou pendant la convalescence, sous le coup de complications accidentelles. En même temps qu'elles diminuent d'épaisseur, les plaques qui subissent ce travail de résorption se rident parfois à leur surface d'une multitude de plis qui s'entrecoupent en tous sens et leur donnent un aspect comme réticulé ; c'est ainsi que guérissent le plus souvent les plaques développées dans la partie supérieure de l'intestin ; et ce mode de terminaison nous paraîtrait probablement encore plus commun si nous pouvions connaître l'évolution du travail morbide chez les nombreux malades qui guérissent.

Si l'ulcération des plaques n'est pas nécessairement constante ; si, surtout, elle est rarement générale, elle n'en constitue pas moins une

(1) Cité par Vallin, *ibid.*
(2) Griesinger, p. 278.

des lésions les plus communes et les plus caractéristiques de la dothiénentérie.

Les plaques baignées dans un liquide bilieux prennent une couleur
plus jaune, qu’elles conservent ordinairement, et qui leur a valu le nom
de *plaques jaunes* qu’on leur a quelquefois attribué ; l’injection de leur
surface est en général d’autant moins prononcée que l’infiltration
néoplasique est plus abondante et plus dense ; le maximum de cette
infiltration constitue les plaques dures.

Quand celles-ci s’ulcèrent, on aperçoit d’abord à leur surface une ou
plusieurs petites érosions superficielles, au niveau desquelles la muqueuse ramollie est devenue rugueuse et a perdu son poli. Elles correspondent ordinairement aux points où la néoformation est le plus
considérable. Quand l’infiltration lymphatique est très abondante, les
mailles du réticulum se rompent ; les capillaires sanguins s’oblitèrent,
et consécutivement la muqueuse se mortifie au niveau des follicules distendus (1). Cette mortification peut envahir la plaque dans une étendue
plus ou moins grande.

La partie nécrosée, privée de toutes ses connexions vasculaires, tend
à se séparer du reste du tissu morbide ; un liséré d’abord, puis une
rainure indiquent cette séparation ; bientôt elle est éliminée par petits
fragments.

Comme l’a remarqué Chomel, ce travail d’élimination paraît parfois
s’accomplir plus rapidement dans les parties profondes que dans les
parties superficielles ; le revêtement muqueux de la plaque paraît moins
désorganisé que le tissu sous-jacent et adhère quelque temps encore
aux parties voisines ; il retient des fragments de plaque parfois assez
volumineux qui flottent à la surface de l’ulcère, ou d’autres fois le recou-
vrent à la manière d’un pont, de sorte qu’isolée partout ailleurs, la
partie mortifiée est fixée par ses deux extrémités. Ces eschares présentent, en général, une coloration foncée d’un brun jaunâtre, quelquefois une apparence spongieuse fongoïde, due à ce qu’elles sont
infiltrées de sang (2).

Le plus souvent aplaties, les ulcérations qui succèdent à l’élimination
des plaques nécrosées ont quelquefois la forme d’un entonnoir, ou
d’autres fois, rétrécies à leur partie moyenne, elles présentent celle d’un
sablier. Quand elles sont étendues à toute la plaque, ces ulcérations en

(1) D\u1d63 Vallin, *l. c.*, p. 280.
(2) Murchison, p. 617.

dessinent la forme elliptique; limitées à une partie seulement, elles sont plus ou moins arrondies, ou irrégulièrement déchiquetées. Souvent leurs bords sont boursouflés en dehors et débordent leur base en manière de bourrelets ou de crêtes, tandis qu'en dedans ils sont taillés à pic et décollés dans une plus ou moins grande étendue.

En général, la mortification n'atteint d'abord qu'une partie limitée des tissus infiltrés, et c'est par petites parcelles que le produit morbide est successivement éliminé; aussi est-il commun de voir le fond de l'ulcération constitué par la portion de ce produit néoplasique qui a résisté au travail de destruction.

Quand la muqueuse est détruite dans toute son épaisseur, ce fond se trouve formé par le tissu conjonctif sous-muqueux qui peut acquérir une épaisseur et une densité considérables (1) ; mais un grand nombre d'ulcères reposent sur la tunique musculeuse hypertrophiée et infiltrée, qui présente parfois une apparence presque squirrheuse (2).

Il est très commun de trouver l'ulcération, dans une plus ou moins grande partie de son étendue, limitée extérieurement par la séreuse épaissie, opaque, et qui seule sépare la cavité de l'intestin de celle du péritoine.

Dans quelques cas, la nécrose et l'élimination s'accomplissent simultanément dans toute l'épaisseur des parois de l'intestin, et alors survient une perforation.

On a quelquefois noté à la surface des ulcérations la présence d'une couche purulente parfois assez abondante; cette circonstance se présente rarement, et l'on peut prendre pour du pus le liquide puriforme qui résulte de la desquamation cadavérique de l'épithélium de l'intestin (3). Rarement le fond et les bords de l'ulcération offrent, dans la forme que nous étudions ici, une injection très prononcée.

Les dimensions de ces ulcères sont très variables ; il en est qui n'ont que 4 à 6 millimètres de diamètre, et d'autres mesurent plus de 5 centimètres. Comme l'infiltration qui les précède et qui peut n'occuper qu'une partie restreinte d'une plaque de Peyer, on voit une ulcération détruire une partie limitée d'une plaque, intacte dans le reste de son étendue.

Le processus ulcératif semble quelquefois s'étendre au delà du foyer

(1) Chomel, *l. c.*, p. 116.
(2) *Id., ibid.*
(3) Cornil et Ranvier, *l. c.*

de l'infiltration, ou celle-ci, alors, dépasse la région glandulaire : car on voit quelquefois plusieurs ulcérations se confondre en une seule, et la fin de l'iléon transformée en un vaste ulcère qui occupe tout le pourtour de l'intestin (1).

Comme l'infiltration lymphatique, le processus ulcératif commence par la partie de l'iléon voisine du cæcum. C'est là qu'on trouve les lésions les plus profondes et les plus étendues : ce n'est que plus tard et successivement que les plaques supérieures sont atteintes, et la gravité de leurs lésions est généralement en raison inverse de leur éloignement de la valvule iléo-cæcale. Il n'est pas rare de voir les ulcérations bornées à la partie la plus inférieure de l'iléum ; plus haut on trouve des plaques plus ou moins saillantes et intactes.

Dans les *plaques réticulées* de Chomel, *plaques molles* de Louis, le processus morbide est au fond absolument le même, c'est-à-dire qu'il se traduit, comme dans les plaques dures, par une infiltration de cellules lymphatiques. Mais cette infiltration, étant beaucoup moins abondante, donne un aspect très différent à la lésion intestinale ; elle doit se résorber plus facilement, et la marche du travail éliminateur subit quelques modifications.

Sur ces plaques généralement peu saillantes, et dont la couleur varie du gris rosé au rouge brunâtre, on aperçoit une multitude de petites élevures agminées comme le sont les œufs de certains insectes ; chacune de ces élevures est entourée ordinairement d'un cercle vasculaire ; quelquefois elles offrent à leur centre une petite dépression comme celle d'un dé à coudre ; plus tard on voit une petite ulcération par laquelle le follicule verse son contenu, et qui se déprime pendant que le tissu intermédiaire, conservant son relief, donne à la plaque son apparence réticulée. La résorption partielle du dépôt peut aussi, d'après Griesinger, produire cette apparence : en examinant la plaque sous l'eau, la disposition réticulée devient plus distincte. Au niveau de ces plaques la membrane muqueuse est, en général, molle et friable à des degrés inégaux. Il n'est pas rare, en l'incisant, de trouver une couche de tissu blanc jaunâtre, mais beaucoup moins épaisse que dans les plaques dures.

Les ulcérations qui succèdent aux plaques réticulées ne diffèrent de celles des plaques dures que par leur moindre relief ; les plaques réticulées sont en général plus injectées que les plaques dures ; leur

____

(1) Chomel, *l. c*, p. 114.

couleur est ordinairement d'un rouge brun foncé, quelquefois noirâtre (1).

Ce que nous venons de dire de la structure et de l'évolution de ces plaques fera comprendre qu'on les rencontre de préférence à une certaine distance du cæcum, c'est-à-dire là où le travail morbide semble être moins actif. Cependant ces deux formes morbides peuvent être observées dans toute la longueur de l'intestin grêle; elles peuvent alterner ou même se rencontrer sur la même plaque.

La seule partie du gros intestin où l'on trouve des plaques de Peyer est l'appendice cæcal; elles y sont très développées et très souvent tuméfiées et ulcérées. Il n'est pas rare de trouver une grande étendue de la surface interne de l'appendice transformée en une vaste ulcération. Comme dans d'autres organes, l'inflammation de la muqueuse peut produire la parésie des fibres musculaires sous-jacentes, et l'inertie de ces fibres, en rendant plus facile la pénétration des corps étrangers dans la cavité de l'appendice, rend leur expulsion plus difficile; leur contact prolongé et irritant avec une surface ulcérée doit empêcher le processus réparateur et favoriser au contraire le travail destructif.

4° Lésions des follicules isolés. — Ceux-ci existant dans toute l'étendue de l'intestin peuvent partout y subir la lésion dothiénentérique; ils se présentent d'abord sous forme de petites papules le plus souvent disséminées, quelquefois très nombreuses et presque confluentes. Entourés comme les plaques d'un cercle congestif, ils peuvent comme celles-ci disparaître par résorption ou s'ulcérer; dans ce dernier cas, ils deviennent plus volumineux, coniques, pustuleux, ombiliqués comme les pustules varioliques, auxquelles on les a comparés; leur base s'élargit et se boursoufle; leur sommet se ramollit, s'ulcère et donne souvent issue à une sorte de bourbillon, au milieu duquel on reconnaît la substance fondamentale des plaques, cette matière blanc jaunâtre qui s'étend en lame dans leur base et qui, ici, prend une forme conique.

L'ulcère des follicules isolés offre, dans des proportions réduites, les caractères et l'évolution de celui qui succède aux plaques agminées.

Le volume des follicules isolés, envahis par le dépôt dothiénentérique, est très variable : quelquefois ils ne sont pas plus gros qu'un grain de chènevis, d'autres fois ils atteignent celui d'un gros pois et sont quelquefois beaucoup plus considérables, surtout dans la partie supérieure du gros

(1) Chomel, *l. c.*, p. 99.

intestin. Quand ils s'ulcèrent, plusieurs ulcérations contiguës peuvent se réunir, formant ainsi une perte de substance très étendue, à contours irréguliers et festonnés. Quelquefois ces ulcérations confluentes et confondues prendront la forme d'un haricot ou une forme plus allongée, suivant le nombre, la disposition et le volume des follicules qui les constituent par leur réunion.

Les follicules isolés existant dans tout l'intestin, on peut observer leurs lésions dans toute l'étendue du tube digestif et sur tous les points de sa circonférence. Mais, comme les plaques de Peyer, c'est dans le voisinage de la valvule qu'on les observe plus nombreux et plus développés. Il est rare qu'on en rencontre au-dessus du tiers supérieur de l'iléum, cependant on en a trouvé quelquefois jusque dans le duodénum.

On en voit assez fréquemment aussi dans le gros intestin : le docteur Hoffmann les y a observés 94 fois sur 233 autopsies, et, réunissant d'autres statistiques à la sienne, 184 fois sur 539 ; Griesinger les a rencontrés 40 fois sur 100 ; mais 19 fois seulement cette complication présentait une certaine importance ; Chomel dit l'avoir constatée environ dans le tiers des cas.

Comme dans l'intestin grêle, c'est dans le voisinage de la valvule, dans le cæcum par conséquent, qu'ils se montrent le plus souvent, c'est là aussi qu'ils sont ordinairement (1) les plus nombreux et les plus volumineux ; quelquefois ils forment dans le gros intestin une éruption presque confluente. Le travail réparateur peut commencer plus tard dans le gros intestin que dans l'intestin grêle, on voit alors les troubles digestifs persister et prendre parfois une forme dysentérique. Les éruptions très abondantes de follicules isolés dans le gros intestin appartiendraient surtout, d'après quelques médecins, aux rechutes de la fièvre dothiénentérique (2).

Il n'est pas rare de voir quelques follicules transformés en petits abcès dont on peut, par la pression, faire sortir une gouttelette de pus. Les parois de ces abcès sont formées par des débris de vaisseaux capillaires et par un tissu conjonctif à fibres pâles, granuleuses, infiltré de cellules lymphatiques (3).

Quoique présentant le plus ordinairement un petit diamètre, les

____

(1) Je les ai vus, une fois, plus nombreux dans le rectum que dans l'intestin grêle.
(2) Dr Hœffel, cité par le Dr Vallin, l. c., p. 284.
(3) Cornil et Ranvier, l. c., p. 842.

ulcérations des follicules isolés ont souvent une grande tendance à creuser en profondeur : elles peuvent entraîner la perforation de l'intestin (1). J'ai observé deux fois cet accident dans le gros intestin (2) : une fois au niveau du rectum, une autre fois dans le cæcum. Chomel a observé un cas où la perforation s'était produite à l'union de l'S iliaque et du rectum (3), comme je l'ai dit plus haut (p. 318).

La lésion des follicules agminés a été considérée comme plus constante et plus fréquente que celle des follicules isolés ; mais, selon Chomel, quand l'autopsie a été pratiquée dans les deux premiers septénaires de la maladie, on les trouve toujours en grand nombre à la fin de l'iléon ; ils manqueraient souvent au contraire quand la mort a été plus tardive (4).

Il en faudrait conclure que, pour l'intestin grêle, la résorption de l'infarctus dothiénentérique serait beaucoup plus commune et plus rapide dans les follicules isolés que dans les plaques de Peyer. Nous avons vu qu'il n'en est pas toujours ainsi pour le gros intestin.

Dans des cas très rares, les plaques de Peyer restent intactes et les follicules isolés sont seuls altérés. Chomel, le premier, a fait connaître ces faits (5) et en a fixé la valeur pathologique. Dans un des cas qu'il a cités, le malade succomba le douzième jour d'une fièvre continue offrant les caractères de la fièvre typhoïde. Dans les 33 derniers centimètres de l'intestin on observait une éruption très nombreuse de petites saillies folliculaires, de 2 à 4 millimètres 1/2 de diamètre en tous sens ; elles renfermaient une *substance blanchâtre et ferme*; aucun de ces follicules n'était ulcéré. Dans le second cas, le malade ne succomba que le dix-huitième jour avec les symptômes d'une fièvre dothiénentérique. Dans les 66 derniers centimètres de l'iléum on a trouvé une trentaine de follicules saillants infiltrés de matière blanche, dont trois étaient ulcérés et détergés ; les bords de ces ulcérations étaient saillants et rouges ; les ganglions mésentériques étaient tuméfiés et ramollis.

(1) Cornil et Ranvier, *l. c.*, p. 840.
(2) Elle y est très rare, d'après Griesinger, *l. c.*, p. 324.
(3) Chomel, *l. c.*, p. 133.
(4) Chomel, *l. c.*, p. 63.
(5) Louis ne voulait pas ranger au nombre des fièvres typhoïdes les cas où l'on ne trouvait pas de lésions des plaques de Peyer, parce que, disait-il, il les avait toujours trouvées altérées, ce qui est une pétition de principes.

Le Dʳ J. Cazalis a rapporté deux faits analogues (1).

Dittrich et Hamernyk, cités par Griesinger, en auraient vu de semblables, où la lésion dothiénentérique se serait localisée dans le duodénum, le jéjunum et même dans la portion pylorique de l'estomac. Enfin ces mêmes observateurs ont rencontré quelques faits « dans lesquels l'infiltration glandulaire était générale et présentait un développement abondant depuis le duodénum jusqu'au rectum. La mort était alors survenue au milieu de phénomènes cholériformes (2) ».

5° *Des ulcérations*. — Pour rendre notre description plus claire, nous avons décrit séparément les lésions des follicules agminés et celles des follicules isolés ; nous en avons décrit les rapports et les différences. Dans la phase de l'évolution morbide, qui nous occupe maintenant, leurs altérations suivent la même marche, subissent les mêmes transformations, et nous les réunirons dans la même étude.

A quelle époque commence le travail ulcératif ? En général, dirons-nous avec Chomel, l'ulcération commence du huitième au douzième jour, mais rien n'est plus variable ; le processus morbide, localisé dans l'intestin, peut évoluer avec des activités très diverses : ainsi Murchison a vu le travail ulcératif manifeste dès le deuxième jour ; Boudet l'a trouvé très accusé le cinquième jour de la maladie (3) ; on ne peut donc douter qu'il ne puisse commencer dès les premiers jours ; et, d'une autre part, dans un grand nombre d'observations, le huitième, le neuvième jour les follicules tuméfiés ne présentaient aucune trace d'ulcération ; leur intégrité a été constatée jusqu'au douzième jour et au delà. On a cité même des cas où elle subsistait le vingt-sixième et même le trentième jour de la maladie (4). Dans une de mes observations, chez un malade qui succomba le vingt et unième jour, on trouva, près du cæcum, une seule plaque, du diamètre d'une pièce de cinq francs, saillante, mamelonnée et sur laquelle le travail ulcératif commençait seulement dans plusieurs points, sans que rien dans les symptômes pût faire pressentir ce développement si tardif et si restreint du travail morbide : la diarrhée, le météorisme avaient été très intenses.

(1) J. Cazalis, *Phénomènes congestifs dans la dothiénentérie*, 1874, p. 28.

(2) Griesinger, *l. c.*, p. 285. On peut se demander si, dans ce cas, il n'y avait pas une complication cholérique. Nous verrons ailleurs que, dans les épidémies cholériques, la physionomie de la fièvre dothiénentérique peut subir des modifications qui accusent l'influence de l'épidémie régnante. Pourquoi cette influence ne s'exprimerait-elle pas dans les lésions aussi bien qu'elle s'exprime dans les symptômes ?

(3) Le cinquième ou sixième jour, j'ai constaté des érosions.

(4) Chomel, page 76, cite ces faits sans s'en porter garant.

A côté de ces faits on en cite d'autres où, dès la fin du deuxième septénaire, on observa les signes irrécusables d'un travail réparateur très accentué. Il en faut donc conclure que la lésion intestinale évolue avec une activité et une rapidité variables selon les sujets, et la date que nous avons assignée à son début comporte de nombreuses exceptions (1).

En même temps que l'élément glandulaire de l'intestin subit ces modifications, on constate assez fréquemment dans le tube digestif d'autres lésions qui n'ont ni la constance, ni surtout l'importance de celles que nous venons de décrire.

Le météorisme, si habituel pendant la vie, paraît avoir surtout pour siège le gros intestin, et on trouve parfois l'intestin grêle flasque et aplati après la mort.

En l'incisant on y rencontre le liquide ocré qui constitue la matière diarrhéique, quelquefois des eschares ou même du sang coagulé.

On n'a observé d'injection notable que dans les deux tiers environ des cas ; chez un certain nombre de sujets, et chez ceux surtout qui succombent dans le troisième et dans le quatrième septénaire, la membrane muqueuse présente souvent une coloration grisâtre ou ardoisée (2).

L'injection de la muqueuse intestinale offre des nuances et des degrés très variables, du rose vif au rouge foncé, parfois mêlés, dans le jéjunum surtout, d'une teinte jaunâtre causée par la bile. Cette injection, qui se montre tantôt sous forme d'arborisations, tantôt sous l'aspect d'une rougeur diffuse, est souvent disséminée par plaques ou par taches ; elle est quelquefois limitée au bord libre des valvules conniventes (3), et d'autres fois uniformément étendue sur toute une portion de l'intestin, ordinairement plus prononcée, comme le remarque Chomel, dans les portions du tube digestif qui occupent une position déclive.

Ces modifications de couleur peuvent être accompagnées d'une diminution de consistance ; mais il n'y a entre ces deux faits aucun rapport constant : autour des plaques ulcérées, Chomel a trouvé parfois la muqueuse plus ferme, dans des cas où les parois de l'ulcère avaient subi un travail hypertrophique. Au niveau des parties injectées on ren-

---

(1) Cette circonstance est un des arguments qu'on peut opposer à la division proposée par Hamernyk.

(2) Murchison, *l. c.*, p. 612.

(3) Chomel, *l. c.*

contre quelquefois des exsudations membraniformes qui peuvent masquer en partie l'injection.

Dans le gros intestin, la rougeur est rarement continue et elle prend parfois une apparence ecchymotique (1).

Quelquefois on trouve dans l'intestin grêle une infiltration sanguine de la muqueuse et du tissu sous-muqueux dans une étendue qui peut varier de dix centimètres à près d'un mètre. L'épaisseur de cette membrane est alors doublée ou triplée, et elle offre une apparence gélatiniforme, noire, brillante, quelquefois rouge ou simplement rosée; on peut par la pression exprimer le liquide qui l'infiltre (2).

Cette altération, signalée pour la première fois par Chomel, accuse une congestion très intense de l'intestin avec extravasation sanguine, et a presque toujours coïncidé avec des hémorrhagies intestinales.

Dans le duodénum, on a quelquefois rencontré de petites ulcérations superficielles près du pylore (1), et on a observé un développement anomal des glandes en grappe, glandes de Brunner.

On a noté encore quelquefois des invaginations de la partie inférieure de l'intestin grêle (3), qu'on retrouve dans d'autres affections, qui ne se sont traduites par aucun symptôme et paraissent se produire dans les dernières heures de la maladie (*invaginations agoniques*). On ne doit pas attacher plus d'importance à la présence assez fréquente de vers dans l'intestin (4), surtout de lombrics et de trichocéphales. Il n'est pas rare que, pendant la maladie, les premiers soient rejetés par les vomissements et par les selles, comme si le milieu dothiénentérique leur constituait un habitat qui les repousse, et on ne remarquerait pas cette coïncidence si, à certaines époques de la science, on ne l'avait considérée comme constituant une variété de la maladie (*febris verminosa*)(5).

Quand le travail morbide est arrivé à la période de réparation dans es follicules ulcérés, les bords des ulcérations s'affaissent graduellement, ils pâlissent, et leur relief finit par disparaître, quoiqu'ils puissent pendant un certain temps encore former un bourrelet rougeâtre autour des ulcères; le fond de ceux-ci se déterge; l'infiltration lymphatique est complètement éliminée, et les tissus les moins malades, qui résistent

(1) Chomel, *l. c.*, p. 247.
(2) *Id.*, *ibid.*, *l. c.*, p. 252.
(3) Louis, Hamernyk.
(4) Louis, Murchison.
(5) Sauvage, Selle, etc.

forment les parois de l'ulcère, s'injectent, se vascularisent et se transforment en bourgeons charnus. La structure des parois vasculaires,
composées d'un tissu embryonnaire très friable, prédispose aux hémorrhagies assez communes à cette période (1).

Les bords décollés adhèrent au fond qui s'élève graduellement à leur
niveau et se couvre d'une membrane mince, finement grenue d'abord,
qui devient lisse en se rétractant. Cette transformation s'accomplit de
la circonférence au centre, qui seul présente encore quelques fines granulations; elles disparaissent, et la membrane cicatricielle ne se distingue souvent que par le poli plus grand de sa surface et une très
légère dépression; il faut, pour la bien voir alors, l'éclairer de côté.
Comme toutes les cicatrices elle se contracte, et ses bords peuvent,
quelquefois, présenter passagèrement un aspect froncé. Cette rétraction
fait que la cicatrice offre une étendue beaucoup moindre que celle que
présentait l'ulcération à laquelle elle succède; en même temps ses
contours se régularisent et prennent une forme plus arrondie.

Tandis que ces changements s'accomplissent, l'injection de la surface est remplacée par une teinte ardoisée, résultat d'un dépôt pigmen-
taire; plus épais par places, il y forme des taches plus foncées; il se
répand également sur toute la périphérie de l'ulcère et l'entoure
d'un liséré noir, qui est souvent la trace la plus visible du lieu qu'il
occupait. Cette pigmentation se présente parfois sous l'apparence de
petites stries radiées tout autour de la cicatrice. Dans le voisinage il
n'est pas rare de voir de petites arborisations noires, témoignage du
travail congestif qui s'est produit autour des glandes malades.

De petits cercles noirs ponctués à leur centre indiquent assez souvent
le lieu qu'occupaient les follicules isolés tuméfiés.

Dans les plaques qui n'ont pas été ulcérées, mais simplement infiltrées ou congestionnées, on rencontre assez fréquemment cette pigmentation qui leur donne l'aspect de *barbe récemment faite*. Quoique cette
anomalie puisse être constatée à la suite d'autres maladies, elle est beaucoup plus souvent observée chez les sujets qui ont été affectés de
dothiénentérie; et elle me paraît devoir être considérée comme la conséquence du travail fluxionnaire localisé dans les glandes intestinales.

Quand elle est récente, la membrane cicatricielle est très friable, et
elle n'est pas mobile sur les parties sous-jacentes; au bout d'un certain
temps, elle acquiert cette mobilité et son tissu devient plus résistant.

____

(1) Cornil et Ranvier, p. 843.

Je lui ai trouvé quelquefois une consistance fibreuse, et j'ai vu une fois la cicatrice d'une ulcération dothiénentérique marquée par plusieurs lignes courbes, fibreuses, pigmentées, qui s'entrecoupaient en étoile.

Habituellement la cicatrice est plate et souple. Quoique très fréquente et pouvant persister indéfiniment, la pigmentation n'est pas constante, et une nuance un peu plus pâle, grisâtre, peut marquer seule le siège de l'ulcère. Dans quelques cas même toutes ces modalités de coloration, qui appellent l'attention, n'existent pas ou ont disparu.

MM. Cornil et Ranvier ayant examiné ce tissu cicatriciel au microscope, l'ont trouvé constitué par un tissu conjonctif à fibres longitudinales, séparées par un grand nombre de cellules rondes. Autour des vaisseaux dilatés existaient des dépôts pigmentaires qu'on retrouvait à la surface de la muqueuse (1).

En général, on ne trouve au niveau des cicatrices ni glandes, ni villosités ; et quand on en observe il est probable, comme le pensent MM. Cornil et Ranvier, qu'elles avaient échappé au travail ulcératif qui peut ne les détruire que partiellement.

Cependant Rokitansky et Hoffmann croient à la régénération des villosités ; cette opinion était partagée par mon bien regretté et savant ami Lebert, qui avait bien voulu examiner sur ma demande quelques-unes de ces cicatrices.

J'ai constaté plusieurs fois autour de ces cicatrices une hypertrophie des villosités qui avaient deux et trois fois leurs dimensions normales.

Il n'est pas toujours facile d'apercevoir les cicatrices anciennes des ulcères dothiénentériques ; cependant j'en ai rencontré à la Salpêtrière chez des femmes septuagénaires, et dont l'origine devait remonter à un grand nombre d'années. Rokitansky en a observé dont l'origine remontait à trente ans (2).

Malgré les irrégularités dont nous avons parlé, le travail réparateur ne commence guère que vers la fin du troisième ou pendant le quatrième septénaire. Sa durée est difficile à déterminer : elle serait environ de quinze jours pour chaque ulcération, d'après Murchison (p. 620); elle exigerait, suivant Griesinger, un temps double de celui qui a été nécessaire pour produire l'infiltration et la mortification des plaques.

____

(1) Cornil et Ranvier, p. 844.

(2) M. Henri Gueneau de Mussy a observé ces cicatrices, à Dublin, chez un sujet qui avait succombé au typhus pétéchial.

Ces appréciations me semblent bien arbitraires : car, tandis qu'on a trouvé la résolution des plaques non ulcérées (1) et la cicatrisation déjà avancées à la fin du troisième septénaire, il n'est pas très rare de rencontrer des ulcérations non cicatrisées chez des sujets qui ont succombé six semaines, deux mois et plus encore après le début d'une dothiénentérie ; et la connaissance de ce fait doit rendre très circonspect et très prudent dans le régime qu'on prescrit aux convalescents de cette maladie.

La persistance des ulcérations au delà de leur durée habituelle devient une complication qui peut entretenir les désordres des organes digestifs et favoriser la perforation ; on les a désignées, alors, sous le nom d'*ulcères atoniques ;* et tout ulcère peut être considéré comme atonique, selon Murchison, quand après la quatrième semaine il n'est pas en voie de cicatrisation.

La réparation ne s'accomplit pas toujours avec une égale activité dans toute l'étendue de l'ulcère, de même que le travail morbide n'y offre pas toujours une intensité et une profondeur uniformes. La cicatrisation peut se faire partiellement et une petite partie seulement de la perte de substance rester non réparée.

Quand les malades succombent pendant cette période, il n'est pas rare de trouver les altérations dothiénentériques moins accentuées, dans le voisinage de la valvule, qu'elles ne le sont dans la partie supérieure de l'iléum. C'est qu'en effet le travail de résorption et de cicatrisation suit la même marche que le travail d'infiltration et de destruction : il procède de bas en haut, en commençant par la partie la plus rapprochée de la valvule, et les plaques les plus anciennes guérissent les premières.

Dans les rechutes, les deux processus peuvent se montrer simultanément dans les mêmes plaques, et à côté de cicatrices récentes et le plus souvent incomplètes, on aperçoit de nouvelles infiltrations ou des ulcérations de fraîche date.

§ 13. *Lésions des ganglions lymphatiques abdominaux.* — Si les follicules intestinaux appartiennent au système lymphatique, comme le pensent les anatomistes modernes, nous ne nous étonnerons pas de voir d'autres parties de ce système devenir des foyers d'élection du travail morbide dothiénentérique. La lésion des *ganglions mésentériques* n'est pas moins constante que celle de l'intestin : de là le nom

—————

(1) Chomel, p. 168.

de fièvre mésentérique, fièvre entéro-mésentérique, imposé par quelques médecins à la dothiénentérie (1). Les ganglions sont, dans cette maladie, atteints à double titre, puisque d'une part le processus dothiénentérique semble avoir pour l'appareil lymphatique une sorte de prédilection, et, d'autre part, conformément à leurs lois physiologiques, ils reçoivent par propagation le retentissement des irritations subies par les tissus avec lesquels ils sont en connexion anatomique, et souvent même participent au mode morbide spécial dont ces tissus sont atteints.

On comprend ainsi comment les ganglions affectés correspondent le plus souvent à la zone intestinale atteinte par le processus morbide, comment ils présentent généralement leurs altérations les plus graves, là où ils sont en rapport avec les parties de l'intestin les plus profondément lésées, vers la partie inférieure de l'iléum principalement, et comment cependant on en voit de très gravement altérés sans qu'aucune modification morbide affecte la région intestinale située dans leur sphère fonctionnelle. Cette indépendance pathogénique s'exprime encore par la rapidité avec laquelle leurs lésions évoluent, de manière qu'elles semblent plutôt contemporaines que consécutives à celles du tube digestif, et par le défaut de proportion qu'on observe souvent entre la gravité de la lésion ganglionnaire et celle de la muqueuse intestinale.

Pour résumer, on peut dire que les ganglions étant prédisposés à subir l'affection dothiénentérique, la détermination et la localisation de cette affection dans ces organes sont favorisées par leur connexité avec la muqueuse intestinale sur laquelle se fixe le même processus morbide.

Dès le début de la maladie, on trouve les ganglions mésentériques tuméfiés. Ainsi Murchison les a trouvés tels dès le second jour (2), et,

______

(1) Bagivi, Fr. Hoffmann, Riedel, Petit et Serres.

(2) Obs. XIV. — Le fait est assez exceptionnel pour que je le rapporte (Obs. LVIII de Murchison, p. 550). En juin 1861, une fille, âgée de neuf ans, fut admise à l'hôpital de Middlesex. Son père était depuis deux ou trois semaines malade d'une fièvre typhoïde; mais cette petite fille se portait parfaitement bien la veille de son admission, quand elle fut prise soudainement de vomissements, de fièvre, suivis d'une diarrhée très abondante, d'une céphalalgie intense et d'un délire aigu. Ces symptômes persistèrent jusqu'à la mort, qui arriva quarante-sept heures après le début des accidents.

Les follicules isolés dans les deux mètres inférieurs de l'intestin grêle et dans le côlon étaient tuméfiés. Leur volume variait de celui d'un grain de chènevis à celui d'un pois; et ils contenaient une production morbide d'un blanc jaunâtre. Les plaques de Peyer

suivant cet observateur, ils augmentent de volume jusqu'au douzième ou au quatorzième jour. Ils peuvent alors égaler ou dépasser en grosseur un œuf de pigeon. Je les ai vus arriver à cette dimension dans le premier septénaire; ordinairement, à cette époque, ils sont tantôt gris rosés, conservant une consistance ferme, tantôt rouges violacés, parfois noirâtres, déjà ramollis et laissant suinter par expression un liquide crémeux qui ressemble à un mélange de pus et de sang. Ce ramollissement augmente pendant le second septénaire, durant lequel, habituellement, la tuméfaction atteint son maximum.

Souvent, quand le travail éliminateur s'accomplit dans l'intestin, le volume des ganglions commence à diminuer; mais leur ramollissement peut être encore plus accentué, et ils peuvent conserver des dimensions anomales jusqu'au trentième jour et au delà. Cependant, quelquefois, dès le dix-septième jour, ils sont déjà peu volumineux et en même temps durs, offrant (1) une coloration violette ou noirâtre. Je leur ai trouvé une fois, le seizième jour, des dimensions presque normales. Généralement, cependant, cette décroissance est plus lente et plus tardive, et on les trouve encore très tuméfiés dans le troisième et dans le quatrième septénaire. Je les ai notés rouges et tuméfiés le trente-troisième jour.

Quand la tuméfaction a disparu, si la mort ne survient qu'après six semaines, on les trouve ridés, petits, durs et infiltrés de matière noire (2).

Quelquefois, dans une période avancée, leur ramollissement augmente, et ils sont transformés en totalité ou en partie en une matière puriforme circonscrite par la capsule du ganglion ou, comme Louis l'a observé le quarante-neuvième jour, n'ayant pour limite qu'une enveloppe extrêmement mince ou même le péritoine (3). Dans des cas très rares, ces collections peuvent se rompre dans la cavité péritonéale et provoquer une péritonite mortelle.

Ce ramollissement puriforme peut commencer de bonne heure : « Le douzième ou le quatorzième jour, dit Murchison, on trouve quelquefois

présentaient la même altération, mais sans ulcération. Les ganglions mésentériques étaient congestionés et *gros comme des noisettes.*

On doit se demander, en présence de lésions si accentuées, si le processus morbide n'avait pas commencé d'une manière latente avant l'explosion des symptômes?

(1) Chomel, p. 203.
(2) Murchison, *l. c.*, p. 627.
(3) *Id., ibid.*, p. 628.

dans les ganglions de petites masses circonscrites d'une matière opaque, jaunâtre, friable. Au bout d'un certain temps, ces petites masses se résolvent à leur périphérie en un liquide d'aspect puriforme ; et sur la coupe, on aperçoit des gouttelettes de ce liquide ayant chacune au centre comme une petite eschare jaunâtre (1). » Au lieu de se faire par petits foyers ainsi disséminés, cette liquéfaction des ganglions malades peut se produire par masses plus étendues : ainsi j'ai trouvé le vingt-huitième jour une grande partie d'un ganglion transformée en une collection liquide, tandis que le reste était constitué par une matière jaunâtre qui ressemblait à du pus concret ou à une matière caséiforme. Cette transformation paraît due à la dégénérescence graisseuse des cellules de nouvelle formation, et le liquide puriforme est constitué par une agglomération amorphe de noyaux.

Chomel les a trouvés une fois remplis, le vingt et unième jour, d'un liquide ressemblant à du mucus visqueux.

Une étude plus approfondie des ganglions nous les montre « au début turgescents, hypérémiés (2) ; plus tard, quand ils s'infiltrent d'une grande quantité de cellules lymphatiques, ils prennent une coloration d'un gris rosé, et le liquide, qu'on exprime par le raclage, renferme, outre des cellules lymphatiques rondes, assez grosses, de grandes cellules endothéliales tuméfiées qui renferment un ou plusieurs noyaux ; sur une section du ganglion, la capsule se montre infiltrée de cellules lymphatiques. Au-dessous de la capsule, les vaisseaux lymphatiques afférents sont distendus par un coagulum fibrineux dont les mailles enserrent une multitude de cellules lymphatiques ; les follicules sont assez volumineux, et les espaces lymphatiques périfolliculaires sont occupés par de grandes cellules endothéliales possédant un ou plusieurs noyaux ; les capillaires sanguins sont remplis de globules rouges ». On trouve dans ces lésions, ajoutent MM. Cornil et Ranvier, tous les caractères d'un processus inflammatoire analogue à celui qu'on observe dans l'intestin.

Dans presque tous les cas, un travail de résorption fait disparaître ces néoplasies morbides.

Les produits dégénérés sont absorbés, et les ganglions contractés prennent alors cette consistance coriace que nous avons indiquée plus

____

(1) Murchison, *l. c.*, p. 627.

(2) Cornil et Ranvier, p. 844. J'emprunte à ces auteurs la description histologique des ganglions dothiénentériques.

haut, en même temps que, par une altération des globules sanguins, ils s'infiltrent de dépôts pigmentaires. Souvent alors on les trouve transformés en une matière caséiforme ou calcaire.

Les lésions que nous venons d'étudier dans le mésantère se répètent fréquemment dans le mésocôlon; généralement, les ganglions y sont moins volumineux. Nous verrons en traitant des lésions de l'appareil respiratoire que l'altération des ganglions bronchiques est extrêmement fréquente dans la dothiénentérie, que, comme cela a lieu dans l'adénopathie abdominale, les ganglions les plus malades ne répondent pas toujours aux parties des organes respiratoires qui sont les plus profondément atteintes, et qu'ils peuvent également avoir subi une tuméfaction considérable dès le premier jour de la maladie. On a observé encore la tuméfaction des ganglions lombaires, gastriques, hépatiques, œsophagiens, inguinaux, cervicaux, sans qu'il soit toujours possible de la rapporter à une lésion des lymphatiques afférents (1).

§ 14. *Hémorrhagies intestinales.* — J'ai signalé parmi les complications de la troisième période les hémorrhagies intestinales; c'est à cette époque qu'elles se montrent le plus fréquentes. Cependant on les a observées très exceptionnellement dans le premier septénaire (2); il est moins rare de les voir survenir ou se répéter, après avoir déjà paru quelques semaines auparavant, dans la dernière période de la maladie : dans la cinquième, la sixième, la septième, et même la huitième semaine (3). Les trois quarts des entérorrhagies observées par Murchison sont survenues dans la troisième et dans la quatrième semaine, et près de la moitié dans la troisième. Sur trente-deux cas, Griesinger les a vues paraître dix fois à la fin de la deuxième semaine, jamais avant le onzième jour. En réunissant toutes les statistiques publiées sur ce sujet, on voit que cette complication s'est montrée chez les malades adultes atteints de dothiénentérie, dans la proportion d'environ 5 pour 100 ; elle est extrêmement rare chez les enfants.

Elle semble plus fréquente dans certaines constitutions épidémiques. On a cru observer que le traitement par les bains froids, d'une manière

(1) Griesinger, p. 287. Murchison croit, au contraire, que ces adénites ont ordinairement pour point de départ des lésions situées dans la circonscription des ganglions affectés (Murchison, *l. c.*, p. 628).

(2) Dr Millon, thèse, 1876, a rapporté l'observation d'une jeune fille qui, le cinquième jour de la maladie, perdit par l'anus plus d'un litre de sang. Il cite d'autres observations semblables empruntées à Andral et aux auteurs du *Compendium*.

(3) Murchison.

générale, prédisposait aux hémorrhagies et à celles-ci en particulier.

Chez près du tiers des malades observés par Murchison, l'entérorrhagie est survenue dans le cours de dothiénentéries à forme bénigne; et huit fois sur soixante elle a été précédée de constipation. Je trouve cette circonstance également plusieurs fois notée dans les faits rapportés par d'autres médecins. Elle acquiert une certaine importance, quand on songe à la rareté de la constipation dans cette affection.

Les conditions pathogéniques de l'entérorrhagie sont, d'ailleurs, variables et multiples. Dans la dothiénentérie, en effet, sont réunies toutes les conditions qui favorisent une hémorrhagie : 1° D'abord un état dyscrasique du sang qui, arrivé à un certain degré et avec le concours des lésions vasculaires qui lui sont connexes, peut produire des extravasations sanguines dans tous les tissus, et des écoulements de sang par toutes les surfaces muqueuses et surtout par celle de l'intestin, déjà siège de congestions si opiniâtres et de lésions si profondes. Sans arriver à cet état de *dissolutio sanguinis* qui constitue la forme putride hémorrhagique, il est certain que la dothiénentérie prédispose aux hémorrhagies. L'épistaxis en est un symptôme habituel; les extravasations sanguines et les infarctus hémorrhagiques peuvent être rencontrés dans les muscles, dans le poumon, dans la rate, dans le rein, etc.

2° Comme nous l'avons fait pressentir, il faut faire une grande part dans leur production à l'altération et à la dégénérescence granulo-graisseuse des vaisseaux. Déja entrevues par Hildebrand, par Patry (1), ces lésions ont été étudiées avec soin par le professeur Hayem. Non seulement la texture des vaisseaux a subi de graves altérations qui en affaiblissent l'élasticité et la résistance, mais les nerfs vaso-moteurs participent à l'hyposthénie de tout le système nerveux, plus directement atteints peut-être que d'autres, parce que le processus morbide retentit plus directement sur le plexus solaire dont ils émanent (2).

3° A ces deux éléments, lésion du sang et lésion des vaisseaux, conditions qui prédisposent si puissamment aux hémorrhagies, qui ont une si grande part dans leur production, il faut cependant presque toujours le concours d'un troisième qui en est, dans l'immense majorité des cas, la cause déterminante : c'est la congestion.

Cet appareil circulatoire, si profondément altéré qu'il soit, suffit en effet le plus souvent aux exigences d'une circulation calme, normale;

(1) Cités par le Dr J. Cazalis, thèse, 1874.
(2) Virchow.

mais que le sang y afflue en plus grande quantité, qu'il distende ces parois artérielles ramollies et privées de leur force réactionnelle habituelle, elles n'en supporteront pas l'effort et se rompront. Il en est ainsi de toutes les hémorrhagies, et l'intervention presque nécessaire de l'élément congestif peut seule nous expliquer pourquoi elles ne sont pas plus fréquentes quand les lésions vasculaires sont au contraire si communes et si étendues (1).

4° Les ulcérations de l'intestin ont été regardées par beaucoup de médecins comme la cause efficiente de ces hémorrhagies qui se montrent en effet beaucoup plus fréquentes dans les périodes où le travail ulcératif est en pleine activité. Quelquefois on a pu trouver un vaisseau béant au fond d'une des plaques ulcérées, et une injection poussée par une des veines mésaraïques pouvait passer par ce vaisseau (2).

Mais je crois que ce mode pathogénique des hémorrhagies ne peut être invoqué pour les expliquer que dans un petit nombre de cas : très rarement on a pu le constater dans les autopsies d'une manière positive. Si cette explication, qui semble si simple et si satisfaisante au premier abord, était la véritable, cet accident devrait être beaucoup plus commun qu'il n'est en réalité ; car la mortification et l'ulcération des plaques de Peyer s'accomplissent chez la plupart des malades affectés de dothiénentérie : très souvent elles détruisent la tunique musculeuse et atteignent par conséquent, selon la remarque de Murchison, une région où se trouvent des vaisseaux d'un important calibre ; et si les hémorrhagies sont relativement rares, c'est que l'oblitération de ces vaisseaux par inflammation ou par thrombose précède leur destruction. Il est possible sans doute que le travail nécrosique surprenne la paroi vasculaire, avant que cette salutaire coagulation du sang qu'elle contient se soit effectuée, ou que le sang soit trop diffluent pour former un coagulum résistant, ou, encore, qu'un raptus congestif augmentant l'impulsion de la colonne sanguine qui se brise contre ce caillot, triomphe de sa résistance. On doit admettre, nous l'avons vu, que quelquefois l'hémorrhagie est imputable à la solution de continuité d'une artériole volumineuse. Mais Chomel avait déjà émis l'opinion qu'elle avait le plus souvent une autre origine : et chez le plus grand nombre des sujets qui avaient succombé à une entérorrhagie, il avait constaté une infiltration

(1) J'ai toujours insisté sur la part qu'il faut faire à la congestion dans la pathogénie des hémorrhagies et cette opinion a été soutenue avec un talent remarquable par le Dr J. Cazalis. Thèse citée.

(2) Jenner, Harmenjk, cités par Murchison. J'en ai observé plusieurs exemples.

sanguine de la membrane muqueuse de l'intestin dans une étendue qui pouvait varier de dix centimètres à un mètre : « On dirait, écrit-il, une couche de gélatine noire ou rouge ou simplement rosée étendue à la surface interne de l'intestin avec son aspect brillant et tremblant. » Cette lésion, ajoute-t-il, a été observée chez des sujets morts de fièvre typhoïde, alors que l'intestin ne présentait aucune trace d'ulcération, et on l'a également trouvée après des entérorrhagies qui s'étaient manifestées dans le cours d'autres affections.

J'ai observé ces ecchymoses de l'intestin chez des sujets qui avaient succombé après des hémorrhagies intestinales. Je les crois moins fréquentes que Chomel était porté à le conclure d'après ses observations (4 fois sur 6); mais elles me semblent démontrer, comme le pensait cet éminent observateur, que l'entérorrhagie, dans un grand nombre de cas, ne dépend pas de la rupture d'un vaisseau de calibre considérable.

5° Il y aurait à rechercher si, outre les différentes conditions morbides que nous venons d'énumérer, la thrombose d'une des artères mésentériques ne pourrait pas, dans certains cas, devenir une cause d'entérorrhagie. Les expériences physiologiques ont prouvé, en effet, que la ligature d'une branche artérielle pouvait produire des extravasations sanguines dans les régions vasculaires situées au-dessous de cette ligature. Ces hémorrhagies peuvent survenir sans phénomènes précurseurs, chez des sujets anémiés par d'abondantes épistaxis et à circulation languissante; dans d'autres cas, on a pu prévoir la persistance ou le retour de l'hémorrhagie d'après la fréquence et la dureté du pouls (1). Je crois d'autant plus à la valeur de ce signe, quand il existe, que je l'ai observé dans d'autres hémorrhagies, dans des hémoptysies (2), dans des métrorrhagies. Je connais une dame tourmentée par des hémorrhagies utérines opiniâtres et répétées, accompagnées d'un pouls très fréquent et très tendu, chez laquelle le ralentissement et le relâchement des pulsations indiquent ordinairement l'arrêt du flux sanguin.

L'abondance de ces entérorrhagies est très variable; elles se bornent

---

(1) Dr J. Cazalis.

(2) Le Dr Constantin Paul a indiqué, comme signe de la persistance des hémorrhagies, la récurrence du pouls au-dessous d'un point de l'artère radiale comprimée jusqu'à l'effacement de son calibre. Je crois que ce pouls récurrent, que j'ai souvent exploré, à l'exemple de Récamier, existe presque toujours, mais il est vraisemblable que la récurrence puisse être plus énergique et plus prompte, quand les artères offrent cette impulsion forte et cette tension qu'on observe quelquefois dans l'imminence d'une hémorrhagie et qui accompagne la persistance du mouvement congestif.

quelquefois à produire l'effusion de quelques cuillerées de sang, ou à communiquer une teinte brunâtre aux matières fécales ; d'autres fois elles s'élèvent à plusieurs litres, elles inondent le lit du malade d'un liquide noirâtre, parfois d'un rouge vif (1), mêlé à des caillots gélatiniformes plus ou moins volumineux. Dans d'autres cas, si le sang a séjourné dans l'intestin il se présente sous l'aspect d'une sorte de raisiné d'une horrible fétidité.

L'écoulement du sang peut être passager ou se continuer pendant plusieurs jours ; quelquefois il vient par crises successives séparées par de courts intervalles, pendant lesquels les déjections cessent d'être sanglantes. Nous avons vu que, dans quelques cas, il se reproduisait après plusieurs semaines d'interruption.

Quand ces pertes sanguines ont une certaine abondance, la figure s'altère, la peau se refroidit et la température peut descendre subitement de plusieurs degrés : le pouls faiblit et s'efface en restant fréquent ; le malade éprouve des défaillances, parfois même des syncopes ; et ces symptômes, surtout la pâleur subite du visage avec le brusque abaissement de la thermalité, peuvent faire diagnostiquer une hémorrhagie, dans les cas où le sang reste enfermé dans l'intestin, dont la parésie favorise cette rétention.

Avec ces phénomènes d'ischémie et de collapsus, quand ils ne sont pas poussés trop loin, il est commun de voir coïncider une diminution des symptômes de la maladie, de ceux surtout qui accusaient une congestion de l'encéphale ou des poumons. Si le malade a encore des ressources, si l'hémorrhagie n'est pas trop abondante, si elle survient, surtout, à une période où le travail morbide spécifique est à peu près terminé, où la fièvre et les troubles fonctionnels connexes sont entretenus par des complications congestives, développées sous l'influence de l'affection infectieuse, qui tendent à lui survivre, dans ces conditions, cette amélioration due à l'action déplétive et surtout dérivative de l'hémorrhagie intestinale peut persister et la convalescence qui semblait hésitante se décide franchement. Mais le plus souvent cette amélioration n'est que passagère ; le travail morbide, momentanément ralenti, reprend son cours dans des conditions plus mauvaises qu'avant cet accident, parce que les forces du malade sont encore amoindries. Quelquefois il succombe rapidement dans une syncope, ou il tombe dans un état de collapsus dont il ne se relève pas. Quand il guérit, souvent la convalescence est

______

(1) Dû, suivant Murchison, à la présence d'alcalis dans l'intestin.

retardée ou rendue plus difficile et plus lente (1). En outre, ces hémorrhagies précèdent quelquefois des perforations intestinales et sont le prélude de péritonites mortelles (2).

La décomposition du sang et sa putridité peuvent encore ajouter aux conséquences fâcheuses qui résultent de ces hémorrhagies, d'autant plus que, comme nous l'avons dit plus haut, le séjour de ce liquide dans l'intestin est favorisé par la parésie si fréquente de cet organe : putréfié et en contact avec des surfaces ulcérées, il peut devenir une cause d'infection putride.

Des opinions contradictoires ont été émises sur la valeur qu'il faut attribuer à cette complication dans le pronostic de la dothiénentérie : Bretonneau, Chomel, Louis, Jenner, Bell, dit Murchison, l'ont regardé comme un dangereux symptôme. Graves, le premier, a cité des cas où l'hémorrhagie avait paru excercer une influence favorable sur la marche de la maladie. Trousseau a mis en relief cette opinion du clinicien de Dublin, si contraire à celle qui régnait alors dans l'école de Paris, et il a conclu de ses observations personnelles que l'entérorrhagie était beaucoup moins fâcheuse qu'on ne le croyait généralement. D'autres, comme Hemedy (3), ont été plus loin encore et ont soutenu qu'elle était presque toujours avantageuse, assertion contre laquelle ont protesté Murchison et Griesinger, au nom de leur expérience personnelle et de celle de leurs devanciers.

Je crois en effet que les hémorrhagies intestinales ont, au point de vue du pronostic, une signification moins fâcheuse qu'on ne le pensait il y a cinquante ans. Mais il faut se rappeler que du temps de Chomel et de Louis, les médecins les plus opposés au système de Broussais auraient cru engager leur conscience en ne soumettant pas les malades à une diète rigoureuse pendant toute la durée de la fièvre et en ne leur prescrivant pas quelque émission sanguine ; il fallait une contre-indication bien formelle pour qu'ils s'en dispensassent. On comprend qu'une hémorrhagie intervenant dans ces conditions devait être bien plus dan-

----

(1) Mon ami, le Dr Ragaine (de Mortagne), praticien éminent, dont le témoigagne est invoqué par ceux qui regardent les entérorrhagies comme souvent favorables, affirme, au contraire, quoiqu'il ait vu guérir les onze malades qui en avaient été atteints, qu'il les considère comme une complication fâcheuse, que l'amélioration qui leur succède quelquefois n'est le plus souvent que passagère et qu'elles retardent la convalescence et la rendent quelquefois presque interminable (*l. c.*, p. 73).

(2) Murchison, Vallin, *Typhus ambulatoire*.

(3) Cité par Murchison.

gereuse qu'elle ne l'est, quand elle ne s'ajoute pas à un traitement aussi débilitant. Et pourtant déjà Chomel, avec son grand sens de praticien, après avoir dit que sur sept malades affectés d'entérorrhagie il en avait perdu six, ajoute qu'il n'attribue pas la mort à l'effet *immédiat* de la perte de sang, mais qu'il faut l'imputer, dans les cas qu'il a observés, à l'état général de l'organisme, antérieur aux hémorrhagies, plutôt qu'à celui qu'elles déterminent.

Cependant il n'en est pas toujours ainsi : les hémorrhagies intestinales, comme nous l'avons dit, peuvent tuer, et tuer rapidement les malades ; et pour ma part j'en ai observé plusieurs exemples. Je me rappelle entre autres un jeune homme qui, le vingtième jour d'une fièvre typhoïde bénigne, semblait entrer en convalescence et qui fut enlevé en quarante-huit heures par une hémorrhagie intestinale. Dernièrement encore, dans le troisième septénaire d'une fièvre très grave compliquée de malaria, alors qu'une amélioration notable semblait présager une solution heureuse, j'ai vu le malade succomber dans le collapsus produit par une entérorrhagie, quoique nous ayons essayé chez lui la transfusion qui, dans un cas semblable, a si bien réussi à à notre éminent confrère le Dr Gibert (du Havre).

Maintenant, après avoir affirmé que cette complication était assez souvent dangereuse, très souvent fâcheuse, j'ai observé cependant, après Graves et Trousseau, que, dans quelques cas, elle a paru exercer sur la marche de la maladie une influence favorable et que peut-être même, quand elle est très modérée, quand elle est accompagnée de phénomènes de rémission et de défervescence, tout en cherchant à limiter le flux sanguin, en évitant tout ce qui pourrait l'augmenter ou en prolonger la durée, il convient de surveiller les effets de l'hémostase ; et si la suppression de l'action dérivatrice de l'hémorrhagie était suivie de l'aggravation ou du développement de congestions pulmonaires ou cérébrales, comme croit l'avoir observé M. le Dr Molland (1), il faudrait opposer à celles-ci des révulsions énergiques qui puissent suppléer à celle que la nature avait établie, sans offrir les mêmes dangers.

---

(1) Thèse de Paris, 1859, cité par Cazalis. — Sur quatre enfants atteints de dothiénentérie hémorrhagique, le seul qui ait guéri a été celui chez lequel l'hémorrhagie a résisté au traitement dirigé contre elle et a duré plus longtemps. Les trois autres ont succombé, deux par suite d'accidents pulmonaires, un par suite d'accidents cérébraux qui ont succédé à la suppression de la déperdition sanguine (*ibid.*, p. 67). — Sans contester le fait, je l'ai rapporté sous une forme dubitative, parce qu'il pourrait n'être qu'une coïncidence.

§ 15. *Lésions du foie.* — Le nom de fièvre bilieuse, souvent attribué à la dothiénentérie et plus tard restreint à une de ses formes, témoigne du rôle important que les anciens pathologistes faisaient jouer dans le processus morbide aux troubles de la sécrétion biliaire. La science moderne, malgré quelques tentatives avortées pour ressusciter cette ancienne doctrine, a infirmé ces théories préconçues; et si le foie, comme tous les organes, et comme ceux surtout qui font partie de l'appareil digestif, est généralement lésé dans la dothiénentérie, cette lésion ne paraît exercer qu'une influence très secondaire sur l'évolution et sur les manifestations de cette maladie.

Il n'est pas rare d'observer une augmentation du volume de la glande hépatique, qui parfois déborde les côtes; on peut constater en même temps une sensibilité à la pression qui peut se confondre avec l'hyperesthésie abdominale si commune dans cette période (1).

Pour Griesinger, pendant la première période, le volume du foie serait souvent au-dessous des dimensions habituelles; cependant je l'ai trouvé plusieurs fois augmenté dès cette époque. Plus tard, cette intumescence est fréquente et coïncide, dans beaucoup de cas, avec une dégénérescence granulo-graisseuse qu'on retrouve, comme nous l'avons déjà dit, dans la plupart des lésions dothiénentériques.

Si, après la mort, le foie se montre parfois congestionné et gorgé d'un sang généralement fluide, le plus souvent son tissu est pâle, mou, friable, jaunâtre ou grisâtre, évidemment anémié.

Pendant les premières phases de la maladie, disent MM. Cornil et Ranvier, les cellules hépatiques sont plus volumineuses, plus globuleuses, d'aspect trouble, pleines de granulations qui cachent leurs noyaux; on met ceux-ci à découvert en dissolvant par l'acide acétique les granulations protéiques; restent alors les granulations graisseuses, qui plus tard deviennent prédominantes (2).

---

(1) Obs. XV. — Un fait très curieux, observé par le Dr Leudet, prouve qu'une tuméfaction, même considérable, du foie, survenue pendant le cours de la dothiénenthérie, n'indique pas toujours une altération grave de cet organe et peut n'exercer aucune influence fâcheuse sur la marche de la maladie. Chez une femme âgée de vingt ans, le douzième jour d'une dothiénentérie, le foie se tuméfia à ce point qu'il dépassait les côtes de 4 centimètres; mais en même temps la température s'abaissait de plus de 4 degrés : de 39° 9 à 35° 5; l'adynamie était profonde. Au bout de vingt-quatre heures, la température remonta à 39 degrés; les forces se relevèrent un peu; trois jours après, la tuméfaction du foie avait presque complètement disparu et la malade entrait en convalescence (Leudet, *Clinique médicale*, p. 85).

(2) Cornil et Ranvier, *Histologie pathologique*, p. 872.

Bientôt beaucoup de cellules se détruisent sous forme d'un liquide émulsionné (1). D'autres se rompent, leurs noyaux s'échappent, on en aperçoit dans le liquide obtenu par le raclage d'une tranche de foie, et on voit, à côté, de petites cellules (2) dont ces noyaux sont peut-être l'origine; en outre la moitié des grosses cellules, qui s'y trouvent mêlées, renferme deux ou trois noyaux, ce qui est rare dans l'état normal. Cette multiplication des noyaux, très active pendant les dernières périodes de la maladie, est l'expression d'un travail réparateur qui remplacera, si la guérison se fait, les cellules détruites par cette prolifération nucléaire ou par une sorte de fissiparité. En même temps, les cellules qui ne sont pas trop profondément altérées reviennent graduellement à l'état normal (3).

Dans les phases avancées de la maladie, la stéatose, si elle n'est pas une transformation des granulations protéiques, les remplace et devient la lésion dominante (4). On la rencontre très fréquemment, et, comme le remarque le Dr Chédevergne, on peut l'observer dans des cas où les lésions intestinales sont peu accentuées, tandis qu'elle coïncide souvent avec des pneumonies étendues et avec des troubles considérables des fonctions cérébro-spinales : ce qui revient à dire qu'elle accompagne les formes les plus graves de la dothiénentérie, celles dans lesquelles l'action du principe infectieux a produit sur l'organisme l'impression la plus profonde (5).

(1) Liebermeister.

(2) Cornil et Ranvier, *ibid.* — Friedreich a trouvé dans un cas le foie tuméfié, mou, gris rougeâtre ; et un grand nombre de cellules étaient plus petites qu'elles ne sont à l'état normal (Cité par Leudet, *l. c.*, p. 81).

(3) Liebermeister et Hoffmann, cités par le Dr Vallin, *ibid.*, p. 337.

(4) On l'observe également dans d'autres maladies infectieuses et même dans certains empoisonnements.

(5) Hoffmann l'a observé 116 fois sur 174 cas. Chedevergne (thèse de Paris, 1864) en a constaté la fréquence dans la fièvre dothiénentérique : elle diffère, dit-il, de celle qu'on observe dans la tuberculose par la coloration grise, veinée de gris rosé, au lieu de la couleur jaune citron que présentent les foies des phthisiques ; la glande est anémiée, la vésicule est généralement vide. Cherchant la cause de cette dégénérescence, il croit la trouver dans les troubles de l'hématose respiratoire et de la fonction cholopoiétique, troubles probablement consécutifs à une lésion de l'innervation bulbaire et sympathique : d'une part, la graisse est en plus grande quantité dans le sang, par suite de l'absorption des réserves de l'organisme et du régime que suit le malade, et d'autre part, cette graisse surabondante n'est ni brûlée par le poumon, ni éliminée par le foie dans ses proportions habituelles. De là, suivant M. Chedevergne, sa tendance à s'accumuler dans le foie. Quelque ingénieuse que puisse paraître cette théorie,

Dans un cas observé par Friedreich, il y avait dans le sang, et surtout dans le sang de la veine porte, une augmentation considérable des globules blancs. Frerichs dit avoir souvent observé, dans le tronc de cette même veine et dans les capillaires, des masses de pigment d'un jaune ou d'un rouge brun qui semblaient venir de la rate, comme on l'observe dans la pyémie (1).

Au lieu de s'étendre uniformément à toute la glande, le processus morbide peut disséminer son action : des îlots ou des fractions d'îlots du tissu hépatique peuvent être remplacés par une sorte de bouillie de cellules en voie de destruction (2). Ces lésions disséminées peuvent se montrer sous une autre forme : le foie est criblé de petites masses blanches ressemblant à des tubercules, parfois pisiformes, constituées par des cellules remplies de matière granuleuse et par des cellules atrophiées (3). Frerichs a trouvé une fois des foyers de ramollissement épars sans pouvoir déterminer s'ils avaient une origine embolique qu'on est autorisé à soupçonner dans des cas de ce genre (4).

Comme d'autres organes, le foie, pendant le cours de la fièvre dothiénentérique, peut devenir le siège d'un travail suppuratif, et l'on y a observé des abcès multiples imputables à la pyémie ou à la résorption de liquides septiques (5) quelquefois de petits abcès miliaires.

On a aussi regardé l'atrophie jaune aiguë du foie comme une conséquence possible du processus dothiénentérique (6); c'est à cette lésion que je rapporterai l'indication que je trouve dans une observation recueillie par moi dans le service de Chomel en 1840 : « Le foie avait un aspect cirrhosique, il présentait des granulations volumineuses qui lui donnaient un aspect chagriné et tranchaient au milieu du tissu lisse et homogène qui les entourait. Le tissu cellulaire interlobulaire était épaissi. »

elle me semble contredite par ce que nous savons des conditions dans lesquelles se produit la stéatose des tissus organisés : la dégénérescence graisseuse est, comme son nom l'indique, le produit d'une altération nutritive, d'une sorte de déchéance des tissus qui en sont atteints, d'une transformation chimique d'une matière protéique dont la vitalité diminue ou disparaît. D'ailleurs cette transformation, comme je l'ai fait remarquer ailleurs, peut s'accomplir dans le cadavre.

(1) Leudet, *Clinique médicale*, p. 81.
(2) Cornil et Ranvier.
(3) Budd, Leudet, *Clinique médicale de Leudet*, p. 80.
(4) Leudet, p. 81.
(5) Louis, Andral, Barth, etc.
(6) Dietl, cité par Griesinger.

La *bile* trouvée dans la vésicule est presque toujours pâle et fluide, d'un jaune clair, très putrescible et acide, suivant Martin Solon. Le choléate et le cholate de soude y seraient en moindre proportion; elle renfermerait au contraire plus de mucus et de matière grasse (1).

D'après Frerichs, l'abondance de tyrosine et de leucine, qu'on y constate, tiendrait à ce que ces substances, dans le trouble des fonctions hépatiques, ne subissent pas la transformation en acides biliaires dont elles fournissent habituellement les matériaux.

§ 16. *Vésicule et conduits biliaires.* — Il n'est pas rare d'observer des lésions de la vésicule, et il est probable qu'on en rencontrerait davantage si on les recherchait avec plus de soin. Quelquefois on l'a trouvée distendue par du mucus ou par une collection purulente; d'autres fois elle était revêtue d'un produit exsudatif qui, en se prolongeant dans les conduits biliaires, peut en amener l'obstruction. Enfin, dans des cas assez nombreux on y a constaté des ulcérations qui peuvent se terminer par perforation. Tantôt soudain cet accident amène une péritonite rapidement mortelle; d'autres fois, précédée d'une inflammation adhésive, la solution de continuité des parois cystiques donne lieu à une extravasation de son contenu, limitée par de fausses membranes; il peut en résulter une collection purulente à laquelle il faut donner issue, ou qui s'ouvre spontanément à l'extérieur.

Dans plusieurs faits de ce genre, comme l'a signalé le Dr Vallin, qui en a rapporté un exemple, pendant plusieurs jours avant la perforation, on a observé, au niveau de la région vésiculaire, une tumeur piriforme de 5 à 6 centimètres de diamètre, qui peut se montrer d'une manière intermittente (Leudet), et qui peut devenir pour le diagnostic de cette complication un signe important (2).

La péritonite peut, comme à la suite de perforations intestinales, évoluer d'une manière insidieuse, latente, sans autre phénomène objectif qu'une adynamie plus prononcée (3).

La membrane muqueuse ramollie peut offrir des plaques gangréneuses ou des ulcérations multiples qui atteignent les membranes sous-jacentes dans une étendue et une profondeur variables. Le Dr Chédevergne a vu cette membrane décollée et séparée de la musculeuse par une couche de bile; d'autres fois on observe sur la muqueuse des exsu-

(1) Frerichs, cité par Griesinger.
(2) Vallin, *l. c.*, p. 338.
(3) Leudet, *l. c.*, p. 92.

dations d'apparence diphthéritique (1). Cette complication avait déjà été signalée par Hunter, qui l'a décrite et en a laissé un exemple dans son musée (2).

§ 17. *Ictère*. — L'ictère est une complication assez rare de la fièvre dothiénentérique (3) ; elle est plus fréquente dans certaines constitutions épidémiques. Quoiqu'elle se montre le plus souvent dans les phases avancées de la maladie, elle peut survenir dès la première période. Murchison semble la considérer comme extrêmement grave, et d'après sa statistique on ne l'aurait guère observée que dans des cas mortels (4). Je crois, avec Griesinger, que le pronostic n'en est pas toujours aussi fâcheux ; et qu'il faut distinguer les conditions dans lesquelles l'ictère se manifeste.

1° Suivant cet auteur, quand il se montre dans la première période, léger, passager, et probablement *de nature catarrhale*, il est sans importance ; pourtant, dans un cas rapporté par Frerichs, il survint le cinquième jour et le malade succomba le huitième (5). Il ne dépend pas, d'après cet auteur, d'un obstacle au cours de la bile : la coloration des matières fécales et les résultats des nécropsies démontrent qu'on ne peut l'expliquer ainsi.

2° Dans la seconde période au contraire, accompagné de troubles graves du système nerveux, de tuméfaction et de sensibilité du foie, il est ordinairement du plus fâcheux pronostic, et le malade succombe le plus souvent au milieu d'une prostration extrême.

J'ai vu cependant une malade qui, dans le cours d'une fièvre dothiénentérique, avorta après plusieurs attaques de convulsions tétaniformes, alternant avec du délire ; à ces accidents succéda une pleurésie, puis un ictère qui se manifesta vers la fin du deuxième septénaire et n'empêcha pas la maladie de se terminer par la guérison, malgré des troubles nerveux très graves et des complications thoraciques et péricardiques qui s'ajoutèrent à cet ensemble symptomatique déjà si alarmant (6).

(1) Rokitansky, cité par Leudet, p. 93.

(2) *Id., ibid.*, p. 94.

(3) Griesinger l'a observé dix fois sur six cents malades.

(4) Sur dix cas d'ictère, observés par lui et par d'autres médecins, neuf se sont terminés par la mort. Chez deux sujets qui avaient succombé après avoir présenté cette complication, Murchison trouva le foie diminué de volume et les cellules hépatiques atteintes de dégénérescence graisseuse.

(5) *Traité des maladies du foie.*

(6) Voy. au chapitre *Lésions du système nerveux.*

3º Quelquefois, dit Griesinger, vers la troisième ou quatrième semaine de la maladie, on observe un ictère fugace, accompagné de tuméfaction et de sensibilité du foie, sans décoloration des selles. L'auteur a observé sept cas de cette nature qui, tous, se sont terminés par la guérison, quoique trois d'entre eux aient été, au début, accompagnés de symptômes assez graves ; dans quatre, il y eut ralentissement du pouls.

L'auteur reconnaît la difficulté d'expliquer ces faits, et il ajoute que dans la fièvre typhoïde on trouve souvent dans l'urine la matière colorante de la bile sans qu'il y ait trace d'ictère.

4º L'ictère peut encore se manifester comme symptôme d'une pyémie ou d'une septicémie consécutives à la dothiénentérie, et il n'est dans ce cas qu'un épisode secondaire d'une maladie générale des plus graves.

5º Enfin il peut n'être qu'une complication accidentelle due à un désordre antérieur des fonctions du foie, comme le seraient, par exemple, des coliques hépatiques survenues, dans le cours de la dothiénentérie, chez des personnes sujettes à cet accident, ou encore toute autre affection de l'appareil cholopoiétique pouvant produire de l'ictère, et sans aucune connexion pathogénique avec la fièvre qu'elle a précédée.

§ 18. *Lésions de la rate.* — Comme dans presque toutes les maladies d'origine infectieuse, la rate est ordinairement lésée dans la dothiénentérie. Elle se tuméfie dès les premières périodes de la maladie, quelquefois même avant l'apparition de la fièvre (1), et cette augmentation de volume peut être telle qu'elle atteigne le sextuple du volume habituelle (2) de cet organe. Dans dix-sept cas sur quarante-six, Louis a trouvé que la rate avait trois, quatre et cinq fois sa grosseur normale. Mais une pareille tuméfaction n'est pas commune : le plus souvent elle est renfermée dans des limites plus restreintes, et ne va pas jusqu'au triple des dimensions ordinaires (3), souvent elle est moindre ; un gonflement moyen est le cas le plus habituel, selon Griesinger.

Chez les jeunes sujets et dans les premières périodes de la maladie,

---

(1) Friedrich.

(2) Rokitansky.

(3) D'après Murchison, le poids moyen dans l'état normal étant évalué à 127^{gr},65, il serait, dans la dothiénentérie, de 347^{gr},28 ; le poids le plus élevé a été 545 grammes ; les plus grosses rates que Griesinger ait observées, présentaient, chez les hommes, 20 centimètres de long sur 12 de large, chez les femmes, 17 sur 11. Sur 117 cas mortels, Hoffmann a constaté un développement anomal de la rate dans 95.

la rate est plus tuméfiée qu'elle ne l'est dans les périodes ultimes et chez les vieillards. Chez ceux-ci la tuméfaction fait souvent défaut.

Quand la mort survient après une fièvre de longue durée, le gonflement de la rate est presque toujours beaucoup moins prononcé, et sa capsule paraît quelquefois ridée ou épaissie.

C'est au-dessous de trente ans que la rate acquiert ordinairement ses plus grandes dimensions ; cependant, même chez de jeunes sujets et dans la période d'état, il peut arriver que la rate ne subisse, exceptionnellement, aucune ampliation, comme le remarque Griesinger. Je l'ai trouvée petite chez une femme de vingt-quatre ans, morte le dixième jour de la maladie. Peut-être, ajoute cet éminent pathologiste, ce phénomène varie-t-il suivant les épidémies ; un état morbide antérieur de la rate peut également en empêcher le développement.

Le même auteur fait observer que la rate tuméfiée dans la dothiénentérie semble être située plus en arrière qu'elle ne l'est dans la fièvre intermittente, ce qu'il attribue au météorisme, qui la refoule dans ce sens ; et quand il est considérable il peut s'opposer à une appréciation exacte des dimensions et du siège de la rate. Rarement elle fait saillie au-dessous des côtes, et très rarement elle manifeste quelque sensibilité à la pression. La persistance du gonflement splénique après la disparition des autres symptômes de la maladie doit paraître suspecte et faire craindre une rechute.

Si, dans le plus grand nombre des cas, la tuméfaction de la rate accompagne les premières périodes de la maladie et souvent diminue ou même disparaît dans ses phases ultimes, il peut arriver qu'elle se développe pendant celles-ci et même après la défervescence (1).

Une sensation de tension dans les hypochondres, une légère douleur dans la région splénique sont les seuls phénomènes subjectifs accusés par les malades ; encore font-ils souvent défaut. Cependant, alors, non seulement la matité splénique est augmentée, mais la rate fait, dans quelques cas, au-dessous du bord costal, une saillie, qui a été de 15 centimètres (2) chez un des malades observés par le Dr Leudet.

La *tuméfaction tardive* de la rate est habituellement accompagnée, précédée ou suivie par celle du foie, quelquefois par l'engorgement des ganglions lymphatiques ou même de quelques lobules des glandes mammaires (3) ; elle ne paraît exercer aucune influence notable sur la

(1) Leudet, *l. c.*, p. 96.
(3) Leudet, p. 106.
(4) Leudet, *ibid.*

marche de la dothiénentérie. Elle s'est montrée plusieurs fois dans des cas où la fièvre présentait une marche rémittente très accentuée et où la maladie était prolongée par des complications thoraciques ou intestinales.

En général, la diminution de ces fluxions congestives s'accomplit d'une manière rapide quand la convalescence s'établit.

En même temps qu'elle est modifiée dans son volume, la rate l'est très souvent dans sa *consistance;* quoiqu'elle paraisse quelquefois plus dense, plus compacte, elle est plus friable. Sa couleur est alors d'un rouge brunâtre et plus tard elle peut se résoudre en une bouillie violacée ou noirâtre (1).

On a observé quelquefois, dans son intérieur, des foyers hémorrhagiques, des infarctus, des collections puriformes, ou de véritables abcès.

Les *infarctus* sont plus rares dans la dothiénentérie que dans le typhus (2). Griesinger les a rencontrés sept fois sur cent. Ils semblent constitués par des dépôts d'aspect fibrineux; leur coloration est variable, blanchâtre, rosée, grisâtre, rouge jaunâtre, ou noirâtre. Ils sont très souvent cunéiformes (3), représentant de petites pyramides dont la base est à la périphérie de l'organe; d'autres fois étalés en lames simples ou ramifiées. Leur volume peut ne pas dépasser celui d'un pois, il peut égaler celui d'un œuf de poule; parfois ils se ramollissent et peuvent se convertir en foyers purulents au milieu desquels flottent quelquefois des lambeaux de tissu splénique mortifié, et qui sont d'autres fois constitués par un liquide homogène circonscrit par des parois tomenteuses.

L'inflammation, qui accompagne ces transformations, peut atteindre l'enveloppe séreuse de la rate et provoquer une péritonite, ordinairement circonscrite, mais qui peut se généraliser. L'irritation périsplénique retentirait même dans quelques cas jusque sur la plèvre et pourrait devenir l'origine d'une pleurésie du côté gauche, d'après les observations du Dr Merklen (4). Cette pleurésie, d'abord limitée au dia-

---

(1) Cette friabilité m'a paru à peu près constante; les observations de MM. Cornil et Ranvier concordent avec les miennes. Murchison dit que la rate commence par être plus ferme; mais je crois que cette expression doit être appliquée à la densité plutôt qu'à la résistance et à la solidité du tissu splénique.

(2) Jenner. — On les observe dans la plupart des maladies infectieuses.

(3) Rokitansky.

(4) *France médicale*, 17 mai 1853.

phragme, pourrait ensuite s'étendre à toute la plèvre. On a noté dans la périsplénite une douleur intense avec une vive sensibilité dans l'hypochondre gauche, douleur qui irradie quelquefois vers l'épaule du même côté.

Quand la tuméfaction de la rate est très rapide, sa capsule peut se rompre et donner lieu à un épanchement de sang dans le péritoine, bientôt suivi de mort (1), comme cela a été observé par Vigla le seizième jour d'une fièvre dothiénentérique.

Les corpuscules de Malpighi sont parfois très apparents, injectés et tuméfiés ; d'autres fois ils sont invisibles, ce qui serait surtout imputable à une altération cadavérique, selon MM. Cornil et Ranvier. Ces éminents observateurs ont constaté, après Billroth et Socoloff, dans la pulpe splénique chez les dothiénentériques, la présence d'un très grand nombre de grosses cellules lymphatiques à plusieurs noyaux et à protoplasma granuleux ; celui-ci renferme très souvent des globules sanguins de volume variable, dont on a compté quelquefois jusqu'à dix dans une seule cellule. Ces cellules paraissent contenues dans l'intérieur des veines de la pulpe (2) ; elles disparaîtraient ou deviendraient rares, suivant Billroth, à une époque avancée de la dothiénentérie (3). On les retrouverait encore, suivant MM. Cornil et Ranvier, quand la maladie touche à la guérison, contenant des granulations graisseuses et du pigment rouge. Ces auteurs n'ont pas constaté la prolifération des noyaux des grandes cellules endothéliales des veines, admise par Billroth.

On a cherché à pénétrer dans l'évolution intime des lésions que je viens de décrire. Le D\u0072 Birch-Hirschfeld (4) a voulu expliquer la tuméfaction de la rate par l'accumulation dans cet organe de micrococcus ; mais cette assertion, jusqu'ici toute hypothétique, a été combattue par d'autres observateurs. La rate étant une glande hématique, il est tout naturel qu'elle soit lésée dans une maladie où le sang a subi des altérations aussi profondes, où la circulation elle-même est profondément modifiée. La rate se congestionne comme la plupart des autres viscères, elle s'altère comme le sang qu'elle renferme, tout imprégné du germe morbide. Il n'y a pas besoin, pour expliquer les lésions de cet organe,

----

(1) Rokitansky.

(2) Cornil et Ranvier, *Manuel d'histologie*, p. 980.

(3) Ces cellules se montreraient également, d'après Billroth, dans la tuberculose miliaire aiguë.

(4) Vallin, *l. c.*, p. 332.

de recourir à une explication mécanique, à une obstruction produite par des micrococcus, lors même que leur présence dans le sang aurait été démontrée.

Quant aux infarctus et à ces noyaux inflammatoires qu'on observe quelquefois dans la rate, leur délimitation, leur forme, qui rappellent les infarctus pyémiques, permettent de soupçonner une cause agissant localement sur des parties limitées de l'organe. Liebermester les attribue à des embolies détachées de caillots cardiaques, et rapporte une observation qui semblerait appuyer cette manière de voir. Il me semble que si l'opinion de Liebermeister est fondée, elle n'explique pas tous les cas d'infarctus spléniques observés dans la dothiénentérie. Comme je l'ai dit à propos des infarctus pulmonaires, des détritus organiques venant des lésions intestinales ou d'autres lésions nécrosiques développées dans différents points de l'organisme, peuvent, à travers des vaisseaux ulcérés, pénétrer dans la grande circulation ou, suivant leur lieu d'origine, dans la circulation de la veine porte, et, s'arrêtant dans une de ses divisions, devenir le point de départ d'infarctus inflammatoires.

Liebermeister croit que ces infarctus, quand ils sont de petites dimensions, peuvent, même arrivés à suppuration, être résorbés et permettre la guérison. Ce sont des assertions qui ne sont pas démontrées et qui sont difficilement démontrables. La pathologie de la rate est enveloppée dans l'obscurité qui règne encore sur la physiologie de cet organe.

CHAPITRE XVI

TROUBLES ET LÉSIONS DE L'APPAREIL CIRCULATOIRE

FIÈVRE, CHALEUR MORBIDE, HÉMORRHAGIES.

De tous les troubles qui se manifestent dans l'appareil circulatoire, le plus important est celui qui exprime l'intensité de la fièvre, car la fièvre est le phénomène dominant de la maladie; elle résume et mesure les différents actes et l'énergie du travail morbide, et elle a pour expression principale deux phénomènes le plus habituellement connexes, mais qui ne sont pas cependant nécessairement subordonnés l'un à l'autre : l'augmentation de la température du sang et l'accélération des mouvements du cœur.

Dans leur intuition, qui a si souvent devancé les conclusions rigoureuses de la science moderne, les anciens médecins considéraient l'hyperthermie comme l'élément fondamental de l'état fébrile. Le nom même qu'ils lui ont donné en est un témoignage : $\pi\tilde{\upsilon}\rho$, feu, fièvre ; $\kappa\alpha\tilde{\upsilon}\sigma\sigma\varsigma$, fièvre ardente, prouvent que l'élévation de la chaleur était pour eux le caractère essentiel de la fièvre; et cependant, pendant longtemps, l'appréciation de ce caractére si bien mis en relief par Hippocrate et par son école, préoccupa moins les observateurs que les caractères et la fréquence du pouls; ou du moins on chercha moins à la mesurer avec exactitude. C'est depuis un petit nombre d'années que la thermographie médicale est devenue l'objet d'études très sérieuses et est entrée dans le domaine de l'observation clinique.

De Haën, et longtemps après lui Andral, avaient déjà laissé sur ce sujet des travaux intéressants ; ils avaient eu surtout le très grand mérite d'en faire ressortir l'importance et d'appeler sur ce point l'attention des observateurs (1); mais Wunderlich, le premier, a fait une science de

____

(1) Tout en proclamant l'immense service que l'école allemande moderne a rendu à la pathologie et à la clinique en vulgarisant l'usage du thermomètre et en tirant de ce procédé d'investigation des observations importantes et nouvelles, l'admiration de nos contemporains ne doit pas nous rendre injustes envers leurs devanciers. Nous ne devons pas oublier que de Haën avait recommandé et pratiqué sur une large échelle l'emploi du thermomètre dans l'observation des maladies fébriles, et que plus près de

l'étude de la température dans les maladies, après des observations très nombreuses, poursuivies avec une admirable persévérance, contrôlées et confirmées par celles qu'elles ont provoquées dans tout le monde scientifique et entre autres par celles de Griesinger à Berlin et de Séguin à New-York. Wunderlich en a tiré des conclusions qui ont une grande valeur pour la pathologie, pour le pronostic et pour la thérapeutique.

nous Andral en faisait un fréquent usage : il a été à notre époque, nous pouvons le dire, je crois, à juste titre, le grand initiateur de ce mouvement scientifique. qui demande aux sciences physico-chimiques les lumières dont elles peuvent éclairer la biologie. Comme le reconnaît noblement Wunderlich, « on le retrouve partout et toujours à la tête du vrai progrès de son temps » ; et le premier de nos jours il a reconnu la valeur clinique de la thermométrie. Il avait publié avec M. Gavarret un travail sur la température dans les différents stades de la fièvre intermittente, et il se proposait de marcher dans cette voie quand il a été douloureusement arraché à ces travaux scientifiques, dont il avait mesuré les larges horizons, par les devoirs que lui dictait son cœur. L'Allemagne a recueilli son héritage et l'a fait fructifier. L'œuvre qu'il avait entreprise avait été déjà, du reste, tentée à différentes périodes de la science, mais à des époques où les sciences physico-chimiques étaient dans l'enfance ; et chacune de leurs découvertes agrandit la part qu'elles doivent prendre aux progrès de la médecine.

L'école de Boerhaave avait très nettement accentué cette tendance. De Haen, qui est justement regardé comme le père de la thermoscopie, en était un des élèves, et son condisciple Van Swieten a également recommandé l'usage du thermomètre, comme en fait foi son article sur la chaleur fébrile, trop intéressant et trop instructif pour que je résiste au plaisir d'en donner un extrait.

« La chaleur fébrile, dit-il, peut être appréciée par le *thermomètre*, par la sensation du malade et par la rougeur de l'urine. Hippocrate la considérait comme le caractère fondamental de la fièvre, opinion qui a été défendue par Galien et par d'autres médecins illustres.

« *Le thermomètre à mercure en est la meilleure mesure ; on le place dans la main, dans l'aisselle ou dans la bouche.*

« La chaleur peut être inégalement répartie dans les différentes régions. » Cette observation avait été déjà faite par Hippocrate : Une chaleur brûlante à l'intérieur coïncidant avec une température peu élevée des parties extérieures est, suivant lui, d'un fâcheux pronostic.

L'importance qu'Hippocrate attachait à l'appréciation de la température dans les fièvres est clairement exprimée dans le passage suivant emprunté au livre IV des maladies vulgaires : « Parmi les fièvres il y en a qui donnent à la main une sensation *mordicante* et d'autre une chaleur douce. La détermination de ces différences a une grande utilité, car elles commandent des traitements différents. » Or, comme j'ai eu souvent occasion de le constater, cette sensation de chaleur *mordicante* commence, en général, à 39 degrés centigrades, et elle a en réalité, pour le pronostic, une sérieuse valeur. Galien, en parlant de ce signe, dit qu'elle fait éprouver à la main une sensation analogue à celle que la fumée fait éprouver aux yeux et au nez.

Grâce à lui la thermoscopie est devenue un élément essentiel des études cliniques, et depuis ses travaux, le médecin ne peut pas plus se passer de thermomètre qu'il ne se passe de l'auscultation depuis Laennec et de l'analyse des urines depuis Bright.

Dans aucune maladie, ce procédé d'investigation n'a été plus utile que dans les fièvres infectieuses et dans la fièvre dothiénentérique en particulier. Nous pouvons maintenant suivre avec précision la marche continue rémittente de cette pyrexie, et nous connaissons, mieux qu'on ne le pouvait avant Wunderlich, l'évolution du cycle fébrile qui, au milieu de son irrégularité apparente et des variétés individuelles infinies, est cependant asservi à certaines lois.

I. — DE LA TEMPÉRATURE. — On sait, comme l'a indiqué Wunderlich, que dans les cas réguliers et bénins, la température, après s'être élevée rapidement, atteint son maximum dans les derniers jours du premier septénaire ou dans les premiers jours du second. Elle se maintient pendant quelque temps dans les environs de ce point culminant pour commencer à descendre dans la seconde moitié du deuxième septénaire et revenir au chiffre normal vers la fin du troisième ou au commencement du quatrième.

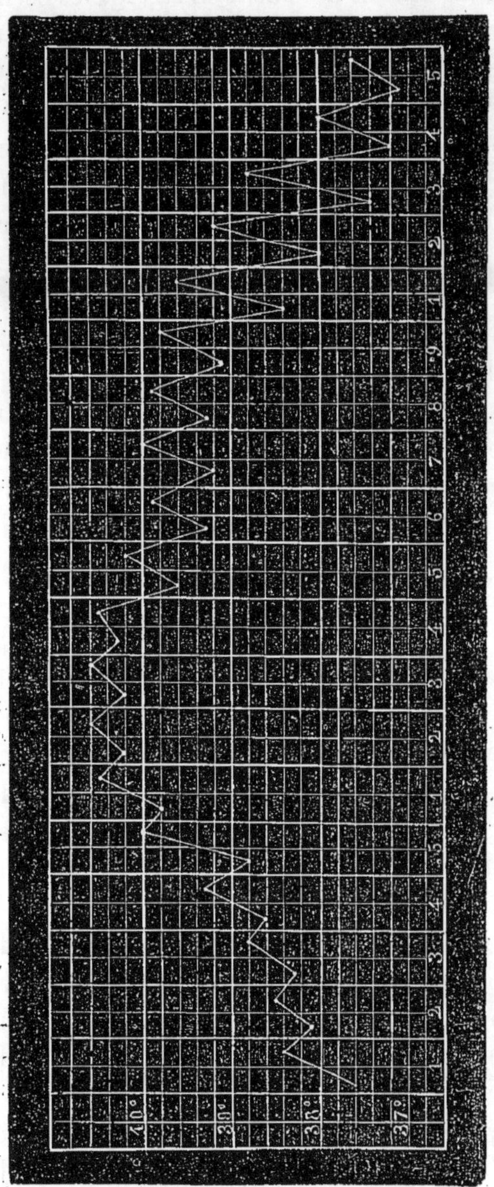

FIG. 2.—Marche régulière de la fièvre dothiénentérique, d'après Wunderlich.

Envisagée dans son ensemble pendant le cours de la maladie, la température décrit une courbe sur laquelle se dessinent en zigzags les oscillations de chaque nycthémère ; ces oscillations, qui reviennent à peu près périodiquement, indiquent l'écart qui sépare la température du matin et celle du soir.

Le tracé ci-dessus représente la marche régulière de la dothiénentérie. Mais ce tracé peut être considéré comme un type idéal dont, dans les cas simples, la marche de la maladie se rapproche plus ou moins, mais qu'elle réalise très rarement.

Dans l'immense majorité des cas, la température commence à baisser vers le milieu de la nuit ou à une heure avancée de la soirée ; le matin, elle présente son minimum, le plus souvent entre six et huit heures ; elle commence à s'élever vers midi, et le soir elle atteint son maximum.

Dans des cas rares les périodes sont renversées et le paroxysme a lieu dans la matinée ; alors la rémission se montre le soir. Cette inversion est habituellement passagère ; elle a quelque chose de suspect comme tout ce qui n'est pas régulier. Elle m'a paru dépendre quelquefois d'une influence malarique compliquant la dothiénentérie.

Au lieu d'offrir le type de rémittente quotidienne, la fièvre présente quelquefois deux paroxysmes par jour, ce qui peut dépendre de complications (1).

Les oscillations diurnes, dans les cas réguliers, sont surtout prononcées au commencement et à la fin de la maladie. L'écart des températures vespérales et matinales peut être alors de plusieurs degrés, et ces grandes oscillations, à la fin de la deuxième période ou pendant la troisième, sont souvent le prélude de la défervescence.

Même dans les cas mortels il n'est pas rare de voir à la même période les oscillations s'allonger en même temps que la ligne matinale s'abaisse ; on dirait qu'il y a un effort de la nature vers la guérison, effort qui reste à l'état d'ébauche et qui fait bientôt place à une reprise de la fièvre et des accidents qui l'accompagnent.

Pour étudier l'évolution cyclique de la température dans la dothiénentérie, on se contente habituellement de deux observations : une le

---

(1) Quelquefois, pendant une série de jours, un paroxysme plus fort se montre tous les deux ou trois jours, sans que ces irrégularités présentent la périodicité que leur prêtent les préjugés populaires. Peut-être cette périodicité est-elle plus marquée dans les pays où règne la *malaria,* ce qui expliquerait le nom d'hémitritie qu'on donnait à cette fièvre, qu'on supposait produite par la combinaison d'une fièvre tierce avec une fièvre quotidienne.

matin et une le soir. Quoiqu'elles ne coïncident pas, le plus souvent, ni au minimum de la rémission ni au maximum du paroxysme, répétées chaque jour aux mêmes heures elles donnent des résultats comparables qui suffisent dans la majorité des cas, mais qui, comme le remarque Griesinger, peuvent quelquefois induire en erreur ; il serait souvent très utile d'en ajouter une troisième au milieu de la journée et même quand il y a auprès du malade des gardes intelligentes, une quatrième au milieu de la nuit. Il peut arriver, en effet, que le paroxysme, au lieu de se montrer le soir, survienne dans le milieu de la journée ; et les observations matinales et vespérales pourraient alors n'indiquer que des élévations insignifiantes de température qui donneraient une idée inexacte de l'intensité du mouvement fébrile. Ce sera surtout dans les cas où le cycle fébrile ne suit point sa marche habituelle qu'il conviendra de multiplier les observations.

Il est très rare qu'entre le début de la fièvre et le moment de la défervescence la ligne thermique dessine une courbe régulière : elle est presque toujours constituée par une série de *vagues* ou d'ondulations plus ou moins étendues, que séparent des dépressions et qui font relief sur la courbe générale de la maladie.

Quelques-unes de ces dépressions ont une tendance manifeste à se produire à des époques presque fixes : la plus remarquable, signalée par Wunderlich, et à laquelle il assigne pour date la matinée du septième jour, se montre presque toujours en effet du sixième au neuvième jour, et c'est après cette inflexion que la température atteint souvent son maximum et forme une ondulation assez uniforme qui va se terminer aux environs du douzième jour, c'est-à-dire à l'époque où, selon la remarque de Murchison, commencent l'ulcération ou la résorption des tumeurs glandulaires de l'intestin.

J'ai vu, dans un grand nombre des cas que j'ai observés, se produire une autre dépression du quinzième au dix-septième jour.

Pour déterminer la marche générale de la courbe thermique, la ligne qui unit les rémissions matinales me paraît la plus importante : moins influençable par des causes accidentelles que la ligne des paroxysmes vespéraux, elle représente plus exactement l'évolution du processus dothiénentérique ; d'une autre part, cependant, c'est la ligne vespérale qui marque l'épuisement de ce processus et qui indique la défervescence.

Il peut arriver que l'exacerbation vespérale fasse défaut, à l'heure du moins où elle se produit habituellement ; alors les deux points du matin

et du soir sont isothermes, et le zigzag diurne est remplacé par un
plateau horizontal. Le plus souvent cette isothermie a été dans mes
observations suivie d'un abaissement de température, quoique le contraire puisse avoir lieu. Cette isothermie est surtout favorable quand elle
a lieu dans des températures moyennes et indique l'absence du paroxysme vespéral. L'isothermie du soir au matin est au contraire l'indice
d'une élévation de la température matinale et par conséquent signale
plutôt une marche ascendante de la fièvre ; et quand pendant plusieurs
jours la température se maintient isotherme ou avec des oscillations
insignifiantes à des degrés élevés, c'est toujours un signe fâcheux et
qui accuse le plus souvent la haute gravité de la maladie.

Quelquefois les variations oscillantes de la température sont remplacées
par des variations presque continues, c'est-à-dire que, pendant deux ou
même trois jours de suite, la température s'élèvera avec des rémissions
insignifiantes ou inappréciables (*ascension en fusées*) ou qu'elle s'abais-
sera sans exacerbation notable *aux heures habituelles* (1) (*chute en
cascades*). La ligne thermique, au lieu d'être dentelée, représente alors
des lignes continues ou faiblement brisées, ascendantes ou descendantes ;
ces dernières me paraissent plus fréquentes, elles précèdent parfois les
défervescences brusques ou les dépressions notables de la thermalité.
Ces anomalies se sont montrées surtout, dans mes observations, du
seizième au vingtième jour.

Après ces indications sur la marche générale de la température dans
la dothiénentérie, il convient d'étudier celle-ci avec plus de détails, et
dans cette étude nous aurons surtout à mettre à profit les travaux de
Wunderlich et de Griesinger, dont les points essentiels sont confirmés
par les observations de chaque jour.

Ordinairement pendant les premiers jours, la température suit une
marche régulièrement ascendante (*marche en échelons*) : chaque soir,
elle s'élève de 8 dixièmes de degré à un degré et quelques dixièmes au-
dessus de la température du matin ; mais le lendemain elle descend,
pendant la rémission, d'un demi-degré environ, de telle sorte qu'il lui
faut en moyenne de trois à six jours pour atteindre, le soir, son maximum ; elle y arrive le plus souvent le quatrième ou le cinquième jour,
plus rarement le septième ou le huitième. Excepté dans des cas très
légers ou chez des sujets très débilités, ce maximum est rarement

____

(1) Les irrégularités si justement signalées par Griesinger dans le retour du paroxysme
commandent cette réserve.

au-dessous de 39°,5, souvent il s'élève à 40° degrés, quelquefois à 41° degrés et même au delà.

Arrivée à ce premier sommet la température pourra s'élever encore, mais elle ne le fera pas avec la régularité des premiers jours : les oscillations seront moins étendues, et elles n'offrent pas en général de variations importantes jusqu'au milieu ou à la fin du second septénaire : époque à laquelle se dessinent d'une manière plus nette et plus significative les tendances et les formes de la maladie.

Selon Wunderlich on devrait éliminer du diagostic de fièvre dothiénentérique, toute maladie dans laquelle le premier et le second jour on constate le soir une température de 40 degrés, ou qui, arrivée à la fin du quatrième jour, n'a pas présenté le soir une temperature de 39°,5. La première de ces deux propositions est genéralement vraie pour l'adulte, surtout si au lieu de considérer la température du soir on l'applique aux températures du matin. Cependant, comme le remarque Griesinger, on voit souvent chez les enfants la température s'élever dès le second jour a 40 degrés et elle baisse ordinairement, ensuite, pendant les deux jours suivants (1).

Quant à la seconde proposition, je crois, avec Murchison (2), qu'elle est inadmissible et que bien des dothiénentéries peuvent pendant les quatre premiers jours ne pas atteindre le chiffre de 39°,4.

Ce dernier chiffre pour Wunderlich et pour Griesinger peut être regardé comme le point moyen des hautes thermalités dans la fièvre dothiénentérique. Il marque souvent la limite qui sépare les cas graves des cas bénins. Quand au lieu de pivoter autour de 39°,5, les oscillations thermiques se font autour de 40°,5, généralement la maladie est grave, ou la solution s'en fera longtemps attendre.

Cependant j'ai vu plus d'une fois la thermalité, après s'être tenue dans ces chiffres élevés pendant une partie des deux premiers septénaires, tomber rapidement et la maladie tournant court, marcher brusquement vers la convalescence ou se prolonger sous une forme bénigne ; mais ce sont des exceptions. En général, quand les rémissions matinales ne descendent pas au-dessous de 39°,5 ou se maintiennent au-dessus, on doit considérer la fièvre comme très intense, et elle doit être rangée dans la catégorie des cas graves.

Pour Griesinger, quand la température matinale ne descend pas au-

____

(1) Griesinger, *l. c.*, p. 295.
(2) Murchison, *l. c.*, p. 516.

dessous de 39°,5 et qu'elle n'est inférieure à celle du soir que de cinq à sept dixièmes de degré, il n'y a pas de véritable rémission et la fièvre doit être considérée comme *continue, continente* (*l. c.*, p. 296) (1).

Selon la remarque de Griesinger, quand les rémissions sont franches, bien accentuées, les exacerbations du soir sont mieux supportées ; il semble que l'organisme se repose et se répare, quelque peu, du travail morbide accompli pendant les paroxysmes. Il faut dire aussi que la présence de ces rémissions plus complètes témoigne d'une tendance plus bénigne de la maladie.

Après avoir atteint, comme nous l'avons dit, vers le quatrième ou le cinquième jour, son premier sommet, la courbe thermique se meut, en général, jusqu'au milieu de la seconde semaine, quelquefois même de la troisième et au delà, dans des oscillations ascendantes et descendantes peu étendues autour du chiffre de 39°,5 (2). Les oscillations sont souvent plus considérables dans les cas très légers, parce que les rémissions sont plus complètes et descendent à des chiffres plus bas.

C'est surtout à partir du milieu ou de la fin de la seconde semaine que la marche de la température suit des directions diverses, suivant la gravité et la durée de la maladie.

1° *Dans les cas très légers* la température matinale peut se maintenir à 38 degrés presque dès le début ; elle revient rapidement à ce chiffre quand elle l'a dépassé, et, dès le milieu du second septénaire, elle peut descendre à 37° le matin pour remonter dans la soirée, en décrivant ces grandes oscillations qui présagent la défervescence, et qu'on peut observer dès la fin du premier septénaire dans des cas très benins.

2° *Dans les cas légers* la température du soir s'élève peu ou passagèrement au-dessus de 39°,5 ; celle du matin reste généralement au-dessous.

Vers la fin du deuxième septénaire, ou au commencement du troisième, les rémissions matinales sont plus accentuées ; l'élévation vespérale est plus tardive. Cependant celle-ci ne diminue pas tout d'abord autant que la température du matin, ce qui donne aux oscillations quotidiennes une plus grande amplitude ; mais elle ne tarde pas à entrer dans ce mou-

(1) Cette distinction me paraît un peu arbitraire et l'on est autorisé, je crois, à dire qu'il y a rémission toutes les fois que la température s'abaisse d'une manière notable au-dessous du degré qu'elle atteignait auparavant. Il est cependant manifeste qu'au point de vue du pronostic, la rémission n'aura pas la même valeur quand, malgré cet abaissement relatif, la température se maintient encore à un degré très élevé.

(2) Griesinger, *l. c.*, p. 296.

vement d'abaissement général, et dans un laps de temps qui peut varier de six à douze jours, la température du soir tombe au chiffre normal, ce qui est le signe de la défervescence (1).

3° *Dans les cas graves*, et dans ceux où la maladie doit avoir une longue durée, les rémissions matinales sont moins prononcées; elles descendent peu au-dessous de 39°,5, ou elles se maintiennent au-dessus. En général, les températures du soir et du matin restent stationnaires, ou même elles augmentent. Elles peuvent persister dans les mêmes altitudes et avec le même type pendant la seconde semaine et pendant une partie ou la totalité de la troisième, et même quelquefois empiéter sur la quatrième semaine, soit qu'il faille l'imputer à la gravité des lésions intestinales, soit que cela dépende des complications qui les accompagnent; et c'est alors seulement, dans le quatrième septénaire, que les rémissions du matin s'accentuent franchement et descendent au-dessous de 39°,5 ou de 39°.

Dans des cas plus graves encore la température continue à s'élever depuis le début jusqu'à la fin du deuxième septénaire; et elle reste ensuite stationnaire en oscillant au-dessus du chiffre de 40 degrés.

On peut considérer, comme moyens, les cas où les températures du soir restent, jusqu'au milieu de la seconde semaine, aux environs de 39°,5; elles peuvent même atteindre 40 degrés, 40°,5, rarement 41°, tandis que celles du matin se maintiennent le plus souvent entre 39 degrés et 39°,5, quelquefois atteignent 40°, rarement 40°,5, ou si elles y arrivent, ce n'est ordinairement que d'une manière passagère (2). Comme je l'ai déjà dit, il pourra arriver qu'après être restée quelque temps dans des chiffres très élevés, la température du matin descende au-dessous de 39 degrés, vers le milieu du second septénaire, exprimant ainsi un changement favorable dans la marche de la maladie. Et s'il survient alors une nouvelle hyperthermie elle accusera quelques complications (3).

On doit considérer comme grave, dit Murchison (*l. c.*, p. 517), un cas

---

(1) Murchison, p. 517.

(2) Griesinger, *l. c.*, p. 295.

(3) Obs. XIII. — Chez un de mes malades, la température vespérale se maintint constamment entre 39 et 40 degrés, le soir, du neuvième au vingtième jour, tandis que celle du matin, du onzième au seizième jour, oscillait entre 37°,2 et 37°,8. Une fois même, dans cet intervalle, elle descendit à 36 degrés. Elle se releva subitement à 39 degrés le dix-huitième jour, sous l'influence de complications pulmonaires, et redescendit graduellement au bout de quelques jours.

de fièvre dothiénentérique dans lequel, pendant la deuxième moitié du second septénaire, la température s'élève en même temps que les rémissions deviennent plus courtes et moins accentuées, dans lequel la température matinale s'élève à 40 degrés ou se maintient avec persistance à 39°,6, ou quand celle du soir dépasse 41 degrés. La guérison rare lorsque la température du matin s'est élevée au dessus de 41°, ou lorsqu'à une heure quelconque le thermomètre approche de 42°. Cependant Wunderlich a cité un cas où la température dépassa 42 degrés pendant un frisson, et néanmoins le malade guérit.

Vers la fin de la période d'état ou pendant la période critique, la ligne thermique présente souvent des irrégularités qui caractérisent pour Wunderlich la *période amphibole*.

Dans les cas qui se terminent par la guérison, quand la maladie est arrivée à la période de réparation, ou à cette période intermédiaire, d'une durée variable, qui la sépare ordinairement de la période d'état et que nous avons appelée période critique, la fièvre diminue; cette diminution s'accomplit ordinairement d'une manière graduelle et avec quelques exacerbations passagères. La dothiénentérie, en effet, inflige à l'intestin et souvent à d'autres organes des lésions dont la guérison exige un temps plus ou moins long et qui doivent contribuer puissamment à entretenir le mouvement fébrile.

L'apaisement du processus morbide s'exprime surtout par la rémission du matin qui, dans les cas légers, peut s'abaisser à la température normale ou même descendre au-dessous; le soir la chaleur s'élève de nouveau et se rapproche du degré qu'elle atteignait la veille au soir; aussi la convalescence est précédée généralement de grandes oscillations qui peuvent mesurer plusieurs degrés et qui vont en s'abaissant et se raccourcissant de plus en plus jusqu'à la défervescence complète. Il arrive quelquefois qu'avec une apyrexie bien constatée le matin, le thermomètre monte le soir à des chiffres assez élevés, ce qui faisait dire aux anciens médecins que les fièvres continues rémittentes peuvent se changer en intermittentes. Il est arrivé fréquemment que la ligne thermique, étant descendue matin et soir au chiffre normal, éprouve de nouveau quelques soubresauts ascensionnels, imputables à l'impressionnabilité du malade, à l'alimentation ou à d'autres causes accidentelles.

Quelquefois au lieu de suivre cette marche qui est la plus habituelle, la défervescence s'accomplit plus lentement : pendant huit ou dix jours la température diminue graduellement par petites oscillations, ce que Griesinger appelle une *défervescence en échelons* (1).

Au lieu de se faire graduellement et par un abaissement progressif de la courbe des oscillations, la défervescence peut s'opérer très rapidement *par chute brusque* ou *par cascade* (2); alors au lieu d'osciller suivant son rythme habituel, pendant plusieurs jours, la température descend d'une manière presque continue au chiffre normal.

Ce mode de terminaison est commun dans les *formes abortives :* dans un cas de ce genre, j'ai vu la température tomber le dixième jour de 39°,8 à 36°,4, par conséquent de trois degrés quatre dixièmes, et ce fut le début de la convalescence.

Ces *chutes brusques*, ou ces *chutes en cascade*, peuvent être également observées dans des cas où la maladie a suivi une évolution régulière. Comme variante, après ces chutes, il peut y avoir une ou deux réascensions avant la défervescence définitive. Ainsi, dans un cas de fièvre bénigne, j'ai vu le dix-neuvième jour la température tomber de 39°,2 à 36°,8. Le lendemain elle remonta à 39°,2, puis retomba au chiffre normal pour ne plus le quitter.

Dans d'autres cas, dit Griesinger, qui sont assez fréquents, la température baisse du neuvième au dixième jour et tout semble annoncer qu'on va entrer dans la période de réparation; mais, au bout de quelques jours, la fièvre se rallume sans complications appréciables, et la défervescence n'a lieu que dans la quatrième semaine. Dans ce cas, suivant cet auteur, il y aurait eu vraisemblablement une rechute, et la maladie, tout en paraissant avoir eu sa durée habituelle, aurait été constituée par deux attaques successives de dothiénentérie très légère (3).

J'ai donné à ces recrudescences de la maladie le nom de *rechutes subintrantes*, pour indiquer les rapports qui me paraissent exister entre les fièvres continues en plusieurs actes marqués par de simples *rémissions*, et celles dont les différents actes évolutifs sont distincts et séparés par de véritables *intermissions*. On a réservé pour ces dernières le terme de *formes à rechutes*, tandis que les premières, quand leur durée est notablement augmentée, portent ordinairement le nom de *formes prolongées*. La fièvre dothiénentérique, d'après l'opinion de Griesinger, à laquelle je me rallie entièrement, peut présenter ce caractère d'évolu-

(1) *L. c.,* p. 298.
(2) Voyez plus haut le sens donné à cette expression.
(3) Griesinger, *l. c.,* p. 299.

tion complexe, à rechute subintrante, sans se prolonger au delà de ses limites de durée habituelles (1).

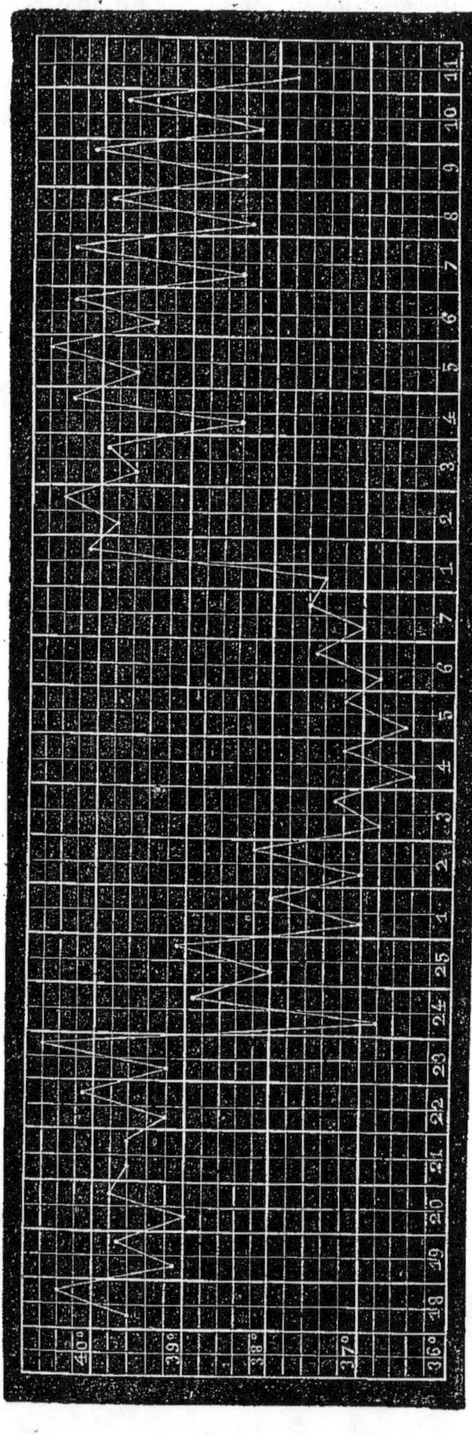

Fig. 3. — Tracé thermographique d'une fièvre dothiénentérique, forme prolongée, extrait du *Traité clinique des maladies de l'enfance*, par le Dr Cadet de Gassicourt, t. II, p. 560.

(1) M. le Dr Cadet de Gassicourt, qui dans ses excellentes leçons sur la fièvre typhoïde

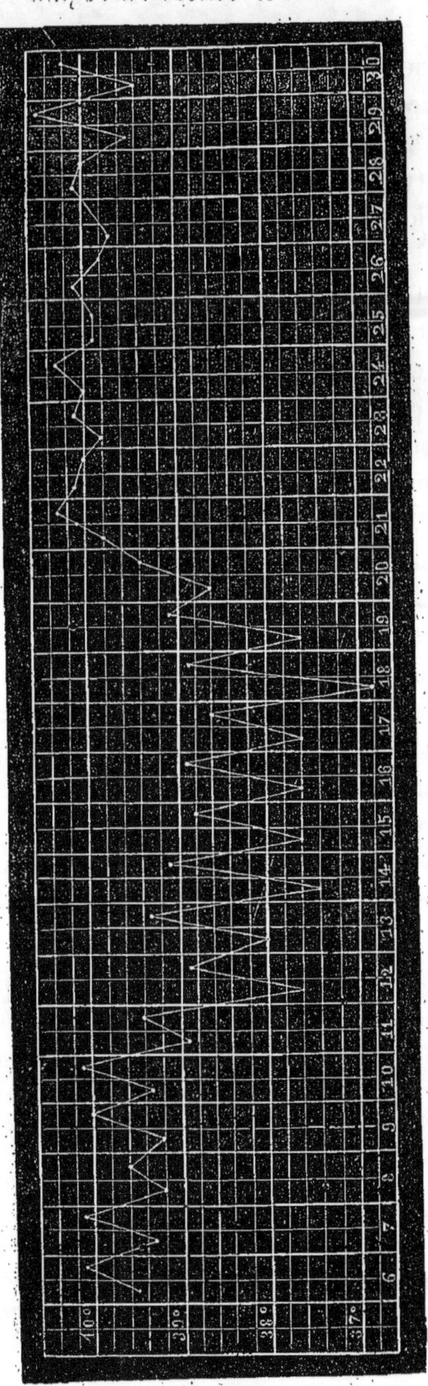

Fig. 4. — Tracé thermographique d'une fièvre dothiénentérique à rechute (extrait du même ouvrage, t. II, p. 561).

des enfants, a bien fait ressortir les rapports qui existent entre la fièvre prolongée et la

La période de réparation peut dans les cas moyens durer d'une à trois semaines (1).

Nous avons vu que, dans la fièvre ambulatoire, l'évolution des lésions intestinales peut s'accomplir sans réaction fébrile : non seulement Griesinger veut expliquer ces faits par une observation insuffisante, mais il nie qu'il y ait fièvre typhoïde, quand, chez un adulte, la température est normale à une période quelconque du premier septénaire. Je crois, avec M. le Dr Vallin, que cette affirmation est trop absolue.

Plusieurs circonstances accidentelles peuvent entraîner des modifications de la température, et par conséquent faire varier la courbe thermique qui l'exprime. Ainsi elle s'élève, d'une manière notable, au début de beaucoup de complications inflammatoires ou congestives qui peuvent survenir dans le cours de la dothiénentérie : telles que la pneumonie, la pleurésie, la bronchite capillaire, l'érysipèle, la péricardite et surtout, dit Griesinger, au début de celles qui commencent par un frisson (2). Les douleurs vives, les écarts de régime, les fatigues ou les émotions produisent souvent le même effet. Ainsi j'ai constaté bien des fois que dans les hôpitaux, le soir du jour où le public est admis à visiter les malades, le plus souvent la fièvre augmentait.

Les rechutes sont toujours marquées par des élévations quelquefois très brusques de la température ; et quand on voit, après une rémission franche, la température du matin s'élever d'une manière notable, on doit soupçonner une complication ou une rechute.

On voit très souvent, au contraire, la température baisser, et parfois dans une proportion considérable, après les hémorrhagies (3), après

fièvre à rechute ; pour les faire mieux saisir, il a mis en regard deux tracés thermographiques que je reproduis ici (tracés 84 et 85, p. 560 et 561, *loc. cit.*).

Le premier représente une fièvre typhoïde prolongée qui s'est terminée le quarantième jour après une rémission bien marquée qui dura huit jours. Le matin, la température se rapprochait de la normale et descendit le même jour au-dessous ; mais le soir elle atteignait 39 degrés ou s'en rapprochait. Pendant cette rémission, la diarrhée et les troubles nerveux à forme adynamique avaient disparu, ces symptômes reparurent dans la deuxième phase de la maladie et en même temps survint une nouvelle poussée de tâches rosées.

Dans le second cas, il y eut sept jours d'apyrexie, pendant lesquels, cependant, la diarrhée ne cessa pas complètement et quelques taches rosées se montrèrent ; elles reparurent abondantes le cinquième jour de la rechute et persistèrent jusqu'au douzième. La durée totale de la maladie fut de cinquante-trois jours.

(1) *Ibid.*, p. 298.
(2) *L. c.*, p. 300.
(3) Selon Murchison, une accélération brusque du pouls avec abaissement de la

un avortement (1), beaucoup plus rarement après des évacuations copieuses, et plutôt après celles qui sont provoquées par un purgatif, quelquefois après des sueurs abondantes dans le troisième ou le quatrième septénaire ; car pendant les deux premiers les transpirations ne paraissent pas modifier la chaleur morbide.

Dans les gangrènes du poumon, de l'intestin ou dans celles de la périphérie, quand elles sont étendues, quand elles sont accompagnées de septicémie ou d'une débilité profonde, le thermomètre baisse notablement, et on l'a vu dans quelques cas descendre jusqu'à 34 degrés (2).

Alors la peau est froide, surtout à la face et aux extrémités, qui deviennent livides. Cette hypothermie s'accentue principalement au moment de la rémission matinale. Au milieu de la journée et le soir, la température peut remonter à des chiffres élevés (3). Même dans les cas ordinaires, il arrive souvent, chez les sujets épuisés et débilités, que les abaissements de température dans les rémissions matinales soient excessifs et descendent au-dessous de la température normale.

Dans les péritonites par perforation, tantôt la température s'élève et tantôt elle s'abaisse, suivant que l'organisme réagit, que des phénomènes inflammatoires se développent, ou que l'économie trop épuisée est incapable de réagir, ou bien encore quand le traumatisme abdominal provoque un état de collapsus.

Griesinger remarque également qu'un déplacement long et fatigant pour le malade peut agir tantôt dans un sens, tantôt dans un autre (4).

L'abaissement de la température peut survenir aussi dans cet état d'affaissement et de dépression des forces générales et de celles du

température après le quatorzième jour, indique une hémorrhagie intestinale, même quand elle ne se montre pas au dehors. Cette affirmation est trop absolue.

(1) Griesinger, *l. c.*, p. 299.

(2) *Ibid.*, p. 308.

(3) Griesinger, *l. c.*, p. 300.

(4) Obs. XIV. — J'ai vu cet effet favorable se produire chez un jeune malade atteint d'une fièvre dothiénentérique grave, et chez lequel même quelques symptômes pouvaient faire craindre une complication péritonique. Il fut emmené, malgré moi, à cent cinquante lieues de Paris par ses parents qui étaient venus le chercher. A partir de ce moment, la maladie marcha vers une solution favorable. J'ai vu le même effet déterminé par une émotion très vive et en même temps agréable, chez un malade qui recevait la visite inattendue de sa mère ; mais le plus souvent, comme nous l'avons dit, les émotions et les fatigues agissent dans un sens tout opposé.

cœur en particulier, qu'on a désigné du nom de collapsus, et dont nous nous occuperons à propos des troubles cardiaques.

Les médications employées peuvent aussi modifier quelquefois la température et troubler ainsi la marche habituelle du cycle thermique.

Bien que l'abaissement de la température doive être généralement considéré comme un signe favorable, et bien qu'en général la thermoscopie ait une grande importance pour apprécier la marche et la tendance de la maladie, les renseignements qu'elle fournit seraient souvent très insuffisants pour fixer le pronostic. Si l'on veut asseoir celui-ci sur des bases solides, il faut rapprocher de la température les autres éléments de l'état morbide. Ainsi, dans la dothiénentérie, la thermalité peut rester modérée pendant des semaines entières avec des troubles fonctionnels qui aboutissent à la mort; et l'abaissement de la température à la période de solution, sans amélioration ou avec aggravation des autres symptômes, est d'un très fâcheux augure. Quand, à la fin de la troisième période, le pouls s'accélère, si l'état général ne s'améliore pas, en même temps que la température s'abaisse, on doit regarder la situation comme des plus menaçantes. J'ai vu dans un certain nombre de cas la température s'abaisser brusquement, deux ou trois jours avant la mort, d'un degré et demi à deux degrés, alors que le pouls conservait une excessive fréquence; elle se relevait quelquefois le jour ou la veille de la mort, d'autres fois le malade succombait dans le collapsus.

Non seulement c'est un fait bien avéré qu'on peut observer des dothiénentéries sans hyperthermie, mais la température peut descendre au-dessous de la normale. Dans l'hiver si rigoureux de 1870, pendant l'invasion allemande, les troupes qui marchaient sur Paris pour en faire le siège se trouvèrent soumises à des fatigues excessives et moins bien nourries qu'elles ne l'avaient été jusque-là. Une épidémie de fièvres dothiénentériques se développa parmi ces troupes en octobre et en novembre, et fut observée par le Dr Strube, qui en a publié la très intéressante relation. Dans beaucoup de cas, la température resta tout le temps *au-dessous de la normale*, et dans d'autres elle ne la dépassa pas. L'éruption lenticulaire fut très abondante. Les principaux symptômes étaient : une grande prostration et des troubles nerveux caracrisés par des alternatives de délire et de stupeur très intenses, et généralement en raison inverse de la température. Le pouls était peu accéléré, rarement il dépassa 100 pulsations; la rate n'était pas tuméfiée ou elle l'était peu ; la langue n'était ni sèche, ni fuligineuse.

Les symptômes abdominaux furent peu accentués, et cependant, chez vingt malades qui succombèrent, on trouva les lésions caractéristiques de la dothiénentérie. La mort survint ordinairement dans les quatorze premiers jours, et la défervescence s'accomplissait généralement au bout de quinze (1).

Ce fait si intéressant est un argument sans réplique contre la théorie de Liebermeister, qui attribue à l'hyperthermie les troubles nerveux de la dothiénentérie.

Au moment de la mort, il arrive assez souvent que la température monte rapidement, et par une sorte de fusée, aux températures les plus élevées : 40°,5, 41 degrés, 42 degrés et même 43°,7 (Wunderlich). D'autres fois le malade meurt dans l'affaissement, comme dans les cas que je viens de citer; la température descend au chiffre normal ou plus bas encore.

Les alternatives rapides de chaleur et de froid, l'inégale répartition de la température, qui fait que la tête et le tronc sont le siège d'une vive chaleur, tandis que les extrémités sont froides, avaient été considérées par Hippocrate et par les anciens médecins comme des signes fâcheux, et l'observation moderne a confirmé l'exactitude de ces appréciations.

Les irrégularités dans la marche de la température présagent habituellement des complications.

Chez les vieillards, la température périphérique peut ne pas donner d'une manière exacte la mesure de la fièvre et celle de la température intérieure, comme je l'ai indiqué ailleurs (2).

L'atrophie de la peau et des vaisseaux superficiels diminue probablement dans ces parties l'abord du sang et la combustion locale qui contribuent à y développer de la chaleur et surtout à y conserver celle qu'y apporte le courant circulatoire.

J'ai remarqué il y a plus de trente ans et j'ai signalé souvent à mes élèves dans mes cliniques ce fait que, dans certains états fébriles, et en particulier dans la fièvre typhoïde, en même temps que la température s'élève proportionnellement à la fièvre, il semble y avoir diminution de la résistance à la température du milieu ambiant. Les mains et les parties exposées à l'air extérieur sont plus froides que chez des sujets sains ou atteints d'autres maladies (3).

(1) Extrait des Leçons du Dr Cayley (*British medical Journal*, 1880, p. 507).
(2) Voy. *Dothiénentérie chez les vieillards*, p. 270.
(3) Dans son remarquable travail sur l'urologie de la fièvre typhoïde, M. le Dr Albert

Une explication analogue serait-elle ici applicable? L'action du cœur lutte-t-elle moins efficacement contre la contraction des capillaires crispés par le froid, et celui-ci gêne-t-il plus énergiquement les combustions nutritives des parties superficielles, ou encore trouble-t-il davantage l'innervation périphérique à laquelle sont subordonnés tous les actes organiques dont la calorification est un des résultats? Ce sont des questions que je pose sans les résoudre.

Pour résumer ce qui se rapporte à cette question de la thermalité, nous dirons que le degré auquel s'élève la température est une des mesures les plus utiles de la gravité et de l'intensité du travail morbide, un de ses effets les plus importants ; mais nous ne nous croyons pas autorisé, comme l'ont fait quelques médecins, à faire pivoter autour de ce fait physique toute la pathologie et toutes les indications de la dothiénentérie.

Incontestablement, l'appréciation de la température peut, dans des cas douteux, et surtout au début de la maladie, être un élément important du diagnostic ; elle est très utile pour déterminer le début de la convalescence et le moment où l'organisme réclame une alimentation plus réparatrice. Son élévation prolongée avec de courtes oscillations et une tendance de la ligne thermique à former plateau, indique habituellement chez l'adulte une maladie grave. En dehors de cette condition, cette élévation de la température, arrivant même à des degrés très élevés, a, principalement dans les deux premières périodes de la maladie, une moindre importance, surtout quand la fréquence du pouls et les autres symptômes de la maladie ne sont pas en rapport avec cette hyperthermie. Aussi ne doit-on jamais isoler les résultats fournis par l'examen de la température de ceux qui sont donnés par l'exploration du pouls. L'irrégularité de la courbe thermique n'a, dans bien des cas, qu'une importance secondaire pour le pronostic. Chez les enfants, la signification des températures élevées est encore beaucoup moins grande que chez l'adulte.

II. DU POULS. — Le pouls, qui a été longtemps regardé comme la meilleure mesure de l'état fébrile, en traduit assez fidèlement les variations et les phases, avec moins de précision et de sûreté, toutefois, que e

Robin attribue à Gubler la première indication de ce fait, qui m'avait frappé il y a plus de trente-cinq ans, quand je faisais le service du Bureau central, et que j'ai souvent signalé dans mes cliniques. Gubler, dont personne plus que moi n'appréciait le vaste savoir, a pu étudier ce fait avec plus de soin que je ne l'avais fait, en tirer des conclusions qui m'avaient échappé, mais j'en avais parlé bien des années avant lui.

la température. Dans beaucoup de cas il complète les renseignements et les indications que celle-ci fournit; il les corrige quelquefois en les contredisant. Il fournit sur l'état des forces, sur l'énergie du cœur en particulier, des renseignements qu'on chercherait vainement ailleurs; et par cela même l'observation du pouls a une importance capitale pour le pronostic et pour la détermination des indications thérapeutiques (1).

En général, l'accélération du pouls correspond dans cette maladie à l'élévation de la thermalité, mais elle ne lui est pas nécessairement proportionnelle; la corrélation de ces deux phénomènes n'est pas constante, et ils peuvent même se développer en sens inverse l'un et l'autre.

Le pouls, au commencement de la fièvre dothiénentérique, s'accélère graduellement avec le développement des phénomènes morbides; il suit et indique la marche rémittente de la fièvre. Entre le nombre des pulsations, le matin et le soir, il peut y avoir une différence de dix à vingt pulsations, quelquefois de trente. Cette différence est plus grande chez les enfants, chez les sujets nerveux et excitables; elle est plus accentuée dans les cas légers ou dans la première période des cas graves, selon Murchison. Quelquefois les rémissions sont accompagnées de transpiration, ce qui donne à la fièvre un caractère rémittent plus décidé. La fréquence du pouls dépasse 100 pulsations dans la grande majorité des cas, 85 sur 100, suivant Murchison. Selon le même auteur, il a dépassé 110 pulsations dans 70 cas sur 100, 120 dans 32, 130 dans 25, 140 dans 10; et dans deux cas, il s'est élevé au-dessus de 150.

Il est rare qu'on n'observe pas d'accélération du pouls pendant toute la durée de la maladie (1 fois sur 100, Murchison). Quelquefois, quoique le pouls conserve une fréquence normale, la température peut monter et se maintenir à des degrés élevés. Le pouls peut même descendre au-dessous du chiffre normal, quoique la température et les autres symptômes accusent la persistance de la fièvre. Ainsi, Murchison l'a vu tomber à 37 pulsations chez un malade qui n'en eut jamais plus de 56 pendant tout le cours de sa maladie; il s'éleva à 66 pendant la convalescence (2).

---

(1) Je n'aurais pas insisté sur une vérité aussi banale si, depuis quelques années, l'enthousiasme provoqué par la thermoscopie n'avait fait un peu négliger l'observation du pouls.

(2) *L. c.*, p. 519.

Le pouls peut s'accélérer alors que la température baisse : aux approches de l'agonie ou après une hémorrhagie intestinale.

Quand le pouls se maintient pendant une semaine et au delà, *chez un adulte*, au-dessus de 120 pulsations, la maladie est grave ; quand il atteint 140 pulsations, il est rare que le malade guérisse ; il n'arrive ordinairement à 150 et à 160 qu'aux approches de la mort (1).

Chez les enfants et chez les sujets très nerveux, dont le système circulatoire est très excitable, ou dont le pouls est naturellement fréquent, ces fréquences excessives n'ont pas une signification aussi fâcheuse. Murchison, pour établir le rapport de la mortalité avec la fréquence du pouls, est arrivé aux chiffres suivants :

Au-dessus de 110 pulsations, la mortalité a été de   30 pour 100.
Au-dessus de 120   —   —   47 pour 100.
Au-dessus de 130   —   —   52 pour 100.
Au-dessus de 140, sur 10 malades il en a perdu 6   60 pour 100.

Tandis que de trente malades chez lesquels le pouls ne dépassa jamais 110 pulsations, aucun ne mourut, cependant la maladie peut se terminer par la mort dans des cas où le pouls n'a jamais dépassé 90 pulsations (Louis).

Au début de la convalescence, le pouls se ralentit en général progressivement ; souvent il conserve une fréquence anomale et une disposition excessive à s'accélérer sous l'influence des excitations morales et physiques, du mouvement, de l'alimentation. Quelquefois il est plus fréquent qu'il ne l'a été pendant la maladie. C'est le matin surtout que sa fréquence commence à diminuer ; mais c'est à ce moment aussi que s'accentue davantage le désaccord entre le degré de la température et le nombre des pulsations (2).

S'il arrive fréquemment que les premiers essais d'alimentation amènent, à cette période, une élévation passagère du pouls, le contraire peut avoir lieu ; et, chez des malades tombés dans l'inanition, la nourriture et les toniques peuvent produire un ralentissement du pouls.

Quelquefois, surtout chez les enfants et chez les sujets très affaiblis, le pouls présente au début de la convalescence une lenteur insolite.

Griesinger a vu, à une période avancée de la maladie, le pouls subir un ralentissement très notable, descendre à 40 et 60 pulsations, alors

(1) Chomel, p. 241.
(2) Murchison, *l. c.*, p. 519.

que se manifestaient des œdèmes considérables, et cela sans conséquences fâcheuses (1).

Rythme du pouls. Irrégularités. — **Dans** les formes ataxiques de
la dothiénentérie, le pouls est très souvent inégal, variant de force et de
fréquence, parfois même irrégulier et intermittent. Quand ces irrégularités se montrent dans les deux premiers septénaires, elles sont d'un
fâcheux pronostic (2).

Elles sont très communes aux approches de l'agonie et coïncident
quelquefois avec la formation de coagulums dans les orifices cardiaques.

Chez les sujets très débilités et surtout chez les enfants, les intermittences du pouls suivent, assez souvent, la défervescence, accompagnent
le ralentissement des pulsations artérielles et marquent le début de la
convalescence. Dans ce cas, suivant M. Hayem, elles ne sont assujetties
à aucun rythme, à aucune périodicité, tandis que celles qui se montrent pendant le cours de la maladie, reviennent souvent à des intervalles réguliers, toutes les trois ou quatre pulsations, par exemple (3).
Ces dernières, bien qu'elles puissent être observées dans des cas qui se
terminent d'une manière favorable, a dit Louis, sont plus communes
dans les cas mortels. C'est qu'en effet, si quelquefois on peut les expliquer par un trouble purement nerveux, par une sorte d'ataxie du cœur,
le plus souvent elles indiquent un affaiblissement de l'action de cet
organe, et elles coïncident avec l'effacement du choc de la pointe et
l'assourdissement du premier bruit. Elles peuvent faire craindre, alors,
une dégénérescence étendue du myocarde; et on les a vues être le signe
précurseur d'accidents de collapsus ou même d'une syncope mortelle,
comme cela a été observé pour la première fois par Chomel et constaté
depuis par un grand nombre d'observateurs (4).

Dicrotisme. — Le dicrotisme est habituellement très caractérisé dans
la période d'état, il se montre assez souvent d'une manière intermittente
et à certaines heures. Il n'est pas rare de le rencontrer dès la fin de la
première semaine, mais on le constate le plus souvent dans la seconde
et dans la troisième ; je l'ai noté plusieurs fois dans la quatrième et même

(1) Griesinger, *l. c.*, p. 302.
(2) *Id.*, *ibid.*, p. 303.
(3) Dr Hayem, *Leçons sur les manifestations cardiaques de la fièvre typhoïde.* 1875,
p. 10.
(4) Chomel, *Fièvre typhoïde.* — Dr Huchard, *Études sur les morts subites dans
la fièvre typhoïde.* — Dr Hayem, *l. c.*

dans la cinquième. Griesinger pense que quand ce phénomène est très prononcé, il indique généralement un cas grave (1). Mes observations ne m'ont pas conduit au même résultat : il me paraît avoir pour condition un état olighémique, avec diminution de la tension artérielle qui fait que la réaction systolique du vaisseau est plus étendue et plus appréciable. Je l'ai vu souvent devenir plus accentué quand la violence de la fièvre tendait à s'atténuer. Dans les dernières périodes de la maladie et surtout dans la convalescence, quand l'anémie dothiénentérique est portée à son plus haut degré, quand l'énergie contractile du cœur est très affaiblie et que le pouls devient petit, parfois filiforme, le dicrotisme disparaît pour faire place à une trémulence polycrote. Si la systole ventriculaire se fait avec plus de vigueur, mais que ses pulsations soient très distantes, le polycrotisme est plus nettement appréciable, et comme l'a indiqué M. Cadet de Gassicourt, la lenteur du pouls est une condition de l'apparition ou, au moins, de l'appréciation de ce phénomène.

Caractères du pouls. — Au début de la maladie, il est généralement fort, plein, vibrant. En général, il s'affaiblit à mesure que la maladie évolue, ou du moins si, le soulèvement de l'artère est toujours aussi étendu, si quelquefois même il paraît augmenté parce que, le vaisseau étant moins plein, il s'affaisse davantage après sa diastole, il est ordinairement moins résistant ; l'artère se laisse plus facilement déprimer et en même temps, comme le remarquait Récamier, quand, par une compression énergique, on efface la lumière de l'artère, le pouls récurrent, celui qui reparaît dans le bout inférieur du vaisseau, au-dessous du point comprimé, est plus lent à se faire sentir ; les pertes subies par l'organisme ont diminué la tension vasculaire. Cependant il y a souvent dans l'amplitude des pulsations une cause d'erreur que j'ai vu plus d'une fois commettre ; on peut croire à un surcroît d'énergie des contractions cardiaques et à une exaltation des forces en se fondant sur cette appréciation, dont Hufeland a fait un axiome : *Le pouls*, dit-il, *est le thermomètre des forces.* J'ai indiqué plus haut (p. 166) un moyen d'apprécier l'énergie réelle de l'appareil circulatoire et de démasquer la faiblesse qui se cache trop souvent sous la force apparente des pulsations artérielles : il consiste à faire asseoir le malade tout en maintenant l'index appuyé sur la radiale, on est étonné de voir avec quelle rapidité les

(1) A une période plus avancée de la maladie, dans le quatrième septénaire, peut-être ai-je un peu plus souvent noté un dicrotisme très développé dans des cas très graves ; mais ce fait ne m'a pas paru assez fréquent pour justifier l'opinion de Griesinger et ce point de séméiologie appelle de nouvelles recherches.

battements de l'artère diminuent et semblent quelquefois s'effacer sous le doigt. Le degré de cette différence mesure la distance qui existait entre la force apparente et la force réelle du centre circulatoire. Joint aux phénomènes d'auscultation indiqués par Stokes, ce signe me paraît être une des meilleures mesures de l'état des forces.

État des forces. — Plus l'anémie est prononcée, et plus le pouls devient dépressible ; il prend parfois un caractère ondulant. Pendant que la circulation centrale s'affaiblit, on constate dans la circulation capillaire des modifications que nous avons indiquées ailleurs.

Aux approches de l'agonie, le pouls présente une excessive fréquence; en même temps, il est le plus souvent irrégulier, filiforme, difficile à sentir et plus difficile encore à compter au milieu des soubresauts tendineux si fréquents à cette période extrême ; plus rarement il conserve jusqu'à la fin une certaine amplitude. Quelquefois il se ralentit quand la mort survient dans le collapsus.

Les complications inflammatoires retentissent sur le pouls comme sur la température.

Dans les dernières périodes de la maladie et dans la convalescence, comme l'a remarqué de Haen, il s'accélère de 8 à 12 pulsations quand on fait asseoir le malade, témoignage de l'effort imposé à sa faiblesse. J'ai observé des différences de plus de 50 pulsations chez des convalescents suivant qu'ils étaient couchés ou qu'ils étaient levés.

III. DU FRISSON. — Le frisson ne marque pas toujours le début de la fièvre dans la dothiénentérie ; cependant j'estime qu'il doit exister dans la moitié des cas au moins (1). Souvent modéré, il est quelquefois violent avec claquement des dents, et alors, en général, il ouvre la scène morbide dont il est le phénomène initial. D'autres fois, très léger, il consiste dans un simple frissonnement, qui se manifeste surtout quand le malade se lève et qui cesse quand il prend le lit. La durée en est très variable : elle peut n'être que de quelques minutes, ou se prolonger pendant plusieurs heures. Dans quelques cas, il ne se montre pas les premiers jours et se déclare ensuite, mais toujours dans le premier septénaire.

Il n'est pas rare qu'il se répète plusieurs jours de suite, d'une manière

______

(1) Comme le médecin n'assiste qu'exceptionnellement au début de la maladie, le frisson rentre dans les commémoratifs, sur lesquels il est si difficile d'avoir des renseignements chez des malades peu habitués à s'observer et dont les facultés intellectuelles sont souvent obscurcies par le fait de la maladie. Je le trouve dans mes notes marqué 25 fois sur 56.

périodique, le matin, vers midi ou le soir. J'ai vu des malades chez lesquels les frissons sont revenus ainsi, régulièrement, jusqu'au dixième et même jusqu'au quatorzième jour. Chez quelques-uns, ils se répètent deux fois dans la journée. Cette périodicité est quelquefois déterminée par l'habitude qu'ont souvent les malades, dans les premiers temps de la maladie, de se lever chaque, jour, pendant quelques heures ; et pendant ces heures-là, le frisson revient une ou deux fois et ne cesse parfois que quand ils se sont recouchés.

Dans bien des cas, les frissons sont irréguliers, erratiques ; dans certains cas, presque continuels pendant les premiers jours de la dothiénentérie.

Il n'est pas rare, surtout quand ils sont violents, qu'ils soient suivis de chaleur et de sueurs parfois abondantes et prolongées, marquant ainsi le premier stade de véritables accès fébriles périodiques ; mais, comme je l'ai dit plus haut, les frissons modérés sont les plus communs.

Quelquefois, avons-nous dit, ils se prolongent dans le second septénaire ; rarement on les observe après cette époque, à moins qu'ils ne marquent le début de quelques complications, et surtout de complications inflammatoires, comme la pleuro-pneumonie, la péritonite.

On observe aussi quelquefois des frissons chez des sujets très anémiés dans la dernière période de la maladie, quand ils font quelques mouvements.

La température peut s'élever très haut pendant le frisson, et c'est pendant un frisson que Wunderlich a constaté le plus haut degré d'hyperthermie qui ait été jusqu'ici signalé. Dans beaucoup de cas, le frisson manque et la fièvre débute par de la chaleur ordinairement accompagnée de céphalalgie.

§ 4. *Lésions du centre circulatoire.* — 1° *Péricardite et endocardite.* — En même temps qu'il est profondément modifié dans son activité fonctionnelle, l'appareil circulatoire subit des lésions qui peuvent souvent passer inaperçues au milieu du tumulte des autres symptômes, dont la violence attire et retient l'attention des médecins. Cependant, on a depuis longtemps signalé les altérations survenues dans l'aspect et dans la consistance du sang, dans la texture et la couleur du myocarde, et on a rapporté quelques observations de péricardite, tout en présentant cette dernière affection comme extrêmement rare dans la dothiénentérie (1).

____

(1) Griesinger, *l. c.*, p. 306. — La péricardite est extraordinairement rare. Murchison n'en peut citer qu'un cas rapporté par Jenner, et un autre qui appartient à Louis, où le péricarde renfermait un liquide sanguinolent, p. 631.

Depuis bien des années j'ai appelé l'attention de mes élèves sur les complications péricarditiques de cette maladie, qui m'ont paru plus fréquentes qu'on ne le pense généralement. Dans l'espace de deux ans, sur une trentaine d'observations, j'ai constaté cinq cas de péricardite, dont une confirmée par l'autopsie, sans compter quatre autres cas dans lesquels j'ai observé au niveau de la région précordiale des bruits de frôlement sur la valeur desquels je m'expliquerai bientôt (1).

Dans les cinq cas, que je considère comme incontestables, outre un bruit de frottement, double ou simple, perçu à la base comme au sommet, il y avait augmentation de la matité précordiale et chez plusieurs de ces malades deux signes que je crois avoir le premier signalés : 1° diminution ou même extinction du bruit de frottement par une pression énergique, ce qui a lieu dans les péricardites sèches, tandis que dans la péricardite avec épanchement, comme le remarque Stokes, la pression augmente le bruit de frottement ou même quelquefois le fait naître alors qu'il n'était pas auparavant perceptible ; 2° j'ai noté également, dans un cas, l'hyperesthésie du nerf phrénique au niveau de son passage à travers les deux attaches du sterno-mastoïdien et de son épanouissement épigastrique (2). Ce symptôme, qu'on rencontre habituellement dans la péricardite, est plus difficile à constater chez les dothiénentériques, soit à cause de leur état cérébral, soit à cause des phénomènes hyperesthésiques qui se montrent chez un grand nombre d'entre eux. Chez plusieurs malades j'ai entendu, à la pointe et pendant la systole, un bruit de roulement dont la signification et les conditions organiques ne me semblent pas bien déterminées et que j'ai entendu quelquefois dans des troubles nerveux du cœur. Quant aux simples frôlements qui sont assez fréquents, mais quelquefois très passagers, je ne les regarderai pas comme démonstratifs d'une péricardite, n'étant pas éloigné d'admettre qu'un simple trouble sécrétoire du péricarde puisse les produire.

Les péricardites secondaires seraient le plus souvent sèches, d'après le Dr Leudet, cependant on constate quelquefois des signes incontestables d'épanchement dans le péricarde. A l'autopsie, Louis a trouvé une seule fois de la sérosité sanguinolente dans cette membrane, ce qui ne prouve évidemment pas un processus inflammatoire ; mais je me demande si un

---

(1) Un jeune médecin, M. le Dr Petitfour, a fait, en 1878, sa thèse sur les complications péricardiques de la dothiénentérie qu'il reconnaît lui avoir été signalées par un de mes internes ; et il rapporte trois observations prises dans mon service, dont une avec autopsie.

(2) Clinique, *Gazette hebdomadaire*, 1872.

léger exsudat n'a pas pu quelquefois échapper à son attention. Stokes, le professeur Leudet, de Rouen (1), MM. les docteurs Blache (2), Chedevergne (3), de Boyer (4), ont rapporté des observations avec autopsie, de péricardites exsudatives, dothiénentériques. M. Bouchut dit en avoir observé des cas nombreux, et Griesinger lui-même, qui présente cette complication comme exceptionnelle, reconnaît en avoir constaté plusieurs exemples, avec ou sans pleuro-pneumonie concomitante, chez des malades dont les uns ont guéri et les autres ont succombé. Je suis porté à admettre qu'elle met rarement obstacle à la guérison et que par conséquent la péricardite, comme la pleurésie d'intensité moyenne, n'ajoute pas beaucoup à la gravité du pronostic; cependant, habituellement une recrudescence du mouvement fébrile accompagne l'inflammation du péricarde. La péricardite se montrerait plus fréquente dans certaines épidémies de fièvre dothiénentérique.

Suivant Friedreich, on entend très souvent, et j'ai très souvent constaté moi-même dans le cours de la fièvre dothiénentérique, des bruits de souffle systolique à la pointe du cœur, variables dans leur intensité et dans leur timbre, souvent intermittents ou passagers, habituellement doux, plus rarement rudes, consistant parfois dans un simple prolongement. Skoda, qui avait constaté ces bruits, les avait d'abord attribués à des endocardites; mais en présence des résultats négatifs fournis par l'anatomie pathologique, il les rattacha à un trouble fonctionnel des muscles papillaires qui sous-tendent la valvule mitrale et à une insuffisance consécutive de cette valvule; cette explication est d'autant plus satisfaisante que les insuffisances dynamiques de cette valvule ne sont pas rares (5). Ces bruits de souffle, comme l'a remarqué M. Hayem, peuvent être modifiés par un changement dans la position du malade; et d'ailleurs, comme on l'a fait remarquer avec raison, outre les troubles nervoso-moteurs qui peuvent se manifester dans tout le système musculaire, celui-ci est souvent le siège de graves lésions auxquelles participe le myocarde et qui doivent contribuer aux désordres fonctionnels qui s'y manifestent. A la fin de la maladie et au moment de la défervescence, très souvent ces souffles systoliques de la pointe du cœur sont remplacés

(1) *Archives de médecine*, 1862.
(2) Thèse, 1869.
(3) Thèse, 1864.
(4) *Bulletins de la Société anatomique*, 1875; cités par le Dr Petitfour.
(5) Je les ai signalées, il y a longtemps, comme pouvant être produites par de simples impressions morales.

par des souffles systoliques de la base, qui se prolongent sur le trajet de l'artère pulmonaire, se retrouvent dans les vaisseaux du cou et doivent être imputés à l'anémie. Je ne crois pas cependant, comme je l'ai dit plus haut à propos de la péricardite, qu'il faille rejeter l'endocardite des complications possibles de la dothiénentérie, et outre les cas dans lesquels l'autopsie a montré ces deux affections réunies, j'ai plusieurs fois observé, pendant la vie, des bruits de souffles systoliques ayant leur siège à la base du cœur, à l'origine de l'aorte, sur le trajet de laquelle ils se prolongeaient et qui m'ont fait soupçonner une inflammation de l'orifice aortique ; ils étaient parfois accompagnés de rudesse du second bruit.

J'ai rencontré une fois, chez un sujet âgé de vingt-et-un ans, en même temps que des lésions d'une péricardite exsudative, des épaississements de la valvule mitrale et des plaques athéromateuses à la naissance de l'aorte. Hoffmann dit avoir souvent trouvé l'endocarde opaque et épaissi, ce qu'il attribue a une dégénérescence graisseuse de son revêtement épithélial ; et il ajoute que dans plusieurs cas il a observé des endocardites récentes avec des végétations sur les valvules mitrales et aortiques (1).

Une seule fois j'ai entendu un bruit de galop bien net, lié probablement à une dilatation ventriculaire. On a constaté parfois un dédoublement du deuxième bruit (2) qui a paru pouvoir être expliqué par l'affaiblissement de la contraction cardiaque et par le défaut de synchronisme des deux cœurs. Je ne rangerai point parmi les lésions de l'endocarde la rougeur diffuse et quelquefois très foncée qu'il présente dans quelques cas et qui est un phénomène d'imbibition cadavérique.

2° *Lésions du myocarde.* — Les lésions du myocarde sont bien plus communes et bien plus importantes que celles que nous venons d'étudier. Louis et Chomel avaient déjà signalé les changements de consistance et de couleur qu'on y observe dans un grand nombre de cas, la flaccidité quelquefois avec amincissement, qui fait que les ventricules s'affaissent comme s'ils étaient constitués par des parois membraneuses, la friabilité portée parfois à un degré tel, que le tissu musculaire du cœur s'abaisse sous la plus légère pression ; et enfin la décoloration (3)

____

(1) Cité par Murchison, p. 631.

(2) Vallin, *l. c.*, p. 806. — Dr Hayem, *l. c.*

(3) Chomel, *l. c.*, p. 277. — Sur 30 cas : ramollissement, 7 fois ; flaccidité, 7 fois ; décoloration, 8 fois : Chomel désignait sous ce mot la couleur feuille morte ou chamois qui accompagne la stéatose du cœur.

qui accompagne le plus souvent le ramollissement. Depuis ces premiers observateurs, Stokes dans le typhus, Zenker, Hoffmann, le professeur Hayem dans la dothiénentérie, ont fait une étude approfondie de ces lésions. Hoffmann, sur cent cinquante-six autopsies, a constaté cent fois des lésions notables du myocarde; soixante-quatre fois les fibres présentaient une dégénérescence granuleuse sans état vitreux; vingt fois l'état vitreux, dans un cas seulement très prononcé, se montrait sans dégénérescence granuleuse; et dans les autres, au milieu d'un état granuleux très accusé, on trouvait çà et là les caractères de la dégénérescence vitreuse.

Le Dr Vallin, dans les savantes notes ajoutées à la traduction du livre de Griesinger, a résumé le résultat de toutes ces recherches : « Le tissu du cœur a une teinte gris rosé ou feuille morte parsemée çà et là de taches pâles, quelquefois rougeâtres (Hayem). L'organe est mou et flasque; la dégénérescence céroïde ou vitreuse, si commune dans les muscles volontaires, est ici très rare; les fibres, inégalement tuméfiées et amincies, ont subi une dégénérescence granulo-graisseuse; il y a prolifération des noyaux de ces fibres (Hayem) et surtout des cellules plasmatiques du perimysium. Cette prolifération, très active vers la troisième semaine, assure la réparation par néoformation du tissu altéré; il y a en outre prolifération des cellules de la tunique interne des petites artères du cœur, parfois endartérite diffuse par places, d'où oblitération consécutive de ces vaisseaux et infarctus hémorrhagiques du myocarde (1). » Suivant M. Hayem, la dégénérescence céroïde ne serait pas aussi rare que le pense M. Vallin, et on l'observerait constamment après la syncope ou le collapsus. Ces lésions jouent très probablement un rôle important dans la production des bruits de souffle dont nous avons parlé plus haut; elles peuvent affaiblir la puissance contractile du cœur, troubler l'action des muscles papillaires, favoriser la dilatation des ventricules, les irrégularités et les intermittences de leurs contractions, comme MM. Desnos et Huchard l'ont montré dans la variole. « Le tracé sphygmographique, dit M. Vallin, présente une pulsation à ligne ascendante brusque et élevée suivie de quatre ou cinq petites pulsations très basses, onduleuses comme celles de l'insuffisance mitrale (2). »

Aux phénomènes d'auscultation déjà décrits, et qui sont imputables à ces lésions, il faut ajouter l'affaiblissement du choc du cœur et du pre-

(1) *L. c.*, p. 305.
(2) *Id., ibid.*

mier bruit qui cesse d'être perceptible à la base du cœur. Dans quelques cas, comme l'a indiqué Stokes, il se transforme au lieu de s'effacer, devient plus clair et ressemble au deuxième bruit, modification qui coïncide peut-être avec un amincissement des parois ventriculaires, et qui donne aux bruits du cœur une ressemblance avec le tic-tac fœtal.

Des lésions aussi profondes et les troubles fonctionnels qu'elles entraînent dans le centre circulatoire peuvent favoriser des stases pulmonaires quelquefois rapidement mortelles, l'anémie du cerveau, la formation d'infarctus vasculaires, ces syncopes qui peuvent persister et amener des morts subites et les accidents décrits pour la première fois par Stokes, et auxquels Wunderlich a donné le nom de *collapsus*. Ils débutent par le refroidissement des extrémités, des pieds, des mains, du visage, qui devient pâle, livide, grippé; les lèvres et les pommettes sont bleuâtres; le nez est froid; les yeux sont enfoncés et cernés; la voix est faible, comme éteinte; les mouvements sont difficiles, l'affaissement est extrême; le pouls est petit, accéléré ou ralenti, assez souvent irrégulier; le choc du cœur, très affaibli, échappe à la palpation ou est remplacé par une légère ondulation; les souffles de la pointe disparaissent; le plus souvent la température de l'aisselle baisse; elle s'élève quelquefois, ce qui est plus dangereux. La peau de la figure se recouvre d'une sueur visqueuse qui perle sur les tempes.

D'après Griesinger (1), ces accidents de collapsus sont surtout fréquents dans les périodes avancées de la maladie. Ils peuvent être passagers, d'autres fois ils se répètent ou se prolongent; ils sont surtout dangereux quand, dans les premières périodes, ils alternent avec de violentes exacerbations fébriles (2). Ils favorisent la formation de coagulums dans le cœur et dans les vaisseaux. Souvent ils se terminent d'une manière fatale, et la mort peut survenir brusquement par syncope; le plus souvent, selon Hayem, par une asphyxie lente. A l'altération des parois du cœur il faut ajouter, comme contribuant au collapsus, la vacuité relative des artères, la réplétion des veines, le ralentissement de la circulation et le défaut d'oxydation du sang (3). Griesinger, chez un malade qui avait succombé à des accidents de ce genre, a trouvé une fois une endocardite végétante de la valvule mitrale (4). Hayem a toujours constaté, comme nous l'avons dit, des dégénérescences gra-

(1) *L. c.*, p. 304.
(2) Griesinger, *l. c.*, p. 304.
(3) Griesinger, *l. c.*
(4) *L. c.*, p 306.

nulo-graisseuses ou céroïdes. Chez un de ses malades, la branche de l'artère coronaire antérieure était oblitérée et un infarctus hémorrhagique occupait la cloison interventriculaire.

§ 5. *Lésion des vaisseaux.* — Comme le cœur, les vaisseaux peuvent subir une dégénérescence granulo - graisseuse. Hoffmann l'a constatée dans les artérioles du cerveau, du rein et d'autres organes.

1° Quand bien même, ce qui me paraît vraisemblable, cette dégénérescence serait la conséquence d'un travail inflammatoire, d'une *artérite*, celle-ci, d'une nature spéciale, serait, comme les autres lésions dothiénentériques, subordonnée à l'action du poison infectieux, de telle sorte que le processus dégénératif y domine le processus irritatif ou néoplasique.

Les effets de ces lésions artérielles sont des effets locaux ; tout au plus, si elles sont très étendues, pourraient-elles modifier les conditions dynamiques de la circulation. En tous cas, elles ne sauraient avoir sur la fièvre aucune influence, et il serait superflu de réfuter aujourd'hui la théorie imaginée par Franck, développée et soutenue par Broussais et Bouillaud, qui faisait de l'angio-cardite la condition anatomique ou la lésion constante de l'état fébrile.

Ces lésions, au contraire, peuvent contribuer à la rupture des vaisseaux ; elles peuvent encore, en modifiant leur action sur le sang, favoriser la formation des coagulums sanguins qu'on observe assez souvent dans leur cavité et qui occupent une place importante parmi les affections vasculaires consécutives à la dothiénentérie.

2° *Coagulums sanguins.* — Quelquefois des coagulums se forment dans le cœur et deviennent l'origine d'embolies, qui, lancées dans l'arbre circulatoire, produisent des accidents divers suivant le point où elles s'arrêtent. Elles peuvent devenir les noyaux de thromboses qui interrompent la circulation dans les artères où elles se fixent : si elles sont projetées dans l'artère pulmonaire, elles amènent parfois une mort subite ; d'autres fois elles font naître des congestions hémorrhagiques ou inflammatoires du poumon. Quand l'infarctus qu'elles y déterminent est très circonscrit, après des accidents dyspnéiques redoutables, le malade peut guérir.

Qu'ils soient ou non d'origine embolique, quand des caillots thrombosiques obstruent l'artère pulmonaire, le malade succombe au milieu de phénomènes asphyxiques, quelquefois très rapidement, d'autres fois après plusieurs jours, ou même après plusieurs semaines de souffrances et d'angoisses (1).

Au lieu de venir d'un caillot formé dans le cœur, l'embolie peut avoir pour point de départ une thrombose des veines de la cuisse ou des sinus cérébraux (2).

Si elles partent du cœur gauche et qu'elles arrivent aux artères cérébrales, ces embolies déterminent des paralysies, ordinairement à forme hémiplégique (3).

Emboliques ou autochtones, des thromboses se forment parfois dans différents points du système artériel et produisent des hémorrhagies ou des gangrènes. Dans les artères périphériques, des caillots lancés par le cœur peuvent devenir la cause de gangrènes sèches.

Les infarctus dus à l'oblitération de rameaux artériels ne sont pas rares dans le poumon : Hoffmann les a observés six fois sur cent. Ils ont le plus souvent pour origine tantôt des fragments de coagulums formés dans le ventricule droit (4) ou dans d'autres points du système veineux, tantôt des détritus puisés dans des foyers gangréneux ; dans ce dernier cas les infarctus pulmonaires se terminent ordinairement par gangrène.

Il n'est pas rare, surtout dans les périodes avancées de la maladie, de voir des coagulums se former dans les veines des membres inférieurs ; ils sont très rares dans celles des membres supérieurs. Ils sont accompagnés d'œdème, et nous reviendrons plus bas sur cette complication ; ils n'offrent d'autre danger que celui qui pourrait résulter du déplacement du caillot par des mouvements intempestifs. Griesenger en a cité un exemple (5).

§ 6. *Interruption de la circulation. Gangrène.* — L'affaiblissement parfois si considérable de la force nerveuse, l'altération profonde du sang, les troubles circulatoires qui se localisent dans des tissus, dont la vitalité est déjà, dans bien des cas, profondément atteinte, expliquent suffisamment la fréquence des affections gangréneuses dans la dothiénentérie. Il est permis de supposer, cependant, que, dans quelques cas, un autre facteur peut ajouter son action à ces conditions déjà trop puissantes, et que des matières septiques, puisées dans l'organisme ma-

(1) Griesinger, *l. c.*, p. 348.
(2) Griesinger, *l. c.*
(3) Dr Sevestre, *Bulletins de la Société anatomique*, 1875.
(4) Liebermeister.
(5) *L. c.*, p. 388.

lade ou dans le milieu ambiant, peuvent circuler avec le sang et porter
la mort dans les points où elles s'arrêtent, peut-être, encore, où elles
rencontrent une moindre résistance à leur action. C'est ainsi qu'on peut
expliquer ces foyers multiples de gangrène du poumon ou d'autres organes, coïncidant avec des ulcérations de la partie inférieure du gros
intestin ou avec de vastes eschares des parties extérieures.

La gangrène, d'ailleurs, est une des phases presque constantes du processus dothiénentérique dans l'intestin ; et, en outre, elle envahit très
fréquemment, dans les cas graves, des parties plus ou moins étendues
du tégument externe. J'ai décrit ailleurs ces complications et je ne
m'occuperai ici que des gangrènes qui sont causées par une oblitération des vaisseaux (1).

Ces sphacèles se montrent le plus souvent sous forme de gangrène
sèche ; quelquefois cependant ils présentent la forme qu'on a appelée
humide.

Les premiers reconnaissent pour cause l'oblitération d'un tronc artériel ; mais tantôt cette oblitération est produite par une thrombose
autochtone, développée dans le vaisseau au niveau du point oblitéré,
et ce cas est considéré comme le plus commun, tantôt le coagulum
oblitérant a pour origine ou au moins pour noyau un fragment de caillot
venu du cœur et porté par le courant sanguin dans le vaisseau où il
s'est arrêté.

La formation des thromboses est encore discutée et peut reconnaître
plusieurs origines : dans quelques cas on a trouvé la membrane interne
de l'artère manifestement altérée, dépolie, injectée, rugueuse, friable,
avec les caractères histologiques de l'endartérite. Dans d'autres cas,
cette membrane a paru saine, et on a cherché dans une modification
particulière du sang et dans l'affaiblissement du courant circulatoire la
cause de ces coagulations.

Cette question n'est pas toujours d'une solution facile, car un noyau

(1) Trousseau a admirablement décrit ces gangrènes dans un des chapitres de sa
clinique, et il en a tracé le tableau avec des observations empruntées à M. Léon Blon-
deau (1847), Bourgeois, d'Étampes (1857), Gigon, d'Angoulême (1861), et Patry, de
Saint-Maure (1863). Depuis lors, d'autres faits et d'autres travaux ont été publiés sur
ce sujet, parmi lesquels je citerai une observation des plus intéressantes rapportée par
M. le Dr Hayem (1875), un travail de M. Valette, à Lyon*, en 1876, et l'observation
très instructive due à M. Lereboullet (*France médicale*, no 2, 1878 ; et *Gazette hebdomadaire*, 1878). (Trousseau, *Clinique*, 2e édition, t. I, p. 288.)

* *Lyon médical*, no 6.

embolique, enveloppé d'un caillot dont il a provoqué la formation, peut très bien échapper à un examen même attentif, d'autant plus que ce noyau et le coagulum qui l'entoure peuvent subir des transformations qui rendent leur détermination plus difficile. D'une autre part, si l'absence de lésion artérielle ôte au vaisseau toute participation dans la formation du caillot, la présence de l'artérite ne démontre pas qu'elle en soit la cause : elle a pu être consécutive à la présence du coagulum, ou bien encore un fragment embolique a pu se loger dans une artère déjà enflammée (1).

Il y a des cas cependant où l'antériorité de l'artérite paraît incontestable : les signes qui la caractérisent ont précédé l'interruption de la circulation, et on sait avec quelle facilité l'endartérite provoque la coagulation du sang. D'une autre part, ces mêmes signes peuvent se manifester, persister et disparaître sans produire de gangrène.

On ne peut expliquer ces faits qu'en admettant que la circulation, interrompue dans le tronc vasculaire principal, se rétablit par les voies collatérales. Dans un cas cité par M. Lereboullet, l'artère iliaque externe était oblitérée et le sang devait passer par les anastomoses de la veine iliaque interne avec la fémorale profonde. Dans quelques cas le caillot ne remplit pas tout le calibre du vaisseau (2) ; et un filet sanguin peut encore se glisser entre le coagulum et la paroi vasculaire, trop faible pour y produire des battements, mais suffisant, peut-être, pour prévenir la mortification.

Chez le malade du Dr Lereboullet, la gangrène ne succéda pas immédiatement à l'interruption de la circulation dans la fémorale : quand elle se déclara, elle se limita au pied et à la partie antérieure de la jambe, et après l'amputation de celle-ci, qui fut suivie de guérison, on trouva dans la tibiale antérieure un coagulum qui parut de nature embolique.

Suivant l'auteur de cette observation, il provenait du fractionnement du caillot qui obturait la partie supérieure de l'artère crurale ; grâce à la circulation collatérale, la vie avait pu persister, selon lui, pendant quelque temps dans la totalité du membre ; et elle s'était maintenue, après l'invasion de la gangrène, dans la partie postérieure de la jambe.

Dans quelques cas la thrombose a paru commencer par les petites artères et s'étendre de là aux troncs dont elles émanent.

(1) Dr Hayem, *l. c.* — Potain, *Gazette hebdomadaire*, 1878, n° 26. — Lereboullet, *Union médicale*, 1878.

(2) Lereboullet, *l. c.*

Ces gangrènes surviennent ordinairement, comme l'a dit Trousseau, dans le décours de la dothiénentérie : cependant, dans une observation de M. Lereboullet, les accidents thrombosiques débutèrent le quatorzième jour de la fièvre et pendant la période d'état. Dans une observation de M. Bourgeois, ils se manifestèrent le treizième jour.

Le premier symptôme est une douleur profonde, parfois très vive, sans tuméfaction, sans rougeur des téguments ; cette douleur ordinairement s'exaspère par la pression et par les mouvements ; elle a quelquefois un caractère lancinant, et généralement elle devient plus intense pendant la nuit. Elle est accompagnée, dans certains cas, d'une hyperesthésie excessive, qui peut même se généraliser (1).

Il n'y a pas d'élévation de la température dans le membre douloureux. Au contraire, le malade accuse, dès le début, une sensation de froid, et, en l'examinant, on le trouve plus froid que le membre congénère ; ce refroidissement augmente les jours suivants. Souvent, dès les premiers jours, la sensibilité tactile a diminué ; et ces deux signes suffisent pour distinguer cette douleur de celle qui accompagnerait un phlegmon profond.

Dès les premiers jours on peut également sentir dans le membre douloureux un empâtement dur, profond, siège des douleurs les plus vives et extrêmement sensible au toucher.

Ces phénomènes deviennent de plus en plus prononcés et, en même temps, la peau devient grisâtre ou pâle à l'extrémité du membre affecté ; cette pâleur est quelquefois circonscrite par une bande ecchymotique (2). Elle est remplacée, plus tard, par une couleur rouge cuivré ou rouge brique, plus tard encore, violette, et réticulée de lignes d'un brun verdâtre qui marquent le trajet des veines.

En même temps qu'il devient complètement froid et insensible, le membre se paralyse et est incapable de mouvements. Les signes de la mortification commencent généralement à se montrer dans les extrémités périphériques, au membre inférieur, dans les orteils et surtout dans les deux premiers. Il n'en est pas toujours ainsi, et la gangrène peut se manifester d'abord dans des foyers disséminés multiples ; elle peut attaquer un côté de la jambe et respecter l'autre. La communication plus ou moins directe de telle ou telle région avec des vaisseaux collatéraux qui y entretiennent la circulation, l'extension de la throm-

(1) Observations de M. Hayem, *l. c.*, p. 68.
(2) *Id., ibid.*, p. 52.

bose dans telle ou telle division du vaisseau principal, peuvent expliquer ces irrégularités.

Dans quelques cas, au contraire, toute l'étendue et toute la périphérie du membre sont sphacélées d'une manière presque régulière, et la gangrène est limitée par une ligne à peu près horizontale. Un sillon frangé ne tarde pas à se dessiner entre les parties vives et les parties mortifiées ; il se creuse progressivement en donnant issue à un écoulement purulent grisâtre, fétide. Si le malade résiste jusqu'à ce que ce sillon atteigne les os, et par la rétraction des chaires vives aussi bien que par l'affaissement et par le dessèchement de celles qui sont mortes, elles peuvent s'écarter les unes des autres de plusieurs centimètres (1). Si on cherche à explorer les troncs artériels qui se distribuent à la partie mortifiée, on n'y sent pas de battements ; quelquefois même dans une grande étendue, au-dessus de la partie gangrenée, la circulation centrale du membre est interrompue, et la nutrition est entretenue par les vaisseaux collatéraux.

Quelquefois on sent un cordon dur, douloureux, sensible au toucher, constitué par l'artère oblitérée.

Les ganglions lymphatiques qui correspondent aux parties nécrosées peuvent se tuméfier, avec rougeur des téguments au niveau de cette tuméfaction.

Quoique les tissus frappés de mort soient en général secs et momifiés, on peut, au voisinage des parties vivantes, y observer des foyers de suppuration et de décomposition putride.

Tant que dure le travail de séparation, qui exprime, comme disait Bichat, la lutte entre la vie et la mort, les douleurs persistent vives, exacerbantes pendant la nuit, causes d'insomnie et d'épuisement nerveux ; elles se calment quand la séparation est complète.

Dans un des faits observés par M. Bourgeois, quand cette séparation fut accomplie, on scia les deux os de la jambe et le malade guérit rapidement ; on avait, pendant le travail d'élimination, enveloppé la partie sphacélée de poudres aromatiques, absorbantes et antiseptiques.

Dans un autre fait du même observateur, les deux jambes furent prises simultanément et le malade succomba après neuf mois d'atroces souffrances (2).

---

(1) Dans l'observation du Dr Bourgeois, il y avait un intervalle de 4 à 5 centimètres et on apercevait au fond les deux os de la jambe desséchées.

(2) Bourgeois, *Archives de méd.*, août 1857.

Dans un cas où l'iliaque interne était oblitérée, des eschares multiples existaient autour du bassin et dans les organes génitaux externes (1).

M. Patry a rapporté deux observations très curieuses de gangrène de l'oreille s'étendant à la joue, à la parotide, aux paupières, à la région maxillaire supérieure, consécutive à une thrombose de la carotide externe. Dans un de ces cas, quarante heures après le début des accidents, le pavillon de l'oreille était sphacélé : la malade mourut au bout de douze jours. L'autre malade guérit, mais en perdant une partie de l'arcade dentaire (2).

La gangrène humide est plus grave encore, par le fait même des conditions pathogéniques qui la produisent et par les conséquences qu'elle entraîne. Les infiltrations et les suppurations qui l'accompagnent, l'abondance des liquides septiques qui baignent les tissus mortifiés constituent pour les tissus sains un voisinage plus dangereux, et deviennent des foyers d'infection que l'absorption fera pénétrer plus facilement dans le courant circulatoire.

La gangrène humide reconnaît habituellement pour cause l'oblitération simultanée des artères et des veines (3). M. Gigon (d'Angoulème) a rapporté des cas de gangrène humide du membre supérieur dans la dothiénentérie : il l'explique par une phlébite avec oblitération de la veine sous-clavière. Il ne dit pas qu'il ait examiné les artères. On peut se demander si, dans les cas qu'il a cités, il n'y a pas eu une complication phlegmoneuse, car les bras étaient énormes et infiltrés de pus.

M. Patry a cité le fait très intéressant d'un malade qui, dans le cours d'une fièvre dothiénentérique, eut une gangrène sèche de la jambe et une gangrène humide de la cuisse : le processus nécrosique avait d'abord attaqué le pied et la jambe, qui étaient noirs, desséchés, diminués de volume. On trouva dans l'artère poplitée des caillots durs, friables, adhérents à la paroi artérielle qui était dure, épaissie et injectée ; la gangrène avait envahi plus tard la cuisse qui était, au contraire, tuméfiée, violacée, et on découvrit dans l'artère et dans la veine crurale des caillots plus récents, plus résistants, sans adhérence avec les parois vasculaires.

____

(1) Vallette, *Lyon médical*, 1876.
(2) Dr Patry de Saint-Maure, *Archives*, février et mai 1863.
(3) Cette cause de la gangrène humide avait été déjà établie par Albin Gras, 1836. Elle semble confirmée par les observations de M. Patry de Saint-Maure (Trousseau, *l. c.*, p. 394).

Dans la gangrène humide, une tuméfaction rapide est le premier symptôme ; elle est accompagnée de douleur, de refroidissement, de diminution de la sensibilité. Sur la peau d'abord rouge, et plus tard violacée, se développent de nombreuses phlyctènes remplies d'un liquide roussâtre ; puis on aperçoit des plaques brunes noirâtres disséminées. La tuméfaction est considérable et, quand on incise, on trouve le tissu connectif, les aponévroses mortifiés, baignant dans une sérosité purulente horriblement fétide. Au bout de deux jours le malade succombe.

Dans deux cas de gangrène du bras et de l'aisselle survenus dans le cours de fièvres typhoïdes très graves, rapportés par le Dr Gigon, la mort survint le huitième et le neuvième jour après le début des accidents (1).

La tendance nécrosique ou putride de la dothiénentérie peut se manifester également dans les affections traumatiques. Ainsi, comme Gouin l'a remarqué, les plaies des vésicatoires sont lentes à se cicatriser ; quelquefois elles deviennent gangréneuses. L'application trop prolongée des sinapismes m'a paru, plus souvent que dans beaucoup d'autres affections, amener la gangrène du derme.

La mortification atteint quelquefois les os ; cette complication n'est guère observée que chez les enfants ou chez les jeunes sujets. Murchison a observé deux fois la nécrose du tibia, deux fois celle du maxillaire inférieur, une fois celle du temporal. Il cite un autre cas emprunté aux transactions pathologiques, dans lequel le tiers supérieur du fémur fut nécrosé. Cinq de ces six malades étaient des enfants : un seul avait seize ans.

Sir James Paget a observé assez souvent ces nécroses ; il a remarqué qu'elles étaient presque toujours unilatérales et asymétriques : sur dix ou douze cas de ce genre, une seule fois la nécrose occupait les extrémités inférieures des deux tibias. Les membres inférieurs et le tibia, en particulier, en sont souvent le siège, mais sir James Paget les a rencontrées dans le cubital, dans le crâne et dans d'autres os (2).

La préférence de la nécrose pour le système osseux des jeunes sujets coïncide avec l'activité du travail nutritif dans cet appareil organique avant la puberté et, par conséquent, avec leur vitalité plus exaltée et plus sensible.

(1) *Union médicale*, 1861.
(2) *British medical Journal*, 19 février.

On ne connaît pas encore bien le processus pathologique de ces gangrènes de la bouche, auxquelles on a donné le nom de *noma*, qui ne sont pas rares chez les enfants et qu'on observe quelquefois à la suite des maladies infectieuses, comme les fièvres éruptives et le typhus; elles sont rares dans la dothiénentérie. Cependant West en cite quelques exemples, et Tourdes les a observées sept fois (1). D'autres observateurs en ont également rapporté quelques cas.

Cette affection commence par une ulcération gangréneuse de la face interne de la joue; les téguments de la région correspondante subissent une énorme tuméfaction : ils sont tendus, rouges, luisants et douloureux. Au centre se montre une tache violette foncée qui correspond à l'ulcère intérieur; un sillon ulcéreux ne tarde pas à se creuser autour, et l'eschare centrale est éliminée, mettant à découvert la cavité buccale. Le côté correspondant de la langue est plus ou moins sphacélé, et le malade succombe généralement au bout de trois ou quatre jours (2).

Dans cette gangrène comme dans les formes précédentes, les faits relatés par M. Patry doivent appeler sur l'état des vaisseaux l'attention et les recherches de ceux qui auront l'occasion d'observer cette forme morbide.

§ 7. *Hémorrhagies.* — Si les fièvres infectieuses en général, et la fièvre dothiénentérique en particulier, ont une grande tendance à être compliquées de manifestations congestives, on comprend que ces congestions puissent aboutir à des hémorrhagies, que semblent favoriser la fréquente dégénérescence des parois vasculaires et les altérations du liquide sanguin.

De toutes les hémorrhagies qu'on observe dans la dothiénentérie, la plus commune est l'*épistaxis*. S'il en faut croire les statistiques, elle ne se montrerait pas avec une égale fréquence dans tous les pays : dans les observations de Louis et de Barth, comme dans les miennes, elles ont été notées dans plus de la moitié des cas (3), tandis que dans celles

(1) Rilliet et Barthez, t. II, p. 704.

(2) Murchison, p. 214.

(3) Louis et Barth ont observé des épistaxis 94 fois sur 156 cas, soit,   : : 58,3 : 100.
Sur 56 observations, je les ai rencontrées 31 fois . . . .   : : 55,3 : 100.
Dans 18 cas terminés par la mort, elles ont eu lieu 11 fois . . . .   : : 64,1 : 100.
Chez 38 malades qui ont guéri, elles se sont produites 20 fois . . . .   : : 52,6 : 100.
Tandis que Murchison ne les a notées que 13 fois sur 58 . . . .   : : 22,4 : 100.
Flint, 21 fois sur 73 . . . .   : : 28,6 : 100.
Et Liebermeister 107 fois seulement sur 1420 cas . . . .   : : 7,5 : 100.

Tout en admettant que la fréquence des épistaxis peut varier suivant les pays, je

de Jenner, elles ont été indiquées dans un tiers seulement, dans moins du quart de celles de Murchison, et Liebemeister ne les a observées que dans le douzième des cas.

Chomel, sans donner de chiffres, les regarde comme très communes et pouvant par leur présence éclairer le diagnostic.

Elles paraissent moins fréquentes chez les enfants, Rilliet et Barthez ne les ont notées que dans le cinquième des cas qu'ils ont observés (1).

Parfois, très peu abondantes, consistant en quelques gouttes de sang mêlées aux mucosités nasales, elles sont généralement beaucoup plus copieuses, elles peuvent se répéter, dans quelques cas faire perdre aux malades plusieurs livres de sang, exiger le tamponnement, ce qui n'est pas très rare, et même entraîner la mort (2).

Il n'est pas rare qu'elles se répètent plusieurs jours de suite, accusant un processus congestif qui tend à se fixer sur le point qu'il occupe; je les ai vues se reproduire ainsi quatre et six jours consécutifs, parfois aux mêmes heures, avec une sorte de périodicité et particulièrement au moment des paroxysmes.

D'autres fois, entre chaque épistaxis, il y aura plusieurs jours d'intervalle, mais elles reparaîtront à chaque septénaire.

C'est dans la première semaine qu'elles sont le plus fréquentes, et c'est alors, comme le remarque Chomel, que liées à un état fébrile continu, elles ont une certaine valeur pour le diagnostic.

Cependant on peut les observer dans la seconde, dans la troisième, même dans la quatrième semaine, et au delà. A cette époque, elles ne se montrent guère que chez des sujets qui en ont déjà été atteints dans les périodes précédentes (3).

Leur prédominance, dans le premier septénaire, repousse l'opinion

ferai remarquer que pour constater et surtout pour rechercher dans les commémoratifs des malades l'existence de ce symptôme, dont ils ne se préoccupent guère quand il n'a pas été très intense, il faut une grande attention et souvent une certaine insistance. Peut-être aussi les médecins eux-mêmes ne font-ils pas toujours entrer dans leurs relevés les épistaxis très légères.

(1) Cette faible proportion est d'autant plus remarquable que les épistaxis sont très fréquentes chez les enfants. Le Dr Cadet de Gassicourt ne les a pas observées beaucoup plus souvent dans la dothiénentérie que dans les autres maladies fébriles de l'enfance, l. c., p. 54.

(2) Murchison, l. c., p. 543. — Sur mes 31 observations, l'épistaxis a été 8 fois abondante ; une seule fois bornée à quelques gouttes de sang.

(3) Sur 31 cas d'épistaxis, 18 se sont montrées dans le premier septénaire, 6 pour la première fois dans le second, et 7 pour la première fois dans le troisième.

des médecins qui ont voulu les considérer comme un phénomène critique. J'ai vu, un petit nombre de fois, la céphalalgie diminuer ou cesser,
le plus souvent d'une manière passagère, après l'hémorrhagie. Deux fois
un abaissement notable de la température succéda à l'écoulement du
sang. Une seule fois l'épistaxis avait eu lieu à la fin du troisième septénaire et coïncida avec une détente qui commença la défervescence ; mais
le plus souvent, quand la perte du sang était modérée, elle n'exerçait
aucune influence appréciable sur la marche de la maladie. Abondante,
elle affaiblissait le malade, et, dans quelques cas, elle a favorisé ou
même provoqué directement la mort.

D'ailleurs nous avons vu que, dans mes observations, les épistaxis
ont été proportionnellement plus nombreuses chez les sujets qui ont
succombé que chez ceux qui ont guéri (:: 61,1 : 52,6). J'ai vu, une
fois, l'épistaxis précéder l'explosion du délire, indiquant probablement
un mouvement congestif qui se dirigeait en même temps sur la muqueuse nasale et sur l'encéphale.

C'est dans les cas graves, à forme dynamique, que les épistaxis sont
généralement les plus communes, les plus abondantes et les plus répétées, surtout dans les formes les plus graves, dites putrides. Elles
peuvent n'être alors qu'un épisode d'une disposition hémorrhagique
générale, liée à une altération grave du sang et des vaisseaux, en même
temps qu'à une dépression profonde du système nerveux ; alors surviennent des hémorrhagies qui se font jour à la surface des membranes
muqueuses, souvent après s'être infiltrées dans leur épaisseur, qui,
d'autres fois s'épanchent dans les masses musculaires, dans la trame
des viscères parenchymateux, plus rarement, dans les cavités séreuses,
dans le tégument externe sous forme de pétéchies, de vergetures ou
d'ecchymoses. Dans ce cas, ces pétéchies ont une signification des plus
graves, elles peuvent en avoir une beaucoup moins fâcheuse ou même
n'en avoir aucune, quand elles se montrent dans les premières périodes
de la maladie, dégagées de tout cet appareil symptomatique, et paraissant
alors imputables à une prédisposition individuelle, indépendante de la
maladie actuelle. On observe également ces deux variétés de pétéchies
dans la variole, dans la rougeole et dans la scarlatine.

§ 8. *Altérations du sang.* — La plupart des pathologistes qui ont
étudié la fièvre dothiénentérique, ont été portés à considérer le sang
comme le foyer principal ou au moins comme le véhicule du principe
morbifique. Aussi s'est-on efforcé d'en connaître les altérations. On en a
d'abord décrit les caractères physiques : pendant la vie le sang des sai-

gnées ne se coagule pas, en général, d'une manière aussi rapide ni aussi complète que le sang recueilli dans les maladies inflammatoires; le caillot n'a pas la même puissance rétractile ; il reste souvent adhérent dans la totalité ou dans une partie de son contour au vase qui l'a reçu. Assez rarement la fibrine se sépare en couenne, ou cette couenne est ordinairement mince, parfois gélatiniforme et infiltrée d'une sérosité louche. L'ensemble du caillot a souvent une consistance gélatineuse, il s'écrase facilement sous le doigt; et qu'il soit ou non recouvert de couenne, la partie du coagulum, qui renferme les hémo-globules, a, dans beaucoup de cas, une couleur violette noirâtre. Quand il sort de la veine, il paraît quelquefois brunâtre, pulvérulent. Assez souvent le sérum est trouble ou rougeâtre.

Après la mort, dans bien des cas, on ne rencontre pas dans les cavités du cœur de coagulums fibrineux; quand ils existent, ils sont rarement très volumineux, et on les observe le plus souvent chez les sujets qui ont succombé à des complications inflammatoires. Souvent on ne trouve que des caillots mous, noirâtres, ressemblant à de la gelée de groseille.

Chez les sujets qui succombent au milieu de symptômes adynamiques, souvent le sang est tout à fait diffluent, couleur de jus de cassis, ou ressemblant à du marc de café, suspendu dans un liquide huileux (1).

Si on y rencontre quelques caillots, ils sont très petits, friables. Ce sang est souvent écumeux, et les vaisseaux, les veines surtout, renferment des gaz (2).

Espérant pénétrer plus avant dans la nature de ces lésions, Andral et Gavarret, Becquerel et Rodier, Denis, Gautier et Quinquand ont soumis le sang à des analyses chimiques. Il résulte de leurs recherches que, dans les premières périodes de la dothiénentérie, l'élément globulaire augmente, il diminue ordinairement un peu à partir du milieu de la seconde semaine. La fibrine se maintient au-dessous du chiffre normal; et si parfois son chiffre subit une élévation temporaire, c'est quand un processus inflammatoire, comme une pneumonie, un érysipèle, vient compliquer la fièvre dothiénentérique.

En même temps, le chiffre des globules s'abaisse, tandis qu'en dehors de ces complications, la dothiénentérie est une des maladies fébriles qui diminue le moins la quantité d'hémoglobine contenue dans

(1) Chomel, p. 270.
(2) *Id.*, p. 269.

le sang; le sang renfermerait aussi un peu moins d'albumine en circulation, d'après Rodier et Becquerel.

Depuis ces premiers travaux, les recherches microscopiques ont apporté des renseignements nouveaux sur les altérations du sang dans la dothiénentérie. Wirchow, à côté des globules rouges normaux, en a trouvé de plus petits qu'il regarde comme une altération des premiers. Ceux-ci, en effet, d'après MM. Coze et Feltz, sont mous, diffluents; ils se déforment, deviennent irréguliers et bientôt crénelés; ils tendent à adhérer les uns aux autres. Ces altérations se retrouvent d'ailleurs dans d'autres maladies, et spécialement dans les affections septicémiques.

Virchow avait déjà signalé l'augmentation du nombre des leucocytes : d'après MM. Brouardel, Malassy et Vallin, leur nombre s'accroîtrait à ce point que 1 millimètre cube de sang en contiendrait 60 000 au lieu de 6 à 8000, qui est le chiffre normal; mais du septième au dixième jour ils disparaîtraient en grande partie, ce que ces observateurs attribuent au travail de suppuration qui s'est emparé de l'intestin. Ils subordonnent ce fait à une loi générale formulée par MM. Brouardel et Malassy, et en vertu de laquelle les leucocytes augmenteraient toujours dans le sang pendant les premières phases d'un travail suppuratif, et diminueraient, ou même parfois disparaîtraient momentanément quand le pus se fait jour au dehors. Au bout de quelque temps, en effet, les leucocytes reparaissent dans le sang des dothiénentériques et s'y maintiennent dans une proportion à peu près normale.

A côté des déformations des globules rouges et de la prolifération des leucocytes dans le sang des malades atteints de dothiénentérie, et surtout dans les vaisseaux de la rate et de la moelle osseuse, très rarement dans les vaisseaux périphériques, on rencontre fréquemment de grandes cellules lymphatiques, granuleuses, irrégulières, qui renferment, outre leurs noyaux, au nombre de deux à trois, de deux à six globules rouges intacts ou fragmentés; ces cellules dans la moelle pourraient contenir jusqu'à vingt-cinq globules rouges. Elles n'ont d'ailleurs rien de spécifique : on les observe dans d'autres maladies infectieuses (Neumann, Ponfick, Cornil) (1).

On a cherché si, outre ces lésions banales, on ne trouverait pas dans le sang des dothiénentériques quelque principe spécifique, quelque microbe particulier, qui représenterait sous une forme déterminée cette

(1) La plus grande partie de ces renseignements est extraite des excellentes et savantes notes que M. le Dr Vallin a ajoutées à la traduction du *Traité des maladies infectieuses* de Griesinger, p. 360-361.

matière virulente dont l'induction et l'analogie nous font supposer l'existence, au milieu du sang, dans les maladies infectieuses. Jusqu'ici les espérances de la science ont été déçues, et si on a trouvé dans le sang un certain nombre d'infusoires ou de mycrozymas, on les a reconnus semblables à ceux qu'on observe dans d'autres maladies, et nulle observation positive n'autorise à en considérer aucun comme le germe typhoïdogène, comme le principe générateur de la maladie (1).

Lambl en 1859, Davaine en 1860, avaient trouvé dans les selles dothiénentériques une très grande quantité d'infusoires vibratiles connus sous le nom de *cercomonas;* mais on les retrouve dans d'autres maladies, et notamment dans le choléra. Le *Penicillium crustaceum* et le *Penicillium nigricans* signalés par Hallier dans les déjections et dans le sang des malades atteints de fièvre typhoïde n'ont pas plus d'importance; leur existence même a été contestée. J'ai déjà parlé, à propos de l'étiologie de la maladie, de ce microphyte découvert par le Dr Klein (de Londres), en 1874, dans les selles, dans les veines, dans les lymphatiques et dans les glandes de l'intestin qui en seraient quelquefois obstruées. J'avais exprimé toutes les raisons qui m'empêchaient, malgré la grave autorité du Dr Tyndall, d'admettre que ces microbes fussent la cause spécifique de la fièvre dothiénentérique, et depuis lors le Dr Klein lui-même a loyalement reconnu qu'il avait été trompé par les apparences, et que son prétendu microphyte était une illusion.

M. Tigri (de Sienne), dès 1863, et MM. Coze et Feltz en 1872, ont décrit, dans le sang des malades à une période avancée des formes graves, des bactéries très petites, qui tantôt sont unicellulaires (*Bacterium punctatum*), tantôt articulées en deux ou trois chaînons très courts (*Bacterium catenula*). Mais il y a dans ces recherches une cause d'erreur signalée par Chalvet et bien difficile à éviter, si du sang, examiné immédiatement au sortir de la veine et privé de bactéries, peut, au bout de quelques secondes, en renfermer un nombre considérable. Cette pullulation vibrionaire s'accomplit sous l'influence de certaines conditions, dont la nature de la maladie peut être un des coefficients, en produisant une altération du sang favorable à l'éclosion de ces protoorganismes (1).

Ces mécomptes et ces incertitudes n'ont pas découragé les observateurs et, depuis une dizaine d'années (2), un certain nombre de micro-

_____

(1) Dr Vallin, *l. c.*, p. 361.

(2) Extrait d'un article de la *Gazette hebdomadaire*, qui est lui-même un résumé du

phytes, ou micrococcus, ont été trouvés et présentés comme les microbes spécifiques de la dothiénentérie. Reeklingsausen, Fischel, Sokoloff, Malher, Birsch, Eichorst, sont venus tour à tour annoncer une découverte dont les recherches ultérieures démontraient l'inanité.

En sera-t-il de même des bactéries trouvées par Eberth en 1880 dans les glandes lymphatiques, sous forme de bâtonnets gros et courts, arrondis à leurs extrémités, pouvant parfois s'accoupler en chaînons, et qui donnent par les teintures colorantes des réactions spéciales (1)? Koch a vu ces bâtonnets et paraît en admettre le caractère spécifique. D'autres observateurs, et entre autres Meyer, Maravigliano, en ont confirmé l'existence. On y aperçoit parfois des corpuscules brillants qui sont peut-être des spores.

D'après Eberth, on peut rencontrer sept ou huit microbes différents dans les organes des dothiénentériques; entre autres des filaments découverts par un élève de Klebs, et considérés par lui comme le parasite de la fièvre typhoïde, le microbe de la septicémie décrit par Pasteur, ceux de la pyohémie, de la putridité, etc.

On ne saurait encore dire quel rôle ces infusoires peuvent jouer dans l'évolution et dans les complications de la dothiénentérie. On ne sera en droit, je le répète, d'admettre la découverte du germe spécifique de la maladie que quand, par la méthode de Pasteur, on aura soumis ce germe à l'épreuve des cultures et des inoculations. Il faudrait encore, préalablement, trouver une espèce animale qui pût contracter cette maladie et servir à ces expériences d'inoculation; et c'est ce qui n'a pas encore été établi d'une manière incontestable.

Ainsi, malgré tous ces efforts et ces ardentes poursuites, on n'a pu encore isoler et déterminer le germe infectieux de la fièvre dothiénentérique; est-ce un motif pour dédaigner ces travaux et pour condamner ceux qui s'y consacrent, parce que jusqu'à présent ils n'ont pas rencontré ce qu'ils cherchaient, parce qu'ils se sont heurtés à des illusions, parce qu'ils ont cru prématurément, comme les matelots de Colomb, être arrivés au but? Assurément non, car, quoi qu'en disent des esprits trop timides, qui craignent d'être dérangés dans des opinions faites, dans des habitudes scientifiques invétérées, ce but, si on

travail d'Eberth, intitulé *Der typhus baccillus in sammelung Klinischer vortraege*, n° 226, 1883.

(1) Desséchés, ces microbes se colorent avec le violet de méthyle et le brun Bismark; durcis, au contraire, ils restent plus pâles que les autres schyzomycètes.

l'atteint, aura une immense importance pour la science, pour la thérapeutique et par conséquent pour le bien de l'humanité.

D'ailleurs, cette doctrine n'est pas aussi nouvelle, aussi contraire qu'on veut bien le dire aux traditions de la médecine; il y a longtemps qu'on attribue les maladies infectieuses à des principes étrangers à l'organisme et auxquels l'air peut servir de véhicule. Les bûchers allumés, pendant la peste, sur les places publiques d'Athènes ont été conseillés par Hippocrate sous l'inspiration de cette opinion. Si, dans des temps plus rapprochés de nous, la théorie des fermentations morbides, déjà entrevue par Avicenne, éditée par Van Helmont et Sylvius, était restée renfermée dans le cercle de l'humorisme galénique, et reposait sur la réaction mutuelle des humeurs naturelles, Sydenham, à propos de la variole, introduit dans cette fermentation un élément étranger à l'organisme : l'agent de la contagion, qu'il compare à de la levûre de bière, et, en plusieurs passages, il insiste sur l'analogie qui existe entre l'action de cette levûre et celle du germe variolique (1). Or, puisque cette levûre est un microbe, il faudrait englober Sydenham dans la condamnation fulminée contre tous ceux qui admettent l'identité possible des microbes et des germes infectieux.

(1) Cette analogie, reconnue par Sydenham, entre les ferments et les germes infectieux, m'avait toujours vivement frappé; les travaux de M. Pasteur sur la fermentation apportaient, en faveur de cette opinion, des arguments que je faisais valoir dans mes leçons cliniques avant la découverte des microbes infectieux : la multiplication du germe au sein de l'organisme me paraissait en démontrer la vitalité; l'épuisement du terrain organique qu'il a modifié expliquait l'immunité consécutive (Voy. *Leçons sur la variole*).

CHAPITRE XVII

§ 1. *Influence réciproque du sang et du système nerveux.* — Si le sang fournit au système nerveux les matériaux de sa nutrition, si, en outre, il produit sur les éléments nerveux une incitation qui est la condition essentielle de leur activité fonctionnelle, on comprend que les altérations graves du liquide sanguin retentissent sur l'appareil d'innervation, puissent en troubler l'action et en modifier la structure. Et comme le système nerveux met en jeu, gouverne et harmonise tous les autres appareils organiques, ses lésions entraînent dans toute l'économie une perturbation dont un des résultats sera une aggravation de la dyscrasie du fluide nutritif qui a été le point de départ de tous ces désordres. Car, en pathologie comme en physiologie, les actes vitaux justifient cette pensée profonde d'Hippocrate : La vie est un cercle, et un cercle n'a ni commencement ni fin.

Cette action modificatrice du sang altéré sur les cellules nerveuses se manifeste d'une manière incontestable dans les intoxications ; et elle ne se révèle pas avec moins d'évidence dans les maladies infectieuses dues probablement à un poison vivant, qui, mêlé au sang, non seulement en modifie la composition par le fait même de l'introduction d'un élément nouveau, mais se multiplie aux dépens de ce fluide, change par cela même sa constitution chimique, et fait plus encore, altère la forme et les propriétés des cellules hématiques.

L'observation a, du moins pour la dothiénentérie, démontré ces altérations des globules sanguins ; et dans cette maladie, les troubles d'innervation précèdent souvent l'apparition des autres symptômes ; pendant toute son évolution, ils jouent un rôle prépondérant sur la scène morbide.

Dans la période dite prodromique, c'est-à-dire dans celle qui précède l'explosion de la réaction fébrile, les symptômes les plus communs sont : la céphalalgie, la pesanteur de tête, la courbature, l'agrypnie, l'inappétence ; ils dénoncent l'impression anomale produite sur le système nerveux cérébro-spinal et ganglionnaire par cet agent hostile, qui a déjà pénétré dans l'organisme, mais n'en a pas encore pris possession d'une manière assez complète pour provoquer ces grandes révoltes qui constituent la fièvre. Une fois celle-ci établie, les troubles d'innervation sont encore ceux qui occupent la plus grande place dans le syndrome morbide, ou du moins ceux qui sont le plus en relief, ceux dont la note domine au milieu de toutes ces anomalies fonctionnelles, de toutes ces altérations organiques connexes qui retentissent sur le sensorium du malade ou se révèlent à l'observation de ceux qui l'entourent. Assailli de toutes part par cet ennemi auquel le sang ouvre l'accès de tous les tissus, l'organisme en sentira et en manifestera surtout l'atteinte dans ceux qui sont les plus sensibles et qui occupent un plus haut rang dans la hiérarchie des fonctions. Mais si nous devons supposer que les symptômes les plus importants doivent être attribués aux centres nerveux : cerveau, moelle et ganglions, dans lesquels s'élabore la force nerveuse, nous ne pouvons pas cependant affirmer, comme le remarque judicieusement Fritz, que l'agent morbide ne puisse pas aussi agir directement sur les nerfs périphériques, et que de cette action ne puissent pas résulter certains troubles que nous attribuons aux centres nerveux.

Cette réserve étant admise, nous allons étudier dans leur ensemble les troubles d'innervation qui se montrent dans le cours de la dothiénentérie, et puis, prenant chacun d'eux en particulier, nous en indiquerons les caractères, les variétés, l'ordre d'apparition, l'évolution ; nous chercherons à en apprécier l'importance, et, autant que faire se peut, la signification, les rapports avec les altérations organiques et avec les différentes phases de la maladie. Pour mettre de l'ordre dans cette étude, nous nous occuperons d'abord des troubles de la sensibilité, ensuite des troubles psychiques, puis des troubles moteurs, et enfin de quelques perturbations de l'innervation ganglionnaire.

§ 2. *Céphalalgie.* — Au premier rang des troubles de la sensibilité, nous placerons la céphalalgie, parce qu'elle est, dans beaucoup de cas, le premier phénomène morbide dont les malades aient conscience ; et, comme nous l'avons dit, elle est un des symptômes les plus fréquents de la période prodromique.

Elle manque rarement : en réunissant les statistiques de Louis et de Murchison, elle a été notée, par ces observateurs, 94 fois sur 100. Quelquefois elle est remplacée par un sentiment de pesanteur ou de chaleur pénible dans la tête. Rarement elle est accompagnée d'une sensation de battements ou d'élancements. Très souvent elle occupe le front et a un caractère gravatif; d'autres fois elle est occipitale, et ce siège de la douleur, que j'ai plusieurs fois noté dans mes observations, paraît s'être montré presque habituel dans certaines épidémies (1); il était accompagné de rachialgie et d'autres symptômes qui accusaient une irritation de la moelle épinière.

J'ai observé une fois une douleur localisée dans l'œil droit; d'autres fois, elle occupe les tempes et quelquefois, dans ce cas, elle se rattache à une otite que j'ai vue, dans un cas, accompagner le début de la maladie.

Cette céphalalgie se montre quelquefois très violente dès le début; d'autres fois, ce n'est qu'au bout de plusieurs jours qu'elle acquiert son maximum d'intensité. Elle est parfois assez intense pour être la cause qui force les malades à se coucher, tant elle est exaspérée par le moindre mouvement. Elle augmente, en général, pendant les paroxysmes, quelquefois même elle ne se fait sentir que pendant leur durée; elle est rendue plus pénible par les secousses de la toux.

Il n'est pas rare de la voir diminuer ou même cesser définitivement après des épistaxis abondantes. Une émission sanguine, un vomitif, ont quelquefois amené le même résultat. Mais dans le plus grand nombre des cas, cette suspension de la douleur est passagère, et la céphalalgie reparaît après une rémission plus ou moins longue, plus ou moins complète, surtout si cette rémission se produit pendant le premier septénaire.

La céphalalgie diminue ou cesse même, ordinairement, à la fin du deuxième septénaire ou au commencement du troisième. Murchison et Griesinger font remarquer que le plus souvent elle a disparu quand apparaît le délire. Vraie dans la majorité des cas, cette règle comporte de nombreuses exceptions : ainsi sur 58 malades, je l'ai vue persister seize fois dans le troisième septénaire et dix fois dans le quatrième. Son intensité n'a du reste aucun rapport avec la gravité de la maladie.

Quelquefois la céphalalgie persiste après la défervescence; et j'ai vu un cas où cette persistance, accompagnée de douleurs de ventre et d'un retour incomplet du sommeil et des forces, a été le prélude d'une

____

(1) Épidémie observée à Genève, en 1843, par M. Lombard et Fauconet (*Gazette médicale*); ces observateurs attachent à la céphalalgie occipitale une grande importance, et ils la croient si fréquente (ce qui est une erreur) que, selon eux, sa présence peut, dans certains cas obscurs, éclairer le diagnostic.

rechute, qui est survenue un mois après que la malade avait quitté l'hôpital, guérie d'une première attaque de dothiénentérie à forme ataxique.

Il est fréquent que la céphalalgie se réveille quand surviennent des complications à forme congestive : telles qu'une broncho-pneumonie, un érysipèle, une otite; et dans ce dernier cas elle prend habituellement le caractère d'hémi-cranie.

La céphalalgie ne peut être imputée exclusivement ni à la fièvre, ni à des troubles gastriques, ni à un état congestif de l'encéphale, puisqu'elle peut se montrer avant la fièvre et exister en dehors de tout autre symptôme. C'est donc surtout à l'impression produite par l'agent dothiénentérique qu'il convient de la rapporter.

§ 3. *Vertiges.* — Dans beaucoup de cas, la céphalalgie est accompagnée de vertiges ; quoique ce dernier symptôme semble un peu moins fréquent que le premier, il apparaît souvent dans les premiers jours; il se manifeste surtout dans la station ou dans la position assise, et si on l'observe plus rarement dans les périodes avancées de la maladie, c'est probablement parce que les malades gardent alors la position horizontale, ou que leur état intellectuel ne leur permet pas de se rendre compte de leurs sensations. La disposition vertigineuse peut persister jusqu'à la fin ; quelquefois même elle se développe de nouveau pendant la convalescence, sous l'influence de l'anémie. Chez quelques malades elle accompagne une tendance à la syncope, qui était plus commune à l'époque où on abusait des saignées.

J'ai observé un malade arrivé au troisième septénaire, qui, quand il se levait, non seulement était pris de vertige, mais perdait complètement le sens de la vue (*scotos*).

Le vertige, comme la céphalalgie, doit être attribué, dans le plus grand nombre des cas, à l'incitation anomale produite sur les centres nerveux par l'agent infectieux. L'anémie cérébrale peut bien y contribuer dans certains cas, surtout dans ceux où le vertige est accompagné de syncope; mais elle ne peut pas expliquer ce symptôme quand il se montre dès le début.

§ 4. *Hyperesthésie cutanée et musculaire.* — Ce trouble de la sensibilité, qui a été surtout étudié avec soin dans la dothiénentérie par Fritz, n'est pas, comme le reconnaît cet éminent observateur, particulier à cette maladie. Il dénonce l'impression produite sur le système nerveux central par l'agent fébrigène.

Il accompagne presque toujours la fièvre, souvent la précède ou en accuse l'imminence : l'impression anomale produite sur la peau par la pression des vêtements en est chez beaucoup de personnes un signe précurseur. Mais dans la dothiénentérie, cette exagération de la sensibilité cutanée acquiert souvent un très grand développement. Forget, Lombard et Fauconnet, Müller, Dietl, Wunderlich en avaient parlé, je l'ai observée et notée dans bien des cas. Mais c'est Fritz qui en a le mieux fait connaître la fréquence, le siège, les variétés et la valeur séméiologique, et j'extrairai de son remarquable travail ce qui se rapporte à ce symptôme. En voici les conclusions :

1° L'hyperesthésie occupe en général une surface étendue ; elle suit une marche ascendante et presque toujours, quand on la constate dans un point, elle existe dans les parties situées au-dessous. Souvent bornée aux membres inférieurs et à l'abdomen, elle s'étend quelquefois au thorax et même au cou ; mais elle s'arrête toujours aux limites inférieures de la face.

C'est dans les parties inférieures qu'elle présente le plus haut degré de développement. Elle est quelquefois telle que le plus léger contact, le poids des couvertures, le frottement provoqué par le mouvement, sont insupportables pour le malade, et lui arrachent des plaintes. Uniformément répandue, elle ne présente pas de foyers distincts comme les névralgies. Mon observation personnelle ne me permet pas d'accepter cette proposition sans restriction (1).

(1) Obs. XVIII. — L'observation suivante nous montre une fièvre continue qui a duré vingt et un jours, et dont les troubles sensitifs ont été, avec de la toux et des vomissements, les principaux et presque les seuls symptômes. Cette fièvre présente, en outre, cette anomalie, que, du sixième au quatorzième jour, un seul jour excepté, la température offrait son maximum le matin ; le quinzième seulement, elle prit ses allures habituelles avec exacerbations vespérales.

Mlle D..., âgée de dix-neuf ans, grosse, forte, quoique lymphatique, a dans ses ascendants des antécédents d'aliénation mentale. Elle-même est bizarre : malgré sa position sociale distinguée, elle mange gloutonnement et dérobe à la cuisine des crudités qu'elle dévore avec avidité. Peut-être ces intempérances ont-elles contribué à des vomissements qui, depuis deux ans, se répètent chez elle chaque matin : soit pituiteux quand elle est à jeun, soit alimentaires après son déjeuner.

Le 6 mai, sans cause appréciable, elle éprouva une sensation de fatigue dans les reins et dans les jambes. Elle dormit mal la nuit suivante. A partir de ce jour, la fatigue alla augmentant ; elle avait senti, le second jour, une céphalalgie frontale passagère. L'appétit diminua ; les nuits furent de plus en plus mauvaises.

Le troisième jour, la sensation de lassitude avait fait place à un sentiment de courbature générale, à des douleurs contusives dans les reins et dans les quatre membres. La céphalalgie était revenue ; elle éprouvait des vertiges et des nausées, de la somno-

Quand elle disparaît elle suit, en sens inverse, la marche qu'elle avait présentée dans son évolution progressive, et s'éteint dans les parties supérieures avant de disparaître dans les extrémités inférieures.

lence dans le jour et de la torpeur intellectuelle. L'inappétence était complète, les nuits presque sans sommeil, et, quand elle s'assoupissait, elle était réveillée en sursaut par des cauchemars ; malgré cela, elle s'efforçait de vaquer à ses occupations habituelles ; elle sortait ; elle était même allée en soirée.

Le cinquième jour, elle voulut encore sortir, mais fut forcée de rentrer, vaincue par la faiblesse et par les douleurs qui se faisaient sentir non seulement dans les reins et dans les membres, mais encore dans la nuque et dans le ventre ; la céphalalgie était intolérable. Elle avait de fréquents vertiges, un bruit de cascade se faisait entendre dans ses oreilles, et, à plusieurs reprises, elle avait vomi de la bile.

Le soir, elle fut prise d'un frisson avec claquement des dents et tremblement général qui persista pendant toute la nuit. Le lendemain matin, elle ne put se lever ; il lui était impossible de se tenir sur ses jambes.

Je fus appelé ce matin-là même, sixième jour. La physionomie paraissait légèrement abattue ; les paupières étaient tombantes. Quoique moins active, l'intelligence était parfaitement nette et se conserva telle pendant toute la maladie ; la parole avait sa vivacité habituelle qui demeura aussi inaltérée.

Le pouls battait 124 fois par minute, la plus grande fréquence qu'il atteignit. La température s'élevait à 40 degrés. La langue était blanche, épaisse. Le pharynx était injecté et granuleux ; les conjonctives palpébrales étaient hyperémiées.

Je trouvai le ventre ballonné et très sensible à la pression, surtout dans les régions épigastrique et iliaque droite, où se faisaient sentir par intervalles des élancements douloureux. Ces douleurs s'exaspéraient par le plus léger mouvement, qui, en même temps, provoquait des nausées. La céphalalgie était toujours très intense. A ces symptômes s'ajoutaient de la constipation, un peu de toux gutturale. Les urines étaient d'un rouge foncé.

Je prescrivis un ipéca, des cataplasmes sinapisés sur les membres inférieurs, deux lavements émollients chaque jour, des cataplasmes sur le ventre, et, pour régime, du lait et du bouillon.

Les vomissements, provoqués par l'ipéca, exaspérèrent passagèrement les douleurs, et ne furent suivis d'aucun soulagement.

Le surlendemain, huitième jour, l'ingestion du lait fut suivie de vomissements. Les lavements amenèrent des selles solides. Dans la journée, les règles parurent à leur époque habituelle.

Au lieu de diminuer sous leur influence, la céphalalgie était devenue intolérable ; la malade craignait la lumière et tenait ses sourcils froncés. Ses yeux étaient injectés, larmoyants, et pendant trois heures elle eut de l'obscurcissement de la vue.

Je constatai une hyperesthésie très prononcée des membres, surtout dans le sens de l'extension ; on la retrouvait sur tout le trajet du rachis ; mais elle était particulièrement développée et véritablement excessive au niveau de la septième vertèbre cervicale, de la sixième ou septième dorsale, des dernières vertèbres lombaires et du sacrum : la moindre pression sur ces points provoquait des cris ; dans les parties

Elle est, comme presque tous les autres troubles d'innervation, en général, plus prononcée pendant les paroxysmes fébriles. Elle reparaît quelquefois après s'être éteinte sous l'influence de complications qui augmentent la fièvre.

intermédiaires, la sensibilité était moindre. En avant, sous les clavicules, dans les régions épigastrique et hypogastrique, on trouvait des foyers d'hyperesthésie exquise, dont on pouvait suivre la continuité avec les foyers spinaux.

La toux était devenue plus intense, quinteuse, exaspérant les douleurs, et je trouvai les signes d'un engorgement des ganglions trachéo-bronchiques du côté gauche : obscurité du son dans la région ganglionnaire, tonalité plus élevée dans le sommet correspondant, respiration plus faible, rude, moins expansive et suivie d'expiration exagérée, du côté gauche, où se faisaient entendre des râles sibilants plus nombreux qu'à droite.

Je fus disposé à faire une part à l'irritation du pneumogastrique gauche par les ganglions tuméfiés dans la pathogénie de ces vomissements, qui se répétèrent opiniâtrement jusqu'à la fin de la maladie.

L'agrypnie était persistante ; l'appétit était nul ; la malade se plaignait d'une soif vive et d'un mauvais goût dans la bouche.

Je prescrivis : 1° des onctions sur le front et les tempes avec la pommade suivante : R. axonge, 30 grammes ; cyanure de potassium, 15 centigrammes ; chlorhydrate de morphine, 20 centigrammes ; 2° des lavements avec 60 grammes d'huile d'amandes douces ; 3° pendant la nuit une potion avec du sirop de codéine, et pour boisson de l'eau de Saint-Galmier avec du sirop de cerise, ou, au choix de la malade, des jus d'oranges, de fraises ou d'ananas.

Le lendemain, neuvième jour, la malade se sentait notablement mieux ; elle n'avait pas dormi, mais, sous l'influence des onctions, la céphalalgie avait beaucoup diminué.

Les vomissements continuaient, souvent bilieux, quelquefois constitués par les boissons alimentaires. Toutes les fois qu'elle se remuait, elle éprouvait des nausées. La toux avait beaucoup augmenté ; elle était quinteuse, très fréquente.

L'hyperesthésie du sommet et de la base de la poitrine était encore plus vive que la veille, surtout du côté gauche, Ce jour-là, cependant, pour la première fois depuis le début, elle eut, dans la matinée, quelques heures de sommeil.

La température, depuis le sixième jour, s'élevait le matin au-dessus de 40 degrés (40°,4), et le soir baissait un peu, mais sans régularité ni dans l'étendue des oscillations ni dans le retour des paroxysmes ; et malgré cet abaissement vespéral il y avait, ordinairement le soir, plus d'agitation et d'anxiété. Ce jour-là, elle ne monta pas au-dessus de 40 degrés ; le soir, elle n'était plus qu'à 39°,7 et le lendemain matin à 38°,7, marquant ainsi la rémission de la fin du premier septénaire, indiquée par Wunderlich. Ce même jour, pour la première fois depuis que je voyais la malade, le paroxysme eut lieu le soir.

Son pouls, après avoir donné pendant les deux premiers jours 124 pulsations, était descendu à 96.

Ses règles, ordinairement peu abondantes, s'étaient arrêtées après avoir duré deux jours.

Le soir je la trouvai très agitée, anxieuse ; elle se plaignait de céphalalgie ; les ten-

D'après Fritz, son étendue serait en général proportionnelle à la gravité de la maladie et sa durée proportionnelle à son étendue, opinion qui me paraît contestable.

Elle se montre ordinairement dès le début et peut survivre à la fièvre.

dons du carpe étaient agités de soubresauts. Je fis continuer le sirop de codéine et je lui fis administrer un petit lavement avec 1 gramme de bromure de potassium et 50 centigrammes de musc.

On appliquait chaque jour sur la région ganglionnaire un mélange de teinture d'iode et de teinture thébaïque.

Pendant la nuit, elle dormit trois heures, avec ces gémissements qui accompagnent si souvent l'adénopathie bronchique.

Le dixième jour, la température tombée, comme nous l'avons vu, le matin à 38°,7, se releva le soir à 40 degrés. Mais ce fut la dernière fois qu'elle atteignit cette altitude ; elle descendit *en cascade*, le onzième jour, à 38°,4, et elle oscilla les jours suivants entre 38 degrés et 38° 5, avec paroxysmes matinaux. Le pouls, deux matins de suite, descendit à 84 ; habituellement, il se tenait aux environs de 96.

On aperçut, ce jour-là, sur le ventre et sur la poitrine, de petites papules rosées.

Comme la constipation persistait, je prescrivis 5 grammes de magnésie anglaise délayée dans du sirop de gomme et étendue dans une tasse de thé léger.

L'action purgative fut très faible; mais les vomissements furent plus nombreux. Constatant que le pouls devenait plus faible, je fis ajouter une cuillerée à café de rhum dans chaque verre d'eau de Saint-Galmier qui était sa boisson habituelle.

Le lait, plus que les autres boissons alimentaires, provoquait des vomissements : vainement on essaya, pour le faire tolérer, de le couper avec des eaux alcalines ou gazeuses et de l'aromatiser avec diverses teintures ; il fallut y renoncer ; on le remplaça par des potages au tapioca, des biscuits et du vin qui furent pris avec plaisir.

La toux, quoiqu'un peu moins fréquente, persistait, probablement entretenue par les imprudences de la malade. Il s'y joignit un peu d'enrouement.

L'hyperesthésie, moins étendue, avait disparu au niveau de l'abdomen ; elle était bornée à ses foyers thoraciques. Mais la malade se plaignit de douleurs très vives dans les dents, toutes les fois qu'elle rapprochait les mâchoires.

Ses douleurs persistèrent en diminuant les deux jours suivants, onzième et douzième jour. La décroissance des phénomènes hyperesthésiques marcha rapidement; ils avaient à peu près disparu le douzième jour. Cependant les vomissements continuaient, la langue était collante, couverte d'un enduit jaunâtre, épais; la constipation n'ayant pas été modifiée par la magnésie, je prescrivis, le douzième jour, 25 grammes d'huile de ricin ; et, comme l'enrouement avait augmenté au point que la malade était complètement aphone, je fis mettre sur la nuque un cataplasme sinapisé. Le purgatif amena cinq à six selles liquides mêlées de scybales. Dès le lendemain, treizième jour, il fallut recourir de nouveau au lavement, qui amena une selle solide.

A partir de ce treizième jour, la température, oscillant entre 38°,2 — 38°,3 et 39° — 39°,3, suivit la marche rémittente habituelle, avec paroxysmes vespéraux. Le dix-septième soir, elle s'éleva à 39°,8, mais le lendemain matin elle tomba à 37°,6, et le vingtième jour commença une chute *en cascade* qui aboutit, le vingt-deuxième

L'hyperesthésie cutanée, au niveau du rachis, est encore plus commune que celle que nous venons de décrire, et on l'observe, selon Fritz, dans plus de la moitié des cas. Elle est plus souvent observée chez les enfants et chez les femmes que chez les hommes adultes. Quand elle coexiste avec l'hyperesthésie périphérique, ce qui arrive habituel-

jour, à une complète défervescence. Ce même jour, le pouls tomba à 78 pulsations.

En même temps, à partir du quatorzième jour, les nuits devinrent beaucoup plus calmes ; les gémissements pendant le sommeil devinrent rares et cessèrent.

La toux était moins fréquente ; les mouvements la provoquaient. Les vomissements, quoique survenant toujours de temps en temps, furent moins répétés ; je pus augmenter l'alimentation : je fis prendre des œufs au jus ou au bouillon et boire un peu de malaga. La voix commençait à se faire entendre, par moments, et la malade avait pu articuler quelques sons sans être prise de la toux que provoquait, les jours précédents, toute tentative de ce genre. Depuis lors, elle revint graduellement, et le vingtième jour elle avait recouvré son timbre habituel.

Quelques rares papules rosées se montraient encore sur le ventre et sur la poitrine.

Cependant, à partir du seizième jour, les vomissements redevinrent plus fréquents, accompagnés de douleurs épigastriques. La garde, le dix-neuvième jour, injecta dans l'intestin, par erreur, une solution alcoolique, au vingtième, d'acide thymique, qui servait à faire des pulvérisations dans la chambre de la malade. La vive sensation de brûlure douloureuse, qui accompagna cette injection, la fit immédiatement suspendre et on la remplaça par un lavement d'eau tiède. Mais, depuis cet accident, bien que les selles sortissent naturellement et sans produire à leur passage aucune sensation anomale, les douleurs épigastriques devinrent beaucoup plus intenses : le ventre se ballonna, sensible non seulement à la plus légère pression, mais même au poids des couvertures. Les vomissements se répétèrent très fréquents ; et si le facies de la malade, le peu de fréquence du pouls et la diminution de la fièvre n'étaient venus me rassurer, l'ensemble de ces symptômes aurait pu me faire craindre une péritonite.

La langue était couverte d'un enduit jaune sale ; pour solliciter doucement l'action du foie, je fis prendre, deux fois par jour, à la malade des paquets avec 25 centigrammes de magnésie anglaise et 2 centigrammes de poudre de racine de belladone, et je fis appliquer sur le ventre des fomentations narcotiques. Cependant, comme les douleurs et les vomissements persistaient, je remplaçai les fomentations par un emplâtre de thériaque et de belladone, et les paquets de magnésie par d'autres contenant 25 centigrammes de sous-azotaté de bismuth et de bicarbonate sodique, et 2 centigrammes de racine de belladone.

Une nouvelle tentative de régime lacté fut faite sans succès ; il fallut revenir aux potages qui furent mieux supportés. Tout mouvement, même celui de parler à haute voix, retentissait douloureusement dans l'estomac et provoquait des nausées. Un liniment chloroformé calma ces douleurs, qui me paraissaient avoir surtout un caractère névropathique. Constatant que les aliments liquides étaient généralement mal tolérés, je prescrivis du poulet rôti, dont la malade avait le désir, et qui passa bien.

Le vingt-deuxième jour, la fièvre avait définitivement cessé et la convalescence semblait établie, quand la malade, trompant la surveillance de son entourage, se

lement, elle remonte en général au-dessus des limites qui la circon-
scrivent sur le tronc. Sa marche et sa délimitation sont moins régulières : elle peut être limitée à quelques vertèbres seulement ; d'autres
fois elle s'étend à tout le rachis, depuis l'atlas jusqu'à l'angle inférieur
du sacrum.

L'*hyperesthésie musculaire* coïncide souvent avec des douleurs
spontanées des muscles ; mais elle s'en distingue parce que les mouvements ou la pression sur certains muscles éveillent des souffrances qui
se taisent dans l'immobilité. Quand elle coexiste avec l'hyperesthésie
cutanée, les douleurs sont plus vives au niveau des muscles hyperes-
thésiés que dans les points où la peau repose sur des plans osseux.
L'hyperesthésie musculaire peut être observée dans presque tous les
muscles des extrémités, de l'abdomen, du thorax, du cou ; comme
l'hyperesthésie cutanée, elle peut suivre une marche ascendante ; elle
s'arrête ordinairement, suivant Fritz, à un niveau moins élevé, et en
général elle est plus fugace.

Je suis convaincu qu'il faut souvent lui rapporter les douleurs que
développe la pression exercée sur le ventre, et qu'on attribue ordinairement aux lésions des intestins. Tout en reconnaissant que celles-ci
peuvent y contribuer, que la sensibilité est plus souvent exagérée au
niveau de la région iliaque droite que dans le reste de l'abdomen, j'ai
été bien souvent frappé de la diffusion de cette sensibilité morbide ; je
l'ai bien souvent rencontrée dans les régions hypochondriaques, épigastrique, ombilicale, hypogastrique, et bien souvent je la trouvais
égale dans les deux régions iliaques. Je reviendrai, du reste, bientôt
sur cette question.

Fritz incline à rapporter à la moelle épinière les différents troubles
de sensibilité que nous venons d'énumérer. Cependant, avec la réserve
d'un esprit vraiment scientifique, il se garde d'affirmer cette opinion,
tout en faisant valoir les raisons sérieuses qu'on peut apporter en sa
faveur.

donna une indigestion, qui ramena des vomissements pendant plusieurs jours. Ils
cédèrent à un régime sévère et la malade se rétablit complètement.

Je me suis demandé si cette adénopathie trachéo-bronchique *du coté gauche*, que
j'ai vue plusieurs fois coïncider avec des vomissements opiniâtres, n'avait pas précédé
la fièvre dothiénentérique, et si elle n'avait pas pu contribuer à ces vomissements qui,
depuis deux ans, se répétaient tous les matins. Si elle ne s'était pas développée sous
l'influence de l'affection fébrile, elle avait dû être augmentée par elle et rendre plus
prononcée cette disposition aux vomissements qui l'avait précédée.

§ 5. *Douleurs.* — La rachialgie, les douleurs cervicales et lombaires accompagnent souvent le début de la fièvre dothiénentérique. La lombalgie, si habituelle dans la variole, fréquente dans la scarlatine, dans le typhus (1), est très souvent observée dans la dothiénentérie ; les anciens observateurs l'avaient signalée, et Pierre Franck l'attribuait à la pression exercée sur la tige spinale par la turgescence des veines qui l'entourent. On retrouve la rachialgie dans le choléra, dans la fièvre jaune. Elle est donc un symptôme commun dans les maladies infectieuses.

J'ai, comme Fritz, assez souvent noté la coïncidence des douleurs dorsales avec des douleurs épigastriques, ombilicales, hypochondriaques, celle des douleurs lombaires avec des douleurs de l'abdomen, de l'hypogastre, des membres inférieurs.

J'ai rencontré, dans un assez grand nombre de cas, la douleur de la nuque que Lombard et Fauconnet ont observée très fréquemment dans l'épidémie qu'ils ont décrite. Elle est quelquefois unilatérale et constitue, alors, un véritable torticolis ; elle m'a paru plus fréquente chez les enfants que chez les adultes ; et Blache père, auquel je soumettais cette observation, m'a dit qu'elle était d'accord avec la sienne.

La douleur du cou est quelquefois accompagnée de douleurs dans les bras (2). Je suis disposé à rapprocher de ces troubles de la sensibilité les douleurs assez fréquentes que les malades accusent dans la gorge ; bien que, presque toujours, on observe dans la dothiénentérie une pharyngite érythémato-glanduleuse. Cette congestion, le plus ordinairement sans tuméfaction notable, ne me paraît pas expliquer la douleur de gorge qu'un certain nombre de malades éprouvent au début de la fièvre dothiénentérique, douleur qui est beaucoup moins fréquente que cette pharyngite.

Dans quelques cas, avec la douleur de la nuque a coïncidé de la dysphagie et de la dysurie (3).

J'ai vu une malade qui éprouvait dans la langue une douleur assez vive pour qu'elle lui attribuât ses insomnies ; une autre se plaignait de douleurs très vives dans les dents quand elle rapprochait les mâchoires.

La *rachialgie* peut se faire sentir dans une grande étendue de la colonne vertébrale ; le plus souvent elle est limitée. Ordinairement sourde,

(1) Hildenbrand.
(2) Fritz.
(3) Lombard et Fauconnet, *l. c.* — Fritz.

exaspérée ou développée par les mouvements, elle est quelquefois très
intense, profonde, térébrante, déchirante, accompagnée d'un sentiment
de brûlure; le moindre ébranlement arrache des cris aux malades, ils
cherchent à demeurer immobiles et parfois éprouvent du soulagement
en se renversant en arrière dans une sorte d'opisthotonos volontaire (1);
les masses musculaires des gouttières vertébrales sont sensibles à la
pression.

Ces phénomènes rachialgiques se montrent en général parmi les
phénomènes de début, et ils se prolongent rarement au delà du
deuxième septénaire; très souvent même ils s'arrêtent à la fin du premier ou au commencement du second.

On ne les confondra pas avec ces contractures douloureuses qui se
montrent à la fin du second septénaire, et le plus souvent à une période encore plus avancée de la maladie, qui donnent au malade une
raideur tétanique et rendent impossible la flexion du tronc.

Nous avons dit que les douleurs du rachis étaient assez souvent
accompagnées de douleurs dans les membres; celles-ci peuvent se
montrer indépendantes des douleurs rachidiennes ou, par leur intensité
beaucoup plus grande, absorber complètement l'attention des malades.
Plus fréquentes dans les membres inférieurs, elles se font rarement
sentir dans les supérieurs; elles sont parfois très vives, lancinantes,
térébrantes, brûlantes; quelquefois elles revêtent le caractère névral-
gique, et, masquant la maladie principale, elles peuvent faire croire à
l'existence d'une sciatique (2); elles s'exaspèrent à chaque mouvement; souvent elles sont accompagnées d'hyperesthésie musculaire.

Quelques malades accusent dans les côtés ou dans les hypochondres
des douleurs vives, lancinantes, sans complication pulmonaire ou hépatique. J'en ai connu un qui ne pouvait se coucher sur le côté droit
sans ressentir une vive douleur à gauche; le côté droit est devenu
douloureux à son tour, et il a été obligé de garder le décubitus dorsal.

Plusieurs malades m'ont accusé de la douleur derrière la partie inférieure du sternum, sans qu'on trouvât rien d'anomal dans le cœur ni
dans le péricarde. Lombard et Fauconnet ont observé une fois une douleur en ceinture. Fritz a cité des cas où des douleurs du thorax, quelquefois connexes à des douleurs rachidiennes, étaient accompagnées
d'une toux convulsive qui les exaspérait et d'accès de dyspnée simulant

(1) Fritz, *l. c.*
(2) Forget, *Traité de l'entérite folliculeuse*, p 286.

des accès d'asthme. Ces accès duraient quelques minutes et se répétaient, chez un malade, à des intervalles très rapprochés, sans que l'auscultation ni la percussion fissent constater aucune lésion des organes thoraciques. D'après les observations empruntées à divers auteurs et rapportées par Fritz dans sa thèse, la douleur ne me paraît avoir joué qu'un rôle bien secondaire dans ces accidents dyspnéiques qui, chez quelques-uns de ces malades, paraissaient ressembler à des accès d'angine de poitrine.

Un certain nombre des dyspnées, qu'on observe dans la dothiénentérie, sont probablement imputables à des parésies ou à des contractions spasmodiques des muscles respiratoires (1).

Chez une jeune fille qui, dans la première période de la maladie, avait éprouvé une violente rachialgie avec des crises dyspnéiques, il y eut dans la convalescence des accidents paraplégiques.

Les douleurs des membres dans la dothiénentérie se font le plus souvent sentir dans leur continuité; mais quelques malades les accusent au niveau des articulations sans qu'il y ait ni tuméfaction, ni injection des téguments ; elles rendent les mouvements très pénibles et très difficiles, et je suis très disposé à croire que ce sont des douleurs de ce genre qui auront porté Bazin, et après lui Littré, à admettre une forme arthritique de la fièvre typhoïde.

Chez un de mes malades, qui avait éprouvé des douleurs violentes dans les jambes, après leur apaisement et dans la convalescence, la marche fut, pendant quelque temps, rendue impossible par des douleurs vives dans le talon, qu'il éprouvait toutes les fois qu'il mettait les pieds par terre.

L'endolorissement contusif, accompagné de faiblesse, qui constitue la courbature fébrile et qui se montre au début de la fièvre dothiénentérique, exprime encore un trouble nerveux portant à la fois sur les nerfs sensitifs et sur les nerfs moteurs.

On a voulu, dans ces derniers temps, rattacher un grand nombre des phénomènes que je viens de décrire à la myosite, cause supposée des dégénérescences granulo-vitreuses que les muscles subissent dans la dothiénentérie. Mais cette opinion ne me paraît pas soutenable, par la raison que la plupart de ces phénomènes se montrent au début de la maladie, disparaissent presque toujours dans les périodes plus avancées, qui sont précisément celles où les altérations des muscles acquièrent

(1) Fritz, *l. c.*

leur plus grand développement. Ces altérations jouent-elles alors un rôle dans les troubles sensitifs et moteurs qui surviennent à cette époque dans l'appareil musculaire? On peut se le demander, mais il ne faut pas oublier que ces troubles trophiques sont eux-mêmes subordonnés à des lésions d'innervation qui peuvent, en même temps qu'elles provoquent la dégénérescence des muscles, y développer des phénomènes de sensibilité morbide. Peut-on aller plus loin dans ces recherches de physiologie pathologique? Doit-on rendre la moelle épinière responsable de ces anomalies sensitives, qui si souvent semblent en naître ou viennent y retentir, ou, du moins, sont accompagnées de douleurs dans la région spinale? La diffusion de ces phénomènes, leur connexité avec des troubles moteurs imputables à la même origine, l'analogie frappante qu'ils offrent, dans certains cas, avec ceux qui accompagnent la méningite spinale, les paralysies qui succèdent quelquefois aux douleurs, rendent cette hypothèse très vraisemblable.

L'anatomie pathologique, qui pourrait lui apporter un contrôle décisif, est à peu près muette, jusqu'ici, sur ce point. Dans certains cas on a bien constaté une congestion manifeste des méninges spinales, mais dans d'autres cas elle a fait défaut.

Si les traces de cette congestion peuvent disparaître après la mort, on peut se demander aussi, quand elle existe, si elle est la cause initiale des troubles nerveux, ou si elle n'est qu'un phénomène connexe et secondaire à l'irritation produite par le poison dothiénentérique, cause première de tous les phénomènes morbides, à laquelle l'analyse pathogénique nous ramène toujours, sans rien nous apprendre sur son mode intime et sur ses effets immédiats.

L'étude histologique de la moelle dans la dothiénentérie est encore trop peu avancée pour fournir aucune donnée importante à la solution de ce problème qui appelle de nouvelles recherches.

La *douleur* et la *sensibilité abdominales*, sans être constantes, sont extrêmement fréquentes. Les statistiques de Louis et de Murchison réunies donnent la proportion de 89 sur 100.

Souvent, dans la première période, des coliques précèdent la diarrhée; dans la seconde, elles se font encore quelquefois sentir; mais quand la stupeur est très accentuée, quand un météorisme considérable accuse la paralysie de l'intestin, très souvent les évacuations ne sont pas accompagnées de douleur. J'ai une fois observé du ténesme à cette période, quoique Murchison ait avancé qu'il n'y en avait jamais.

Les douleurs abdominales peuvent exister sans connexité avec le besoin d'évacuer, très souvent la toux les réveille ou les augmente; très souvent la pression les fait naître surtout, comme nous l'avons dit, dans la région iliaque droite; mais je suis convaincu que si plus habituellement on étendait ses explorations sur tout l'abdomen, on trouverait que, dans beaucoup de cas, cette sensibilité anomale existe ailleurs, et que quelquefois elle y est beaucoup plus développée que dans la région cæcale; car on la constate encore souvent, comme je l'ai dit, à l'épigastre, aux hypochondres, dans les régions ombilicales, iliaques gauches et hypogastriques.

On peut voir, à une période avancée de la dothiénentérie, les malades éprouver tout à coup des douleurs extrêmement vives dans l'abdomen, accompagnées même de nausées et de vomissements, qui font craindre une perforation ou au moins une péritonite (1); heureusement elles n'ont pas toujours cette signification. Chomel cite (2) un cas où le quarante-quatrième jour d'une fièvre typhoïde, qui semblait arrivée à la période de convalescence, bien que la malade conservât un peu de diarrhée, survinrent tout à coup des douleurs abdominales d'une violence extrême accompagnées de vomissements et d'altération des traits; elles diminuèrent au bout de quelques heures et les vomissements cessèrent complètement; trois jours après, la douleur, qui n'avait jamais cessé, reprit une acuité extrême, mais cette fois sans vomissements, et on sentit au-dessous des fausses côtes droites une tumeur peu volumineuse, un peu mobile, dont on ne put faire un examen approfondi à cause de l'excessive sensibilité qui existait dans cette région : un bain tiède fit disparaître douleur et tumeur. Je me demande si celle-ci n'était pas formée par une de ces scybales qui séjournent parfois dans les anfractuosités de l'intestin, et qui dans un mouvement d'expulsion, arrivant à une partie qui avait été récemment lésée ou qui n'était pas encore guérie, y avait provoqué ces vives douleurs qui ont dû cesser avec son déplacement. Les douleurs vives du ventre, dans le cours de la dothiénentérie, sont, du reste, toujours suspectes.

Quand on songe combien souvent le travail ulcératif s'étend jusqu'aux limites de la membrane séreuse, on comprend que, fréquemment, celle-ci devienne le siège d'un travail inflammatoire, qui peut passer inaperçu quand il reste circonscrit et lorsque les phénomènes

____

(1) Voy. Obs. XIII.
(2) Chomel, *l. c.*, p. 419.

locaux qui l'accompagnent se perdent et se confondent dans l'expression symptomatique habituelle de la maladie. Je ne reviendrai pas sur les douleurs liées à la péritonite, qu'elle soit ou non consécutive à une perforation de l'intestin; j'ai décrit ailleurs cette complication.

Dans la période de résolution, les douleurs et la sensibilité abdominales s'affaiblissent ou disparaissent; elles sont parfois intermittentes. Il peut arriver que, comme d'autres troubles de la sensibilité, elles augmentent le soir; on les voit quelquefois persister dans la convalescence, et cette persistance, quand surtout elle est accompagnée de céphalalgie et de vomissements, doit faire craindre une récidive.

§ 6. *Autres troubles sensitifs.* — Au lieu d'hyperesthésie et de douleurs on constate quelquefois de l'anesthésie et de l'analgésie. En général, l'abolition de la sensibilité se montre par plaques limitées; quelquefois cependant elle peut occuper une grande étendue. Ainsi Fritz a publié l'observation très curieuse, qui lui a été communiquée par M. Ranvier, d'une malade qui, dans le second septénaire d'une fièvre dothiénentérique, sans avoir eu jamais auparavant aucune manifestation hystérique, présenta, avec une hyperesthésie au niveau des vertèbres cervicales, une analgésie de toute la moitié supérieure du tronc et des membres supérieurs; quelques jours après, le bassin et les membres inférieurs perdirent leur faculté de sentir, qui ne resta intacte qu'au niveau d'une bande circulaire passant par les épines iliaques. L'application d'un long vésicatoire en ruban sur toute l'étendue de la région rachidienne fut suivie du retour de la sensibilité dans toutes les parties anesthésiées, excepté à l'épigastre, où elle ne reparut que quelques jours plus tard.

L'anesthésie est fréquente, selon Griesinger, dans la dernière période ou dans la convalescence de la dothiénentérie : elle occupe le plus souvent une partie limitée des membres inférieurs; elle cesse ordinairement au bout de quelques semaines ou de quelques mois; quelquefois cependant elle persiste et peut même augmenter.

Cet éminent pathologiste a observé sur lui-même, pendant les quatorze premiers jours d'une fièvre typhoïde, une diminution très notable de la sensibilité buccale. Les malades éprouvent quelquefois de l'engourdissement des membres, des fourmillements le long du rachis ou aux membres, et particulièrement à la paume des mains.

La durée et surtout la persistance possible de ces modalités de la sensibilité me semblent une présomption en faveur de l'opinion qui les attribue à une lésion du centre nerveux produite par le poison infectieux.

§ 7. *Lésions et troubles fonctionnels des organes des sens*. — Tout en indiquant les troubles de la sensibilité spéciale des organes des sens, j'y joindrai les autres modalités morbides que ces organes présentent dans la dothiénentérie, pour réunir dans un seul groupe les symptômes qui se rattachent à chacun d'eux.

1° *Organes de la vue*. — Il est assez commun que les malades, dans la première période, voient des phosphènes ; quelquefois ils accusent des douleurs dans les yeux qui, dans des cas très rares, remplacent la céphalalgie (1). J'ai dit également que l'obscurité de la vision portée jusqu'à la cécité pouvait accompagner le vertige quand le malade se tenait debout.

La dilatation des pupilles existe dans le plus grand nombre des cas. Delaroque, un des premiers, je crois, a signalé la fréquence de ce phénomène ; plus rarement elles sont contractées, et je crois qu'elles se montrent surtout telles dans les cas où l'on peut supposer une congestion de l'encéphale, soit avec délire aigu, soit avec stupeur profonde. J'ai vu la contraction dans des formes ataxiques alterner avec la dilatation, plus souvent elle la précède.

La photophobie est assez fréquente au début, elle disparaît ordinairement au bout de quelques jours ; cependant je l'ai vue persister jusqu'au dix-neuvième jour chez un malade qui guérit. Elle peut reparaître plus tard dans les formes où existe une grande excitation cérébrale ou quand il y a une violente céphalalgie.

L'inégale dilatation des pupilles n'est pas très rare ; quand elle est très prononcée, elle se joint habituellement à d'autres phénomènes ataxiques, et alors elle a une signification fâcheuse au point de vue du pronostic. Quand elle existe seule, suivant Griesinger, elle ne doit inspirer aucune crainte (2). On doit considérer comme un signe fâcheux l'immobilité des pupilles, leur insensibilité à l'excitation de la lumière ; ce phénomène ne se montre guère que dans les formes les plus graves ; le strabisme est, plus encore que l'inégalité des pupilles, un symptôme de mauvais augure. Il appartient aux formes ataxiques et peut être attribué au spasme ou à la paralysie de quelques-uns des muscles oculaires.

______

(1) J'en ai observé un cas ; Murchison en a cité deux.
(2) *L. c.,* p. 381.

C'est par le spasme de l'orbiculaire que Louis a expliqué cette occlusion active et résistante des paupières qu'on observe dans certains cas. Elle peut durer plus de quinze jours (1) et doit inspirer des craintes : car sur dix malades, observés par Louis et par Murchison, qui ont présenté ce symptôme, sept ont succombé ; il se pourrait que ce spasme orbiculaire fût lié à une hyperesthésie de la rétine.

Au lieu d'une occlusion active de l'œil, on observe beaucoup plus souvent un ptosis complet ou incomplet qui accuse une parésie du muscle releveur ; à un faible degré, ce symptôme se rencontre dans le plus grand nombre des cas et est un des traits caractéristiques de la physionomie typhoïdique. Il est accompagné d'un sentiment de lourdeur des paupières et d'une très grande lenteur dans les mouvements que le malade exécute pour les relever. Le ptosis complet se montre dans les formes graves et accompagne la résolution des membres ; unilatéral, comme le strabisme, il doit faire craindre une complication cérébrale.

Les *yeux*, souvent brillants, surtout pendant les paroxysmes fébriles, deviennent ternes et quelquefois comme pulvérulents aux approches de l'agonie. Dans la période d'état et dans les formes graves, ils sont sans expression, ils ne paraissent se fixer sur aucun objet, et indifférents, immobiles, ils ne cherchent pas les personnes qui entourent le malade et qui lui adressent des questions.

L'immobilité des paupières est habituelle dans les formes adynamiques ; dans les cas les plus graves, elles restent demi-entr'ouvertes et laissent apercevoir le segment inférieur de l'œil porté en haut.

La *conjonctive oculaire* est rarement très injectée ; elle le devient quelquefois, dans le cas où les symptômes cérébraux sont très prononcés, et surtout dans la forme comateuse. Mais la *conjonctive palpébrale* est au contraire presque toujours injectée (2). Cette injection augmente ordinairement dans les formes graves : le bord ciliaire devient chassieux, et quelquefois même, la conjonctive palpébrale est le siège d'une sécrétion mucoso-puriforme. Si Murchison n'a observé l'hyperémie de la conjonctive que huit fois sur cent, c'est que, très probablement,

(1) Murchison, *l. c.*

(2) Cette congestion blépharique est en rapport avec l'état congestif de la muqueuse pharyngée : j'ai constaté, dans mon *Traité de l'angine glanduleuse*, la coïncidence presque constante de ces deux symptômes. Le Dr Ragaine a remarqué, dans son intéressant mémoire, que quand l'injection des pommettes était unilatérale la sécrétion catarrhale des paupières avait lieu du côté correspondant.

son attention ne s'est pas portée sur la conjonctive qui tapisse la paupière inférieure.

Griesinger rapporte que dans une épidémie de Vienne, on a observé trois fois l'*amaurose*, une fois bornée à un seul œil; il ignore la condition pathogénique de cette complication qu'il n'a jamais personnellement observée; il se demande si elle ne pourrait pas être sous la dépendance d'une maladie des reins.

2° *Narines*. — La muqueuse nasale, très injectée au début, comme le pharynx, devient très rapidement sèche, très souvent pulvérulente. J'ai observé un malade qui, pendant les deux premiers septénaires, eut une obtusion très prononcée de l'odorat. Le quatorzième jour il fut pris de délire, qui dura jusqu'au vingt-quatrième jour, et pendant tout ce temps je ne pus avoir de renseignements sur ce trouble subjectif, qui paraissait avoir disparu quand le délire cessa.

Le retour des sécrétions nasales est un signe presque certain de guérison et coïncide habituellement avec l'occlusion de la bouche pendant le sommeil.

3° *Organe de l'ouïe*. — Très souvent, au début de la dothiénentérie, les malades entendent des bourdonnements et des tinnitus, qui le plus souvent ont cessé dans le second septénaire; mais je les ai vus persister, cependant, jusqu'au dix-neuvième, jusqu'au vingtième et même au trentième jour; le plus souvent ils se font entendre des deux côtés, mais ils sont parfois unilatéraux, et l'on doit, dans ce cas, soupçonner une otite moyenne ou une oblitération de la trompe d'Eustache; il convient en général de les attribuer aux mêmes causes, quand ils surviennent après le premier septénaire. Même quand ils se montrent dès le début, ils peuvent se rattacher à un état catarrhal de la muqueuse auriculaire. J'ai observé une malade qui, dès le début, éprouva une douleur vive avec sécrétion catarrhale de l'oreille gauche (1).

Moins commune que le *tinnitus aurium*, la *surdité* est cependant très fréquemment observée : dans les statistiques réunies de Louis, Murchison et Barth, elle s'est montrée cinquante-huit fois sur cent. Murchison dit qu'elle est rarement observée avant la fin de la seconde semaine; cependant je l'ai constatée, dans le premier septénaire, dix fois sur cinquante-six. Une fois même, avec le tinnitus, elle avait précédé l'invasion de la fièvre et en avait été le seul prodrome; par contre elle avait cessé à la fin du second septénaire. Sa disparition, habituellement gra-

_____

(1) Griesinger a observé un cas analogue.

duelle, est dans d'autres cas très rapide; elle offre parfois des inégalités et même des intermittences.

Quelquefois elle est lente à disparaître; je l'ai vue persister jusqu'au trente et unième et quarante-quatrième et même jusqu'au cinquante-deuxième jour. Des examens locaux n'ayant pas été faits dans ces cas, il est très possible que ces surdités prolongées dépendissent d'un état morbide de l'appareil auditif.

Souvent double, elle est quelquefois bornée à une seule oreille, et l'on doit alors presque toujours, comme pour le tinnitus, en chercher la cause dans une lésion de l'oreille. Selon Griesinger, cette lésion existerait dans tous les cas, due à l'extension du catarrhe pharyngien qui se propagerait à la trompe et à l'oreille moyenne; plus rarement la surdité est imputable à un catarrhe de l'oreille externe.

Il n'est pas rare que l'oreille moyenne, dans le cours du troisième et du quatrième septénaire, devienne le siège d'une inflammation violente, accompagnée de douleurs très vives dans l'organe affecté et dans la tête, d'une augmentation de la fièvre et d'insomnie; elle est souvent suivie d'une suppuration qui se fait jour par le conduit auditif externe à travers la membrane du tympan perforée. Alors, en général, tous ces désordres s'apaisent et, dans le plus grand nombre des cas, le malade recouvre en grande partie ses facultés auditives.

Cependant il n'en est pas toujours ainsi : le catarrhe persiste quelquefois plus ou moins longtemps, se propage aux cellules mastoïdiennes, au niveau desquelles on peut entendre un râle muqueux isochrone aux mouvements respiratoires. En persistant, il peut entraîner des lésions des organes de l'ouïe, qui en altèrent gravement ou en abolissent les fonctions. Dans des cas très exceptionnels, ces otites sont suivies de caries du rocher qui peuvent provoquer une méningite.

J'ai vu une fois l'otite suppurée devenir le point de départ d'un érysipèle qui débuta par l'oreille affectée. Une autre fois, deux jours après l'issue du pus, le malade eut des accidents éclamptiques qui se répétèrent deux fois à quelques heures de distance, et ne l'empêchèrent pas de guérir.

Si, dans ces cas, la cause de la surdité, indiquée par Griesinger, me paraît extrêmement probable, je ne crois pas que cette interprétation doive s'appliquer à toutes les surdités et à tous les tinnitus, surtout à ces surdités et à ces tinnitus doubles qui se montrent dès le début, et qui me paraissent être des phénomènes nerveux au même titre que les bluettes lumineuses, dépendant comme elles d'une impression anomale faite sur le nerf sensoriel, et expression de cette loi, qui veut que les irritations des nerfs sensoriaux y provoquent des impressions subjectives analogues à celles qui résultent de leurs excitants naturels. Dans un cas il y aura une sensation subjective de lumière, et dans l'autre une sensation subjective de son.

On est également en droit, je crois, d'attribuer, au moins pour la plus grande part, à un trouble nerveux la surdité double qui survient dans la période plus avancée de la maladie, coïncidant avec les formes les plus graves, avec une stupeur profonde ou avec des accidents ataxiques.

§ 8. *Troubles psychiques.* — Les facultés intellectuelles sont troublées dans le plus grand nombre des cas, soixante-sept fois sur cent, dit Murchison, et encore très probablement cet éminent observateur n'a-t-il fait entrer dans ce calcul que les cas où ces troubles sont nettement caractérisés, sans tenir compte de cette paresse d'esprit, de ces obnubilations légères de la mémoire, de ces rêvasseries exprimées par la parole pendant le sommeil, qui accompagnent presque toujours un état fébrile intense et persistant, et qui indiquent une condition anomale de l'encéphale.

Ces anomalies intellectuelles précèdent quelquefois la fièvre : un affaiblissement de l'activité intellectuelle, une aptitude moindre aux travaux de l'esprit en marquent quelquefois les prodromes.

Une fois la maladie en évolution, les désordres cérébraux s'accentuent davantage. Presque toujours la figure prend, dès les premiers jours, une expression d'abattement ; le sommeil, quand il ne fait pas défaut, est troublé par une agitation et par des rêvasseries, qui peuvent être considérées comme une forme rudimentaire ou un premier degré du délire.

1° Le *délire* caractérisé peut éclater dans le premier septénaire : 18 fois sur 56 observations, je l'ai observé avant le huitième jour, et même quelquefois sous une forme violente. Le plus souvent alors il est nocturne ; dans le jour, le malade est calme ou abattu ; cependant quelquefois le délire précoce peut se montrer d'une manière continue. En général, dans ce cas, il annonce une maladie très grave : trois de mes huit malades, qui ont présenté ce délire continu dès la première semaine, ont succombé.

Je ne prétends pas, cependant, qu'il faille toujours lui assigner une signification aussi funeste : il y a des sujets nerveux, excitables, qui, sous l'influence de la fièvre, ont facilement le délire, et chez qui, par conséquent, ce symptôme serait une mesure très infidèle de la gravité de la maladie.

Sir William Jenner (1) dit que le délire violent peut être un des premiers symptômes de la dothiénentérie et cesser quand arrive l'éruption lenticulaire.

De toutes les conditions qui peuvent favoriser le développement du délire et en modifier la valeur séméiotique, l'hystérie est une des plus importantes, car elle constitue une virtualité morbide que les maladies intercurrentes peuvent mettre en jeu : elle mêle sa note à leurs manifestations, et elle en peut modifier l'expression symptomatique. C'est surtout dans les premières périodes de la dothiénentérie que l'hystérie, comme d'ailleurs les autres actions pathologiques qui peuvent se combiner avec cette maladie et pénétrer dans son syndrome, fait sentir son influence. On peut voir alors des délires violents, tumultueux, alternant avec des convulsions ou avec un état demi-comateux, qui offre toutes les apparences de l'ataxie, et ne sont que des troubles hystériques greffés sur la dothiénentérie. Encore plus capricieux et plus désordonnés que les véritables accidents ataxiques, ces phénomènes pseudo-ataxiques s'en distinguent par leur précocité, par leur disproportion avec la fièvre. La respiration peut présenter alors ce caractère tumultueux, ondulant, si spécial aux hystériques. Une pression modérée sur la région ovarienne pourra exaspérer les accidents. J'ai vu un traitement antispasmodique, l'emploi simultané du musc, de la valériane, de l'asa fœtida et du camphre, faire cesser assez rapidement ces désordres nerveux, et par là confirmer le diagnostic, chez une jeune fille atteinte de dothiénentérie. Mais vers la fin de la seconde période de la maladie, après six à huit jours de calme, elle fut reprise d'accidents nerveux, que je reconnus cette fois comme étant de racine et de nature dothiénentériques, et qui mirent sa vie dans un très grand danger. Elle en sortit cependant, mais avec l'anamnésie la plus complète que j'aie observée. Elle avait quinze ans; il lui fallut apprendre à parler et à lire : avant sa maladie, elle savait plusieurs langues; elle fut obligée de les rapprendre.

Mais ce qui fut aussi remarquable que cet oubli des connaissances acquises, ce fut la facilité et la promptitude avec lesquelles elle rentra en leur possession. On eût dit qu'elles étaient recouvertes d'un léger voile qui se déchirait au moindre effort. Au bout de trois ou quatre

____

(1) Murchison, *l. c.*

mois, elle avait à peu près réparé les pertes intellectuelles que la maladie lui avait infligées.

Le délire peut, ainsi que Louis l'a observé deux fois, survenir dès le premier jour. J'ai pu une fois le constater au début de la maladie : c'était chez un de mes enfants; très bien portant la veille : il avait fait le jour même une promenade de plusieurs lieues; il rentre se plaignant de mal de tête. Je lui trouve de la fièvre et je le fais coucher. Deux heures après il avait du délire. C'était le début d'une fièvre dothiénentérique grave et qui fut de longue durée.

Le délire, dès le début, comme le remarque Murchison, prend quelquefois la forme maniaque, et plus d'une fois on a considéré comme atteints de manie aiguë, et dirigé comme tels dans des maisons d'aliénés, des malades au début de fièvres dothiénentériques, dont les désordres cérébraux étaient le principal symptôme.

D'autres troubles intellectuels, tels que la perte de mémoire, la lenteur et la difficulté de la parole, se montrent, mais plus rarement, dans le premier septénaire. Plus rarement encore l'abattement y est porté jusqu'à la stupeur.

Il arrive souvent que le délire ne se montre d'abord que par intervalles pendant le jour, troublant, par moments, un état de calme abattu dans lequel le malade retrouve sa lucidité.

Mais dans d'autres cas, après avoir été intermittent, le délire devient continu; ou dans l'intervalle des manifestations délirantes, le malade ne recouvre pas la raison et la conscience; il est dans un état demi-comateux et paraît étranger au monde extérieur.

Le délire ne se manifeste pas seulement par des paroles, mais encore par des actes contraires à la raison. Ainsi le malade se lèvera sans motif; il ira se coucher dans le lit de son voisin ; d'autres fois il urinera sur le plancher, au milieu de la salle. On en a vu se jeter par la fenêtre, ce qui est arrivé deux fois, à ma connaissance, dans l'Hôtel-Dieu de Paris. J'ai vu une malade demander une plume, et, comme si elle en était munie, faire le mouvement d'écrire avec activité.

Quand le délire n'est pas trop violent et trop persistant, on peut, quelquefois, le faire cesser momentanément en adressant au malade des questions ou des ordres, d'un ton qui éveille et fixe son attention. Il peut obtempérer à ces ordres : rentrer dans son lit, par exemple, s'il en est sorti, et faire aux interrogations qu'il a comprises des réponses raisonnables; mais soit que cet effort l'ait fatigué, soit que l'excitation qu'on produit en lui cesse, en se répétant, de déterminer une impression assez énergique, le plus souvent, au bout de quelques instants, il retombe dans ses divagations. Il est très fréquent qu'un malade délirant constamment avec son entourage habituel, surpris par la présence du médecin, recouvre passagèrement la conscience, et lui donne sur son état, sur ses sensations, des renseignements que d'autres avaient en vain sollicités. D'autres fois, il paraît comprendre, il dirige sur son interrogateur un regard intelligent, il fait des efforts et ouvre la bouche pour répondre, mais la parole expire sur ses lèvres, comme si, à la difficulté de coordonner les pensées, se joignait l'impossibilité d'exécuter les mouvements nécessaires pour produire les sons qui l'expriment : c'est une variété d'alalie.

Ce délire roule habituellement sur les occupations du malade, sur ses habitudes ; il peut offrir deux formes distinctes qui se succèdent et alternent quelquefois.

1° La plus fréquente, du moins pendant le jour, c'est un délire tranquille : le malade sort de l'abattement ou de la somnolence pour divaguer. Il appelle des êtres imaginaires, et, après quelques éclats de voix, murmure des paroles souvent mal articulées et très souvent inintelligibles. Quand l'abattement est porté jusqu'à la stupeur, le délire prend souvent la forme qu'on a appelée *mussitation ;* c'est un marmottement de paroles presque inarticulées et de sons vides de sens, accompagné dans beaucoup de cas d'un tremblement des lèvres. Si quelquefois alors, sous de pressantes excitations, le malade est un moment tiré de ce sommeil de l'intelligence, comme ceux qui sont atteints de commotion cérébrale, il ouvre des yeux étonnés, commence ou achève quelques mots et retombe dans la torpeur.

2° Dans une seconde variété de délire, celui-ci est violent, compliqué d'agitation, de mouvements tellement désordonnés qu'on est obligé de fixer le malade sur son lit en l'y attachant. Ses yeux sont brillants, les conjonctives sont injectées, la face est turgescente. Ce délire agité, bruyant, ressemble parfois d'autant plus au *delirium tremens* qu'il est assez souvent accompagné de tremblement des membres. Il survient souvent chez des sujets qui n'ont ni abusé, ni quelquefois même usé des boissons alcooliques. Cependant, dans la dothiénentérie, comme dans toutes les maladies fébriles, le délire a une grande tendance à revêtir cette forme chez ceux qui se sont livrés à des excès de ce genre. C'est dans ce délire violent que les malades peuvent se livrer à des actes dangereux pour eux ou pour leurs semblables.

Cette variété de délire m'a paru plus commune pendant la nuit que pendant le jour; du reste, comme tous les autres phénomènes nerveux que nous avons étudiés jusqu'ici, le délire, quand il existe dans le jour, augmente généralement pendant la nuit et au moment du paroxysme; il peut augmenter aussi sous l'influence de certaines complications, telles que la broncho-pneumonie, l'otite, l'érysipèle. Je l'ai vu augmenter dans l'imminence d'une abondante éruption de sudamins, avec une phlébite. — Chez une femme, dont j'analyserai l'observation, intéressante à plusieurs titres, il prit, pendant un ictère, une violence et une acuité extrêmes du vingt-troisième au trentième jour de la maladie.

Le délire violent aigu est généralement d'un pronostic grave; Louis et Murchison l'ont vu suivi de mort chez les deux tiers des malades qui l'ont présenté. Le délire optimiste, dans lequel le malade se trouve parfaitement bien, alors qu'il est dans la situation la plus périlleuse, a toujours été mortel chez les malades observés par Louis. J'ai vu cependant deux cas de ce genre où les malades ont guéri : mais un d'eux avait présenté cette variété de délire le jour où son état était le plus menaçant, chez l'autre elle a persisté pendant une dizaine de jours.

Le délire alterne souvent avec l'abattement, la stupeur, la somnolence et même quelquefois avec le coma, plus fréquent dans les périodes avancées de la maladie.

Liebermeister a cité une forme particulière de délire qui lui semble en rapport avec un abaissement de la thermalité. Le douzième ou quinzième jour, après que la température était restée jusque-là très élevée, éclatent tout à coup des symptômes méningitiques avec délire maniaque, souvent lypémaniaque; en même temps le thermomètre tombe brusquement à 37° et au-dessous, et oscille entre 36° et 39° pendant toute cette période, qui peut durer de quelques jours à une ou deux semaines. Alors le délire cesse, la chaleur remonte à un degré proportionnel à la période de la maladie, qui reprend son cours habituel. Le savant professeur veut expliquer ces symptômes par l'excitation que produirait l'hyperpyrexie sur le centre modérateur qui préside à la répartition de la chaleur. Cette explication est très ingénieuse sans doute, mais nous marchons ici entre des hypothèses physiologiques et pathologiques. C'est le cas de dire avec Gaubius et Chomel : *Melius est sistere gradum.*

On a vu quelquefois le délire diminuer ou cesser après une épistaxis ou d'autres hémorrhagies spontanées, plus rarement après des émissions sanguines; mais en revanche on l'a vu souvent se déclarer ou augmenter après des saignées, et j'ai bien souvent consigné ce fait dans les observations que j'ai recueillies, alors que j'étais attaché comme élève à des services où ce mode de traitement était en usage. Il se produit parfois également après des hémorrhagies spontanées.

Cette observation semble bien concluante en faveur de l'opinion qui attribue, dans beaucoup de cas, à une anémie du cerveau le délire des dothiénentériques. Je ne doute pas qu'il ne faille expliquer ainsi un certain nombre des délires qui surviennent, surtout dans les périodes avancées de la maladie, et qui étaient encore plus fréquents à l'époque où les saignées et la diète aqueuse étaient regardées comme indispensables. Ce délire augmente après chaque nouvelle perte de l'organisme; il diminue ou disparaît sous l'influence des toniques et de l'alimentation.

Dans ce cas, la thérapeutique vient confirmer les inductions de la pathologie. Mais, en dehors de ces circonstances, je crois qu'on abuse beaucoup de l'anémie cérébrale comme cause du délire. L'ischémie du cerveau n'est pas la conséquence forcée de l'hypoglobulie : nous voyons souvent chez les anémiques une disposition très marquée à des mouvements congestifs qui se localisent, dans beaucoup de cas, dans les parties supérieures ; et, même chez les anémiques, le délire peut être d'origine congestive (1).

Quelquefois le délire ne commence que dans le troisième septénaire ou même dans le quatrième, ne précédant que de quelques jours la mort ou la guérison.

La durée en est très variable : il peut être très passager, ou bien il persiste avec une opiniâtreté remarquable. Je l'ai vu durer plus de trente jours chez un malade qui a guéri malgré deux attaques d'éclampsie et quoiqu'il eût présenté pendant plusieurs jours cette forme de délire optimiste qui est habituellement d'un si fâcheux augure (2).

(1) M. Chedevergne, dans son excellente thèse (1864), attribue au délire anémique, entre autres caractères, celui d'être intermittent et de revenir principalement la nuit. Mais, comme je l'ai dit plus haut, le plus souvent le délire dothiénentérique, quelle que soit sa cause, commence par être intermittent et nocturne, il se manifeste au moment du paroxysme, c'est-à-dire au moment où les phénomènes congestifs sont le plus accusés et où ceux de l'anémie devraient l'être le moins.

(2) Obs. XIX. — Fièvre dothiénentérique chez une femme enceinte; convulsions tétaniformes, avortement, toux très fréquente, pleurésie, ictère, péricardite, congestion pulmonaire, fièvre paroxystique. — Quinine. — Guérison.

Une servante, âgée de vingt-deux ans, non mariée et habitant Paris depuis plus d'un an, est entrée dans mon service, à l'Hôtel-Dieu, le 17 novembre 1877.

Elle était enceinte de deux mois et demi. Depuis huit jours elle éprouvait du malaise, de la courbature, quelques frissonnements irréguliers, une diminution de son

2° *Hyposthénie cérébrale.* — *Somnolence.* — *Coma.* — Dans les formes graves de la dothiénentérie, au troisième et surtout au quatrième septénaire, les symptômes de dépression, d'affaissement cérébral ne

appétit, quand, le 11 novembre, elle fut atteinte de fièvre et d'une violente céphalalgie. Le 12 elle fut prise de délire; et depuis lors il ne l'a pas quittée, calme pendant le jour, violent pendant la nuit.

A trois reprises différentes, nous ont dit les personnes qui l'ont amenée, elle a eu des crises de contractures générales tétaniformes avec trismus très prononcé. Ces crises ont duré d'une à trois heures.

Le jour de son entrée, septième jour de la maladie, elle eut, dans la matinée, une crise semblable qui dura jusqu'à six heures du soir, et pendant laquelle elle avorta. Quand les convulsions cessèrent, le délire la reprit et persista pendant toute la nuit.

Le lendemain matin, 18 novembre, nous constatâmes des taches lenticulaires sur l'abdomen. Le pharynx était rouge, granuleux; la langue était sèche et brune; les dents étaient fuligineuses; pas de sommeil depuis le début, pas de selles; elle était plus calme, mais ses réponses étaient à peine intelligibles. Le pouls était très fréquent, la température, qui, la veille au soir, était à 39,4, était descendue à 39,1; dans la soirée, elle remonta à 39,6. — (Deux lavements, limonade salicylique. — Bouillons, potages, vin.)

Le 19 novembre, la nuit avait été aussi agitée que la veille; la constipation persistait; il y avait eu des vomissements alimentaires; la respiration était très accélérée et plaintive; il y avait une toux fréquente, pénible, continue, sans expectoration; la malade accusait une très vive douleur dans le côté droit; nous y constatâmes une matité étendue, un souffle pleurétique très net avec égophonie; le thermomètre, qui était descendu à 38,6 la veille, était remonté à 39 degrés.

Un vésicatoire fut appliqué sur le côté droit.

Le 20, dixième jour de la maladie, la malade était tombée dans un abattement très considérable, le regard était empreint de stupeur, la face était congestionnée. Les lavements avaient provoqué une selle; nous constatâmes que les urines renfermaient une proportion notable d'albumine; mais ce phénomène pouvait être imputé au vésicatoire; tout le tronc était couvert d'une abondante éruption de miliaire rouge. Aux prescriptions de la veille, j'ajoutais une potion avec 3 grammes d'extrait de quinquina.

Les jours suivants survint une amélioration notable. Le délire, après avoir considérablement diminué, cessa complètement; l'épanchement se résorbait; et le treizième jour il avait disparu; il en fut de même de l'albumine, dont, dès le onzième jour, on ne trouvait que des traces. Les selles étaient devenues régulières; mais le sommeil ne se rétablissait pas; l'abdomen était très douloureux à la pression et la peau présentait une teinte subictérique. En même temps, la courbe thermique, qui, dans la rémission du matin, était descendue à 37,8, suivait de nouveau une marche ascendante : le seizième jour, elle dépasse 39 degrés.

A partir du quatorzième jour, l'ictère était très prononcé; la nuit suivante, la malade fut reprise d'un délire aigu, violent, qui la porta à quitter son lit.

Le lendemain, le délire persistait; la langue et les dents étaient redevenues fuligineuses, la toux était de nouveau fréquente, sans expectoration; je constatai de la matité aux deux bases avec absence du bruit respiratoire et un peu d'égophonie. La malade

tardent pas à l'emporter sur les phénomènes d'excitation : ils alternent avec ceux-ci; ils forment souvent le fond sur lequel se dessinent, par intervalles, l'agitation et le délire.

De toutes les manifestations dépressives du cerveau la *somnolence* est la plus commune, après l'abattement qui est presque constant. La somnolence existe dans plus des trois quarts des cas (1). Dans les cas les plus graves elle se montre dès le début (2); il est très rare, au contraire, qu'on l'observe, dans le premier septénaire, chez les malades qui guérissent. Au point de vue du pronostic ce symptôme a donc une réelle importance.

Au commencement et dans les cas légers, la somnolence est peu profonde; on peut facilement en faire sortir le malade, qui vous regarde en se réveillant d'un air stupéfait et quelquefois hagard. Mais elle augmente progressivement et peut arriver au *coma*. Alors le malade n'a plus l'air de vivre que par la circulation et par la respiration; celle-ci est souvent stertoreuse; la face prend une coloration foncée, vineuse, pâle dans quelques cas; le malade est absolument étranger à tout ce qui

avait eu de nombreuses selles diarrhéiques. Le délire diurne avait cessé; mais toutes les nuits il recommençait; bientôt il prit un caractère beaucoup plus calme et il persista sous cette forme jusqu'au vingt-deuxième jour. Pendant ce temps, la ligne thermique continua ses oscillations ascendantes jusqu'au dix-huitième jour où elle s'éleva à 39,6. Mais, dès le lendemain, il y eut une chute brusque qui la fit tomber à 37,8 le matin.

Du dix-neuvième au vingt-cinquième jour, elle oscilla entre 37,4 et 38,4, et, à partir de ce jour-là, elle ne dépassa plus 37. Le dix-septième jour, la diarrhée continuait, la toux était opiniâtre et fréquente; la respiration était accélérée et anxieuse; je trouvai aux deux bases des râles sous-crépitants et, en même temps, dans la région précordiale, un bruit de frôlement péricardique incontestable. Je fis mettre un petit vésicatoire sur la région du cœur, un autre plus considérable à la base du côté droit; et sur le côté gauche je fis appliquer en arrière un cataplasme sinapisé.

Le lendemain (dix-huitième jour), la malade se trouvait très soulagée; la langue était devenue blanche et humide; l'ictère s'était effacé. Comme, vers midi, on constatait, depuis deux jours, un redoublement fébrile, je prescrivis 75 centigrammes de sulfate de quinine avec 2 grammes de sous-nitrate de bismuth, pour en assurer la tolérance.

Les jours suivants, la diarrhée diminua et l'appétit se réveilla; on entendait toujours dans la poitrine des râles sous-crépitants; ils se mêlèrent bientôt de râles sibilants, qui les dominèrent et les remplacèrent au bout de quelques jours. La malade alors eut un peu d'expectoration, le vingt-septième jour elle entrait en convalescence et, pour la première fois, retrouvait le sommeil.

(1) Louis, 76 fois sur 100, *l. c.*

(2) 1 fois sur 5, dans les cas mortels; 1 fois seulement sur 44, Louis l'a observée, dès le premier septénaire, chez les malades qui ont guéri, *ibid.*

l'entoure. Il laisse aller sous lui ses matières fécales et ses urines, quand celles-ci ne s'accumulent pas dans la vessie distendue.

Le coma peut être passager : et après vingt-quatre heures ou après quelques jours d'un état tel que le malade semblait à l'agonie, il peut reprendre sa connaissance et marcher vers la guérison. Celle-ci peut même arriver après un état comateux beaucoup plus prolongé.

Un des cas les plus graves que j'aie vus de dothiénentérie à forme comateuse a été celui que j'ai observé chez un de mes fils qui avait alors sept ans.

OBSERV. XX. — Vers le onzième ou douzième jour de la maladie, il tomba dans un état comateux profond : il était absolument insensible à toute excitation et couché dans son lit comme une masse immobile et inerte ; ses muscles étaient en résolution complète, et cet état dura quinze jours. On aurait voulu le faire boire, pour lui faire ingérer quelque boisson tonique et alimentaire, on cherchait à le soulever, mais il n'avalait qu'avec une excessive difficulté ; et en prolongeant ces tentatives on le faisait tomber en défaillance. On se bornait à lui faire avaler, à grand'peine, un demi-verre de jus de viande ; et, pour introduire de l'eau dans son système circulatoire, j'eus l'idée, c'était en hiver, de le tenir continuellement dans une buée de vapeurs d'infusions émollientes : dans quatre ou cinq terrines, réunies dans le voisinage de son lit, on versait, toutes les demi-heures, ces infusions qui étaient toujours en ébullition sur le feu. De cette manière la chambre était remplie d'un nuage épais de vapeurs aqueuses et à chaque inspiration l'enfant en absorbait. Ce moyen réussit si bien que la langue, qui était sèche, s'humecta. Le neuvième jour, mon ami le Dr Barthez qui m'assistait de son concours, trouva la cause de la dysphagie, que nous avions vainement cherchée jusque-là : c'était un muguet qui était resté borné à la base de la langue et était caché par le manche de la cuiller, dont nous nous servions pour examiner le pharynx et la cavité buccale. L'éruption parasitaire avait débordé son siège primitif et était devenue accessible à nos regards. Nous en fîmes promptement justice avec un collutoire boraté et nous profitâmes du rétablissement de la déglutition pour faire avaler des boissons alimentaires et des toniques. Six jours après, l'enfant sortait de son état comateux, et à partir de ce moment marcha assez rapidement vers une guérison que personne, autour de moi, ne croyait vraisemblable. J'ai cité ce fait à cause de cette circonstance intéressante d'une dysphagie s'opposant à l'ingestion des boissons, et du moyen à l'aide duquel j'ai pu réussir à y suppléer.

Quand la dothiénentérie ne tue pas avant les douze ou quinze premiers jours, le coma précède le plus souvent la mort. Il y a cependant des malades qui ont un délire aigu jusqu'à l'agonie; mais cela me paraît plus fréquent chez ceux qui succombent dans les deux premières semaines.

La somnolence et le coma alternent fréquemment avec le délire, mais le coma est habituellement la forme dernière des désordres cérébraux.

Le Dr W. Gairdner a décrit une forme de coma qui ressemble à la léthargie hystérique (1). Le malade est calme et tranquille, il paraît comprendre ce qui se dit et ce qui se fait autour de lui, mais il est dans l'impossibilité de faire entendre des paroles intelligibles. Les pupilles sont dilatées; les yeux sont languissants et à moitié fermés; le regard est plutôt indifférent que stupide.

Murchison dit avoir observé une malade qui resta pendant plus d'une semaine dans cet état avec quelques intervalles de délire. Une heure avant sa mort, elle fit ses adieux à sa famille, paraissant avoir pleine conscience de sa situation.

Nous réunissons aux troubles de la sensibilité et de l'intelligence ceux du sommeil : insomnie et agrypnie qui, dans le plus grand nombre (2) des cas, surviennent pendant les premiers huit jours de la maladie et qui, quand elle ne débute pas brusquement, en sont assez souvent des prodromes. Si alors, le malade n'est pas complètement privé de sommeil, ce qui arrive le plus souvent, il dort d'un sommeil agité, interrompu, troublé par des cauchemars.

Dans les cas favorables, très souvent le sommeil se rétablit partiellement ou d'une manière intermittente dans le second ou dans le troisième septénaire. Il n'est pas rare qu'il revienne par intervalles même dans les cas mortels. J'ai vu plusieurs malades retrouver de temps en temps quelques nuits ou quelques heures de sommeil, peu de jours avant la mort, j'en ai même observé un qui a dormi la veille. J'ai noté chez plusieurs des gémissements pendant le sommeil. D'autres éprouvaient le besoin de dormir et ne pouvaient le satisfaire (3). La plupart des

---

(1) Cité par Murchison, *l. c.*, p. 537. — Trad. franç., p. 144.

(2) 76 fois sur 100, d'après Murchison, *l. c.*, p. 536. — Trad. franç., p. 144.

(3) Il ne faut pas, comme nous l'avons dit ailleurs, s'en rapporter aux malades pour apprécier la durée du sommeil, dont ils n'ont pas toujours le sentiment, et qu'ils oublient facilement. Ces erreurs d'appréciation peuvent se produire même dans l'état sain, à plus forte raison quand les fonctions cérébrales sont aussi profondément troublées.

dothiénentériques dorment couchés sur le dos et la bouche ouverte : quand on les voit dormir sur le côté et la bouche fermée, en général la convalescence est proche.

Nous avons parlé plus haut de l'anesthésie qui peut se développer dans la convalescence de la dothiénentérie. Cette maladie peut laisser aussi à sa suite, comme troubles de la sensibilité, de l'hyperesthésie, des névralgies, des céphalées opiniâtres. Les troubles intellectuels consécutifs sont plus communs : l'anamnésie est fréquente à différents degrés. Il n'est pas rare d'observer des modifications dans les facultés morales, dont l'empreinte ne s'efface pas toujours : ainsi l'aptitude au travail, la fermeté du caractère diminuent quelquefois. Quand la maladie vient surprendre l'organisme, au moment où son évolution est dans toute son activité et en train de se compléter, il ne se relève pas toujours entièrement du choc qu'il a reçu, de même que quelquefois cette affection développe certaines dispositions morbides qui persistent.

A cette restriction près, au contraire, tous les troubles nerveux consécutifs à la fièvre typhoïde guérissent généralement.

Le plus grave de tous ces troubles est la manie, qui commence quelquefois dans la dernière période de la dothiénentérie ou se montre après la défervescence. Quelquefois violentes, mais sans fièvre, ces manies révêtent le plus souvent, je crois, la forme mélancolique ou lypémaniaque. Murchison les a toujours vu guérir. D'autres fois, au lieu de manie, c'est une sorte d'imbécillité et d'affaissement des facultés intellectuelles. Quelques malades, sans avoir un trouble mental continu, ont par moments des hallucinations.

Quoique, en général, ces anomalies consécutives des fonctions cérébrales soient observées dans des cas où ces fonctions ont été profondément troublées pendant la dothiénentérie, il n'y a pas entre ces deux ordres de faits un rapport nécessaire ; l'influence des prédispositions peut faire naître ces affections consécutives sans qu'elles soient expliquées par l'intensité des désordres cérébraux pendant la maladie. J'ai observé de l'anamnésie et du tremblement, à la suite d'une fièvre typhoïde dans laquelle il n'y avait jamais eu de délire.

§ 9. *Pathogénie, anatomie pathologique.* — La pathogénie des troubles cérébraux dans la dothiénentérie, leurs rapports avec les lésions trouvées après la mort, sont encore très discutés et très peu connus. Beaucoup de médecins pensent que l'anatomie pathologique n'a jusqu'ici fourni aucun fait qui puisse servir à la solution de ces questions ; et, parmi ceux qui ont exprimé cette opinion, se trouvent les observateurs qui ont publié sur cette maladie les travaux les plus considérables et les plus importants : Louis, Chomel, Murchison, et, d'une manière un peu moins affirmative, Griesinger.

Quoiqu'il reste encore beaucoup à faire dans cette direction, quoique l'histologie pathologique de l'encéphale soit, à cause des difficultés qu'elle présente, moins avancée que celle de beaucoup d'autres organes, ce jugement sur nos connaissances actuelles me paraît beaucoup trop sévère et trop exclusif; et on peut, je crois, sans dépasser les bornes d'une induction légitime, constater un rapport de connexité, sinon de causalité, entre les troubles des fonctions encéphaliques et certaines altérations du cerveau observées chez les malades qui succombent à la dothiénentérie.

Piédagnel et Beau avaient observé l'inflammation des méninges dans certains cas de fièvres typhoïdes terminées par paralysie ou par vésanie.

Buhl, à la même époque, publiait le résultat de ses recherches sur les altérations de l'encéphale dans la dothiénentérie. Pour lui l'œdème du cerveau est une lésion très commune. Le plus souvent le parenchyme cérébral est mou et peu résistant; les surfaces épendymaires sont ramollies; les cavités ventriculaires sont agrandies. Par l'évaporation, ce tissu peut perdre 75 à 80 pour 100 d'eau, au lieu de 70 pour 100 qui est le chiffre moyen, dans l'état normal. Hoffmann a contrôlé et confirmé ces recherches : sur 165 autopsies, il a, dans les quatre cinquièmes des cas, trouvé une augmentation du liquide céphalo-rachidien soit dans les cavités, soit dans l'arachnoïde, dans trente-trois cas sur cent il existait un œdème très accusé du cerveau avec ramollissement des parois ventriculaires (2).

Liebermeister a signalé une teinte jaune foncé de la substance grise épendymaire et des taches jaunes ou brunes dans le corps strié, les couches optiques, les tubercules quadrijumeaux. Ces taches seraient dues, suivant lui, à une accumulation de pigment dans les cellules nerveuses dont les contours sont agrandies (3).

D'après les travaux du Dr Papoff (4), à la suite de la fièvre dothiénentérique, on trouverait dans les espaces intercellulaires d'Obersteiner et

(1) *Archives de médecine*, 1852, t. XXVII.
(2) Extrait d'une note insérée par le Dr Vallin dans son édition des *Maladies infectieuses* de Griesinger, p. 372.
(3) *Ibid.*, Vallin.
(4) *Archives de Virchow*, mai 1875; tiré de la note du Dr Vallin, *ibid.*

dans les gaines lymphatiques périvasculaires une accumulation de corpuscules lymphoïdes. Ces globules pénétreraient dans l'intérieur des cellules nerveuses, dont les noyaux proliféreraient et dont le protoplasma se segmenterait. D'après Papoff, ces corpuscules viendraient des globules blancs du sang dont le nombre est augmenté dans la dothiénentérie. Le Dr Papoff ajoute que ces lésions ne sont pas spéciales à la fièvre typhoïde, mais qu'elles y sont plus marquées que dans d'autres pyrexies.

Les éminents observateurs qui ne trouvent pas, dans les données actuellement fournies par l'anatomie pathologique, l'explication des troubles d'innervation observés dans la dothiénentérie, reconnaissent cependant que, dans un certain nombre de cas, l'encéphale n'est pas dans un état normal : ainsi dans près de la moitié des observations recueillies par Louis, la vascularité des membranes cérébrales était augmentée; et dans à peu près un quart la congestion était très intense.

Chomel a souvent rencontré une infiltration séreuse des méninges; le plus souvent elle se trouvait sur la convexité des hémisphères, mais d'autres fois elle occupait la base; cette infiltration ôtait à ces membranes leur transparence.

Quelquefois en même temps existait une congestion prononcée, portée parfois jusqu'à l'extravasation du sang dans le tissu des méninges (1).

Le cerveau était très souvent piqueté et offrait quelquefois un léger degré de ramollissement.

Louis a très souvent aussi constaté ce piqueté; en outre, il a sept fois trouvé le cerveau ramolli et sept fois induré d'une manière uniforme.

Mon ami, le savant professeur Lebert, a constaté dans plusieurs cas une dégénérescence graisseuse des vaisseaux cérébraux; évidemment ils doivent subir le même processus morbide qui a été décrit et observé dans beaucoup d'autres vaisseaux (2).

Des épanchements de sang dans la cavité de l'arachnoïde ont été rencontrés par Chomel, Buhl, Hoffmann, Griesinger; en réunissant leurs statistiques, cette lésion a été observée 3,7 sur 100 autopsies. Cependant ni Murchison, ni Louis ne l'ont jamais trouvée, et je ne l'ai notée dans aucune de mes observations.

On a aussi vu plusieurs fois des apoplexies capillaires du cerveau et du cervelet liées parfois à des thromboses des sinus et des veines de la dure-mère.

(1) Chomel, l. c., p. 293. — Griesinger, p. 374.
(2) Hayem, l. c.

Enfin, dans un certain nombre de ces cas on a constaté de véritables méningites, avec exsudats pseudo-membraneux ou formation de pus, souvent indépendantes de toute autre lésion ; dans d'autres cas elles étaient liées à une pyohémie, à une complication tuberculeuse ou à une carie du rocher (1).

Ebstein a constaté une fois l'existence de foyers scléreux disséminés dans la moelle allongée et particulièrement dans le noyau de l'hypoglosse, chez un malade qui, dans la convalescence de la fièvre typhoïde, avait présenté des phénomènes ataxiques et de l'aphasie (2).

Ainsi, dans un très grand nombre de cas, on a trouvé après la mort, chez les dothiénentériques, des signes de congestion, rarement des lésions inflammatoires ; on a constaté, en outre, dans le tissu cérébral des altérations qui peuvent, dans certains cas, être considérées comme les effets d'un travail de dénutrition, peut-être aussi, dans quelques autres, comme les traces d'une congestion antérieure : la pigmentation, par exemple, succède souvent à un état congestif prolongé.

Pour moi, je dois le dire, quand les malades ont succombé après des troubles très graves et très prolongés de l'innervation, je ne me rappelle pas avoir trouvé le cerveau dans ses conditions normales.

Tantôt il y avait une infiltration séreuse des méninges, avec abondance du liquide céphalo-rachidien, dilatation des ventricules, quelquefois avec pâleur de la toile choroïdienne. En même temps, le cerveau, le cervelet, la protubérance et parfois la moelle allongée présentaient un piqueté très prononcé formé par des vaisseaux dilatés qui renfermaient de petits coagulums, ou une teinte rosée de la substance grise (3).

---

(1) Des observations de méningite ont été publiées par Louis, Griesinger, Buhl, Hoffmann, Trousseau, Vallin, Lereboulet, Chédevergne, Cadet de Gassicourt, etc.

(2) Vallin, *l. c.*

(3) Cette teinte rosée pâle, qu'on a appelée *couleur hortensia*, a été, dans ces dernier temps, l'objet d'intéressantes études résumées et développées par M. L. Landouzy, dans son intéressant travail sur les paralysies dans les maladies aiguës (p. 97).

Cette coloration peut exister en dehors de toute altération du tissu nerveux ; elle peut affecter toutes les parties de la substance grise de l'encéphale et de la moelle. Elle est accompagnée, comme l'avait constaté Buhl, d'un état œdémateux des centres nerveux. Résistant au lavage, elle semble constituée par de l'hémoglobine dissoute dans le plasma sanguin ; M. Landouzy croit que l'hyperthermie est la cause de cette dissolution ; et il se demande si cette hémoglobine extravasée n'aurait pas sur la pulpe nerveuse une action toxique ? Ici, comme ailleurs, je crois qu'on exagère le rôle de l'hyperthermie. Sans doute cette couleur hortensia a été observée dans toutes les maladies accompagnées d'une fièvre intense et de désordres nerveux considérables ; mais on n'a pas le droit d'en conclure que c'est la chaleur fébrile qui, par une sorte de

Quelquefois le liquide épanché était rougeâtre, teinté de sang, et la toile choroïdienne avait une coloration purpurine.

Les méninges paraissaient quelquefois comme détachées du cerveau et s'en séparaient avec une facilité insolite ; elles étaient généralement friables et leurs vaisseaux, les veines surtout, étaient distendus et dilatés.

Dans d'autres cas, au contraire, la masse cérébrale paraissait comprimée par ses membranes, que sa turgescence semblait rendre trop étroites ; les méninges étaient congestionnées et friables, et, quand on les avait détachées, la surface des hémisphères présentait dans certaines régions, surtout au niveau des circonvolutions pariétales, de petites dépressions comparables à celles d'un dé à coudre, correspondant aux points d'immergence des ramuscules vasculaires qui avaient entraîné avec eux une petite couche de substance cérébrale ramollie.

Ces petites dépressions étaient, dans certains cas, assez nombreuses et assez rapprochées pour donner à la surface cérébrale un aspect grenu. Cette substance était parfois évidemment ramollie et présentait une teinte rougeâtre.

Griesinger, tout en constatant le silence habituel de l'anatomie pathologique, ajoute : « Les lésions d'innervation sont si intenses et subsistent quelquefois si longtemps pendant la convalescence, qu'on doit admettre que ces parties subissent des altérations plus considérables que dans les autres maladies aiguës (1). »

Tout en repoussant les *à priori* dans les sciences d'observation, il est difficile de refuser son esprit à cette conclusion, qui semble s'imposer à lui : que si tout acte physiologique ou morbide est un mouvement, et que si une lésion est l'expression d'un mouvement anomal des molécules organiques, il est bien difficile que des actes morbides aussi longtemps répétés et aussi véhéments ne laissent à leur suite aucune altération dans la texture de l'encéphale. Il est bien probable que l'étude

coction, dissocie et fait se répandre au dehors la matière colorante du sang. Dans toutes les congestions prolongées, comme je l'ai dit à propos des taches lenticulaires, comme je l'ai vu dans la rougeole, la stase congestive peut amener une transsudation de cette matière colorante, et je suis disposé à rapporter plutôt au fait vital de la congestion qu'à l'action toute physique de la chaleur, qui, du reste, supposerait des températures plus élevées que celle que la thermalité fébrile atteint ordinairement, et cette exsudation de l'hémoglobine et un certain nombre des perturbations fonctionnelles qui coïncident avec elle.

(1) *L. c.*, p. 372.

histologique des lésions cérébrales dans la dothiénentérie, qui n'est encore qu'à l'état d'ébauche, nous fournira des renseignements qui viendront compléter, en les rectifiant, ceux que nous devons déjà aux travaux si intéressants d'Hoffmann, de Papoff, de Buhl et de Meynert.

Mais en nous tenant aux données actuelles, je ne pense pas qu'il faille faire si bon marché de ces phénomènes congestifs, dont tous les observateurs, même ceux qui n'en veulent pas tenir compte, reconnaissent la fréquence; et, quand on ne les trouve pas à un examen superficiel, est-ce à dire que la congestion n'ait pas existé, et qu'une étude plus approfondie et plus délicate de la texture intime des tissus n'en ferait pas, comme après l'érysipèle de la peau, reconnaître le passage?

L'œdème n'en peut-il pas être une conséquence dans le cerveau comme il l'est si souvent dans la peau et dans le poumon?

Il m'a semblé, mais les faits qui étayent cette opinion ne sont pas assez nombreux pour que j'en tire une conclusion positive, que cet œdème se montrait surtout très accentué dans les formes où le coma avait dominé.

L'induration du cerveau, signalée dans quelques cas par plusieurs observateurs, peut, aussi bien que le ramollissement, qui n'est pas rare, être la conséquence et la phase ultime d'un état congestif.

J'incline donc à croire que la congestion cérébrale est la forme la plus constante des lésions apparentes de la dothiénentérie, en réservant bien entendu les lésions microscopiques. Je crois que cette congestion joue un rôle important dans la symptomatologie de cette affection et dans la production des troubles d'innervation.

Mais je me garde bien d'affirmer, comme on l'a fait, qu'elle en soit l'unique et même la principale cause; je crois, bien moins encore, qu'elle soit la lésion primitive : en se développant, sans doute elle donne sa note dans le concert morbide, mais elle n'est elle-même qu'un phénomène secondaire ; elle est l'effet de l'incitation anomale produite par le poison dothiénentérique sur la pulpe cérébrale : incitation anomale qui est la cause première, et dans beaucoup de cas la cause immédiate de la plupart des désordres nerveux observés dans la maladie qui nous occupe (1).

(1) Dans cette conclusion, comme dans les premières sur l'existence nécessaire d'une altération matérielle de l'encéphale, je suis heureux de me trouver en communauté d'opinion avec le savant auteur du *Traité des maladies infectieuses*.

Il y a des cas où, loin d'être imputables à un état congestif, ces troubles d'innervation, et spécialement le délire, doivent être attribués à la dénutrition et à l'anémie. Cette interprétation des phénomènes morbides paraît devoir surtout s'appliquer aux malades épuisés par les dépenses organiques d'une longue maladie et par un traitement débilitant, alors que la défervescence et l'apaisement des autres symptômes sembleraient indiquer que la maladie est arrivée à son terme; dans ce cas un régime plus substantiel, une position plus déclive de la tête peuvent faire cesser ces accidents.

§ 10. *Troubles moteurs et lésions qui leur correspondent.* — Nous avons vu que les troubles psychiques de la dothiénentérie commençaient par de l'abattement; souvent, dans la seconde et dans la troisième semaine, cet abattement, s'accentuant davantage, devenait de la somnolence, et alors pouvait alterner avec du délire et de l'agitation. Dans beaucoup de cas, et surtout dans les cas mortels, après ces scènes tumultueuses, les phénomènes dépressifs reprennent le dessus et le malade tombe dans le coma.

Les troubles de l'appareil moteur parcourent les mêmes phases; ils débutent par des phénomènes parésiques; c'est plus tard qu'on voit survenir des spasmes et quelquefois des convulsions; et la résolution des membres accompagne souvent la période comateuse.

La plupart des malades accusent de la lassitude, de la courbature, de la faiblesse, beaucoup marchent en titubant comme des gens ivres. Il en est un certain nombre qui, dès les premiers jours (1) de la maladie, sont obligés de s'aliter, non pas qu'un certain nombre d'entre eux ne puissent encore se lever, faire quelques pas, aller à la garde-robe, mais la marche et la station leur sont difficiles, pénibles, quelquefois douloureuses et ils restent habituellement au lit.

Le plus grand nombre ne prend le lit définitivement que dans le second septénaire; il y en a qui continuent à marcher au delà de ce terme (*typhus ambulatorius*). On en a vu qui avaient pu faire une longue course deux ou trois jours avant leur mort (2). J'ai observé des

---

(1) Sur 56 de mes observations que j'ai analysées, je trouve un quart des malades obligé de s'*aliter* dans les *quatre* premiers jours. Murchison dit que sur 62 malades 7 seulement avaient *gardé* le lit dès le *début*, ce qui ne ferait qu'à peu près un neuvième; mais par *début*, il entend peut-être le premier jour; et *garder* le lit signifie peut-être qu'ils ne pouvaient pas le quitter : ce qui n'est pas la même chose que de s'aliter.

(2) Vallin, Murchison.

malades qui, après plus d'une semaine de maladie et plusieurs saignées copieuses, étaient venus à pied à l'hôpital. Cette faiblesse musculaire peut être plus marquée dans les membres inférieurs que dans les supérieurs (1).

Quelquefois, dans les formes ataxiques, les malades peuvent, momentanément, retrouver une puissance musculaire qui semblait épuisée; ils accomplissent des mouvements violents, luttent énergiquement contre ceux qui veulent les contenir, alors que quelque temps auparavant ils paraissaient incapables de tout effort. C'est que, comme l'avaient remarqué les anciens, à côté de la perte absolue des forces, il y a l'oppression des forces qui s'oppose à leur manifestation et qui fait paraître leur déficit encore plus grand qu'il n'est en réalité.

Cela est si vrai qu'on peut voir des malades qui semblent épuisés par une longue maladie, par la diète, par des saignées répétées, se relever au moment de la défervescence, avant même que l'alimentation soit venue réparer toutes ces pertes.

1° *Paralysies.* — La faiblesse musculaire va rarement jusqu'à la paralysie complète. Cependant cela arrive quelquefois, et ces paralysies peuvent se montrer, avec une fréquence inégale, à toutes les périodes de la dothiénentérie : très rares dans la première, elles peuvent être observées dans la période d'état; mais c'est dans le déclin de la maladie et dans la convalescence qu'on les observe le plus souvent; quelquefois même, comme le remarque Murchison, plusieurs semaines après que la convalescence est établie (2).

La paralysie peut frapper une partie très étendue de l'appareil nerveux ou se limiter à un département restreint de cet appareil, d'autres fois à un seul cordon nerveux.

Dans quelques cas, elle est irrégulièrement disséminée sur plusieurs points; dans d'autres fort rares, elle est mobile, variable, se porte d'une région sur une autre pour disparaître ensuite complètement. Les troubles profonds produits par la dothiénentérie dans les fonctions nerveuses, les lésions connexes qui doivent se produire dans l'appareil dévolu à ces fonctions, lésions sur lesquelles les progrès de l'anatomie ont commencé à jeter quelque lumière, peuvent expliquer l'apparition de ces complications, surtout dans les formes graves, ataxiques ou ady-

(1) Fritz rapporte l'observation d'un cordonnier qui pouvait continuer à travailler des bras alors qu'il ne pouvait marcher.

(2) Murchison, *l. c.*, p. 561. Trad. franç., p. 172.

namiques, où les désordres d'innervation ont été souvent si intenses et si prolongés.

Ces paralysies peuvent être favorisées dans leur développement comme dans leurs localisations, par certaines prédispositions originelles ou acquises : ainsi elles sont plus souvent observées, selon la remarque de Trousseau, chez les sujets délicats ou nerveux, chez ceux qui sont affaiblis par des maladies antérieures ou par des causes d'épuisement de l'organisme chez les enfants et chez les anémiques.

Elles se sont montrées plus fréquentes dans quelques épidémies (1). Dans certaines circonstances, il semble qu'elles rencontrent une prédisposition spéciale de certaines parties de l'appareil nerveux : ainsi Murchison a cité l'exemple d'une jeune fille qui fut affectée d'une paralysie de la troisième paire à la suite de la fièvre typhoïde, et qui, quatorze ans auparavant, avait, à la suite d'une rougeole, éprouvé le même accident dont elle était depuis longtemps guérie, sans en garder de traces, tandis qu'après cette récidive elle conserva une légère blepharoptose (*l. c.*, p. 562. — Trad. franç., p. 173).

Les paralysies dothiénentériques ont été groupées en paralysies du début, paralysies de la période d'état, paralysies du déclin ou de la convalescence (2).

I. *Paralysies du début.* — Les phénomènes paraplégiques qu'on observe quelquefois au début de la dothiénentérie, comme au début de la variole, pourraient être considérés comme l'exagération de cette modification des centres nerveux, dont la nature intime nous échappe, et qui se manifeste dans ces deux maladies par des douleurs lombaires et par une faiblesse, parfois très prononcée, des membres inférieurs.

Quoi qu'il en soit, on a observé des paraplégies dans le premier sep-

(1) Dans l'épidémie de Fresnois, qui a été remarquable par le développement des symptômes nerveux et en particulier des symptômes spinaux, le Dr Bourgogne, qui en a rapporté l'histoire, a observé dix cas de paraplégie, accompagnée d'hyperesthésie cutanée; 8 malades guérirent sans médication active. Chez une femme, la paralysie, qui avait envahi les quatre membres, persista quoique atténuée. Un dixième succomba à des accidents tétaniques et épileptiformes, probablement provoqués par l'usage de la strychnine (*).

(2) Fritz, p. 86.

(*) Voyez la remarquable thèse du Dr Louis Landouzy sur les paralysies dans les maladies aiguës, où se trouvent analysés et discutés tous les travaux antérieurs qui avaient paru sur ce sujet.

ténaire (1). Trousseau a rapporté l'observation d'une malade atteinte, au début d'une fièvre dothiénentérique très bénigne, d'accidents paraplégiques qui cessèrent vers la fin du deuxième septénaire. La durée totale de la maladie ne fut que de trois semaines. Quelques années auparavant, cette femme était restée pendant un an paraplégique à la suite de la disparition brusque d'un eczéma (2). Il semble que dans ce cas l'action dothiénentérique, comme dans l'observation de Murchison que nous avons citée plus haut, ait rencontré une prédisposition préexistante.

On peut se demander encore si cette tendance à des paraplégies passagères ne relevait pas d'une disposition hystérique ou d'un état névropathique, très analogue à l'hystérie, s'il ne doit pas lui être rapporté.

Cette question est d'autant plus autorisée que dans d'autres observations de paralysies, survenues pendant le cours de la dothiénentérie, et principalement dans celles qui se montrent pendant la première période, nous voyons leur ressemblance avec les névroses hystériques s'accuser par la prédilection de ces paralysies pour le côté gauche, par le rôle important qu'y joue l'anesthésie, et enfin par la guérison le plus souvent complète et rapide de ces affections. Nous savons d'ailleurs, comme je l'ai dit plus haut, que, chez les femmes atteintes d'hystérie, la dothiénentérie peut provoquer au début des troubles nerveux imputables à cette névrose et qui peuvent être pris quelquefois pour des phénomènes ataxiques.

Mais, tout en faisant ressortir ces analogies, tout en indiquant comme possible, probable même, dans un certain nombre de cas, la réunion de plusieurs éléments pathogéniques derrière ces accidents, il ne serait pas inadmissible, cependant que le processus dothiénentérique pût produire dans le système nerveux une modification analogue à celle que détermine la disposition hystérique, modification dont nous ignorons la nature intime et que nous ne connaissons que par ses manifestations.

<hr>

(1) OBS. XXI. — Fritz en a observé un cas chez une enfant de neuf ans, qui présentait une hyperesthésie très développée de la région spinale et des membres inférieurs. Cette jeune malade succomba le quatrième jour de la maladie. On trouva à l'autopsie, avec des lésions intestinales commençantes, une congestion intense de l'encéphale et des méninges spinales. (Fritz, *Étude clinique des divers symptômes spinaux observés dans la fièvre typhoïde.* Paris, 1864.)

(2) Trousseau, *Clinique médicale*, 5e édition, p. 360.

En résumé, étudiant les observations de parésies survenues dans la première période de la dothiénentérie, nous voyons s'ajouter à l'action dothiénentérique, dans un certain nombre de cas, une disposition névropathique, dans d'autres, comme dans l'observation de Fritz, une congestion intense des centres nerveux.

II. *Paralysies du déclin et de la convalescence.* — Le processus congestif dominera dans les autres périodes de la maladie et préparera peut-être la modification intime du tissu nerveux qui peut continuer à évoluer après la cessation des autres phénomènes morbides, et qui se démasquera pendant ou après la convalescence, comme cela arrive dans la grande majorité des cas (1).

Mais laissons ce terrain où on ne rencontre que des hypothèses pour étudier les formes et les diverses localisations de ces paralysies.

Les paralysies motrices peuvent être précédées ou accompagnées de paralysies des nerfs sensitifs : plus souvent de ceux qui président à la sensibilité générale ou tactile, plus rarement des nerfs spéciaux de l'ouïe ou de la vue; dans ce dernier cas, pendant quelque temps, les malades peuvent rester sourds ou aveugles (2).

La paralysie se limite le plus souvent aux *membres inférieurs*, quelquefois elle envahit les *quatre membres* (3); mais presque toujours elle est plus accentuée dans les membres inférieurs; quelquefois même elle

---

(1) Au lieu d'interpréter de cette manière l'évolution tardive de ces paralysies, on pourrait peut-être aussi se demander, comme je l'ai fait à propos des paralysies consécutives aux diarrhées chroniques, si la disposition congestive devenue une sorte d'habitude morbide, cessant de se manifester dans les foyers qu'elle avait envahis et longtemps occupés sans être entièrement épuisée, ne pourrait pas se porter sur d'autres organes où elle serait appelée par une prédisposition, ou par une incitation anomale qui s'y serait localisée d'une manière latente.

(2) Obs. XXII. — Le Dr Landouzy rapporte une observation, tirée des *Études cliniques* du Dr Rose John Cormack, dans laquelle une femme, âgée de vingt et un ans, fut prise, vers le déclin de la dothiénentérie, d'une paralysie des membres inférieurs et de la langue; après la défervescence survint de l'aphasie, qui dura trois jours, et une hémiplégie *gauche* qui, après quinze jours, avait beaucoup diminué. La malade eut successivement, en outre, de l'anesthésie et de l'hyperesthésie, avec tuméfaction alternative des membres inférieurs; son intelligence était restée intacte, et au bout d'un mois elle était complètement guérie. Il est regrettable que l'auteur ne nous ait pas dit si, avant l'invasion de la fièvre dothiénentérique, cette malade n'avait pas présenté quelques symptômes hystériques ou névropathiques.

(3) J'ai observé un cas de ce genre où la paralysie fut remarquable par sa durée; elle était accompagnée d'un affaiblissement des facultés psychiques, persista pendant six à huit mois et guérit après une saison aux bains d'Ischia.

ne s'exprime dans les membres supérieurs que par de la faiblesse et de la maladresse (1).

D'une manière générale, l'impotence musculaire est rarement complète : presque toujours le malade, quand il est couché, peut accomplir quelques mouvements avec les membres parésiés. Les phénomènes paralytiques peuvent être plus prononcés d'un côté que de l'autre. Ils peuvent être accompagnés de tremblement, de contractions fibrillaires et même de contractures.

Très souvent ces paralysies sont précédées de troubles de la sensibilité, de douleurs, de picotements, de fourmillements, d'engourdissement pénible, de crampes. Ces douleurs peuvent être térébrantes, exacerbantes, revenant par accès, accompagnées de contractures, quelquefois réveillées par le mouvement et pouvant se porter d'un côté à l'autre, quelquefois avec une sensation continuelle de froid dans les parties affectées.

Dans d'autres cas, la paralysie succède à des troubles psychiques, à un délire lypémaniaque.

L'obtusion de la sensibilité cutanée ou même l'anesthésie complète accompagnent habituellement, comme nous l'avons dit, la paralysie motrice et peuvent s'étendre au delà des régions qu'elle occupe. L'insensibilité de la peau peut coïncider avec une hyperesthésie douloureuse des muscles.

Outre l'émaciation générale, parfois squelettique, qui précède dans beaucoup de cas l'impotence des mouvements, on observe très souvent une atrophie localisée, très appréciable, dans les muscles parésiés (2). La paraplégie peut laisser à sa suite une atrophie persistante de certains muscles qui entraîne des déformations permanentes (3). En même

(1) Gubler, *Archives*, 1860.
(2) Landouzy, *l. c.*, p. 119.
(3) Murchison, *l. c.*

Obs. XXIII. — Une des observations les plus intéressantes de paralysies postdothiénentériques est celle qui a été recueillie par le Dr Paulin dans le service du Dr Millard. — Une femme de vingt-neuf ans, guérie depuis trois mois d'une fièvre typhoïde, avait mené une vie très active et elle avait repris de l'embonpoint. Elle assurait n'avoir jamais éprouvé d'accidents hystériques.

Elle tombe un jour sans cause apparente ; cette chute se répète, et elle laisse parfois échapper de ses mains les objets qu'elle porte. Bientôt la paralysie s'accentue davantage ; elle ne marche que difficilement et fléchit fréquemment ; alors elle est obligée de prendre le lit. Ses jambes sont très amaigries. Ses mains ont conservé une certaine énergie motrice ; mais elles sont maladroites. Sa parole est embarrassée,

temps la *vessie* et le *rectum* peuvent pendant quelque temps perdre leur puissance contractile. Leur inertie peut précéder celle des membres ; elle l'accompagne dans bien des cas : du moins celle de la vessie dont la contractilité est si souvent lésée pendant le cours de la maladie ; et cette coïncidence, comme le remarque le Dr Landouzy, distingue les paralysies dothiénentériques des paralysies diphthéritiques : dans celles-ci, quelle que soit leur étendue, les fonctions vésicales restent presque toujours intactes (1). Quelquefois même, la paralysie de la vessie se montre isolément au moment de la convalescence, ou, quand la guérison est à peu près complète, dans des cas où les fonctions de la moelle n'ont pas présenté de troubles bien évidents pendant la maladie. Ordinairement très passagère, on l'a vue persister pendant plusieurs semaines (2). Au lieu d'être de nature paralytique, la rétention d'urine, qui survient pendant le cours d'une fièvre dothiénentérique à forme ataxique, peut dépendre d'un spasme du col vésical.

Il y a des cas où la paralysie suit rapidement une *marche ascendante*,

pâteuse, bredouillante ; sa mémoire est hésitante et ses facultés intellectuelles ont subi un affaiblissement qui inquiète la malade. Le côté gauche est plus ou moins anesthésié, et dans certaines parties, comme le mollet, l'anesthésie est complète ; elle est très peu prononcée à l'avant-bras.

La vue est trouble ; elle ne voit qu'à travers un nuage, et l'ouïe a beaucoup perdu de son acuité.

Quelques jours après, les boissons sortent par le nez, sans qu'il y ait de nasonnement. Cette parésie du voile du palais diminua au bout de huit jours ; mais alors les sphincters perdirent leur contractilité, les selles et les urines devinrent involontaires.

En même temps la malade accusa une vive douleur dans la région lombo-dorsale ; on crut à une myélite. On avait administré du sulfate de strychnine à la dose de 1 à 6 milligrammes ; on se décida à lui faire sur le rachis des applications de pointes de feu. Après la première application, la vessie et le rectum avaient recouvré leur contractilité, et la marche était plus facile. Huit jours plus tard, la sensibilité et la motilité avaient fait des progrès considérables. L'amélioration de la vision sembla moins rapide que celle des autres facultés sensorielles.

Cependant, quinze jours après son admission à l'hôpital, cette femme était en pleine convalescence.

Combien encore cette parésie, presque générale, montre d'affinité avec les paralysies hystériques, par la prédilection pour le côté gauche et par la rapidité de la guérison ! Cependant jamais on n'avait observé chez cette femme de phénomènes hystériques. Si on ne peut attribuer ces deux espèces de paralysies à la même origine, il faut admettre une grande analogie dans la modification intime du système nerveux qui les produit.

(1) L. Landouzy, *l. c.*, p. 144.
(2) Fritz, *l. c.*, p. 88.

remonte des membres inférieurs aux membres supérieurs (1); et si la marche envhissante du processus morbide dépasse la partie supérieure de la tige spinale, si les noyaux des nerfs bulbaires sont atteints, le malade peut succomber aux désordres circulatoires et respiratoires qui sont la conséquence de cette lésion (2).

Sans produire des désordres aussi graves, la lésion bulbaire peut mettre obstacle à la déglutition et à la parole; et même ces fonctions peuvent ne pas recouvrer complètement leur activité normale (3). Je suis disposé à placer en effet dans le bulbe plutôt que dans le cerveau ces difficultés ou quelquefois ces impossibilités de parler qu'on a décrites parfois sous le nom d'*aphasie* (4), mais qui, comme le remarque Friedreich, méritent plutôt celui d'*alalie*, et ont pour origine l'obstacle apporté à l'articulation des mots. C'est principalement chez les enfants qu'on observe ce symptôme qui, dans un des cas rapportés par Friedreich, a été consécutif à des troubles spinaux, et dans un autre, observé par Weisse, a été précédé de paralysie des membres supérieurs. Cette dyslalie est presque toujours transitoire et souvent de courte durée (5). Dans l'observation de Weisse, elle disparut au bout de huit jours, ainsi que les troubles nerveux auxquels elle avait succédé, après l'apparition d'une otorrhée séro-purulente. Cependant dans un cas, observé par Ebstein, l'alalie a été persistante et compliquée d'incoordination des mouvements dans les quatre membres. Le malade succomba, et à l'autopsie on a trouvé des foyers scléreux disséminés dans le bulbe, dont le volume avait diminué, et on constata en particulier la présence de ces foyers entre les fibres du noyau de l'hypoglosse (6), lésions semblables à celle que Westphall avait rencontrée avec des symptômes analogues après la variole (7).

---

(1) J'ai observé plusieurs cas de ces paralysies ascendantes d'origines diverses, et dans deux cas qui ont guéri, les injections sous-cutanées de sublimé, employées concurremment avec les révulsifs sur la région spinale, m'ont semblé avoir été utiles. Je les avais prescrites à titre de résolutif énergique, dans une affection qui me paraissait pouvoir être imputée à un état congestif ou inflammatoire aigu de la moelle ou de ses enveloppes.

(2) Leudet, *Gazette des hôpitaux*, 1861.

(3) Observ. de Marotte et Liouville, publiée dans la thèse de Bailly (1877) et citée par Landouzy, p. 126.

(4) Trousseau, *Clinique de l'Hôtel-Dieu*.

(5) V. Landouzy, *l. c.*, p. 135.

(6) Un fait analogue a été publié par le Dr Calmette, cité par Landouzy, p. 139.

(7) Extrait d'une note de Vallin, où on trouve l'indication des travaux publiés sur

Nous observons du reste, dans le cours de la dothiénentérie, des phénomènes qui, sous une forme atténuée, accusent la disposition morbide que nous venons d'observer à son plus haut degré d'expression. Sans doute la gêne de la parole, si commune dans cette affection, peut être habituellement attribuée à la sécheresse de la langue, mais il y a des cas où son immobilité doit être considérée comme un phénomène paralytique, d'autant plus qu'elle est quelquefois accompagnée de *parésie du pharynx* et de *dysphagie*. La lenteur de ses mouvements et le tremblement dont elle est souvent agitée, quand on invite le malade à la tirer au dehors, sont des phénomènes parésiques d'origine nerveuse ou amyotrophique.

La parésie du pharynx et celle du voile du palais, ordinairement passagères, mettent quelquefois obstacle à la déglutition ; la dysphagie paralytique, survenant dans les périodes avancées, est souvent le signe précurseur d'une terminaison funeste.

Quant à la paralysie du voile du palais, sans être à beaucoup près aussi commune que dans la diphthérie, elle n'est pas cependant extrêmement rare et peut compliquer d'autres paralysies.

L'*hémiplégie* est beaucoup plus rare que la paraplégie, on en a rapporté cependant d'assez nombreuses observations (1). Comme les autres formes de paralysie, elle peut ne survenir que plusieurs semaines

cette question (*l. c.*, p. 382) : Weisse, *Gaz. hebd.*, 1865, p. 140. — Hanfield Jones, *Medical Times and Gazet.*, juill. 1873.—Fulh, *Aphasia und ataxia nach Typhus*, 1873. — *Allg., Zeitsch. f. Psychiatrie.* — Curran Lancet, 1873. — Ebstein, *Archiv für Klin. medic.*, 1872, p. 595. — Westphall, *ibid.*

(1) Nothnagel, West, Murchison, Collin, Schneider.

West a cité l'observation d'un enfant qui, après des convulsions, fut frappé d'hémiplégie et guérit. Tandis que dans une observation de Schneider (thèse de Paris 1877) une hémiplégie incomplète n'était pas guérie au bout de dix-sept mois. Colin (*Études cliniques*) en a observé une qui vint subitement et était guérie au bout de quinze jours, sous l'influence de l'électricité.

Obs. XXIV. — J'ai observé dans le service de Chomel, en 1840, une femme qui, le quarante-quatrième jour de la dothiénentérie, fut atteinte d'une hémiplégie droite avec un embarras de la parole ; ces phénomènes paralytiques ne durèrent que quelques heures, ils avaient été précédés pendant quelques jours d'un sentiment d'engourdissement dans les membres des deux côtés. Chomel lui prescrivit une saignée de 375 grammes. Depuis elle eut du délire par intervalles, et la parole était parfois hésitante et embarrassée. Elle avait de l'œdème des membres inférieurs. Trois jours après elle accusait des fourmillements dans le pouce gauche, et le lendemain (quarante-huitième jour) le bras gauche était plus faible que le droit. Le cinquante et unième

après le commencement de la convalescence, et elle n'est ordinairement que temporaire; elle est en général incomplète.

Ces paralysies se rattachent dans quelques cas à des lésions plus profondes du cerveau ou de la moelle; elles peuvent persister pendant longtemps ou même devenir plus ou moins complètement définitives, sans qu'on puisse toujours déterminer si elles sont imputables à une lésion des centres nerveux ou à une altération localisée soit dans les nerfs qui président à la fonction abolie soit dans les muscles eux-mêmes.

Nous indiquerons, après l'hémiplégie et l'alalie, les *paralysies du larynx*. Si l'*aphonie nerveuse*, observée dans le cours de la fièvre dothiénentérique, peut quelquefois être imputée à un spasme des cordes vocales, elle dépend plus souvent de leur paralysie (1). Dans quelques cas cette paralysie affecte les muscles crico-thyroïdiens postérieurs. A

jour, nouvelle attaque à la suite de laquelle les membres supérieurs des deux côtés sont restés d'une faiblesse extrême avec diminution de la sensibilité. On observait de temps en temps quelques soubresauts dans la main gauche. (Sangsues derrière les oreilles.)

La malade, à la suite de ces accidents, se trouva dans un affaissement considérable; des pétéchies parurent sur les membres; les gencives étaient saignantes. Les toniques, l'alcool, ne purent la relever; elle tomba dans un état de résolution complète, qui diminua momentanément trois jours avant sa mort, et fit place à des alternatives de résolution incomplète et de retour de la contractilité. La mémoire et les facultés intellectuelles se réveillèrent passagèrement la veille de sa mort; elle reconnut son fils et lui reprocha de n'être pas venu la voir plus tôt.

La diarrhée, qui avait été suspendue pendant deux ou trois jours, au moment de la première attaque, persista jusqu'à la fin. Elle succomba le cinquante-neuvième jour de la maladie.

On trouva à l'autopsie une congestion considérable des méninges, qui offraient une teinte laiteuse; elles étaient soulevées par une quantité considérable de sérosité qui remplissait l'intervalle des circonvolutions et les maintenait écartées. Les cavités ventriculaires en étaient distendues et l'épendyme, qui semblait macéré dans le liquide, flottait en lambeaux. Les intestins présentaient des lésions peyériques. Les reins ni les urines ne furent pas examinés. C'était en 1840, et l'urémie n'était pas encore connue.

(1) Le Dr Landouzy a réuni dans son remarquable travail, auquel j'ai fait de larges emprunts, tout ce que nous savons jusqu'ici sur les paralysies du larynx. A une observation de Rehn (*Deutsch. Arch. für Klin.*, 1876), il en a ajouté une inédite et très intéressante qui lui a été communiquée par le Dr Villemin.

OBS. XXV. — Les premiers symptômes se manifestèrent six ou sept semaines après le début de la maladie dont la durée avait été de vingt-sept jours : ils consistèrent dans une gêne de la respiration avec sensation pénible dans le larynx. Cette gêne augmentait pendant le sommeil et la respiration était alors accompagnée d'un violent cornage; au bout de cinq jours survinrent des accès de suffocation; avec le laryngoscope on constata l'occlusion presque complète de la glotte, dont les lèvres

l'examen laryngoscopique les cordes vocales sont rapprochées, mais sans tension, demi-flottantes. Les malades accusent d'abord une gêne de la respiration avec sensation pénible au niveau du larynx. Cette gêne augmente pendant le sommeil, puis surviennent des accès d'étouffement et enfin des phénomènes asphyxiques qui, dans deux cas cités par le Dr Landouzy, exigèrent la trachéotomie et l'introduction d'une canule dans la trachée, où elle dut être laissée à demeure. Dans un cas, cette canule ne put être enlevée qu'au bout de quinze semaines, et dans l'autre au bout de sept mois; toutes les fois qu'on l'ôtait et qu'on obturait l'ouverture trachéale, le malade était pris de phénomènes asphyxiques qui exigeaient sa réintroduction, malgré l'emploi quotidien de la faradisation. Le Dr Landouzy se demande si cette persistance de l'inertie musculaire ne doit pas conduire à faire soupçonner pour cause une lésion amyotrophique : question déjà posée par Griesinger à propos des paralysies dothiénentériques en général (Griesinger, *l. c.*, p. 382-383). Nous ne croyons pas ce doute admissible pour les paralysies qui atteignent simultanément un grand nombre de muscles; mais jusqu'à ce que l'anatomie pathologique ait résolu cette question, elle reste indécise pour les paralysies localisées, dont on a cité un grand nombre d'exemples.

Ainsi on a observé des strabismes qui peuvent être expliqués tantôt par le spasme, tantôt par l'inertie des muscles oculaires.

Cormack a cité l'observation d'un jeune soldat qui, dans la troisième semaine de la convalescence d'une dothiénentérie, fut pris d'une paraplégie des quatre membres, compliquée pendant huit à dix jours d'une paralysie de l'oblique externe de l'œil gauche (1).

On a observé encore la paralysie du diaphragme ou d'autres muscles respirateurs (2).

étaient rapprochées sans tension et demi flottantes. La muqueuse de la glotte et celle du vestibule étaient pâles et légèrement tuméfiées.

Le sixième jour, en présence de phénomènes asphyxiques poussés jusqu'à l'anesthésie, on fut obligé de pratiquer la trachéotomie. Trois semaines après, quand on obturait ou quand on enlevait la canule, les phénomènes asphyxiques se reproduisaient. Quinze jours plus tard seulement il put, quand on obturait la canule, articuler quelques mots d'une voix étrange et comme étranglée; mais il ne pouvait supporter cette obturation que pendant quelques instants. On le soumit alors à la faradisation, qui fut continuée pendant cinq mois et demi sans aucun résultat; dans le cas de Rehn, l'occlusion de la glotte augmentait après les grandes inspirations. (Landouzy, *l. c.*, p. 129.)

(1) Landouzy, *l. c.*, p. 112.
(2) Fritz, *l. c.*, p. 87.

On a signalé des paralysies limitées à un seul muscle ou à deux muscles homologues (1), d'autres affectant la zone fonctionnelle du nerf radial ou du cubital (2).

On a vu une maladie intercurrente légère devenir, pendant la convalescence, la cause occasionnelle de la paralysie ; ainsi le Dʳ Maingault a relaté l'observation d'un enfant de douze ans qui, convalescent d'une dothiénentérie, fut atteint d'une angine catarrhale à résolution rapide ; il fut pris, douze jours après, d'une paralysie du voile du palais. Cette parésie guérit complètement, après sept jours de durée, sous l'influence de l'électrisation pratiquée pendant trois jours.

Dans d'autres cas on voit paraître, après la dothiénentérie des *tremblements*, du *nystagmus*, des troubles de la parole, des mouvements d'émiettement et de propulsion. Le trouble nerveux peut prendre la physionomie de la *paralysis agitans* aussi bien que celle de la *sclérose en plaques*, avec cette différence capitale que le pronostic en est beaucoup moins grave et que les malades, dans bien des cas, parviennent à la guérison (3).

En résumé, la tendance paralytique qui, dans le plus grand nombre des cas de fièvre dothiénentérique, s'exprime par la faiblesse souvent très grande des muscles, par la lenteur des mouvements et par le tremblement qui les accompagne, par le météorisme, par la rétention ou par l'incontinence des matières excrémentitielles, peut arriver à l'aboli-

---

(1) Faits rapportés par Landouzy, mais se rapportant à la fièvre relapse.

(2) Le même auteur cite, d'après Bernhart (de Berlin) un cas de ce genre où, le malade ayant succombé à une affection intercurrente, on trouva le nerf radial, à partir du coude, violet et tuméfié ; dans les moindres rameaux il n'y avait plus trace de fibres nerveuses, mais des amas granuleux, çà et là quelques débris de myéline sous forme de gouttelettes et du tissu conjonctif en grande quantité. (*L. c.*, p. 128.)

(3) Probablement, il faut rapporter à cet ordre de faits sans qu'on puisse cependant l'affirmer, le développement d'une sclérose en plaques qui s'est manifestée cinq mois après la guérison d'une fièvre typhoïde grave, observée par le Dʳ Brouardel. Ce qui semble autoriser cette interprétation, c'est que la convalescence s'était établie très lentement.

Obs. XXVI. — La malade n'avait pu se lever qu'au bout de trois mois, accusant *des douleurs en ceinture* et une grande faiblesse, plus prononcée dans le membre inférieur gauche. Bientôt les phénomènes spinaux s'accentuèrent davantage. La malade ne pouvait marcher qu'en regardant le sol, dont elle ne sentait pas la résistance. Survint alors une double épilepsie spinale, avec exagération des réflexes tendineux et tremblement rhythmique des mains pendant les mouvements volontaires. A ces désordres nerveux qui augmentèrent progressivement s'ajoutèrent les signes d'un infarctus tuberculeux au sommet du poumon gauche. (Landouzy, *l. c.*, p. 140.)

tion plus ou moins complète des fonctions locomotrices, précédée ou accompagnée, le plus souvent, de troubles de la sensibilité. Des anomalies de la nutrition viennent presque toujours compliquer ces désordres fonctionnels, et nous avons décrit ailleurs les lésions trophiques qui se produisent dans la structure musculaire.

Souvent subites, ou au moins à marche rapide, les paralysies dothiénentériques peuvent disparaître quelquefois rapidement, mais, dans le plus grand nombre des cas, leur guérison est graduelle; elle s'accomplit généralement dans un temps assez court; mais parfois elles se montrent beaucoup plus opiniâtres et elles peuvent même persister indéfiniment.

Nothnagel a remarqué que dans les paralysies dothiénentériques, il y avait diminution notable ou abolition de la sensibilité des muscles aux courants faradiques, tandis que l'action des courants galvaniques était conservée ou seulement amoindrie (1), ce qui arrive dans les dégénérescences ou troubles trophiques.

Les excitations mécaniques peuvent aussi, alors que les muscles sont insensibles à la faradisation, éveiller leur contractilité ; et on voit quelquefois, quand la sensibilité musculaire est éteinte, un pinceau électrique promené sur la peau, y produire une impression très vive.

Dans les paralysie d'origine cérébrale l'excitabilité galvanique et faradique reste intacte, il n'y a pas d'amyotrophie; les mouvements réflexes sont conservés.

Quel est le mode pathogénique de ces paralysies? Quelles sont les lésions de l'appareil nerveux qui leur correspondent? Ici l'observation n'a pas encore fourni des renseignements assez nombreux pour établir la corrélation des symptômes avec telle ou telle altération de la substance nerveuse.

Eisenlohr (*Arch. für Psych.*, t. VI) (2) chez un malade qui au déclin d'une fièvre typhoïde eut une recrudescence fébrile avec épanchement dans les articulations, puis une paralysie des muscles de la jambe gauche, admet un exsudat séreux dans le névrilemme des nerfs correspondant aux muscles affectés; mais c'est une simple hypothèse. Dans le cas d'hémiplégie que j'ai rapporté, il y avait une accumulation considérable de sérosité dans les méninges cérébrales et dans les cavités ven-

(1) Landouzy, *l. c.*, p. 132.
(2) *Id.*, p. 107.

triculaires, qui pouvait expliquer les phénomènes hémiplégiques et même leur transport d'un côté à l'autre.

Dans d'autres cas, on a trouvé une congestion intense des nerfs ou des centres nerveux et dans ceux-ci souvent la teinte hortensia des circonvolutions, qui, comme je l'ai dit, me paraît être la trace et la suite d'un travail congestif. Enfin dans quelques cas, on a rencontré des altérations plus profondes ; des dégénérescences ou des lésions phlegmasiques de la substance nerveuse. Toutes ces anomalies supposent un substratum qui est l'agent infectieux : porté par le sang dans tous les tissus, il amène dans leur circulation comme dans leur texture des modifications morbides qui se traduisent par le désordre de leurs fonctions.

Ainsi que nous l'avons dit, il faut aussi faire une part aux agents immédiats du mouvement, dans les troubles de la locomotion ; les muscles subissent des dégénérescences qui les condamnent à l'inaction ; et ces destructions, le plus souvent réparées par une reproduction du tissu contractile, dans des cas heureusement très rares, sont trop profondes et trop étendues pour subir cette rénovation nutritive ; elles deviennent alors la cause d'infirmités incurables.

L'anatomie pathologique de la *névrite ascendante* a été dans ces derniers temps l'objet de plusieurs travaux dont le plus important est le mémoire du Dr Dejerine.

Déjà Graves avait signalé ce processus morbide, qui partant d'un nerf périphérique semble retentir sur la moelle. Duménil (de Rouen), Friedreich, Tiesler ont cru trouver, soit dans leurs observations cliniques, soit dans des expériences faites sur les animaux, la confirmation de cette doctrine. Le Dr Hayem, qui a repris ces expériences, est arrivé à cette conclusion que le travail inflammatoire pouvait se propager dans le tissu conjonctif et remonter ainsi le long de la gaine du nerf jusqu'à la périphérie de la moelle. Pour M. Dejerine dont l'opinion ne contredit pas ce processus originel, la lésion caractéristique résiderait dans les racines antérieures. Cette lésion est semblable à celle que l'on constate dans l'extrémité périphérique d'un nerf coupé : aspect moliniforme du tube nerveux, myéline fractionnée en petits blocs et en gouttelettes, destruction du cylindre-axe, hyperplasie du protoplasma et multiplication des noyaux de la gaine ; ces deux dernières circonstances caractérisent le processus inflammatoire et font donner à cette altération par M. Dejerine le nom de névrite parenchymateuse (1).

(1) Dejerine, *Recherches sur les lésions du système nerveux dans la névrite ascendante*, p. 37.

Cette altération qu'on trouve dans un certain nombre de tubes nerveux de chaque racine, existe également dans les nerfs musculaires.

M. Dejerine croit que cette lésion doit être consécutive à une altération de la substance grise de la moelle et spécialement des cornes antérieures ; bien que l'examen le plus minutieux ne lui ait pas permis d'en constater l'existence. L'observation microscopique fait voir dans les muscles paralysés une innombrable quantité de points granulo-graisseux, tandis qu'à un examen superficiel le tissu musculaire paraît avoir conservé sa structure normale.

La connexité évidente, la marche ascendante des phénomènes paralytiques rendent bien difficile à admettre, en effet, l'origine périphérique de ces lésions des racines nerveuses : cet envahissement régulièrement progressif, cette sorte de consensus entre toutes les lésions semblent témoigner d'une origine centrale. Mais n'est-il pas possible que, comme j'ai eu souvent l'occasion de le dire en décrivant l'anatomie pathologique des lésions dothiénentériques, l'agent infectieux fût l'incitant et la cause première de cette altération inflammatoire des racines antérieures par son action sur le système nerveux central ? Ne pourrait-il pas paralyser les cellules trophiques, comme le pourraient faire certains agents toxiques, sans produire dans le tissu médullaire ni troubles circulatoires, ni altérations histologiques appréciables par nos moyens actuels d'investigation ?

2° *Spasmes et convulsions.* — Quoique les spasmes musculaires et les mouvements convulsifs soient très rares dans la première période, cependant je les ai plusieurs fois observés dans le premier septénaire. J'ai noté trois fois dans la première semaine des soubresauts des tendons et deux des malades qui les ont présentés ont succombé. Une autre fois j'ai observé dans cette même période des spasmes des ailes du nez et des commissures et une fois un tremblement très prononcé des membres supérieurs (1).

Ces symptômes se montrent souvent au contraire dans le second et dans le troisième septénaires.

Il est commun dans les formes ataxiques d'observer alors des spasmes fibrillaires des paupières ou des contractions spasmodiques des lèvres et des ailes du nez.

____

(1) Murchison dit que ces symptômes ne se manifestent que dans la période avancée des cas graves. Cependant on les observe quelquefois dans le premier septénaire et souvent dans le second.

On a dit que les spasmes des muscles faciaux indiquaient l'imminence du délire : en effet quand ils sont fréquents et répétés, ils expriment une tendance ataxique dont le délire est une des manifestations les plus habituelles.

Quelquefois les paupières sont agitées de *clignements* très répétés et très rapides ; l'œil lui-même peut présenter une espèce de *nystagmus*, des oscillations rotatoires qui le portent d'un côté à l'autre de l'orbite, et qui alternent ou coïncident avec des mouvements analogues de la tête.

Les *soubresauts des tendons* sont avec les spasmes des paupières et des lèvres, les phénomènes convulsifs qu'on observe le plus souvent dans la dothiénentérie. Quand ils sont rares, passagers, ils n'ont pas une très grande importance ; ils en acquièrent, au contraire, une très sérieuse, quand ils sont très fréquents et persistants ; ils indiquent alors un cas très grave.

Les deux tiers des malades qui ont présenté ces symptômes ont succombé d'après les statistiques de Louis et de Murchison. Ces phénomènes spasmodiques seraient rares chez les enfants d'après West et Barthez ; ils seraient, au contraire, très communs d'après Taupin (1).

La *carphologie* a une signification peut-être encore plus grave ; elle ne se montre le plus souvent qu'aux approches de l'agonie, cependant on voit guérir des sujets qui ont présenté ce symptôme.

Le *tremblement*, dû quelquefois entièrement à la faiblesse, est dans certains cas un effet composé de la parésie et du spasme, qui peut aboutir à la résolution ; il constitue alors une sorte de *paralysis agitans* (2). Les mouvements de la langue et la parole sont souvent tremblés. Des tremblements intenses, sans troubles psychiques, coïncideraient souvent, suivant Murchison, avec des ulcérations profondes et des eschares des plaques de Peyer. D'autres fois, les mouvements convulsifs des membres prennent la *forme choréique* ; moins rare chez les enfants que

---

(1) Taupin les a notés 79 fois sur 121. Murchison, qui cite son travail, répugne à admettre l'exactitude de ses observations, ou croit que Taupin a attaché au mot soubresauts un sens particulier. Taupin était un observateur très instruit et très consciencieux ; je crois son témoignage d'autant plus valable que rien n'est commun comme ces mouvements spasmodiques de la face et des tendons précarpiens chez les enfants, sous l'influence d'un violent accès de fièvre ; mais ils sont alors rares et passagers ; et très probablement Murchison, West, Rilliet et Barthez n'auront tenu compte que des cas où ils sont très nombreux, très fréquents et persistants.

(2) Fritz.

chez les adultes, cette chorée dothiénentérique peut survenir dans le cours de la maladie ; d'autres fois, elle ne se déclare que pendant la convalescence (1), elle peut même alors se terminer par la mort (Rilliet et Barthez).

Quelquefois, comme nous l'avons dit, les malades roulent leur tête d'un côté à l'autre par un mouvement rythmé qu'on appelle *tic de l'ours*. D'autres fois la tête est renversée en arrière à chaque inspiration et est fléchie dans l'expiration (2).

Les bras peuvent aussi être agités de mouvements oscillatoires analogues ; j'ai vu des malades qui avec une sorte de rythme régulier, les jetaient au-dessus de leur tête ou les lançaient latéralement.

Les grimaces, les grincements de dents, les mâchonnements rentrent encore dans les phénomènes spasmodiques et appartiennent généralement aux formes graves.

Les *convulsions générales sous forme éclamptique ou tétanique* sont assez rares. Elles sont regardées par Chomel comme presque toujours mortelles. Sur cinq de mes malades qui en ont été affectés, cependant deux sont morts et trois ont guéri (3).

(1) Nothnagel, Barthez et Rilliet (t. II, p. 684 et p. 617).

(2) Fritz, p. 107. Ne serait-ce pas l'*Eclampsia nutans* de quelques auteurs ?

(3) Obs. XXVII. — De ces trois malades, l'un, étudiant en médecine, fut pris de convulsions le vingtième jour de la maladie. Le matin il eut une première attaque qui dura six minutes, commença par une raideur générale suivie de mouvements cloniques violents avec écume à la bouche, perte de connaissance et évacuation d'urine involontaire. Une heure après, il eut une deuxième attaque suivie d'un délire qui persista pendant neuf jours, alternant avec une profonde stupeur.

La seconde, enceinte, eut, le quatorzième jour, trois crises de convulsions tétaniformes, avec trismus, dont la dernière fut suivie d'avortement. J'en ai rapporté plus haut l'observation.

La troisième eut, du trentième au trente-septième jour, tous les soirs, presque périodiquement, une crise convulsive avec mouvements cloniques des mâchoires et des membres, contractures des poings et injection des pommettes ; dans la dernière, qui fut la plus intense, il y eut perte complète de connaissance ; le pouls était très faible et très petit.

Des deux qui succombèrent, l'un, un jeune homme, eut, le vingtième jour, des convulsions cloniques, à la suite desquelles diminua une contracture tétanique des muscles rachidiens qui existait depuis plusieurs jours. Après une amélioration qui pouvait faire espérer la guérison, le malade succomba à une péritonite par perforation.

Dans le cinquième cas, le vingt-troisième jour, la malade eut une première crise convulsive très prononcée, avec mouvements spasmodiques des mâchoires, écume à la bouche, morsure des lèvres. Deux jours après, les mouvements convulsifs se limitèrent à la mâchoire.

La *contracture tétaniforme de la nuque* et des muscles du dos n'est pas rare dans la deuxième et dans la troisième période, accompagnée de rachialgie : il est difficile de vaincre la résistance des muscles contracturés et en l'essayant on provoque de vives douleurs.

Les malades se plaignent quelquefois de contractures douloureuses ou *crampes* dans les membres. Dans certains cas, indépendamment d'un état tétanique général, on observe du *trismus;* d'autres fois il y a *torticolis*, contracture des trapèzes ou des sterno-mastoïdiens d'un côté.

La *dysphagie*, au lieu d'être imputable à un état paralytique du pharynx et de l'œsophage, peut être due à un *spasme du pharynx*, qui prend quelquefois le caractère d'une véritable hydrophobie (1). Ce spasme est intermittent et on voit le malade, qui, quelques instants auparavant, repoussait avec horreur les boissons qu'on lui offrait, les avaler avec facilité.

Le *spasme du larynx* et peut-être des muscles respiratoires peut coïncider avec le spasme du pharynx. L'inspiration devient sifflante, ou même se suspend pendant quelques secondes avec des symptômes de suffocation (2).

On observe aussi dans certains cas, et parfois en connexion avec les symptômes précédents, des accès de *dyspnée* violente, simulant des accès d'asthme. Cette dyspnée, qui ne s'explique pas par des lésions des organes respiratoires, est quelquefois accompagnée d'une toux spasmodique coquelucheuïde (3). Quand cette dyspnée est très intense, au commencement de la maladie, sans affection grave des bronches ou du poumon, elle doit faire craindre un danger prochain (4).

D'après Wunderlich, la dyspnée nerveuse ne serait pas rare dans le premier septénaire (5).

On a vu des malades qui, n'ayant ni horreur des liquides ni difficulté à avaler, rejetaient aussitôt par régurgitation les boissons ingérées. Dans un cas cité par Fritz, cet *œsophagisme* persista longtemps et fut remplacé par des vomissements qui se prolongèrent jusqu'à la convalescence.

Il n'est pas très rare d'observer, dans le cours de la fièvre dothiénenté-

(1) Fritz, *l. c.*, p. 105.
(2) Fritz, *l. c.*, p. 103.
(3) Fritz, p. 119.
(4) Fritz, *l. c.*, p. 175. — Il cite deux cas rapidement mortels dans ces circonstances; j'en ai observé un analogue.
(5) Poulet, cité par Fritz.

rique, des *contractures* ou spasmes toniques qui se montrent quelquefois, mais très rarement, dans le premier septénaire et presque dès le début de la maladie (1); le plus souvent ils ne surviennent que dans le troisième septénaire ou plus souvent encore dans la convalescence.

J'ai plusieurs fois observé des contractures des mains dont les doigts restaient violemment fléchis sur le pouce pendant plusieurs jours.

Cette contracture rentre dans les phénomènes qu'on a décrits sous le nom de *tétanie*. La tétanie, ou contracture des extrémités, vient ordinairement par crises, qui se répètent pendant un ou plusieurs jours, avec des intervalles plus ou moins longs. Je les ai vues se reproduire plusieurs jours de suite, d'une manière presque périodique.

Quoique cet accident n'appartienne pas spécialement à la dothiénentérie, il a été plus souvent observé dans cette affection que dans toute autre maladie aiguë et il se montre quelquefois d'une manière presque épidémique. Ainsi Aran en a observé douze cas (2) dans un espace de temps très court chez des sujets atteints de fièvre typhoïde. La contracture est quelquefois précédée de fourmillements, de picotements, d'engourdissement.

Quelquefois le spasme tonique d'une extrémité envahit tout le membre, gagne le tronc, dont il convulse les muscles extenseurs dans une espèce d'opisthotonos; quelquefois même il est accompagné d'un léger trismus, de gêne dans l'articulation des mots et dans la déglutition.

Il convient de faire rentrer dans les spasmes musculaires ces contractures des muscles, provoquées par des excitations mécaniques, si souvent observées dans les formes adynamiques et ataxo-adynamiques de la dothiénentérie. La moindre excitation des nerfs sensitifs peut les faire naître; on voit, sous une incitation légère, les faisceaux musculaires contractés se dessiner en relief, et demeurer quelque temps en contraction. On observe surtout ce phénomène dans le grand pectoral et dans le biceps.

Cette disposition aux contractures réflexes accuse une rupture de l'équilibre qui existe dans l'état physiologique entre l'action cérébrale et l'action spinale : le cerveau semble avoir perdu son contrôle sur la moelle et le pouvoir réflexe se manifeste alors, selon la remarque de Fritz, comme chez les animaux décapités. Cette action réflexe peut per-

---

(1) Aran, Hérard, cités par Fritz, *l. c.*, p. 98.

(2) Fritz, *l. c.*, p. 162. — Barthez, dit le même auteur, a observé également une série de faits semblables.

sister et augmenter même quelquefois jusqu'à l'agonie. Son extinction, dit Fritz, après sa suractivité, quand, en même temps, les accidents cérébraux persistent et s'aggravent, est le présage à peu près infaillible d'une terminaison funeste et prochaine (1). L'exaltation du pouvoir réflexe peut coïncider avec de l'hyperesthésie, mais Fritz regarde cette coïncidence comme exceptionnelle.

Les accidents convulsifs de la dothiénentérie disparaissent dans la période de solution ; et on n'en peut trouver d'autres traces que les troubles d'innervation qui succèdent quelquefois aux formes graves de la maladie et qui dépendent probablement d'altérations nutritives des centres nerveux. Comme nous l'avons vu plus haut, ces lésions consécutives du système nerveux se manifestent par des parésies, par des atrophies ou par des désordres mentaux qui ne rappellent en rien les phénomènes spasmodiques auxquels elles ont succédé.

Cependant on conçoit que chez un sujet prédisposé, l'ébranlement cérébro-spinal produit par cette maladie puisse favoriser la manifestation d'une disposition convulsive restée latente jusque-là. Ainsi je connais une jeune femme qui n'avait jamais eu ni vertiges, ni convulsions épileptiques. A l'âge de seize ans, pendant le cours d'une fièvre dothiénentérique, elle eut un accès d'éclampsie et depuis lors elle a eu, à plusieurs reprises, des attaques d'épilepsie ou de vertige comitial.

On peut ranger parmi les accidents spasmodiques cette contracture vasculaire qui produit le phénomène connu sous le nom de *doigt mort*, et que le Dr Fernet a plusieurs fois observée dans la convalescence de la dothiénentérie.

Physiologie pathologique des troubles sensitifs et moteurs. — Si nous cherchons maintenant à connaître la physiologie pathologique des accidents que nous venons de décrire, nous nous trouvons en présence des difficultés et des obscurités que nous avons déjà rencontrées.

L'analyse et l'interprétation physiologique des symptômes nous conduisent à les rapporter à une modalité morbide des centres nerveux et plus particulièrement de la moelle. Mais pour confirmer cette conclusion qui semble s'imposer à notre esprit, pour la rendre incontestable, il nous faudrait trouver dans ces organes des lésions qui fussent pour nous l'expression anatomique de troubles fonctionnels si violents et si prolongés. Jusqu'à présent ces lésions n'ont pas été suffisamment démon-

(1) Fritz, *l. c.*, p. 100.
(2) *Id.*, p. 103.

trées et nous n'avons pu saisir le plus souvent que des modifications de surface : des phénomènes congestifs, probablement secondaires eux-mêmes et imputables à la condition première et intime de tous ces désordres, avec lesquels ces phénomènes congestifs pourraient être plutôt en rapport de connexité qu'en rapport de causalité.

Le *primum movens* est sans doute l'agent infectieux ; mais nous voudrions connaître son mode d'impression sur le tissu nerveux, les changements qu'il y fait naître. L'histologie difficile et délicate des lésions encéphaliques et des lésions médullaires pourrait seule nous donner la solution de ce problème,

En voyant ces accidents convulsifs et en tenant compte des altérations rénales si fréquemment observées dans la dothiénentérie, on est porté à se demander si ces accidents ne pourraient pas être attribués à un processus urémique. Mais on les a observés dans des cas où les urines ne renfermaient pas trace d'albumine ; et quand la guérison survient après ces convulsions, elle rend peu vraisemblable l'existence d'une altération du rein assez profonde pour produire l'intoxication urémique.

Fritz avait rapporté à la moelle les anomalies des fonctions motrices observées dans la dothiénentérie. Il avait tiré de l'analyse des symptômes les raisons qui lui paraissaient venir à l'appui de cette opinion, qu'il a présentée, d'ailleurs, avec une sage réserve.

Certains groupes de phénomènes morbides lui paraissaient avoir eu plus particulièrement leur origine dans la moelle allongée (1). En effet, la coïncidence de dysphagie, d'alalie, de dyspnée survenant par accès sans lésions qui l'expliquent, de spasme de la glotte, de toux coquelu-choïde, de contracture tétanique ou de spasme rythmé du sterno-mas-toïdien, quelquefois avec des troubles cérébraux peu accusés, autorise à penser que le processus morbide est localisé dans le bulbe où se trouvent les noyaux originels du pneumo-gastrique, du glosso-pharyngien, du spinal, de l'hypoglosse et du facial.

Nous avons vu que dans un cas d'alalie permanente on avait constaté une lésion du noyau de l'hypoglosse : l'opinion de Fritz ne paraît donc pas dénuée de vraisemblance.

Mais depuis ces travaux, la découverte des altérations des fibres musculaires dans la dothiénentérie a ouvert le champ à d'autres hypothèses sur la cause des troubles moteurs, d'autant plus séduisantes qu'elles

____

(1) Fritz, *l. c.*, p. 104 à 120.

s'appuyaient sur des lésions matérielles appréciables, ordre de témoignage qu'ont vainement recherché jusqu'ici ceux qui font remonter jusqu'à la moelle l'origine de ces désordres.

En étudiant les troubles de la nutrition, j'ai décrit les altérations que subissent les fibres musculaires et j'en ai discuté les conditions pathogéniques (p. 194). Après avoir combattu la théorie de Liebermeister, il ne m'a pas paru invraisemblable que les lésions du système nerveux, qui incite les muscles et commande leur nutrition, puissent avoir une part importante dans leur dégénérescence. On sait, d'après les recherches de M. Ranvier, que la névrite aiguë peut amener rapidement une myosite destructive. Or l'action du poison infectieux sur le système nerveux est incontestable ; qu'y aurait-il donc d'étonnant à ce que les modifications morbides qu'il lui fait subir retentissent sur la nutrition des muscles et fussent le point de départ de leurs altérations (1)?

Quel que soit le processus pathogénique de cette lésion musculaire, elle a évidemment une grande importance : elle peut, dit Griesinger, expliquer certaines hyperesthésies musculaires de la première période, et plus tard ces états de faiblesse et de sensibilité des muscles, accompagnés de raideur, de tremblement et de douleurs violentes, provoquées par toute tentative de mouvement (2).

Je ne contesterai pas la vraisemblance de cette interprétation ; j'admettrai même que quand le diaphragme est sérieusement envahi par cette dégénérescence, il doit en résulter une *dyskinésie* ou même une parésie de ce muscle qui ajoute aux troubles des fonctions respiratoires.

Peut-être encore certaines aphonies peuvent-elles recevoir la même interprétation :

Nous avons vu, en parlant des morts subites, la part que les altérations du myocarde pouvaient y réclamer.

Et cependant je persiste dans l'opinion qui fait remonter aux centres nerveux l'origine de la plupart des troubles des fonctions musculaires observés dans la dothiénentérie.

Non seulement les douleurs qui paraissent localisées dans les muscles

----

(1) Par cette hypothèse, comme je l'ai dit plus haut, on comprend mieux la dissémination de la lésion dégénérative que par l'intervention d'une cause physico-chimique dont l'action doit être massive, et se manifester dans toute la région organique qui la subit. L'immunité des fibres lisses pourrait faire supposer des aptitudes morbides différentes dans les muscles innervés par le système ganglionnaire et dans ceux qui dépendent du système cérébro-spinal.

(2) *L. c.*, p. 380.

se montrent, ainsi que nous l'avons fait remarquer, dès le début de la maladie, à une époque où le processus dégénératif doit être bien peu avancé, non seulement elles disparaissent alors que cette dégénérescence acquiert son plus haut degré, mais ordinairement elles ne siègent pas ou elles n'ont pas leur maximum dans les muscles où cette lésion a été le plus souvent observée; elles présentent des fluctuations, des intermittences et parfois de brusques cessations, qui semblent mieux s'accorder avec les allures d'une affection nerveuse qu'avec celles d'une lésion organique.

A plus forte raison cette altération des fibres musculaires ne saurait-elle expliquer les troubles moteurs : tels que spasmes, convulsions cloniques, soubresauts, liés le plus souvent à des désordres psychiques, et accusant par leur marche, par leur diffusion, par leur soudaineté et par leurs intermittences l'influence des centres nerveux.

Il faut, très probablement encore, chercher dans une lésion de ces centres ou dans celle des cordons nerveux qui contiennent réunis dans le même névrilemme les filets moteurs, les filets sensitifs et ceux qui président à la nutrition, la véritable origine des altérations nutritives que l'action des forces physico-chimiques est impuissante à expliquer.

Il existe une autre cause de troubles moteurs, bien étudiée par le Dr Landouzy, déjà entrevue par Andral et par Gendrin, mais nettement signalée par Stokes qui l'avait formulée en loi : toutes les fois que des plans musculaires sont recouverts par une membrane enflammée, ils sont paralysés. Il ne faut pas confondre (1) l'inertie fonctionnelle produite par l'infiltration œdémateuse, en quelque sorte passive, du tissu connectif qui enveloppe les fibres musculaires, avec la véritable paralysie, dans laquelle ces fibres sont envahies par le processus inflammatoire.

Dans le premier cas, le liquide gélatiniforme qui les enveloppe, rend leurs mouvements plus difficiles, comprime les vaisseaux qui les nourrissent et leur enlève une partie de l'oxygène qui leur est nécessaire, par les globules blancs qu'il renferme et qui sont très avides de ce gaz. Aussi le tissu musculaire pâlit, jaunit, s'atrophie.

Mais s'il s'agit d'un œdème aigu, inflammatoire, actif, qui entoure les muscles d'un liquide chargé de fibrinogène et de globules blancs, alors l'élément musculaire peut être rapidement privé de vie et subir une dégénérescence graisseuse. On peut expliquer ainsi les paralysies du voile du palais qui succèdent parfois à des angines; elles persistent jusqu'à

_____

(1) Dr Landouzy, *l. c.*, p. 268 et suivantes.

ce qu'une réaction de l'organisme ait amené une régénération des éléments altérés, aux dépens du tissu intermusculaire qui prolifère et se change en cellules musculo-formatrices.

Dans d'autres cas, l'inflammation moins aiguë, moins immédiatement destructive, s'empare du tissu musculaire qui subit l'évolution d'une myosite subaiguë, et elle lui fait perdre, pendant un temps plus ou moins long, sa contractilité. Dans les muscles lisses ces altérations sont généralement moins prononcées et plus lentes à se produire (1).

Quand, au lieu d'envahir le muscle, le foyer inflammatoire lui est simplement contigu, et surtout s'il se développe au milieu des fibres musculaires, il arrive souvent qu'il en détermine la contracture. On peut observer ce phénomène lorsque des abcès se collectionnent au milieu des masses musculaires, dans la pyohémie post-dothiénentérique, et il ma servi à diagnostiquer le siège intramusculaire d'un de ces abcès qu'on croyait sous-cutané.

1) Landouzy, *l. c.*, p. 269.

CHAPITRE XVIII

TROUBLES ET LÉSIONS DE L'APPAREIL RESPIRATOIRE

Si, comme nous l'avons dit, on observe quelquefois chez les dothiénentériques des dyspnées nerveuses qui ne s'expliquent point par les conditions organiques de l'appareil respiratoire, dans l'immense majorité des cas les troubles fonctionnels de la respiration sont liés à des lésions des organes aérifères ; et ces lésions sont une des manifestations les plus fréquentes et les plus importantes de la dothiénentérie. Elles ont une très grande valeur au point de vue du pronostic.

Quoique leur forme la plus habituelle soit la forme congestive, dans certains cas le trouble circulatoire, qui constitue la congestion, se complique de proliférations et d'exsudations qui caractérisent le processus inflammatoire ; dans d'autres cas plus rares, cette congestion aboutit à l'extravasation hémorrhagique ou à la gangrène.

§ 1. FRÉQUENCE DES MOUVEMENTS RESPIRATOIRES. — La respiration présente dans la fièvre dothiénentérique cette *accélération* qui est inhérente à l'état fébrile ; presque constamment elle est proportionnellement plus accélérée que le pouls à cause des complications pulmonaires : elles exigent une introduction d'autant plus répétée d'air dans le thorax qu'il y entre avec plus de difficulté et que son action hématosante est plus incomplète. Quand le nombre des respirations dépasse quarante par minute, il faut le plus souvent soupçonner quelques complications (1). La respiration se ressent d'ailleurs de ce désordre qui bouleverse tous les rapports harmoniques des différentes fonctions de l'économie, et la proportion rythmique qui existe entre les mouvements de la poitrine et ceux du cœur peut être détruite dans l'ataxie. La respiration est habituellement inégale, irrégulière, saccadée dans les formes cérébrales de la dothiénentérie. Ces saccades peuvent prendre le type d'un mouvement redoublé du diaphragme ; et l'on pourrait dire alors qu'elle est dicrote. J'ai observé ce phénomène dans un cas qui s'est terminé par la mort.

(1) Murchison, *l. c.*, p. 520. — Trad. franç., p. 123.

Murchison remarque que, quand le pouls se ralentit, la respiration ne le suit pas toujours dans son ralentissement; il a vu les mouvements respiratoires rester à 28, 38 et 48 par minute, alors que le pouls était dans ces trois cas descendu à 64, 58 et 42 pulsations, sans qu'aucune lésion pulmonaire rendît compte de cette désharmonie.

§ 2. CARACTÈRES DE LA RESPIRATION. — La respiration est souvent bruyante : elle peut être suspirieuse, accompagnée d'une sorte de sifflement dans l'inspiration; d'autres fois elle est sifflante dans l'expiration. Très souvent elle est plaintive; elle devient ronflante, stertoreuse dans le coma. Quand elle est difficile, les ailes du nez se dilatent spasmodiquement à chaque inspiration; souvent pendant le sommeil, dans les formes adynamiques, ou dans le coma, les buccinateurs parésiés se laissent passivement déprimer et gonfler à chaque mouvement respiratoire : on dit que le malade fume la pipe.

Dans les formes ataxiques, on a vu, dans ces mêmes mouvements, les malades rejeter la tête en arrière pendant l'inspiration et la fléchir dans l'expiration.

Il y a des cas où les muscles qui agissent sur les côtes paraissent paralysés : la respiration est entièrement diaphragmatique (respiration abdominale). Dans d'autres, le diaphragme reste immobile et les muscles costaux se contractent avec énergie pour suppléer à cette inaction.

§ 3. CARACTÈRES DE L'AIR EXPIRÉ. — L'*haleine* est souvent fétide, surtout dans les formes adynamiques graves, plus encore dans les formes putrides quand le sang qui transsude des gencives subit, au contact de l'air, une décomposition putride. L'odeur qu'elle présente dans ce cas-là est insupportable; dans la gangrène du poumon elle offre un caractère tout spécial (*odeur gangreneuse*).

Sans atteindre ces degrés extrêmes de fétidité elle est habituellement forte et désagréable; on a quelquefois, par l'analyse, trouvé de l'ammoniaque dans l'air expiré (1). Griesinger a constaté chez un malade, pendant douze jours, une odeur particulière de l'haleine, comparable à celle du gaz à éclairage. Il recueillit l'air expiré en le faisant passer dans de l'eau entourée de glace, et cette eau fut imprégnée de cette odeur. Des expériences chimiques, tentées pour en déterminer la nature, n'aboutirent à aucun résultat. Il n'y avait aucune condition particulière ni dans la bouche ni dans la cavité pharyngienne qui pût l'expliquer (2).

(1) Murchison, *l. c. Ibid.*
(2) Grinsinger, *l. c.*, p. 311.

Le plus souvent chaude sous l'influence de l'état fébrile, l'haleine est quelquefois froide à la main placée devant la bouche : ce symptôme m'a paru en rapport avec un trouble profond des fonctions d'hématose; il est indépendant de la fréquence des mouvements respiratoires (1).

§ 4. BRONCHITE ET TOUX. — Les troubles des fonctions respiratoires peuvent se manifester dès le commencement de la maladie. Ainsi, la *toux*, dans les faits que j'ai recueillis, a été observée dès le début dans 14 cas sur 100. Dans 30 cas sur 100, elle s'est montrée pendant le premier septénaire; dans la majorité des cas, dit Griesinger, le catarrhe survient à la fin de la première semaine ou dans le cours de la seconde (*l. c.*, p. 342).

C'est en effet dans la seconde semaine que les signes de bronchite apparaissent le plus souvent, quand ils ne se sont pas montrés dans la première.

Cependant j'ai vu quelques malades ne commencer à tousser que beaucoup plus tard. Chez un de mes malades ce symptôme ne s'est manifesté qu'après le vingt-cinquième jour. Mais ce sont là de très rares exceptions.

Avec l'accélération de la respiration, la *toux* est le seul symptôme extérieur qui dénonce la participation des organes respirateurs au travail morbide. Là encore on observe cette irrégularité, cette ataxie que nous retrouvons dans un grand nombre des phénomènes de cette maladie : elle échappe aux lois qui régissent et coordonnent ordinairement les actes morbides; il n'y a pas un rapport nécessaire ni même habituel entre l'intensité de la toux et la gravité des lésions dont elle est l'expression. Bien des fois j'ai constaté des râles sibilants chez des sujets qui n'avaient pas encore toussé et l'on rencontre quelquefois les lésions les plus étendues avec une toux insignifiante.

La toux le plus souvent modérée est d'autres fois très fréquente ; elle peut retentir douloureusement dans la tête, dans l'épigastre ; et, par contre, j'ai vu des malades chez qui elle était provoquée par une pression sur l'épigastre. Elle est souvent quinteuse, très rarement elle a un

---

(1) J'ai retrouvé ce refroidissement de l'haleine chez des tuberculeux, dans la pneumonie au troisième degré, en dehors, bien entendu, de la période d'agonie et d'un état asphyxique. J'ai constaté qu'il pouvait exister sans que la respiration fût très fréquente, et que l'haleine pouvait être brûlante alors que les mouvements respiratoires étaient très précipités et que l'air ne séjournait, par conséquent, que pendant un temps très court dans le poumon. Un de mes élèves, le Dr Granger, avait fait construire un appareil pour mesurer plus rigoureusement la température de l'air expiré.

caractère spasmodique et coqueluchoïde. Elle augmente presque toujours le soir et pendant la nuit, comme beaucoup d'autres symptômes, au moment des paroxysmes fébriles. Il n'est pas rare que par sa fréquence et par sa continuité pendant la nuit elle mette obstacle au sommeil.

Très souvent elle se calme vers la fin du troisième ou pendant le quatrième septénaire, mais, dans un nombre de cas assez considérable elle persiste plus longtemps ; elle peut même continuer pendant la convalescence et être le principal symptôme qui survive à la maladie.

La *bronchite* est un des symptômes les plus constants de la dothiénentérie et sa présence peut dans des cas douteux servir à fixer le diagnostic (1). Elle me paraît pouvoir être considérée comme une endermose érythémateuse qui commence, dans la plupart des cas, par le pharynx et par les fosses nasales, et de là se répand sur les membranes tégumentaires respiratoires et digestives (2). Dans le pharynx cette endermose affecte la forme d'angine glanduleuse : on aperçoit des granulations glanduleuses sur la paroi postérieure du pharynx, sur les piliers du voile du palais, sur la luette. Quelquefois, au lieu d'une injection continue, on observe sur ces parties des plaques disséminées rubéoliformes qui se confondent en s'étendant. Dans quelques cas la congestion, dépassant les limites d'un érythème superficiel, envahit le tissu sous-muqueux ; il y a alors une véritable angine catarrhale avec tuméfaction et gène de la déglutition ; d'autres fois c'est la luette qui est gonflée et œdématiée.

Quoique notre observation directe s'arrête habituellement à ces régions, des signes incontestables suppléent à notre vue et nous permettent d'affirmer la propagation du processus congestif à toute la muqueuse respiratoire. Le larynx montre la part qu'il y prend par la raucité de la voix, qui peut aller jusqu'à l'aphonie ; et, quand l'état du malade ne rend pas cette exploration trop difficile, le laryngoscope y constate des lésions qui expliquent ces altérations fonctionnelles.

(1) Ainsi lorsqu'on hésite entre une méningite et une dothiénentérie à forme ataxique, dont les manifestations présentent quelquefois une ressemblance si grande. les signes d'une bronchite rendront presque certaine l'existence de cette dernière affection. — Chomel répétait sans cesse dans ses cliniques : il y a deux maladies fébriles où on trouve réunis des troubles fonctionnels à mode inflammatoire, de l'appareil respiratoire et de l'appareil digestif ; de ces deux maladies, l'une est chronique, c'est la phthisie tuberculeuse ; l'autre est aiguë, c'est la fièvre typhoïde.

(2) Voy. mon travail sur les endermoses. — Du reste, Griesinger exprime la même idée : « Cette lésion, dit-il, commence déjà dans les fosses nasales...; *la même* altération s'étend dans la profondeur des voies aériennes », etc., p. 342.

En même temps l'*auscultation* lira dans les modifications du bruit respiratoire les progrès et les phases diverses du travail congestif broncho-pulmonaire.

Ce sera d'abord une simple *rudesse* qui exprime la tuméfaction, la sécheresse et, suivant la pittoresque expression de Bouillaud, l'enchifrènement de la muqueuse bronchique. Bientôt apparaissent les *ronchus secs* rares, disséminés d'abord, indiquant par leur timbre grave ou aigu le diamètre des bronches où ils se forment, ou le degré de rétrécissement qu'elles ont subi.

Ces râles n'apparaissent, parfois, que par intervalles : quelquefois ils ne s'entendent que dans l'expiration, alors que la contraction des bronches ajoute à la diminution de leur calibre; d'autres fois, seulemen t quand les efforts de la toux rendent le courant aérien plus rapide, ou déplacent des mucosités.

Plus tard ces râles se multiplient, se généralisent, s'étendent, deviennent permanents, quelquefois fixes, surtout aux bases et dans le voisinage de la trachée. Très nombreux, sortant de tous les points de la poitrine avec des sons divers et discordants, ils produisent alors ce que Récamier dans son langage imagé appelait le *bruit de tempête*.

Les râles sonores secs quand ils sont graves et d'une tonalité basse ne sont pas seulement perceptibles à l'oreille, mais ils impriment à la paroi thoracique des vibrations que la main sent très distinctement (1).

Mais à la sécheresse de la membrane muqueuse, qui accompagne le premier stade de l'énanthème congestif, succède un état catarrhal, caractérisé par une sécrétion visqueuse, épaisse, gluante, très apparente sur le pharynx, où ce produit sécrétoire est très souvent piqueté, moucheté ou strié de sang. Il est probable que la sécrétion du larynx offre les mêmes caractères et a la même tendance à se mêler à des extravasations sanguines, qui, parfois plus abondantes, donnent aux crachats du pharynx et du larynx une teinte uniforme lilas, rougeâtre ; le sang y apparaît d'autres fois sous forme de petits caillots qui plus souvent encore viennent de l'arrière-cavité des fosses nasales.

Dans les bronches, la seconde période de l'érythème catarrhal s'annonce par des *râles muqueux*, et, quand la lésion pénètre dans les petites bronches, par des râles sous-crépitants, parfois très fins. Mais

---

(1) Avant la découverte de l'auscultation, ce signe, quoique ne répondant qu'à une variété de râles, pouvait être de quelque utilité et il avait attiré l'attention d'Hallé, qui l'indiquait à ses élèves dans son cours du Collège de France. (Communiqué par le Dr Gendrin.)

alors l'affection bronchique est sur les limites d'une complication ou d'une nouvelle phase que nous étudierons plus tard. Les crachats bronchiques sont, comme ceux fournis par les parties supérieures du tube aérien, visqueux, épais, difficiles à détacher, opalins ou granités de points opaques, d'autres fois panachés de jaune; ils deviennent souvent mucoso-puriformes. Souvent on y aperçoit comme de petits cylindres opaques roulés sur eux-mêmes et qui semblent moulés sur les petites ramifications des bronches.

Dans les formes adynamiques les malades ont grand' peine à se débarrasser de ces mucosités; quelquefois celles du pharynx adhérentes aux piliers et à la luette forment un bouchon qui arrête celles qui viennent des bronches; la parole et la déglutition deviennent impossibles, et, si on ne dégage l'isthme du gosier obstrué avec un pinceau trempé dans un liquide détersif, il peut y avoir pour le malade danger de suffocation (1), surtout si quelque complication laryngée existe en même temps.

Quand l'érythème bronchique a envahi les petites bronches, alors se développent dans le tissu des poumons des lésions qui ont le plus souvent un caractère congestif, plus rarement revêtent celui d'une véritable inflammation. Elles peuvent se présenter sous différentes formes dont le processus a donné lieu à un grand nombre d'hypothèses et n'est pas encore bien déterminé.

Avec la *bronchite capillaire* se forment habituellement de petits noyaux d'induration disséminés et nombreux: c'est la *pneumonie lobulaire* dont les symptômes se perdent dans ceux de la bronchite.

Ces pneumonies lobulaires, développées dans un grand nombre de points, peuvent parcourir dans chacun d'eux les trois phases de congestion, d'induration et de suppuration, mais elles ne les parcourent pas d'une manière simultanée et synchronique. L'inflammation marche des bronches capillaires vers les alvéoles, et dans chaque lobule, du centre à la périphérie : celle-ci peut n'être qu'à l'état d'hépatisation rouge quand la partie centrale est infiltrée de leucocytes.

A côté de ces noyaux inflammatoires, on trouve constamment des portions de tissu pulmonaire *atélectasiées*, flasques, affaissées, non crépitantes, comme carnifiées, vides d'air et en même temps hypérémiées, d'une couleur rouge violette ou bleue noirâtre, mais se laissant distendre par l'insufflation, ce qui les distingue profondément des parties

---

(1) M. Ragaine, *Mémoire* sur une épidémie observée à Moulins-la-Marche en 1856-1857. J'ai vu, dans des laryngites œdémateuses, de petits enfants asphyxiés par ces mucosités qu'il fallait enlever très fréquemment sous peine de les voir suffoquer.

hépatisées. Les deux lésions peuvent se rencontrer dans le même lobule (1). Les bronchioles qui se rendent aux parties atélectasiées renferment un mucus visqueux, jaunâtre.

Souvent lobulaire, comme la pneumonie que nous venons de décrire, et avec laquelle elle a été confondue par quelques médecins, l'atélectasie peut être plus étendue, occuper une partie plus considérable du poumon et alors produire une augmentation de la dypsnée avec cyanose et avec une aggravation des troubles de l'innervation et de la circulation.

§ 5. *Splénisation.* — Une autre lésion très fréquente qui peut compliquer la bronchite, qui peut accompagner également la pneumonie lobulaire, est la *splénisation* du poumon : elle paraît constituée dans la plupart des cas par un mélange d'hypérémie et d'atélectasie (2). Tandis que dans l'*hépatisation* le tissu pulmonaire enflammé est infiltré de produits néoplasiques, la splénisation est essentiellement, comme l'a prouvé Bazin, une congestion (3). Elle présente, à un certain degré, la mobilité des congestions; elle peut se porter d'un point à un autre, d'un côté à l'autre côté. Elle peut disparaître sous l'influence d'une localisation congestive dirigée sur un autre organe intérieur, ou appelée artificiellement sur la périphérie cutanée. Mais d'une autre part elle a une grande tendance à se limiter dans les parties déclives et à y persister.

Quand on cherche à pénétrer dans le processus pathogénétique de la splénisation, il semble que les forces physiques exercent sur la stase sanguine une influence plus grande que celles qu'elles pourraient avoir sur une congestion franchement active; cette influence accuse l'affaiblissement des forces vitales. Celles-ci dominent encore cependant : la possibilité du déplacement de la congestion en est un témoignage; mais qu'elles s'épuisent ou se dépriment davantage, alors le rôle des forces physiques deviendra plus important, le caractère *actif* de la congestion sera encore moins prononcé, elle tendra à devenir stase et la splénisation pourra présenter le caractère hypostatique; ce caractère peut même être substitué au premier, comme le pense le Dr J. Cazalis, quand l'énergie vitale vient à faiblir, quand un état adynamique plus profond surprend la congestion développée dans d'autres conditions et

____

(1) Cadet de Gassicourt, *l. c.*, p. 157.

(2) Cette opinion concorde avec celle de Griesinger et de M. Jaccoud, qui font jouer à l'atélectasie un grand rôle dans ces lésions.

(3) Bazin, thèse, 1834.

en modifie le caractère. Une hypérémie active peut se transformer en un engouement hypostatique (1).

D'une autre part il est permis de concevoir que la congestion, après avoir persisté quelque temps, puisse, sous l'influence d'une irritation nouvelle, devenir le point de départ d'un processus inflammatoire; on expliquerait ainsi certaines formes de pneumonie, à évolution insidieuse, qu'on observe quelquefois dans la dothiénentérie.

La splénisation est très souvent accompagnée d'œdème du tissu pulmonaire. Les bronches, qui se rendent au tissu splénisé, sont hypérémiées et ordinairement remplies de mucosités; la couleur des parties affectées varie du rouge pâle au rouge vineux, au violet noirâtre, souvent marbrée de taches plus foncées.

La splénisation se traduit extérieurement par une accélération de la respiration et du pouls, quelquefois par une augmentation de la toux, par l'injection des joues, et surtout de la joue correspondant au côté affecté. Quand la congestion est intense et étendue, quelquefois la face prend une teinte cyanique.

Assez souvent les *crachats* changent d'aspect; ils deviennent plus transparents, aérés, à grosses bulles, comparables, disait Chomel, à une solution épaisse de gomme arabique. Ils sont visqueux et roulent en masse dans le vase qui les contient. D'autres fois, l'expectoration diminue : elle est plus rare et plus difficile, ou bien elle devient mucosopuriforme, assez souvent pointillée de sang.

Par la *percussion*, on constate de l'obscurité, plus rarement une matité véritable du son thoracique, à moins que la lésion ne soit étendue et superficielle. Il s'y joint une élévation de la tonalité qui est toujours un signe d'une grande importance et qui peut s'allier à la persistance de la sonorité.

A l'*auscultation*, le bruit respiratoire généralement faible et rude dans la bronchite dothiénentérique, là où il n'est pas remplacé ou masqué par des râles, est plus faible encore et fait parfois défaut au niveau des points engoués ou atélectasiés. On y entend quelquefois un souffle léger, aigu, principalement dans l'expiration; d'autres fois dans les deux temps du mouvement respiratoire. Mais un phénomène qui ne manque guère et qui m'a souvent mis sur la trace de ces engouements pulmonaires, c'est le retentissement *broncophone* de la plainte qui termine

(1) J. Cazalis, *De la valeur de quelques phénomènes congestifs dans la dothiénentérie*, p. 70.

l'expiration. Souvent, en effet, et surtout quand on fait asseoir le malade et qu'on l'ausculte, l'expiration devient plaintive.

Un autre signe qui m'a été quelquefois d'un grand secours pour déterminer l'existence de ces congestions ou de ces atélectasies, quand elles n'atteignent pas la surface du poumon, c'est celui qu'on tire du procédé d'exploration, que j'ai désigné sous le nom d'*auscultation plessimétrique :* si on applique l'oreille sur la partie postérieure du thorax et si, en même temps, on frappe en avant un coup très sec et très léger sur les régions osseuses : le sternum, la clavicule, les côtes, on entend ordinairement, avec le bruit du choc, une vibration analogue à celle qu'on perçoit à distance quand on frappe le genou avec les deux mains réunies par leur face palmaire. Cette vibration transsonante est très nette, quand le tissu pulmonaire, que doivent traverser les ondes sonores pour arriver à l'oreille, leur offre un milieu homogène ; mais si des indurations d'une certaine étendue, alors même qu'elles seraient localisées dans le centre du poumon et entourées de tissu emphysémateux, viennent détruire cette homogénéité du milieu acoustique, la vibration transsonante ne passe pas ou est très affaiblie, et on n'entend que le bruit sec du choc.

Ce procédé d'auscultation n'est guère valable que pour la moitié supérieure du thorax, car le foie et le cœur dans la moitié inférieure empêchent la transsonance.

Ces congestions atélectasiques des dothiénentériques se rencontrent souvent, comme les congestions pulmonaires des vieillards, dans la partie postérieure et latérale des lobes supérieurs. C'est alors surtout au niveau du bord postérieur de l'aisselle qu'il faut appliquer l'oreille pour rencontrer les différents signes que je viens d'indiquer ; plus souvent peut-être encore on les rencontre dans les lobes inférieurs.

L'élément congestif s'étendant autour des parties atélectasiées, il n'est pas rare d'entendre à leur niveau, dans les couches pulmonaires qui les enveloppe, des râles sous-crépitants quelquefois très fins.

Ces congestions peuvent persister assez longtemps ; d'autres fois elles sont passagères et ne durent que deux ou trois jours. Elles peuvent, comme nous l'avons dit plus haut, passer d'un côté à l'autre, ou après avoir commencé par la base, s'étendre au sommet.

§ 6. *Congestions hypostatiques.* — Dans les cas d'adynamie profonde, ou lorsque l'organisme est épuisé par la longueur de la maladie et par les pertes qu'elle lui a fait subir, on observe des congestions qui siègent principalement dans les parties postérieures et inférieures du poumon, et auxquelles on a donné le nom de *congestions hyposta-tiques* (1). On admet généralement, comme leur nom l'exprime, qu'elles sont dues à la stase du sang dans les parties déclives par suite de l'affaiblissement de l'action cardiaque. Et en effet Hoffmann, lorsque la congestion hypostatique ou l'œdème du poumon semblaient avoir été la principale cause de la mort, a toujours constaté à l'autopsie des dégénérescences du myocarde au degré le plus avancé (2).

Ce mode de développement semble problématique à Griesinger, qui fait intervenir également dans la production de ces hypostases l'obstruction des bronches et l'irritation déterminée par leurs produits de sécrétion. Cette dernière cause, je l'avoue, quoique défendue par l'autorité de Traube, me paraît plus problématique encore.

L'affaiblissement du mouvement circulatoire doit certainement augmenter l'influence de la position déclive, qui se fait sentir même dans les autres formes de congestion ; cette influence doit être bien plus puissante encore quand ces congestions sont sous la dépendance d'une maladie qui, comme la dothiénentérie, porte une atteinte profonde à l'énergie des forces vitales et en affaiblit les réactions. Chez les vieillards comme chez les dothiénentériques qui, à ce point de vue, se trouvent dans des conditions analogues, on voit le changement de décubitus exercer une influence considérable non seulement sur les congestions hypostatiques, mais sur celles mêmes qui semblent plus actives.

Maintenant qui pourrait affirmer que, dans ces hypostases qu'on regarde comme entièrement passives, un élément irritatif, comme l'ont soupçonné Griesinger et Traube, quel qu'en fût le point de départ, ne s'est pas combiné avec ces conditions mécaniques qui lui offraient un terrain prédisposé (3)?

(1) Griesinger dit qu'elles se forment exclusivement dans les parties postérieures et inférieures des poumons. Je pense qu'il n'exclut pas la partie postérieure des lobes supérieurs et moyens où ces hypostates peuvent se former quelquefois. Car dans le décubitus horizontal sur le dos, ils se trouvent à peu près aussi déclives que les lobes inférieurs, quoique certainement ceux-ci en soient le siège habituel.

(2) Vallin, traduction de Griesinger, p. 344.

(3) On ne peut contester que les forces physico-chimiques générales n'interviennent dans les actes vitaux, qui ne sont, dans leur mode intime, que des actes physico-chimiques spécialisés, et n'y interviennent avec une puissance proportionnelle à l'affaiblissement de l'énergie vitale ; mais, tant que celle-ci n'est pas absolument détruite, il me paraît invraisemblable que les actes qu'elle commande puissent être entièrement régis par les lois de la physique générale, et, dans ce cas, les forces physiques me paraissent jouer plutôt le rôle de coefficients.

Ces hypérémies hypostatiques sont caractérisées par de la matité avec absence ou faiblesse extrême du bruit respiratoire. Quelquefois, à leur niveau, on entend du râle sibilant et très rarement du souffle.

A ces signes s'ajoutent une dyspnée considérable avec dilatation spasmodique des ailes du nez et une teinte cyanique de la face, qui se recouvre parfois d'une sueur visqueuse, sans que la température offre rien de caractéristique (1). Ces congestions aggravent, à un haut degré, la situation du malade, et dans bien des cas elles ont paru la cause immédiate de la mort ; elles sont d'autant plus menaçantes, suivant Griesinger, qu'elles sont plus étendues et qu'elles se montrent à une époque moins éloignée du début. Dans bien des cas, tout en précipitant la fin, elles semblent être le dernier acte d'une maladie qui marchait vers une terminaison fatale.

L'hypostase peut cependant se terminer par la guérison, comme d'autres phénomènes liés à l'adynamie, dont les malades sortent quelquefois par une sorte de résurrection. Mais la résolution en est ordinairement très lente, à cause même de l'état de faiblesse dans lequel se trouve l'organisme.

§7. *Pneumonies fibrineuses*. — Les *pneumonies fibrineuses*, quoique beaucoup plus rares que les formes congestives que nous venons d'étudier (2), viennent, assez fréquemment encore, compliquer les fièvres

---

(1) Griesinger, *l. c.*, p. 345.

(2) Murchison, *sur le vivant*, a rencontré la pneumonie lobaire 13 sur 100.

  Dr Flint, 12 fois sur 73, ce qui donnerait................. 16,4 sur 100.

Dans les autopsies, au contraire, Murchison a trouvé des pneumonies *vraies* 8 fois sur 19, c'est-à-dire...................... 42 sur 100.

Jenner a une proportion plus forte encore, 12 fois sur 15, soit... 80 sur 100.

Louis, bien qu'ayant recueilli ses observations à une époque où les différentes formes de pneumonie n'étaient pas aussi nettement distinguées qu'elles l'ont été depuis, n'a plus observé déjà la pneumonie que 17 fois sur 46 autopsies, c'est-à-dire.................. 36,9 sur 100

Chomel, sur 46, ne l'a rencontré que 5 fois, ce qui donnerait.... 11,9 sur 100.

Et Hoffmann, dans 250 autopsies, ne l'a constatée que 18 fois, c'est-à-dire... 7 sur 100.

Cette discordance entre les résultats des divers observateurs, cités par Murchison, est d'autant plus curieuse que cet illustre médecin, qui fait une si grande part à la pneumonie, en fait une relativement très petite à la bronchite dans la dothiénentérie. D'un autre côté, quelle disproportion entre les résultats cliniques et les résultats nécroscopiques, entre 13 sur 100 et 42 à 80 sur 100 ! Faudrait-il en conclure qu'à Londres la pneumonie lobaire serait presque constamment mortelle, et qu'elle serait même une des causes les plus fréquentes de mort chez les dothiénentériques? Griesinger.

dothiénentériques, dont elles aggravent évidemment le pronostic. Cependant elles guérissent plus souvent qu'on n'aurait pu s'y attendre dans des conditions aussi défavorables. Très souvent précédées d'un frisson, elles parcourent leur cycle habituel avec la courbe thermique qui les caractérise, et, ainsi que les pneumonies franches, se terminent souvent par des sueurs.

Comme les congestions atélectasiques et les pneumonies des vieillards, il n'est pas rare de les observer dans les lobes supérieurs. Une douleur de côté les accompagne quelquefois, mais elle manque le plus souvent; et le médecin est averti de cette complication, avant l'examen stéthoscopique par l'augmentation de la fièvre et des désordres nerveux, par l'accélération de la respiration et par la rougeur des joues.

Les signes fournis par l'*auscultation* diffèrent peu de ceux de la pneumonie franche, primitive, ils peuvent cependant être masqués momentanément par l'obstruction des bronches que fait cesser le déplacement des mucosités. Très souvent aussi, comme dans la pneumonie catarrhale des vieillards au souffle bronchique s'ajoutent des râles humides retentissants à timbre métallique, véritable gargouillement bronchique (1).

L'*expectoration* bien plus souvent que dans la congestion atélectasique prend cet aspect qui la fait ressembler à une solution épaisse de gomme, aérée, bulleuse, roulant en masse, dont j'ai parlé plus haut; si elle est teintée de sang, ce n'est pas, le plus habituellement, d'une manière uniforme, comme dans les pneumonies primitives.

L'inflammation pulmonaire peut se terminer par gangrène chez les sujets très adynamisés ou du moins ce processus est généralement admis.

émet une opinion contraire ; et l'exiguïté du chiffre des pneumonies lobaires consigné dans les autopsies d'Hoffmann, semble confirmer son opinion, et tendrait à prouver, au moins, qu'en Allemagne cette complication serait moins funeste qu'en Angleterre. Le Dr Rugaine (de Mortagne), dans l'épidémie qu'il a observée, n'a perdu qu'un malade sur onze cas de pneumonie qui s'étaient développée dans les deux premiers septénaires de la dothiénentérie. Cette précocité de la complication pneumonique indique une constitution épidémique spéciale et explique peut-être les résultats exceptionnellement favorables : car la pneumonie paraît être généralement moins grave dans les premières périodes de la maladie. A Paris, nous la regardons comme une complication redoutable, mais moins fatale et surtout intervenant beaucoup moins souvent comme cause de mort que cela semblerait résulter des statistiques de Murchison et de sir William Jenner.

(1) J'ai donné autrefois au timbre de ce râle le nom de *bruit de friture*, qui en exprime les caractères de sonorité et qui a été adopté par plusieurs médecins.

Elle peut également se terminer par suppuration. J'en citerai plus bas un exemple.

Nous n'avons pas compris, dans les pneumonies que nous venons de décrire, celles qui sont une conséquence de la pyohémie et qui en sont le dernier acte fatalement mortel.

La complication de pneumonie lobaire avec la dothiénentérie peut se montrer plus fréquente dans certaines constitutions épidémiques. Ainsi elle a été observée onze fois sur cent quatorze malades dans l'épidémie observée et décrite par le docteur Ragoine en 1855 et 1856 (1).

Trois fois elle était compliquée de pleurésie.

Sur ces onze cas, le seul malade qui ait succombé atteint d'une pneumonie double n'avait réclamé que tardivement les secours du médecin.

Dans quelques cas même, les localisations pulmonaires paraissent dominer les autres symptômes : c'est cette forme à laquelle les Allemand sont donné le nom de *pneumo-typhus* et que nous appellerions *dothiénentérie à forme thoracique*. Griesinger a vu succomber après neuf jours de maladie une jeune fille qui présentait une hépatisation rouge-brun, un peu molle, des deux lobes inférieurs et d'une partie du lobe supérieur gauche (2). La rate était énorme et ramollie ; les plaques de Peyer étaient tuméfiées, rouges ou grisâtres, réticulées ; une d'elles présentait une érosion de la dimension d'une tête d'épingle ; beaucoup de ganglions mésentériques étaient tuméfiés et d'une couleur violette.

Cette concentration ou plutôt cette prédominance du travail morbide dans le poumon peut, si l'on n'y fait attention, égarer le diagnostic.

Je ne crois pas qu'il faille rattacher au même groupe une observation rapportée par Chomel (3) d'un homme qui entra à l'Hôtel-Dieu avec les signes d'une pleuro-pneumonie gauche de forme franche, sauf les crachats qui n'étaient que visqueux, mais non sanguinolents. Neuf jours après son entrée, douzième jour de la maladie, il fut pris de diarrhée. Le seizième jour, il présentait des taches. Il succomba le dix-neuvième jour, et outre une pneumonie du lobe inférieur gauche passant du deuxième au troisième degré et un épanchement séro-purulent, on trouva huit à douze plaques très grandes, saillantes, rouges, blanches ou grisâtres, réticulées, ramollies ; une seule ulcération de quelques

____

(1) Mémoire sur une épidémie de fièvres typhoïdes, observées à Moulins-la-Marche par le Dᵣ Ragaine (de Mortagne).

(2) Griesinger, *l. c.*, p. 346.

(3) Chomel, *l. c.*, p. 423.

lignes existait près du cæcum. La rate avait un volume triple du volume normal, les ganglions mésentériques étaient un peu tuméfiés, rouges et ramollis.

Chomel pense avec raison que les symptômes comme les lésions doivent porter à admettre que la fièvre dothiénentérique a débuté à l'hôpital et qu'elle datait, au moment de la mort, de huit à dix jours. On peut se demander si cette dothiénentérie greffée sur une pneumenie n'est pas imputable à la contagion. Mais évidemment, comme le dit Chomel, on ne peut rien affirmer à cet égard.

§ 8. *Anatomie pathologique des complications congestives et inflammatoires des poumons dans la dothiénentérie.* — A l'examen microscopique la congestion atélectasique se montre tantôt sous forme de noyaux dissséminés occupant un ou plusieurs lobules, tantôt diffuse et pouvant occuper la plus grande partie d'un lobe. Le tissu pulmonaire paraît affaissé; il est flasque mais résistant; sa couleur est brune ou ardoisée, il ne contient pas d'air et ne crépite pas sous la pression qui fait sortir par les petites ramifications des bronches un mucus jaunâtre. Quand on jette dans l'eau des noyaux atélectasiés parfaitement isolés des parties voisines, ils gagnent le fond.

Habituellement, autour de cette lésion, on trouve de l'emphysème ou de l'œdème et quelquefois les deux.

Dans la congestion hypostatique, le tissu pulmonaire est mou, non déprimé, plutôt saillant, d'un rouge brun foncé, peu ou point aéré. Quand on l'incise, il laisse ruisseler une sérosité sanguinolente très abondante. Il n'est pas rare de trouver au milieu de la congestion hypostatique des noyaux d'infarctus hémorrhagique, souvent ramollis (1). On y trouve quelquefois aussi des noyaux de pneumonie lobulaire, d'abord d'un rouge sombre, plus tard d'un gris jaunâtre, durs, très friables et entièrement privés d'air (2). Cette forme de pneumonie peut compliquer également la bronchite capillaire, elle aboutit quelquefois à la gangrène. (Voyez Observation XXX.)

La pneumonie lobaire offre les caractères objectifs ordinaires.

§ 9. *Œdème du poumon.* — L'œdème est une complication très fréquente des congestions pulmonaires et il contribue, probablement souvent, à la matité qui les accompagne, surtout dans celles qui peuvent se déplacer d'un jour à l'autre suivant le décubitus du malade. J'ai vu

(1) Griesinger, p. 344.
(2) *Id.*, *ibid.*, p. 347.

un malade chez lequel, pendant une huitaine de jours, j'ai fait se transporter d'un côté à l'autre, à volonté, la matité, les râles sous-crépitants accompagnés même d'un léger souffle, quoique ce dernier phénomène n'appartienne pas ordinairement à l'œdème.

L'œdème du poumon peut se développer d'une manière aiguë, rapide, dans une grande étendue au moment où se prépare le travail de réparation. La mort, dit Griesinger, peut survenir alors sous forme de collapsus subit ou après vingt-quatre heures d'une dyspnée progressivement croissante.

Il me semblerait intéressant de rechercher si ces œdèmes aigus et rapidement mortels ne tiendraient pas à l'oblitération par thrombose de quelque gros tronc vasculaire. Cet œdème, suivant Murchison, serait plus commun dans les lobes supérieurs.

§ 10. *Infarctus hémorrhagiques des poumons.* — L'infarctus hémorrhagique du poumon n'est pas une terminaison rare des congestions de cet organe. Bazin en faisait le troisième degré de la congestion pulmonaire; je ne crois pas que cette appréciation soit très juste, car la production de l'hémorrhagie dépend plus des conditions dans lesquelles se trouvent les vaisseaux et le sang que de l'intensité du mouvement congestif.

Quelquefois disséminée et très limitée, l'extravasation sanguine forme dans le tissu pulmonaire des espèces de *pétéchies* plus apparentes sur la surface de l'organe et coïncidant ordinairement avec des pétéchies cutanées.

D'autres fois ce sont de *véritables infarctus* plus ou moins étendus, qui peuvent devenir l'origine de foyers purulents ou de foyers gangréneux : une broncho-pneumonie envahissante peut se développer autour du foyer hémorrhagique (1).

Il arrive souvent que l'apoplexie pulmonaire n'est reconnue qu'à l'autopsie : ses signes sont masqués ou difficiles à démêler au milieu de ceux de la bronchite et de la congestion pulmonaire. Les crachats, dans bien des cas, n'offriront rien de caractéristique. Quand ils sont sanglants, après qu'on se sera bien assuré qu'ils ne viennent pas du pharynx et de l'arrière-cavité des fosses nasales, ils constituent un signe important. En leur absence, on peut être averti par cette odeur spéciale de l'haleine que j'ai indiquée ailleurs.

Dans la dothiénentérie, comme dans d'autres conditions morbides,

____

(1) Observation recueillie par le Dr H. Rendu, citée par le Dr Cazalis, *l. c.*, p. 92.

l'apoplexie pulmonaire est souvent imputable à une oblitération thrombosique de rameaux de l'artère pulmonaire déjà signalée par Laënnec et que j'ai constatée plusieurs fois.

§ 11. — *Gangrène des poumons.* — Griesinger a rencontré sept fois la *gangrène* dans cent dix-huit autopsies de dothiénentériques : cinq fois à la période de cicatrisation, elle coïncidait avec le marasme, les eschares de la peau, la dégénérescence graisseuse du cœur et avec d'autres accidents putrides.

Il croit que la décomposition des sécrétions bronchiques, la diphtérie des petites bronches, les thromboses vasculaires et l'affaiblissement considérable de l'action du cœur précèdent et préparent la destruction et la putréfaction du tissu pulmonaire (1).

L'oblitération des vaisseaux doit incontestablement, dans la plupart des cas, précéder la gangrène : cette oblitération peut être imputée à des thromboses favorisées par la dégénérescence et par l'affaiblissement du cœur ; mais dans d'autres cas il est probable qu'elle est due à des embolies et peut-être au transport par le sang veineux de petits détritus et de liquides gangréneux provenant des eschares cutanées. Dans le cas que je rapporte plus bas, il y avait des ulcérations nombreuses, dans le gros intestin et surtout dans le rectum, c'est-à-dire précisément dans cette portion de l'intestin qui reçoit des ramifications de la veine cave. On comprendrait dans ce cas que des principes putrides provenant des lésions intestinales puissent parvenir au cœur et aux poumons, tandis que dans l'intestin grêle ils seraient arrêtés par le foie.

La gangrène succède quelquefois à des infarctus hémorrhagiques.

Quand les foyers gangréneux sont superficiels, ils peuvent donner lieu à des pneumo-thorax, d'autres fois ils provoquent une pleurésie exsudative et la formation de néo-membranes à la surface du poumon.

Quoique la gangrène pulmonaire soit presque constamment mortelle dans ces circonstances, elle a pu cependant, dans des cas exceptionnels, permettre la guérison, comme le prouve une très intéressante observation rapportée par Griesinger (2).

---

(1) Griesinger, *l. c.*, p. 348.

(2) Obs. XXVIII. — Une jeune fille, dans la sixième semaine d'une dothiénentérie, présenta les symptômes d'une pleuro-pneumonie. Elle semblait guérie, quand, dans la huitième semaine, apparurent les signes d'une infiltration rapide des lobes supérieur

et moyen du côté droit. Huit jours après, elle expectora des crachats très fétides, dans lesquels le microscope fit reconnaître des débris de tissu pulmonaire. L'haleine de la malade infectait toute la salle. Cette fétidité fut assez rapidement atténuée par des inhalations de térébenthine fréquemment répétées ; mais on constata alors, par l'auscultation, les signes de la formation d'une vaste caverne. Pendant trois semaines, les crachats et l'haleine conservèrent l'odeur caractéristique, et l'examen microscopique montra des fibres pulmonaires dans les matières expectorées. La malade guérit et a joui depuis d'une santé excellente, ne conservant d'autre trace de sa maladie qu'une légère dépression sous la clavicule droite (1).

Dans l'observation suivante, un fragment de poumon nécrosé formait un véritable séquestre baigné dans un foyer purulent, la gangrène était survenue dans la convalescence d'une fièvre thyphoïde, elle avait été accompagnée ou précédée d'une pleurésie exsudative. Les lésions intestinales étaient presque complètement guéries.

Obs. XXIX. — Un jeune homme âgé de quinze ans, dans la convalescence d'une fièvre dothiénentérique, commit des écarts de régime ; la diarrhée, qui n'avait jamais cessé complètement, alors que tous les autres troubles fonctionnels avaient disparu, redevint plus intense ; des symptômes de congestion thoracique survinrent, localisés, surtout dans le côté gauche, où se manifestèrent les signes d'un épanchement pleural qui persista jusqu'à la mort. Une petite eschare se forma au sacrum et le jeune malade succomba deux mois après son entrée à l'hôpital. L'autopsie nous révéla les lésions suivantes :

Le sang était liquide et visqueux dans tous les vaisseaux ; celui de la veine porte était écumeux.

Les reins étaient fortement congestionnés. La rate était volumineuse, mais dense et résistante.

Le foie était également gorgé d'un sang fluide ; la bile, contenue dans la vésicule, était aqueuse, d'une couleur jaune orangé.

Dans le côté gauche de la poitrine existait un épanchement considérable. Les deux feuillets de la plèvre étaient recouverts d'une couche néomembraneuse molle, semblable à de l'albumine coagulée ; au-dessous de cette couche, la séreuse offrait une injection très prononcée, formant des stries ou des plaques ; elle était opaque et manifestement épaissie.

Le tissu du poumon comprimé, comme carnifié, avait perdu sa résistance. On y trouvait, dans le lobe inférieur, un foyer purulent gros comme une noix, dont les parois étaient tapissées par des fausses membranes blanches, molles, s'enlevant facilement ; elles recouvraient une surface rouge et lisse, parcourue par de nombreux vaisseaux, et sur cette surface on apercevait également des stries linéaires constituées par des vaisseaux oblitérés dont quelques-uns offraient une coloration noire.

La plus grande partie de la cavité du foyer était occupée par un noyau de tissu pulmonaire isolé et infiltré de pus.

Dans la partie supérieure de l'iléon, on voyait des dépressions arrondies, entourées et couvertes d'arborisations vasculaires noires. Au niveau de ces dépressions, on ne constatait pas de villosités.

Plus bas, existait une injection sanguine considérable, qui donnait à la muqueuse

____

(1) Griesinger, *l. c.*, p. 347 et 348.

Dans l'observation suivante, la gangrène affecte une autre forme, la forme lobulaire, et semble avoir commencé par l'extrémité des bronches dilatées.

une teinte rouge, masquée, dans certains points, par une exsudation membraniforme avec ramollissement très prononcé de la membrane sous-jacente. On y trouvait aussi des plaques noires, déprimées comme celles que j'ai décrites plus haut ; l'une d'elles était entourée d'un bourrelet rougeâtre saillant et offrant un réseau vasculaire fortement injecté.

En se rapprochant de la valvule, les follicules isolés devenaient très apparents, sous forme de tâches blanchâtres entourées de cercles gris.

Près du cæcum, les dépressions cicatricielles étaient nombreuses ; leur couleur était toujours d'un gris noirâtre, et le contour des ulcérations se dessinait par un bourrelet froncé et strié de noir.

La membrane muqueuse environnante était plus pâle que dans la portion de l'intestin située au-dessus; elle était, en même temps, plus consistante.

Le gros intestin offrait, dans une grande partie de son étendue, une coloration rouge foncé, avec injection vasculaire et ramollissement de la muqueuse, ramollissement qui dépassait les limites de la partie injectée.

Les ganglions mésentériques n'étaient pas notablement tuméfiés, mais ils présentaient une teinte noirâtre semblable à celle qui avait été observée au niveau des plaques de Peyer cicatrisées.

Je ne puis dire quels symptômes ont correspondu à cette nécrose du poumon, mais ces symptômes ont dû se perdre en grande partie dans ceux de l'épanchement pleurétique.

Dans l'intestin, on trouvait à la fois les cicatrices de la dothiénentérie et une inflammation de la membrane muqueuse dont la diarrhée persistante avait été la conséquence.

Obs. XXX. — G..., Piémontais, âgé de vingt-trois ans, marchand de marrons, entra à la fin de janvier 1838, dans un service d'hôpital auquel j'étais attaché comme interne. La maladie prit d'emblée un caractère de haute gravité; la fièvre était intense, accompagnée de céphalalgie, de prostration, de toux, d'une diarrhée abondante. Il présentait à son entrée les signes d'une bronchite généralisée; au bout de quelques jours, on constata une pleurésie du côté gauche, qui fut combattue par une application de sangsues et par un vésicatoire. Elle céda, et la bronchite parut diminuer ; mais bientôt elle se ranima; la fièvre augmenta, on entendait dans toute la poitrine des râles muqueux et sous-crépitants, les crachats étaient visqueux, muqueux.

Le vingt-deuxième jour, ils devinrent puriformes et striés de sang; la face très injectée présentait une teinte vineuse cyanosée ; la respiration était d'une très grande fréquence; l'haleine était fétide ; la dyspnée devint extrême et le malade succomba le trente-sixième jour de la maladie.

Autopsie. — Des adhérences nombreuses unissaient le poumon gauche aux parois thoraciques. Quoique ces fausses membranes fussent évidemment de formation récente, elles présentaient déjà des stries vasculaires. Un peu de sérosité les infiltrait et remplissait leurs intervalles.

Poumons. — Le lobe inférieur du poumon gauche était, dans la plus grande partie

§ 12. *Dilatation des bronches.* — La bronchite dothiénentérique peut entraîner avec elle deux complications dignes d'attention : ce sont la dilatation des bronches et l'emphysème.

La dilatation des bronches accompagne presque toujours la bronchite

de son étendue, le siège d'une congestion hypostatique. Sur son tissu rougeâtre se détachaient une multitude de petites taches blanchâtres de 3 à 8 millimètres de diamètre et qui donnaient à sa coupe l'aspect d'une tranche de cervelas. Ces taches étaient constituées par un infarctus grisâtre qui paraissait être de l'infiltration purulente.

Les parties de ce poumon qui n'étaient ni indurées ni congestionnées étaient infiltrées de sérosité ; un peu d'emphysème sous-pleural existait au niveau de son bord postérieur.

Les bronches, à leur origine, présentaient une coloration d'un rouge violet.

Dans une grande étendue du lobe inférieur, et surtout dans sa partie centrale, on trouvait de petites cavités d'une couleur grise, noirâtre, dont les parois très friables exhalaient une odeur fétide, caractéristique. Une dissection attentive m'a démontré qu'elles étaient constituées par des bronches dilatées et gangrenées ; le tissu qui les entourait dans une certaine épaisseur participait à cette mortification. Ailleurs, de l'orifice des bronches également dilatées s'écoulait un liquide mucoso-purulent.

Le poumon droit offrait dans toute son étendue une infiltration séro-sanguine et une rougeur vive de la muqueuse des bronches.

Tube digestif. — La surface interne de l'estomac était piquetée de rouge.

Dans l'intestin grêle, les glandules de Brunner et les follicules isolées présentaient un développement considérable et une saillie anomale. Les follicules disparaissaient dans le tiers moyen du jejunum pour reparaître ensuite plus nombreux.

On apercevait çà et là quelques plaques agminées, sans saillie ni altération appréciables.

Dans les deux derniers pieds de l'intestin, les plaques, quoique non saillantes, devenaient plus apparentes ; elles présentaient une teinte ardoisée ; et on y voyait de petites ulcérations dont les bords grisâtres se dessinaient en relief.

Ces ulcérations devenaient plus nombreuses à mesure qu'on s'approchait de la valvule ; la membrane musculeuse se montrait au fond du plus grand nombre ; elles offraient en général des dimensions peu considérables.

La valvule était criblée d'ulcérations semblables ; dans leurs intervalles la muqueuse avait une teinte verdâtre, purpurine dans quelques points. De très nombreux follicules faisaient saillie à sa surface. La musculeuse qui entrait dans sa texture était manifestement épaissie.

Dans toute l'étendue du gros intestin on voyait des ulcérations qui ressemblaient beaucoup, par leur aspect, à celle qu'on observait sur la valvule, et des follicules très nombreux dont quelques-uns étaient ombiliqués. Les ulcérations étaient en plus grand nombre dans le rectum.

Les ganglions mésentériques n'étaient pas notablement tuméfiés ; quelques-uns étaient rougeâtres, mais non ramollis.

La rate était très volumineuse, elle avait une consistance normale.

capillaire et la pneumonie lobulaire; elle peut être expliquée par la parésie de la tunique musculeuse des bronches et par la destruction de leurs anneaux musculaires, consécutivement à l'inflammation de la muqueuse qui les revêt. Je suis porté à croire que cette dilatation se produit principalement dans la période de sécrétion puriforme; car, à l'autopsie, on trouve habituellement les bronches dilatées remplies d'un liquide de cette nature. Cette dilatation est ordinairement cylindrique, mais à l'extrémité des bronches elle peut prendre la forme ampullaire et j'ai vu un cas où ces ampoules formaient les noyaux de petits foyers de pneumonie lobulaire; l'odeur caractéristique, la friabilité extrême et toute putride, la couleur noirâtre de ces petits foyers prouvaient qu'ils avaient subi un travail nécrosique; la gangrène paraissait avoir envahi à la fois les extrémités bronchiques et le tissu pulmonaire du lobule qui les terminait.

La dilatation bronchique de la dothiénentérie n'atteint jamais les dimensions, parfois considérables, de l'ectasie chronique des bronches; il faut probablement lui rapporter ces râles muqueux fins à bulles éclatantes, quelquefois presque métalliques, qu'on entend parfois dans les périodes avancées de la maladie.

§ 13. *Emphysème.* — *L'emphysème* est très commun, masqué souvent après la mort par les infiltrations sero-sanguines des poumons, il se montre plus distinct sur les bords des lobes pulmonaires. — Souvent, quand le poumon n'est pas œdématié, on en trouve autour des foyers de la pneumonie lobulaire.

Je crois qu'on peut lui attribuer *en partie* cette faiblesse du murmure vésiculaire, si commune dans la dothiénentérie, et qu'on retrouve d'ailleurs dans toutes les bronchites accompagnées de quintes violentes de toux, comme dans la bronchite de la coqueluche, par exemple. Cet emphysème aigu guérit, quand disparaît la cause qui l'a produit; son

Le foie était pâle, décoloré.

Le péricarde renfermait environ 125 grammes de sérosité citrine.

Dans les oreillettes, on trouvait des coagulums fibrineux blanchâtres.

La veine cave était vide.

Ainsi les lésions du gros intestin prédominaient sur celles de l'intestin grêle et expliquaient la persistance de la diarrhée, alors que ces dernières lésions étaient arrivées à la période de reparation. Comme je l'ai déjà dit, on peut se demander si les ulcérations du rectum n'ont pas pu faire pénétrer dans les veines rectales des liquides septiques, peut-être des embolies moléculaires qui, passant par la veine cave, auraient été portées au poumon et y auraient joué un role dans les lésions qu'on y a observées.

développement s'explique facilement par le ramollissement de la membrane alvéolaire hypérémiée : elle ne peut résister au choc de la colonne d'air, chassée au dehors par les efforts violents des muscles expirateurs et rencontrant sur son passage les obstacles que lui opposent les mucosités et la tuméfaction de la membrane muqueuse bronchique.

Murchison a cité des cas dans lesquels on a observé un emphysème du tissu cellulaire sous-cutané, commençant par le cou et s'étendant à la face, à la poitrine et aux membres supérieurs. Dans un de ces cas, rapporté par le Dr Wilks, cet emphysème avait pour cause une ulcération avec nécrose de la partie postérieure du larynx. Il ajoute que des abcès des grosses bronches ou une eschare gangréneuse du poumon ont quelquefois donné lieu à cette complication (1). Chomel, qu'il cite comme l'ayant mentionnée, n'a parlé que de l'emphysème généralisé (2), résultat d'une décomposition cadavérique excessivement rapide, et observé après la mort; il a ajouté que cet emphysème pouvait commencer à se développer dans les derniers instants de la vie et qu'il ressemble à celui qu'on observe quelquefois dans d'autres maladies infectieuses et dans l'asphyxie des fosses d'aisance. Mais les faits qu'il relate n'ont rien de commun avec ceux dont parle Murchison.

§ 14. *Adénopathie trachéo-bronchique.* — Parmi les lésions de l'appareil respiratoire, nous devons mentionner l'adénopathie trachéo-bronchique, très fréquente dans cette maladie. Coïncidant souvent avec des affections congestives ou inflammatoires des bronches, du poumon, de la plèvre ou du larynx, elle n'est pas avec ces affections dans des rapports de dépendance absolue : ainsi que le remarque Griesinger, l'agent infectieux peut agir directement sur les ganglions bronchiques comme sur les ganglions mésentériques.

Quoique, en général, le siège du plus grand développement ganglionnaire corresponde au siège des lésions concomitantes, dans quelques cas c'est l'inverse; et les ganglions les plus volumineux sont du côté opposé aux lésions les plus graves.

On voit quelquefois les signes de cette adénopathie, comme tous ceux

____

(1) Murchison, p. 558, Traduction française, p. 169. — Je noterai désormais, avec la pagination de l'ouvrage original, celle de cette traduction qui n'a paru que plus d'un an après la publication de la première partie de mon travail, et quand la plupart des matériaux qui ont servi à composer le texte étaient déjà réunis, ce qui m'avait empêché de l'indiquer jusqu'ici.

(2) Chomel, *l. c.*, p. 294, 296.

qui dans cette maladie indiquent des fluxions congestives, disparaître assez rapidement et se manifester du côté opposé.

Cet engorgement ganglionnaire peut, quand il est assez considérable, augmenter la dyspnée, et, quand il est opiniâtre, prolonger la toux après la défervescence.

Dans quelques cas rares, d'après Griesinger, ces ganglions peuvent être le siège d'infiltration hémorrhagique, de suppuration et même de gangrène, et ces lésions sont parfois le point de départ de pleurésies et de pneumothorax (1).

Très souvent, en même temps que les ganglions sont tuméfiés et congestionnés, le tissu connectif circumganglionnaire est fortement injecté et infiltré de sérosité sanguinolente. J'ai trouvé quelquefois ces ganglions ramollis et diffluents.

Je ne répéterai point ici la description de tous les signes qui peuvent permettre pendant la vie de reconnaître cette adénopathie, signes dont j'ai maintes fois à l'autopsie constaté l'exactitude; mais je rappellerai quelques-unes des modifications que fait subir au bruit respiratoire la compression des bronches mères par les ganglions tuméfiés, et que j'ai observées chez des dothiénentériques.

C'est d'abord une moindre expansion, une faiblesse relative avec rudesse du bruit respiratoire qui peut s'étendre à tout le côté. C'est habituellement une exagération de l'expiration qui peut être sifflante, soufflante, trachéale même; et ce souffle expirateur peut retentir dans une grande étendue, surtout quand il y a condensation du lobe supérieur; il devient de plus en plus faible à mesure qu'on s'éloigne de la racine des bronches (2); quelquefois l'expiration est sibilante.

Si la compression de la bronche est très considérable, à ces signes stéthoscopiques s'ajoutent quelquefois des phénomènes extérieurs : l'expansion costale moindre du côté affecté et parfois à chaque inspiration une dépression des régions sus et sous-sternales qu'on a désignée sous le nom de tirage.

§ 15. *Pleurésie.* — Moins communes que les congestions pulmonaires, les inflammations pleurales ne sont pas rares dans la dothiénentérie; elles peuvent se montrer comme localisations primitives du

____

(1) Griesinger, *l. c.*, p. 349.

(2) J'ai plusieurs fois remarqué qu'à la fin de l'expiration le souffle offrait une tonalité plus aiguë qu'au commencement, ce qui peut être expliqué par l'aplatissement plus considérable du tuyau aérifère.

processus inflammatoire; elles peuvent aussi compliquer la pneumonie lobaire ou être imputables à l'irritation produite par d'autres lésions du poumon, telles que gangrène, abcès, infarctus hémorrhagiques. Nous avons vu encore que certaines affections ganglionnaires, ainsi que la périsplénite, pouvaient provoquer des pleurites.

En dehors de ces conditions pathogéniques, la plèvre devient parfois le siège d'un travail phlegmasique avec ou sans épanchement, surtout pendant la troisième et la quatrième période de la fièvre dothiénentérique, très rarement pendant les deux premiers septénaires.

Ces pleurésies sont assez souvent, comme les autres manifestations congestives de la dothienentérie, remarquables par leur mobilité. J'en ai vu disparaître en trois et huit jours; cependant il semble quelquefois, même dans ces cas à résolution rapide, qu'elles attirent sur la portion du poumon contiguë à la plèvre malade une irritation qui leur survit. J'ai vu les signes caractéristiques de la pleurésie remplacés soit par des râles sibilants nombreux et fins, soit par les symptômes d'une congestion pulmonaire.

D'autres fois, quand la pleurésie survient à une époque où la constitution est profondément détériorée, surtout s'il y a de vastes eschares et une disposition pyogénique, la pleurésie traîne en longueur; la résolution en est lente et difficile. L'épanchement dans ce cas est souvent purulent; il se vide au dehors par une vomique, qui peut être compliquée de pneumo-thorax, ou l'opération de l'empyème devient nécessaire. Quelquefois l'épanchement se limite et s'enkyste dans la région sus-diaphragmatique ou dans les espaces interlobaires.

Évidemment survenant dans des conditions si défavorables, cette complication est très grave; cependant, si les forces de l'organisme se remontent, si les fonctions nutritives se rétablissent, le malade peut guérir soit par les seuls efforts de la nature, soit avec le secours d'une intervention chirurgicale.

---

(1) Murchison et Jenner ont trouvé, dans leurs autopsies, des traces d'inflammation pleurale dans à peu près le tiers des cas : : 12 : 36. Louis n'en n'a trouvé que 2 fois sur 46; 19 fois il a rencontré dans la cavité pleurale de la sérosité plus ou moins rougeâtre, mais sans exsudats inflammatoires, *l. c.*

Griesinger, au contraire, croit la pleurésie très rare, et *tout* épanchement dans la plèvre doit, selon lui, éveiller le soupçon d'une affection pulmonaire concomitante (p. 349). Cette proposition me semble absolument inadmissible, et sans être aussi fréquente qu'on pourrait l'induire des statistiques de Murchison, cette complication est loin d'être très rare à Paris.

Ces pleurésies dothiénentériques peuvent être comme les autres provoquées par l'impression du froid. La suppression brusque de la transpiration est une des causes les plus actives des pleurésies qui surviennent dans le cours d'autres maladies (1).

Le *diagnostic* de la pleurésie dans la dothiénentérie peut offrir quelques difficultés, dans les cas surtout où la splénisation du poumon détermine de l'obscurité du son thoracique et l'absence du bruit respiratoire. Mais dans la pleurésie, le plus souvent on trouve du souffle aigu à la partie supérieure de l'épanchement; on peut même quelquefois entendre de l'égophonie et de la pectoriloquie aphonique, quand l'état du malade permet ce genre d'exploration. En outre la matité a généralement ce caractère absolu, cette résistance au doigt, déjà signalée par Corvisart et sur laquelle, avec raison, a tant insisté Piorry, qu'on ne trouve pas dans la congestion. D'ailleurs, souvent dans celle-ci, la respiration n'est qu'affaiblie et reste superficielle; souvent quelques râles, faisant explosion sous l'oreille, indiquent qu'il n'y a entre la plèvre et le poumon aucun intermédiaire.

La coïncidence de la pleurésie avec la bronchite peut exposer à un autre genre d'erreur : comme dans l'hépatisation compliquée de catarrhe, les râles muqueux quand ils existent peuvent prendre un caractère éclatant, métallique, gargouillant, caverneuleux. Il faut être prévenu de cette circonstance pour ne pas attribuer à une induration du poumon ce qui est dû à une complication pleurétique.

Un autre point, encore assez délicat, et qui m'a fait hésiter plusieurs fois dans des pleurésies dothiénentériques, c'est la distinction de certains râles bronchiques demi-secs, demi-muqueux, avec les frottements crépitants qu'on observe assez souvent au début ou dans la résolution des épanchements pleurétiques.

Leur existence dans les deux temps de la respiration n'a pas une valeur absolue, car on peut l'observer dans les râles bronchiques. Leur superficialité qui imprime à la paroi thoracique des vibrations plus prononcées et surtout leur persistance qui résiste à la toux, leur fixité dans le même point avec les mêmes caractères pendant plusieurs jours détermineront le diagnostic dans les cas douteux.

§ 16. *Pneumo-thorax.* — Nous avons dit que le pneumo-thorax pouvait succéder à des gangrènes superficielles, ou à un épanchement purulent qui se vide à travers le poumon. Je l'ai vu, dans un cas

____

(1) Voyez plus haut, p. 131.

de dothiénentérie, dû au ramollissement d'un tubercule isolé et enkysté au sommet d'un poumon (1).

§ 17. *Laryngites.* — 1° Louis, le premier, a signalé la fréquence des *ulcérations de l'épiglotte* dans la dothiénentérie (2) ; elles lui paraissaient si caractéristiques que s'il les rencontrait, disait-il, sur un sujet mort d'une affection aiguë, elles lui suffiraient pour diagnostiquer, d'une manière presque certaine, une affection typhoïde. Sans prendre à la lettre cette assertion évidemment exagérée, il est certain qu'on les rencontre assez fréquemment. Débutant souvent par les bords de l'épiglotte, elles sont recouvertes d'un enduit pultacé. Par les progrès du processus ulcératif le cartilage peut être mis à nu, s'éroder, se nécroser et subir une perte de substance ordinairement limitée. En général ces lésions

(1) Dans un cas observé par M. H. Martin et rapporté par le Dr Guillermet dans un travail *Sur les complications pulmonaires de la fièvre typhoïde*, on ne trouva dans ln poumon droit, déchiré au sommet et comprimé par un pneumo-thorax, qu'une très légère extravasation sanguine dans les alvéoles pulmonaires. Le poumon gauche était le siège d'une congestion très intense ; il est probable qu'il en existait une semblable dans le droit avant qu'il ne fût refoulé par un épanchement gazeux. On ne découvrit pas de tubercules. Peut-on admettre que des efforts de toux ont pu amener la rupture d'un poumon simplement congestionné ?

Obs. XXXI. — Une malade avait succombé à une pleurésie purulente, compliquée de pneumo-thorax et survenue dans la convalescence d'une fièvre typhoïde. La perforation de la plèvre, située au sommet du poumon droit et fermée par des fausses membranes, correspondait à un noyau tuberculeux enveloppé lui-même d'un kyste néo-membraneux. Quelques noyaux d'apoplexie pulmonaire existaient dans le poumon gauche. On voyait dans l'intestin grêle les traces de nombreuses ulcérations cicatrisées, entourées d'un cercle noirâtre et à fond déprimé ; dans quelques autres, la membrane cicatricielle était de niveau avec la muqueuse environnante. Dans quelques endroits, cette membrane était si mince et si fragile, qu'elle se déchirait facilement ; dans d'autres, la cicatrisation n'était pas achevée et on apercevait au fond de l'ulcère la musculeuse pâle et décolorée. Près de la valvule, le tissu de la cicatrice avait l'aspect et la consistance du tissu fibreux. Le gros intestin, dans ses portions ascendantes et transverses, était également parsemé de cicatrices arrondies, dont le diamètre variait depuis celui d'un grain de chènevis à celui d'un franc. On y apercevait en outre un très grand nombre de petits cercles noirs de 3 à 4 millimètres de diamètre et qui m'ont paru être des traces d'anciennes inflammations folliculaires (*). On voyait aussi, çà et là, quelques follicules saillants, peu nombreux et sans changement de couleur.

(2) Louis a trouvé des lésions inflammatoires de l'épiglottte dans 10 cas sur 46, ce qui fait près de 22 pour 100.

Chomel les a observées 3 fois sur 20, ce qui ferait 15 pour 100.

(*) J'ai rencontré souvent ces petiots cercles noirs autour des cicatrices des follicules isolés. La pigmentation succède souvent à l'inflammation ou à la congestion prolongée.

n'entraînent ni aucun trouble fonctionnel bien caractérisé, ni aucune conséquence fâcheuse. Le plus souvent elles restent superficielles, et même quand elles sont accompagnées de destruction partielle du carti- lage, en général elles se répareraient et se cicatriseraient facilement, selon Griesinger (1). On n'a pu évidemment en juger que par les cica- trices observées chez des sujets qui ont succombé après la guérison de la dothienentérie : car, de l'aveu de Griesinger, l'examen laryngoscopique est le plus souvent impossible chez les dothiénentériques, et d'une autre part ces lésions ne provoquent, suivant lui, aucun symptôme qui puisse solliciter l'attention, de telle sorte que cette assertion me semble bien hasardée.

2° La *laryngite ulcéreuse* se montre avec une fréquence inégale suivant les constitutions épidémiques et peut-être suivant les pays.

Ainsi tandis que Murchison, sur le nombre immense d'autopsies qu'il a faites, dit n'avoir trouvé d'ulcérations du larynx que trois ou quatre fois, chez des sujets qui n'avaient, pendant leur vie, présenté *aucun symptôme apparent de laryngite* (2), Griesinger les a rencontrées 31 fois sur 118 autopsies, ce qui donne la proportion énorme de 26 sur 100. D'une autre part Hoffmann les a constatées 28 fois sur 250 au- topsies, ce qui revient à 11 pour 100. Chomel les a observées 3 fois sur 47, ce qui fait un peu plus de 6 pour 100 (3). Griesinger rapporte que cette lésion n'a pas été observée une seule fois par Kleschl, pendant six mois, dans une épidémie de dothiénentérie, et que dans une autre épidémie aux environs de Vienne, décrite par Haspinger, elle a été presque constante (4).

Elle serait, suivant lui, plus commune chez les hommes que chez les femmes :: 3 : 2.

---

(1) Griesinger, p. 351. — Cet éminent observateur attribue ces ulcérations à un travail diphtéritique, tout en reconnaissant qu'elles sont bénignes. En France, on repousse avec raison cet abus des mots diphtéritique et croupal qu'on trouve dans le langage des auteurs allemands. Pour nous, le mot diphtérie et croup ont une acception bien définie; ils représentent une affection infectieuse et qui n'a qu'une analogie très superficielle avec les autres processus morbides donnant naissance à des exsudats pul- tacés ou pseudo-membraneux.

(2) Il ne faut pas prendre cette assertion dans un sens trop absolu, car Murchison rapporte lui-même quelques lignes plus bas, Obs. XX, un cas de nécrose du larynx avec toux et respiration laryngée.

(3) Chomel, *l. c.*, p. 444. — J'ai vainement cherché le passage cité par Murchison, d'après lequel Chomel n'aurait trouvé cette lésion qu'une fois sur 42.

(4) Griesinger, *l. c.*, p. 352.

Le siège et l'étendue des lésions exercent une grande influence sur les troubles fonctionnels qui s'y rattachent.

Bornées à la région sus-glottique ou à la partie postérieure du larynx, elles apporteront un bien moindre obstacle aux fonctions de cet organe que quand elles envahissent les cordes vocales.

Ces ulcérations sont recouvertes d'exsudats membraniformes ou d'un détritus amorphe comme celui qui existait dans l'observation XXXV. Elles peuvent s'étendre en profondeur, amener l'exfoliation, puis la nécrose des cartilages, et consécutivement des suppurations abondantes, qui peuvent fuser dans différentes directions.

La mort survient soit par le rétrécissement de l'orifice laryngé, conséquence de la tuméfaction inflammatoire, soit par l'affaissement des parois après une destruction étendue des cartilages, et par la saillie de leurs sequestres dans la cavité laryngée, soit par l'ouverture dans le larynx d'abcès périchondriques, soit enfin par le développement rapide d'un œdème aigu de la glotte ou d'un emphysème généralisé.

Chez les malades plongés dans la stupeur, la mort peut survenir sans manifestations morbides bruyantes.

Si le malade échappe à tous ces dangers, il peut conserver des altérations irréparables des organes vocaux (1).

Les ulcérations laryngées, commencent en général, suivant Griesinger, par la partie postérieure de la région sus-glottique, notamment dans la rainure des replis muqueux, sous forme de petites fentes allongées, superficielles. De là elles se prolongent quelquefois en avant sur la partie postérieure des cordes vocales. Ces petites érosions peu vent, en se réunissant, donner lieu à des ulcérations, dont les dimensions varient du volume d'un pois à celui d'une fève.

Ces ulcérations paraissent le plus souvent se développer dans le troisième et le quatrième septénaire, quelquefois à la fin du second. Dans un cas terminé par guérison, et où, par conséquent, je n'ai pas pu démontrer l'existence d'une ulcération laryngée, mais où la gravité des symptômes me l'a fait supposer, l'altération de la voix s'est montrée dès le début (2). Quelquefois cette complication ne survient que pendant la

---

(1) Griesinger, p. 382.

(2) Obs. XXXII. — *Laryngite et otite au début de la maladie. Pneumonie, délire, troubles respiratoires portés à un degré extrême. — Danger imminent, amélioration soudaine. — Pendant la convalescence, otite suppurée, érysipèle, guérison.*

Une fille de vingt-trois ans, lingère, à Paris depuis treize mois, bien réglée depuis l'âge de douze ans, et jouissant d'une bonne santé, en dehors des migraines auxquelles

convalescence. Dans les deux tiers des autopsies faites par Griesinger, les ulcérations étaient détergées et en voie de réparation.

Ces ulcérations peuvent ne donner lieu à aucun symptôme qui en

elle est sujette, entre à l'Hôtel-Dieu le 26 mars 1840. Elle était malade depuis quinze jours; dès le début, elle avait éprouvé de la céphalalgie, des douleurs de ventre, de la diarrhée, une douleur dans l'oreille gauche, bientôt suivie d'otorrhée, et de l'*altération de la voix*. Ses règles avaient paru et s'étaient presque immédiatement supprimées; on lui avait fait, en ville, une application de sangsues aux cuisses, qui ne les avait pas rappelées.

Je la vis le seizième jour de la maladie : elle était dans le décubitus dorsal, très faible et très prostrée, à ce point qu'elle laissait aller sous elle ses urines et ses matières fécales, qui avaient toujours été diarrhéiques depuis le commencement de la maladie, et dont l'expulsion était quelquefois provoquée par les secousses de la toux.

Elle était presque complètement aphone et la respiration était très fréquente, sifflante, avec écartement des ailes du nez. Elle accusait une sensation de *chaleur douloureuse derrière la partie inférieure du sternum.* Les pommettes étaient injectées.

La céphalalgie avait beaucoup diminué, mais n'avait pas cessé. La langue était sèche, gercée. La déglutition restait assez facile.

Le ventre était très météorisé, très tendu, indolent à la pression, sans gargouillement. On n'apercevait pas de taches lenticulaires sur la peau.

Dans le quart supérieur droit de la poitrine, on constatait un son mat et de la respiration bronchique. Le bruit respiratoire était sec et rude à gauche.

Le pouls, petit, battait cent vingt fois par minute.

Il n'y avait pas eu d'épistaxis.

Le lendemain, seizième jour, le pouls, peu résistant, était à 112; la peau était sèche et brûlante ; les troubles respiratoires avaient augmenté; la respiration était haute, haletante, sifflante : 50 resp. par minute; *l'aphonie était complète; la toux comme la voix étaient étouffées.*

Les paupières supérieures étaient tombantes ; un mucus purulent tapissait les bords ciliaires. Les conjonctives étaient injectées; les narines étaient pulvérulentes.

La langue, très sèche, était, comme les dents et les gencives, couverte d'un enduit fuligineux épais.

La malade délirait, et faisait par moment des mouvements des lèvres comme si elle articulait quelque parole. Elle demandait une plume et remuait les doigts, comme si elle écrivait.

Le dix-huitième jour, la malade paraissait être à l'agonie, complètement aphone et ne paraissait pas entendre les questions qu'on lui adressait.

On lui appliqua un vésicatoire sur la partie antérieure de la poitrine.

Le lendemain, dix-neuvième jour, elle présentait une amélioration très sensible; sa fièvre avait notablement diminué; elle avait dormi la nuit précédente; elle n'avait pas eu de diarrhée depuis la veille; son délire avait cessé; elle entendait et se faisait entendre à voix basse. La langue était toujours très brune et fendillée; la respiration était ronflante et on entendait encore du souffle au sommet droit; la face était toujours injectée.

Cet état se maintint les jours suivants. La diarrhée ne revint pas, mais la voix, la toux et la langue présentaient toujours les mêmes caractères; le pouls restait accéléré.

fasse soupçonner l'existence, ou bien ces symptômes s'effacent au milieu des autres désordres fonctionnels.

la respiration bronchique et l'injection de la face persistaient ; le vingt et unième jour, comme la peau était toujours très brûlante et très sèche, on lui prescrivit un bain tiède.

Le vingt-deuxième jour, le mieux s'était notablement accentué ; la respiration bronchique avait disparu. La voix était moins indistincte : le pouls était à peine fréquent ; la région sacrée commençait à s'écorcher. Les jours suivants le mieux se confirma, il y avait à peine de fièvre ; les écorchures du siège étaient superficielles, mais étendues.

Le vingt-quatrième jour au soir, la langue, qui s'était humectée, se sécha de nouveau, et le lendemain apparurent les signes d'une otite qui se termina par suppuration et qui fut accompagnée de vives douleurs.

Cependant l'appétit revint et la voix devenait de plus en plus perceptible, sans avoir récupéré cependant son timbre et sa force normale.

Le vingt-septième jour, sous l'influence d'une vive contrariété, survint un accès de fièvre assez fort, mais qui était terminé le lendemain ; et la convalescence continua à marcher régulièrement. L'otorrhée purulente de l'oreille gauche ne s'arrêta que vers le trente et unième jour.

Mais, le trente-sixième jour, sur le côté gauche de la face se développa un érysipèle, presque apyrétique le premier jour, accompagné seulement de nausées ; la fièvre se développa les jours suivants. La langue devint de nouveau rouge et fendillée ; la malade eut une soif vive et quelques vomissements. Quelques bulles se développèrent sur la joue occupée par l'érysipèle, qui gagna le cuir chevelu.

Le quarantième jour, il se limita, n'envahit pas l'autre côté de la tête ; et la convalescence reprit sa marche progressive et régulière, qui ne fut troublée par aucun accident.

Cette observation est remarquable par la précocité du trouble de la voix et de l'otite qui se montrèrent au début. Il y avait en même temps une complication pneumonique du sommet droit ; là, les troubles respiratoires étaient portés à un degré considérable ; la respiration était très fréquente, sifflante, anxieuse, anhilante, elle devint ronflante, accompagnée d'une sorte de cornage ; l'aphonie était complète et la toux était comme étouffée ; des vomissements quotidiens accompagnaient ces symptômes ; la malade semblait à l'extrémité. Elle était inconsciente, quand, tout à coup, après une application de vésicatoire qui n'a été peut-être qu'une coïncidence, la fièvre baisse considérablement, l'intelligence redevient calme et lucide ; la respiration est moins fréquente et plus facile, bien que les phénomènes stéthoscopiques ne fussent pas notablement modifiés. Je me suis demandé s'il n'y avait pas eu un abcès du larynx qui se serait ouvert sans que la malade pût s'en rendre compte, dans l'état où se trouvaient ses facultés mentales, et sans que les gens de service y eussent prêté attention.

Pendant la convalescence, nous voyons l'otite, qui avait commencé avec la dothiénentérie, et qui très probablement était exclusivement externe, gagner la caisse, produire un abcès qui s'ouvre au dehors ; quelques jours après que la suppuration était tarie, un érysipèle éclate du côté de l'oreille malade, la fièvre se rallume ; mais après quatre ou cinq jours, cet érysipèle, qui s'était limité, se termine par résolution.

Un autre point à noter dans cette observation, c'est que le travail de mortification

Dans beaucoup de cas la voix est altérée, voilée d'abord, puis rauque, éteinte et arrive à l'aphonie complète.

Le malade éprouve souvent une toux quinteuse, fatigante, qui prend, dans les cas graves, un caractère presque convulsif; cette toux participe aux altérations du timbre vocal; elle est enrouée, canine, plus tard sourde, avec parfois des éclats qui détonnent.

La respiration, qui d'abord peut n'être pas troublée, devient au bout d'un certain temps gênée, fréquente, anxieuse, sifflante; dans les dernières périodes elle peut prendre le caractère du cornage; le malade a des accès de suffocation dans lesquels la face prend une teinte cyanique et au milieu desquels souvent il succombe asphyxié (1).

des téguments de la région sacrée, qui avait commencé dans la dernière période de l'état fébrile, se continua pendant la convalescence, mais ne tarda pas à se limiter et à guérir.

(1) Obs. XXXIII. — Les matériaux de cette observation ont été recueillis par mon excellent ami le Dr Hirtz, alors interne dans mon service.

Fièvre dothiénentérique. — Salivation très abondante et persistante. — Chair de poule. — Congestions intenses des poumons. — Défervescence. — Rechute. — Éruption scarlatiniforme sur le thorax. — Congestion pulmonaire, légère péricardite, plaques érythémateuses de la face paraissant périodiquement. — Laryngite persiste et augmente malgré la rémission des phénomènes dothiénentériques. — Œdème de la glotte. — Menaces d'asphyxie. — Trachéotomie. — Guérison.

Un jeune homme de vingt et un ans, garçon marchand de vin, habitant Paris depuis quatre ans, entra dans mon service, à l'Hôtel-Dieu, le 14 octobre 1876. Depuis quatorze jours, il avait éprouvé les symptômes d'une fièvre dothiénentérique d'intensité moyenne, mais qui présentait un phénomène inusité : c'était *une salivation tellement abondante qu'il remplissait chaque jour deux grands crachoirs*, pouvant contenir au moins 400 grammes de liquide. Depuis le début, il y avait de l'insomnie. A son entrée, on constata une éruption de taches rosées lenticulaires. La diarrhée était modérée; il avait chaque jour de deux à trois selles liquides et jaunâtres.

La peau était sèche. La langue était très humide; mais rouge à la pointe et sur les bords. Le ventre était un peu ballonné, mais souple et indolent.

Le dix-septième jour, il y eut une épistaxis modérée. Le pouls donnait 114 pulsations; la respiration était très fréquente (54 par minute); la température oscillait entre 38° 4 et 39° 6. A l'auscultation, on constatait de la rudesse dans les sommets et des râles sous-crépitants fins à la base droite.

Le malade se plaignait d'une *sensation de constriction au niveau du larynx,* à laquelle il attribuait l'oppression dont il souffrait. La voix était parfaitement timbrée, mais *en comprimant le cartilage thyroïde on éveillait une légère douleur.*

L'intelligence était nette. L'insomnie persistait, la tache méningitique de Trousseau se produisait très facilement sous la pression de l'ongle.

Traitement. — Limonade vineuse, vin, extrait de quinquina, lavements, bouillons, potages.

Le lendemain, le dix-neuvième jour, le pouls s'éleva à 120 et la respiration à 60 ; la face et les oreilles étaient fortement congestionnées, d'une teinte vineuse ; les pupilles étaient dilatées ; la salivation continuait, sans modification appréciable des glandes salivaires. Le malade a eu un vomissement (cat., synap., lav., etc.).

Les jours suivants, il y eut une amélioration sensible : la fréquence du pouls et de la respiration diminua (pouls 108 ; resp. 42), quoique la température tendît à s'élever un peu le soir avec de grandes descentes le matin. Mais cet apaisement de la respiration ne se maintint pas ; elle remonta à 60. On constatait un souffle expirateur au sommet droit, imputable à une adénopathie bronchique, et, à la base du même côté, des râles sous-crépitants très nombreux. Il y eut encore un vomissement. On remarqua une aphte à la pointe de la langue qui était devenue sèche.

L'irritation de la peau ne produisait pas seulement des taches congestives persistantes, mais, d'une manière très prononcée, le phénomène de la chair de poule, symptôme que Griesinger considère comme très grave, et qui, dans cette circonstance, ne paraissait pas avoir cette signification.

Le vingt et unième jour, nous observâmes sur le ventre, le thorax et le bras droit de petites taches d'un rouge vineux, légèrement saillantes et portant à leur sommet des vésicules miliaires, qui se desséchèrent au bout de quatre ou cinq jours.

Les taches lenticulaires étaient toujours très apparentes.

Du vingt-deuxième au vingt-quatrième jour, la diarrhée et la salivation continuèrent. Le pouls oscillait entre 102 et 106 pulsations, la respiration entre 50 et 54. Le malade était plus prostré et la peau du visage prenait une teinte cyanique. Les nuits étaient toujours sans sommeil. Aux râles sous-crépitants persistants de la base droite, s'ajouta un peu d'obscurité du sommet gauche, et le vingt-quatrième jour on entendit des râles sous-crépitants et une respiration soufflante aux deux bases. La diarrhée avait un peu diminué ; mais l'excrétion des selles et des urines devint involontaire surtout pendant la nuit.

Le vingt-cinquième jour, l'état général parut plus satisfaisant ; le faciès était moins asphyxique, la langue plus humide et la diarrhée plus modérée. Pouls 103, resp. 52.

Le malade était moins prostré ; ce jour-là, il eut une épistaxis abondante, et, pour la première fois, il dormit la nuit suivante.

L'amélioration se continua les jours qui suivirent ; le pouls descendit à 90, la respiration conservant toujours la même fréquence ; cependant les signes stéthoscopiques paraissaient meilleurs ; les râles sous-crépitants étaient moins nombreux, les râles sibilants et ronflants l'étaient davantage ; on trouvait aux deux sommets de l'expiration soufflante, que j'attribuais à l'adénopathie bronchique. La langue s'était humectée, et le malade recommençait à demander le bassin, quoi qu'il eût encore quelquefois des évacuations involontaires.

Le vingt-septième matin, il y avait un abaissement de température de 3 degrés ; dans la matinée, le malade eut une transpiration extrêmement abondante.

Dans la poitrine, les râles sous-crépitants étaient limités à la base droite, cependant la respiration conservait la même fréquence (54).

Dans la soirée, la température monta de 37 1 à 40 degrés. Le lendemain, la pommette droite était fortement injectée ; le pouls était monté à 108 et la respiration à 62. Le son était obscur dans toute la hauteur du côté droit en arrière, et on entendait des râles muqueux dans la région post-axillaire ; à gauche, il y avait des râles sibilants.

Cependant l'état du ventre s'améliorait; les selles étaient presque moulées et les évacuations avaient cessé d'être involontaires. La langue était humide.

Cet état continua les jours suivants. Le vingt-neuvième jour, le malade expectora des matières purulentes en nappes, venant peut-être d'une pleurésie interlobaire ou diaphragmatique, dont les signes nous avaient échappé, masqués par ceux de la congestion pulmonaire.

Le trentième jour, les selles étaient devenues tout à fait normales; le ventre était souple et indolent. On entendait toujours des râles sous-crépitants fins et très nombreux à la base droite, mêlés à un peu de souffle; le trente-et-unième jour, il s'y ajouta un peu de bruit de frottement pleural.

Cependant la température présentait des oscillations d'une amplitude énorme avec des écarts de 3 degrés, 3° 1/2, et même, un jour, de 4° 1/2 : de 37 degrés, 36° 4, 36° 2 et même 36 degrés, à 40 degrés, 40° 1 et même 40° 6 le trente-quatrième jour, qui fut le point culminant de ces ascensions vespérales, suivies, le trente-cinquième jour, d'une complète défervescence.

Le soir, au moment des paroxysmes, les signes de la congestion pulmonaire se montraient plus accentués. Les crachats étaient devenus déchiquetés, presque nummulaires. Le pouls, pendant ce temps, était tombé à 84, et l'appétit se développait. On entendait toujours des frottements à la base droite, mais les poumons se dégageaient complètement; le trente-troisième jour, on n'y entendait plus aucun râle; les crachats étaient devenus purement muqueux. On avait opposé aux complications thoraciques des ventouses sèches et plusieurs applications de vésicatoires.

Une desquammation furfuracée avait commencé entre les doigts; la convalescence paraissait bien confirmée.

La température restait habituellement au-dessous de 37 degrés; un seul jour, le trente-septième, peut-être sous l'influence de l'alimentation, elle s'éleva à 38° 6 ; mais, les jours suivants, elle revint au chiffre normal.

Le malade semblait guéri ; il était alimenté à 1 degré depuis douze jours et reprenait des forces; il commit l'imprudence d'ajouter à son régime des aliments indigestes, que sa famille avait cru devoir lui apporter.

Le 9 novembre, quarante jours après le début de sa maladie, il se leva pour aller au cabinet et se sentit faible ; le soir, il vomit une partie de ses aliments, et depuis lors, toutes les fois qu'il mangeait, il avait des nausées et vomissait une heure après.

C'était le commencement d'une rechute, qui débutait huit jours après la fin de la première attaque.

Le 12 novembre, la température s'élevait à 40° 2. Les troubles digestifs persistaient, quoiqu'on eût réduit son régime aux bouillons et aux potages.

Le malade se plaignait d'une sensation *de poids très pénible à l'épigastre et au niveau du sternum, accompagnée de dyspnée.*

Le 13 novembre, qu'on peut regarder comme le deuxième jour de la rechute, la température était à 39° 8 le matin et à 40° 2 le soir.

Il y avait 120 pulsations et 42 respirations, pas de céphalalgie.

L'intelligence était très nette.

La face était le siège d'une vive injection et, sur la pommette droite, on voyait un groupe de vésicules herpétiques, tandis que le cou et la face antérieure du thorax présentaient une rougeur scarlatiniforme.

Une rougeur intense existait également sur le pharynx et sur le voile du palais; la langue était collante.

Le ventre, légèrement ballonné, était indolent; une selle diarrhéique avait été rendue dans la matinée.

Dans la poitrine, le son était à peu près normal; mais, à la base du côté droit, on entendait un souffle aspiratif pendant l'inspiration.

Le troisième jour, le malade était affaissé; l'oppression et la douleur sterno-épigastrique continuaient et avaient apporté un obstacle absolu au sommeil. Le pouls était descendu à 108 pulsations, mais la respiration s'était élevée à 54.

L'exanthème scarlatiniforme avait disparu.

Les muscles de la face étaient agités de mouvements spasmodiques.

La voix était cassée et le malade paraissait éprouver quelque difficulté à parler.

On constatait de la matité dans la région ganglionnaire gauche. A la pointe du cœur, on entendait *un double frottement très léger*.

Le quatrième jour, pendant la nuit, le malade avait parlé et poussé des gémissements. A la base droite, qui présentait une tonalité plus élevée, j'entendis des râles sous-crépitants. Pas de selles spontanées; les lavements amenaient des matières liquides mêlées de quelques grumeaux solides. Des taches lenticulaires existaient sur la poitrine et sur l'abdomen.

Le sixième jour, l'abattement était plus prononcé; les pupilles étaient dilatées; la diarrhée avait augmenté, la langue était sèche et fuligineuse.

Pouls 126. — Respiration 46.

On entendait des râles sous-crépitants aux deux bases, et des râles secs dans le reste des poumons. La respiration était plus obscure.

Le frottement péricardique persistait très affaibli, mais le bruit du cœur était rude et râpeux à la pointe.

De nouvelle taches lenticulaires se sont développées sur la peau.

Elles s'étaient encore multipliées le neuvième jour.

Le pouls était monté à 138, la respiration à 54, sans que l'état des poumons fût notablement modifié; on trouvait toujours les signes d'une bronchite généralisée (râles sibilants), et de la congestion à la base droite (respiration obscure, râles sous-crépitants fins). *La voix était enrouée depuis deux jours, la pression du larynx n'était pas douloureuse.*

Un bruit de souffle était perçu à la pointe du cœur et au premier temps; le malade présentait une grande agitation, qui persista pendant la nuit. On observait des contractions fibrillaires des muscles de la face et des mouvements spasmodiques dans les doigts.

La langue était collante; la diarrhée restait modérée. La tache congestive de Trousseau était très prononcée.

Le dixième jour, l'agitation fut extrême pendant la nuit; dans la journée, il y eut un peu de somnolence.

Pouls 132. Respiration 54. Expiration soufflante aux deux sommets, attribuée à la tuméfaction des ganglions bronchiques.

Le malade paraissait inconscient et laissait aller sous lui.

Une rougeur érythémateuse se montra sur les pommettes et sur le dos du nez; les pupilles étaient très dilatées, *la voix était toujours enrouée et la déglutition semblait pénible.*

Les râles sous-crépitants ont encore augmenté à la base droite ; ils sont plus fins et s'entendent dans les deux temps.

Le ventre est souple et indolent.

Le onzième jour : pouls 132, respiration 48. Les troubles d'innervation sont encore plus prononcés ; aux mouvements spasmodiques des doigts s'ajoutent un tremblement des lèvres et de la langue et le froncement des sourcils.

L'érythème du nez et des joues a disparu ; mais une plaque érythémateuse existe à la partie antérieure et inférieure du cou. Dans la poitrine, les phénomènes stéthoscopiques restent les mêmes ; mais on trouve par la percussion un son obscur dans toute la hauteur du côté droit en arrière.

Au cœur, les bruits deviennent obscurs à la base.

Le soir, le pouls s'éleva au chiffre énorme de 144.

Le lendemain, douzième jour, l'érythème avait reparu sur le nez ; on entend un bruit roulant et prolongé à la pointe du cœur. Même état, d'ailleurs, sauf que la diarrhée est devenue très abondante. Les selles sont toujours involontaires ; le malade ne s'écorche pas.

Treizième jour, pouls 132, respiration 48. Le faciès est meilleur ; après avoir eu dans la nuit six selles involontaires, il a demandé le bassin ce matin ; l'érythème n'a pas reparu, le ventre est toujours souple.

Quatorzième jour, pouls 132, respiration 54.

L'intelligence est redevenue nette : *la voix est toujours enrouée*. La diarrhée a diminué. Même état sous tous les autres rapports. La langue reste sèche.

Cette amélioration se maintint les jours suivants ; le pouls descendit successivement à 123-122. *La voix restait enrouée* avec quelques fluctuations ; ainsi, le dix-septième jour, elle semblait meilleure, tandis que le dix-huitième elle était de nouveau très enrouée.

Dans le côté droit de la poitrine, les râles sous-crépitants avaient fait place à des rhonchus secs suivis d'expiration soufflante ; à celle-ci, le dix-huitième jour, avaient succédé des frottements superficiels, qu'on entendait également à gauche. Au cœur, les bruits anomaux avaient été remplacés par un simple prolongement rude qui, le vingtième jour, avait disparu.

La diarrhée avait diminué et était mêlée à quelques grumeaux solides.

La langue s'humectait et la rougeur du pharynx et de l'isthme du gosier, qui s'était maintenue jusque-là, avait beaucoup diminué.

Le dix-huitième jour, la malade fit une selle moulée. Ce même jour, le pouls était tombé à 114 et la respiration à 42.

Le vingtième jour, pouls 108.

Il n'y avait plus dans la poitrine que des râles ronflants. Cependant *la voix restait très enrouée ;* nous constatâmes, sur le bord droit de la langue et sur sa face inférieure du même côté, des ulcérations correspondant aux crochets des molaires.

Une seconde fois, la maladie paraissait arriver à son terme, au moins au point de vue des lésions intestinales et des troubles digestifs.

Le vingt et unième jour, il y eut cependant un retour passager de la diarrhée, mais elle ne dura pas. Les troubles d'innervation avaient complètement cessé.

Cependant le pouls et la respiration conservaient une fréquence anomale. Le vingt et unième jour, avec le retour de la diarrhée, le pouls était remonté à 120 et les respirations se maintenaient à 40 ; l'état de la poitrine et du cœur ne justifiaient pas cette fréquence ; *mais la voix restait très enrouée ; le malade toussait et expectorait en abondance des crachats muqueux ; la toux était rauque, laryngée, et, en dormant, le malade avait un peu de cornage.*

Il était évident que le larynx, touché par la première attaque, avait été plus profondément atteint dans la seconde. Et, loin de s'améliorer, l'affection de cet organe devenait évidemment de plus en plus grave ; *la face et les lèvres prenaient une teinte plombée, cyanique ; à chaque inspiration, une dépression considérable se faisait remarquer dans la fossette sus-sternale. Le cartilage thyroïde était devenu très sensible à la pression et la déglutition était très douloureuse.*

Le trente-sixième jour, la respiration s'élevait à 55 par minute, le tirage était plus prononcé.

Le trente-septième jour, on put faire un examen laryngoscopique, et on constata un œdème très prononcé des ligaments arythéno-épiglottiques ; les cordes vocales parurent intactes.

Je touchai les cordes vocales avec une éponge trempée dans une solution d'azotate d'argent au dixième. Cette application fut suivie d'un spasme laryngé qui dura une minute, avec des phénomènes de suffocation, et qui céda à l'application d'une éponge imbibée d'eau chaude sur la partie antérieure du cou.

Le lendemain, trente-huitième jour, la respiration était plus facile ; le cornage était moins intense. Le trente-neuvième, au laryngoscope, l'œdème paraissait avoir disparu. On répéta la cautérisation, qui cette fois n'amena un spasme que de quelques secondes.

L'amélioration se maintint pendant trois jours, quoique la voix restât très altérée et que la toux fût toujours rauque. Le malade, qui depuis une quinzaine de jours prenait des aliments solides, avait de l'appétit.

Le quarante-deuxième jour, les symptômes de sténose du larynx redevinrent plus intenses. L'inspiration était suivie d'un bruit rauque ; l'expiration se faisait facilement. Le teint était plus plombé ; malgré le traitement employé, ces phénomènes allèrent en augmentant et, deux jours après (quarante-quatrième jour), le malade était dans un état d'asphyxie si menaçant qu'il fallut recourir à la trachéotomie ; l'opération n'offrit aucun incident particulier. Au bout de douze jours, le malade se trouvait bien et ayant constaté, à l'aide d'une canule à soupape, que la respiration et la phonation ne rencontraient plus d'obstacle, on retira définitivement cette canule. Quelques jours après, le malade quittait l'hôpital complètement guéri.

Il est bien probable que derrière cet œdème existait quelque ulcération. qui se sera dérobée à l'examen laryngoscopique et dont l'évolution s'était préparée de longue date. Un simple œdème n'aurait pas eu une durée aussi prolongée.

Nous ferons remarquer, dans cette observation intéressante à plusieurs titres, la gravité des troubles nerveux et des complications thoraciques dans la première attaque ; la congestion persistante de la base droite était probablement fixée dans ce point par un foyer inflammatoire plus profond, autour duquel se faisaient des poussées congestives et même une fois une pleurésie superficielle, complication fréquente des pleurésies centrales.

Dans la rechute, la congestion broncho-pulmonaire tendit encore à se localiser dans le côté droit, où elle était appelée probablement par les restes d'un foyer inflammatoire incomplètement éteint.

Les troubles d'innervation ont été également très accentués ; le péricarde fut aussi légèrement touché.

On entend au niveau du larynx une respiration rude, ou des râles sibilants et ronflants, parfois clapotants qui retentissent dans tout l'arbre respiratoire ; des signes d'adénopathie trachéo-bronchique s'ajoutent à ces phénomènes.

Les crachats striés ou maculés de sang deviennent plus tard puriformes ; quand la maladie se prolonge, ils peuvent renfermer de petits fragments de cartilages nécrosés et entourés de pus.

A une période avancée, il y a de la dysphagie : le malade ne peut avaler que par petites gorgées ; et encore ces efforts de déglutition provoquent-ils des nausées ou des vomituritions qui rejettent au dehors la plus grande partie des substances ingérées.

Le malade peut cependant n'éprouver, pendant toute la durée de la maladie, aucune difficulté à avaler (voy. Obs. XXXII). J'ai vu avec cette affection, et sans qu'il y eût dysphagie, coïncider des vomissements opiniâtres qui pourraient être attribués à la compression du pneumogastrique par les ganglions tuméfiés.

Le malade souvent n'éprouve aucune douleur, ou est incapable de la percevoir et de l'accuser à cause de l'altération profonde des fonctions nerveuses. D'autres fois il se plaint d'un mal de gorge, d'une douleur derrière le sternum (Obs. XXXIII). La sensibilité du larynx à la pression ne se montre guère que dans les périodes les plus avancées (1).

Nous appellerons l'attention sur ces manifestations congestives de la peau : cet exanthème scarlatiniforme si fugace, ces plaques érythémateuses qui semblent un témoignage extérieur de ce qui se passe sur les membranes muqueuses, et qui coïncide d'ailleurs avec de l'érythème pharyngé.

La première attaque s'est terminée par une épistaxis abondante et par des sueurs, annoncées par de grandes oscillations thermiques, dont les écarts ont dépassé les limites dans lesquelles ils sont habituellement renfermés.

Je ferai remarquer encore que l'ascension vespérale, qui dépassait ordinairement 3 degrés, atteignait 40 ou allait au delà. Il y avait quelque chose de suspect dans ces paroxysmes si violents, qui montaient à un degré de thermalité si élevé ; et ils devaient faire craindre une solution incomplète ou quelque complication latente.

L'absence d'eschare dans la deuxième attaque, malgré des selles fréquentes et involontaires, devait être considérée comme un signe favorable, qui contrebalançait un peu la gravité des autres symptômes.

J'ai souvent constaté l'action favorable des cautérisations avec une solution d'azotate d'argent dans les laryngites œdémateuses et quelquefois même dans les ulcérations du larynx.

(1) Obs. XXXIV. — Chomel a rapporté (p. 282, l. c.) une observation très intéressante, dans laquelle, du quinzième au vingt-cinquième jour la voix fut voilée ; le vingt-cinquième jour le malade se plaignit d'une vive douleur de gorge. Le pharynx

Je donne plus loin une observation où une petite ulcération sur la partie antérieure des cordes vocales provoqua d'abord de l'enrouement, puis de l'aphonie, une toux quinteuse, et plus tard de la dysphagie et une dyspnée intense. (Voy. Obs. XXXV.)

Dans un autre cas, des symptômes qui semblaient encore plus menaçants furent conjurés par la trachéotomie (voy. Obs. XXXIII).

et l'isthme du gosier étaient le siège d'une injection très intense. La pression sur la partie antérieure du cou était légèrement douloureuse; elle le devint bien davantage les jours suivants.

Le vingt-neuvième jour, la déglutition fut extrêmement difficile; chaque effort pour avaler provoquait des nausées et souvent des vomituritions; la dyspnée, à peine marquée l'avant-veille, devint très violente et le malade succomba le trentième jour de la maladie; on trouva à l'autopsie, dans la région sus-glottique, une trentaine de petits abcès pustuleux groupés autour de la base de l'épiglotte et deux ulcérations parallèles allant de la glotte à l'épiglotte. Un abcès plus volumineux existait entre le cartilage thyroïde et l'os hyoïde.

Obs. XXXV. — *Fièvre dothiénentérique chez un jeune homme de vingt et un ans.* — *Laryngite ulcéreuse.* — *Pneumonie lobulaire.* — *Dégénérescence graisseuse du cœur, adénopathie bronchique.*

Un jeune homme de vingt et un ans, peintre, entra dans mon service à l'Hôtel-Dieu, le 4 novembre 1876, au septième jour d'une fièvre dothiénentérique (1).

Bien constitué et né de parents sains, ce jeune homme jouit habituellement d'une bonne santé, à part des angines catarrhales auxquelles il est sujet. Il habite Paris depuis quatre ans.

Six jours avant son entrée, il ressentit *une violente douleur dans la nuque*, suivie de coryza, de mal de gorge, de toux et de diarrhée. Il perdit complètement l'appétit et le sommeil. Le cinquième et le sixième jour, il eut des épistaxis abondantes.

Le soir de son entrée, l'intelligence était lucide et nette; les pupilles étaient dilatées, et la conjonctive palpébrale était fortement injectée. La langue, un peu collante, était rouge à la pointe et sur les bords.

Des plaques rouges, morbilliformes, étaient disséminées sur la voûte palatine; le pharynx offrait une rougeur vive, continue; la soif était modérée.

Le ventre était légèrement météorisé, mais souple et indolent.

Le foie seul, qui dépassait le rebord costal d'un travers de doigt, présentait une légère sensibilité. On constatait sur la peau de l'abdomen une tache lenticulaire.

Dans la région ganglionnaire droite, c'est-à-dire dans la partie latérale droite du manubrium sternal, au niveau de l'extrémité interne de la clavicule et de l'articulation sterno-claviculaire en avant, au niveau des lames transverses droites des deux premières vertèbres dorsales en arrière, *on trouvait un son mat.*

L'auscultation faisait entendre des râles sibilants des deux côtés, mais surtout du côté droit où *la respiration était beaucoup plus faible et moins expansive que du côté opposé.*

(1) Les détails de cette observation ont été recueillis par le Dr Edgard Hirtz, alors interne attaché à mon service.

Des abcès peuvent se développer dans le larynx autour des cartilages sans ulcérations préalables ; ou, comme dans l'observation de Chomel,

Le premier bruit du cœur était soufflant à la pointe, on percevait également un souffle doux au premier temps et à la base ; la température était à 40° 4.

Je le vis le lendemain matin, huitième jour de la maladie. Je constatai les symptômes que je viens d'indiquer, qui existaient déjà la veille, et auxquels s'était ajoutée une disposition à divaguer, bien que, quand on fixait son attention, il répondît nettement aux questions qu'on lui adressait. Le pouls était à 76 ; la température était tombée à 39° 2 ; elle remonta le soir à 40° 3. Le deuxième bruit du cœur était rude, outre les souffles observés la veille.

Je prescrivis deux litres de solution de sirop de gomme, un julep avec 2 grammes d'extrait de quinquina, qui devait être pris alternativement avec une potion contenant 2 grammes d'acide salicylique et 1 gramme de bicarbonate de soude (1), deux lavements dans les vingt-quatre heures, des catapl., sinap. aux membres inférieurs et des bouillons.

Le lendemain, neuvième jour, j'appris que la nuit avait été très agitée ; le malade avait voulu se lever ; cependant il obéissait aux ordres qu'on lui donnait. La conjonctive oculaire était injectée ; la langue était tremblottante, mais humide ; le ventre était plus tendu sans être plus sensible ; il y avait chaque jour plusieurs selles liquides. Dans la poitrine, on trouvait du râle sibilant généralisé ; un peu d'obscurité du son à la base droite semblait indiquer une tendance de la congestion à se localiser de ce côté. Le second bruit du cœur était encore plus rude que la veille. Même prescription.

A partir de ce moment, survint un peu d'apaisement ; la température, le soir du neuvième jour, ne dépassa pas 39° 8. La nuit fut plus calme ; le lendemain, dixième jour, l'intelligence était nette ; cependant la température du matin était à 39° 9 et le pouls s'était élevé à 102.

En même temps, la langue était sèche à sa partie moyenne et s'était recouverte, comme les lèvres, de fuliginosités. L'haleine avait une odeur aigre. Des râles sous-crépitants s'étaient montrés à la base droite, dans la région qui, la veille, donnait un son obscur. Des signes d'adénopathie trachéo-bronchique persistaient à droite, mais la région ganglionnaire gauche était peu sonore ; malgré ces complications, la température, le soir, au lieu de monter descendit de 39° 9 à 38° 4. Mais elle était remontée le jour suivant, *onzième* jour matin, à 39° 4. Le pouls était à 90 et la respiration présentait la fréquence considérable de 54 par minute. La langue était très sèche et fuligineuse ; *la voix s'était enrouée au point que le malade était presque aphone. La pression exercée sur la région laryngée n'y développait aucune douleur.*

Outre les phénomènes constatés la veille dans le thorax, je trouvai un peu d'obscurité du son dans la région post-axillaire gauche et j'y fis appliquer un vésicatoire. Même prescription d'ailleurs ; 2 à 3 selles liquides chaque jour. Ce jour-là, il n'y eut pas de rémission vespérale et, le soir comme le matin, la température s'éleva à 39° 4.

Le douzième jour, l'état du malade s'était évidemment aggravé ; il y avait des sou-

____

(1) A cette époque, au lieu d'acide salicylique en limonade que j'ai depuis adopté, j'employais le salicylate de soude et comme ce sel n'existait pas alors dans la pharmacie de l'Hôtel-Dieu, je l'obtenais par cette formule.

les ulcérations ne paraissent être qu'un épiphénomène du travail pyogénique.

Tous les symptômes qui accompagnent la laryngite ulcéreuse, toutes

bresauts des tendons, et les membres étaient agités d'un tremblement convulsif. La langue s'était humectée, mais restait tremblottante ; le ventre était très tendu ; et les veines sous-cutanées distendues se dessinaient sous la peau, qui présentait trois ou quatre papules lenticulaires : le pouls, comme la veille, était à 90 et la respiration restait à 54. *L'aphonie était complète* et le larynx toujours indolent. Les forces du malade paraissaient se déprimer. Je modifiai le traitement : pour boisson, je prescrivis de l'infusé de semences d'angélique avec sirop d'écorces d'oranges ; la dose d'extrait de quinquina fut portée à 4 grammes ; on fit des fomentations sur le ventre avec du vin aromatique et je fis toucher le larynx avec une petite éponge trempée dans une solution d'azotate d'argent au dixième. Ce jour-là, la température, matin et soir, resta à 38° 8, et cette isothermie fut suivie d'une chute ; car, le quatorzième jour, le thermomètre descendit à 38 degrés et ne s'éleva le soir qu'à 38° 4 ; en même temps, le pouls descendait à 84 et la respiration à 42. Mais cette diminution de la réaction fébrile n'exprimait aucune amélioration ; au contraire, le malade s'affaissait manifestement. Il avait des selles involontaires, quoique l'intelligence restât assez nette ; les mouvements spasmodiques continuaient. La langue, qui s'était séchée de nouveau, était devenue presque ligneuse ; elle était, ainsi que les gencives et les lèvres, couverte de fuliginosités. *L'aphonie persistait et la déglutition était difficile ; elle provoquait des quintes de toux suivies du rejet d'une partie des matières ingérées.*

En même temps, le son était devenu obscur dans presque toute la hauteur du côté droit. La respiration y était très obscure ; le bruit d'inspiration était presque nul et l'expiration était accompagnée de râles sibilants fins.

Dans la région précordiale on n'entendait plus de souffle, mais un roulement prolongé à la pointe ; en même temps, le premier bruit était très sourd à la base.

Ce jour-là, quinzième de la maladie, la température descendit le matin à 37° 4, mais le soir, par une ascension rapide, elle montait à 39° 5, et le lendemain matin, dernier jour de la vie du malade, elle s'élevait à 40° 4.

Malgré des révulsifs répétés et énergiques, malgré une potion alcoolique, l'affaissement et la gêne de la respiration s'accusaient de plus en plus ; la face était cyanosée. Le pouls, le seizième jour, monta de 84 à 144 et la respiration de 42 à 66 ; on n'entendait plus au cœur aucun bruit anomal. Le malade succomba dans la nuit avec les symptômes d'une asphyxie graduelle. Le ventre était resté insensible jusqu'à la fin.

Ainsi, chez ce malade, les troubles abdominaux avaient été modérés ; le cerveau, qui avait paru s'engager le huitième jour, semblait s'être désintéressé, en même temps que des troubles respiratoires se développaient avec des signes de congestion, qui avaient oscillé d'abord d'un côté à l'autre et qui, en dernier lieu, s'étaient fixés sur le côté droit. Le larynx s'était pris le onzième jour, et les phénomènes de laryngite avaient été en augmentant jusqu'à la fin. Si le cerveau a paru peu atteint, la moelle semblait l'avoir été davantage et on pouvait peut-être lui attribuer ces phénomènes spasmodiques qui ont duré depuis le douzième jour jusqu'au collapsus final.

Autopsie. — A l'ouverture du corps, les signes d'adénopathie trachéo-bronchique ont été complètement justifiés : au niveau de la bifurcation de la trachée, au devant de

les complications qui en sont la conséquence, peuvent se retrouver avec les *abcès périchondritiques laryngiens* : rétrécissement du larynx, asphyxie, nécrose des cartilages qui peuvent en s'éliminant tomber dans la cavité du larynx, etc. ; quelquefois de l'œdème ou de petits abcès se forment dans le tissu cellulaire præ-laryngien. Alors la voix est altérée, la déglutition devient difficile ; le larynx, au niveau duquel on entend des râles sibilants et ronflants, est sensible à la pression. A ces symptômes s'ajoutent une dyspnée progressive, une toux quinteuse, spasmodique, des accès de suffocation ; mais, remarque Griesinger, chez les malades plongés dans la stupeur, la dyspnée peut arriver à l'asphyxie sans passer par ces manifestations morbides bruyantes (1).

Il est difficile de distinguer cette forme morbide de la précédente : lorsque les troubles de la voix ont précédé pendant longtemps les signes du phlegmon périchondritique, il est probable que la maladie a débuté par des ulcérations (2).

la bronche mère droite, existait un ganglion du volume d'un œuf de pigeon ; un autre moins gros se montrait à gauche au niveau de l'articulation sterno-claviculaire, et on en trouvait deux à trois de même dimension dans le médiastin postérieur.

La muqueuse du larynx était rouge, épaissie et ramollie ; la corde vocale présentait une ulcération superficielle ; dans l'angle du cartilage thyroïde, au niveau de l'insertion des cordes vocales, on découvrait une ulcération du diamètre d'une pièce de vingt centimes, à bords nets, légèrement saillants, taillés à pic. Le fond de l'ulcère offrait une coloration grisâtre et était recouvert d'une matière amorphe, jaunâtre, de 1 millimètre d'épaisseur.

La muqueuse des bronches avait une teinte rouge vineuse ; elle était très épaissie et très ramollie. Ces altérations se retrouvaient jusque dans les plus fines ramifications des bronches ; dans toute leur étendue, les tuyaux aérifères présentaient un certain degré de dilatation cylindrique et uniforme.

Le tissu pulmonaire était emphysémateux, surtout sur les bords antérieurs et postérieurs. Les deux bases étaient congestionnées, le lobe supérieur droit l'était également et offrait à la coupe de nombreux lobules disséminés, d'aspect grisâtre, siège de pneumonie catarrhale, et entourés d'un tissu emphysémateux. Les cavités droites du cœur étaient très dilatées et remplies de coagulums mous et récents. Le ventricule gauche était également dilaté ; le tissu du cœur, d'une couleur jaune clair, présentait un degré avancé de dégénérescence graisseuse.

Dans l'intestin, on trouvait 10 à 15 ulcérations d'un petit diamètre et en voie de cicatrisation.

Les ganglions mésentériques étaient peu tuméfiés ; il en était de même de la rate, qui était ridée à sa surface.

Les méninges étaient congestionnées et la substance blanche du cerveau offrait un léger sablé.

(1) Griesinger, p. 353.
(2) *Idem, ibid.*

Comme nous l'avons déjà dit, l'état du malade ne permet que dans un très petit nombre de cas qu'on ait recours à l'examen laryngoscopique pour éclairer le diagnostic.

Griesinger résume ainsi toutes les causes qui, dans la dothiénentérie, peuvent produire la sténose du larynx, ce sont : le gonflement inflammatoire de la muqueuse, l'œdème de la glotte, la diphtérie, l'obstruction par des matières muqueuses accumulées, les abcès, l'affaissement des parois, la compression de la partie supérieure de la trachée par des abcès thyroïdiens.

On peut y ajouter la contraction spasmodique de la glotte.

On a observé dans les fosses nasales des lésions qui rappellent celles que nous venons d'étudier dans le larynx. Ainsi, MM. H. Roger, Blache, Perier et quelques autres, ont observé des abcès de la cloison du nez dans le cours de la fièvre dothiénentérique (1) ; ces abcès, quelle que soit leur origine, sont habituellement suivis de nécrose du cartilage et de perforation de la cloison. J'en ai observé un qui, sans autre inconvénient d'ailleurs, a laissé une communication ouverte entre les deux cavités nasales.

§ 18. *Pathogénie et caractères des lésions de l'appareil respiratoire dans la dothiénentérie.* — Si nous envisageons dans leur ensemble les lésions de l'appareil respiratoire dans la dothiénentérie, nous leur trouvons des caractères analogues à ceux que nous avons constatés dans d'autres organes.

Comme expression dominante de la maladie, nous observons une tendance congestive qui s'étend d'abord, sous forme d'une sorte d'érythème, sur toute la muqueuse respiratoire.

Puis la congestion envahit les alvéoles pulmonaires et souvent le tissu aréolaire qui les entoure, par l'extension de ce même processus auquel s'ajoutent comme causes coefficientes :

1° L'affaiblissement de la tonicité vasculaire et de l'action vasomotrice qui donne à l'influence de la pesanteur une plus grande importance et favorise la stase dans les parties déclives ;

2° L'altération et l'affaiblissement du muscle cardiaque, qui n'imprime plus au courant circulatoire qu'une impulsion insuffisante ;

3° La dégénérescence des muscles respirateurs et du diaphragme en particulier qui, quand elle est très étendue, peut favoriser les hypostases ;

(1) Note du Dr Vallin, *l. c.*, p. 352.

4° L'obstruction des bronches par les mucosités qu'elles sécrètent, et dont elles se débarrassent d'autant plus difficilement qu'elles en sentent moins la présence et que leur contractilité est plus affaiblie;

5° Enfin l'état du sang, véhicule de l'agent infectieux dont il transporte dans tous les organes l'action perturbatrice, et qui, altéré dans sa constitution moléculaire et chimique, semble plus disposé aux stases, aux extravasations et aux thromboses.

La congestion dans la dothiénentérie a une incontestable disposition à persister comme processus définitif, mais très souvent aussi elle marche vers les deux terminaisons qui lui sont le plus habituelles : l'hémorrhagie et l'inflammation.

Cette tendance hémorrhagique se manifeste par l'épistaxis, par le caractère fréquemment sanguinolent des sécrétions pharyngo-laryngiennes, et dans un assez grand nombre de cas, par des infarctus hémorrhagiques du poumon : cette extravasation est singulièrement favorisée d'ailleurs par l'altération des vaisseaux.

La tendance inflammatoire s'exprime par ces pneumonies, ces bronchites, ces laryngites, ces pleurésies, ces inflammations suppuratives, qui se montrent dans différents points de l'appareil respiratoire. Si elle est moins accusée que dans d'autres maladies, elle est cependant encore très commune.

A côté des troubles qui peuvent dériver de la congestion, il faut placer l'œdème, imputable dans d'autres circonstances à des obstructions vasculaires.

Enfin, nous constatons encore dans l'appareil respiratoire, quoique beaucoup moins marqué que dans d'autres organes, un processus, qu'on retrouve assez souvent dans d'autres maladies infectieuses : c'est le processus gangréneux. Il est certainement un des caractères saillants de l'affection dothiénentérique. Nous avons vu cette tendance gangreneuse se manifester, quoique rarement, dans les poumons, dans les bronches, dans le larynx où elle produit ces nécroses des cartilages et ces ulcérations qui ne sont, en définitive, que des gangrènes moléculaires. Ces gangrènes succèdent souvent à d'autres processus congestifs, inflammatoires ou hémorrhagiques.

Il est probable qu'elles peuvent être imputées à l'action destructive du poison infectieux et peut-être aussi à une oblitération thrombosique des artérioles qui se rendent aux tissus mortifiés.

CHAPITRE XIX

Après avoir, dans le tableau général de la dothiénentérie, décrit avec détail les lésions congestives et nécrosiques de la peau, il nous reste à étudier d'une manière générale les troubles fonctionnels de cet organe, auxquels les anciens attachaient, avec raison, une grande importance dans la séméiotique des maladies fébriles. Son rôle éliminateur et respirateur augmente cette importance dans une maladie où le poumon et les principaux émonctoires de l'économie sont habituellement altérés dans leur texture et dans leur action.

§ 1. *Sueurs*. — Les sueurs, si fréquemment liées à la fièvre, le sont cependant moins dans la dothiénentérie que dans la plupart des autres affections pyrétiques. Il est commun, surtout dans les formes les plus graves de la maladie, de voir une hyperthermie très élevée associée à la sécheresse de la peau ; cependant on observe très souvent des sueurs. Elles peuvent se montrer dès le début : rarement abondantes alors, elles se réduisent le plus ordinairement aux proportions d'une moiteur, qui accompagne la chute des paroxysmes pendant la nuit ou vers le matin.

Ces sueurs du début, quelle que soit leur abondance, n'ont, comme l'avaient remarqué Huxam et Hildenbrand, aucune valeur pour le pronostic ; il en est souvent encore de même de celles qui se montrent dans la seconde période : pendant cette période, avec une intensité plus grande de la fièvre, coïncide généralement, pendant le jour, une sécheresse plus prononcée de la peau ; et si l'on n'interroge pas sur ce point le malade et les personnes qui le veillent, on pourra ignorer l'existence des diacrises nocturnes qui accompagnent les rémissions. A cette époque, suivant Griesinger, des sueurs abondantes, pendant les quatorze premiers jours, ont une signification fâcheuse et présagent une fièvre grave, compliquée de crampes et d'autres accidents nerveux (*loc. cit.*, p. 307).

Dans les cas favorables, du seizième au vingt-quatrième jour, on voit assez souvent des transpirations chaudes, abondantes, séreuses, sans viscosité, se répéter pendant plusieurs jours, précédant la déferves-cence et l'apaisement général des troubles morbides. Un sentiment de mieux être, coïncidant avec ces sueurs, a donc une réelle importance pour le pronostic, et cela surtout quand, en même temps, s'atténuent les symptômes des congestions encéphaliques ou pulmonaires qui les avaient précédées ; car, suivant la remarque d'Hippocrate, pour déter-miner la véritable signification d'un phénomène il ne faut pas l'isoler de ceux qui l'accompagnent.

Cela ne veut pas dire absolument que, quand ces sueurs surviennent dans le troisième septénaire, on devra toujours se livrer à une sécurité complète ; on s'exposerait, si on fondait le pronostic sur cette seule don-née, à de cruelles déceptions. Cela ne signifie pas non plus que, dans les cas où elles semblent annoncer la guérison, elles sont *critiques* dans le sens que les anciens attribuaient à ce mot ; mais ce qu'on peut dé-duire des faits observés, c'est qu'elles expriment alors une disposition favorable de l'organisme, qui tend vers la guérison, et il n'est pas ab-surde de supposer qu'elles y puissent contribuer. La fluxion congestive sur la périphérie cutanée, qui leur donne naissance, peut favoriser la résolution des congestions localisées dans les organes intérieurs par une sorte de révulsion spontanée ou de balancement des incitations congestives qu'on observe si souvent en pathologie. D'une autre part, elles ont une action éliminatrice et elles peuvent contribuer à rejeter hors de l'organisme une partie des matières extractives accumulées en excès dans le sang.

Les sueurs commencent souvent par la tête et par la poitrine avant de se généraliser.

Les sueurs qu'on peut considérer comme critiques sont abondantes, elles durent quelquefois plusieurs jours de suite ; elles peuvent même persister pendant huit ou dix jours, précédant dans quelques cas des éruptions de sudamina, de miliaire ou d'echtyma.

Par ce caractère d'abondance et de continuité, elles se distinguent des sueurs ordinaires qui se montrent à la chute des paroxysmes, sont passagères et consistent ordinairement dans une simple moiteur. Dans la période de déclin, il n'est pas rare d'observer des transpirations qui accompagnent le sommeil et sont proportionnelles à sa durée.

Quand elles sont excessives et se prolongent outre mesure pendant la convalescence, elles affaiblissent les malades ; quelquefois dans ce cas elles se lient à des complications : à l'évolution d'une affection tuberculeuse, par exemple, ou à un processus pyogénique en incubation.

Griesinger dit avoir observé, chez des sujets guéris de dothiénenthérie, une disposition à des transpirations habituellement partielles, qui pouvaient persister pendant un an et qui coïncidaient avec une faiblesse du système nerveux (1).

Dans les cas qui se terminent par la mort, les sueurs offrent rarement les caractères que nous avons assignés aux sueurs de bon augure : rarement elles sont aussi générales, ou, venant par bouffées irrégulières, elles font place à une chaleur âcre, sèche, mordicante ; souvent elles sont bornées à la tête et à la poitrine.

Dans les périodes ultimes, la sueur est souvent visqueuse ou froide, dans beaucoup de cas bornée aux parties supérieures, accompagnée de phénomènes de collapsus ou d'asphyxie.

Quelquefois, chez les dothiénentériques, la sueur a une odeur fétide, aigre, ou d'autres fois rappelant celle de l'huile rance.

J'ai parlé ailleurs de la rougeur congestive des pommettes et de la valeur séméiologique qu'on devait lui attribuer (p. 174). J'ai décrit, dans le tableau de la seconde période (p. 195), les différentes éruptions qui pouvaient se manifester dans le cours de la dothiénentérie ; à propos de la troisième période (p. 220), j'ai étudié les lésions nécrosiques de la peau ; je ne reviendrai pas ici sur ces diverses modalités du tégument externe.

(1) *L. c.*, p. 308.

CHAPITRE XX

TROUBLES ET LÉSIONS DE L'APPAREIL URINAIRE

I. — TROUBLES FONCTIONNELS ET LÉSIONS DES REINS.

1º *Troubles fonctionnels. — Caractères des urines.* — Pour maintenir son équilibre harmonique, le corps vivant doit chasser au dehors : 1º tous les éléments des organes dégénérés par le fait même de leur activité fonctionnelle et devenus impropres à servir d'instruments à l'action vitale ; 2º tous ceux qui sont altérés par des causes morbides ; 3º les substances nocives qui ont accidentellement pénétré dans l'économie. Le sang qui recueille et charrie tous les produits ultimes des métamorphoses nutritives, tous les déchets de la dénutrition pathologique, tous les principes hostiles à l'organisme qui peuvent s'y introduire par les voies d'absorption, ne peut conserver sa crase constitutionnelle et ses propriétés physiologiques, qu'autant que les émonctoires chargés de ces éliminations fonctionnent régulièrement.

Les reins tiennent le premier rang parmi ces émonctoires, et les modalités de leur fonctions, exprimées par les caractères variables des urines, avaient été considérées, dès l'origine de la médecine, comme un des fondements les plus importants de la séméiotique. Elles le sont devenues bien davantage depuis que la chimie et le microscope ont permis de connaître les conditions intimes de ces modifications dont les anciens médecins ne pouvaient apercevoir que la surface, et depuis que les travaux de Bright ont imprimé à ce genre de recherches un nouvel élan.

Les produits de la sécrétion rénale sont d'autant plus intéressants à étudier dans la dothiénentérie, qu'outre les troubles de la nutrition générale dont ils nous donnent jusqu'à un certain point la mesure et les résultats ultimes, ils peuvent nous apprendre à quel degré le rein a subi l'impression de l'agent dothiénentérique, quel obstacle ses lésions

apporent à ses fonctions éliminatrices, et de toutes ces données fournies par l'examen des urines peuvent découler de précieuses indications pour la prognose et même pour le traitement.

De tous les travaux entrepris dans cette voie, je n'en connais pas de
plus intéressant, de plus complet, de plus médical que l'essai d'urologie
de M. le Dr Albert Robin. J'en donnerai un extrait détaillé, je ferai
connaître les conclusions auxquelles il a été conduit par ses nombreuses
observations, par ses analyses chimiques poursuivies avec une admirable
persévérance, tout en reconnaissant que malgré leur ingéniosité et leur
vraisemblance, ces conclusions appellent le contrôle d'observations
ultérieures.

Suivant les traces de cet excellent guide, nous étudierons successivement les changements que peuvent subir les caractères physiques et la
composition des urines, dans les formes diverses et dans les différentes
périodes de la dothiénentérie.

A. — CARACTÈRES PHYSIQUES.

§ 1. — La *quantité* d'urine sécrétée dans les vingt-quatre heures est
presque toujours diminuée comme cela arrive dans le plus grand nombre
des maladies fébriles ; cette diminution peut se manifester malgré l'ingestion copieuse de boissons aqueuses. Une diarrhée intense ou des
transpirations abondantes la rendent plus sensible. Elle peut faire descendre la quantité des urines excrétées à la moitié, au tiers et même au
sixième du chiffre habituel (1). Il est rare que cette diminution soit
aussi considérable et, pour M. le Dr Robin, la moyenne normale étant
1250 cc., cette moyenne, dans les formes modérément graves de la
dothiénentérie, serait de 1038 cc. et de 1150 cc., dans les cas légers ;
mais elle s'abaisserait à 1024 cc. dans les cas graves et à 922 cc. dans
les cas mortels. C'est dans la forme adynamique qu'elle descendrait
le plus bas et serait représentée par le chiffre de 884 cc. Cette diminution serait au contraire très peu prononcée dans une forme que M. le
Dr Robin a appelée rénale, à cause du rôle important qu'y paraissent
jouer les localisations dans le rein du processus dothiénentérique, et
la moyenne dans ce cas ne s'abaisse qu'à 1125 cc.

Bien que déduit de l'examen attentif de 67 cas, ces chiffres ne
peuvent évidemment donner que des approximations ; il s'en dégage

____

(1) Murchison, p. 529, trad. franç., p. 133.

cependant avec netteté un résultat intéressant pour le pronostic : c'est que plus la maladie est grave et plus les urines sont rares. Nous observons d'ailleurs la même corrélation entre la gravité de la maladie et l'intensité d'un grand nombre de ses symptômes : plus le processus est violent, moins il trouve de résistance dans l'organisme qu'il a envahi, et plus ses manifestations doivent être saillantes et accusées. Nous avons fait une réserve pour la forme rénale où le siège de la localisation morbide contrebalance en partie la tendance habituelle de la fièvre dothiénentérique et stimule la sécrétion rénale.

Cette rareté des urines se manifeste pendant la période d'augment et pendant la période d'état. Vers la fin de celle-ci, au milieu de la seconde semaine ou pendant la troisième, souvent les urines deviennent plus abondantes ; elles dépassent même la moyenne normale qui est de 1250 cc. (1) et cette polyurie est un présage de la défervescence. Quand celle-ci s'accomplit, l'abondance des urines diminue un peu, selon M. Robin, et la moyenne, dans les cas modérément intenses, serait de 1243 centilitres. Elle est du reste d'autant plus élevée que la maladie s'est montrée plus grave pendant la période d'état ; aussi dans les formes tout à fait graves, pendant la période de défervescence, nous voyons la moyenne monter à 1530 cc. De même dans la période de convalescence, où la sécrétion urinaire devient plus active et dépasse la moyenne normale, chez les malades atteints de dothiénentéries modérément intenses, la quantité s'élève à 1491 cc. et au-delà, constituant souvent une sorte de polyurie. Dans les cas graves, cette polyurie s'accuse davantage et la quantité moyenne des urines atteint le chiffre de 1685 cc. Murchison dit avoir souvent vu, à cette période, la quantité des urines rendue en vingt-quatre heures atteindre le poids de 2550 grammes.

Nous ferons remarquer que par cela même que la polyurie de la convalescence est proportionnelle à la gravité de la maladie pendant la période d'état, elle se trouve être, d'après ce que nous avons noté plus haut, en raison inverse de l'abondance des urines pendant cette période (2).

§ 2. — La *couleur* est généralement plus foncée pendant les deux

(1) Alb. Robin, *Essai d'urologie clinique*, p. 56 et 150. Toutes les moyennes indiquées dans ce chapitre sont prises dans ce remarquable travail.

(2) Hippocrate avait déjà signalé dans les fièvres l'abondance des urines, disproportionnée à la quantité de boissons ingérées, comme un signe favorable.

premières périodes. M. Robin la compare à celle du bouillon de bœuf avec des reflets glauques, rougeâtres et verdâtres, plus foncée et parfois brunâtre dans les formes graves, surtout dans les formes adynamiques. Dans la forme rénale, elle est sanguinolente et son aspect rappelle celui qu'elle offre dans la maladie de Bright.

Dans la période de défervescence ou de résolution, en même temps qu'elle devient plus abondante, l'urine pâlit et prend une teinte orangée qui est plus foncée et persiste plus longtemps dans les cas graves que dans les cas légers.

Pendant la convalescence, la coloration s'affaiblit encore et devient jaune pâle.

Quand les complications thoraciques sont très prononcées (forme thoracique de certains auteurs), les tons rouges deviennent dominants, et parfois donnent à l'urine la couleur de vieil acajou qui, selon Gubler (1), caractérise la présence de l'hémaphéine : elle se montre quelquefois d'une manière passagère dans la première période, quand la maladie offre au début les caractères d'une fièvre inflammatoire ; mais cette coloration est bientôt remplacée par la teinte bouillon de bœuf (2).

Les rechutes subintrantes qui surviennent dans la période de résolution sont annoncées, suivant M. Albert Robin, par le retour des teintes rouges verdâtres, au lieu de la décoloration progressive qu'on observe dans cette période (3).

Les urines peuvent prendre dans quelques cas, aux approches de la mort, une couleur brune foncée (4), et elles semblent, selon la remarque de Gubler (5), exclusivement constituées par un plasma chargé de déchets organiques au minimum de combustion.

§ 2. *Aspect de l'urine.* — Souvent elle est trouble au moment de l'émission, ou le devient très promptement après. On y aperçoit parfois des flocons muqueux ; elle est très putrescible. Quelquefois elle

---

(1) Gubler, trop tôt enlevé à la science, est un des médecins français qui ont poursuivi avec le plus d'ardeur et de succès l'étude des urines dans les maladies.

(2) Alb. Robin, *l. c.*, p. 44.

(3) *Id., ibid.*

(4) Dans plusieurs observations du livre des épidémies où les symptômes indiqués rappellent ceux de la fièvre dothiénentérique, Hippocrate parle d'urines *noires*. Cette désignation s'applique-t-elle aux urines que nous décrivons ici, ou aux urines sanguinolentes ? Cette dernière hypothèse me paraît la plus probable.

(5) Alb. Robin, *l. c.*, p. 45.

s'éclaircit passagèrement à la fin de la période d'état, pendant quelques jours; mais le trouble ne disparaît définitivement que pendant la convalescence (1).

§ 3. *Odeur.* — M. Albert Robin a trouvé dans l'odeur des urines des caractères variables suivant la gravité et la période de la maladie.

Ainsi, dans les deux premières périodes, c'est une odeur urineuse fade, plus fade encore dans les formes graves, excepté dans les formes thoraciques qui se terminent par la mort. L'urine offrirait alors une odeur forte, aromatique.

Dans la période de défervescence et quelquefois pendant les jours qui la précédent, l'odeur devient fétide, herbacée, ou rappelant l'odeur de marée. M. Robin attribue cette fétidité, qui coïncide souvent avec une réaction acide, à la fermentation des matières extractives, abondantes à cette période. D'autre fois l'odeur devient ammoniacale : la réaction est alors alcaline et ces modifications s'expliquent par la décomposition de l'urée. Il n'est pas rare, pendant la convalescence, de constater l'odeur d'hydrogène sulfuré, qui se montre quelquefois pendant la défervescence. Dans les cas mortels, l'odeur reste généralement fade et devient rarement fétide.

L'odeur de pain bouilli se rencontrerait souvent dans les cas de complications rénales (2).

§ 4. *Réaction.* — La réaction est très acide dans les deux premières périodes, mais selon Murchison, cette augmentation de l'acidité ne serait qu'apparente et due à la concentration de l'urine. Le Dr Parkes, en neutralisant par des alcalis les acides qu'elle renferme, a trouvé que la proportion était inférieure d'un cinquième ou d'un quart à la proportion normale (3). Cette acidité devient très faible et est remplacée par une réaction alcaline, soit pendant la défervescence, soit pendant la convalescence (4).

Cette alcalinité due à la présence d'alcalis fixes (phosphates ou carbo-

---

(1) Alb. Robin, *l. c.*, p. 46. — D'après Huxham, Martin Solon et Edwards, elle serait le plus souvent limpide.

(2) Alb. Robin, *l. c.*, p. 66.

(3) Murchison, p. 529. Trad. franç., p. 133.

(4) Griesinger a indiqué cette alcalinité de la défervescence, il pense qu'elle est due au mélange d'une quantité considérable de mucus qui agit comme ferment sur l'urée. Rarement il l'a rencontrée dans d'autres périodes, à moins qu'il n'y ait accumulation d'urine dans la vessie. Très rarement pendant la première période et même au début il a trouvé l'urine alcaline dans des cas très graves, *l. c.*, p. 367.

nates de chaux et de magnésie) a été signalée par Gubler ; elle peut n'être que très passagère et appréciable seulement pendant vingt-quatre heures. Elle persiste ordinairement pendant un temps plus long, surtout chez les sujets très débilités. Quand elle coïncide avec une abondance plus grande des urines, elle constitue un signe favorable et elle peut contribuer à éclairer le pronostic (1).

Gubler et M. Robin attribuent cette réaction alcaline au ralentissement du travail de dénutrition, au moment où s'arrête l'action morbide : la formation des acides aurait, suivant eux, son origine dans les résidus de la désassimilation. L'alcalinité des urines peut dépendre de causes si nombreuses que nous reproduisons cette explication sous toute réserve.

Il ne faut pas confondre cette alcalinité *fixe*, qui existe dans l'urine au moment de son émission, avec celle qui est due à la décomposition ammoniacale de l'urée par le ferment urinaire : cette dernière ne se montre que dans l'urine qui a séjourné quelque temps au contact de l'air ou qui est fournie par des sujets soumis au cathétérisme (2) ; elle se produirait avec une très grande facilité pendant les périodes de défervescence et de convalescence qui favoriseraient ce mode de fermentation, beaucoup plus lent à se produire dans les formes graves et pendant la période d'état (3).

§ 5. *Densité et proportion des matériaux solides.* — 1° Dans les premières périodes de la maladie, en même temps que l'urine devient plus rare, sa densité augmente. De 1018 degrés, son chiffre normal, elle s'élève à 1024 degrés dans les fièvres de moyenne intensité, variant de 1020 à 1030 degrés (4) ; elle varierait de 1025 à 1030 degrés selon Murchison. M. Robin l'a vu s'élever une fois à 1033°,5 et Parkes à 1038 degrés (5).

D'après M. Robin elle monterait moins haut dans les formes très légères, où sa moyenne serait de 1021 degrés. Ce même chiffre des cas les plus bénins, se retrouverait dans les cas mortels. La densité serait encore moindre dans la forme adynamique, 1019 degrés, et dans la forme rénale, 1019°,6, tandis que dans les formes thoraciquees qui se terminent par la mort elle serait de 1022°,6.

<hr>

(1) Alb. Robin, *l. c.*, p. 68.
(2) *Id., l. c.*, p. 69.
(3) *Id., ibid.*
(4) Alb. Robin, *l. c.*, p. 48.
(5) Murchison, *l. c.*, p. 529. Trad. franç., p. 134.

Ce dernier chiffre est à peu près celui des formes graves qui guérissent, dont la moyenne serait 1022°,8, selon M. Robin.

Dans la période de défervescence ou de résolution, en même temps que la quantité d'urine augmente, la densité diminue : elle serait en moyenne de 1019°,9 dans les cas moyennement intenses, de 1017°,6 dans les cas graves. Elle s'abaisse encore pendant la convalescence : à 1017°,8 dans les cas moyens, ce qui est sensiblement la densité normale, et à 1015°,7 dans les cas graves, elle tombe alors au-dessous de la normale. Murchison l'a vu descendre à cette période à 1005 et 1003 degrés.

2° Pendant les deux premières périodes, la moyenne de la *quantité des matériaux solides,* contenus dans l'urine, s'écarte assez peu de la normale, qui est de 50 grammes, selon M. Robin, surtout dans les formes d'intensité moyenne : elle serait alors de 52^{gr},30, mais elle peut varier de 45 à 68 grammes.

Dans les formes très bénignes, cette moyenne reste à peu près normale : 50^{gr},54.

Dans les cas graves, elle est de 51 grammes.

Dans les cas mortels de 45^{gr},55, chiffre moyen, elle peut descendre à 40^{gr},96, qui est le minimum dans les formes adynamiques, à 43 grammes dans les formes thoraciques, tandis que dans la forme rénale elle s'élève à 52^{gr},96, à peu près la moyenne des cas de moyenne intensité.

Dans la période de défervescence, le chiffre des matériaux solides subit une augmentation assez considérable dans les formes graves, tandis qu'il diminue au contraire dans les formes modérées et bénignes.

La moyenne est de 56 grammes dans les premières, et de 51 seulement dans les dernières. Elle se relève à 56^{gr},29 pour celles-ci dans la convalescence; mais dans les formes graves elle monte à 60^{gr},13.

3° *Modifications apportées par les sueurs à la proportion des matériaux solides de l'urine.* — Conformément à ce qui se passe dans les conditions physiologiques, quand la fièvre dothiénentérique est accompagnée de sueurs abondantes, la quantité de l'urine est plus diminuée que dans les cas où la peau reste sèche; et cette quantité n'augmente pas dans les mêmes proportions pendant les périodes de défervescence et de convalescence. Mais en même temps la densité des urines est plus grande, et la proportion des matériaux solides y est plus considérable, mais moins variable d'une période à une autre, dans les formes bénignes ou de moyenne intensité. Dans les formes graves, l'élimination des matériaux solides par le rein est plus considérable encore chez les malades qui ont des sueurs, surtout à la troisième période où la moyenne atteint le chiffre de 58^{gr},50, mais elle tombe à 52^{gr},50 pendant la convalescence ; tandis que chez ceux qui ont la peau sèche, les urines renferment beaucoup moins de matériaux solides que chez les précédents, pendant les deux premières périodes : 47^{gr},72 au lieu de 55^{gr},62 ; mais elles en renferment 51^{gr},17 pendant la troisième période, et 64^{gr},61 à la période de convalescence.

Ainsi, comme le remarque M. Robin, il semble qu'il y ait entre le rein et la peau une connexion synergique, dès les premières périodes dans les formes modérées, pour éliminer les matériaux solides, produits de désassimilation, que la fièvre a accumulés dans le sang ; et on peut se demander si cette élimination ne contribuerait pas alors à la bénignité de la maladie (1).

Dans les cas graves, au contraire, la peau et le rein, si souvent antagonistes ou du moins se suppléant l'un l'autre dans l'état physiologique, entrent dans une sorte de consensus morbide, leurs fonctions sont simultanément diminuées ; mais quand le malade guérit, l'élimination devient si active dans les périodes de défervescence et de convalescence que les sommes totales des produits éliminés tendent à s'égaliser dans les deux cas.

Sans doute, comme je l'ai dit plus haut, de nouvelles et nombreuses recherches sont encore nécessaires pour contrôler ces premiers résultats, mais j'ai cru les devoir exposer avec détails, parce qu'ils ouvrent sur la physiologie morbide des fièvres infectieuses un jour nouveau qui peut éclairer la pathologie de lumières précieuses et guider le clinicien dans la recherche des indications thérapeutiques. Ces données sont d'ailleurs parfaitement conformes à ce qu'avait pressenti le génie intuitif des anciens sur les efforts éliminateurs de la nature dans les maladies, et sur le rôle d'émonctoire joué par les organes sécréteurs. Ces vues, quelque temps dédaignées comme surannées et chimériques, semblent avoir trouvé une confirmation dans les travaux de Bright et de ses continuateurs sur la pathologie rénale.

M. Robin croit également avoir remarqué que les sueurs passagères, survenant dans le cours de la dothiénentérie, quand elles coïncident avec une diminution des symptômes graves sont accompagnées d'une augmentation dans le chiffre des matériaux solides excrétés avec les

______

(1) Alb. Robin, *l. c.*, p. 54.

urines, ou du moins que ce chiffre ne diminue pas comme cela aurait lieu si ces sueurs n'étaient pas critiques.

Le même auteur a observé un fait, qui, d'accord avec les traditions de la clinique, leur donnerait une confirmation scientifique, c'est que les sueurs, provoquées par l'ingestion de boissons abondantes, ne diminuent pas la somme des matériaux solides renfermés dans l'urine et le plus souvent l'augmentent.

M. Robin en étudiant les effets de la diarrhée a confirmé ce qu'on savait déjà : quand elle est très intense, elle diminue l'abondance des urines et la proportion des matériaux solides, et elle en augmente la densité. Une diarrhée très modérée ne paraît pas modifier d'une manière notable les caractères de la sécrétion urinaire ; mais l'élimination par celle-ci de matériaux solides devient plus active lorsque la diarrhée fait défaut.

Quand survient une complication cardiaque, l'élimination des matériaux solides, d'abord augmentée, irait ensuite en diminuant, au lieu de devenir plus abondante, comme cela a lieu ordinairement dans la période de défervescence.

§ 6. *Sédiments urinaires.* — En examinant leur fréquence et leur nature, M. le Dr Robin est arrivé aux résultats suivants : ils sont plus communs dans les formes graves et surtout dans les cas mortels que dans les formes bénignes ou de moyenne intensité.

Dans les cas graves et de longue durée, le nombre des sédiments augmente graduellement à mesure que la maladie marche vers une terminaison heureuse, et ils offrent leur maximum de fréquence dans les dernières périodes de la maladie, tandis qu'à ces périodes leur fréquence diminue dans les formes bénignes ou de moyenne intensité.

Passant à l'étude de la composition des sédiments, M. le Dr Robin en énumère les principes constituants dans l'ordre de leur importance.

Phosphate ammoniaco-magnésien. — Il constitue à lui seul tout le sédiment dans près de la moitié des cas ; il est associé aux globules blancs seuls ou à ceux-ci et à l'urate d'ammoniaque ; plus rarement on y trouve mêlés des globules rouges.

Ces dépôts ont un aspect floconneux, blanchâtre, *souvent puriforme* ; ils sont rares dans les cas mortels et se montrent surtout, pendant les périodes de défervescence et de convalescence, dans les formes graves qui guérissent (1).

______

(1) Alb. Robin, *l. c.*, p. 75. — On peut se demander si ce ne sont pas ces sédiments

Il ne faut pas confondre ces sédiments, qui sont dus à une décomposition spontanée de l'urée, avec ceux qui peuvent se former quand on recueille l'urine dans des vases malpropres et renfermant du ferment urinaire (micrococcus uraei).

Les dépôts de phosphate ammoniaco magnésien, qui se montrent, pendant les premières périodes de la maladie, dans les urines alcalines à *alcali fixe*, et en dehors de toute fermentation ammoniacale, n'auraient pas, selon M. Albert Robin, la même signification.

L'urate d'ammoniaque, sous le rapport de la fréquence, occuperait le troisième rang, dans les cas qui guérissent, mais on le rencontre plus souvent dans les formes graves que dans les formes bénignes (1).

Quand il est isolé, il se présente sous l'aspect de granules cristalloïdes d'un rouge brunâtre.

Dans les premiers jours de la dothiénentérie, c'est lui qui forme les dépôts *couleur de miel* dans lesquels on trouve avec ce sel de la graisse, de l'urate de soude, de l'indigose, etc. Il diminue dans la période d'état pour reparaître dans les dernières périodes, associé aux globules blancs et au phosphate ammoniaco-magnésien (2).

Comme fréquence, l'*urate de soude* occuperait le quatrième rang; il forme des dépôts pulvérulents d'un jaune sale et quelquefois rosés qui s'attachent au verre.

Dans les formes de moyenne intensité, ces sédiments se montrent surtout pendant la période d'état. Dans les cas graves, ils sont beaucoup plus abondants à la période de défervescence; ils peuvent précéder celle-ci et semblent avoir alors une signification critique (3). Cependant Griesinger la leur refuse d'une manière absolue (p. 367). Ces dépôts sont fréquents dans les formes thoraciques et dans tous les cas où il existe de l'insuffisance respiratoire (4).

qu'Hippocrate avait en vue dans son livre du pronostic, quand il dit : « Optima urina est quando sedimentum fuerit album, laeve et æquale. » Et ailleurs il dit que dans des fièvres très graves il a vu guérir les malades qui ont uriné du pus avec douleur. (Constitutions, livre VII.)

Grimaud n'hésite pas à regarder comme purulents ces dépôts décrits par Hippocrate, t. I, p. 433.

(1) Alb. Robin, *l. c.*, p. 77.
(2) *Id.*, *l. c.*, p. 78.
(3) *Id.*, *l. c.*, p. 79.
(4) *Id.*, *ib.*, p. 80.

On le trouve associé, dit M. Robin, à l'urate d'ammoniaque et à l'acide urique, rarement à la graisse et à l'indigose (1).

L'*acide urique*, très rare dans les cas mortels et dans les cas graves, occuperait le cinquième rang comme fréquence, dans les cas de moyenne intensité; le plus souvent, isolé et peu abondant, il s'associe quelquefois aux urates d'ammoniaque et de soude, ou alterne avec ces sels. Il se dépose dans les urines très acides et peu riches en bases terreuses (2).

La présence de l'*indigose* serait d'un pronostic fâcheux, car elle serait très fréquente dans les cas mortels, où elle vient en sixième ligne; elle est plus rare dans les cas graves qui guérissent ou dans ceux de moyenne intensité, et quand elle s'y montre, c'est surtout pendant la période d'état.

On la découvre au microscope sous forme de masses translucides ou opaques, d'un bleu pur ou noirâtre. Elle provient d'un dédoublement de l'indican dont elle indique l'abondance (3). Très rarement, M. Robin a rencontré dans les urines dothiénentériques des traces d'oxalate de chaux.

Dans l'immense majorité des cas, au contraire, le Dr Robin a trouvé, à toutes les périodes, des globules blancs et du mucus en excès. Quelquefois les leucocythes sont assez nombreux pour se collecter en petits flocons ou même pour former des dépôts de pus, parfois considérables et analogues à ceux qu'on rencontre dans la néphrite catarrhale.

Les *dépôts purulents* sous ces deux formes existent dans le plus grand nombre des cas mortels et des cas graves; ils sont rares dans les formes bénignes et dans celles de moyenne intensité.

Chez les malades qui succombent, on les trouverait souvent abondants dès le début de la maladie, et, dans plus d'un tiers des urines, avec des cylindres et du sang.

Dans les cas graves qui guérissent et dans les cas de moyenne intensité, ils se montrent ordinairement pendant la période de convalescence, avec une légère exacerbation fébrile dont la cause est quelquefois méconnue, et qui peut être due au catarrhe des voies urinaires. M. Robin attribue ce catarrhe aux éliminations plus actives de la convalescence (4).

(1) *Id.*, *ib.*, p. 80.
(2) Alb. Robin, *ibid.*, p. 81.
(3) *Ibid.*, p. 81-82.
(4) *L. c.*, p. 83-84.

Les dépôts de leucocythes sont habituellement accompagnés de phosphate ammoniaco-magnésien et sont épais, grumeleux, blanchâtres. Dans les urines ammoniacales, ils forment une masse visqueuse et tremblotante (1).

Loin d'être exceptionnelle, comme on l'avait cru, la présence du sang dans l'urine des dothiénentériques serait très fréquente ; d'après M. Robin, on le rencontrerait très souvent dans les cas mortels (40 fois sur 100), moins souvent dans les cas graves qui guérissent, rarement dans les formes moyennes ou bénignes.

Il apparaît sous forme de globules rouges plus ou moins altérés, d'hémoglobine dissoute ou de pigments d'origine hématique comme le pigment noir ou les masses grenat cristalloïdes. Ce sang doit avoir pour origine la congestion rénale qui accompagne la plupart des fièvres typhoïdes et qui peut devenir dans quelques cas le point de départ de lésions identiques à celles qui caractérisent la maladie de Bright (2).

Le sang n'est pas rare dans les urines purulentes de la convalescence, principalement au moment de l'ascension thermique qui marque le début d'une néphrite catarrhale.

Les *cylindres* sont surtout observés dans les cas mortels : abondants, ils caractérisent la forme rénale. Ordinairement ils ont subi la dégénérescence granulo-graisseuse. Si on les rencontre dans les autres formes, ils sont beaucoup moins nombreux et moins dégénérés (3).

Du reste, dans beaucoup de maladies aiguës, comme Martin Solon l'avait signalé il y a longtemps, les urines peuvent passagèrement contenir de l'albumine, et on peut y apercevoir alors quelques cylindres ou des débris de l'épithélium rénal sans qu'on doive y attacher aucune importance (4).

La graisse, dont la présence dans les urines avait déjà été signalée par les anciens (Hippocrate, Aetius, Fernel, etc.), serait, suivant M. Robin, un des sédiments les plus importants de la fièvre dothiénentérique par sa fréquence et par son abondance. On la trouve, selon lui, dans plus de la moitié des formes mortelles. Moins commune dans les formes graves qui guérissent, elle est assez rare dans les formes bénignes. Elle paraît plus abondante vers les dernières périodes de la maladie.

Dans les premières phases de la dothiénentérie, elle serait imputable

(1) Alb. Robin, p. 85.
(2) *Ibid.*, p. 86.
(3) *Ibid.*, p. 87.
(4) Griesinger, p. 368.

aux troubles de la nutrition, plus tard la stéatose du rein ou le catarrhe purulent des voies urinaires pourraient en expliquer la présence. En résumé, comme le pensaient les anciens, la graisse quand elle est abondante aurait une signification fàcheuse (1).

§ 7. B. *Composition chimique des urines dothiénentériques.* — Après avoir étudié les caractères physiques des urines dothiénentériques et analysé les sédiments qui peuvent s'y déposer, nous devons chercher à connaître les modifications que la maladie apporte aux éléments constituants de l'urine normale : soit aux matières organiques combinées comme l'*urée* et l'*acide urique*, soit aux *matières extractives* qui proviennent de la destruction des éléments quaternaires ou ternaires qui forment les organes.

1° *Urée.* — Tous les observateurs qui ont étudié ces questions ne s'accordent pas sur les changements que subit *la production de l'urée* dans la dothiénentérie, et la différence très grande des résultats obtenus par eux me semble prouver que ces changements sont variables, et qu'ils peuvent être influencés par certaines circonstances qui ne sont pas encore bien nettement déterminées.

La plupart des expérimentateurs admettent que la proportion d'urée est notablement augmentée dans le plus grand nombre des cas, pendant les premières périodes de la maladie et pendant presque toute la durée de l'état fébrile.

Telle est la conclusion des recherches de Vogel, Moos, Brattler, Sigmund, Parkes, Handfield Jones, Sanderson et Murchison. Cette conclusion paraît s'accorder avec les données de la physiologie morbide : produit d'une métamorphose dénutritive, l'urée doit augmenter avec les destructions actives de la fièvre.

Brattler et Moos ont trouvé que l'excrétion de l'urée était à peu près en rapport avec l'élévation de la température. Sans doute, il faut admettre que les facteurs de l'hyperthermie sont multiples, que la production des matières extractives doit y avoir une part; peut-être même, comme le pense Gubler, la chaleur produite par les combustions dénutritives peut-elle élever d'autant plus la température du sang que par la diminution de beaucoup d'actions organiques, la force virtuelle qui résulte de la combinaison de l'oxygène avec les substances combustibles est moins dépensée sous d'autres formes, et peut aboutir en plus grande proportion à la calorification (2). Cependant tout le monde

____

(1) Alb. Robin, *l. c.*, p. 89.
(2) *Id.*, p. 94.

convient que la transformation des matières albuminoïdes en urée (1) doit être une source importante de chaleur et, si la loi de Brattler ne se vérifie pas constamment, elle a pour elle une grande vraisemblance. Suivant cet auteur, c'est dans la première période que la thermalité et la quantité d'urée produite sont les plus considérables, l'une et l'autre iraient en diminuant graduellement dans les périodes suivantes.

Le maximum de la production d'urée peut monter quelquefois à des chiffres très élevés. Alfred Vogel en a trouvé une fois 78 grammes, Parkes 57 grammes et Murchison 62^{gr},5. Ces quantités énormes doivent être considérées comme de rares exceptions. M. Robin n'a jamais observé plus de 44 grammes ; Hirtz, Chalvet, Hoepffner n'ont jamais rencontré non plus ces doses élevées, signalées par les auteurs que nous avons nommés plus haut.

Pour M. Robin, comme pour Becquerel et Anstie, non seulement la proportion d'urée ne serait pas augmentée dans la période d'état de la dothiénentérie, mais elle serait diminuée, en moyenne 25 grammes au lieu de 28, chiffre moyen de l'urine normale. Dans les cas graves, la diminution serait encore plus considérable et la moyenne descendrait à 23, ce qui infirmerait le rapport admis par beaucoup de médecins entre la température et la production de l'urée, car évidemment c'est dans les cas graves et mortels que l'hyperthermie est la plus accentuée. La proportion d'urée serait d'autant moindre, selon le Dr Robin, que les symptômes typhiques seraient plus accusés. Il est difficile de concilier des opinions aussi contraires, et elles appellent de nouvelles recherches. M. Robin convient d'ailleurs qu'il n'a pas eu l'occasion d'observer un assez grand nombre de fièvres dothiénentériques au début, pour donner la proportion d'urée pendant le premier septénaire, et c'est justement à cette époque qu'elle se montrerait plus abondante d'après tous les auteurs qui croient à son augmentation.

Presque tous, et M. Robin se rattache à cette opinion, ont vu la proportion d'urée diminuer dans les dernières périodes, surtout au début de la convalescence : il semble alors que, pour réparer les pertes de l'organisme, le travail nutritif augmente d'activité pendant que le travail de dénutrition diminue.

Les partisans de l'augmentation de l'urée dans la dothiénentérie reconnaissent que certaines circonstances peuvent faire descendre l'excrétion de l'urée au-dessous du chiffre normal, ce que Parkes, cité par

(2) *Id., ibid.*

Murchison, a observé dans un cas de complication pleurétique. Murchison a vu plusieurs fois des symptômes cérébraux précédés par une diminution de l'urée, qui augmentait en même temps que ces symptômes s'amendaient ou disparaissaient.

Cet illustre observateur fait judicieusement remarquer que la quantité d'urée excrétée peut n'être pas la mesure exacte de sa production, qu'elle peut, consécutivement à l'altération du rein, être retenue dans le sang avec d'autres produits de métamorphose dénutritive, et il n'est pas irrationel de supposer que cette rétention puisse avoir une part importante dans le développement des désordres nerveux qui caractérisent l'état typhique : désordres très analogues à ceux que nous observons dans certaines dégénérescences des reins, et dont, d'ailleurs, les lésions, observées après la mort dans l'encéphale, ne nous rendraient pas, selon lui, un compte suffisant. On ne peut pas les imputer non plus aux lésions de l'intestin; car celles-ci n'ont aucun rapport de proportionalité avec ces troubles d'innervation (1). Cette opinion trouverait un appui dans l'observation faite par M. Robin, que plus les symptômes typhiques sont accusés et moins l'urine contient d'urée.

§ 8. *Acide urique.* — La remarque de Murchison, à propos de l'excrétion de l'urée, peut s'appliquer à l'*acide urique* : sa présence dans les sédiments n'est pas toujours la preuve de sa production en excès. Cette excrétion exagérée d'acide urique est très fréquente dans le cours de la dothiénentérie, surtout dans les cas graves et plus encore dans les cas mortels où on l'observe chez les deux tiers des malades (2).

Cette augmentation s'élève quelquefois au triple et au quadruple de la quantité normale, mais le plus souvent elle n'en dépasse pas le double (3).

C'est dans les premières périodes et surtout dans la période d'augment qu'on en trouve les proportions les plus élevées; elles diminuent dans les cas mortels aux approches de la mort, excepté dans les formes asphyxiques où la quantité de cet acide s'élève un peu à la fin de la vie (4).

Il augmente généralement dans toutes les complications congestives ou inflammatoires, ou encore quand la diarrhée et les sueurs s'arrêtent (5).

(1) Murchison, *l. c.*, p. 531. Trad. franç., p. 135.
(2) Alb. Robin, p. 96.
(3) *Id.*, p. 97.
(4) *Ibid.*, p. 96.
(5) *Ibid.*, p. 98.

Il diminue quand survient la polyurie de la défervescence. M. Robin l'a vu deux fois diminuer également d'une manière très notable avec l'apparition d'une éruption de miliaire rouge (1).

Son augmentation, dans la période de convalescence avec retour de la fièvre, peut être un indice de récidive (2).

§ 9. *Matières extractives.* — « Pour apprécier le taux de la désintégration organique, dit M. Robin, il faut connaître la somme de tous les matériaux carbonés ou azotés que renferme l'urine. » La quantité des extractifs dans l'état normal serait, selon Hepp et Albert Robin, de 10 à 13 grammes dans les vingt-quatre heures; le plus important est la créatinine. Cette quantité augmente pendant le second septénaire et arrive à son maximum pendant le troisième et le quatrième. Schottin a observé que l'élimination exagérée de ces matières coïncide quelquefois avec la disparition de symptômes graves (3).

Dans la période d'état, leur proportion est toujours augmentée, et presque toujours en rapport inverse avec celle de l'urée.

Dans les cas mortels où l'urée diminue, les matières extractives augmentent, mais pas autant que dans les cas favorables : ainsi, tandis que dans les premières elles dépassent rarement 25 grammes, elles peuvent s'élever à 35 grammes dans les secondes, si l'urée est peu abondante.

Leur quantité moyenne est de 23^{gr},50 (4) dans la période d'état; elles diminuent ensuite jusqu'à la convalescence, où elles atteignent le chiffre normal, au-dessous duquel elles descendent encore jusqu'à l'alimentation (5).

Un fait très intéressant, déjà observé par MM. Schottin et Hœpffner, et vérifié par M. Robin, c'est que quand, pendant la période d'état, ces matières diminuent dans l'urine, on observe en même temps ou une augmentation de l'urée excrétée, ou *une augmentation des extractifs contenus dans le sang* (6), ce qui établit une nouvelle présomption et presque une démonstration en faveur de l'opinion soutenue par Murchison, que j'ai exposée plus haut. L'augmentation de la créatine doit être rapprochée des altérations musculaires décrites par Zenker et

<hr>

(1) Alb. Robin, p. 98.
(2) *Ibid.*, p. 98.
(3) Alb. Robin, *l. c.*, p. 99.
(4) Alb. Robin, *l. c.*, p. 101.
(5) Alb. Robin, *l. c.*, p. 102.
(6) Alb. Robin, p. 102.

Hayem, car la créatine et la créatinine sont des produits du dédoublement de la myosine.

Un fait, bon à noter, et signalé par M. Robin, c'est que l'acide salicylique augmente l'élimination des extractifs (1), en se transformant lui-
même en acide salicyurique. La *leucine* et la *tyrosine* existent toujours
dans les cas très graves, souvent dans les cas graves et de moyenne intensité. La tyrosine n'a jamais été trouvée sans la leucine, la leucine
peut exister seule. Leurs proportions respectives varient. En général peu
abondantes, rarement leur quantité s'est élevée à 0,40 ou 0,50 pour
300 grammes d'urine (2).

§ 10. *Albumine.* — La congestion rénale, que nous avons vue se
manifester par l'excrétion de sang et de tubuli, produit souvent des
urines albumineuses. En réunissant toutes les statistiques publiées sur ce
sujet, on peut admettre je crois que l'albumine se montre dans plus d'un
tiers des cas de dothiénentérie; selon Martin Solon, on la rencontrerait
dans près de la moitié des cas, et selon Gubler toujours, au moins dans
le second septénaire, et souvent pendant toute la durée de la maladie.
On peut se demander si cette albumine, qu'on observe au commencement de la maladie, en quantité si petite et souvent inappréciable par
tout autre procédé que par celui de Gubler (3), est bien de la même
nature que celle qu'on rencontre dans le second septénaire et en si
grande quantité dans la plupart des cas mortels; M. Robin n'est pas
éloigné d'admettre que la première pourrait être considérée comme une
variété d'albuminose, tandis que la seconde a une grande ressemblance
avec l'albumine du sérum (4).

Il y a longtemps que ce doute m'était venu dans l'esprit : j'avais été
frappé de la différence d'aspect qu'offrent parfois les précipités albumineux, et de la facilité extrême avec laquelle certains d'entre eux se
redissolvent dans l'acide nitrique, quand il n'est pas employé à doses

______

(1) Alb. Robin, p. 103.

(2) Griesinger, p. 369.

(3) Gubler conseille de verser lentement l'acide azotique, le long de la paroi interne
du vase en verre qui contient l'urine, et quand l'acide forme au fond du vase une
couche d'une certaine hauteur, on examine si on aperçoit, au contact des deux
liquides, un diaphragme opalin, formé par l'albumine et séparé souvent par un
anneau d'urine limpide d'une autre couche opalescente, constituée par un dépôt
d'acide urique. J'ai vu des albumines si solubles que pour en obtenir la précipitation
il fallait verser quelques gouttes d'acide dans un tube, le bien vider et y verser ensuite
l'urine.

(4) Alb. Robin, p. 106.

extrêmement faibles. Je soumis ces observations à M. Berthelot qui me répondit que les substances désignées sous le nom d'albumine constituaient une série de produits protéiques à des degrés d'oxydation très divers et qui n'offraient pas des réactions identiques.

Il est donc probable que ces traces de matière albuminoïde, qui ne peuvent être décelées que par le procédé de Gubler, ne sont pas le plus souvent de la véritable albumine, de la *sérine* comme l'appelle M. Denys ; elles n'ont d'ailleurs aucune importance pour le pronostic et jusqu'à nouvel informé, on peut n'en pas tenir compte.

Nous savons qu'on peut les constater dès la première période ; Gubler et M. Robin les ont constamment trouvées dans la seconde ; à la fin de la période d'état, dans les cas bénins, elles font passagèrement défaut avant de disparaître d'une manière définitive (1).

Mais toute autre est l'importance du précipité albumineux sous la forme habituelle, c'est-à-dire floconneux, caillebotté, rétractile : sa précocité et son abondance sont, en général, proportionnelles à la gravité de la maladie. Dans les cas mortels, ce précipité peut se montrer de bonne heure et sa quantité va augmentant jusqu'à la fin ; elle diminue parfois le jour de la mort (2). Alors, dans le plus grand nombre des cas, d'après M. Robin, les urines sont albumineuses dès les premières périodes et elles le sont souvent à un degré très prononcé.

Dans les cas graves qui guérissent on trouve souvent de l'albumine dans les deux premières périodes, plus souvent encore dans la troisième, et très souvent elle persiste en diminuant dans la quatrième. La proportion s'en élève généralement un peu au moment de la défervescence ; et elle se retrouve, beaucoup plus longtemps que dans les formes bénignes, pendant la convalescence.

Griesinger, Murchison et M. Robin sont d'accord avec la plupart des cliniciens pour affirmer la connexion qui existe entre l'augmentation de l'albuminurie et certains symptômes graves, comme l'exagération du délire et des accidents nerveux, des phénomènes asphyxiques, certaines complications inflammatoires (3).

Quand des phénomènes ataxiques et adynamiques se montrent dès le début, ils sont ordinairement accompagnés d'une albuminurie abondante qui diminue avec l'apaisement de ces symptômes (4).

(1) Alb. Robin, p. 111.
(2) Alb. Robin, p. 108.
(3) Alb. Robin, p. 109.
(4) Alb. Robin, p. 109.

Dans les cas de moyenne intensité, l'albumine disparaîtrait souvent, à la fin de la période d'état, pendant un jour ou deux, mais elle se montrerait de nouveau dans la troisième période.

Elle augmenterait à cette troisième période dans les cas graves qui aboutissent à la guérison. Il est rare, alors, que pendant la convalescence elle disparaisse avant le dixième jour ; et son abondance est en rapport avec la gravité de la maladie pendant les périodes précédentes (1).

Dans les formes de moyenne gravité, si l'albumine persiste ou se montre de nouveau pendant les premiers jours de la convalescence, il est rare qu'on la retrouve après le cinquième ou même le huitième jour de cette période. Si elle persistait plus longtemps on devrait craindre une rechute (2).

La condition pathogénique qui produit l'albuminurie n'est pas toujours la même : 1° dans certains cas, comme le dit Griesinger, elle est imputable à un catarrhe des bassinets avec obstruction des tubes droits et contournés par les produits de leur desquammation épithéliale, catarrhe qui se montrerait souvent pendant la convalescence, selon M. Robin.

2° Elle peut provenir également d'une simple hypérémie rénale, si commune dans les premières périodes et surtout dans les formes graves.

3° Elle est dans d'autres cas le symptôme d'une néphrite diffuse qui, quelquefois, persiste et devient mortelle ; alors l'urine est souvent sanglante et renferme de nombreux *tubuli* (3).

4° Comme Martin Solon (4) l'a signalé depuis longtemps, dans la période de résolution de beaucoup de maladies aiguës, l'urine peut contenir de l'albumine et sa présence semble alors un phénomène critique. Elle est, dans ce cas, un produit de dénutrition et Gubler lui a donné le nom d'*albuminurie colliquative*.

5° La reprise prématurée d'une alimentation substantielle et surtout l'usage des œufs peuvent provoquer l'élimination par les urines de principes protéiques, peut-être parce que les organes assimilateurs n'ont pas encore recouvré leur intégrité fonctionnelle, et laissent passer des matériaux qu'ils sont impuissants à s'approprier (5). M. A. Robin

____

(1) Alb. Robin, p. 111.

(2) Alb. Robin, p. 112.

(3) Griesinger, *l. c.*, p. 368.

(4) Martin Solon a le premier en France (en 1838) étudié l'albuminurie. Son livre, trop peu lu, renferme beaucoup d'observations dont on a fait honneur à ses successeurs

(5) Alb. Robin, p. 113

propose d'attribuer à ce phénomène le nom d'*albuminurie d'assimilation*. On n'a jamais jusqu'ici trouvé de sucre dans les urines. Griesinger l'a cherché en vain, mais il ajoute que *chez un diabétique* affecté de dothiénentérie la glycose se montra jusqu'à la mort.

Griesinger a trouvé cinq fois la matière colorante biliaire, sans ictère; et deux cas, où l'élimination de cette matière persista longtemps, se terminèrent par la mort (1).

§ 11. — Les *éléments inorganiques de l'urine* : chlorures, phosphates, sulfates, carbonates subissent une diminution très considérable pendant les premières périodes de la dothiénentérie et surtout pendant la période d'état. Leur quantité augmente, d'une manière sensible, au moment de la défervescence, et pendant la convalescence elle dépasse le chiffre normal (2).

1° *Chlorures.* — Cette diminution est surtout remarquable pour les *chlorures*, qui forment habituellement la plus grande partie des sels minéraux contenus dans l'urine. Chez l'homme sain, la quantité de ce sel excrété dans les vingt-quatre heures s'élève à peu près à 10 grammes. Pendant la fièvre typhoïde elle peut descendre à 2 grammes, rarement au-dessous (3); pendant la période d'état M. Robin en a trouvé en moyenne $3^{gr},70$, $7^{gr},20$ pendant la défervescence et 14 grammes pendant la convalescence.

Vogel pense que cet abaissement de la proportion des chlorures dans l'urine doit être attribué à ce que l'alimentation n'en introduit pas dans l'organisme. Mais si on doit faire à cette circonstance une part importante dans l'*hypochlorurie*, qu'on observe d'ailleurs dans toutes les maladies qui suspendent ou restreignent considérablement l'alimentation, elle ne suffit pas pour en rendre compte ; car Paker a observé une diminution considérable des chlorures sans changement de régime, sans complication de pneumonie, qui souvent réduisent leur proportion à des traces presque insensibles, et sans diarrhée ; il en conclut à une rétention des chlorures dans l'organisme, opinion partagée par Murchison (4), et que semble confirmer l'élimination surabondante de ce sel, observée pendant la convalescence.

Dans les cas mortels, leur proportion moyenne est inférieure à celle qu'on rencontre dans les cas qui guérissent ; elle serait de $2^{gr},50$ selon

(1) Griesinger, p. 369.
(2) Alb. Robin, p. 113.
(3) Alb. Robin, p. 115.
(4) Murchison, *l. c.*, p. 532. Trad. franç., p. 137.

M. Robin; et d'une manière générale, ces sels diminuent d'autant plus que la maladie est plus grave (1). Leur retour coïncidant avec une diminution des matières extractives, comme l'a fait remarquer M. Kœpffner, accompagne la défervescence; et sans en déterminer le moment précis, comme le pensait cet observateur, la réunion de ces deux phénomènes en est un signe incontestable (2).

2° *Phosphates.* — Modifiés de la même manière que les chlorures par la fièvre dothiénentérique, les phosphates subissent des variations moins étendues : ils diminuent dans une moindre proportion pendant les premières périodes, et leur augmentation est moins prononcée pendant la défervescence et pendant la convalescence.

Au lieu de 2^{gr},50 à 3 grammes, chiffre normal de l'acide phosphorique, on n'en trouve plus, durant la période d'état, que 0,70 à 2 grammes.

Ce serait surtout l'excrétion des phosphates terreux qui subirait ces fluctuations; d'après Primavera, ils diminueraient plus que les phosphates alcalins, et seraient éliminés ensuite en plus grande quantité. L'augmentation de cette élimination serait, suivant cet auteur, un signe d'une grande valeur et qui promettrait une solution favorable (3).

M. Robin a constaté en effet que ces sels étaient presque constamment plus abondants pendant la défervescence et la convalescence; dans cette dernière période, l'augmentation est plus considérable chez les malades gravement atteints, que chez ceux qui l'ont été légèrement (4). Cette augmentation peut, selon Primavera, s'élever au triple et au quadruple du chiffre normal.

Mais ce qui diminue beaucoup la valeur pronostique, attribuée à ce phénomène par le chimiste italien, c'est que de nombreux facteurs peuvent intervenir comme coefficients dans les variations de la quantité des phosphates; ainsi les troubles d'innervation, le délire les augmentent souvent d'une manière très notable, comme si à ces phénomènes répondait une dénutrition plus active des centres nerveux (5). La diarrhée, les sueurs profuses peuvent les diminuer.

D'une manière générale, dit M. Robin, leur augmentation pendant la

(1) Alb. Robin, *l. c.*, p. 115.
(2) Alb. Robin, *l. c.*, p. 116.
(3) Alb. Robin, *l. c.*, p. 118.
(4) Alb. Robin, *l. c.*, p. 118.
(5) Chez cinq sujets qui avaient présenté une déperdition exagérée de phosphates, M. Robin dit avoir constaté une grande mollesse du cerveau avec congestion de la substance grise, p. 119.

période d'état a une signification fâcheuse ; elle est favorable quand elle coïncide avec une diminution de la fièvre (1).

3° Les *sulfates* provenant principalement des albuminoïdes sulfurés de l'organisme représentent, avec l'urée et les matières extractives, les principaux produits de la désassimilation. Aussi ne faut-il pas s'étonner de les voir augmenter, dans les urines, pendant la période d'état de la dothiénentérie, tandis qu'ils diminuent et tendent à s'abaisser au-dessous de la normale pendant les périodes de défervescence et de convalescence (2).

4° Les *carbonates* sont quelquefois abondants pendant la convalescence (3).

§ 12. *Chromatogènes de l'urine.* — Les chromatogènes et les pigments de l'urine subissent aussi des modifications qui ne sont pas sans valeur séméiotique.

Ainsi : 1° le chromatogène du rouge, l'*urohématine*, diminue ou manque le plus souvent pendant les périodes d'augment et d'état ; très rarement il augmente pendant ces périodes et cette augmentation est plus souvent observée dans les cas mortels que dans ceux qui guérissent (4). L'urohématine remonte à sa quantité normale ou même la dépasse pendant la défervescence et pendant la convalescence.

Cependant elle peut se trouver en proportion exagérée sous l'influence de certaines complications, comme les phlegmasies thoraciques, l'entérorrhagie, les gangrènes, les érysipèles, le purpura (5).

Mais, d'après M. Robin, quand ce chromatogène augmente dans les cas très graves et surtout dans ceux qui se terminent par la mort, l'urine, au lieu de prendre une coloration d'un rose vif par l'addition d'acide chlorhydrique, prendrait une couleur rouge brunâtre, sale (6).

Les diarrhées, les épistaxis, les vomissements très intenses diminuent l'urohématine.

2° Les variations de l'*indican* suivent une marche inverse à celle qui vient d'être indiquée pour l'urohématine. L'abondance de ce chromatogène est proportionnelle à la gravité de la maladie. On le rencontre presque constamment dans les cas mortels. Dans les cas graves il est

(1) Alb. Robin, *l. c.*, p. 121.
(2) Alb. Robin, *l. c.*, p. 123.
(3) *Id.*, *ibid.*
(4) Alb. Robin, *l. c.*, p. 124.
(5) Alb. Robin, p. 126.
(6) Alb. Robin, p. 129.

plus commun et plus abondant que dans les cas bénins; il s'y montre plus souvent et plus longtemps aux époques de défervescence et de convalescence, et sa diminution est moins rapide (1).

Contrairement à l'*urohématine*, c'est à la période d'état qu'il atteint son maximum et il tend à diminuer progressivement pendant les périodes suivantes (2).

Les circonstances qui paraissent en augmenter l'abondance sont l'intensité de la diarrhée, l'élévation et la persistance de l'hyperthermie, les complications phlegmasiques des organes abdominaux, l'algidité ou une tendance au refroidissement des parties découvertes.

Enfin dans les formes ambulatoires et apyrétiques de la dothiénentérie la proportion de l'indican serait également très considérable.

Pendant les deux derniers jours de la vie, dans les formes adynamiques et ataxiques mortelles, avec une hyperthermie considérable, l'indican disparaît quelquefois; c'est alors que l'urine offre cette apparence brun salé, visqueuse, trouble et qui semble, d'après Gubler et M. Al. Robin, due à la présence de déchets organiques insuffisamment oxydés, de plasmas et d'hémoglobine (3).

Dans les cas qui guérissent, l'indican non seulement diminue, mais peut disparaître pendant la période de défervescence, avec des retours qui sont connexes aux fluctuations de la maladie et à la réapparition de la fièvre ou de la diarrhée. Les rechutes pendant cette période sont précédées d'une augmentation dans la proportion de ce chromatogène (4).

Cependant, au début de la convalescence, le chiffre de l'indican s'élève presque toujours un peu, puis il diminue et disparaît. Quand il persiste abondant au delà de cinq à huit jours après le début de la convalescence, on doit, d'après M. Robin, craindre une rechute en général plus grave, dans ce cas, que la première attaque, tandis que les récidives légères peuvent se montrer après sa complète disparition (5).

Le catarrhe des voies urinaires et peut-être une alimentation insuffisante peuvent, pendant cette période, ramener passagèrement la présence de l'indican (6).

(1) Alb. Robin, p. 131.
(2) Alb. Robin, p. 131.
(3) Alb. Robin, *l. c.*, p. 133
(4) Alb. Robin, p. 135.
(5) Alb. Robin, p. 136.
(6) Alb. Robin, p. 137.

§ 13. PIGMENTS DE L'URINE.

L'uroérythrine, plus connue sous le nom de dépôt rosacique, se montrerait, suivant M. Robin, assez rarement dans la dothiénentérie. On la rencontre surtout dans les cas graves et dans ceux qui sont compliqués de phlegmasies thoraciques. Lorsque ce pigment se montre dans la période de défervescence, il semble être un signe favorable (1).

L'hémaphéine, dont l'individualité chimique est contestée, a été trouvée plus rarement encore et dans des conditions analogues.

Après avoir décrit les éléments constituants et les modifications que peuvent présenter les urines dothiénentériques, M. Robin a, sous le nom de syndromes urologiques, présenté des tableaux synthétiques des caractères de l'urine dans chaque période de la maladie; nous reproduirons ici ceux qui se rapportent aux fièvres de moyenne intensité, aux fièvres graves et aux cas mortels, avec les variations que ces derniers peuvent offrir suivant les formes de la maladie.

(1) Alb. Robin, *l. c.*, p. 145.

SYNDROMES UROLOGIQUES DE LA FIÈVRE DOTHIÉNENTÉRIQUE

D'APRÈS M. ROBIN

	FIÈVRES D'INTENSITÉ MOYENNE.	FIÈVRES GRAVES.	CAS MORTELS. MARCHE GÉNÉRALE.	CAS MORTELS. VARIATIONS SUIVANT LES FORMES.
1o PÉRIODES D'AUGMENT ET D'ÉTAT.				
Couleur	Bouillon de bœuf à reflets rougeâtres et verdâtres.	Bouillon de bœuf avec *prédominance de tons foncés*, rougeâtres, verdâtres et *brunâtres.*	Visqueuse.........	Vert glauque dans la *forme adynamique*, souvent brune vers la fin. Sanguinolente dans la *forme rénale*. Jaune foncé avec reflets rouges ou bruns dans la *forme ataxique.*
Aspect et consistance .	Trouble.......... Epaisse..........	....	Très trouble dans la *forme adynamique*.	
Quantité	En moyenne 1038cc. *Formes bénignes*, 1150cc.	1024cc	922cc, — 884cc, *forme adynamique*.	Dans la *forme rénale* plus abondante que dans les autres formes, 1125cc.
Densité	En moyenne, 1024o, *Formes bénignes*, 1021o.	1022o,8	1021o, — 1019o, *forme adynamique*. 1019o,6, *forme rénale*. 1022o,6, *forme thoracique*.	
Odeur	Urineuse fade....	....	Très fade.........	*Forme rénale*, pain bouilli.
Matériaux solides.	52gr,30, moyenne, varient de 45 à 68 grammes. *Formes bénignes*, 50gr,54.	51 grammes.......	45gr,55 — 40gr,95. Dans la *forme adynamique* ils se trouvent au minimum.	52gr,96, dans la *forme rénale*, plus abondants que dans les autres formes, — *forme thoracique*, 43gr,21.
Réaction....	Très acide.......	....	Très acide.	
	Par ordre de fréquence.			
Sédiments	Urates d'ammoniaque. Urates de soude... Acide urique...... Flocons purulents.. Graisses .... Phosphate-ammoniaco-magnésien. Sang............. Indigose rare...... Cylindres rares....	*Flocons purulents.* Urate d'ammoniaque *Graisses* .... *Globules sanguins* ou *hémoglobine*. Urate de soude.... Acide urique...... Phosphate ammoniaco-magnésien.	Très fréquents dans les 2/5es des cas. Ordre de fréquence. Globules blancs, globules rouges ou hémoglobins. Graisse. Indigose. Cylindres. Phosphate ammoniaco-magnésien. Urate de soude, urate d'ammoniaque. Acide urique.	
Mucus......	Augmenté.........	....	Très augmenté.	
Urée........	Moyenne, 25 grammes, un peu plus dans la période d'augment.	Moyenne, 23,7.....	Moyenne, 10gr,67, chiffres extrêmes, 4gr,86 et 21 grammes.	

	FIÈVRES D'INTENSITÉ MOYENNE.	FIÈVRES GRAVES.	CAS MORTELS. MARCHE GÉNÉRALE.	CAS MORTELS. VARIATIONS SUIVANT LES FORMES.
1° PÉRIODES D'AUGMENT ET D'ÉTAT (suite).				
Acide urique	Augmenté dans 70 %, normal ou diminué 30 %.	Moins souvent augmenté.	Augmenté dans les 2/3 des cas.	Forme adynamique, diminue aux approches de la mort. Forme rénale, peu augmenté. Forme thoracique, plus souvent augmenté. Peu augmenté, forme adynamique.
Matières extractives.	Presque toujours augmentées, 20 à 23 grammes en moyenne.	Augmentées mais moins que dans les formes simples	Variables de 10 à 25 grammes, les chiffres les plus bas dans les cas de mort rapide.	
Albumine...	Constante dans la période d'état et la plus grande partie de la période d'augment; rarement abondante.	Plus fréquente et plus abondante que dans les formes simples.	Très abondante, augmente jusqu'à la mort.	
Principes inorganiques	Très diminués, 6 grammes en moyenne.	....	$4^{gr},50$, proportion moindre que dans les autres formes.	
Chlorures...	Très diminués. $3^{gr},70$, en moyenne.	....	$2^{gr},50$.	
Acide phosphorique.	Très diminué, $1^{gr},10$.	....	Plus diminué encore.	
Phosphates terreux.	Très diminués dans plus de la moitié des cas.	Plus souvent diminués que dans les formes simples.	Grandes variations.	
Sulfates....	Un peu augmentés.			
Urohématine.	Diminuée, souvent absente dans la période d'état.	Plus souvent diminuée que dans les formes simples.	Le plus souvent diminuée, normale ou augmentée dans la forme thoracique.	Diminuée ou absente dans la forme adynamique, et dans la forme rénale.
Indican	Constant, plus ou moins abondant.	Plus abondant.....	Constant et très abondant.	Maximum dans la forme adynamique.
Hémaphéine.	Absente	Absente à moins d'accidents cérébraux et spinaux.	Absente, uroérythrine rare.	Hémaphéine assez fréquente dans la forme thoracique.
2° PÉRIODE PRÉMONITOIRE DE LA DÉFERVESCENCE.				
Couleur.....	Orangé, plus ou moins foncé.			
Aspect......	Plus fluide.			
Quantité. ...	Dépasse la normale parfois polyurie.			
Densité.....	Plus basse qu'à la période d'état, 1020^c.			
Odeur	Fade, herbacée ou fétide.			
Matériaux solides.	Plus abondants qu'à la période d'état et souvent qu'à la défervescence.			

	FIÈVRES D'INTENSITÉ MOYENNE.	FIÈVRES GRAVES.	CAS MORTELS.	
			MARCHE GÉNÉRALE.	VARIATIONS SUIVANT LES FORMES.

2° PÉRIODE PRÉMONITOIRE DE LA DÉFERVESCENCE (*suite*).

	FIÈVRES D'INTENSITÉ MOYENNE.	FIÈVRES GRAVES.	MARCHE GÉNÉRALE.	VARIATIONS SUIVANT LES FORMES.
Réaction....	Moins acide.			
Sédiments ..	Urates d'ammoniaque, urates de soude.			
Urée........	Légère augmentation.			
Matières extractives.	Légère augmentation.			
Albumine...	Oscillations. Intermittences dans les formes bénignes, diminution dans les formes graves.			
Chlorures...	Légère augmentation sur la période précédente.			
Phosphates terreux.	Légère augmentation, retour à l'état normal.			
Urohématine	Augmentation, retour à l'état normal, teinte rose.			
Indican,....	Diminution.			
Hémaphéine.	Rarement traces.			
Uroérythrine.	Manque.			

3° DÉFERVESCENCE.

	FIÈVRES D'INTENSITÉ MOYENNE.	FIÈVRES GRAVES.	MARCHE GÉNÉRALE.	VARIATIONS SUIVANT LES FORMES.
Couleur	Orangée	Orangé foncé.		
Quantité....	Moyenne 1213^{cc}, moindre que dans la période précédente, en raison directe de la gravité de la maladie pendant la période d'état.	1530^{cc}. Polyurie plus considérable et plus fréquente que dans les formes simples.		
Densité.....	Moindre, 1019°,9...	1017°,6.		
Odeur	Fétide, ammoniacale, herbacée, odeur de marée.			
Matériaux solides.	Moyenne, 51 grammes.	Moyenne, 56 grammes.		
Réaction....	Alcaline.			
	Plus fréquents qu'à la *période d'état.*	Plus fréquents que dans les formes simples.		

Par ordre de fréquence.

	FIÈVRES D'INTENSITÉ MOYENNE.	FIÈVRES GRAVES.	MARCHE GÉNÉRALE.	VARIATIONS SUIVANT LES FORMES.
Sédiments ..	Phosphate - ammoniaco-magnésien. Flocons purulents.. Urate d'ammoniaque. Graisse. — Urate de de soude. Rarement : indigose, sang, pigments, cylindres, acide rosacique.	Phosphate ammoniaco-magnésien. Urate de soude. Urate d'ammoniaque Flocons purulents. Acide urique. Globules sanguins ou hémoglobine.		

	FIÈVRES D'INTENSITÉ MOYENNE.	FIÈVRES GRAVES.	CAS MORTELS.	
			MARCHE GÉNÉRALE.	VARIATIONS SUIVANT LES FORMES.
3° DÉFERVESCENCE (*suite*).				
Urée.......	Diminuée, 20^{gr},80.	Moyenne, 23^{gr},2, n'a pas diminué sur la période précédente.		
Acide urique.	Moins abondant que dans les périodes précédentes. Normal ou au-dessous dans plus de la moitié des cas.	Plus abondant que dans les formes bénignes.		
Matières extractives.	Grandes variations, généralement en proportion inverse de l'urée.	Généralement plus abondantes que dans la période précédente.		
Albumine...	Augmente d'abord un peu, puis diminue rapidement pour disparaître.	Augmente d'abord un peu, décroît lentement, plus persistante.		
Matières inorganiques.	Augmentent de 12 grammes.			
Chlorures...	Augmentés, 7^{gr},20..			
Acide phosphorique..	Augmente, mais moins que les chlorures.			
Phosphates..	Augmentent dans plus de la moitié des cas, retour à la proportion normale.	Augmentation moins fréquente et moins prononcée.		
Sulfates	Diminuent, tombent au-dessous de la normale.			
Urohématine.	Retour à la normale.	Retour moins constant et moins rapide.		
Indican.....	Diminué	Diminue moins.		
Uroerythrine.	Dans un cinquième des cas.	Dans la moitié des urines, signe critique.		

Le passage de la défervescence à la convalescence serait marqué par une augmentation passagère de l'élimination des matériaux solides.

4° CONVALESCENCE.				
Couleur	Orangée, pâle, aqueuse.	Tons orangés foncés, persistent plus longtemps.		
Aspect......	Trouble, s'éclaircit, très mobile.			
Quantité....	1491^{cc} en moyenne, souvent polyurie.	1685^{cc}, polyurie plus prononcée.		
Densité.....	1017°,8 (normale)..	1015°,7, plus basse.		
Odeur	Comme dans la défervescence, plus l'odeur sulfureuse.			
Matériaux solides.	Moyenne, 56^{gr},29...	60^{gr},13.		
Réaction....	Alcaline fixe transitoirement. Alcaline ammoniacale.			

	FIÈVRES D'INTENSITÉ MOYENNE.	FIÈVRES GRAVES.	CAS MORTELS.	
			MARCHE GÉNÉRALE.	VARIATIONS SUIVANT LES FORMES.

4° CONVALESCENCE (suite).

	FIÈVRES D'INTENSITÉ MOYENNE.	FIÈVRES GRAVES.	MARCHE GÉNÉRALE.	VARIATIONS SUIVANT LES FORMES.
	Moins fréquents qu'aux périodes précédentes.	Quatre fois plus fréquents qu'à la période d'état.		
	Par ordre de fréquence.			
Sédiments...	Phosphate ammoniaco-magnésien. Urate d'ammoniaque. Urate de soude.... Flocons purulents.. Acide urique...... Oxalates de chaux..	Pus, phosphate ammoniaco-magnésien. Urate d'ammoniaque. Urate de soude. Graisses, globules rouges. Acide urique.		
Mucus......	Encore augmenté..	Catarrhe des voies urinaires presque constant.		
Urée.......	Moyenne, 16ᵍʳ,35, augmente un peu par la reprise de l'alimentation.	22ᵍʳ,1, diminution très peu marquée.	—	
Acide urique	Normal ou diminué dans les 4/5 des cas.	Moins souvent diminué ou normal que dans les formes bénignes.		
Matières extractives.	Diminuées, parfois au-dessous de la normale.	Quantité variable, se rapprochant de la normale.		
Albumine ...	Quand elle n'a pas disparu, cesse de paraître, quelquefois revient passagèrement après une alimentation prématurée.	Disparaît rarement avant le dixième jour.		
Principes inorganiques.	Augmentés, dépassant d'un tiers la proportion normale.			
Chlorures...	14ᵍʳ,40 % au-dessus de la normale.			
Acide phosphorique.	Augmente, dépasse peu la normale.	Proportion plus élevée qu'à la période d'état, dépasse un peu la normale.		
Phosphates..	Normale ou un peu au-dessus.	Plus abondants que dans la période précédente et dans les formes bénignes.		
Sulfates	Diminuent au-dessous de la normale.			
Urohématine	Normale ou augmentée.	Revient plus lentement à la normale.		
Indican.....	Retour passager au début de cette période, disparaît promptement.	Disparaît lentement, retours passagers.		
Uroérythrine	Traces dans un cinquième des cas.	Traces dans un tiers des cas.		

II. — LÉSIONS DES REINS

§ 13. — Aux troubles de la sécrétion urinaire que nous venons d'indiquer répondent très souvent des lésions de la glande rénale qui varient suivant la période et la forme de la maladie.

On rencontre souvent à l'autopsie une congestion des reins quand les malades succombent dans les premières périodes : le rein légèrement tuméfié est formement injecté, dans la substance médullaire surtout, par la distension de son réseau veineux. Dans la substance corticale qui est plus pâle, souvent couleur feuille morte, beaucoup moins injectée, les étoiles de Vereyen sont très dilatées, et on aperçoit des points rouges répondant aux glomérules. Quelquefois on trouve de petits épanchements de sang dans la capsule de ces glomérules et dans les tubes uriniferes qui contiennent parfois des cylindres fibrineux plus ou moins colorés. Dans ce dernier cas l'urine a pendant la vie pu renfermer de ces cylindres ou des globules sanguins (1).

Quelquefois le rein est le siège d'une inflammation le plus souvent passagère, mais qui peut, dans quelques cas rares, devenir le point de départ de lésions plus profondes, et qu'on a désignée sous le nom de néphrite superficielle, néphrite catarrhale (2). Le rein est alors un peu plus volumineux qu'à l'ordinaire. La substance corticale est grise ou gris jaunâtre, un peu opaline; la substance médullaire est rouge ou rosée; les glomérules et les vaisseaux sont généralement remplis de sang; le tissu du rein est mou et sa capsule se détache facilement.

Lorsqu'on presse le sommet des cônes de Malpighi on fait sourdre une assez grande quantité d'un liquide louche qui contient des cellules épithéliales granulo-graisseuses, des cylindres muqueux ou hyalins transparents et mous et des cylindres lymphatiques qu'on retrouve également dans le catarrhe des calices et du bassinet.

Parfois les cellules des tubes contournés de la substance corticale sont tuméfiés, d'un aspect trouble, ou même atteints par une dégénérescence granulo-graisseuse; en général, avec cette lésion, l'urine ne renferme qu'une faible quantité d'albumine (3).

(1) Cornil et Ranvier, *l. c.*, p. 1030.

(2) Cornil et Ranvier, *l. c.*, p. 1034. — Pierret et Rosenstein admettent surtout un état catarrhal des tubes de Bellini et des rayons médullaires; pour Klebs la lésion débuterait par les glomérules. (Didion thèse, 1882.)

(3) Cornil et Ranvier, *l. c.*, p. 1034.
Dans une thèse récente (Paris 1883), le Dr Didion a consigné les résultats des recherches de M. le Dr Armand Siredey sur les reins de sujets qui avaient succombé à

Il n'en est pas de même dans les cas heureusement rares et presque toujours mortels où la néphrite plus profonde et diffuse aboutit au *gros rein blanc*. L'urine contient alors une grande quantité d'albumine, des cylindres nombreux, des cellules dégénérées, des globules sanguins. On trouve alors les lésions caractéristiques décrites par Bright, mais il y a des cas où la néphrite diffuse s'arrête dans son évolution destructive et se termine par la guérison.

Très rarement on a trouvé dans le rein des infarctus et des suppurations circonscrites, coïncidant ordinairement avec la présence de col-

des fièvres dothiénentériques, après avoir présenté des signes de néphrite et des urines albumineuses.

Les tubes dans un cas étaient le siège d'une desquammation à peu près complète, quelques-uns renfermaient de petites masses granulo-graisseuses. Les lésions étaient surtout prononcées dans les tubes contournés ; les cellules épithéliales étaient en grande partie dégénérées ; les espaces qui les séparent étaient agrandis et remplis de cellules embryonna·res.

Les parois des artérioles étaient légèrement épaissies et infiltrées de noyaux.

Les capsules de Bowman étaient également épaissies ; dans quelques points on trouvait un exsudat fibrineux entre la capsule et le glomérule. Sur un autre sujet on a trouvé au niveau des glomérules, dans les espaces intertubulaires, de petits amas de leucocytes, formant des abcès miliaires.

A ces résultats des recherches de M. Armand Siredey, M. Didion a ajouté un extrait de celles de M. le Dr Renaut.

Dans un rein dothiénentérique, il a constaté l'altération des épithéliums qui tapissent les tubes contournés et les canaux d'union, intermédiaires aux tubes collecteurs et aux portions ascendantes des anses de Henle. Le protoplasma des cellules épithéliales avait subi une tuméfaction et s'était résolu en granules protéiques ; des agglomérations de ces cellules granuleuses osbtruaient dans plusieurs points les tubes contournés, dans quelques-uns de ces tubes on trouvait des cylindres colloïdes, entourés d'un manchon de granulations protéiques.

Dans les tubes collecteurs on trouve, parfois, des cylindres colloïdes recouverts extérieurement des cellules polygonales, produits de la desquammation de ces tubes, et qui comme les cylindres précédents, se trouvent quelquefois dans l'urine. Ces lésions s'arrêtaient aux pyramides où l'épithélium était resté intact.

M. Renaut a trouvé une matière albumineuse, semblable à celle qui constitue les cylindres hyalins, entre la capsule de Bowman et le bouquet vasculaire des glomérules ; il a vu cette matière s'engager dans les tubes contournés ; et il en a conclu que l'infiltration albumineuse des reins pouvait venir des glomérules.

Les lacunes lymphatiques et les veines interlobulaires, dont les globules ont perdu leur hémoglobine, renfermeraient la même substance.

Outre ces lésions caractéristiques d'une néphrite parenchymateuse, on trouvait dans beaucoup de points des foyers disséminés de néphrite interstitielle. (Thèse de M. Didion, p. 20 à p. 37.)

lections purulentes dans d'autres organes, mais quelquefois limitées aux reins. Ces suppurations semblent commencer par de petits abcès miliaires qui s'agglomèrent et se réunissent en foyers ordinairement coniques : ils ont leur base à la périphérie et leurs sommets dans la substance médullaire (1).

§ 15. *Forme rénale de la dothiénentérie.* — L'importance des lésions rénales, les éléments nouveaux qu'elles apportent à l'expression symptomatique de la maladie, la gravité qu'elles y ajoutent dans beaucoup de cas, les indications thérapeutiques qu'elles font naître ont porté le Dr Albert Robin à admettre et à décrire une *forme rénale* de la dothiénentérie. De toutes les formes qui ont été fondées sur la prédominance des localisations morbides dans tel ou tel appareil organique, celle-ci me paraît une des mieux justifiées et des mieux déterminées ; et je crois utile de terminer cette étude des lésions de l'appareil urinaire par une analyse sommaire de la description qu'en ont donnée MM. Robin et Didion.

Le groupe de symptômes qui la constitue peut apparaître dès le premier septénaire ou ne se montrer que dans les dernières périodes de la maladie.

Elle a pour caractère dominant l'adynamie, la prostration, en un mot l'*état typhique*; la face est souvent pâle, terreuse, la physionomie s'altère plus rapidement que dans d'autres formes : la diarrhée est peu abondante, quelquefois même il y a de la constipation. La peau est ordinairement sèche ainsi que la langue qui se couvre promptement de fuliginosités. La température est très élevée, mais la peau se refroidit facilement.

On observe fréquemment des épistaxis ou des métrorrhagies. Les troubles cérébraux, le délire, se manifestent de bonne heure. La congestion des organes respiratoires est également précoce et presque constante, accompagnée de dyspnée.

On voit parfois apparaître de légers œdèmes ; ils sont inconstants et quelquefois fugaces.

Quelques malades accusent des douleurs lombaires ; et la région rénale peut être sensible à la pression. L'exanthème lenticulaire est généralement peu abondant, mais il est commun de voir se développer des éruptions d'echtyma, de furoncles et des eschares (2).

(1) Cornil et Ranvier, p. 1071.
(2) Didion, *l. c.*

L'urine est rouge, plus ou moins sanguinolente; elle contient parfois des proportions considérables de sang. Sa quantité est, en moyenne, de 1125 centimètres cubes plus abondante que dans d'autres formes; sa densité est de 1019,6. Son odeur rappelle celle du pain bouilli; les matériaux qu'elle renferme pèsent en moyenne 52^{gr},96, plus que dans les autres formes. Les sédiments constants sont par ordre de fréquence : des globules rouges, de l'hémoglobine, des globules blancs, des cylindres, de la graisse; les autres principes y sont rares; l'acide urique est peu augmenté; l'urohématine est diminuée ou absente; l'indican y est très variable, on n'y rencontre ni hémaphéine, ni uroérythrine. Comme lésions anatomiques, on trouve de gros reins congestionnés et une dégénérescence graisseuse des parenchymes sécréteurs.

III. — VESSIE ET URÈTHRE.

L'inflammation catarrhale, que nous venons d'étudier dans la glande rénale urinaire, peut s'étendre aux voies d'excrétion : à la vessie, quelquefois même à l'urèthre.

Ce catarrhe des voies urinaires serait presque constant, suivant M. Robin, dans la période de convalescence des cas graves qui guérissent : « Il expliquerait, dit-il, bien des retours passagers de la fièvre dont on cherche la cause dans l'alimentation (1). »

Dans le catarrhe urinaire de la première période, caractérisé par une congestion rénale avec catarrhe léger des tubuli, on trouve bien quelques globules blancs mêlés aux sédiments de l'urine; mais dans celui de la convalescence, ces sédiments renferment du pus et parfois en quantité considérable.

Cette *pyurie* est accompagnée de la polyurie critique dont nous avons parlé plus haut (2). On constate en même temps une augmentation considérable des matériaux solides et des phosphates terreux; l'acide urique est souvent augmenté. On y trouve aussi des traces d'albumine qui disparaissent rarement avant le dixième jour (3).

(1) Alb. Robin, *loc. cit.*, p. 84.

(2) Hippocrate semble avoir observé ce double fait : *Stranguria his diuturna erat, urinæ autem erant multæ et mixtæ pure cum dolore. Superstites autem fuerunt hi omnes, neque quemquam horum mortuum vidi.* Il insiste sur cette polyurie critique « *urinæ prodibant multæ ingesto potui non respondentes, sed multum superantes* » (Grimaud, t. I, p. 434).

(3) Alb. Robin, *loc. cit.*, syndrome des cas graves, p. 154.

Ces pyélo-néphrites de la convalescence, sur lesquelles je reviens ici, parce que, comme je l'ai dit, elles peuvent être compliquées de cysto-uréthrites, seraient imputables, suivant M. Robin, au travail éliminateur exagéré qui est accompli, à cette période, dans les formes graves par des organes qui avaient déjà subi l'action irritante de l'agent infectieux (1).

Pour M. Bouchard, l'irritation des voies urinaires pourrait être, dans quelques cas au moins, attribuée à la présence d'un microbe végétal ou schyzomicète qu'il a trouvé dans l'urine et même dans le tissu rénal.

Quand la constatation a pu en être faite chez des malades qui avaient eu des urines franchement albumineuses, ce microbe, de forme allongée, ellipsoïde, présente un étranglement central. M. Bouchard a retrouvé ces bactéries baccillaires dans les furoncles et dans les pustules d'echtyma qui compliquent quelquefois la dothiénentérie (2).

Quelle que soit la cause du catarrhe vésical observé chez certains dothiénentériques, il peut être accompagné de dysurie ; dans quelques cas celle-ci coïncide avec une tuméfaction de la muqueuse uréthrale et un œdème du méat (3).

J'ai vu une fois revenir, chez un malade, un écoulement blennorrhagique tari depuis quelque temps.

J'ai parlé plus haut de la dysurie qui accompagne parfois des leucorrhées développées sous l'influence de la dothiénentérie.

On observe quelquefois dans la vessie, surtout chez les sujets qui ont présenté des troubles de l'excrétion urinaire, un état congestif de la muqueuse, des ecchymoses, des ulcérations, parfois des exsudats fibrineux ou diphtéroïdes, et dans quelques cas on découvre ces lésions sur le cadavre sans qu'aucun symptôme important ait pu, pendant la vie, en faire pressentir l'existence (4).

(1) *Id., ibid.*, p. 237.

(2) Tout porte à supposer que le principe infectieux de la dothiénentérie, comme ceux d'autres maladies infectieuses, est constitué par un micro-organisme microscopique. Mais tant qu'on n'aura pas démontré par la méthode pastorienne, c'est-à-dire par la culture et par l'inoculation, la nature *spécifique* des microbes qu'on peut rencontrer chez les dothiénentériques, on aura le droit de se demander si les lésions observées ne sont pas la condition de leur développement, au lieu d'en être l'effet.

(3) Griesinger, *loc. cit.*, p. 371.

(4) *Id., ibid.*

CHAPITRE XXI

L'action du virus infectieux, porté par le sang dans toute l'économie, peut atteindre les organes génitaux, bien que par l'indépendance de leur activité fonctionnelle, ils semblent avoir avec les autres appareils organiques une solidarité moins intime et moins nécessaire que celle qui existe entre les autres organes.

1° De légers *œdèmes du scrotum et des petites lèvres* ne sont pas très rares ; ils peuvent être considérés comme la manifestation d'une disposition générale aux infiltrations œdémateuses qu'on observe quelquefois dans la dothiénentérie et que nous étudierons à propos des complications de cette maladie. Dans une de mes observations l'œdème du scrotum s'était montré pendant le premier septénaire et avait disparu au bout de quelques jours (1).

(1) Obs. XXXVI. — *Dothiénentérie compliquée au début d'œdème du scrotum. — Le vingt-septième jour, signes de péritonite, perforation du cæcum, mort.*

Paul T., âgé de 17 ans, à Paris depuis un ans, et jouissant habituellement d'une bonne santé, fut pris, le 13 octobre 1876, de frissons, de pesanteur de tête, de faiblesse et de douleurs dans les jambes, de vertiges, de nausées avec perte complète d'appétit. Le même jour il eut une épistaxis, qui lui fit perdre environ un demi-verre de sang. Depuis ce jour jusqu'à son entrée à l'Hôtel-Dieu, qui eut lieu, neuf jours après, le 21 octobre, il a eu constamment de la diarrhée et en moyenne dix selles par jour, sans coliques ; depuis lors également, il a perdu le sommeil et, quand il s'assoupissait, il était tourmenté par des cauchemars et par des rêvasseries.

Il raconte qu'au début de la maladie il a eu de l'*œdème du Scrotum*. — Au bout de sept jours il commença à tousser.

Le soir de son entrée, on fut frappé de sa pâleur et de son aspect anémique ; il affirma qu'habituellement il avait le teint coloré. Sa physionomie était abattue, son pouls battait soixante-douze fois par minute, la température dépassait 40 degrés.

Les pupilles étaient très dilatées et les conjonctives palpébrales très injectées. Le malade accusait une soif vive et du mal de gorge. La langue était rouge à la pointe et sur les bords ; le pharynx était rouge granuleux et tapissé d'une couche de mucus concret.

Le ventre était souple, indolent ; on ne constatait pas de gargouillement dans la fosse iliaque; aucune éruption ne se montrait à la surface de la peau. La diarrhée continuait, et le malade vomissait assez souvent.

Il toussait et on entendait des râles sibilants dans toute la poitrine.

Dans la région du cœur on constatait à la pointe et à la base des bruits de souffle rudes, systoliques.

Jusqu'au dix-huitième jour, la température se maintint constamment entre 39°,6 et 40 degrés le matin, entre 40 degrés et 40°,6 le soir. Son pouls, le matin, oscillait entre quatre-vingt-quatre et quatre-vingt-dix pulsations.

Quand il transpirait, la sueur était un peu visqueuse. Habituellement la peau était sèche et donnait une sensation de chaleur mordicante.

Le onzième jour le ventre se ballonna et devint sensible à la pression. La langue était très sèche, presque ligneuse, et les granulations pharyngiennes parurent plus volumineuses.

On constatait de la matité par la percussion dans la région des ganglions bronchiques du côté gauche; et de ce côté le murmure vésiculaire était à peine perceptible, tandis qu'on l'entendait à droite. En arrière des deux côtés on observait des râles sibilants.

La matité précordiale était augmentée; le bruit de souffle systolique avait disparu à la base, il persistait à la pointe.

Le onzième jour le malade eut une transpiration très abondante, sans que la température baissât. Mais le lendemain matin, la langue était moins sèche, elle était devenue simplement collante. En même temps la diarrhée diminua; le douzième jour, malgré les lavements qui lui étaient administrés chaque jour, il n'eut pas de selle.

A la base des deux poumons on entendait des râles sous-crépitants. L'état du cœur restait le même.

Le treizième jour, les nuits étaient toujours troublées par de l'agitation et par du délire qui commençait à se montrer également pendant le jour; dans l'intervalle le malade était affaissé, somnolent, ses pupilles étaient très largement dilatées. La langue était collante et jaunâtre; le ventre était plus météorisé, mais toujours indolent; les évacuations étaient devenues involontaires. Les râles sous-crépitants s'étaient concentrés dans la base du poumon gauche et l'expiration y était prolongée et soufflante. — Le souffle cardiaque était plus rude.

Le pouls paraissait développé dans le décutibus horizontal, mais, quand on faisait asseoir le malade, il faiblissait d'une manière très sensible.

Le quatorzième jour on constata sur les téguments du ventre trois ou quatre taches roses lenticulaires. La diarrhée avait diminué, et était réduite à trois ou quatre selles par jour; la langue s'était humectée, mais l'anémie et la faiblesse avaient beaucoup augmenté, malgré l'emploi énergique des toniques prescrits dès le début. Le malade sentait le besoin d'évacuer, il demandait le bassin, mais il ne pouvait retenir les matières et les laissait s'échapper sous lui. Le ventre restait indolent.

La congestion pulmonaire persistait; mais du coté gauche, où elle diminuait, elle se transporta à droite; le quinzième jour on constata dans la région précordiale *un bruit de galop très marqué*.

Le dix-septième jour on ne trouvait plus aucun souffle ni bruit de galop au cœur; mais le ventre était devenu douloureux; le dix-huitième jour, malgré un abaissement notable de la température qui descendit à 39°,6, le soir, tandis que la veille elle s'élevait à 40°,4, l'état du malade s'est aggravé; il délire presque continuellement; les pupilles sont énormément dilatées. Les muscles du cou et du dos sont dans un état de raideur presque tétanique, et une eschare se forme au siège. En même temps la fréquence du pouls avait augmenté. Jusqu'au vingt et unième jour ces symptômes persistèrent et même s'aggravèrent. Le vingtième jour, à la contracture tétanique se joignirent, par intervalles, quelques convulsions cloniques, de la carphologie et une surdité absolue. La langue s'était de nouveau séchée. Malgré cela la température avait continué à baisser le matin; pendant deux jours elle descendit à 38°,6, et pendant trois jours, du dix-huitième au vingt-deuxième jour elle présentait ces grandes oscillations qui précèdent ordinairement la défervescence, quoique le pouls fût monté encore et se maintînt le matin à cent pulsations au moins.

Le vingt-deuxième jour la température du soir, isotherme à celle du matin, descendit à 38°,8, et à partir de ce jour jusqu'au vingt-huitième jour elle ne dépassa pas 39°,6, tandis que celle du matin oscillait entre 38°,6 et 38°,8. Le pouls descendit à 96,90.

En même temps se manifesta un amendement notable dans les symptômes. Il y avait moins de délire et moins d'agitation. Le malade obéissait plus promptement aux ordres qu'on lui donnait, et il avait demandé le bassin. La raideur était moindre; cependant de nouvelles taches rosées s'étaient développées sur le ventre, et il y avait encore un peu de carphologie; la diarrhée et la sécheresse de la langue persistaient, et l'eschare du sacrum était étendue et profonde. Les jours suivants la langue s'humecta, le météorisme diminua, et la congestion pulmonaire, toujours plus prononcée à droite, était moins étendue; le cœur n'offrait plus rien d'anomal.

Mais tandis que ces symptômes pouvaient faire espérer une solution favorable, le vingt-cinquième jour le ventre se ballonna de nouveau, l'agitation et le délire augmentèrent; les selles redevinrent involontaires, l'état de la poitrine restait le même et le pouls était monté à 104.

Le vingt-septième jour, quoique la langue fût plus humide et que le ventre fût plus souple, le malade accusa des douleurs dans cette région. Cependant l'eschare du sacrum s'était modifiée d'une manière favorable, sous l'influence d'applications de teinture d'iode.

Le vingt-huitième jour le malade était très pâle et très affaissé; il se plaignait continuellement, il y avait du râle sous-crépitant à la base des deux poumons. Du vingt-septième jour matin au vingt-huitième jour soir, sa température s'éleva en fusée de 38°,8 à 40°,4. Son pouls donnait 108 pulsations par minute. Le vingt-neuvième jour survinrent des vomissements fréquents, verdâtres poracés, qui se répétaient toutes les fois qu'il essayait de prendre quelque boisson. La diarrhée avait augmenté, le ventre était très tendu et très douloureux. Depuis la veille au soir la température était descendue d'une manière continue; la face était grippée et couverte d'une sueur visqueuse. Le pouls était petit, très fréquent, filiforme. Le ventre se météorisa de plus en plus et resta très sensible; les vomissements continuaient malgré des doses répétées d'opium, et le malade succomba pendant la nuit.

A l'ouverture de l'abdomen, il s'échappa une quantité considérable de sérosité purulente, mêlée à des matières fécales. Du pus était étendu en nappe sur la face antérieure du cæcum et dans presque toute la fosse iliaque droite. On en retrouvait encore vers la terminaison de l'intestin grêle dont les anses étaient réunies entre elles par des adhérences qui se rompaient facilement. L'intestin était très météorisé dans toute son étendue.

Sur le bord adhérent du cæcum existaient cinq ou six ulcérations, du diamètre d'une pièce de deux francs, à bords taillés à pic et à contours irrégulièrement circulaires.

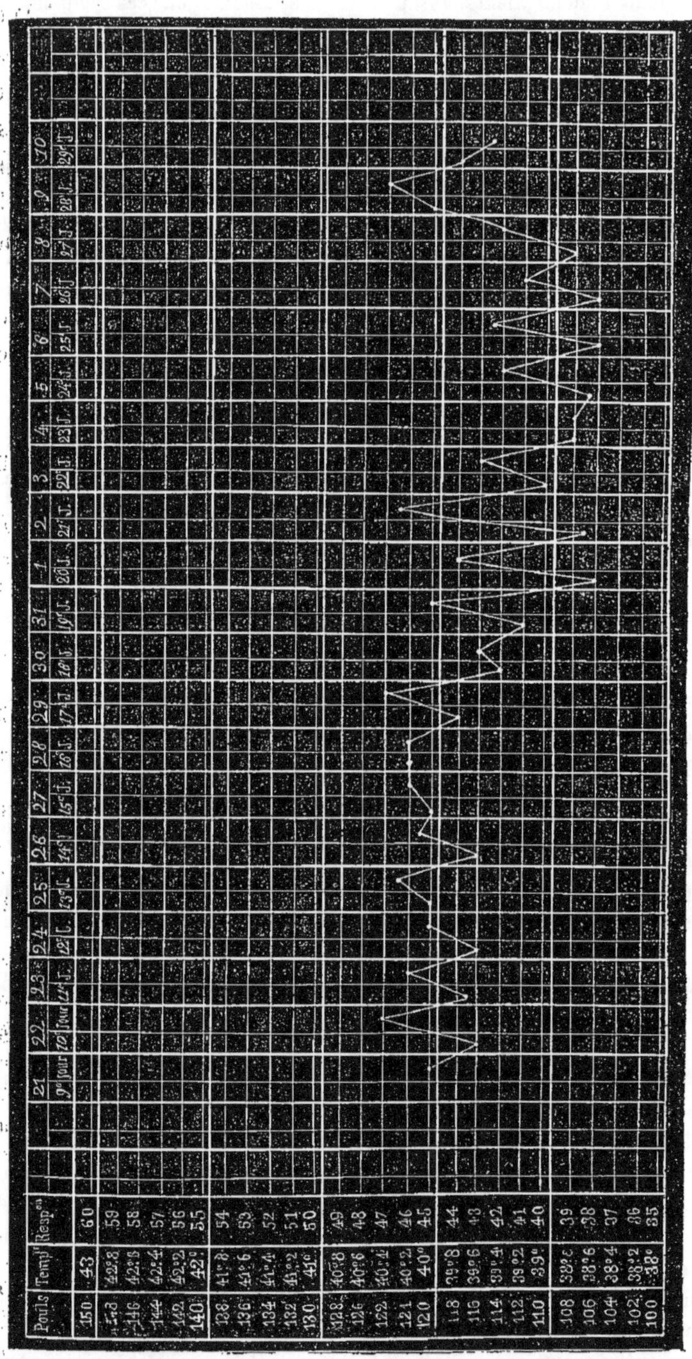

Elles pénétraient jusqu'au péritoine qui en formait le fond ; l'une d'elles communiquait avec la cavité péritonéale.

2° On a observé également des orchites, dont des exemples assez nombreux ont été publiés dans ces derniers temps, c'est-à-dire depuis que l'attention des médecins a été appelée sur la possibilité de cette complication (1) et bien qu'elle ait été passée sous silence par Louis, Chomel, Murchison, il n'est pas possible de mettre en doute ses connexions pathogéniques avec la dothiénentérie. Dans une épidémie qui sévissait sur la garnison de Malte en 1867, le Dr Duffey en a observé dix-huit cas. Cette fréquence inusitée semble accuser l'influence des constitutions épidémiques sur le développement de ces orchites qui se montreraient, d'après Liebermeister, une fois sur deux cents dothiénentériques. On les a vus exceptionnellement précédées ou suivies de parotides (2).

Plusieurs ulcérations de même nature existaient à la partie inférieure de l'intestin grêle.

Le foie était gros et stéatosé. La rate était très volumineuse. Les poumons étaient emphysémateux et congestionnés. Le cœur était contracté; dans ses deux cavités on trouvait des coagulums jaunâtres non ramollis, de formation récente. Le myocarde était d'un rouge brun et présentait quelques petits foyers de dégénérescence granulo-graisseuse.

Le cerveau était très congestionné et offrait un aspect sablé.

Ainsi du dix-huitième au vingt-sixième jour la maladie, entrée dans la période critique, semblait s'acheminer vers la défervescence. La poitrine s'était dégagée, les fonctions intestinales étaient moins désordonnées, l'intelligence était plus nette et moins troublée, quand le vingt-cinquième jour, bien que ce jour-là le paroxisme du soir manquât, survint une aggravation de tous les symptômes, et en même temps le pouls devint plus fréquent, se montrant, dans ce cas, plus fidèle interprète que la ligne thermique de l'évolution morbide. Probablement alors les lésions intestinales étendaient leur destruction ; les jours précédents une nouvelle poussée éruptive sur la peau avait peut-être coïncidé avec une recrudescence du travail morbide intérieur.

Le vingt-septième jour apparaissent des douleurs de ventre et la température s'élève en fusée jusqu'au vingt-huitième jour au soir où elle atteignit 40°,4 ; on peut admettre que la péritonite avait commencé ce jour-là, bien que les vomissements et le ballonnement ne se soient montrés que le surlendemain vingt-neuvième jour. Quinze à vingt heures avant la mort, en même temps que le malade tombait dans l'affaissement, de 40°,4 la température descendit à 39°,5. La diarrhée avait persisté malgré la péritonite.

(1) Velpeau en avait parlé en 1844, *Diction. de médecine*, t. XXIX, p. 469. — Chedevergne, *Thèse et Bulletin de la Soc. anat.*, 1874. — Vallin, *loc. cit.*, p. 386. — Dr Vidal, *France médicale*, n° 61, 1877. — Dr Sabourin, *France médicale*, n° 97, 1878. — Dr Duffey, *Dublin medical Journal*, 1872. — Ch. Eloy, *Union médicale*, 1882, p. 818. Dr Larquier, *Thèse*, 1882.

(2) Si cette coïncidence avait été plus fréquente, on aurait pu se demander, si au lieu d'être rangée parmi les effets directs de l'infection dothiénentérique, cette com-

Elles surviennent presque toujours dans le déclin de la dothiénentérie ou pendant la convalescence après trois, six, dix et même vingt
jours d'apyrexie. On n'a constaté aucun rapport entre cette inflammation du testicule et un état morbide antérieur de l'urèthre. Il faut
noter cependant que, d'après M. Albert Robin, un *catarrhe des voies
urinaires* ne serait pas rare dans la période de convalescence des
fièvres dothiénentériques (*Traité d'urologie*, p. 83); et quelques malades atteints d'orchite ont accusé une cuisson assez vive à la fin de la
miction.

Dans une observation de M. Vidal, l'orchite est survenue le vingtième
jour de la convalescence, six jours après une hématurie qui avait duré
elle-même six jours, et qui paraissait accuser une fluxion congestive
sur les organes génito-urinaires.

Le plus souvent unilatérale elle semble plus commune du côté droit.

Dans le plus grand nombre des cas publiés, la fièvre se rallume, précédée parfois de violents frissons. La température peut atteindre 39 à
40 degrés; on peut croire à une rechute quand le malade appelle l'attention sur l'affection testiculaire.

Celle-ci est souvent accompagnée de douleurs vives, lancinantes qui
irradient dans la direction du cordon vers la région inguinale; elles
sont exaspérées par la moindre pression, souvent par le mouvement;
quelquefois elles retentissent dans la région lombaire.

D'autres fois l'invasion est insidieuse : la fièvre est peu marquée et
cette complication peut passer inaperçue, surtout si elle se développe
avant la défervescence, d'autant plus que la douleur est parfois sourde
et consiste uniquement dans une sensation de pesanteur, de chaleur et
de gêne. On peut alors sans l'augmenter palper l'organe malade.

La tuméfaction est souvent considérable, atteint et même dépasse les
dimensions d'un œuf de poule. L'épididyme peut n'être pas affecté et

plication ne serait pas imputable à l'intervention d'un autre élément pathogénique :
on eût expliqué ainsi et le caractère épidémique observé à Malte et son apparition
tardive. Mais l'orchite se montre presque toujours isolée; ses connexions avec les parotides ont été exceptionnelles et si elles ne sont pas purement fortuites, dépendent peut-
être de quelque sympathie pathologique entre les deux organes, sans que nous puissions en saisir le lien. D'une autre part on ne peut méconnaître l'analogie que ces
orchites présentent dans leur évolution avec celles qui compliquent les oreillons. L'orchite dothiénentérique doit être, dans l'état actuel de la science, considérée comme
un des effets rares, éloignés, mais possible de la fièvre infectieuse, et rangée parmi les
morbi sequelæ.

s'il survient une épididymite elle est consécutive à l'orchite (1). Le scrotum est rouge, quelquefois œdématié, le plus ordinairement tendu sur la tumeur ; rarement on observe une légère vaginalite avec épanchement.

Dans plusieurs cas, on a signalé de la tuméfaction et de l'empâtement des vaisseaux spermatiques et dans l'épididyme des noyaux d'induration qui ont persisté après la résolution de l'inflammation du testicule.

Celle-ci, sous l'influence du repos, de la position, de topiques d'abord émollients, puis résolutifs, a généralement disparu dans l'espace de six à huit jours, quelquefois plus rapidement encore. Mais dans quelques cas (2), elle s'est terminée par suppuration ou même par gangrène, avec destruction partielle ou totale du parenchyme glandulaire.

Le Dr Hanot a vu une fois un testicule en apparence guéri, quelque temps après, diminuer de volume et s'atrophier (3). Ainsi cette affection en apparence bénigne et ordinairement sans influence sur l'issue de la maladie peut entraîner les conséquences les plus fâcheuses pour l'organe qui en est atteint, en compromettre ou même en annihiler les fonctions.

La rapidité de la résolution dans le plus grand nombre des cas, précédée quelquefois de douleurs peu intenses et de phénomènes réactionnels peu accentués, a fait penser à quelques médecins que la tuméfaction du testicule pouvait être purement œdémateuse et consécutive à une thrombose des veines spermatiques (4). Mais nous avons vu que l'expression symptomatique habituelle de la maladie repoussait cette supposition que les indurations épididymiques et la possibilité d'une terminaison par suppuration rendent inadmissible.

3° On a quelquefois observé, pendant la convalescence de la dothiénentérie comme à la suite d'autres maladies aiguës, des pollutions fréquentes qui fatiguaient les malades et entravaient le rétablissement des forces. A la même période, Fritz a signalé chez des jeunes garçons un penchant irrésistible à l'onanisme qui n'existait pas avant la maladie.

4° J'ai parlé ailleurs des gangrènes du testicule et du pénis analogues

---

(1) Je ne connais qu'une seule exception, elle est consignée dans la thèse de M. Chedevergne (1864). L'épididymite aurait été le phénomène dominant, mais cette observation, comme le remarque le Dr Larquier, manque de détails suffisants.

(2) Quatre fois sur treize cas, d'après M. Eloy, cette proposition me paraît exprimer une gravité exceptionnelle.

(3) Hanot, *Archives de médecine*, 1878.

(4) Dr Vidal, *loc. cit.*

à celles qu'on observe quelquefois dans la vulve et dans le vagin, et dont des thromboses artérielles paraissent être l'origine.

§ 2. — *Troubles et lésions de l'appareil génital chez la femme.* — 1° Plusieurs fois, chez des femmes, j'ai vu survenir des leucorrhées, accompagnées parfois de dysurie.

2° Quelquefois à la suite de la dothiénentérie on a observé des abcès dans les grandes lèvres.

3° On peut, comme le remarque ingénieusement le Dr Vallin, rapprocher des orchites, observées chez l'homme, l'engorgement de quelques lobules du sein qui surviennent chez quelques malades dans le déclin de la dothiénentérie. Le D^e Leudet de Rouen en a cité quatre exemples (1).

Dans deux cas, cet engorgement a été précédé d'hémorrhagies utérines, une fois d'épistaxis ; il coïncide ordinairement avec l'engorgement de la rate, du foie ou des ganglions lymphatiques.

Limitée à une partie de la glande mammaire, cette tuméfaction de ses lobules forme des tumeurs du volume d'un œuf de pigeon, qui peuvent parfois égaler celui d'une orange, dures, douloureuses, sans réaction inflammatoire et qui se terminent par résolution en général assez lente.

3° Griesinger a noté encore, parmi les complications de la fièvre dothiénentérique localisées dans les organes génitaux, des inflammations pseudo-membraneuses de la muqueuse utérine, et des inflammations diphtéritiques de la vulve (2).

4° La fonction menstruelle est souvent troublée, quand elle coïncide avec la dothiénentérie ; quelquefois elle est suspendue ; plus souvent, surtout dans les premières périodes, son retour est hâté et l'écoulement sanguin se fait avec une abondance anomale ; ou bien sans être augmenté, diminué même dans quelques cas, il se prolonge bien au delà de sa durée habituelle. Il reparaît parfois d'une manière irrégulière pendant le cours de la maladie, quelquefois par apparitions passagères : elles manifestent cette tendance congestive qui est un des caractères dominants de la maladie et qui peut aboutir à des extravasations sanguines.

5° Malgré les assertions contraires de Rohitansky et de Niemeyer, la fièvre dothiénentérique n'est pas très rare chez les femmes enceintes et elle provoque l'avortement ou l'accouchement prématuré dans plus de la moitié des cas (1). Ces accidents, sans être toujours aussi graves

____

(1) Leudet, *Clinique médicale*, p. 113. Vallin, *loc. cit.*, p. 386.
(2) Griesinger, *loc. cit.*, p. 386.

qu'on aurait pu le supposer, augmentent cependant d'une manière notable les dangers de la maladie. Murchison, tout en affirmant qu'on a exagéré la gravité du pronostic dans les cas de dothiénentérie compliquée de grossesse, reconnaît que sur quatorze cas il a perdu quatre malades et qu'il a observé douze avortements. Deux malades seulement, l'une enceinte de quatre mois et l'autre de huit, ont pu traverser cette affection et conduire leur grossesse à terme (1). Cependant dans une épidémie de Vienne, sur douze femmes enceintes trois seulement avortèrent ; deux succombèrent (2).

Le développement d'une fièvre dothiénentérique chez une femme enceinte a une toute autre gravité pour le fœtus et un quart seulement des enfants survivraient à cette complication (3).

L'avortement peut arriver dans toutes les périodes de la maladie. Dans la moitié des cas observés par Murchison, il eut lieu dans la quatrième semaine. Je l'ai vu plusieurs fois précédé d'accidents convulsifs.

Liebermester, sur dix-huit femmes enceintes affectées de fièvre dothiénentérique, en a vu quinze avorter et chez la plupart survinrent des hémorrhagies utérines graves.

(1) Murchison, *loc. cit.*, p. 580 ; trad. franç., p. 194.
(2) Griesinger, *loc. cit.*, p. 386.
(3) Ziemssen's Handbuch, p. 153.
(4) Le Dr Rousseau (Thèses de Paris, 1882) a été conduit à cette conclusion par ses recherches statistiques.

CHAPITRE XXII

Nous décrirons comme complications les accidents et les syndromes morbides qui ne pouvaient pas trouver place dans les chapitres précédents, qui ne sont pas le produit direct de l'infection dothiénentérique, mais au développement desquels la dothiénentérie crée dans l'organisme un terrain favorable.

I. — HYDROPISIES.

Sous l'influence de causes diverses, et dans des conditions variées, des suffusions séreuses peuvent accompagner ou suivre la fièvre dothiénentérique; elles se répandent le plus souvent dans le tissu cellulaire sous-cutané, plus rarement dans les cavités splanchniques.

§ 1. *Anasarque idiopathique.* — Je ne rangerai pas sous ce titre ces œdèmes localisés chez l'homme dans le scrotum, dans la vulve chez la femme, et succédant parfois chez celle-ci au flux menstruel; nous les avons décrits plus haut. Mais on peut observer dans la fièvre dothiénentérique des hydropisies cellulaires diffuses, généralisées même, ne se montrant que rarement dans beaucoup de contrées, à Paris, par exemple, du moins chez l'adulte, se manifestant d'autres fois d'une manière presque épidémique, et avec une fréquence telle que Griesinger, une année, l'observa chez près d'un quart de ses malades dans une population débilitée par la famine (1). Le plus souvent, en effet, on a signalé des conditions spéciales d'épuisement, d'apauvrissement de l'organisme chez les sujets qui ont présenté cette complication : ainsi on l'a vue succéder à des hémorrhagies très abondantes (2), à des diar-

(1) Griesinger, *loc. cit.*, p. 387.

(2) Observation très intéressante publiée dans l'*Union médicale*, 1882, n° 172, par M. Ch. Eloy, et accompagnée de recherches nombreuses et de judicieuses réflexions sur les anasarques dothiénentériques

rhées ou à des sueurs profuses (1), ou bien encore à des saignées in-tempestives (2). Dans quelques cas, elle a paru après des complica-tions pulmonaires graves (3), dans d'autres elle a semblé remplacer une transpiration supprimée (4).

Dans sept observations recueillies à Rouen, en deux ans, par le Dr Leu-det, cet éminent observateur a également signalé l'affaiblissement de la constitution comme l'unique condition pathogénique qu'il ait ren-contrée chez ses malades. Il m'a toujours semblé qu'on pouvait impu-ter à l'anémie les œdèmes observés dans ces circonstances, et la rapi-dité avec laquelle on les voit quelquefois se produire et se généraliser après une perte de sang très abondante, me paraît confirmer cette manière de voir (5). On pourrait peut-être expliquer ainsi leur fré-quence plus grande chez les enfants et surtout chez ceux de la popula-tion hospitalière des grandes villes, qui sont plus ou moins anémiques. Ainsi Barthez et Rilliet ont constaté cette complication sept fois sur cent onze malades (6). Deux fois un anasarque très considérable se développa le cinquième jour de la dothiénentérie, en dura huit ou dix, sans influence appréciable sur la marche de la maladie et sans que l'urine renfermât d'albumine.

On peut se demander si c'est l'hypoglobulie, et si ce n'est pas plutôt l'hypo-albuminose, comme le pensaient Andral, Becquerel et Rodier, qu'on doit mettre en cause dans la pathogénie de ces hydropisies.

Le plus souvent elles sont indépendantes de la présence d'albumine dans les urines, et quand on l'a rencontrée, cette albuminurie a été, le plus habituellement, insignifiante et passagère (7).

Ces œdèmes surviennent ordinairement dans la troisième semaine, plus rarement dans la seconde, quelquefois pendant la convales-cence (8). Leur durée moyenne serait de six à quatorze jours suivant Griesinger, de deux à trois semaines d'après Leudet.

(1) Becquerel et Rodier, *Archives*, 1850.

(2) Borde, *Thèse de Paris*, 1870.

(3) Graves, Cruveilhier, Magnus Kluss, Louis et surtout Leudet (*Archives de méde-cine*, 1858).

(4) Griesinger, *loc. cit.*, p. 388.

(5) Le malade de M. Millard, âgé de seize ans, est pris, le sixième jour, d'une dothié-nentérie, d'une entérorrhagie qui inonde son lit et le parquet de la salle. Deux jours après on constate un anasarque généralisé, sans albuminurie.

(6) Barthez et Rillie, 1853, p. 707.

(7) Griesinger, *loc. cit.*

(8) Harley Reynold's, *Syst. méd.*, t. I., p. 359, cité par Eloy.

Après être restés stationnaires pendant quelques jours, ils disparaissent en général assez rapidement.

Ils commencent par la face **ou** par les extrémités inférieures, s'étendent rapidement sur toute la surface du corps; quelquefois ils se limitent au visage, aux membres supérieurs (1), plus fréquemment aux membres inférieurs ou à la région malléolaire (2).

Dans quelques cas ils sont compliqués d'ascite, d'hydrothorax ou d'hydropéricarde; quelquefois ils coïncident avec des éruptions abondantes de sudamina ou de miliaire (3).

Rarement leur développement est accompagné de fièvre; quelquefois même le pouls subit un ralentissement notable (4).

Cette complication ne semble pas aggraver le pronostic; presque tous les malades qui en ont été atteints ont guéri; tout au plus la guérison a-t-elle pu être retardée (5), et encore dans cette appréciation est-il bien difficile de faire la part de l'œdème et celle des conditions générales qui l'ont précédé. Chez les malades qui ont succombé, la mort a été imputable à des accidents absolument indépendants de celui-ci.

On peut ranger parmi les œdèmes anémiques ces légères infiltrations des membres inférieurs qu'on observe chez les convalescents très affaiblis et qui disparaissent avec la réparation des forces et du travail nutritif.

§ 2. *Œdème symptomatique de lésions organiques.* — Des affections cardiaques ou rénales peuvent intervenir dans la production des œdèmes dothiénentériques.

1° *Affections cardiaques.* — Griesinger a vu plusieurs fois des hydropisies générales se développer de très bonne heure chez des sujets affectés de lésions cardiaques et atteints de fièvre typhoïde (6). Dans ce cas, la dothiénentérie ou les altérations nutritives qu'elle entraîne semblent avoir joué le rôle de coefficients. Liebermeister a observé des œdèmes généralisés ou localisés dans les membres inférieurs, précédés de signes non douteux d'une parésie cardiaque prolongée, et il les attribue à une dégénérescence granulo-graisseuse du myocarde. Ce

<hr>

(1) Magnus Kluss, cité par Ch. Eloy.
(2) Leudet, Chomel.
(3) Griesinger, *loc. cit.*
(4) Griesinger, *ibid.*
(5) Griesinger, p. 388.
(6) Griesinger, *loc. cit.*

mode pathogénique ne me paraît pouvoir être attribué qu'à un petit nombre d'œdèmes dothiénentériques ; il ne s'accorde pas avec leur généralisation rapide et encore moins avec leur prompte disparition.

2° *Affections rénales.* — L'œdème peut être un des symptômes de l'albuminurie dothiénentérique quand cette albuminurie se rattache à une congestion intense du rein, mais il se montre rarement et ne consiste ordinairement que dans une légère bouffissure de la face ou des malléoles (1). Dans des cas très rares, cette congestion aboutit à une inflammation brightique et devient l'origine d'un anasarque qui persiste après la guérison de la dothiénentérie comme la lésion dont il est l'expression (2). Une suppuration des reins consécutive à la fièvre dothiénentérique peut être accompagnée d'un œdème limité aux jambes et aux pieds (3).

§ 3. *Œdème de causes locales.* — On voit survenir quelquefois dans le cours ou dans la convalescence de la fièvre dothiénentérique des tuméfactions œdémateuses soudaines des membres inférieurs, presque toujours bornées à un seul membre, et dont on a distingué plusieurs variétés (4).

1° La plus commune, due à une *thrombose veineuse* (5), a un développement très rapide, le plus souvent douloureux, constituant alors une véritable *phlegmatia alba dolens*. Le malade accuse des douleurs dans un des membres inférieurs, presque toujours le gauche ; parfois très vives, elles irradient vers les deux extrémités du membre. Celui-ci acquiert très rapidement un volume très considérable ; mais cette tuméfaction, qui s'étend à toute la partie du membre située au-dessous de l'infarctus, est dure, résistante, et ne conserve pas l'impression du doigt, au moins durant les premiers jours ; la peau luisante et tendue offre une teinte bleuâtre et laisse voir une dilatation considérable des veines superficielles, quelquefois même des capillaires cutanés. On sent très fréquemment sur le trajet d'une grosse veine, dans le point où la

(1) Didion, thèse.

(2) Griesinger, *loc. cit.*

(3) Traube, *Annal, der Charité Krankenhei*, t. I, p. 245 (cité par Eloy)

(4) Un des médecins les plus distingués de la Grande-Bretagne, Warburton Begbie, dont la mort prématurée a laissé d'universels regrets, a fait une étude très intéressante de cette complication dont il distingue trois variétés, *The swelled leg of fevers.* Edinburgh, 1872.

(5) Cette complication serait observée une fois sur cent cas de dothiénentérie, d'après Murchison qui, sur dix-sept cas, l'a rencontrée quatorze fois à gauche, deux fois des deux côtés, une fois à droite (Murchison, *loc. cit.*, p. 559; trad. franç., p. 170).

tuméfaction se rapproche le plus du tronc, un cordon dur et sensible à la pression; assez souvent l'obstruction veineuse est précédée de frissons ou au moins de frissonnements, de malaise et de troubles généraux plus ou moins prononcés (1).

Dans quelques cas, des phénomènes d'inflammation s'ajoutent ou succèdent à la thrombose; des abcès peuvent se former dans la cavité de la veine.

La phlébite suppurante peut devenir le point de départ ou être une manifestation de la pyohémie.

D'autres fois, sous l'influence d'un mouvement, d'un effort, des fragments de caillots se détachent, arrivent au ventricule droit et peuvent, s'accrochant au réseau tendineux des valvules, devenir le noyau de coagulums qui apportent à la circulation des obstacles mortels; ou bien encore, lancés dans l'artère pulmonaire, ils s'opposent au libre passage du sang et déterminent le plus souvent une mort plus ou moins rapide, ainsi que nous l'avons déjà dit à propos des coagulums emboliques qui se forment dans le cœur.

D'autres fois le coagulum peu volumineux, n'oblitérant qu'une des petites divisions de l'artère, amène des accidents qu'on ne peut mieux comparer qu'à ceux de l'angine de poitrine : oppression angoissante, douleur sous-sternale, orthopnée, tendance à la syncope; puis ces accidents peuvent se calmer : le malade expectore, pendant quelques jours, des crachats rouillés ou sanglants qui attestent l'existence d'un travail congestif ou d'une infiltration hémorrhagique autour de l'embolus. Un peu de fièvre s'ajoute parfois à ces symptômes. On peut voir ces crises dyspnéiques, dans lesquelles le malade a le sentiment d'une fin prochaine, se répéter plusieurs fois et le malade guérir. Évidemment cependant cet accident est beaucoup plus dangereux chez un malade affaibli par une maladie grave qu'il ne le serait à la suite d'une phlébite primitive d'origine rhumatismale.

Ces thromboses peuvent se produire successivement ou simultanément dans les deux membres inférieurs.

____

(1) Begbie, *loc. cit.*, p. 10.

L'observation suivante est un exemple de thrombose des deux veines poplitées :

Obs. XXXVII. — Une jeune fille de dix-neuf ans est atteinte de fièvre typhoïde grave avec délire, urines involontaires, tendance aux vomissements. Le vingt-deuxième jour son pouls qui, la veille, était dicrote, battant 116 pulsations, s'élève à 132; le même jour elle accuse une douleur vive dans le creux du jarret, sur le trajet de la veine poplitée gauche, qui se dessinait sous la forme d'un cordon dur et douloureux, sen-

Dans l'immense majorité des cas le malade affecté de thrombose n'est pas exposé à tous ces dangers ; il évite ces mauvaises chances que le médecin doit connaître, et avec de l'immobilité ces obstructions

-sible à la plus légère pression. La jambe était légèrement œdématiée, dure et tuméfiée ; les veines superficielles étaient distendues et saillantes. En même temps quelques pustules d'ecthyma apparaissaient sur le bras droit. Trois jours après, le vingt-cinquième jour, des bulles purulentes se montrent sur l'avant-bras gauche.

Le même jour, une douleur très vive se faisait sentir dans la région iliaque gauche où on constatait une plaque érythémateuse, très sensible au toucher. La tension de la veine poplitée gauche avait un peu diminué ; les douleurs de la jambe et du jarret étaient un peu apaisées.

Le vingt-huitième jour, la rougeur érythémateuse de la région iliaque gauche avait diminué, mais elle persistait encore. La jambe gauche était légèrement œdématiée, et la malade accusait, dans l'articulation tibio-astragalienne, de vives douleurs, qui augmentaient par la pression et par les mouvements.

Le trente et unième jour, les douleurs s'étaient apaisées, la fièvre avait beaucoup diminué, l'érythème iliaque s'était effacé, après avoir duré cinq ou six jours ; il y avait toujours un peu d'œdème circum-malléolaire.

Trois jours après, cet œdème persistant, la peau de la jambe gauche devint le siège d'une desquammation épidermique ; les bulles de l'avant-bras avaient disparu. La malade était beaucoup mieux et demandait des aliments ; elle paraissait entrer en convalescence, quand le quarante et unième jour la fièvre se ralluma, accompagnée de frissonnements, de vomissements, de soif vive. La langue devint de nouveau visqueuse, et la malade, qui, depuis plusieurs jours, souffrait dans le mollet, accusa une vive sensibilité dans le creux poplité du côté droit, en même temps le pied du même côté s'œdématia.

Ces symptômes s'apaisèrent au bout de quelques jours ; la malade eut des transpirations abondantes, et pour la seconde fois la convalescence semblait décidée ; mais le quatre-vingt-septième jour le pied et la jambe gauches recommencèrent à devenir œdématiés, rouges et douloureux. Cet accident fut passager, et quinze jours après la malade quittait l'hôpital.

J'ai cité ce fait à cause de la circonstance remarquable de ces thromboses ou phlébites survenant successivement dans les deux veines, poplitées, suivies, quand toute l'action morbide paraissait épuisée, d'une réapparition de l'œdème, de la rougeur, de la douleur dans la jambe qui avait été la première atteinte.

Tout en admettant que ces oblitérations veineuses puissent être purement thrombosiques, j'ai dit que je croyais, dans certains cas au moins, à l'existence d'une véritable phlébite. J'ai pu la constater une fois à l'autopsie ; et dans d'autres cas, la coexistence de fièvre, de frissons, de vomissements, de troubles constitutionnels plus ou moins accentués m'ont porté à penser qu'il y avait là autre chose qu'un infarctus mécanique, et qu'un processus inflammatoire s'était emparé de ce vaisseau, siège de si vives douleurs.

Chez cette malade, je ferai remarquer encore l'existence d'une disposition pyogénique qui est restée, en quelque sorte, à l'état d'ébauche, qui ne s'est manifestée que par quelques bulles purulentes et par quelques pustules d'ecthyma, mais qui peut bien

veineuses guérissent; le coagulum se dissout ou les vaisseaux collatéraux rétablissent la circulation, quelquefois avec une grande rapidité (1). Elles peuvent laisser à leur suite, et surtout, comme le remarque judicieusement Begbie, quand le repos n'a pas été suffisamment prolongé, une tendance à l'œdème d'une durée presque indéfinie.

L'observation que j'ai rapportée plus haut est un exemple de thrombose des deux veines poplitées :

2° Il y a des cas, dit Begbie, où le membre inférieur se tuméfie sans aucun des symptômes que nous avons attribués à la thrombose veineuse : le gonflement est indolent, il marche généralement de la partie supérieure du membre vers la partie inférieure. La peau conserve à peu près sa couleur habituelle; le gonflement se développe graduellement, il ne conserve pas l'impression du doigt, il augmente après l'exercice et après la station verticale prolongée.

La peau présente une surface mamelonnée, entrecoupée de lignes hyalines qui rappellent celles qu'on observe sur la paroi abdominale après la grossesse. Des gonflements des ganglions inguinaux et même cervicaux accompagnent cette lésion, que Begbie place dans les vaisseaux lymphatiques, et dont l'absence de nerfs dans ces vaisseaux expliquerait, suivant lui, l'indolence. Il pense que la rareté des valvules dans les lymphatiques des membres inférieurs les prédispose à cette lésion qu'il croit le plus souvent consécutive aux fièvres continues. Elle n'entraîne qu'une gêne locale et n'expose à aucun accident grave, quand cette affection est simple et qu'elle n'est pas compliquée, comme cela peut arriver, d'une thrombose veineuse (2).

3° Enfin, le même auteur dit avoir observé après les fièvres une inflammation serpigineuse du tissu aréolaire qui commence par le

avoir eu quelque connexion pathogénique avec l'affection des veines, aussi bien qu'avec cette plaque érythémateuse, sorte de lymphangite, qui a pendant six à sept jours occupé la région iliaque.

En effet, les thromboses veineuses accompagnées d'œdème paraissent favorisées par certaines conditions épidémiques, et elles sembleraient avoir quelque connexion étiologique avec la pyogénie.

En 1838, j'ai observé, à l'Hôtel-Dieu, un assez grand nombre de fois ces oblitérations des veines crurales, et plus souvent encore je voyais des abcès multiples succéder à la dothiénentérie; à la même époque, ces mêmes complications se montraient souvent aussi à la suite de la variole.

(1) Griesinger, *loc. cit.*, p. 388.
(2) Begbie, *loc. cit.*, p. 11.

pied ou par le bas de la jambe, monte à la cuisse, attaque ensuite celle du côté opposé et descend à la jambe et au pied correspondants. Tout en localisant cette affection dans le tissu aréolaire, Begbie pense qu'il faut y faire une part au système lymphatique, car les ganglions sont engorgés et des plaques d'injection superficielle se dessinent sur la peau (1).

4° Le développement d'abcès dans les régions lombaires et fessières, chez les dothiénentériques, est habituellement accompagné d'œdème des pieds, d'après le Dr Millard. Ce signe, dont l'exactitude a été vérifiée cinq fois par le Dr Cuffer (2), est d'autant plus important qu'il peut appeler l'attention du médecin sur la possibilité d'une complication que le malade, dans la crainte d'une opération, cherche quelquefois à lui cacher ou dont il n'a pas conscience.

II. Pyohémie. — *La pyohémie*, maladie habituellement épigénésique (3), produit d'une infection spécifique (4), se greffe sur d'autres maladies infectieuses ou sur des lésions traumatiques. Par les vastes destructions qu'elle accomplit dans les tissus, par la perte de résistance qu'elle inflige à tout l'organisme, la dothiénentérie semble favoriser cette complication, qui s'y montre en effet souvent avec des degrés de puissance très variables et sous des formes très diverses.

§ 1. *Manifestations cutanées de la pyohémie.* — Quelquefois ce sont des éruptions pustuleuses qui offrent les caractères d'une miliaire purulente ou forment de larges bulles pemphygoïdes remplies de pus.

D'autres fois, ce seront des pustules d'echtyma disséminées : elles sont, dans certains cas, entourées d'une base phlegmoneuse qui les transforme en petits furoncles (*echtyma furonculeux*). J'ai vu un convalescent de fièvre dothiénentérique dont le corps fut couvert d'une éruption de petits abcès echtymatoïdes, gros comme des pois, qui s'ou-

<hr>

(1) W. Begbie, *loc. cit.*, p. 14.

(2) Dr Cuffer, *France médicale*, 1879, n° 24.

(3) *Epigénèse*, maladie qui se greffe sur une autre, favorisée par celle-ci, mais provenant d'une autre cause (Lorry, *de conversionibus morborum*, p. 2 à 185).

(4) Les découvertes de la science moderne nous portent à admettre que la pyogénie est imputable à un germe infectieux, comme la septicémie avec laquelle on l'a quelquefois confondue, et qui en diffère non seulement par la nature des accidents auxquels elle donne naissance, mais encore par l'effroyable puissance de sa pullulation et de son action destructive si bien démontrée par Davaine et par Pasteur. Ce dernier paraît avoir découvert le microbe de la fièvre puerpérale qui a de grandes affinités avec la pyogénie. Les médecins allemands attribuent cette dernière à un micrococcus dont Eberth a constaté la présence dans les organes des dothiénentériques.

virent successivement au dehors et se desséchèrent en formant des croûtes arrondies.

D'autres fois, les pustules echtymateuses sont groupées dans une région limitée et forment des plaques qui peuvent avoir 6 et 8 centimètres de diamètre; elles peuvent, comme les précédentes, se dessécher et former des croûtes qui se détachent au bout de quelques jours, mais quelquefois des collections purulentes se forment sous ces croûtes. J'ai vu une fois à une plaque d'echtyma développée sur l'abdomen, et qui avait 10 à 12 centimètres de diamètre, succéder une large eschare qui détruisit la peau et l'aponévrose sous-cutanée et mit les muscles à nu. Cependant, sous l'influence d'une médication tonique, la plaie s'était détergée et en grande partie cicatrisée, quand une imprudence fit périr le malade.

Plus rarement ces suppurations superficielles prennent la forme de vrais furoncles ou de pustules de rupia. Il n'est pas rare de voir ces éruptions purulentes, développées sur la région sacrée, y précéder la formation d'eschares qui, quelquefois disséminées comme les pustules auxquelles elles succèdent, criblent la peau d'ouvertures arrondies, et qui, d'autres fois confluentes, déterminent la mortification massive des téguments de cette région.

§ 2. *Abcès sous-cutanés et intra-musculaires.* — La forme la plus commune de cette pyogénie dothiénentérique est celle qui se manifeste par le développement d'abcès, plus ou moins nombreux, dans le tissu cellulaire sous-cutané.

Ils se montrent plus fréquemment dans certaines conditions épidémiques locales .Ainsi j'ai vu une année, à l'Hôtel-Dieu, ces abcès survenir chez un grand nombre de dothiénentériques, et à la même époque j'observais chez les varioleux la même complication.

C'est dans la dernière période de la maladie que se forment habituellement ces collections purulentes, souvent après une rémission qui faisait espérer une défervescence prochaine : la fièvre se rallume avec ou sans frissons ; la diarrhée diminuée ou arrêtée recommence, en général, de nouveau avec une faible intensité ; la langue redevient un peu sèche ; la température s'élève; le malade éprouve dans quelques points du corps une légère douleur, quelquefois si peu prononcée qu'il ne lui accorderait aucune attention si celle-ci n'était éveillée par les questions du médecin ou par son expérience personnelle, quand il a eu déjà d'autres abcès et qu'il sait que cette légère souffrance peut être un symptôme de leur développement. Alors il indique le point où elle se fait sentir, et presque toujours, dans ce cas, une fluctuation évidente démontre qu'il s'est formé dans la région correspondante une collection purulente dont le volume varie depuis celui d'un pois jusqu'à celui d'un œuf de poule et au delà.

Quelquefois les symptômes généraux, que nous avons signalés comme précurseurs habituels de ces abcès, sont à peine marqués ou passent inaperçus.

Il est rare qu'un travail de suppuration s'accomplisse pendant la période d'état ; et quand cela a lieu, cette suppuration m'a paru avoir plus de tendance à se localiser dans les organes intérieurs, ce que je n'ai observé que dans des cas très graves et qui se sont terminés par la mort.

Dans quelques cas la sensibilité des malades est plus vivement excitée par le travail pyogénique et ils accusent de vives douleurs : elles peuvent survenir pendant l'évolution du phlegmon qui précède la collection purulente : on sent alors, dans la région douloureuse, une tuméfaction et un empâtement qui feront bientôt place à la fluctuation. Alors la peau de cette région offre une légère rougeur, mais ces cas sont de beaucoup les plus rares, et le plus souvent, quand la douleur est intense, elle est due à ce que l'abcès, en se développant, a comprimé des parties nerveuses et sensibles dont l'excitation retentit sur le centre sensitif.

Mais, je le répète, dans le plus grand nombre des cas, la formation de ces foyers purulents se fait d'une manière rapide et presque silencieuse : la douleur n'est pas à beaucoup près celle du phlegmon aigu, elle peut même manquer complètement ; la peau ne rougit souvent qu'après qu'elle a été quelque temps distendue par la collection purulente ; et quelquefois le pus produit de vastes décollements avant que le malade appelle l'attention du médecin sur cette complication, dont le retour de la fièvre, en l'absence de tout trouble fonctionnel qui l'explique, peut faire soupçonner l'existence.

Je ne sais s'il est une partie du corps où ces collections ne puissent se former ; je les ai le plus souvent observées sous la peau et de préférence dans les parties déclives, dans celles qui supportent le poids du corps ou qui ont subi quelque action irritante antérieure : à la périphérie du bassin, aux fesses et aux cuisses.

Souvent elles se développent dans le tissu connectif intermusculaire et les troubles fonctionnels des muscles, au milieu desquels elles sont placées, aideront à reconnaître leur siège dans des cas où elles paraissent superficielles (1). Enfin, elles peuvent se former dans les cavités séreuses, dans les articulations, dans les poumons, dans le foie, dans la rate, et alors elles entraînent le plus souvent la mort.

Assez souvent elles se forment dans des ganglions lymphatiques qu'elles détruisent et convertissent en abcès renfermés dans la coque fibreuse des ganglions ; cette suppuration ganglionaire est assez commune dans le mésentère ; je l'ai observée dans des ganglions superficiels.

§ 3. *Abcès du corps thyroïde*, etc. — Quelquefois des abcès se développent dans le corps thyroïde, et le D\u02b3 Huchard a vu, une fois, un goître volumineux être envahi dans toute son étendue par ce travail suppuratif et disparaître complètement.

Nous ne reviendrons pas ici sur les abcès de l'oreille ni sur ceux de la parotide, bien que dans quelques cas ils puissent être considérés comme des accidents pyogéniques. Nous en avons parlé ailleurs (2).

§ 4. *Marche et pronostic de la pyogénie dothiénentérique*. — Quand ces abcès sont superficiels et peu nombreux, ils n'apportent, en général, aucun obstacle à la guérison ; mais quand ils sont très nombreux et lorsqu'ils se répètent pendant plusieurs semaines dans un grand nombre de points, ils constituent alors une complication grave : cette suppuration abondante et prolongée entretient un état fébrile qui prend tous les caractères de la fièvre hectique ; les fonctions nutritives, au lieu de se réparer, s'altèrent de plus en plus (3). Le malade peut mourir par épuisement sans qu'on trouve à l'autopsie d'autres lésions que celles qui indiquent l'anémie et la dénutrition : une atrophie profonde de tous les tissus, souvent compliquée de dégénérescence graisseuse, un sang

(1) La détermination du siège de la collection est quelquefois moins facile qu'on pourrait le croire ; je me rappelle avoir pris, pour un abcès sous-cutané, un abcès situé dans l'épaisseur du biceps brachial, chez un malade de l'Hôtel-Dieu, pendant que j'y remplissais les fonctions d'interne ; et Blandin chez le même malade, dans des conditions identiques, quoique prévenu par moi, et quoique je lui fisse remarquer la contracture du biceps, comme un indice du siège intra-musculaire de la collection, ne voulut pas admettre que celle-ci ne fût pas immédiatement sous la peau, et ce ne fut qu'après avoir incisé celle-ci qu'il reconnut son illusion. Il fallut, à l'aide d'une sonde cannelée enfoncée profondément, écarter les fibres du muscle pour donner issue au pus.

(2) Voy. 3\u1d49 période, p. 222.

(3) Obs. XXXVIII. — J'ai vu succomb r ainsi, après quatre ou cinq semaines de souffrance, une jeune fille qui eut successivement plus de soixante abcès. L'observation suivante est intéressante par la marche centriprète que suivit le travail suppuratif, se localisant d'abord dans le tissu connectif sous-cutané, puis dans les masses

pauvre, fluide et peu abondant. Dans d'autres cas, une pneumonie ou une pleurésie ultimes précipitent le dénouement (1).

Ce que nous venons de dire nous autorise à repousser la signification favorable que plusieurs médecins ont prêtée à un grand nombre d'accidents pyogéniques. Quand ils sont superficiels et limités, ils n'empêchent pas la guérison, et c'est probablement leur plus grand mérite, car rien n'autorise à admettre qu'ils y contribuent. Ils la retardent, au contraire, dans bien des cas, quand, par leur abondance et par leur durée, ils n'entraînent pas des conséquences plus funestes.

Si, dans les circonstances favorables, l'apparition de ces abcès coïncide souvent avec un amendement des phénomènes morbides, c'est que, d'une part, les accidents pyogéniques apparaissent surtout dans le déclin de la maladie, et que d'un autre côté l'élimination du pus et peut-être, avec lui, du principe infectieux qui en provoque la forma-

musculaires, et attaquant enfin les organes intérieurs, comme dernier acte de cette longue lutte qui s'est terminée par la mort.

(1) Obs. XXXIX. — En 1838 entra dans le service, auquel j'étais attaché comme interne, un homme convalescent de fièvre dothiénentérique. Une lymphangite s'était développée sur la jambe gauche; et bientôt se manifestèrent tous les symptômes d'une phlébite de la veine crurale du même côté. L'inflammation de cette veine se termina par l'oblitération du vaisseau; mais bientôt un vaste abcès se développa à l'insu du malade sous l'aisselle du côté droit; et, quand j'en constatai l'existence, toute la région axillaire était remplie de pus, qui avait même fusé entre le grand dentelé et le sous-scapulaire, produisant là un vaste décollement. Les ganglions lymphatiques étaient en partie détruits. Au niveau du sein, et ce fut cette circonstance qui me mit sur la voie du foyer principal, existait un petit abcès enfermé dans la coque fibreuse d'un ganglion lymphatique entièrement suppuré, et duquel naissait un vaisseau lymphatique induré qui se dirigeait vers l'aisselle.

Dans l'espace de six semaines, plus de trente abcès sous-cutanés furent successivement ouverts dans différentes parties. Plusieurs occupaient les ganglions; leur développement ne se révélait au malade par aucune douleur, et une fois qu'ils étaient vidés, l'ouverture se cicatrisait très rapidement.

Au bout de ce temps, il s'en forma d'autres, en nombre presque égal, situés soit dans le corps même des muscles, soit dans leurs interstices. Le premier s'était développé dans le biceps brachial du côté droit, avec contracture de ce muscle, dont il fallut écarter les fibres avec une sonde cannelée pour donner issue au pus. Comme dans les précédentes, la cicatrisation suivait très rapidement leur ouverture. La vaste plaie décollée, qui avait succédé à l'incision de la collection sous-axillaire, était en grande partie guérie. Cependant le malade avait considérablement maigri, il était réduit à un état presque squelettique; la fièvre était continue, mais peu intense, lorsqu'une pneumonie se déclara et amena promptement la mort. Le lobe inférieur d'un des poumons était, dans toute son étendue, le siège d'une infiltration purulente sans foyers distincts.

tion, la délimitation de ce travail éliminateur, témoignent des bonnes conditions dans lesquelles se trouve l'organisme. Aller au delà et voir dans ces abcès un phénomène critique et comme un instrument de la guérison, c'est dépasser les déductions légitimes qu'on peut tirer de l'observation des faits.

III. *Diphthérie*.— On a observé quelquefois, chez des sujets atteints de fièvre dothiénentérique, de véritables exsudations diphtéritiques sur les muqueuses pharyngienne et laryngée, compliquées parfois d'exsudations semblables sur d'autres membranes tégumentaires et particulièrement sur la muqueuse intestinale ou sur des ulcérations de la peau. Cette complication, qui peut survenir à toutes les périodes de la maladie, est très rare ; cependant Louis en a observé trois exemples, et Forget deux ; Rilliet et Barthez en ont mentionné six cas chez les enfants (1).

Selon Griesinger, quand la diphtérie se développe au début de la dothiénentérie, celle-ci paraît entravée dans son évolution, et la lésion intestinale est peu développée (2).

Cette complication est des plus graves et entraîne ordinairement une mort rapide, au milieu de phénomènes dyspnéiques poussés jusqu'à l'asphyxie et des symptômes d'une prostration profonde. Dans quelques cas l'exsudat diphtérique se prolonge jusque dans les dernières ramifications des bronches.

IV. *Affections de l'appareil locomoteur*. — Pendant le décours de la dothiénentérie, il n'est pas très rare de rencontrer des affections articulaires et surtout des coxalgies ; j'en ai observé plusieurs et les auteurs modernes en ont rapporté des cas assez nombreux. Celles que j'ai observées ont guéri par l'immobilité et par des applications de vésicatoires. Mais il n'en est pas toujours ainsi : Griesinger en a vu se terminer par luxation spontanée (2). Le Dr Cappelle, cité par M. Vallin, a consigné dans le *Journal de Bruxelles* trois observations de ce genre ; dans un cas fort curieux, la luxation fut réduite par des manœuvres chirurgicales. Les deux autres malades guérirent également ; mais après un traitement prolongé, et dans un de ces cas, des abcès se formèrent autour de l'articulation et exigèrent des incisions (3).

Les dothiénentéries graves sont quelquefois suivies, très rarement accompagnées de *périostites suppurées*. Observées cinq ou six fois par sir J. Paget, elles ont été spécialement étudiées par le Dr Keen de Phi-

(1) Murchison, p. 557, trad. franç., p. 168.
(2) Griesinger, *l. c.*, p. 409.
(3) Dr Vallin, *l. c.*, *ibid*.

ladelphie et par le Dr Mercier (1). D'après ce dernier auteur, elles sont très souvent multiples, se développent généralement sur les membres, sur les inférieurs surtout, ordinairement sans fièvre ou avec des accès intermittents. Les principaux symptômes sont une sensation de pesanteur et de gêne dans le membre affecté, dont un des os offre un point sensible à la pression, sans modification de la peau. Plus tard, celle-ci rougit quand un abcès s'est formé et tend à s'ouvrir au dehors. La suppuration est fournie par la face externe du périoste qui est épaissi, injecté, mamelonné, villeux. L'inflammation se propage au tissu conjonctif voisin. Des troubles nutritifs généraux accompagnent ordinairement ces lésions favorisées par l'altération de la constitution et peut-être par des irritations traumatiques.

La périostite peut-être suivie de *nécrose* : souvent observée par Keen en Amérique, cette terminaison paraît rare chez nous.

V. *Influence de la dothiénentérie sur la tuberculose.* — Presque tous les auteurs qui ont étudié la fièvre dothiénentérique ont admis qu'elle pouvait favoriser le développement de la tuberculose : et en effet il n'est pas rare de voir la phthisie pulmonaire se manifester dans la convalescence ou dans le déclin d'une dothiénentérie. J'en ai observé plusieurs exemples. Louis a cité quatre observations de fièvre typhoïde terminées par la mort, où l'autopsie a montré, à côté des lésions caractéristiques de la dothiénentérie, des dépôts tuberculeux récents. Selon Bartlett (2) cette terminaison serait très commune en Amérique, et on devrait la redouter quand la fièvre et la bronchite se prolongent au-delà du quatrième septénaire.

D'une autre part, Rilliet et Barthez ont cru avoir constaté une action antagoniste de la fièvre dothiénentérique sur la tuberculose ; ils citent des cas où la marche de cette dernière affection aurait paru arrêtée par la première. Un observateur distingué, le Dr Folley, a vu trois fois la tuberculose pulmonaire enrayée après des attaques de dothiénentérie à forme grave. Chez ces trois malades il avait constaté des craquements aux sommets avec de la fièvre et des sueurs nocturnes ; l'un d'eux présentait les signes d'une caverne. Un de ces malades avait perdu sa mère et ses cinq tantes par la phthisie ; il a survécu dix-sept ans à la fièvre typhoïde ; il a acquis un embonpoint considérable et a succombé à une pneumonie.

(1) Mercier, médecin aide-major. *Revue médic. et chirurg.*, année 1879, p. 24 et suiv.

(2) Murchison, *l. c.*

Les deux autres sont guéris depuis huit à neuf ans et n'ont pas eu de rechutes. Ils sont employés au chemin de fer de l'Ouest. Un d'eux a eu plusieurs fois des grippes passagères qui n'ont pas réveillé l'affection tuberculeuse.

Il est incontestable que si trop souvent la dothiénentérie laisse dans la santé des ébranlements dont les malades ont peine à se remettre ou même dont les traces ne s'effacent jamais, chez quelques-uns cette affection semble avoir produit, comme on dit vulgairement, une révolution favorable ; ils paraissent, selon la remarque de Griesinger, plus forts et mieux portants qu'auparavant, probablement sous l'influence du repos et du régime. Mais on peut aussi se demander si cette sorte de fermentation infectieuse, qui modifie tous les organes, n'aurait pas pu dans certains cas faire disparaître quelque condition anomale antérieure qui troublait l'harmonie des fonctions ?

Serait-il possible que cette action modificatrice s'exerçât sur la tuberculose ? Pour ma part je n'ai rien vu qui justifiât cette hypothèse. J'ai vu, après beaucoup d'autres, l'influence de la dothiénentérie s'exercer en sens inverse. Est-on autorisé à affirmer qu'il en doit toujours être ainsi ? Les conditions dans lesquelles se trouve l'organisme ne peuvent-elles pas faire varier les résultats ? Sans doute un tuberculeux d'une constitution débile, s'il est atteint d'une pareille maladie, en supportera mal le choc ; mais si le processus dothiénentérique se développe chez un sujet dont la constitution est moins entamée et offre des éléments de résistance, est-il possible qu'en s'emparant de l'organisme, il puisse modifier et arrêter un travail de tuberculisation ? Cela doit être très rare, mais je n'oserais dire que cela est impossible, et quand des hommes de l'autorité de MM. Rilliet et Barthez affirment avoir vu des faits qui leur ont paru appuyer cette manière de voir, il convient de se livrer à une nouvelle enquête et de chercher si des appréciations en apparence contradictoires ne pourraient pas se concilier et répondre à des ordres de faits qui se sont accomplis dans des conditions différentes.

Le *toujours* et le *jamais* sont si rarement applicables à la pathologie que j'ai cru devoir poser cette réserve, ce qui ne m'empêche pas d'affirmer qu'au moins dans le plus grand nombre des cas, la fièvre dothiénentérique, par l'ébranlement qu'elle cause dans l'économie, par l'affaiblissement considérable qu'elle lui fait subir, condition qui est un coefficient si actif de l'évolution de la phymatose, peut-être même par le travail congestif qu'elle appelle sur le poumon et sur d'autres organes, y favorise le développement des tubercules. Plus d'une fois j'ai rencontré des phthisiques qui faisaient remonter le début de leur maladie à la convalescence incomplète d'une fièvre dothiénentérique.

La néoplasie tuberculeuse peut, dans quelques cas, envahir plus rapidement encore le terrain favorable que lui prépare la dothiénentérie : et les premiers symptômes d'une phthisie aiguë se confondent alors avec les derniers actes d'une fièvre typhoïde qu'elle semble prolonger. Sa marche, dans ce cas, pourra être d'autant plus rapide et plus foudroyante que la tuberculose rencontrera un organisme épuisé, déjà à moitié terrassé par le choc qu'il a reçu (1).

(1) A l'appui de cette proposition, je rapporterai une observation recueillie par moi dans le service de Chomel, en 1840, quand j'étais son élève.

Obs. XXXX. — C'était une jeune fille âgée de dix-huit ans, couturière ; elle habitait Paris depuis cinq ans. Assez maladive, elle avait eu, à plusieurs reprises, des torticolis, des fièvres intermittentes ; une fois, elle fut atteinte de pneumonie, mais elle ne toussait pas et *n'était pas sujette aux rhumes.*

Sa maladie débuta par un frisson qui dura une demi-heure, et qui, pendant huit jours, se répéta périodiquement tous les soirs, vers cinq heures. Il faut faire remarquer qu'elle avait eu antérieurement des fièvres d'accès qui la prédisposaient à cette périodicité, qui n'est pas très rare d'ailleurs, même en dehors de cet antécédent, au début de la fièvre dothiénentérique.

En même temps, elle éprouvait de la céphalalgie, des vertiges, qui se manifestaient toutes les fois qu'elle se tenait debout, et des tintements d'oreille ; elle perdit complètement l'appétit et le sommeil ; ses forces, atteintes dès le début, allèrent graduellement en s'affaiblissant de plus en plus. Elle fut forcée, le troisième jour, de garder le lit ; le huitième jour, dans la nuit, elle fut menacée de syncope. Sa bouche était mauvaise ; sa soif était vive ; *la toux était rare* et sans expectoration ; elle *n'avait pas de sueurs.*

Elle n'a pas saigné du nez, mais un jour elle a rejeté quelques crachats sanglants, qui lui parurent venir de la gorge. Sans douleurs de ventre, elle eut cinq ou six fois de la diarrhée pendant les deux premiers septénaires. Parfois elle éprouva un peu de dyspnée.

Le seizième jour de la maladie, n'ayant accusé jusque-là d'autres phénomènes morbides que ceux que je viens d'énumérer, elle eut des nausées et des vomissements de matières bilieuses que provoquait l'ingestion des boissons.

Elle fut conduite à l'Hôtel-Dieu, le dix-septième jour, portée sur un brancard, trop faible pour y venir d'une autre façon. Quand je la vis, elle était couchée sur le dos. Sa physionomie portait l'empreinte de l'affaissement typhique ; ses yeux étaient cernés ; sa peau présentait cette chaleur âcre, mordicante, qui indique au moins 39 degrés centigrades de thermalité. Son pouls battait cent quatorze fois par minute ; sa parole était assez nette, mais entrecoupée ; elle accusait encore des tintements d'oreille et elle était *un peu sourde.* Ses lèvres étaient croûteuses ; ses narines étaient sèches ; elle se plaignait d'un mauvais goût dans la bouche ; sa langue était rouge et collante à la pointe. Son ventre était ballonné, mais souple, indolent à la pression ; elle avait eu quatre selles liquides dans les vingt-quatre heures.

En résumé, on peut admettre que dans certains cas exceptionnels, la constitution semble modifiée dans un sens favorable par la dothiénentérie, très probablement sous l'influence du régime et de l'hygiène qui

Depuis quelques jours seulement, elle toussait davantage et expectorait quelques crachats gommeux ; la respiration était accélérée ; on entendait dans toute la poitrine des râles sibilants et quelques râles muqueux. Le sommeil et l'appétit faisaient complètement défaut.

Le vingt-cinquième jour, la malade n'avait pas encore eu de transpiration ; la fièvre avait un peu baissé ; la peau était moins chaude ; la parole était lente mais précise ; la soif était modérée ; cependant la surdité avait augmenté ; la céphalalgie et les vertiges étaient très intenses ; la toux restait fréquente ; la respiration était accompagnée d'une sensation de gêne ; elle accusait une douleur à l'épigastre qui n'augmentait pas sous la pression de la main ; il y avait eu trois selles liquides qui contenaient du sang.

Cette tendance de la fièvre vers la rémission ne se maintint pas. Deux jours après (le vingt-septième jour), elle augmentait, plus violente que jamais ; le pouls s'élevait à 130 pulsations ; la chaleur de la peau était de nouveau âcre et mordicante ; la langue était plus collante ; en même temps le faciès était profondément altéré ; les selles contenaient encore du sang. L'auscultation ne faisait constater que des râles sibilants, quoique les crachats fussent très visqueux et un peu sanguinolents. Chomel prescrivit les toniques et, en particulier, l'extrait de quinquina.

Le vingt-huitième jour, les selles fréquentes et liquides ne contenaient plus de sang ; la surdité diminuait ; la langue était plus humide quoique les dents fussent fuligineuses ; mais le dos du nez et la joue droite étaient le siège d'une congestion érysipélateuse ; dans la région sous-maxillaire de ce côté, on sentait un ganglion tuméfié et douloureux au toucher. La fréquence du pouls se maintenait au chiffre de 130, et, pendant la nuit, la malade avait eu de l'agitation. La nuit suivante, elle eut du délire ; la soif était très vive.

L'érysipèle continua, les jours suivants, son évolution ; il envahit en même temps la muqueuse buccale qui devint, ainsi que les gencives, d'une rougeur écarlate ; la langue était sèche, râpeuse et croûteuse ; le trente-deuxième jour, elle avait un aspect vernissé. Le pouls plus fréquent encore, mais très dépressible, s'éleva à 144 pulsations par minute. Le ventre, jusque-là indolent, devint douloureux à la pression ; on y sentait des gargouillements, il était toujours météorisé, mais il s'assouplit un peu. Pendant toute la durée de l'érysipèle, il y eut de la céphalalgie, de la soif, de la sécheresse de la langue, du délire nocturne.

Le trente-cinquième jour de la maladie, qui était le huitième de l'érysipèle, celui-ci avait presque complètement disparu ; le pouls, tombé la veille de 144 à 130, ne battait plus que 120 fois par minute ; il y avait moins de délire, mais un profond abattement succédait à cette phase d'excitation. La diarrhée continuait et on trouva dans les selles un caillot sanguin. La poitrine, dont la faiblesse extrême de la malade rendait l'exploration difficile, n'avait présenté les jours précédents que des râles sibilants ; ce jour-là il s'y joignait, par intervalle, des râles sous-crépitants.

Le trente-septième jour, dix jours après le début de l'érysipèle, la desquammation commençait sur la face ; la langue était plus humide ; mais, quoique la chaleur fût

sont imposés aux convalescents. Dans les mêmes conditions, une affection tuberculeuse préexistante peut-elle bénéficier de cette amélioration de la nutrition? En présence des graves autorités qui l'affirment, je ne le

moins âcre, la peau restait très sèche; le pouls était remonté à 134; le ventre était souple et non douloureux; le délire avait cessé.

Cet état persista avec quelques fluctuations jusqu'au quarante-septième jour, où la langue se sécha de nouveau et se couvrit de croûtes; la malade tomba dans un abattement extrême, alternant avec du délire; la céphalalgie avait reparu très intense; les dents étaient fuligineuses; les lèvres étaient pâles; la faiblesse était portée au plus haut degré; les selles, toujours liquides, étaient involontaires. Le quarante-neuvième jour, je comptai 180 pulsations quelques heures avant la mort.

A l'autopsie, je trouvai de nombreux tubercules dans les poumons et dans l'intestin. Dans ce dernier organe, ils se montraient sous forme de boutons saillants, disséminés et dont plusieurs étaient ulcérés au sommet.

On en trouvait aussi, ainsi que des ulcérations à fond tuberculeux, au niveau des plaques de Peyer.

Dans d'autres points on trouvait des ulcérations qui semblaient avoir une autre origine et dont les bords affaissés, légèrement décollés, offraient une coloration livide et ne renfermaient pas de matière tuberculeuse. Enfin plusieurs autres plaques présentaient une multitude de petites taches lisses et grisâtres, très rapprochées les unes des autres et constituées par un tissu fibreux; elles paraissaient être les cicatrices d'ulcères réticulés.

Les ganglions mésentériques étaient brunâtres, remplis de matière noire.

La rate était ridée et comme chagrinée à sa surface.

Est-ce là la marche habituelle d'une phthisie aiguë simple? Chez une femme qui ne toussait pas, qui pendant quinze jours présenta tous les symptômes d'une fièvre typhoïde avec une toux insignifiante, sans expectoration, sans sueurs, chez laquelle on entendait à peine, le dix-septième jour, dans la poitrine quelques râles sibilants; nous voyons la fièvre diminuer vers le vingt-cinquième jour, la peau devenir moins chaude, sans ces sueurs critiques qui souvent précèdent la convalescence, sans cessation de la diarrhée et de la toux qui paraît même augmenter. Puis deux jours après un nouvel acte morbide commence : le pouls devient extrêmement fréquent, tous les autres symptômes de l'état fébrile éclatent en même temps : c'était le prélude d'un érysipèle de la face qui évolue d'une manière régulière, quoiqu'avec un cortège de troubles fonctionnels graves; mais pendant que l'érysipèle suivait son cours, les désordres des organes respiratoires et digestifs ne diminuaient pas, ils augmentaient même; des râles sous-crépitants se mêlaient à la sibilance, seule observée jusque-là; les selles contenaient du sang. Une rémission passagère et très incomplète marqua la résolution de l'érésypèle, mais elle fut de courte durée et la malade succomba rapidement après une fièvre violente, plutôt épuisée par la persistance et par l'abondance de la diarrhée que par la gravité des complications pulmonaires qui parurent dominées par la lésion intestinale, la maladie secondaire et finale semblant conserver en cela même le génie de la fièvre dothiénentérique qui lui avait ouvert le champ où elle s'était développée.

Je ne crois pas qu'on puisse interpréter d'une autre manière l'évolution des phénomènes morbides.

nierai pas d'une manière absolue, mais je répéterai que je n'ai jamais observé aucun fait qui justifiât cette assertion, et que si de tels faits se rencontrent, ils doivent être excessivement rares. Habituellement, au

L'examen anatomique confirme cette interprétation, et ces ulcérations sans tubercules, surtout ces petites cicatrices fibreuses au niveau des plaques, me semblent démonstratives. L'état de la rate et des ganglions est tel qu'on le rencontre habituellement dans la convalescence de la dothiénentérie.

Dans le n° 41 de la *France médicale*, année 1883, M. le Dr Fernet a publié une très intéres ante observation de phthisie rapide avec hydro-pneumo-thorax, développée dans la convalescence d'une fièvre typhoïde.

Voici un autre fait dans lequel la tuberculose est née sous nos yeux, pendant la convalescence de la dothiénentérie.

Obš. XXXXI. — V..., âgé de vingt-huit ans, est entré à l'Hôtel-Dieu le 28 octobre 1876, infirmier.

Il habite Paris depuis quatre ans. Il n'a pas de renseignement sur la santé de son père, qu'il n'a pas connu; mais sa mère et ses sœurs sont bien portantes, et lui-même avait, jusqu'à la maladie actuelle, toujours joui d'une bonne santé.

Depuis cinq jours, il éprouvait de la céphalalgie, de la faiblesse. Après avoir pendant quatre jours continué son travail, il fut contraint de prendre le lit; il dormit mal et sentit une légère douleur dans le ventre sans diarrhée.

Je le vis, pour la première fois, le huitième jour de la maladie; il avait mieux dormi; son intelligence était nette, son facies était abattu, ses pupilles étaient dilatées; le ventre était douloureux, mais souple; il avait de la constipation. Sa langue était blanche au milieu, rouge sur les bords; le pharynx, le voile du palais étaient injectés et présentaient des taches morbilliformes.

On apercevait quelques taches ombrées sur l'abdomen et sur le thorax. Je constatai une matité très nette dans la région ganglionnaire du côté droit; la tonalité était notablement plus élevée dans la région sous-claviculaire droite que dans la gauche; la respiration était plus faible dans tout ce côté et l'expiration y était soufflante au sommet. On percevait, en outre, des râles sibilants disséminés dans toute la hauteur du côté droit. Le pouls était à 96. Le cœur n'offrait rien d'anomal. La température, qui, le cinquième et le sixième jour, oscillait de 38° 8 et 38° 4 à 39° 9, 39°6, avait, le septième jour, atteint 40° 2; et, jusqu'au onzième jour, les oscillations vespérales dépassèrent 40 degrés, pendant que, le matin, elles variaient de 39° 2 à 39° 6. Le pouls s'était élevé à 102. L'intelligence restait nette; la langue était à peine collante. Les selles étaient devenues liquides; mais il fallait les provoquer avec des lavements.

Du onzième au seizième jour, la température vespérale ne dépassa pas 39° 4; et elle varia, le matin, de 38° 6 à 38° 2. Le pouls tomba à 100, puis à 90, et présenta, le quatorzième jour, le caractère dicrote. A partir de ce jour, le malade eut des selles involontaires, bien qu'il demandât quelquefois le bassin.

Depuis le onzième jour, les taches ombrées ont commencé à s'effacer.

Le quinzième jour, les signes d'adénopathie bronchique s'accentuèrent à gauche, il y avait des râles sibilants et ronflants des deux côtés. Les gencives étaient recouvertes d'un enduit pultacé; l'ouïe était devenue dure.

Du dix-septième au vingt-deuxième jour, la température du soir s'éleva avec une

contraire, la dothiénentérie favorise le développement de la tuberculose, ou si elle préexistait, lui imprime une funeste impulsion.

On doit craindre cette complication, quand, chez des sujets prédis-

alternance régulière de deux soirs l'un à 39 degrés; les soirs intercalaires elle s'abaissa à 38° 6 — 38° 4 — 38° 2, tandis que le même jour celle du matin tomba à 37 degrés et 36° 8. Le pouls tomba le matin à 82 et même à 72. La diarrhée continuait; mais, dès le dix-huitième jour, les selles avaient cessé d'être involontaires, le malade était et se sentait beaucoup mieux. Les taches ombrées n'avaient pas complètement disparu.

Le vingtième jour, le malade accuse de l'appétit. Les jours suivants, on commença à l'alimenter et, pour combattre la diarrhée qui persistait, on lui fit prendre 4 grammes de sous-nitrate de bismuth.

Le malade paraissait en convalescence : la température vespérale oscillait entre 37° 4 et 37° 6.

Cependant, le vingt-sixième et le vingt-septième jour, elle dépassa 38 degrés.

Vers le trente-et-unième jour il eut une hémoptysie. A la suite de cet accident, la fièvre se ralluma et l'appétit disparut. L'auscultation fit constater des craquements fins aux deux sommets. Au bout de trois ou quatre jours, la température était redevenue normale; le malade avait repris de l'appétit; mais on entendait une crépitation rude aux deux sommets, surtout à droite. Le teint était très pâle. On lui appliqua un vésicatoire sur la fosse sus-épineuse du côté droit.

Douze jours plus tard, se trouvant mieux, bien que les signes stéthoscopiques restassent les mêmes, il voulut absolument aller à l'asile de Vincennes; il en revint au bout de quinze jours, présentant des signes non douteux d'une phymatose au début : on entendait des craquements aux deux sommets.

Ainsi, voilà un malade qui avait toujours été bien portant, qui ne paraît pas avoir eu d'antécédents tuberculeux dans sa famille; il est atteint d'une dothiénentérie à forme bénigne, qui évolue sans complications et entre en défervescence le vingt-deuxième jour. Quelques jours après, se montre un mouvement fébrile passager; puis une hémopthysie se déclare accompagnée de fièvre et d'anorexie. Ces accidents aigus se calment rapidement; la fièvre tombe, mais la tuberculose évolue sourdement, sans réaction bien marquée, non pas aiguë comme dans le cas précédent, mais paraissant suivre une marche lente et torpide.

Obs. XXXXII. — Dans un autre cas, observé dans le service de Chomel, en 1840, chez une jeune fille de vingt-quatre ans, jusque-là bien portante, et atteinte d'une fièvre typhoïde d'intensité moyenne, la toux ne commença que le onzième jour, mais, partir de son apparition, elle ne cessa pas. Un des phénomènes remarquables de la maladie fut une céphalalgie intense, qui marqua le début et persista jusqu'au trente-troisième jour, soulagée momentanément le huitième jour par une épistaxis qui précéda la période menstruelle. Celle-ci, peu abondante, se prolongea au delà de sa durée habituelle.

Cette céphalalgie, si vive et si rebelle, fut, jusqu'à sa disparition, accompagnée de photophobie avec contraction des pupilles, d'un clignotement fréquent des paupières et de *tinnitus aurium*. La malade se plaignait de douleurs vives dans le dos et dans les membres, surtout au niveau des articulations. L'insomnie était constante. La toux, le

posés par leurs antécédents, la congestion broncho-pulmonaire dothiénentérique se concentre avec persistance aux sommets des poumons,
et surtout dans les régions sous-claviculaires. Cette indication pronostique n'a pas, cependant, une valeur absolue ; car j'ai vu deux malades
nés de parents tuberculeux, qui, dans le cours de fièvres dothiénentériques, ont présenté des râles sous-crépitants, localisés au sommet d'un
des poumons et particulièrement sous la clavicule ; ces râles ont disparu dans la convalescence sans laisser aucune anomalie appréciable
des organes respiratoires. Je n'oserais pas affirmer, cependant, qu'il n'y
avait pas au sommet de ce poumon quelques granulations tuberculeuses
autour desquelles s'étaient localisées des congestions passagères qui ont
disparu, sans laisser de traces.

VI. *Suites de la dothiénentérie. Marasme.* — Parmi les accidents
consécutifs de la dothiénentérie, les auteurs allemands et anglais ont
décrit, sous le nom de marasme, un état morbide grave, qui consiste
essentiellement dans un trouble profond de la nutrition, mais sur les
conditions pathogéniques duquel ils sont loin de s'accorder. Du reste,
ils ne s'accordent pas davantage sur les symptômes qui caractérisent ce
marasme : ainsi, pour Griesinger, « il se forme après la guérison des

dix-neuvième jour, était encore rare, quoiqu'il y eût du râle sibilant dans la poitrine
et que la respiration fût fréquente, gênée, plaintive.

Au bout de quelques jours, le râle sibilant, qui s'était d'abord montré du côté droit,
se généralisa ; la toux devint fréquente, sans expectoration ; la langue était poisseuse
la diarrhée persista, modérée jusqu'au trentième jour ; le ventre, quoique souple et
peu météorisé, restait sensible à la pression. Les douleurs des jambes étaient toujours
très intenses et la malade pouvait à peine les remuer.

Le trente-deuxième jour, elle eut un vomissement bilieux. Le pouls était très fréquent, souvent à 120 ; il atteignit une fois 132 le trente-et-unième jour. Quelques
jours après, il tomba au-dessous de 100 ; mais, bien que la malade parût sans fièvre,
il conservait toujours un chiffre anomal. La toux demeurait très fréquente, fatigante,
accompagnée de râles sibilants.

L'appétit s'étant développé, Chomel commença à alimenter la malade ; puis voyant
que le pouls était toujours très élevé, qu'il y avait eu quelques frissons, il restreignit
le régime sans que cette restriction eût aucune influence sur deux symptômes qui
avaient survécu à tous les autres : la toux et la fréquence du pouls, sans chaleur appréciable de la peau. C'était en 1840, et, à cette époque, Andral seul employait le
thermomètre. On alimenta de nouveau la malade, chez laquelle je constatai, sous la
clavicule droite, du râle sous-crépitant et de l'expiration prolongée.

Ainsi, voilà un cas où, jusqu'au onzième jour de la maladie, les poumons n'étaient
le siège d'aucunes localisations morbides ; elles se développent lentement, s'accentuent
et survivent aux autres manifestations, se confondant avec les premiers symptômes de
la tuberculose.

ulcères de l'intestin... il y a de la diarrhée, des vomissements, quelquefois un état scorbutique (1) ».

Pour Murchison, la diarrhée ne survient qu'accidentellement, mais le
malade a une grande répugnance pour les aliments et, s'il conserve de
l'appétit, la nourriture n'est pas assimilée. De légères erreurs de régime
amènent de la flatulence, des borborygmes et quelquefois de la diarrhée.
La température est normale, quelquefois même trop basse, sans aucune
localisation morbide appréciable. Il n'a trouvé à l'autopsie qu'un aspect
anomal de la surface interne de l'iléon, et les glandes mésentériques
atrophiées et ridées (2). Cette dernière lésion n'existerait pas toujours,
selon Griesinger (3). Mais tous deux s'accordent à attribuer pour caractère essentiel à cette cachexie progressive une anémie extrême, un
amaigrissement qui augmente sans cesse et peut devenir squelettique,
de l'atrophie musculaire, de l'œdème ; et le malade, après plusieurs
mois, quelquefois même après plusieurs années (Murchison), finit par
succomber.

Cet ensemble symptomatique, comme le remarque M. Vallin, ressemble beaucoup à l'affection qu'on a décrite assez improprement sous
le nom d'*anémie progressive pernicieuse essentielle*.

Les lésions intestinales, indiquées par Griesinger, ne paraissent pas
plus constantes que celles qui ont été décrites par Murchison et, tout en
faisant une part aux lésions de l'intestin consécutives à la dothiénentérie, on ne peut y trouver l'explication du marasme puis qu'on ne les
rencontre pas toujours. Je suis porté à croire que la cachexie, décrite
sous le nom d'anémie pernicieuse, ne constitue pas une espèce nosologique mieux déterminée, mais qu'elle peut être l'aboutissant ou l'effet
de diverses conditions morbides. Elle m'a paru plusieurs fois imputable
à une compression du pneumo-gastrique par des ganglions trachéo-
bronchiques tuméfiés, et je l'ai vu rétrograder et guérir en même temps
que l'adénopathie subissait une modification favorable.

(1) Griesinger, *l. c.*, p. 410.
(2) Murchison, *l. c.*, p. 583, trad. franç., p. 196.
(3) Griesinger, *l. c.*, p. 410.

CHAPITRE XXIII

DIAGNOSTIC

§ 1. *Signes distinctifs. — Diagnostic de la dothiénentérie.* — Quand un malade, sans aucune localisation appréciable qui puisse l'expliquer, présente, pendant trois ou quatre jours, un état fébrile continu avec paroxysmes vespéraux, avec une thermalité progressivement croissante qui oscille entre 38 et 39°,5, si en même temps surtout il accuse de la céphalalgie, de l'abattement, de la faiblesse musculaire, il y a présomption qu'il est atteint de fièvre dothiénentérique. La présomption est plus forte si à ces phénomènes s'ajoutent de la diarrhée et surtout, comme le remarque Griesinger, si cette diarrhée est constituée par des selles floconneuses, ocrées, se partageant en deux couches; si ce malade a de l'anorexie, du météorisme, une langue collante, de l'agrypnie, des vertiges et cette immobilité du masque si caractéristique. Les épistaxis même légères, la tuméfaction de la rate, la toux, la sécheresse des narines, l'érythème pharyngien, le délire venant par intervalle et principalement pendant la nuit, rendent plus probable encore ce diagnostic, qui pourra trouver de nouveaux éléments de confirmation : 1° dans l'âge du malade (cette maladie est surtout fréquente de seize à quarante ans); 2° dans la connaissance du milieu qu'il habite (si, n'ayant pas encore eu de fièvre typhoïde, il est récemment arrivé dans une localité où règne cette maladie) ; 3° dans des circonstances personnelles (s'il s'est trouvé en contact avec des personnes qui en sont atteintes ou s'il habite la même maison).

Plus la fièvre se prolonge avec l'appareil symptomatique que nous venons d'indiquer, et plus le diagnostic acquiert de certitude, jusqu'au jour où se montre l'éruption caractéristique qui ne laisse place à aucun doute.

Si tous les cas se présentaient avec cet ensemble de symptômes, il ne serait pas difficile d'en déterminer la nature; mais aucun de ces symptômes n'est absolument constant, ou ils se présentent parfois sous une forme si atténuée que leur signification peut paraître douteuse. Le plus constant de tous, la fièvre, a manqué quelquefois ou elle ne s'est montrée que d'une manière intermittente et fugitive. Dans ces cas, la persistance des troubles digestifs, le malaise opiniâtre, et surtout l'éruption, ont permis d'arriver au diagnostic; mais ce sont des cas absolument exceptionnels, et c'est encore dans l'existence d'une fièvre continue paroxystique et dans la marche qu'elle suit que le diagnostic devra chercher les principaux éléments de détermination, en groupant autour de cet état fébrile les différentes manifestations morbides qui s'offrent à l'observation. A ces signes positifs on joindra l'absence des signes à l'aide desquels on pourrait reconnaître des lésions organiques qui expliqueraient la fièvre (1).

Wunderlich, qui a rendu de si grands services à la médecine contemporaine par ses beaux travaux sur les maladies infectieuses, a formulé d'une manière un peu trop aphoristique peut-être les caractères habituels du mouvement fébrile dans la dothiénentérie :

1° *On ne doit pas*, dit-il, *redouter une fièvre typhoïde chez un malade dont la température s'élève à 40 degrés dans les vingt-quatre premières heures de la maladie.* Nous avons fait remarquer qu'on pouvait, chez les enfants, rencontrer quelques exceptions à cette règle, qui n'en a pas moins une très grande valeur ; et en présence d'une hyperthermie si élevée et si précoce on devra songer plutôt à la possibilité d'une fièvre éruptive, d'une pneumonie ou même d'une fièvre éphémère.

2° *On devra soupçonner le caractère typhoïde dans une fièvre paroxystique qui, pendant la première partie du premier septénaire, s'élève graduellement jusqu'à 40 degrés ou approche de cette température et s'y maintient pendant le second septénaire.*

3° *La constatation d'une température normale à une période quelconque du premier septénaire prouverait d'une manière certaine qu'il n'y a pas de fièvre typhoïde.* Cette proposition est un peu trop absolue, puisque dans des cas, très exceptionnels il est vrai, la fièvre, comme nous l'avons dit, peut manquer.

4° *Wunderlich regarde comme invraisemblable l'existence d'une fièvre typhoïde quand, entre le huitième et le onzième jour, la température se tient pendant un ou plusieurs soirs au-dessous de* 39°,5. Je

____

(1) Je me place au point de vue de la pyrétologie française. Le diagnostic pourrait être plus délicat dans les pays où règnent le typhus, la fièvre récurrente ou la malaria.

crois encore trop absolue cette loi, qui répond cependant à la majorité des cas.

Griesinger fait remarquer que l'élévation de la thermalité dans la dothiénentérie la distingue des simples fièvres catarrhales ou de celles qui peuvent compliquer certaines maladies de Bright, ou de quelques états fébriles avec complications urémiques qui donnent à ces maladies quelque ressemblance symptomatique avec la dothiénentérie (p. 420).

Comme la stupeur ou les phénomènes d'excitation cérébrale accompagnent très souvent la fièvre dothiénentérique, on pourra quelquefois être tenté de la confondre avec les maladies qui présentent les mêmes symptômes.

§ 2. *Pneumonie typhoïde.* — La pneumonie, les affections rénales revêtent surtout le masque typhoïde et sont parfois accompagnées, soit d'une dépression avec stupeur profonde, soit d'une excitation avec délire; mais dans la première de ces maladies l'auscultation, qu'on doit toujours pratiquer en présence d'une maladie mal déterminée, dans la grande majorité des cas, révèlera le point de départ de l'état fébrile au moins au bout de deux ou trois jours; la respiration a une fréquence anomale; souvent la température s'élèvera à 40 degrés dès les premiers jours; les joues sont injectées; en outre, ces pneumonies typhoïdes, quoiqu'on puisse les rencontrer chez des enfants et chez des adultes, sont surtout fréquentes chez les vieillards, à l'âge où l'on rencontre rarement des fièvres dothiénentériques.

Le diagnostic pourrait être plus embarrassant si, comme Chomel en a rapporté une observation, la fièvre typhoïde venait se greffer sur une pneumonie, ou dans les cas très rares, dont j'ai vu cependant des exemples, dans lesquels une pneumonie vient compliquer le début d'une dothiénentérie : mais alors la coïncidence des signes caractéristiques des deux affections, l'âge des malades, l'évolution de la maladie, fournissent ordinairement au diagnostic des données suffisantes pour en assurer l'exactitude. Mais dans certains cas l'hésitation est permise d'autant plus qu'outre les éléments nerveux de l'état typhoïde, on peut voir, dans les pneumonies qui présentent ce caractère, la langue sèche, fendillée, noirâtre, le ventre météorisé, douloureux et même de la diarrhée (1).

(1) M. Albert Robin pense que, dans ce cas, l'examen des urines peut fournir d'utiles renseignements. — Voici, suivant lui, les caractères qu'elles présentent et qui les distinguent des urines dothiénentériques : 1° Couleur rouge foncé, hémaphéique. — 2° Les matériaux solides sont plus abondants que dans la dothiénentérie. — 3° Elles sont

§ 3. *Affections rénales.* — Pour les affections rénales, nous répéterons de l'examen des urines ce que nous avons dit de l'auscultation : dans tous les cas douteux, le médecin doit analyser les urines; car si, ce qui arrive quelquefois, la quantité d'albumine constatée par cette investigation était si peu abondante qu'on pût la confondre avec celle qu'on observe souvent dans la fièvre dothiénentérique, la température moins élevée, et, ne suivant pas la marche qu'elle affecte dans cette dernière maladie, établirait déjà une présomption que viendrait confirmer l'absence des autres symptômes propres à la dothiénenterie.

Il y a d'autres maladies inflammatoires qui revêtent accidentellement le caractère typhoïde, et parmi elles nous citerons la cystite, l'endocardite ulcéreuse. Gubler a vu une vaginite aiguë accompagnée de symptômes généraux tels qu'on avait cru à l'existence d'une fièvre typhoïde : l'analyse des urines permit à cet éminent clinicien d'écarter ce diagnostic (1).

§ 4. *Endocardite ulcéreuse* ou *endocardite infectieuse* (2). — Dans l'endocardite ulcéreuse, la confusion est plus facile, tant l'aspect extérieur des malades se montre parfois le même dans les deux maladies. Présque toujours développée dans des conditions constitutionnelles mauvaises, cette endocardite amène l'évolution rapide et l'élimination de produits inflammatoires qui, mêlés au sang, en altèrent la crase et peuvent porter dans tous les organes des noyaux d'infarctus.

Sous la double influence de cette altération générale du fluide nourricier et des localisations congestives, inflammatoires, hémorrhagiques ou même gangreneuses qui se forment dans un grand nombre d'organes autour des éléments morbides charriés par le sang, cette maladie s'exprime par un état de dépression nerveuse et par des manifestations multiples qui lui donnent une grande ressemblance avec la dothié-

habituellement sédimenteuses; les dépôts rosaciques sont fréquen's. — 4° L'urée, plus abondante que dans la fièvre dothiénentérique, le serait moins que dans la pneumonie franche: sa moyenne égalerait 26^{gr},38. — 5° L'acide urique est plus augmenté que dans la fièvre typhoïde. — 6° La présence de l'albumine est fréquente dans toutes les formes de la pneumonie (Gubler); elle est quelquefois très abondan'e. — 7° La diminution des chlorures est plus grande. — 8° L'urohémaline est presque toujours très augmentée, tandis qu'elle et diminuée dans la dothiénentérie. — 9° L'indican est moins constant et moins abondan'. — 10° L'hémaphéine est très fréquente; l'uro-érythrine est à peu près constante; elles sont absentes dans la période d'état de la dothiénentérie.

(1) *Traité d'urologie* d'Alb. Robin, p. 205.

(2) Jaccoud, *Path. int.*, t. I, p. 640.

nentérie : les phénomènes adynamiques se manifestent rapidement avec des symptômes d'excitation cérébrale qui sont remplacés par la stupeur et par le coma ; de la diarrhée, du météorisme, des signes de congestion broncho-pulmonaire, du gonflement de la rate, conséquences de la diffusion dans tous ces organes du produit morbigène, complètent la similitude. Le diagnostic peut présenter de grandes difficultés : l'examen attentif du cœur pourra seul, dans quelques cas, faire éviter l'erreur ; la précocité des phénomènes typhoïdiques aura déjà éveillé quelques soupçons ; des complications, provoquées par des obturations emboliques des artères, y ajouteront quelquefois leur confirmation ; d'autres fois, l'infection générale se manifestera par des accidents pyohémiques (1). Cette affection est très rare, et cette rareté même augmente les chances d'une méprise contre laquelle on ne se tient pas suffisamment en garde.

A ces signes distinctifs M. Robin ajoute : la diminution considérable de l'urée, l'albumine peu abondante, malgré un état adynamique très prononcé, les teintes rougeâtres de l'urine sans reflets verdâtres, l'irrégularité de l'indican qui paraît plutôt en rapport avec la diarrhée qu'avec l'hyperthermie, la présence fréquente de l'hémaphéine et de l'uro-érythrine, rares dans la dothiénentérie.

§ 5. *Phthisie aiguë.* — De toutes les maladies qui peuvent revêtir les apparences de la fièvre dothiénentérique, la phthisie granuleuse aiguë est celle dont il est, dans certains cas, le plus difficile de la distinguer. En effet, elle est accompagnée d'une fièvre rémittente à paroxysmes souvent vespéraux, de faiblesse musculaire, de toux, de dyspnée, d'inappétence avec sécheresse et rougeur de la langue, d'injection des joues, parfois de délire et de stupeur, d'amaigrissement. La diarrhée, qui manque quelquefois dans la dothiénentérie, peut se montrer dans la tuberculose aiguë et même les selles peuvent présenter la couleur ocrée des déjections dothiénentériques. Dans quelques cas rares, le ventre est météorisé et la rate est augmentée de volume, des épistaxis et même, suivant quelques médecins, des taches rosées compléteraient la ressemblance des deux affections.

Pour éclairer le diagnostic, on consultera d'abord les antécédents du malade, les dispositions morbides de sa race, le milieu dans lequel il s'est trouvé placé, et on tiendra compte des circonstances suivantes qui différencient les deux maladies :

(1) Jaccoud, *l. c.*, a donné de cette maladie une description magistrale, p. 639 et suivantes.

Dans la tuberculose, la fièvre n'atteint pas, en général, les températures élevées qu'on observe dans la dothiénentérie ; les rémissions du matin sont plus prononcées et souvent même, surtout au début, on constate de véritables intermittences.

Les sueurs sont généralement plus abondantes et plus prolongées. Selon M. Jaccoud, le cycle fébrile serait moins régulier (1) et il s'accomplirait par poussées successives suivant Griesinger.

La tuméfaction de la rate est exceptionnelle et, au lieu de météorisme, il n'est pas rare de rencontrer une rétraction du ventre.

Les signes de la congestion pulmonaire, sibilances, râles humides, tendent à se concentrer vers les sommets, où on pourra observer du son tympanique, une augmentation des vibrations vocales, une diminution de la transsonance à l'auscultation plessimétrique. Dans quelques cas, des hémoptysies viendront ajouter un signe d'une note plus tranchée.

La dyspnée est beaucoup plus constante, plus précoce et plus intense ; elle est accompagnée plus rapidement de cyanose. Quand des symptômes méningitiques surviennent, ils sont précédés d'une céphalée plus violente accompagnée de vomissements, de contractures, d'inégalité des pupilles ou de strabisme. L'examen ophtalmoscopique de l'œil pourra, comme l'ont observé M. Galezowski et après lui M. Bouchut, montrer une injection du nerf optique et de la rétine en rapport avec la congestion méningée, quelquefois même on constatera des granulations tuberculeuses sur la choroïde (2).

Quant aux taches lenticulaires, je crois avec Murchison que, quand elles apparaissent *franchement*, *nettement*, elles apportent un élément important au diagnostic, et, pour ma part, je ne les ai jamais trouvées en dehors de la fièvre dothiénentérique. La surdité, comme le remarque Griesinger, quand elle se montre, doit faire pencher la balance du côté de la fièvre dothiénentérique.

D'après les intéressantes recherches de M. Albert Robin, l'examen des urines pourrait, dans des cas douteux, fournir au diagnostic des renseignements importants.

(1) *Path. int.*, p. 101. — L'auteur convient que ce signe, déjà indiqué par Griesinger, n'est pas constant ; et j'ajouterai que l'irrégularité du cycle fébrile n'est pas rare dans la dothiénentérie.

(2) En 1836, j'ai trouvé et montré à Sichel père, chez une jeune fille qui avait succombé à une granulie généralisée, un cas de granulations choroïdiennes, le premier, je crois, qui ait été observé.

L'urine, dans la tuberculose, est ordinairement plus claire que dans la fièvre typhoïde; sa quantité est encore moindre, les sédiments sont plus abondants et renferment souvent de l'oxalate de chaux; la proportion d'urée excrétée est plus considérable; on y trouverait plus rarement de l'albumine et en quantité moindre. Mais il en serait certainement autrement si, comme cela n'est pas rare, principalement chez les enfants, la lésion granuleuse envahissait le rein. L'uro-hématine, l'hémaphéine et l'uro-érythrine sont beaucoup plus abondantes que dans la dothiénentérie, et existent constamment, tandis qu'elles peuvent manquer dans cette dernière maladie. L'indican, moins abondant, est en rapport avec la diarrhée.

L'acide urique est beaucoup plus augmenté que dans la fièvre typhoïde, tellement que, lorsqu'on traite ces urines par l'acide azotique, il se forme parfois un nuage blanc constitué par l'acide urique, et qu'on pourrait prendre pour de l'abumine s'il n'était soluble dans un excès d'acide.

§ 6. *Méningite tuberculeuse.* — La méningite tuberculeuse, dont nous avons déjà indiqué les principaux signes à propos de la phthisie granuleuse, débute par des douleurs de tête beaucoup plus intenses qui persistent après l'apparition du délire et sont accompagnées de photophobie, ce qu'on observe moins souvent dans la dothiénentérie. Le malade, même dans l'état soporeux, porte la main à sa tête et pousse des plaintes; il est beaucoup plus excitable; il semble craindre toute impression sensorielle un peu vive; le délire est plus intense. Chez les enfants le cri hydrencéphalique s'ajoute aux autres symptômes; les vomissements sont beaucoup plus répétés, faciles, sans efforts.

En général, il y a de la constipation et le ventre est rétracté; rarement la langue est sèche; la respiration est plus souvent irrégulière. La contracture du cou apparaît beaucoup plus tôt. Plus souvent, après des convulsions, on voit survenir des paralysies.

La marche de l'état fébrile est très irrégulière, et après avoir été vive, paroxystique, pendant plusieurs jours, la fièvre tombe; le pouls se ralentit malgré l'aggravation des autres symptômes. A la fin la température peut s'abaisser alors que le pouls s'accélère.

§ 7. *La méningite cérébro-spinale* revêt quelquefois une forme typhoïde avec délire intense, légers mouvements convulsifs, anxiété

(1) Albert Robin, *l. c.*, p. 167, 169, 170.

respiratoire très grande, diarrhée, épistaxis, augmentation du volume de la rate. M. Albert Robin a vu dans deux cas de ce genre le diagnostic rester en suspens, jusqu'au huitième ou neuvième jour où les malades succombèrent.

On trouva à l'autopsie le cerveau et la moelle entourés d'un exsudat purulent, sans granulations tuberculeuses. Les urines renfermaient une proportion très exagérée de phosphates terreux, mais cette circonstance ne peut pas éclairer le diagnostic, car elle se retrouve également dans les formes ataxiques mortelles de la dothiénentérie (1).

Ce qui peut augmenter les difficultés du diagnostic, c'est que, comme le remarque Fritz, dans les formes spinales de la dothiénentérie, la diarrhée est souvent remplacée par de la constipation, qui d'autre part se montre comme un des symptômes habituels de certaines épidémies de méningite (2). Cependant, à côté de ces ressemblances, les diffé-rences des deux maladies sont trop grandes pour qu'avec une observa-tion attentive on puisse les confondre : dans la méningite cérébro-spi-nale, la céphalalgie est atroce et se complique de rachialgie ; l'expression de la face est grimaçante et porte l'empreinte de la souffrance au lieu de la stupeur et de l'hébétude, qu'on observe habituellement chez les dothiénentériques. La tête est renversée en arrière ; les convulsions et le délire alternent avec un état comateux ou avec l'intégrité des facultés intellectuelles. La fréquence du pouls est ralentie ou normale ; les troubles gastro-intestinaux, quand ils existent, n'offrent ni l'importance ni l'apparition précoce de ceux qui tiennent une si grande place dans le syndrome dothiénentérique. On n'observe dans la méningite ni fuligi-nosités de la langue, ni météorisme, ni éruption lenticulaire. Enfin le rhythme thermique est absolument différent (3).

Si, en tenant compte des symptômes que nous avons énumérés plus haut et de l'ordre dans lequel ils se manifestent, il n'est pas ordinaire-ment difficile de reconnaître une fièvre dothiénentérique, cependant il ne sera pas toujours possible, au début surtout, en présence d'une mala-die fébrile paroxystique, de porter un diagnostic immédiat. On sera quelquefois obligé, avant d'affirmer la nature de cette maladie, d'attendre

____

(1) Albert Robin, *l. c.*, p. 194.

(2) Fritz, *l. c.*, p. 168.

(3) *Épidémie de Rochefort*, Lefèvre, 1840 ; *Épidémie de Suède*, von dem Busch, 1856.

Tourdes, *Relation de l'épidémie de méningite cérébro-spinale* observée à Stras-bourg, en 1840 et 1841.

quelques jours, pendant lesquels on explorera avec soin tous les organes, on étudiera attentivement la marche de la fièvre et on analysera les urines.

§ 8. *Fièvres éruptives, rhumatisme.* — Les détails dans lesquels je suis entré me dispenseront d'insister sur les signes qui distinguent la dothiénentérie d'autres affections, avec lesquelles on a pu quelquefois la confondre, comme les fièvres éruptives au début, le rhumatisme articulaire à forme typhoïde ; on ne prendra pas, d'une autre part, pour une affection rhumatismale une fièvre dothiénentérique accompagnée de douleurs vives dans les membres.

§ 9. Le diagnostic serait plus difficile avec la trichinose, dont les symptômes présentent une grande analogie avec ceux de la dothiénentérie : fièvre, vomissement, diarrhée, phénomènes typhoïdes ; mais dans la trichinose, les douleurs musculaires sont plus intenses, il y a de l'œdème des paupières et quelquefois de tout le corps ; on n'y observe ni éruption lenticulaire, ni tuméfaction de la rate, ni épistaxis (1).

§ 10. *La pyohémie* et surtout la pyohémie puerpérale se manifeste par des symptômes, qui offrent à première vue une certaine ressemblance avec ceux de la fièvre dothiénentérique. On y observe une fièvre continue paroxystique, avec phénomènes typhoïdes, parfois avec météorisme et diarrhée. Le diagnostic est d'autant plus délicat que quand la dothiénentérie se développe dans les conditions de puerpéralité, elle peut être suivie de pyohoémie (2). Mais il faut dire d'abord que la fièvre dothiénentérique attaque rarement les femmes en couche (3). Ensuite la pyohémie s'en distingue par des frissons violents et répétés, par la coloration subictérique de la peau, par l'absence d'éruption lenticulaire, et par des variations de température beaucoup plus considérables (4).

§ 11. La *grippe* peut offrir un ensemble symptomatique qui la fait ressembler beaucoup à la fièvre dothiénentérique (5) : dans ces deux affections, à un état fébrile paroxystique s'ajoutent de la prostration, de la céphalalgie, de la faiblesse musculaire, de l'insomnie, quelquefois du délire, une bronchite parfois compliquée de broncho-pneumonie, assez souvent de la surdité avec catarrhe de l'oreille, des éblouissements, des bourdonnements d'oreille, quelquefois des épistaxis,

(1) Murchison, *l. c.*, p. 598, trad. franç., p. 215.
(2) *Id.*, *l. c.*, p. 593, trad. franç, p. 209.
(3) Chomel, *l. c.*, p. 405.
(4) Murchison, *ibid.*
(5) *Id., ibid.*

de la diarrhée, du météorisme avec rougeur et sécheresse de la langue. Mais, dans la grippe, la bronchite se montre dès le début beaucoup plus intense ; les complications pulmonaires sont plus fréquentes et plus précoces ; la marche de la fièvre est toute différente. En outre, d'après M. le docteur Albert Robin on trouverait dans les urines des signes distinctifs qui seraient la persistance de la limpidité et des teintes ambrées, l'augmentation considérable de la densité et des matériaux solides, la proportion élevée de l'urée et de l'acide urique, l'absence d'albumine et la quantité énorme d'uro-hématine.

§ 12. *L'embarras gastrique fébrile* (catarrhe gastrique des Allemands, attaque bilieuse des Anglais) est quelquefois accompagné, surtout chez les sujets anémiques, débilités, alcoolisés, comme le remarque Wunderlich, d'un état général d'abattement, de dépression qui, joint aux troubles gastro-intestinaux, peut faire croire au début d'une fièvre dothiénentérique. L'observation de la température a dans ce cas une importance décisive, et les lois formulées par l'illustre pathologiste de Leipzig trouvent ici leur application. Il n'est pas rare de voir le premier et le second jour la température dépasser 40 degrés ; aux signes tirés de la thermoscopie, on pourrait en ajouter, selon M. Albert Robin, qui sont fournis par l'examen des urines dont la densité est très élevée, qui ne contiennent pas d'albumine mais un excès notable d'uro-hématine et souvent des sédiments rosaciques. Enfin il n'y a pas dans l'embarras gastrique de tuméfaction de la rate.

§ 13. *Fièvre syphilitique.* — L'explosion des symptômes secondaires de la syphilis est quelquefois accompagnée, chez les femmes surtout, d'un état fébrile, en général, modéré et de courte durée, mais on l'aurait vu dans quelques cas s'accentuer davantage, persister plus longtemps et offrir quelque analogie avec le début d'une fièvre dothiénentérique (1).

---

(1) Obs. XXXXIII. — Chez un malade observé par M. Potain, et dont l'observation a été publiée par son interne M. Duflocq (1), la maladie a débuté par de la céphalalgie, des vertiges, des vomissements, de la diarrhée et une épistaxis. Le neuvième jour, jour de son entrée, la rate paraissait un peu tuméfiée et on constatait de la sensibilité dans la région iliaque. La peau était couverte d'une éruption rubéolique abondante ; à la base de la verge, on trouvait la cicatrice d'un chancre induré et dans les aines de petits ganglions durs et nombreux. Sur le pilier gauche du voile du palais existait une plaque muqueuse. La fièvre persista dans des températures élevées, jusqu'au quatorzième jour. Elle reparut le vingt-troisième jour, et en même temps se montrèrent les signes d'une congestion pleuro-pulmonaire du côté gauche, qui fut

(1) *France médicale*, p. 292.

Cependant les commémoratifs, les traces de l'accident primitif, l'induration qu'il laisse à sa suite, les adénopathies inguinales et post-cervicales, la fréquente coexistence de plaques muqueuses sur les lèvres ou sur les piliers du voile du palais auront bientôt dissipé tous les doutes. L'éruption syphilitique ne ressemble pas à l'éruption dothiénentérique : elle se montre d'emblée avec la fièvre, ou très peu de temps après son début, se généralise rapidement, retentit sur les ganglions de la nuque, et est caractérisée par des plaques plus larges, irrégulières, infiniment plus nombreuses. Quant aux troubles généraux qui accompagnent la fièvre, ils n'ont rien de constant et on pourrait se demander s'ils n'en sont pas une complication accidentelle.

§ 14. *Dothiénentérie compliquant les maladies chroniques.* — La fièvre dothiénentérique attaque rarement des sujets atteints de maladies chroniques graves ; et quand chez ces sujets apparaissent des phénomènes typhoïdes, il faut le plus souvent en chercher la cause ailleurs que dans une complication dothiénentérique : une lésion des reins, ou de la vessie, une pneumonie adynamique, etc., etc., en fourniront le plus souvent l'explication. Cependant cette complication n'est pas impossible ; on a vu des tuberculeux contracter la dothiénentérie ; j'en ai observé plusieurs exemples ; dans ce cas un examen attentif et l'appréciation du rhythme fébrile permettront de faire la part des deux affections.

§ 15. *Typhus.* — Telles sont, dans notre pays, les principales maladies qui peuvent, pendant un temps habituellement très court, faire hésiter le diagnostic. Mais dans beaucoup de contrées, à côté de la fièvre dothiénentérique règnent d'autres affections endémiques, qu'il importe d'en distinguer. Celle qui a été le plus souvent confondue avec la dothiénentérie est le typhus. Bien des médecins, il y a quarante ans (1), affirmaient, l'identité des deux maladies qui, grâce aux travaux de Gerhard, de Stewart, de Lombard, sont reconnues aujourd'hui par tous comme absolument différentes et distinctes.

rapidement modifiée par une application de sangsues. Je regarde comme tout à fait exceptionnelle une fièvre offrant cette durée et cet ensemble symptomatique au début de la syphilis ; l'auteur de l'observation donne aux taches de l'éruption rubéolique le nom de taches rosées lenticulaires qui me paraît impropre, car l'éruption syphilitique n'offre aucune analogie avec l'éruption dothiénentérique ; et si l'éruption présentait réellement ce caractère, on devrait supposer que, dans ce cas, une fièvre dothiénentérique avait coïncidé avec le début de la syphilis.

(1) En 1846, un professeur de l'enseignement officiel soutenait, à la Faculté de Paris, cette opinion, pendant que dans un cours libre j'exposais et je défendais les idées de Stewart.

Le début du typhus est généralement très brusque ; il peut être sidérant et tuer en quelques heures. Sa durée est un peu plus courte ; le caractère le plus distinctif et le plus saillant est fourni par l'éruption : plus constante que celle de la fièvre dothiénentérique, beaucoup plus abondante, et plus précoce, cette éruption a valu à la maladie le nom de *typhus exanthématique*.

Contrairement à ce qui se passe dans la dothiénentérie, les mêmes taches persistent pendant toute la durée de la malade : elles apparaissent du deuxième au quinzième jour, et, dans les quatre cinquièmes des cas, elles se sont montrées avant le septième jour. La durée moyenne de l'éruption est de onze jours et demi, bien que quelquefois elle n'en dépasse pas six et que, d'autres fois, elle se prolonge jusqu'au vingt-quatrième jour.

Elle est constituée par des taches très nombreuses, irrégulières, de dimensions très inégales. Commençant à se montrer sur les parties latérales du tronc, elles envahissent rapidement tout le corps, excepté le tronc et la face où on les observe rarement.

D'abord rose pâle, ou rouge vermeil, ces taches, quelquefois légèrement saillantes au début, et pouvant disparaître sous la pression, s'affaissent, deviennent foncées, brunâtres, couleur de rouille, puis, dans un grand nombre de cas, elles deviennent livides et forment de petites pétéchies, ce qui a fait donner aussi à la maladie le nom assez impropre de typhus pétéchial : car cette éruption n'arrive pas chez tous les malades à cette dernière transformation.

A côté de ces taches il s'en développe d'autres plus pâles et moins distinctes qui donnent à la peau un aspect marbré.

L'abondance de l'éruption est proportionnelle à la gravité de la maladie ; nous avons vu le contraire dans l'éruption dothiénentérique.

Outre ce symptôme caractéristique et qui, dans l'immense majorité des cas, suffit pour différencier les deux affections, le plus souvent dans le typhus il y a de la constipation. Quand la diarrhée se montre elle est tardive ou provoquée.

On n'observe ordinairement ni météorisme, ni gargouillement iliaque ; la tuméfaction de la rate est insignifiante, et les douleurs abdominales sont beaucoup moins fréquentes et moins intenses.

Au début, le typhus est accompagné de douleurs dans les reins et dans les membres si violentes qu'elles arrachent des cris aux malades.

Les conjonctives sont très injectées, quelquefois ecchymosées ; les pupilles, selon la remarque de Graves, sont habituellement très contractées, tandis qu'elles sont le plus souvent dilatées dans la dothiénentérie. Dans les périodes avancées du typhus, elles peuvent se dilater quand survient le sopor.

La langue est très souvent sèche, brunâtre ; mais elle ne présente ni les fissures transversales, ni la rougeur vernissée qu'on observe souvent chez les dothiénentériques.

La solution du typhus est aussi brusque que son invasion ; et le malade passe souvent, en quelques instants, de l'état le plus grave et le plus menaçant aux préludes de la convalescence. On voit des malades qui s'endorment moribonds et se réveillent en voie de guérison.

Le typhus étant à peu près inconnu en France des médecins civils, j'ai cru devoir m'étendre un peu plus sur ses signes différentiels que j'ai empruntés surtout au beau travail d'Alexandre Stewart, publié en 1840 dans le *Edinb. med. and Surgic. Journal*, et au traité si complet de Murchison.

§ 16. La troisième période du *choléra* a été rapprochée de la forme adynamique de la fièvre typhoïde (1) ; mais s'il y a souvent dans cette période de la prostration et de la stupeur, on en tire facilement les malades qui conservent toute leur intelligence.

Une expression de douleur se joint à l'abattement sur la physionomie des malades ; leurs yeux sont cernés et profondément excavés, leur langue est un peu sèche, mais jaunâtre, sans rougeur et sans fuliginosités, leur ventre est rétracté et douloureux. Si les accidents persistent, la prostration va en augmentant et le malade s'éteint dans une sorte de somnolence progressive ; il n'y a dans cette stupeur cholérique rien qui ressemble à la dothiénentérie (2).

§ 17. La *fièvre relapse*, fièvre récurrente, fièvre à rechutes, ou encore fièvre de famine, diffère tellement de la dothiénentérie dans son expression symptomatique, que Murchison regarde comme inutile d'en discuter le diagnostic (3). Comme elle est inconnue en France, je me contenterai d'en énumérer très succinctement les symptômes caractéristiques (4). Son invasion est brusque, soudaine ; elle débute par des frissons suivis d'une chaleur sèche, ardente, qui peut s'élever à 40 et 42°,5 ; le malade éprouve une céphalalgie intense, des douleurs dans les reins et dans les membres, des vertiges, des vomissements, de la

(1) Chomel, *l. c.*, p. 406.
(2) *Id.*, *l. c.*, p. 407.
(3) Murchison, *l. c.*, p. 502. Trad. franç., p. 208.
(4) *Id.*, p. 308.

constipation, de la sensibilité épigastrique. Son pouls est très fréquent, il peut battre jusqu'à cent soixante fois par minute, il est fort, rebondissant; les urines sont très colorées; souvent la peau prend une coloration ictérique, elle ne présente aucune éruption; le foie et la rate sont tuméfiés. Il y a de l'agitation, quelquefois du délire. Au bout de cinq ou six jours, tous ces symptômes disparaissent brusquement, comme ils sont venus, avec des sueurs abondantes. Le rétablissement est complet, mais après une semaine, souvent le quatorzième jour à partir du début, survient une rechute qui répète les symptômes de la première attaque, en général évolue plus rapidement, et se termine au bout de trois ou quatre jours. On observe quelquefois une seconde et même parfois une troisième rechute; la maladie est rarement mortelle. Cette description est suffisante pour prouver que cette affection ne saurait être confondue avec la dothiénentérie.

§ 18. Un point aussi délicat qu'important du diagnostic est la distinction de la fièvre dothiénentérique et de la *Fièvre subcontinue typhoïde* qu'on observe dans les pays où règne la malaria. J'emprunterai les éléments de ce diagnostic à mon illustre et savant ami Guido Baccelli, qui a traité magistralement cette question dans son mémoire sur la fièvre subcontinue typhoïde (1).

La fièvre subcontinue est celle dans laquelle les limites des accès s'effacent et se perdent dans une continuité apparente, et c'est par ce caractère qu'elle diffère symptomatiquement de la subrintante, dans laquelle on reconnaît les contours des accès, bien qu'ils se joignent, se mêlent et empiètent les uns sur les autres; elle en diffère, en outre, par sa marche et par ses tendances. Toutes deux sont, comme le disait Torti, de racine intermittente; ce sont deux formes distinctes; mais congénères, de la fièvre malarique (*l. c.*, p. 37).

Baccelli paraît admettre cependant (*l. c.*, p. 8) que l'élément dothiénentérique peut avoir une part dans la genèse de la maladie et contribuer à lui donner sa forme spéciale; mais là se bornerait son rôle, après quoi il disparaîtrait de la scène, et, sous des apparences qu'elle devrait peut-être à ce coefficient, la maladie reste de fond et de nature entièrement malarique; elle est soumise aux mêmes indications pronostiques et thérapeutiques que les fièvres intermittentes et justiciables du même traitement. La subcontinue diffère donc essentiellement de la proportionnée, dans laquelle les deux facteurs coexistent, avec cette

_____

(1) La *Subcontinua typhoïde*. — Roma, 1876. Guido Baccelli.

circonstance que le facteur malarique n'accuse son influence qu'au début et surtout à la fin, disparaissant pendant la période d'acmé (1).

Après avoir ainsi défini la subcontinue typhoïde et nettement tracé ses limites, Baccelli a indiqué les signes qui permettent de la distinguer de la fièvre dothiénentérique ou typhoïde.

Pour rendre la comparaison plus facile, nous mettrons en regard les analogies et les différences de ces deux affections empruntées au remarquable travail du professeur romain.

1° ANALOGIES.

Subcontinue typhoïde.	*Fièvre typhoïde ou dothiénentérique.*
La malaria agit sur le sang et sur le système nerveux, principalement sur le système ganglionnaire, d'où résultent des dyscrasies, des fluxions, et non pas de véritables inflammations, celles-ci ne se montrent qu'à titre de complications.	Le principe dothiénentérique agit sur le sang et sur tout le système nerveux; le système ganglionnaire est profondément altéré. Toutes les glandes lymphatico-sanguines sont atteintes par le processus morbide.
La rate est altérée et tuméfiée.	*Idem.*
On peut observer, dans la subcontinue, des désordres des organes abdominaux, qui, outre leurs manifestations propres, produisent des retentissements sur tout l'organisme.	Les désordres abdominaux sont à peu près constants et occupent une place très importante parmi les symptômes de la maladie.

(1) Cette observation m'avait frappé, et je l'avais consignée dans mes cliniques. Je n'oserais pas cependant la présenter d'une manière aussi absolue que le fait mon illustre ami.

Je suis porté à croire que l'influence malarique, ordinairement effacée dans la période d'acmé, peut s'y retrouver quelquefois, surtout, peut-être, quand l'élément dothiénentérique ne se manifeste pas avec une extrême violence, et que les symptômes, par leur modération, se rapprochent de ceux du début.

Les anciens avaient donné le nom d'hémitritée à la complication de la fièvre tierce et de la fièvre *quotidienne continue.*

Spigel, qui a écrit un traité sur cette forme morbide, a trouvé, après la mort, des inflammations dans les viscères du bas-ventre et surtout dans l'estomac et dans *l'intestin grêle,* non pas des inflammations phlogistiques, mais des inflammations d'une espèce particulière (Grimaud, *Traité des fièvres,* t. III, p. 237). Cette indication semble bien se rapporter à des fièvres dothiénentériques compliquées d'accidents paroxystiques qui s'étaient montrés sous le type tierce.

2° DIFFÉRENCES.

Subcontinue typhoïde.	*Fièvre typhoïde ou dothiénentérique.*
Type. — A commencé par des accès franchement intermittents et dérive le plus souvent alors d'une double tierce, ou elle a pris d'emblée le caractère subcontinu. Dans l'un et l'autre cas, avant de disparaître, elle prend le type intermittent.	
Si elle a pris d'emblée le caractère *subcontinu*, la ligne thermoscopique diurne montrera, dans chaque nyctémère, une série de rémissions et d'exacerbations successives correspondant aux accès contigus qui sont, pour ainsi dire, les éléments constituants de la subcontinuité.	Présente le caractère de *continue rémittente*, marquée par une succession de rémissions matinales et de paroxysmes vespéraux, qui pendant les deux ou trois premiers jours s'élèvent graduellement en échelons réguliers.
La *température* peut atteindre d'emblée le chiffre de 40 degrés.	Presque jamais la *température* n'atteint 40 degrés avant le troisième, quatrième ou cinquième jour.
Céphalalgie rare, a plutôt, quand elle existe, le caractère névralgique : elle est pungitive, lancinante ou pulsative. Mobile, elle peut passer d'une région à une autre.	*Céphalalgie* habituelle, permanente, souvent frontale, gravative.
Yeux, ne sont ni brillants ni fixes.	*Yeux* brillants, fixes.
Teinte jaunâtre de la sclérotique.	N'existe pas au début.
Pupilles normales, ont plutôt tendance à se resserrer.	*Pupilles* normales au début, ou avec tendance à la dilatation.
Facies sans stupeur, au moins dans le commencement de la maladie ; les modifications des surfaces muqueuses ne se montrent pas au début.	*Facies* caractéristique, stupeur de la face, injection des pommettes, sécheresse des muqueuses, langue tremblante, sèche ou collante.
Enduit des gencives nul ou peu prononcé, teinte violâtre du bord gengival.	*Enduit des gencives* crémeux, pultacé, plus tard fuligineux.
Aphthes assez fréquents, accompagnent parfois le début des accès. Quelquefois exsudats sur la gorge.	Exceptionnels.
Muguet, plus rare.	*Muguet* : n'est pas rare dans les périodes avancées, quelquefois même se développe dans les premières périodes.
Narines, n'offrent rien de remarquable.	*Narines* sèches, pulvérulentes, obstruées par un mucus sanguinolent.
Ouïe troublée, ce qui est imputable à la médication quinique.	Souvent dans le deuxième septénaire, surdité, parfois otite catarrhale.
Contractions spasmodiques des muscles	S'y montrent habituellement.

de la face tout à fait exceptionnelles.

Haleine fébrile.

Délire, peut se montrer dès le début, éclater avec les accès, disparaître pour faire place à un autre symptôme. La mobilité des localisations morbides est un caractère des fièvres subcontinues.

Toux rare dans la subcontinue typhoïde, à moins qu'il ne survienne une congestion de l'appareil respiratoire. Alors elle peut éclater âpre, violente, fréquente, sèche ou accompagnée d'une *expectoration* en partie séreuse, en partie muqueuse, noirâtre, à tendance hémorrhagique.

Congestion pulmonaire extrêmement mobile, paraît et disparaît, va d'un lobe à un autre, d'un côté à l'autre côté.

Oppression (*assanno*) : accompagne la congestion pulmonaire, très prononcée, augmente avec l'élévation de la température qui peut atteindre 41 degrés plusieurs fois par jour. On observe en même temps *de l'agitation et de la jactitation.*

Le *tympanisme*, les *gargouillements*, la *diarrhée*, la *sensibilité abdominale*, peuvent exister, mais sont moins constants, moins prononcés.

Le *tympanisme* est intermittent.

La *diarrhée* nulle ou d'une importance secondaire.

Éruptions plutôt pétéchiales.

Foie souvent augmenté de volume, avec ictéritie par des causes complexes.

Rate ne se tuméfie guère, ou, si elle était tuméfiée avant l'invasion de la subcontinue, elle se ramollit sans production notable de leucocytes. On trouve dans le sang, en revanche, de nombreuses granulations pigmentaires.

Ischurie, strangurie, dysurie. — Exceptionnels.

Thermoscopie. — Il est nécessaire d'observer toutes les deux heures. On con-

Fétidité spéciale de l'*haleine*.

Délire rare au début. Quand il survient entouré d'autres troubles nerveux, est plus persistant avec des exacerbations nocturnes.

Toux presque constante, se montre souvent dès le début.

Expectoration épaisse, visqueuse, à peine parfois teintée de sang.

La *congestion pulmonaire* n'apparaît ordinairement que dans la deuxième période ; plus stable, occupe surtout les bases et les superficies dorsales des poumons.

Oppression moins prononcée.

Accompagnée d'abattement et de stupeur.

Tympanisme précoce, souvent énorme, persistant.

Diarrhée caractéristique.

Éruption lenticulaire ou rubéolique.

Rate toujours tuméfiée, avec production exagérée de leucocytes.

Ces complications sont observées quelquefois.

Thermoscopie. — Au lieu de la rémission presque toujours matinale et de l'exa-

state souvent alors l'existence de trois accès
par jour, qui dentèlent de leurs crêtes
aiguës la ligne thermique.

La subcontinue n'a pas de *cycle nécessaire d'évolution régulière*, elle peut se
prolonger ou même devenir mortelle si
on la méconnaît; elle cède au contraire
acilement aux préparations quiniques,
après avoir démasqué son origine en
révélant, avant de cesser, le type intermittent.

*Contradiction des symptômes, leur irré-
gularité, leur mobilité.* — Ainsi, mouvements énergiques et violents, succédant
à un état lipothymique; pouls parfois
soutenu, régulier dans les rémissions;
petit, faible, irrégulier dans les paroxysmes;
délire, carphologie, hoquets passagers.

Rarement épidémique.

cerbation presque toujours vespérale qui
caractérisent la dothiénentérie.

La fièvre dothiénentérique a une marche
cyclique. Hippocrate avait fait allusion à
l'aggravation qu'elle subit habituellement
aux environs du troisième jour : *febres
non intermittentes tertiâ die exacerbantes
difficile habent judicium.*

Se rencontrent dans les formes ataxiques, moins communes et moins prononcées que dans la fièvre subcontinue.

Les symptômes graves, une fois développés, tendent à persister ou à durer
quelque temps.

Très souvent épidémique.

---

§ 19. — *Manie aiguë.* — Quand un délire violent éclate brusquement dès le début, ou après quelques jours d'un état fébrile modéré et
de troubles fonctionnels peu accentués, on peut croire à une attaque
de manie aiguë, et plus d'un malade dans ces conditions a été dirigé
sur un asile d'aliénés. L'erreur inverse a été quelquefois commise : on
l'évitera en tenant compte de l'absence d'état fébrile et des phénomènes
concomitants. Si la fièvre existe chez des malades atteints de manie aiguë, elle sera imputable à quelque complication et elle ne présentera
pas le rhythme du cycle fébrile dothiénentérique.

Dans la variété d'affections délirantes qui a été décrite sous le nom de
délire aigu qui souvent en quelques jours enlève les malades, on constate de la fièvre; elle est même d'une excessive violence; la température est très élevée; le pouls irrégulier, tumultueux, a une très grande
fréquence; le malade a de la dyspnée, de la dysphagie, une sputation
incessante comme les hydrophobes; une sueur profuse, continuelle,
ajoute à ces causes d'épuisement : il succombe en quelques jours; on
constate après la mort les signes d'une congestion intense de l'encéphale et de ses membranes. Évidemment on ne pourra confondre cette
affection fébrile avec la dothiénentérie.

CHAPITRE XXIV

PRONOSTIC

§ 1. *Du pronostic de la dothiénentérie en général.* — *Non nimis tutæ in acutis prædictiones sive mortis sive salutis*, disait Hippocrate ; et à aucune maladie cet aphorisme n'est plus justement applicable qu'aux fièvres continues et en particulier à la fièvre dothiénentérique. Une maladie qui a évolué avec une bénignité si grande que le malade a pu se lever chaque jour, sortir, vaquer à certaines occupations, viendra parfois à revêtir, tout à coup, une gravité telle que le malade succombe en quelques heures ; et d'autre part des malades qu'on croyait désespérés, qui pendant plus d'une semaine sont restés plongés dans un coma profond, étendus dans leur lit comme des masses inertes, étrangers à tout ce qui les entourait, peuvent se réveiller tout à coup par une sorte de résurrection, reprendre possession d'eux-mêmes et marcher rapidement vers la guérison (1).

Cependant à mesure que la lutte se prolonge, le médecin acquiert des notions plus complètes sur la violence de la maladie et sur la résistance de l'organisme, ces deux éléments fondamentaux du pronostic ; il découvre certains signes qui lui permettent d'entrevoir les tendances de la maladie, certains symptômes qui l'aident à en mesurer le degré de gravité ou qui lui ouvrent des indications thérapeutiques importantes à remplir. Alors sans sortir d'une sage réserve et sans rien affirmer, il

---

(1) Comme je le répétais souvent à mes élèves : le médecin qui entreprend le traitement d'un dothiénentérique est dans la position d'un général qui entre en campagne ; il ne peut connaître qu'imparfaitement les forces de l'ennemi et, trop souvent même, ses propres ressources : à chaque instant il peut avoir à soutenir une attaque qu'il n'avait pas prévue ; ou, après l'avoir assailli d'un côté, par un changement soudain, son adversaire peut se présenter d'un autre côté. La situation de la veille ne lui permet pas de prédire celle du lendemain ; du matin au soir, d'une heure à l'autre, elle peut changer. Il doit être toujours sur ses gardes et faire son plan de bataille sur le terrain en tirant de la position le meilleur parti possible.

peut sur ces données asseoir un jugement qui n'a rien d'absolu sans doute, mais qui exprime les probabilités fournies par l'expérience.

Comme dans toutes les maladies infectieuses la gravité en est plus ou moins grande suivant les épidémies; elle est en général plus grande dans la période d'acmé ou au début de l'épidémie que vers son déclin.

§ 2. *Conditions générales qui peuvent avoir de l'influence sur le pronostic.* — En parlant de la mortalité (v. p. 243) (1), j'ai exprimé la conviction que, depuis un certain nombre d'années, elle avait diminué.

Nous avons vu que la gravité du pronostic augmentait avec *l'âge*. Si l'attaque de la maladie est souvent très violente chez les jeunes gens très vigoureux, ils en supportent mieux le choc (2). *Le sexe* ne paraît pas avoir pour le pronostic une grande importance (voy. p. 244.). Cependant entre vingt et trente ans la mortalité est plus grande chez les femmes que chez les hommes (3). L'influence des *saisons* sur le développement des épidémies est hors de toute contestation. Il semblerait que l'automne et l'hiver, qui comptent le plus grand nombre de malades, qui favorisent, d'une manière évidente, l'éclosion des germes dothiénentériques, devraient fournir les cas les plus graves. Chomel en France, Bartlett en Amérique pensent qu'il en est ainsi, et leur opinion est d'accord avec cette loi qui régit les épidémies, et en vertu de laquelle c'est au début et dans leur période d'état qu'elles présentent leur plus haute gravité. La statistique a donné à Murchison des résultats con-

---

(1) Dans les nombreuses statistiques réunies par Murchison, le chiffre de mortalité le plus élevé avait été fourni par l'Hôtel-Dieu de Paris, en 1833. Il était de 32 pour 100; mais il faut dire qu'à cette époque, cet hôpital desservait la population la plus misérable de Paris, entassée dans les rues étroites de la Cité. Ces agglomérations ont été détruites depuis. Déjà, en 1854, le chiffre de la mortalité s'était abaissé à 21,73. Outre l'amélioration très grande accomplie entre ces deux dates dans les conditions hygiéniques, l'abandon de la diète et des saignées a dû contribuer à ce résultat.

Dans l'éloquent discours qu'il a prononcé à l'Académie (6 février 1883), M. Jaccoud confirme cette proposition. Suivant lui, dans un total de 64 468 cas, la mortalité, de 1840 à 1872, s'élevait à 19,74 pour 100. Depuis lors, sur 655 malades, traités par lui, d'après une méthode qui ne diffère pas essentiellement de celle qui est adoptée par beaucoup de médecins et de celle que j'ai moi-même suivie, il n'a eu que 71 décès, c'est-à-dire 10,83 pour 100 malades.

(2) Tandis qu'avant dix ans le chiffre de la mortalité n'était que de 11,67 pour Murchison, il s'élevait à 23,5 pour Griesinger, et à 28, avant quinze ans, pour Rilliet et Barthez. Il faut dire qu'à l'époque où ils ont écrit, les conditions de l'hôpital des enfants étaient très mauvaises, sans compter que la diète et les saignées n'épargnaient pas ces pauvres petits malheureux.

(3) Griesinger, p. 424. — Murchison, p. 604; trad. franç., p. 220.

traires, et la mortalité a été un peu plus grande, parmi ses malades,
pendant les saisons chaudes que pendant les saisons froides. Cette diffé
rence tiendrait-elle à ce que les complications thoraciques semblent
plus fréquentes et plus importantes à Paris qu'elles ne sont à Londres :
il ne s'agit, bien entendu ici, que de la mortalité *relative*. Un fait signalé
par M. le Dr Collin serait favorable, peut-être, à l'opinion de Murchison :
c'est que dans l'armée française la mortalité de la dothiénentérie est
d'autant plus grande qu'on l'observe dans des régions plus méridionales.
C'est en Algérie qu'elle atteint son maximum, mais je crois que pour ce
dernier pays il faut tenir compte d'un autre facteur que la température,
sans contester l'importance de celui-ci : c'est l'élément malarique
qu'on rencontre trop souvent dans les diverses stations de notre colonie
africaine.

Si la position sociale, les conditions de bien-être exercent une grande
influence sur le développement du typhus exanthématique, qui attaque
surtout les pauvres et se montre plus grave chez eux que chez les
riches, cette influence paraît nulle dans l'étiologie de la dothiénentérie.
Il a semblé même à un certain nombre de médecins (1) que chez les
sujets délibités par les privations ou par une maladie antérieure la
fièvre dothiénentérique serait proportionnellement moins sévère et
moins dangereuse ; tandis que chez les sujets vigoureux, à puissante
musculature, chez les personnes très grasses (2) elle montrerait plus
de violence et entraînerait plus de périls. Murchison est porté à croire
que, dans la pratique civile, la fièvre dothiénentérique ferait plus de
victimes parmi les riches que parmi les pauvres (3), ce qui en France
ne me paraît pas exact.

La maladie se montre plus souvent grave chez les personnes récemment arrivées dans une localité que chez celles qui l'habitent depuis
longtemps (4).

La constitution, les habitudes de la vie, les conditions physiques et

____

(1) Chomel, 1834. — Forget, 1841. — Barrallier, 1861.

(2) Griesinger, *l. c.*, p, 423.

(3) Toutes ces assertions ne me semblent pas suffisamment établies et ont, je crois,
besoin de contrôle. Je suis disposé à admettre, avec Griesinger, que si les sujets très
vigoureux sont, en général, les plus violemment attaqués, ils opposent au mal plus de
résistance que les sujets faibles, et que si on trouve plus de cas très graves parmi les
premiers, dans les formes graves les seconds compteront proportionnellement plus de
victimes.

(4) Murchison, *l. c.*, p. 604.

morales au milieu desquelles se développe la maladie ont, au contraire, une action manifeste sur sa marche et sur sa terminaison. Les maladies du cœur et des reins aggravent le danger dans une proportion considérable. Les épreuves morales, les chagrins, les pressentiments funestes, tous les excès et surtout ceux qui retentissent plus directement sur le système nerveux comme le travail intellectuel exagéré, les veilles prolongées, les fatigues physiques excessives, l'abus des boissons alcooliques, la débauche, rendent en général la maladie plus grave et plus dangereuse. Il en serait de même, suivant Griesinger, des drastiques pris au début de la maladie (1). La grossesse, sans être une circonstance aussi fatale que quelques médecins l'ont avancé, est cependant une condition fâcheuse et qui aggrave le pronostic; l'accouchement avant terme ou l'avortement (2) en interrompent presque toujours le cours.

Comme on l'a remarqué pour d'autres maladies infectieuses et entre autres pour la variole, il y a certaines prédispositions constitutionnelles qui rendent la fièvre dothiénentérique plus dangereuse : ainsi que je l'ai dit plus haut, dans certaines familles elle revêt habituellement une forme très grave, qui n'est pas imputable au milieu épidémique dans lequel elle a été contractée, car la maladie peut montrer ce caractère chez les membres d'une même famille à des époques très éloignées et dans des lieux très divers; j'ai connu une famille dont trois membres sont morts de fièvre typhoïde à plusieurs années de distance et dans des villes différentes. Dans une autre, dans des conditions aussi variées, la dothiénentérie a présenté chez trois une gravité exceptionnelle et un quatrième a succombé. Chomel, Griesinger ont signalé ce fait. Murchison, qui en admet la réalité, croit qu'il faut surtout l'attribuer à la violence du poison morbide (3). Je crois plutôt qu'il s'explique par l'importance très grande qu'il faut reconnaître au terrain constitutionnel, dans l'évolution du germe morbide.

Murchison a fait à Londres cette curieuse remarque que la maladie serait beaucoup moins dangereuse chez les Irlandais que chez les sujets appartenant à d'autres nationalités. La proportion des morts par dothiénentérie serait vis à vis des Anglais et des Écossais dans le rapport de 8 à 16. Si la débilité produite par les privations et par la misère rendait

____

(1) Griesinger, *l. c.,* p. 423. — Hippocrate et Huxham avaient déjà exprimé la même opinion.

(2) J'ai vu guérir sans avortement une femme enceinte de trois mois.

(3) Murchison, *l. c.,* p. 605. Trad. franç., p. 223.

réellement la maladie moins grave, on pourrait peut-être ainsi expliquer cette différente gravité de la maladie dans ces deux races.

§ 3. *Signes pronostiques fournis par l'appareil circulatoire.* — Après avoir indiqué les conditions inhérentes au malade qui peuvent modifier la gravité de la maladie, il nous faut chercher dans les caractères mêmes de la maladie, dans ses symptômes, dans ses complications les signes qui peuvent en éclairer le pronostic. Les plus importants nous seront fournis par le mouvement fébrile et par les phénomènes qui le mesurent : l'action du cœur et le développement de la chaleur, la circulation et la calorification. Une fréquence très considérable du pouls, quand elle est passagère, n'a pas grande importance ; mais si elle augmente graduellement, si elle persiste pendant longtemps, elle est de mauvais augure. Quand chez les adultes le pouls dépasse 120 pulsations, et surtout s'il est en même temps mou et dépressible, ou petit, ondulant, irrégulier, intermittent, à peine perceptible, la situation est très grave. Quand il atteint 140 et 160 et qu'il est, en outre, trémulent, filiforme, insensible, le plus souvent la mort est imminente.

D'une autre part le pouls peut conserver une grande fréquence, alors que la température baisse et que la maladie marche vers la guérison ; il n'est même pas rare qu'il s'accélère pendant la convalescence (1).

Cependant la maladie peut se terminer par la mort, alors que le pouls a toujours conservé une fréquence modérée, et n'a pas dépassé 90 pulsations par minute.

Le ralentissement du pouls est favorable quand il coïncide avec l'amélioration des autres symptômes ; si au contraire ceux-ci s'aggravent il constitue un signe des plus fâcheux ; il annonce un état de collapsus, dû soit à une lésion du myocarde, soit à une hémorrhagie intestinale, ou à un trouble profond de l'action cérébrale, complications qui se terminent le plus souvent par la mort.

Quand on ne sent pas d'impulsion à la région précordiale, quand le premier bruit devient si faible qu'on ne l'entend plus à la base du cœur, ou même qu'on ne l'entend plus du tout, si, en même temps le pouls est très faible et très dépressible, on doit craindre une altération du myocarde ou un grand épuisement des forces nerveuses.

Un frisson, survenant dans le cours de la maladie, doit faire craindre

(1) Murchison, *l. c.*, p. 519. Trad. franç., p. 122. — Dans 30 cas où le pouls ne dépassa jamais 110 pulsations, tous les malades guérirent. Entre 110 et 120, 30 sur 100 succombèrent. Au-dessus de 130, 52 pour 100 ; de 8 cas où le pouls s'éleva au-dessus de 140, chez des malades âgés de plus de dix ans, 6 moururent.

sinon un danger immédiat, au moins l'imminence d'une complication grave (1).

§ 4. *Signes pronostiques tirés de la température.* — Depuis les travaux de Wunderlich la température a pris une importance capitale dans le pronostic de la dothiénentérie. Les anciens médecins lui attribuaient déjà une grande valeur ; pour Hippocrate et son école, comme pour nos contemporains, elle était la véritable mesure de la fièvre. Ils avaient étudié sa répartition inégale dans les maladies : « Une chaleur précordiale intense perçue par les malades, disait Hippocrate, avec froid des extrémités, est un signe funeste. — Le froid des extrémités, dit Murchison, avec une très haute température dans le rectum, est un signe très défavorable (2). » Wunderlich a substitué à ces intuitions un peu vagues des observations rigoureuses, précises et dont nous constatons tous les jours la valeur ; elles en acquièrent une plus grande, comme le remarque Griesinger, quand on étudie les modifications de la température dans leurs rapports avec les autres symptômes. J'emprunterai à ces illustres observateurs les indications pronostiques suivantes (3), dont j'ai maintes fois vérifié l'exactitude :

1° Les variations extrêmes sont mauvaises : elles indiquent une marche irrégulière de la maladie, qui est toujours fâcheuse.

2° A de très rares exceptions près la température de 42 degrés, et à plus forte raison celle de 42°,5, sont toujours fatales.

3° Les températures de 40 à 41 ont une signification fâcheuse quand elles se prolongent, et surtout lorsqu'elles persistent le matin, de telle sorte que les rémissions soient très peu accentuées ; elles doivent faire craindre ou une terminaison funeste ou une maladie prolongée. Si au contraire la rémission du matin est très prononcée, des températures très élevées au moment des paroxysmes sont beaucoup mieux supportées. On rencontre cependant des exceptions à cette règle (4).

4° L'abaissement de température est favorable, dit Griesinger, quand

----

(1) Griesinger, p. 425.

(2) La théorie de Liebermeister, qui attribue un grand nombre de lésions et de troubles fonctionnels à l'hyperthermie, théorie du reste que l'observation a infirmée ou dont elle a, au moins, beaucoup restreint la valeur, avait déjà été professée par Van Swieten : Delirium, phrenitis, coma, convulsio, *per febrem ipsam et intensum calorem perducuntur*, t. I, p. 409.

(3) Griesinger, *l. c.*, p. 426.

(4) Ainsi, j'ai vu, chez un malade, le thermomètre se maintenir presque constamment, matin et soir, au-dessus de 40 degrés, du sixième au vingtième jour ; et ce jour là survint une brusque chute qui fut suivie de défervescence.

il survient à une période où il est habituel, lorsqu'il est graduel, et quand il est accompagné d'amélioration du pouls, de la physionomie et des symptômes cérébraux. Cette dernière considération est très importante; car il n'est pas très rare de voir, quelques jours ou quelques heures avant la mort, la température descendre au-dessous de la normale, en même temps que le pouls s'accélère et que les autres symptômes s'aggravent; quelquefois c'est un signe de collapsus. Chez les sujets anémiques et âgés qui ont tendance à une température basse, cet abaissement n'aurait pas toujours non plus une signification favorable.

Un abaissement brusque qui succède à une hémorrhagie modérée n'a rien de fâcheux.

Dans la première période ou dans la première semaine de la dothiénentérie, les inductions pronostiques tirées de la température ont moins d'importance; la température peut se montrer à peu près la même dans les cas graves et dans les cas bénins. Cependant des températures excessives et la faiblesse des rémissions sont toujours fâcheuses et doivent éveiller quelques craintes.

Dans la seconde moitié de la seconde semaine et dans le commencement de la troisième, aux approches de cette période que j'ai appelée critique, les indications fournies par la température sont très importantes. Si la température du matin se maintient de 39°,5 à 40 degrés, et si celle du soir s'élève de 40°,5 à 41 degrés, si en même temps les paroxysmes commencent plus tôt et se prolongent, le cas est grave; il le devient davantage, si, pendant la troisième semaine, ces hautes températures se maintiennent, ou diminuent peu; plus encore si elles s'élèvent à des degrés plus élevés; dans ce dernier cas si on obtient une solution favorable, elle sera généralement lente et pourra se faire attendre jusqu'à la quatrième et à la cinquième semaine.

Si au contraire, vers la fin de la seconde semaine, les rémissions du matin s'accentuent davantage, elles annoncent la période des grandes oscillations, qui ont généralement une signification très favorable et précèdent la défervescence.

§ 5. *Signes pronostiques fournis par le système nerveux.* — Après les signes fournis par la circulation et par la calorification, ceux qu'on tire de l'état des fonctions nerveuses ont la plus grande importance pour le pronostic. Dans bien des cas même ces signes sont plus importants que tous les autres.

La physionomie des malades porte l'empreinte de leur état psychique.

Quand elle est morne, hébétée, indifférente, vide de toute expression, ou si elle exprime l'effarement, la stupeur, le cas est grave.

Quand toute expression a disparu; lors que les paupières restent demi-closes ou entr'ouvertes, avec les yeux tournés en haut et ne montrant que les sclérotiques, il est plus grave encore; et ces symptômes indiquent une dépression plus profonde de l'activité cérébrale.

Le strabisme, l'inégalité des pupilles, les tiraillements spasmodiques, ou les frémissements vibratoires des muscles de la face, les tremblements des lèvres, accompagnent ou annoncent le délire, et le plus souvent indiquent un état congestif des centres nerveux; dans ces cas, la maladie est grave.

Elle est plus grave encore quand surviennent des mouvements oscillatoires de la tête, des contractures permanentes des muscles extenseurs du cou et du tronc, et surtout des convulsions cloniques ou des paralysies des membres. Le plus souvent alors les malades succombent.

Le hoquet violent et prolongé, qui est une sorte de convulsion du diaphragme, est très souvent suivi de mort.

Le délire nocturne ou celui qui dans le jour succède au sommeil n'est pas grave.

Le délire continu, inintelligible, ou consistant dans une sorte de marmottement, indique un cas grave.

Le coma profond quand il se prolonge est très grave et souvent mortel; le coma vigil est dans le plus grand nombre des cas mortel (1). La carphologie qui est une espèce de délire d'action est très grave, sans être fatale.

L'immobilité des yeux avec aspect terne de la cornée, sécrétion mucoso-purulente des paupières se montre ordinairement dans les préludes de l'agonie. D'une manière générale, le danger est proportionnel à l'intensité et à la précocité des symptômes cérébraux; plus complète est la perte de conscience, plus intense et plus prolongé est le délire, plus profonde est la stupeur, et plus le danger est grand (2).

(1) Surtout dans cet état morbide, décrit sous ce nom par sir William Jenner, le malade est couché sur le dos, les yeux largement ouverts; il regarde dans le vide; sa bouche est entr'ouverte, sa figure est pâle et sans expression. Son pouls est rapide et faible ou imperceptible; sa respiration est à peine sensible; sa peau est froide et baignée de sueur; il est évidemment éveillé, mais complètement insensible à tout ce qui l'entoure. D'après Jenner et Murchison cet ensemble de symptômes serait fatalement suivi de la mort qu'il peut précéder d'un à quatre jours (Murchison, p. 165.)

(2) Murchison, *l. c.*, p. 245.

Quand la forme spinale a été très prononcée, quand il y a eu des symptômes bulbaires, on peut craindre des complications nerveuses pendant la convalescence. Chez un enfant atteint de dysphagie, Barthez a vu survenir à cette époque une paralysie générale.

Une grande prostration est toujours un signe fâcheux, plus fâcheux quand elle se montre à une époque rapprochée du début de la maladie.

Une physionomie plus calme, plus ouverte, plus intelligente est un signe très favorable : l'épanouissement des traits est souvent le premier symptôme d'amélioration (1). C'est un signe favorable quand le malade, au lieu d'être dans le décubitus dorsal, étendu comme une masse inerte, se tourne spontanément sur le côté et dort dans cette position.

C'est un signe très favorable quand le malade, après être resté plusieurs jours inconscient, demande à boire (2) ou demande le bassin.

§ 6. *Signes pronostiques tirés de l'état des fonctions respiratoires.* — Les anciens médecins attachaient une importance capitale à l'état des fonctions respiratoires dans les fièvres continues, et les indications pronostiques qu'ils en ont tiré présentent une saisissante exactitude. Une respiration fréquente indique une douleur ou une inflammation sus-diaphragmatique, disait Hippocrate ; et en effet, quand, chez l'adulte, le nombre des respirations dépasse le quart du nombre des pulsations, il faut généralement chercher dans le poumon ou dans le cœur la cause de cette altération du rhythme proportionnel de leurs mouvements.

La respiration irrégulière, tantôt rare, tantôt fréquente, grande et courte alternativement, est d'un mauvais présage; elle doit faire craindre du délire ou des convulsions (Hippocrate). — Cette respiration, en effet, est un signe d'ataxie, et indique une complication cérébrale; Hippocrate attribuait aussi à une congestion des méninges la disproportion entre l'inspiration et l'expiration.

La respiration singultueuse gémissante est mauvaise (Hippocrate).

La respiration froide (3) est mortelle ; brûlante elle est dangereuse mais à un moindre degré, selon Hippocrate.

Les complications pulmonaires aggravent, en effet, beaucoup le pronostic en augmentant les troubles déjà si profonds de l'hématose.

Une bronchite très intense augmente et prolonge la fièvre ; plus le

(1) Ragaine, *l. c.*

(2) « L'absence de soif indique une complication cérébrale, » disait Hippocrate.

(3) Comme je l'ai dit ailleurs, la sensation de froid donnée par l'air expiré me paraît indiquer une diminution notable des combustions respiratoires. Je l'ai constatée dans la pneumonie au troisième degré. On peut l'observer encore aux approches de l'agonie.

malade est faible, plus l'expectoration est difficile et plus il y a danger d'asphyxie.

La bronchite capillaire, avec des atélectasies lobulaires ou diffuses, est souvent mortelle ; elle paraît parfois dépendre de l'insuffisance d'action du cœur (1).

Il en est de même des splénisations hypostatiques, quand elles sont très étendues et surviennent chez des sujets très débilités. Dans d'autres conditions elles guérissent.

La pneumonie franche et la pleurésie, quand elles ne surviennent pas chez des sujets trop épuisés, guérissent souvent.

La gangrène du poumon est presque toujours mortelle.

Les affections graves du larynx, toujours dangereuses, le deviennent plus encore dans la dothiénentérie (2).

Le père de la médecine avait signalé la sécheresse des narines comme un des symptômes de la fièvre continue ; j'ai toujours regardé le retour de leur humidité comme un signe à peu près certain de convalescence.

La dilatation spasmodique des narines avec une respiration stertoreuse et fréquente est souvent un phénomène d'agonie.

§ 7. *Signes tirés des fonctions digestives.* — Les vomissements au début sont sans gravité ; après le quatorzième jour ils peuvent être le premier symptôme d'une péritonite (3).

Quand ils continuent dans les dernières périodes de la maladie, ils sont fâcheux, à moins qu'ils ne soient imputables à l'inanition ou à une nourriture exclusivement liquide ; ils guérissent alors par un changement de régime.

La diarrhée est fâcheuse en proportion de son intensité et de sa durée. Chez les petits enfants, si elle prend le caractère cholériforme ou dysentérique, elle est souvent mortelle.

Un météorisme excessif est fâcheux ; il accompagne très souvent une adynamie profonde et il augmente la gêne de la respiration.

Une hémorrhagie intestinale légère amène souvent une diminution passagère de la fièvre et ne serait pas fâcheuse si elle ne pouvait en faire craindre une plus abondante.

La péritonite est le plus souvent mortelle.

Pour Murchison des tremblements musculaires intenses et prolongés,

(1) Griesinger, *l. c.*, p. 343. — La dyspnée avec délire est mortelle, disait Hippocrate.

(2) La voix aiguë et clangoreuse est un très mauvais signe pour Hippocrate.

(3) Murchison, *l. c.*, p. 606 ; trad. franç., p. 225.

surtout quand l'intelligence reste nette, indiqueraient une ulcération rapide et profonde de l'intestin.

Le retour de l'humidité de la langue, quand elle n'est point passagère, est un signe favorable : *Primam autem sanationis spem in pessimis illis morbis colligimus, si incipiat aliquid humidi in linguâ apparere* (Hippocrate.)

La dysphagie est un mauvais signe.

Le relâchement des sphincters est un signe fâcheux surtout quand il se montre dans les dix premiers jours.

§ 8. *Signes pronostiques tirés de l'appareil urinaire* (1). — La rétention d'urine est plus fâcheuse que l'incontinence. La diminution de la sécrétion urinaire, la diminution de l'excrétion d'urée et d'acide urique sont de mauvais augure ; quand l'urine renferme en outre une quantité notable d'albumine, avec des cylindres épithéliaux ou du sang, on doit craindre des convulsions ou du coma (2).

M. le Dr Albert Robin a confirmé cette proposition par ses recherches qui l'ont conduit à une formule encore plus précise. « La quantité de l'urine au-dessous de 850 à 900^{cc}, coïncidant avec un abaissement de la densité au-dessous de 1020, une diminution des matériaux solides au-dessous de 45 grammes dans les 24 heures (le chiffre normal est 50 grammes), une diminution de l'urée au-dessous de 15 grammes, un chiffre peu élevé des matières extractives, une proportion considérable d'albumine dès le début et l'augmentation graduelle de ce principe, un abaissement du chiffre des principes inorganiques au-dessous de 4^{gr},50, de celui des chlorures au-dessous de 2 grammes sont du plus mauvais augure (3).

« Le pronostic s'assombrit encore si l'urine prend une teinte jaune verdâtre sale, si l'acide urique diminue, si l'indican est en assez grande quantité pour que l'urine, traitée par l'acide nitrique, devienne bleue en masse. L'augmentation des phosphates, qui est ordinairement un signe de défervescence et de convalescence, aggraverait ici le pronostic et serait l'indice d'accidents cérébraux.

« Des urines brun sale, opaques, visqueuses, dénuées de tout reflet et

(1) « Il faut examiner, disait Hippocrate, combien les excrétions vésicales, alvines cutanées, s'écartent de la nature. »

(2) Murchison, *l. c.*, p. 245.

(3) A. Robin, *l. c.*, p. 222. — Hippocrate regardait comme de mauvais augure, dans la fièvre continue, une urine dont il décrit ainsi les caractères : *rubicundior, crassior, turbidior, cum sedimento minori.*

de toute réfringence, rares et de très faible densité présagent une mort prochaine et se montrent dans les formes adynamiques. »

S'il est vrai que dans la dothiénentérie, un travail de dénutrition très actif augmente les produits de déchet, et si la rétention de ces produits constitue pour l'organisme une cause d'auto-infection qui ajoute dans une très grande mesure aux dangers de la maladie, il y a un grand intérêt à ce que le plus important des émonctoires, le rein, qu'on a surnommé *le filtre du sang*, élimine ces matériaux de déchet, toxiques pour l'organisme ; aussi la polyurie est-elle, comme le remarque M. le Dr Robin, presque toujours un signe favorable, quand elle survient vers la fin de la deuxième période ou pendant la troisième. Elle pourrait même, selon ce savant observateur, quand elle coïncide avec des urines albumino-sanguines, renfermant des cylindres, urines qui ont en général une signification si funeste, autoriser l'espoir d'une guérison et servir à distinguer les formes rénales qui guérissent de celles qui ne guérissent pas.

M. Robin regarde encore comme signes favorables, dans les formes graves de la dothiénentérie, une quantité d'urine abondante, une densité au-dessus de la normale, une coloration orangée, l'absence de principes organiques dans les sédiments, des traces seulement d'albumine, une augmentation des matériaux solides, et une proportion peu considérable d'indican (1).

L'approche de la défervescence serait indiquée par une augmentation de la quantité (en moyenne d'un tiers), par une densité moindre de 2 à 3 degrés, par une augmentation des matériaux solides, par une diminution de l'acidité, par une augmentation des matières extractives et de l'urée qui fermente facilement, par une diminution graduelle de l'albumine et de l'indican, par la réapparition des sédiments d'urate de soude et d'ammoniaque qui avaient disparu pendant la période d'état et par le retour des phosphates et de l'uro-hématine à leur proportion normale (2).

Une augmentation de la quantité des urines et des matériaux solides, une couleur de plus en plus pâle, l'abaissement de la densité, l'alcalinité, les sédiments de phosphate ammoniaco-magnésien, l'augmentation des phosphates terreux, le retour de l'uro-hématine pendant la période de défervescence permettraient de présager une prochaine convalescence.

(1) A. Robin, *l. c.*, p, 216.
(2) Robin, *l. c.*, p. 218.

§ 9. *Signes pronostiques tirés de l'état des fonctions cutanées.* — Dans les deux premières périodes de la fièvre, les transpirations n'ont pas d'importance pour le pronostic, et même si elles sont très abondantes pendant ces deux périodes, Griesinger les considère comme fâcheuses ; mais, en général, il en est autrement dans les deux dernières ; elles doivent contribuer à l'élimination des matières extractives contenues dans le sang, et j'ai vu plus d'une fois la convalescence précédée de sueurs abondantes. Les sueurs favorables sont tièdes et très fluides, les sueurs froides ou visqueuses sont d'un fâcheux augure et coïncident souvent avec des phénomènes d'asphyxie.

§ 10. *Signes pronostiques tirés de la marche de la maladie.* — On a cherché à tirer des inductions pronostiques de la marche de la maladie et de son mode d'invasion : les cas à invasion brusque seraient plus graves, selon Chomel, mais évidemment il y a dans cette proposition une erreur d'impression qui est corrigée par les chiffres qu'il donne : sur 73 cas à invasion subite il compte 26 morts = 35,6 pour 100 ; et sur 39 cas à invasion graduelle, 20 morts, ce qui ferait 51,3 pour 100. Je ne crois pas que le mode d'invasion ait une influence appréciable sur l'issue de la maladie. On ne peut non plus tirer aucune induction sérieuse de la marche qu'elle suit pendant la première période ; et il n'est pas rare, comme je l'ai déjà dit, de voir des dothiénentéries qui, après avoir débuté avec une grande violence et une hyperthermie exceptionnelle, tournent court, avortent, ou s'adoucissent et suivent une marche régulière jusqu'à la guérison.

Une rémission passagère pendant la seconde ou pendant la troisième semaine, suivie d'une recrudescence de la fièvre et des autres symptômes, conduit souvent à une terminaison funeste.

Aucun des signes que nous venons d'indiquer n'a d'ailleurs une valeur absolue ; les prévisions les mieux fondées peuvent être déjouées par des complications soudaines et inattendues. Un seul symptôme très grave au milieu d'un concours d'autres qui semblent favorables enlève à ceux-ci une grande partie de leur signification (1).

Les symptômes fâcheux le sont d'autant plus qu'ils sont plus accentués, qu'ils se sont développés plus tôt et qu'ils persistent plus longtemps.

Les symptômes anomaux, irréguliers, sont toujours suspects et souvent fâcheux.

(1) Chomel, Louis, Murchison.

Certaines complications, comme une pyohémie manifestée par des suppurations très nombreuses et très étendues, des gangrènes qui produisent de vastes destructions, ou qui attaquent les organes intérieurs, sont le plus souvent mortelles.

Quand le malade, après avoir franchi de si nombreux écueils, est arrivé à la période de convalescence, il n'est pas encore à l'abri de tout danger. Une rechute, une hémorrhagie, une perforation peuvent survenir, surtout si les fonctions intestinales restent irrégulières. Dans cette période aussi peuvent se manifester les accidents paralytiques dont nous avons parlé plus haut.

CHAPITRE XXV

TRAITEMENT

§ 1. *Prophylaxie.* — Après avoir discuté l'étiologie de la fièvre dothiénentérique, j'ai exposé les principales mesures prophylactiques
qu'on devait lui opposer. Les critiques que j'ai adressées à l'aménagement actuel des égouts et des vidanges, aussi bien qu'à la qualité des
eaux potables, a soulevé dans le sein de l'Académie une discussion qui
a duré quatre mois. L'épidémie qui sévit en ce moment à Paris me
paraît venir à l'appui de la thèse que j'ai soutenue. Il me semblerait
urgent de réserver quelques-uns des millions, qu'on dépense avec tant
de profusion, pour modifier une situation dont les dangers ne se révèlent
que d'une manière trop évidente. Ces dangers pourraient être beaucoup plus grands encore, comme je le disais il y a cinq ans, et, comme
M. Pasteur le répétait l'an dernier avec une autorité bien supérieure
à la mienne, si le choléra venait nous envahir (1).

Mais, ainsi que je l'ai dit à la même époque et répété bien des fois
depuis, ces améliorations matérielles indispensables ne deviendront
efficaces que si on y ajoute la déclaration obligatoire des maladies
infectieuses, avec une organisation du service sanitaire analogue à
celle qui fonctionne si heureusement à Bruxelles. Dans cette ville, en
effet, dès qu'un cas de maladie infectieuse est déclaré par le médecin
traitant, un inspecteur va le jour même étudier les conditions hygiéniques de l'habitation où cette maladie a éclaté, signale les défauts qui
peuvent exister dans l'aération, dans les qualités de l'eau destinée aux
boissons, dans les conduites des eaux ménagères et des éviers, dans
l'installation des cabinets d'aisances, dans leurs rapports avec les
égouts.

En même temps on devrait distribuer une instruction préparée
d'avance pour chaque maladie infectieuse qui indiquât les précautions

---

(1) Ceci était écrit à la fin de 1882.

à prendre pour en atténuer les dangers. Ces précautions devraient être obligatoires pour ceux qui peuvent en faire les frais, et les dépenses qu'elles exigent devraient être, pour les pauvres, à la charge de la commune. Il y a une solidarité intime, au point de vue sanitaire, entre tous les habitants : ce germe morbigène, qui se développe dans le coin d'une cité, peut par les eaux, par les voies souterraines, par mille moyens de propagation se répandre au loin et faire un grand nombre de victimes. Dès qu'il se manifeste, l'intérêt général commande aussi impérieusement au moins de chercher à le détruire dans son foyer primitif, qu'il commande d'éteindre un incendie dans la crainte qu'il ne se communique aux habitations voisines (1) et n'étende au loin ses ravages.

A côté de la question des égouts et des vidanges, celle des eaux potables a une importance immense, et nous devrions, imitant les Romains, assurer à notre ville des ressources suffisantes pour qu'on ne fût jamais obligé de faire boire l'eau de la Seine ni celle du canal de l'Ourcq, toute remplie de matières organiques. J'ai déjà parlé du rôle que peut jouer le lait comme véhicule des principes infectieux ; l'analyse, que j'ai présentée cette année à l'Académie de médecine, d'un remarquable travail du Dr Hart sur ce sujet, montre combien ce liquide, si falsifié et si nécessaire, exigerait de surveillance pour le mettre à l'abri de toute contamination.

Il paraît probable que d'autres aliments peuvent parfois transmettre la maladie (2). On doit donc interdire l'usage des viandes avariées et

----

(1) Je le répète, ceci a été écrit avant la mémorable discussion qui a occupé l'Académie pendant l'hiver et le printemps de 1882-1883. J'ai été heureux de voir plusieurs des orateurs les plus autorisés, qui y ont pris part, défendre avec une compétence incontestable les idées que je développe ici, et que j'avais déjà exposées en 1877.

(2) Ainsi, en 1839, à Adelsingen, dans le canton de Zurich, de cinq cent treize personnes qui avaient pris part à une collation, dans un festival donné par une société chorale et qui avaient mangé d'un veau avarié et fétide, quatre cent vingt et une furent atteintes d'une maladie offrant tous les caractères de la fièvre typhoïde. Trente-quatre personnes de la ville, qui n'avaient pas assisté au festival, mais qui se fournissaient chez le même boucher, furent frappées de la même manière ; et, le lendemain du festival, de quinze personnes célébrant une noce, et qui mangèrent de la même viande, onze furent malades.

Chez ceux qui succombèrent, en petit nombre, on constata de l'infiltration et des ulcérations dans la partie inférieure de l'iléon, et de l'engorgement de la rate. Malgré cela, on conserva quelques doutes sur la nature de la maladie.

Le caractère dothiénentérique semble plus accentué dans l'épidémie qui sévit dans

de celles qui sont fournies par des animaux malades. Il y aurait un grand intérêt à vérifier jusqu'à quel point sont fondées les assertions du professeur Huguenin ; si réellement les bœufs et les veaux peuvent contracter la fièvre typhoïde, la chair des animaux qui en sont atteints devrait être rigoureusement proscrite ; et cette aptitude à contracter une maladie si commune dans notre espèce ouvrirait aux recherches pathologiques et thérapeutiques un champ d'expérimentation qui pourrait permettre de résoudre bien des questions jusqu'ici en litige.

Autour du malade il faut pratiquer l'aération et, si on le peut, l'isolement. Les matières des déjections doivent être rapidement enlevées et désinfectées, car il semble prouvé qu'elles ne contractent qu'au bout

le même canton, à Kloten, en 1878, dans des conditions presque identiques, également à l'occasion d'un festival.

Un boucher de Seebach avait fourni la viande de deux veaux gravement malades quand il les avait abattus ; cette viande, conservée pendant quatorze jours dans un garde-manger infect, était dans un état de décomposition très prononcée quand elle fut consommée. Six cent soixante-huit personnes furent plus ou moins gravement atteintes, et des habitants de Seebach, qui mangèrent le foie ou la tête du même veau, tombèrent également malades. Tous les symptômes de la fièvre typhoïde furent observés chez un grand nombre, avec diarrhée, épistaxis, prostration, troubles nerveux et éruption abondante de taches lenticulaires. L'autopsie de ceux qui succombèrent et qui furent peu nombreux, fit constater les lésions dothiénentériques les mieux caractérisées.

La maladie avait éclaté au bout de deux jours chez quelques-uns, et, dans ce cas, elle fut courte et guérit rapidement ; chez le plus grand nombre, elle se développa du cinquième au neuvième jour.

Le professeur Huguenin est convaincu que le veau était atteint de fièvre typhoïde quand il a été sacrifié ; cette maladie n'est pas rare, affirme-t-il, en Suisse dans la race bovine ; mais pour que la viande des animaux qui en sont affectés transmette la maladie, il faut, pense-t-il, qu'elle ait subi un certain degré de putrescence. La viande employée à Kloten aurait été à la fois infectée du germe dothiénentérique et putréfiée, et de là seraient nés deux ordres de symptômes, qui n'auraient été, chez un grand nombre, suivant lui, que des symptômes d'intoxication putride plus rapidement dissipés (*), et chez d'autres de véritables fièvres typhoïdes. Chose curieuse ! dans la maison d'un des malades, deux veaux, qui avaient peut-être mangé de leurs déjections, tombèrent malades ; ils furent abattus, et on trouva chez eux les lésions caractéristiques de la dothiénentérie.

(*) Le Dr Cayley, auquel j'emprunte ces observations, pense, et je partage son opinion, qu'il ne faut admettre qu'avec réserve des fièvres typhoïdes à si courte incubation, et que l'épidémie de Clapham entr'autres, rapportée par Murchison, n'était probablement qu'une intoxication putride. Telle a été l'opinion de sir Thomas Watson ; la saillie des plaques de Peyer n'est pas pour lui un argument péremptoire, comme je l'ai dit moi-même, p. 10.

d'un certain temps, qui peut être d'ailleurs très court, leurs propriétés infectieuses.

Des désinfectants (1) seront aussi versés tous les jours dans la fosse qui les reçoit et dans les cabinets d'aisances de tous les appartements qui communiquent avec cette fosse (2).

En temps d'épidémie, je conseille cette précaution d'une manière générale à tous ceux qui vivent dans le foyer épidémique. Je les engage aussi à boire de préférence des eaux minérales naturelles, comme les eaux de Saint-Galmier, de Pougues, de Soultzmalt, l'eau Apollinaris, ou, au moins, à ne laisser boire ni à leur table, ni à celle de leurs do-

(1) L'acide phénique, les chlorures de chaux ou de zinc, ont été jusqu'ici les principaux désinfectants en usage. On devrait proposer un prix important au chimiste qui nous mettrait en possession d'un désinfectant dont l'efficacité serait plus démontrée et dont le prix peu élevé permettrait l'emploi sur une grande échelle.

(2) Notre système de vidange est sauvage! Dans les étages supérieurs et inférieurs de la plupart des maisons, les cabinets d'aisances n'ont ni trappe ni eau, et leur atmosphère communique directement avec celle de la fosse. La ville devrait exiger la réforme radicale de ces odieux aménagements et, de son côté, fournir la quantité d'eau nécessaire. Dans bien des maisons, les cabinets ne peuvent pas être ventilés, il y en a même qui n'ont de jour que sur les escaliers. La communication des fosses avec les égouts et de ceux-ci avec les caniveaux des eaux ménagères est directe dans beaucoup de maisons, au lieu de se faire par l'intermédiaire d'un siphon. On a prouvé que ce siphon n'opposait qu'un obstacle parfois insuffisant au reflux des gaz, mais, dans bien des cas, il s'y oppose efficacement. Les gaz des égouts, en été, remontent par les conduits de décharge des eaux des toits jusqu'au niveau des gouttières et infectent les étages supérieurs situés au-dessus de ces gouttières, comme ils infectent le vestibule des portes cochères, bordé, dans beaucoup de maisons, par des caniveaux qui communiquent avec l'égout et qui sont simplement recouverts de plaques de fonte mobiles.

Et ces égouts, qui sont maintenant le réceptacle d'un très grand nombre de latrines ou d'appareils prétendus diviseurs qui laissent tout passer, comment sont-ils disposés pour cet usage? Les pentes sont parfois très insuffisantes, la quantité d'eau qui y circule est hors de proportion avec celle qui devrait les parcourir pour en balayer le contenu; il en résulte que ces égouts, si mal organisés pour l'usage qu'on en fait, deviennent, dans beaucoup d'endroits, des cloaques qui communiquent avec l'air des rues par de larges ouvertures le plus souvent sans soupapes, et y envoient pendant l'été les émanations les plus fétides. Quelle différence avec l'organisation de Londres, où, pendant les plus fortes chaleurs, aucune odeur de cette espèce ne blesse l'odorat, où les water-closets sont abondamment pourvus d'eau, et dans des auberges de troisième ordre, dans des maisons d'ouvriers, n'exhalent aucune émanation désagréable. A Bruxelles, l'air des égouts passe une ou deux fois par jour à travers les fourneaux des usines à gaz, construites par M. Somzée, qui lui servent de foyers d'appel, et il est rendu à l'atmosphère débarrassé de toutes les matières organiques qu'il pouvait contenir.

mestiques de l'eau qui n'ait pas préalablement bouilli (voy. p. 117 et 120).

Je les engage aussi, bien entendu, à éviter les excès de tout genre, les fatigues physiques ou intellectuelles, en un mot à se soustraire à toutes les causes de *surmenage* et d'épuisement nerveux qui peuvent favoriser ou augmenter l'impression de l'agent infectieux.

§ 2. *Traitement curatif. — Détermination des indications.* — Nous ne pouvons pas encore atteindre directement le principe infectieux quand il s'est emparé de l'organisme ; nous ne pouvons même pas arrêter son évolution ; toutes les tentatives faites jusqu'ici dans ce sens sont demeurées sans résultat, et l'expérience a démontré l'inefficacité, souvent même l'inanité absolue des prétendus traitements spécifiques qu'on a successivement vantés contre une maladie dont la cause intime n'a offert jusqu'ici aucune prise à nos actions thérapeutiques (1). L'intervention du médecin doit donc se borner, dans l'état actuel de nos connaissances : 1° à placer le malade dans les conditions hygiéniques les plus favorables et les mieux indiquées par le caractère et les tendances de la maladie ; 2° à modérer les symptômes toutes les fois que leur intensité devient une souffrance ou un danger ; 3° à prévenir autant que possible les complications et à les combattre quand elles se présentent ; 4° à épier avec une attention vigilante toutes les fluctuations, toutes les manifestations d'un mal dont les allures, dont la marche, dont les manifestations peuvent changer d'une heure à l'autre, sans qu'il soit le plus souvent possible d'apprécier la cause qui provoque ces changements ; d'un mal qui multiplie ses points d'attaque et peut rapidement les porter d'un organe sur un autre organe, et souvent en envahir simultanément plusieurs ; dans lequel, en quelques heures, l'affaissement peut succéder à la suractivité et l'indication de relever par les stimulants les plus énergiques les forces de l'organisme à celle d'en modérer l'excitation désordonnée.

Ajoutez à cela que, dans cette maladie, la forme, les tendances, la

____

(1) Ce n'est pas assurément qu'il faille blâmer ces tentatives. Si on a trouvé un spécifique contre les affections *malariques*, il n'est pas absurde d'espérer que, peut-être, un jour, en trouvera-t-on un contre le germe infectieux de la dothiénentérie. Les condamnations *a priori* de ces recherches sont, comme l'a dit M. Vulpian (*Bull. de l'Acad.*, 1883, p. 314), contraires à l'esprit scientifique. L'argument tiré de la multiplicité des formes de la maladie, contre la possibilité d'une médication spécifique n'a aucune valeur. Le poison *malarique* exprime son action sous des formes, au moins, aussi diverses que celles qu'on observe dans la fièvre dothiénentérique.

gravité peuvent varier selon chaque épidémie, selon chaque période de la même épidémie, et surtout selon les dispositions individuelles et les ressources ou les aptitudes constitutionnelles que chaque organisme apporte dans la lutte qu'il va soutenir contre l'action destructive de l'agent infectieux.

Cette part de l'individualité, cette importance du terrain constitutionnel agrandissent le rôle du médecin et fournissent d'importantes indications. Si les dispositions du malade, si son énergie vitale ont une grande influence sur la violence de la maladie, sur ses complications et sur son issue, dans l'impuissance où est le médecin de s'attaquer directement au principe morbigène, il doit s'efforcer de venir en aide à l'organisme, de combattre en quelque sorte avec lui ; il soutiendra ses forces ; il écartera tout ce qui pourrait troubler son action réparatrice ; il favorisera celle-ci ; il encouragera les actes fonctionnels par lesquels cet organisme cherche à éliminer les produits du travail morbide, nuisibles, souvent même dangereux, quand ils ne sont pas rejetés au dehors, et peut-être avec ces produits l'agent incitateur de ce travail morbide qui, lui aussi, doit être expulsé du cercle de la vie.

Telle est la mission grande et délicate que le médecin doit remplir, et qui, comme le disait Chomel, est encore un des points les plus difficiles et les plus obscurs de la médecine pratique. L'irrégularité capricieuse, la mobilité multiforme, l'inconstance et la variabilité de cette affection rendent en effet très difficiles non seulement la détermination des moyens à employer, mais encore l'appréciation de leurs effets. Dans l'impossibilité où l'on est d'en prévoir la marche avec certitude, on est sans cesse exposé à attribuer au remède ce qui n'est qu'un effet de l'action spontanée de la nature vivante. Aussi il n'y a pas de maladie dans laquelle on ait préconisé avec enthousiasme un plus grand nombre de médications absolument différentes, souvent même contraires, dont le plus grand mérite a été quelquefois de n'être pas absolument nuisibles.

§ 3. *Moyens hygiéniques.* — L'air de la chambre du malade doit être aussi pur que possible ; il sera renouvelé plusieurs fois par jour et maintenu à une température modérée, plutôt fraîche que trop chaude, sans cependant être froide, entre 15 et 18 degrés centigrades. Il serait dangereux de placer, comme cela a été proposé, le malade dans un courant d'air froid, ce qui l'exposerait à des congestions et à des phlegmasies pulmonaires. Bien que l'air pur soit dans bien des cas préférable à une atmosphère médicamenteuse, il n'y a pas en général d'inconvé-

nient et il peut quelquefois être utile d'y mêler quelque vapeur antiseptique en proportion telle, qu'elle ne puisse être ni désagréable, ni
irritante : de l'acide phénique dans un vase plein d'eau, à large ouverture, remplit en général cet objet. Chez les malades aisés, je fais faire,
plusieurs fois par jour, des pulvérisations d'acide thymique dans toutes
les maladies infectieuses ; on peut se servir aussi pour ces pulvérisations d'une solution de permanganate de potasse aromatisée avec de
l'essence de menthe ou avec de l'alcool camphré.

Le lit du malade doit être placé hors des alcôves, afin que l'air et les
personnes qui le soignent puissent librement circuler autour de lui ; et,
si les dimensions de la chambre le permettent, il est très utile d'avoir
deux lits de manière à pouvoir le transporter de l'un dans l'autre une
ou deux fois dans les vingt-quatre heures. Tout en évitant que le
soleil vienne frapper directement ses yeux, il ne faut pas le maintenir
constamment dans une obscurité qui ne serait utile que s'il était disposé
au sommeil. Il faut éloigner de lui tout bruit et toute émotion, les
visites, les conversations, à plus forte raison toutes les préoccupations
intellectuelles et morales ; il faut lui éviter tout effort et toute dépense
de force inutiles. On recevra ses déjections dans un bassin dont on
lui imposera l'usage et dans lequel on versera quelques cuillerées d'un
liquide antiseptique avant et après chaque évacuation.

On veillera à la propreté de son linge de corps et de ses draps qui
devront être garnis d'alèses et fréquemment changés.

On évitera qu'il soit chargé de couvertures trop épaisses, et si le malade a des évacuations involontaires on placera sous ses alèses une
toile caoutchoutée ou un taffetas gommé.

En été, comme le recommandait déjà Galien, on pourra faire sur le
plancher de la chambre des aspersions d'eau fraîche pure ou aromatisée pour modérer la température.

On aura soin que le malade ne reste pas toujours dans la même position ; il est bon qu'il en change de temps en temps ; et on veillera à ce
qu'il ait la tête un peu élevée et à ce que ses pieds ne se refroidissent
pas (1).

Les linges sales seront immergés dans de l'eau phéniquée ou chlorurée avant d'être envoyés au blanchissage, et provisoirement ils seront

____

(1) Hippocrate pensait qu'en ranimant par des excitants la chaleur des pieds, on
pouvait modérer la diarrhée. Quoi qu'il en soit, le refroidissement des extrémités inférieures peut favoriser la congestion des parties supérieures.

placés dans un lieu éloigné des chambres habitées et où on entretiendra des émanations antiseptiques.

§ 4. *Régime.* — Pendant longtemps c'était un dogme, en France du moins, qu'un malade atteint de fièvre dothiénentérique devait être condamné pendant toute la durée de l'état fébrile à une diète absolue; j'ai vu un médecin repousser l'eau d'orge, la vieille πτίσανα d'Hippocrate, comme trop nourrissante. J'ai tracé ailleurs le portrait de ces victimes de l'inanition qui demandaient en vain au médecin des aliments d'une voix suppliante; et celui-ci croyait accomplir un acte de conscience héroïque en repoussant leurs instances et en les condamnant à mourir de faim. Graves plus qu'aucun autre a contribué à détruire ce préjugé barbare, et il regardait cette révolution accomplie sous son inspiration, dans la diététique des maladies typhiques, comme son meilleur titre. « Quand je serai mort, disait-il, si vous êtes embarrassé pour me trouver une épitaphe, mettez sur ma tombe ces trois mots : *He fed fevers* (1), il a nourri les fiévreux. » Les travaux de Chossat sur l'inanition avait préparé chez nous cette réforme à laquelle a contribué puissamment le Dr Marotte par son beau travail sur le régime dans les maladies aiguës (2). L'épitaphe de ce mémoire en résume la doctrine : *Optimum medicamentum cibus opportunus.* Par un excès trop commun, quand on a abandonné le système de la starvation, on lui a souvent substitué un régime trop substantiel et trop excitant; on a vu des médecins éminents forcer leurs malades à avaler des viandes rôties, comme si le tube digestif congestionné, profondément altéré dans sa structure, était capable d'assimiler des substances qui lui imposent un travail aussi actif, comme si, en outre, ces corps solides mal digérés ne pouvaient pas quelquefois aller heurter le fond d'une ulcération réduit à l'épaisseur du péritoine et favoriser une perforation.

D'autres, et ceux-là sont encore très nombreux, pour accentuer leur protestation contre le traitement débilitant, donnent dès le début et dans tous les cas des stimulants à larges doses. Murchison et Griesinger ont sagement combattu ces exagérations, et je suis heureux de les voir couvrir de leur autorité une opinion que j'ai toujours défendue.

Il faut donc soutenir les forces du malade en l'alimentant autant qu'il pourra l'être; mais on évitera de lui faire prendre des aliments qui

(1) Murchison, *l. c.*, p. 285. — Cette anecdote est rapportée dans le livre de Murchison à l'article *Typhus,* auquel il renvoie souvent à propos du traitement de la fièvre typhoïde, p. 643.

(2) Mémoire présenté à l'Académie de Bruxelles.

pourraient augmenter l'état congestif des organes digestifs, que ceux-ci ne pourraient que très difficilement digérer et qui augmenteraient la réaction fébrile.

Pendant les premiers jours de la maladie, les troubles gastriques sont quelquefois si accusés, la répugnance du malade est si prononcée, qu'on ne peut parvenir à lui faire accepter aucun aliment ou qu'il n'en prend que des quantités insignifiantes ; on se contente alors de lui faire boire quelqu'une des boissons dont nous parlerons bientôt ou de l'eau fraîche, s'il la préfère ; c'est souvent la meilleure des tisanes pourvu qu'on soit absolument sûr de sa pureté. Mais dans le plus grand nombre des cas, il pourra, dès le début, ou au bout de très peu de jours prendre des boissons alimentaires, des bouillons, et surtout du lait, le meilleur et le plus réparateur de tous les aliments liquides (1), des laits de poule, de légers potages, accompagnés d'eau rougie. Ces aliments seront donnés à des intervalles réguliers, plus ou moins rapprochés, suivant leur quantité et la tolérance du malade : toutes les heures quand il n'en prend que quelques cuillerées, toutes les deux, trois ou quatre heures quand il en prend davantage ou de plus substantiels.

Quand la période d'état est franchie, quand les forces du malade commencent à se déprimer, ou quand avant sa maladie il était déjà affaibli par des privations, on rend ces aliments plus réparateurs en y ajoutant du jus de viande, de l'essence de bœuf américain ou des œufs délayés dans le potage ; on pourra lui donner encore quelques compotes de fruits (2).

(1) Outre l'immense avantage d'être le plus facilement assimilable et le plus complet des aliments, le lait, ainsi que le fait remarquer M. Jaccoud (*Bull. de l'Acad*, 1883, p. 193), exerce une action diurétique, qui, sans irriter le rein, comme la plupart des autres agents doués de cette propriété, favorise l'élimination de l'urée et des matières extractives, accumulées dans le sang par le travail de dénutrition. Moins heureux que M. Jaccoud, j'ai rencontré plusieurs cas d'intolérance absolue pour le lait (voy. *Observ.*, p. 414). J'ai pu une fois soutenir avec des laits de poule une jeune malade qui ne supportait ni le lait, ni le bouillon.

Il y a dans l'usage du lait une méthode à suivre pour en assurer la facile digestion : comme l'a judicieusement remarqué M. le Dr Clémenceau, dans un mémoire très bien fait sur ce sujet, il ne faut pas avaler d'un coup une grande quantité de lait, qui formerait dans l'estomac un coagulum massif, difficilement pénétré par les sucs gastriques ; mais en mettant un intervalle entre chaque gorgée, le lait se coagule en petits flocons bien plus accessibles à l'action des sécrétions de l'estomac, et qui peuvent franchir bien plus aisément l'orifice pylorique pour arriver dans le duodénum où ils subiront l'action complémentaire du ferment pancréatique.

(2) En thérapeutique, disait souvent Trousseau, il n'y a pas de petits détails. Aussi,

Pour diriger le régime du malade, il faut avoir le regard fixé, comme sur une boussole, sur deux points qui dominent toute la question : 1° l'état des forces dont nous avons indiqué les diverses mesures ; 2° la tolérance des organes digestifs et de l'organisme. Il ne suffit pas, en effet, que les aliments soient acceptés par l'estomac, qu'ils ne provoquent ni vomissements ni souffrances gastriques, il faut étudier comment ils agissent sur la réaction fébrile ; une légère augmentation passagère de la fréquence du pouls et de la température n'est pas une contre-indication ; mais si ces symptômes étaient plus prononcés et si surtout l'excitation produite se prolongeait, il faudrait fractionner davantage les repas en les multipliant, ou, si ce procédé ne réussissait pas, diminuer les doses. En général, comme le dit Griesinger, dès qu'un dothiénentérique manifeste le moindre appétit, il faut le satisfaire ; mais, au milieu de la perversion et de l'effacement de tous les instincts de l'organisme, l'appétit a cessé d'être la mesure de ses besoins de réparation ; il faut aller au devant, l'engager à prendre des aliments, et s'il est nécessaire le lui imposer en restant dans les limites que nous venons d'indiquer.

Très souvent ce régime bien conduit sera suffisant jusqu'au moment

je ne crois pas inopportun de transcrire ici quelques recettes de cuisine médicale, qui peuvent être utiles aux jeunes médecins.

1° L'extrait de viande américain (*essence of beef*), bien préférable au très désagréable extrait de Liebig et à la plupart des autres préparations industrielles vantées dans la quatrième page des journaux, se prépare en faisant bouillir au bain-marie, pendant quatre ou cinq heures, de la viande coupée en menus morceaux, avec une quantité proportionnelle de légumes du pot-au-feu, sans addition d'eau, soit dans une marmite d'étain hermétiquement fermée, soit dans une bouteille de verre épais, bien bouchée et solidement ficelée. Les bouteilles à conserves sont les meilleures pour cet usage ; elles sont préférables aux marmites d'étain, qui quelquefois renferment du plomb et peuvent produire des accidents. On donne par petites cuillerées l'espèce de gelée qui résulte de cette coction prolongée sous une forte pression, ou, mieux, on en délaie deux ou trois cuillerées à soupe dans une tasse de bouillon.

2° Pour obtenir du jus de viande, on comprime avec un pilon ou, mieux, dans une presse de fonte émaillée, de la viande exposée pendant deux ou trois minutes sur le gril, à l'action du feu pour en durcir la surface ; ou bien encore, après avoir légèrement torréfié une pièce de viande, comme un gigot de mouton, par exemple, on la larde de coups de couteau pour en faire écouler le jus. Si c'est du mouton, après l'avoir laissé refroidir, on en tamisera le jus pour en séparer la graisse.

3° Le *beef-tea* anglais se prépare en faisant bouillir dans une casserole, pendant trois heures, de la viande coupée en petits morceaux. Il est plus agréable quand on y ajoute des légumes, qu'on en sépare ensuite en le passant à travers un tamis.

où, la fièvre et la diarrhée cessant, on devra recourir aux aliments solides. — Quelquefois, avant même que la fièvre ait complètement disparu, si l'état des forces et la tolérance de l'organisme l'indiquent, on pourra essayer d'un régime un peu plus substantiel, de hachis de poulet par exemple, des œufs brouillés au jus, un peu de poisson, surtout si le malade réclame lui-même une addition à son régime habituel.

On voit quelquefois des malades pris dans la dernière période de vomissements qui ne cessent que quand on leur donne des aliments solides. — Quand la langue s'humecte, lorsque la sécrétion salivaire se rétablit, on peut mêler aux bouillons en plus grandes proportions, des pâtes ou d'autres féculents qui doivent être donnés avec plus de réserve dans les premières périodes, quand la sécheresse de la bouche peut faire craindre que ces substances ne rencontrent pas une quantité de diastase suffisante pour en opérer la digestion. Arrivé à la défervescence, le malade a encore besoin d'une active surveillance; s'il fallait aller au devant de ses appétits ou s'en passer pendant la maladie, il ne faut pas, quand elle est terminée, les satisfaire sans réserve. Dans le besoin impérieux de réparation de l'organisme, l'instinct de la faim prend des proportions qu'il convient de restreindre, ou, du moins, qu'on ne doit satisfaire qu'avec mesure et prudence. Trop souvent des rechutes ou des complications graves suivent des écarts de régime, et il faut se rappeler qu'au moment où la fièvre tombe, les ulcérations peuvent n'être pas cicatrisées, qu'à cette époque-là encore peuvent survenir des perforations plus fréquentes dans les cas les plus bénins, par cela même que les malades prennent moins de précautions.

Cette éventualité des perforations ne doit pas quitter la pensée du médecin quand il prescrit le régime : ainsi pendant toute la durée de la maladie il ne laissera introduire dans les voies digestives aucun corps dur; si on lui permet de sucer quelques quartiers d'oranges, quelques grains de raisin, ou de la compote de poire ou de coings, il faudra avec un soin scrupuleux en retirer tous les pepins. Quand on lui permettra du poisson, les arêtes devront être enlevées avec non moins de vigilance. En restreignant l'alimentation, pendant la convalescence, on peut quelquefois, comme le dit le Dr Cayley, en prolonger la durée, le malade guérira quelquefois plus vite en satisfaisant ses instincts; mais qu'est-ce que l'inconvénient d'un retard de quelques jours apporté au rétablissement complet à côté des dangers qu'il évite? Pour les boissons, s'il y a des nausées et que le météorisme ne soit pas trop considérable les eaux gazeuses seront substituées à l'eau pure. Suivant les circonstances et le goût des malades qui, quand ils conservent leur connaissance, se lassent souvent très vite des boissons qu'on leur donne, on y ajoutera des sirops acidulés, de groseille, de cerise, de framboise, ou du jus de ces fruits pour ceux qui redoutent le sucre. Je leur préfère généralement le jus d'orange ou de citron ; on peut varier avec l'infusion d'ananas, de grenades, de pommes de reinettes. Quand il y a beaucoup de diarrhée la solution de gomme arabique ou de sirop de coings, les décoctions de riz, de gruau légères, seront préférées, ou encore la décoction de pépins de coings édulcorée avec du sirop d'écorces d'oranges amères. Si le pharynx est très irrité et si la toux est pénible on choisira les boissons mucilagineuses. On aurait recours aux décoctés de queues de cerises (1) ou de chiendent, si on désirait stimuler la sécrétion urinaire ; enfin, par dessus tout, l'eau pure, fraîche, substratum et élément essentiel de toutes les boissons à laquelle les malades reviennent souvent avec plaisir quand ils sont las des autres. Il faut faire boire le malade souvent et par petites doses à la fois pour éviter la distension de l'estomac et l'indigestion.

Les boissons seront données fraîches et quand il y a des nausées on pourra les donner glacées, quoique l'eau glacée apaise moins la soif que l'eau fraîche.

Cette ingestion de l'eau sous une des formes que nous venons d'indiquer est utile pour remplacer celle que les sécrétions de l'intestin et de la peau ont enlevée au sang ; elle favorise la solution et l'expulsion par la diurèse des produits de désassimilation accumulés dans le système circulatoire ; et en même temps, en sollicitant l'action du rein, elle ne l'irrite pas, elle rend même moins irritante pour ses canalicules l'urine qui doit les traverser. En rendant le sang plus fluide, elle favorise la circulation ; enfin, elle est pour les organes digestifs qui la reçoivent un topique à la fois détersif et calmant.

Chomel prescrivait deux à trois litres de tisane chaque jour, et je crois cette pratique excellente en consultant toutefois pour les boissons, comme pour les aliments, la tolérance de l'estomac.

Si on n'était pas bien assuré de la pureté de l'eau qu'on administre

(1) Chomel prescrivait quelquefois le décocté de cerises séchées au four, dont on brise les noyaux avant de les faire bouillir : la cerise et son amande ajoutent au décocté des pédoncules une saveur agréable. Les malades se fatiguent si facilement de leurs boissons qu'il est utile de savoir les varier pour s'accommoder à leurs goûts.

au malade, il faudrait la faire bouillir et la refroidir avant de la lui donner, comme je l'ai déjà dit ailleurs (1).

Nous avons parlé de l'eau vineuse à propos des aliments qu'elle accompagne souvent utilement; nous parlerons du vin, des spiritueux et des tisanes stimulantes quand nous traiterons de la médication tonique.

La régularité des fonctions intestinales ressort de l'hygiène; aussi je ferai rentrer dans les soins hygiéniques l'habitude, que j'ai empruntée à Chomel, de faire donner deux fois par jour des lavements émollients : bain local éminemment utile pour un organe irrité, moyen inoffensif de faire sortir de l'intestin des matières putrides qui, en y séjournant, peuvent exercer une action nuisible. Hippocrate employait dans la fièvre ardente les lavements froids concurremment avec les boissons froides comme procédé de cette méthode réfrigérente que quelques personnes croient tout à fait nouvelle.

On peut encore rattacher aux soins hygiéniques l'attention donnée à la propreté des téguments, les bains ou les lotions qui nettoient la peau et en favorisent les fonctions. Le lavage fréquent de la bouche, quand elle est sèche, avec une eau alcaline aromatisée, la désobstruction des narines avec un pinceau trempé dans une eau mucilagineuse tiède quand elles sont encombrées de mucosités desséchées, l'application sur les lèvres sèches et gercées de beurre de cacao, d'huile d'amandes ou de glycérine, enfin l'enlèvement des mucosités qui, dans quelques cas, obstruent la gorge et ajoutent aux troubles de la respiration.

Seconde indication. — *Modérer les symptômes quand, par leur intensité, ils deviennent pénibles ou dangereux.* — Les troubles gastriques, la céphalalgie, la diarrhée, la fièvre, sont les premiers symptômes qui réclament l'attention du médecin.

§ 5. *Vomitifs.* — Au début de la maladie, ou au moins dans le premier septénaire, les *troubles gastriques* et la *céphalalgie* sont assez souvent heureusement modifiés par un vomitif. Je n'emploie jamais dans ce cas que l'ipéca, craignant les effets dépressifs et irritants de l'émétique. Je ne crois pas cependant qu'il faille recourir systématiquement à cette médication pas plus qu'à aucune autre; et quand les troubles gastriques ne sont pas très accusés, ils cèdent en général aux moyens diététiques.

Dans les autres périodes, les vomitifs sont rarement utiles et ils

____

(1) *Etiologie et prophylaxie de la fièvre typhoïde,* 1877, p. 117 et 120.

peuvent être dangereux dans la période d'ulcération, où les secousses violentes qu'ils provoquent pourraient favoriser une perforation ; on ne doit y avoir recours que quand une bronchite capillaire et l'obstruction des bronches par des mucosités opposent à la fonction d'hématose un obstacle qu'il faut lever à tout prix (1).

§ 6. *Purgatifs.* — Les purgatifs avaient déjà eu leurs partisans dans l'antiquité, mais ils avaient aussi leurs détracteurs : *Fuge purgantia tanquam pestem*, disait Baglivi. Hamilton, au commencement de ce siècle, en avait introduit l'usage dans la Grande-Bretagne, mais Graves et Corrigan en ont démontré les inconvénients et en ont fait abandonner l'usage. En France, Bretonneau les avait déjà préconisés ; Andral et Louis les croyaient préférables aux autres méthodes (probablement à la méthode des saignées, ce qui est facile à admettre). Larroque et Beau les avaient érigés en système et en donnaient de petites doses répétées plusieurs fois par jour, dans la fantastique croyance qu'ils empêchaient ainsi le séjour dans l'intestin d'une bile putride qu'ils accusaient de tous les méfaits de la maladie. D'autres, sans préciser leur mode d'action, leur supposaient la propriété d'éliminer les principes nuisibles retenus dans le sang. En Allemagne, des doses répétées de calomel ont été vantées par Widemayer, Taufflieb, Schönlein et Traube; ils en donnent de 75 centigrammes à 1^{gr},50 chaque jour, généralement par doses de 25 centigrammes. Griesinger, qui a expérimenté cette méthode, à laquelle on avait attribué la propriété de faire avorter la maladie ou de la rendre plus bénigne, reconnaît qu'il n'en a obtenu aucun résultat avantageux (2) ; il a même observé que certains drastiques administrés au début rendaient la maladie plus fâcheuse et lui imprimaient parfois un caractère de haute gravité (3).

(1) Graves les recommandait surtout dans les deux premiers jours, et croyait qu'ils exerçaient une heureuse influence sur la marche de la maladie; cette opinion est également soutenue par un médecin américain, le Dr Jackson. Murchison, auquel j'emprunte ces citations (p. 277 et 645), a vu des faits qui semblent favorables à cette manière de voir; mais il fait remarquer avec raison que, dans les premiers jours, on ne peut savoir quelle sera la marche de la maladie, et que le diagnostic même en est incertain. Cependant l'influence des émétiques sur les vomissements du début, sur les autres troubles gastriques et sur la céphalalgie lui semble incontestable.

(2). *L. c.*, p. 448.

(3) Hippocrate avait déjà proscrit les purgatifs dans la fièvre ardente, et d'une manière générale dans les fièvre violentes : *In febribus vehementibus medicamenta purgatoria exhibere non oportet ; verum si alicui opus fuerit, infusum per clysterum adhibere protes quotiescumque volueris, hoc enim minoris periculi est ;* surtout dans les

Je crois avec Chomel (1) que l'emploi systématique des purgatifs est
irrationnel et dangereux. Si dans le premier septénaire il y a des phénomènes gastriques avec peu de diarrhée, un purgatif doux pourra les
faire disparaître, si l'on a quelques raisons pour le préférer au vomitif.
S'il y a alors de la constipation, leur indication se présente : on pourra
employer de petites doses d'huile de ricin comme le faisait Chomel, ou
une eau saline purgative; après le premier septénaire, leur emploi est
inopportun : ils ne peuvent qu'irriter la muqueuse digestive déjà profondément altérée, ils déterminent dans l'intestin des mouvements
péristaltiques qui peuvent être dangereux. Leur action éliminatrice
n'est pas bien efficace : en général, comme le remarque Murchison (2),
la gravité de la maladie est proportionnelle à l'intensité et à la persistance de la diarrhée; les formes où elle manque sont généralement les
plus bénignes; on a vu quelquefois un purgatif provoquer avec une
diarrhée intense les phénomènes les plus graves.

Quelques médecins les croient indiqués dans le météorisme : c'est
généralement une erreur. Quand le météorisme accompagne la constipation, il peut quelquefois être modifié par une purgation; mais il dépend ordinairement d'une parésie intestinale : le purgatif pourra produire une stimulation qui le diminue momentanément, et après le
ballonnement sera plus prononcé qu'avant l'emploi de ce remède (3).

Souvent j'ai vu les purgatifs, prescrits par des médecins qui les
employaient systématiquement, provoquer des vomissements (4).

---

premiers jours; *sin minus saltem non intra quatuordecim dies.* Huxham (*Essai sur les
fièvres,* 1752) dit avoir vu une purgation donnée inconsidérément au début d'une
fièvre lente nerveuse... suivie d'une longue suite de mauvais symptômes. Et il ajoute :
« Si vous donnez quelque drastique, soyez persuadé que votre malade s'en trouvera mal
et que vous aurez lieu de vous en repentir » (p. 104).

(1) Chomel, *l. c.,* p. 459.

(2) P. 646. Trad. franç., p. 271.

(3) J'avais coutume de dire à mes élèves : « L'intestin est comme un cheval fourbu
auquel vous donnez un coup de fouet : il accélérera sa marche pendant quelques pas,
mais il n'en sera après que plus inhabile à marcher. »

(4) Le traitement de la dothiénentérie par les purgatifs, remis en honneur à Paris,
par le Dr Larroque, a été préconisé par un grand nombre de médecins, parmi lesquels
il faut compter Andral, Bretonneau, Trousseau, Louis, en France; dans la Grande-
Bretagne, Gairdner, Johnson, Maclagan les ont recommandés. En Allemagne, sous la
forme de calomel, cette médication a pris, comme nous l'avons vu, une grande vogue.
Murchison, s'appuyant sur l'expérience de plusieurs milliers de cas, se rallie à l'opinion formulée avant lui par Chomel et arrive à des conclusions très analogues à celles
que je viens d'exposer et que j'ai toujours défendues. Il fait remarquer que la diarrhée

La pratique des lavements quotidiens préconisée par Chomel est inoffensive et bien préférable. S'il survient une constipation opiniâtre, on pourra rendre ces lavements laxatifs avec un peu d'huile ou de miel, ou si un laxatif plus actif est nécessaire on donnera, comme le faisait Chomel, deux à trois cuillerées à café d'huile de ricin.

Mais il faut se souvenir que, dans beaucoup de cas, une constipation durant quelques jours n'est pas défavorable; il faudrait cependant la combattre si elle accompagnait des symptômes cérébraux ou si, en même temps, les urines étaient rares et contenaient beaucoup d'albumine; à plus forte raison si des phénomènes urémiques s'ajoutaient à cette albuminurie; dans ce cas une purgation plus énergique deviendrait nécessaire.

§ 7. *Traitement de la diarrhée.* — La diarrhée, quand elle est modérée pendant les deux premières périodes (période d'"invasion et période d'état), ne réclame pas d'autres soins que le régime et les boissons que nous avons indiqués plus haut. Si elle est plus abondante, ou si les forces des malades se dépriment plus que ne le comporte la marche régulière de la maladie, ou encore, quand celle-ci s'est développée, si l'organisme qu'elle atteint était déjà faible et épuisé, il importe de restreindre autant que possible ses pertes et de diminuer la diarrhée. Je me suis presque toujours bien trouvé, dans ces cas-là, de faire prendre au malade de 4 à 8 grammes de sous-azotate de bismuth avec 1 à 2 grammes de craie précipitée suspendus dans un mucilage gommeux auquel j'ajoute quelques gouttes de laudanum, si la diarrhée est très intense et si l'indication de la modérer est très pressante. En même temps, après avoir vidé l'intestin par un lavement émollient, j'y fais injecter un quart de lavement amilacé additionné ou non de laudanum, suivant les circonstances.

Quelquefois j'ai fait ajouter à la tisane de riz, de la teinture de cachou, 10 grammes par litre; quelquefois j'ai prescrit avec avantage le décocté ou la poudre de Colombo, plus rarement j'ai employé les pilules de nitrate d'argent : 1 centigramme de nitrate pour 5 centigrammes de mie de pain, 4 à 5 dans les vingt-quatre heures, et je dois dire que je n'en ai pas obtenu d'effet appréciable. Je sais qu'on a employé ce médicament à plus fortes doses : le Dr J. Bell en donnait jusqu'à 16 à 18 centigrammes, trois ou quatre fois par jour (1), mais je n'oserais pas

et les purgatifs n'empêchent pas le développement des troubles cérébraux (Murchison, p. 646. Trad. franç., p. 271).

(1) Murchison, *l. c.*, p. 652 ; trad. franç., p. 282.

le prescrire à doses si massives. En Angleterre, on a vanté contre la diarrhée le sulfate de cuivre, à la dose de 16 milligrammes répétée de quatre à six fois par jour, associé à l'opium; on est porté à se demander si, dans ce cas, ce n'est pas à l'associé qu'est dû tout le mérite du résultat.

Murchison, qui ne professe aucun enthousiasme pour l'un ni pour l'autre de ces médicaments, dit qu'ils lui paraissent plus utiles dans les ulcères atoniques de l'intestin, qui survivent à la fièvre primitive. Fouquier se louait beaucoup de l'usage de l'alun dissout dans un mucilage de gomme; il en faisait prendre de 1 à 4 grammes dans les vingt-quatre heures.

Murchison dit que l'acétate de plomb est très en vogue à Londres comme anti-diarrhéique à la dose de 13 à 20 centigrammes, quatre à six fois par jour, avec 5 milligrammes d'acétate de morphine. Je ne conseillerai jamais, et surtout à pareilles doses, un médicament qui peut être dangereux et qui n'a aucune supériorité sur d'autres parfaitement inoffensifs. Le même auteur croit également aux propriétés anti-diarrhéiques de l'acide sulfurique qu'il combine avec l'opium et avec le cachou (1), ou qu'il fait prendre en limonade dans les affections typhiques dans lesquelles, dit-il, il a eu beaucoup à s'en louer.

Si la diarrhée persistait après la cessation de la fièvre, et qu'on eût lieu de soupçonner des ulcères atoniques de l'intestin, je conseillerais l'air de la campagne, la diète lactée et les œufs frais, en préférant le lait de chèvre au lait de vache et en le coupant avec une petite quantité d'eau de chaux. Si la diarrhée résiste et que le malade soit très anémique, on pourra ajouter à ce régime de petites doses de perchlorure de fer, de quinze à vingt gouttes d'une teinture au vingtième, de deux à quatre fois par jour. Les lavements d'amidon laudanisés seront administrés une à deux fois par jour; et si on pouvait soupçonner que le point de départ principal de cette diarrhée persistante fût dans le gros intestin, des lavements avec 15, 20, 25 centigrammes d'azotate d'argent dans de l'eau distillée pourraient être employés avec avantage.

Si le régime lacté était insuffisant pour relever les forces, on pourrait essayer d'ajouter au lait une petite quantité de rhum ou de cognac.

Pendant la période fébrile, aux différents moyens indiqués précédemment on joindra des applications constantes de cataplasmes ou des

____

(1) Voici la formule : acide sulfurique aromatisé, 1^{gr},20 ; liqueur sédative d'opium, 18 centigrammes; teinture de Cachou, 1^{gr}, 75 ; eau de menthe poivrée, 28^{gr}, 35 à prendre toutes les trois ou six heures.

fomentations sur le ventre faites à l'aide d'un morceau de molleton de laine ou de ces tissus spongieux qu'on fabrique en Angleterre pour cet usage (1) ; on les trempe dans un décocté de racines de guimauve et de têtes de pavots et on les recouvre d'un morceau de taffetas gommé.

A l'exemple de Chomel, je prescris à presque tous les malades ces applications qui agissent comme un bain local et modèrent les douleurs abdominales ; si celles-ci sont très vives, on arrose ces épithèmes de laudanum ou on fait sur le ventre des onctions avec une pommade narcotique ; et dans le cas où les applications extérieures ne suffiraient pas pour les modérer, on ferait prendre à l'intérieur quelques gouttes de laudanum, soit par la bouche, soit en lavement.

§ 8. *Météorisme.* — Si le météorisme est considérable, on substituera aux applications émollientes des embrocations avec de l'huile de camomille camphrée ou avec du vin aromatique. Si, comme cela a lieu le plus souvent, la diarrhée accompagne le météorisme, Murchison recommande le mélange à parties égales de *poudre de Dover* et d'*hydrargyrum cum creta.*

Le bismuth et la craie trouvent aussi dans ce cas leur indication : les applications sur le ventre de compresses imbibées d'eau froide ou de vessies remplies de glace concassée ont été employées avec succès pour combattre le météorisme quand il est excessif.

Murchison conseille encore des applications temporaires d'étoupes arrosées de térébenthine. Beaucoup de personnes prescrivent comme absorbants dans le météorisme la poudre de charbon (2). Je dois avouer que j'y ai depuis longtemps renoncé, n'en ayant obtenu aucun effet avantageux. Et en effet, la capacité absorbante de quelques grammes de charbon est bien insignifiante en présence de la quantité énorme de gaz accumulés dans le tube digestif. Je ne crois pas d'ailleurs que cette poudre, composée de particules dures, insolubles, soit un excellent topique pour les surfaces ulcérées de l'intestin. A l'intérieur, on administrera des boissons stimulantes, des infusés d'anis ou de semences d'angélique, de l'infusé de menthe poivrée, des lavements froids avec de l'infusion de camomille à laquelle il conviendra, suivant Griesinger, d'ajouter quelquefois de l'essence de térébenthine. Dans les cas extrêmes où l'asphyxie est imminente par le développement énorme de la tym-

(1) La *spongy piline,* d'un usage très commode, se trouve dans les pharmacies anglaises.

(2) Murchison, p. 654 ; trad. franç., p. 284.

panite, on a proposé et pratiqué la ponction avec un trocart capillaire (1). Il est rare qu'elle donne issue à une grande quantité de gaz. Cependant Fridreich la conseille même dans le cas où il y aurait un commencement de péritonite. Avant de tenter ce moyen, il faut introduire aussi haut que possible une grosse sonde dans le rectum, et on peut souvent obtenir par ce moyen l'évacuation de gaz et de matières liquides (2).

§ 9. *Vomissements*. — Les *vomissements*, dans le premier septénaire, sont souvent arrêtés par des vomitifs, dont on devrait s'abstenir après le neuvième ou le dixième jour.

S'ils persistent, on fera boire au malade de l'eau gazeuse ou de la potion de Rivière ; on lui fera avaler par cuillerées à café de la glace pilée en petits fragments, pour qu'elle arrive sous cette forme dans l'estomac (3), tandis que, si on en met dans la bouche des fragments trop volumineux pour être immédiatemént avalés, elle fond et se change en eau tiède avant de franchir l'orifice du cardia. Le vin de Champagne frappé étendu d'eau gazeuse calme quelquefois les vomissements.

J'ai assez souvent employé avec succès, dans des vomissements rebelles, des emplâtres de thériaque et de belladone appliqués sur la région épigastrique. Murchison conseille des applications de sinapismes ou d'étoupe imbibée de térébenthine.

§ 10. *Muguet*. — Pour terminer le traitement des lésions de l'appareil digestif, nous dirons qu'il faut avec grand soin surveiller l'apparition du muguet (4) dans la cavité buccale. Dès qu'il se montre, on fera sur les parties affectées, à l'aide d'un pinceau, des applications de borax suspendu dans du miel rosat ou dans de la glycérine, et on fera de fréquentes lotions avec un collutoire alcalin.

§ 11. *Fièvre*. — *Traitements antipyrétiques, antithermiques et antiseptiques*. — De tous les symptômes de la dothiénentérie le plus important est la fièvre, dont l'intensité exprime et mesure généralement la gravité de la maladie, en causerait même les principaux accidents, suivant une théorie actuellement en vogue. Cette fièvre est ac-

----

(1) Fonssagrives, *Bull. de thérapeutique*, 1866.

(2) Griesinger, *l. c.*, p. 438.

(3) Chomel.

(4) Le muguet qui se montre dans les dernières périodes chez les sujets épuisés par la diarrhée est un signe fâcheux ; il n'a pas la même signification quand il se développe de bonne heure chez les sujets qui font usage du lait.

compagnée de congestions ou d'inflammations qui la produiraient, suivant une autre doctrine, aussi peu fondée que la précédente mais aujourd'hui à peu près abandonnée après un règne éclatant et néfaste. Si ces théories, fondées sur des hypothèses spécieuses, restaient dans le domaine de la spéculation, elles n'auraient eu d'autre inconvénient que celui d'encombrer passagèrement la route de la vraie science, mais trop souvent elles s'imposent à la pratique et la conduisent à des excès préjudiciables à l'art et à l'humanité.

I. *Évacuations sanguines.* — La fièvre est la conséquence de l'inflammation, et il faut éteindre celle-ci dans le sang des malades, aliment du travail phlegmasique, s'écriaient Broussais et toute son école, fanatisée par ses éloquentes déclamations. Ils n'oubliaient qu'une petite chose, c'est que ce sang, coupable, en effet, d'être l'aliment de l'inflammation, est en même temps l'aliment de la vie et que si en l'enlevant on diminuait, ce qui est douteux, la violence de l'attaque, on affaiblissait bien plus encore la résistance de l'organisme en le privant de ses éléments de réparation. Dans le premier tiers de ce siècle, cette doctrine a exercé sur la médecine une domination d'autant plus étendue qu'elle trouvait des auxiliaires ou des échos dans les écoles contemporaines de la nôtre : en Angleterre, en Italie surtout, il y a cinquante ans, un médecin qui serait sorti sans ses lancettes se serait cru désarmé, et l'incroyable consommation des sangsues en avait épuisé les sources productrices. Ceux même qui combattaient Broussais, comme Laennec, Récamier, Chomel, Louis, usaient largement des évacuations sanguines; Bouillaud les exaltait avec enthousiasme et les dosait en formules qui étaient, selon lui, le dernier mot de la médecine pratique. L'école irlandaise, qui a été une des plus grandes écoles cliniques des temps modernes, a puissamment contribué à la réaction qui a mis un terme à ces excès sanguinaires. Les résultats, moins désastreux qu'on n'aurait pu s'y attendre, de l'expectation déguisée sous le nom d'homœopathie, ont peut-être favorisé cette révolution dont je m'honore d'avoir été à Paris un des premiers partisans. Aussi ce n'est pas d'après mon expérience personnelle que je jugerai la question des évacuations sanguines, car je ne crois pas avoir jamais fait pratiquer une saignée dans la dothiénentérie, mais je les ai vu pratiquées sur une assez grande échelle pour avoir pu me former une opinion sur leur valeur.

Il n'y a pas à discuter aujourd'hui leur inopportunité dans une maladie infectieuse, à tendance adynamique, où tous les ressorts de la vie sont si profondément affaiblis : ajouter volontairement à cette faiblesse, augmenter la tâche que le travail réparateur doit accomplir, semble absolument contraire à la raison. Et alors même que j'étais élève sous des maîtres qui sacrifiaient, non sans réserves, à l'entraînement de l'époque, j'avais conservé de l'effet des saignées une impression assez défavorable, pour me garder d'y recourir quand je devins chef de service.

En relisant les observations que je recueillais alors, mes conclusions instinctives n'ont pas été modifiées; mais j'ai été étonné de voir ces saignées moins mal supportées, dans bien des cas, qu'on n'aurait pu le prévoir, et je suis convaincu qu'elles l'eussent été moins mal encore, si ces pertes de sang n'avaient été doublées d'une diète exténuante : de la diète aqueuse pendant trois, quatre et six semaines. Ainsi voici l'extrait d'une observation recueillie dans le service de Chomel : Chez une jeune fille de dix-huit ans à laquelle on avait déjà appliqué en ville des sangsues sur l'épigastre, Chomel fit faire trois saignées de 250 à 375 grammes; le sang des deux premières avait une couleur violacée, et le caillot était en grande partie adhérent; dans la troisième il était rétracté et couenneux; le lendemain de cette saignée (et il est vrai que c'était le dix-neuvième jour) la malade était beaucoup mieux, elle éprouvait un grand soulagement, la chaleur était moindre, le sommeil se rétablit et elle marcha rapidement vers la convalescence.

D'autres fois, après des saignées, comme cela est plus fréquent après des épistaxis, la céphalalgie disparaissait, le sommeil était meilleur.

Sans adopter les idées de Trousseau et de Gull sur les entérorrhagies, il est certain qu'elles sont habituellement suivies d'un abaissement de la température le plus souvent passager, quelquefois persistant.

J'ai vu une céphalalgie intense disparaître après une application de sangsues à l'anus. Mais j'ai vu d'autres fois des saignées copieuses ne diminuer en rien la céphalalgie et laisser après elles de la faiblesse et de l'abattement. Une autre fois, après une saignée de 375 grammes, pratiquée le dix-septième jour, la céphalalgie diminua, mais le malade tomba dans un abattement dont il ne s'est pas relevé et il a succombé le vingt-cinquième jour.

La saignée, loin d'amener du calme, semblait quelquefois favoriser l'excitation. Ainsi chez une malade, entrée dans les premiers jours d'une dothiénentérie, des sangsues à l'anus procurèrent un soulagement notable; le lendemain on la saigna : immédiatement après la saignée elle fut très agitée et le jour suivant elle eut du délire.

En résumé la saignée a été rarement utile; elle paraît avoir été dans bien des cas nuisible. Faut-il cependant proscrire d'une manière absolue les évacuations sanguines? Ce serait dépasser la mesure. Ainsi Murchison dit avoir calmé rapidement de violentes douleurs abdominales, dans le premier septénaire de la fièvre dothiénentérique, chez des sujets vigoureux, par l'application de deux à six sangsues sur la région iliaque ou à la marge de l'anus (1). Il dit également, dans les céphalalgies violentes du typhus, dont il rapproche les indications de celles de la dothiénentérie (2), s'être très bien trouvé de l'application de trois ou quatre sangsues sur les tempes (3). Je n'ai jamais eu recours à ce moyen, mais j'en ai fait mettre quelquefois derrière les oreilles dans la forme méningitique chez des sujets jeunes et vigoureux, ou, ce que je préfère ordinairement, j'ai fait appliquer quelques ventouses scarifiées sur les fosses sus-épineuses.

On peut admettre encore l'indication de ces ventouses dans certains cas de congestion pulmonaire violente; mais l'emploi des émissions sanguines, mêmes locales, dans la fièvre dothiénentérique me paraît devoir être une rare exception. Le caractère dominant de la maladie les repousse, et quand elles semblent demandées pour accomplir une dérivation, on peut presque toujours les remplacer par d'autres dérivatifs qui n'ont pas l'inconvénient d'affaiblir l'organisme; et si on s'y décidait il vaudrait mieux employer les ventouses scarifiées que les sangsues dont l'action spoliatrice est bien plus difficilement mesurable.

J'ai cru, au moins à titre de souvenir historique, devoir faire mention d'une médication déjà condamnée par Hippocrate, mais qui a tenu cependant une si grande place dans la pratique médicale.

II. *Méthode antithermique ou Psychrothérapie* (4). — Actuellement je vais apprécier une méthode de traitement qui n'est pas morte comme la précédente, qui est au contraire vivante, triomphante même, mais qui, tout en pouvant rendre de réels services, me paraît être l'objet d'un engouement exagéré. C'est la méthode refrigérante : j'en ai déjà discuté les bases en esquissant la physiologie morbide de la dothiénentérie, il me reste à en exposer avec impartialité les procédés et les résultats.

L'idée de combattre par le froid la chaleur fébrile est aussi ancienne que la médecine.

(1) *L. c.*, p. 655; trad. franç., p. 285.
(2) P. 643.
(3) P. 292.
(4) De ψυχρός, froid, et θεραπεία, traitement.

Comme nous l'avons déjà dit, Hippocrate, dans la fièvre ardente, prescrivait les boissons froides, les lotions et les applications d'eau froide ; il recommandait de faire ces applications sur les parties les plus chaudes et surtout sur la tête et sur l'épigastre ; elles devaient être faites avec une petite quantité d'eau et souvent répétées. Galien, tout en apportant beaucoup de restrictions à cet emploi de l'eau froide, la prescrit dans les fièvres ardentes et principalement dans la fièvre bilieuse continente ; il mentionne aussi des bains alternativement chauds et froids.

Sans parler d'Antonius Musa, médecin d'Auguste, et de Charmis (de Marseille), qui traitaient à Rome les maladies par l'eau froide, nous trouvons fréquemment indiqué dans l'histoire de la médecine l'usage de cette médication, moins nettement, parfois, que dans les livres d'Hippocrate où les idées préconçues et les systèmes thérapeutiques qui en découlent occupaient généralement moins de place que dans les écrits de ses successeurs.

Sydenham, si opposé aux traitements échauffants, redoutait cependant l'application brusque du froid, qui aurait tué, selon lui, plus de monde que la peste et la famine ; mais il corrige cette condamnation sommaire par une réflexion empreinte d'un sens pratique profond : « Cependant, dit-il, il vaut mieux accorder quelque chose aux désirs des malades qui ont souvent plus de valeur que les règles douteuses et trompeuses de l'art médical. »

Werlhoff recommandait l'eau froide et les bains froids dans la fièvre secondaire de la variole, lorsque la putridité paraissait marcher d'une manière rapide.

Nous arrivons maintenant au véritable inventeur de l'hydrothérapie moderne. En 1787, Currie (de Liverpool) institua l'usage des bains froids et surtout des affusions froides dans un certain nombre de maladies fébriles ; et il fonda sur des considérations physiologiques précises l'indication et le mode d'administration de ce moyen. Comme tous les inventeurs il en exagéra les avantages, et la critique adressée à l'abus déconsidéra le remède, non pas toutefois d'une manière si complète qu'il n'eût entraîné un certain nombre de médecins dans cette voie. En France, Récamier faisait des affusions froides un très fréquent usage ; il les avait appliquées à un grand nombre de maladies chroniques et surtout de névropathies. Chomel les prescrivait assez souvent dans la forme ataxique de la fièvre typhoïde et, dans les autres formes, faisait un fréquent usage des bains tièdes, répétés quelquefois deux et trois fois par jour. En 1846 les D^re Wanner et Jacquez (de Lure), en 1856 Leroy (de Béthune) préconisèrent l'emploi de l'eau froide à l'intérieur et à l'extérieur dans la dothiénentérie.

Horn, de 1805 à 1815, avait institué le traitement de la fièvre typhoïde par l'eau froide, presque toujours à l'exclusion de toute autre médication. Il la prescrivait en ablutions, en enveloppements, en aspersions, en douches, et affirmait en avoir obtenu d'excellents résultats. Cependant cette tentative n'obtint ni le retentissement ni le succès de vogue auxquels devait arriver dans ces dernières années son compatriote Brand (de Stettin). Entre les deux, il est vrai l'hydrothérapie avait dans le monde entier affirmé son importance ; et les travaux de l'école de Leipzig sur les températures morbides préparaient à cette méthode de traitement une base physiologique sur laquelle elle pût s'appuyer.

Les premiers résultats annoncés étaient bien propres à favoriser la diffusion de cette révolution thérapeutique : sur cent soixante-dix malades Brand avait obtenu cent soixante-dix guérisons ! Quelques années après, le Dr Glenard (de Lyon), sur quatre-vingt-neuf cas en avait vu guérir quatre-vingt-neuf. Ces premiers succès avaient enivré les fauteurs de cette méthode et ils proclamaient que toute fièvre traitée de cette manière, dès le premier septénaire, devait nécessairement guérir. Les observations subséquentes, bien qu'en confirmant les avantages sérieux de ce traitement, en restreignirent cependant très notablement les prétentions. Ainsi un de ses partisans les plus enthousiastes, Liebermeister (de Bâle), trouvait, en se fondant sur des statistiques qui embrassaient plusieurs séries d'années et plusieurs milliers de cas, que la mortalité était tombée de 27 pour 100 à 8 pour 100, résultat qui, s'il était constant, serait déjà magnifique.

Jurgensen à Leipzig, Ziemssen à Erlangen, Wilson Fox (1) à Londres confirmèrent de leur autorité les avantages de cette méthode et s'en déclarèrent partisans, de même qu'à Paris le Dr Fereol et Maurice Reynaud, bien que ce dernier, dans des leçons très remarquables en ait beaucoup restreint les applications et qu'en y ayant recours il confesse avoir encore eu douze décès sur cent malades ; il est vrai qu'auparavant le chiffre de la mortalité dans son service avait été plus élevé. Mais voilà que dans la ville de Lyon, témoin des triomphes du Dr Glenard, sur une série de sept cent cinquante malades, la mortalité a été

____

(1) Wilson Fox a guéri par cette méthode un malade cyanosé dont le pouls était à peine sensible et dont la température s'élevait à 43° 3.

de 9 pour 100 parmi ceux auxquels a été appliquée a méthode de Brand et de 5 pour 100 seulement pour ceux qui ont été soignés d'après les anciennes méthodes (1).

Murchison en additionnant les résultats de six observateurs trouve 48 morts sur 847 malades, ce qui fait 5,7 (2) pour 100. Brand, sur un total de 8,141 cas traités par sa méthode, compte 600 morts, ce qui donne une proportion de 7,4 sur 100, tandis qu'auparavant on n'en comptait pas, dit-il, moins de 16 pour 100 (3). Le Dr Vallin fait remarquer (4) que dans beaucoup de statistiques allemandes, excepté toutefois dans celle de Liebermeister, on fait entrer les cas d'embarras gastriques fébriles, et d'autres fébricules continues de nature mal déterminée, ce qui grossit naturellement beaucoup la proportion des guérisons; et ce sont très probablement des cas de cette nature que Brand croit avoir jugulés par sa méthode.

De tout cela il semble résulter, ce que j'ai toujours soutenu, que la statistique est un instrument bien infidèle, bien capricieux, dont le maniement est bien difficile et dont l'interprétation exige une grande sagacité et une grande réserve quand on l'applique à l'appréciation des faits vitaux, puisqu'à Lyon nous la voyons successivement donner l'avantage à la méthode de Brand et aux anciennes méthodes.

Cependant, en faisant la part de toutes les incertitudes de la statistique, en présence d'une masse de faits si nombreux qui témoignent en faveur de ce moyen, faits recueillis dans tous les pays civilisés par des observateurs indépendants et d'un caractère scientifique incontesté, on est je crois forcé d'admettre que ce traitement a été très utile dans cer-

(1) Dr Mollière, *Rapport de Lyon*, 1876, p. 24. Des statistiques plus récentes viennent témoigner dans le même sens; ainsi, dans une période de cinq ans, le Dr Tessier, sur 70 malades, dont 8 seulement ont été traités par la méthode de Brand, n'en a perdu que 6, soit 7, 69 pour 100. — Le Dr Boudet, de la même ville, a constaté que dans les hôpitaux civils où la méthode de Brand est généralement adoptée, il y a eu 396 décès sur 2609 malades, ce qui donne une proportion de 15,1 pour 100, tandis que dans les hôpitaux militaires, où cette même méthode n'est que très exceptionnellement employée, on a compté 465 décès sur 3,471 cas de dothiénentérie, ce qui donne 13,39 pour 100. Mais à cela on peut répondre que la population militair est beaucoup plus forte, beaucoup plus résistante que la population des hôpitaux civils, et que par conséquent la mortalité plus grande de celle-ci ne peut pas être imputée avec équité au traitement suivi.

(2) Murchison, *l. c.*, p. 281.

(3) Dr Cayley, *l. c.*, p. 723.

taines circonstances où d'autres auraient échoué, et que son emploi, dans ces cas-là, peut rendre de grands services et obtenir des guérisons qu'on aurait vainement demandées à d'autres médications.

Nous étudierons successivement : 1° la technique de cette méthode ; 2° les effets physiologiques observés et son mode d'action ; 3° les accidents qui lui ont été imputables ; 4° les indications : dans quels cas et à quelle période doit-on y avoir recours et faut-il, comme le veulent Brand et quelques-uns de ses partisans, en généraliser l'emploi dans tous les cas de fièvre continue? 5° les contre-indications.

1° *Technique de la méthode.* — Je vais d'abord indiquer la formule de Brand : Quand la température axillaire dépasse 39 degrés, on plonge le malade dans un bain de 10 à 20 degrés, le plus souvent de 20 degrés ; on l'y laisse de cinq à dix minutes. On répète ces bains de quatre à douze fois dans les vingt-quatre heures suivant la rapidité de la réaction, en les renouvelant toutes les fois que le thermomètre remonte à 39 degrés. Dans le plus grand nombre des cas, on n'en donne pas plus de quatre à six dans les vingt-quatre heures.

La durée de chaque bain doit être subordonnée à l'effet qu'il produit; et elle doit être assez prolongée pour obtenir un abaissement de température d'au moins 1 à 2 degrés. Après chaque bain, le malade est essuyé, frictionné et reporté dans son lit où on lui donne habituellement quelques boissons stimulantes. La moyenne habituelle de ces immersions pour chaque malade est de 40 à 50, mais beaucoup en exigent davantage 100, 200, 250 (1). Très peu de médecins actuellement donnent des bains aussi froids, qui peuvent produire des accidents de collapsus et de syncope : à Berlin, à Bâle, à Leipzig, on donne des bains de 22 à 28 degrés. Maurice Raynaud ne croit pas utile de descendre au-dessous de 22 ou 23 degrés; le Dʳ Cayley a adopté la température de 18 à 21 degrés. Ainsi le principe des grandes et rapides réfrigérations, posé au début de la méthode, est généralement abandonné aujourd'hui et avec grande raison.

Quelques médecins, parmi lesquels le Dʳ Eimssen (d'Erlangen), préfèrent la réfrigération graduelle : on place le malade dans un bain dont la température est inférieure de 5 à 6 degrés à sa température axillaire, et on y ajoute peu à peu de l'eau froide ou de la glace jusqu'à ce qu'au bout d'une demi-heure ou d'une heure la température ait atteint 22 degrés. Quand le malade, avant ce terme, se sent pris de frissons, on le

____

(1) Vallin, note à la traduction de Griesinger (Cayla, thèse, Montpellier, 1874).

retire. Pendant la durée du bain, on le frictionne ; après le bain, on le couche dans un lit chaud.

Ce mode de balnéation est surtout employé pour les sujets faibles ou très impressionnables.

Quand on veut une action encore plus douce, on enveloppe le malade avec un drap imbibé d'eau froide. Quelques personnes conseillent de se servir d'un drap préalablement trempé dans de l'eau à 39 degrés (température du malade) ; on recouvre ce premier drap d'un autre trempé dans de l'eau froide ou même glacée et on le change toutes les fois qu'il se réchauffe (1).

Enfin un grand nombre de médecins se contentent de lotionner la peau ou d'en asperger la surface avec des éponges imbibées d'eau froide, quand elle est sèche et brûlante.

Maurice Raynaud avait adopté pour les malades de sa clientèle une installation qui me paraît devoir rendre ces lotions beaucoup plus faciles. Il faisait coucher le malade sur un matelas d'eau recouvert d'une toile cirée ou d'une alèze en caoutchouc, il l'enveloppait dans un grand peignoir de flanelle et le recouvrait d'une couverture de laine sans drap, ni chemise.

Pendant les bains froids, on applique sur la tête des compresses froides, ou même une vessie remplie de glace, s'il y a des phénomènes de congestion encéphalique.

La méthode de Currie, c'est-à-dire celle des affusions froides, satisfait encore bien des indications ; c'est à elle qu'à l'exemple de Récamier et de Chomel, j'ai eu toujours recours dans les formes ataxiques de la dothiénentérie (2).

On place le malade dans une baignoire, et deux personnes, qui se succèdent rapidement, versent de l'eau froide de 10 à 15 degrés sur sa tête et sur son dos pendant quelques minutes ; si on a à sa disposition une douche, la durée en doit être très courte et ne pas excéder une à deux minutes. J'ai vu des malades agités d'un délire violent se calmer immédiatement après ces affusions ou ces douches ; mais j'ai vu aussi, sous leur influence, à l'excitation succéder un état d'adynamie profonde qui exigeait l'emploi des toniques et des stimulants.

Les affusions froides sur la tête ont souvent une grande efficacité

____

(1) *New-York med. Rec.*, n° 21, 1881.

(2) M. E. Duval préfère les affusions aux bains et dit les avoir depuis longtemps employées avec succès dans le traitement de la dothiénentérie. E. Duval, *La Fièvre typhoïde et ses divers traitements*, 1883.

dans les troubles cérébraux dothiénentériques comme le délire et le coma; on peut les combiner avec le bain froid gradué en versant sur la tête l'eau froide qu'on ajoute au bain tiède; on peut aussi les employer isolément en faisant pencher et soutenir la tête du malade hors de son lit au-dessus d'un grand bassin et versant dessus de l'eau froide (1).

Dans l'intervalle des bains froids, Brand recommande de faire boire au malade de l'eau froide et d'appliquer des compresses froides sur le ventre pour maintenir l'abaissement de la température. Maurice Raynaud conseille de changer souvent l'eau froide des baignoires, parce qu'elle acquiert assez rapidement une odeur désagréable quand le malade y a été immergé un certain nombre de fois.

2° *Effets physiologiques de l'eau froide.* — Les effets physiologiques du bain froid sur l'homme sain sont bien connus et peuvent être résumés en quelques mots. On peut y distinguer trois périodes :

a. *Période de concentration.* — Impression pénible sur les nerfs périphériques, saisissement, dyspnée, refoulement du sang dans les parties centrales dont la tension vasculaire augmente, énergie plus grande des battements du cœur ; la sensibilité de la peau devient plus obtuse. Cette période ne dure que quelques secondes.

b. *Période d'équilibre.* — La sensation pénible du froid est remplacée par une sensation de bien-être ; les combustions nutritives plus actives luttent contre la déperdition de la chaleur et rétablissent l'équilibre entre la production et la dépense.

c. *Période d'algidité.* — Au bout d'un temps variable suivant les sujets, une sensation de froid intense est de nouveau perçue avec angoisse précordiale, dyspnée, céphalalgie. La circulation centrale semble s'alanguir, les capillaires se congestionnent, la nutrition et la calorification deviennent moins actives, les forces se dépriment, le frisson se produit : c'est la période d'algidité qui, d'après les hydropathes, ne peut se prolonger impunément, et qui, si elle était poussée très loin, provoquerait un accès fébrile de réaction et pourrait même entraîner la mort (Fleury) (2).

Si au contraire on s'arrête au début de cette troisième période, ou avant qu'elle se produise, l'impression du froid est suivie d'une *réaction*, surtout sous l'influence des mouvements musculaires ou des frictions : la respiration, l'action du cœur s'accomplissent avec énergie, les

---

(1) Maurice Raynaud, *France médicale*, p. 50.

(2) Extrait du mémoire du Dr Ferrand, *Union médicale*, 1877.

circulations capillaires reprennent leur libre cours (1), les sécrétions augmentent et la chaleur remonte à son niveau primitif, quelquefois même elle le dépasse.

Il est très important d'avoir présente à l'esprit cette action physiologique de l'eau froide quand on en prescrit l'emploi ; il faut remarquer en outre que, dans la fièvre dothiénentérique, l'action régulatrice de la calorification est moins stable que dans les conditions normales et subit plus facilement l'influence du milieu ambiant.

Comme l'ont affirmé tous les maîtres en hydrothérapie depuis Currie, c'est par réaction que l'eau froide doit surtout agir, car si dans un organisme débilité et déprimé vous augmentiez l'hyposthénisation, elle lui serait le plus souvent funeste, sans cette réaction nécessaire qui lui fait supporter le choc d'un pareil ébranlement nerveux.

Si l'organisme ne réagissait pas sous une action qui l'excite, comment pourrait-il rétablir l'équilibre circulatoire après les refoulements soudains que l'application périphérique du froid produit sur les organes centraux? Et on ne peut se dissimuler qu'il y a là un danger, car c'est à un cœur souvent altéré dans sa texture que vous demandez un déploiement d'activité, qui dans sa brusquerie peut être assimilé à un effort ; et ces refoulements circulatoires rencontrent des organes déjà congestionnés ou disposés à le devenir, dont les vaisseaux n'obéiront pas toujours à cet ébranlement qui les sollicite à réagir. Je sais bien que prévoyant ce péril, Brand veut que ce traitement soit institué avant le dixième ou douzième jour, mais nous avons vu que quelquefois les lésions du myocarde sont précoces et précèdent cette date; d'ailleurs le traitement se prolonge habituellement bien au delà.

Ainsi le bain froid, et c'est la doctrine de tous les hydrothérapistes, provoque une réaction, il doit la provoquer ; s'il ne la provoque pas, il peut être fatal. Il y a des malades qui ne se réchauffent pas et qui meurent. Mais s'il la provoque, est-on toujours certain qu'elle restera dans les limites salutaires? Il y a donc là, dans l'indication de ce moyen et dans la manière dont on le gradue, dont on le mesure, dont on le proportionne aux forces présumées de l'organisme, une question d'appréciation très difficile et très délicate, qu'il est presque impossible de résoudre avec sûreté dans quelques circonstances. Si je fais ressortir ces difficultés, ce n'est pas pour en proscrire l'emploi, qui peut être dans certains cas d'une admirable efficacité, mais j'ai voulu montrer

______

(1) Dr Ferrand, *l. c.*, p. 15.

que, comme toutes les médications actives, ce mode de traitement ne doit pas être administré d'une manière banale, empirique, mais qu'il doit être prescrit avec prudence dans des conditions déterminées et surveillé avec une extrême attention (1).

Mode d'action. — Après avoir posé ces prémisses physiologiques, il nous faut rechercher comment on peut concevoir l'action du froid dans l'hyperthermie fébrile.

Est-ce, comme on l'a dit, une action toute physique, et la chaleur exagérée de la fièvre est-elle la cause essentielle des troubles nerveux et des lésions nutritives qui l'accompagnent? Nous avons déjà exposé les raisons qui rendent, à nos yeux, cette dernière proposition inacceptable. L'existence de ces lésions et de ces désordres nerveux dans des cas où la fièvre est modérée, où elle est absente, où même la température descend au-dessous du degré normal en démontre la fausseté. L'hyperthermie, comme nous l'avons dit, est l'effet du travail morbide (2); elle en est souvent la mesure ; elle n'en est pas la cause.

Je ne contesterai pas assurément qu'il n'y ait une action physique dans la soustraction du calorique d'un corps vivant par un bain froid. Cette soustraction est énorme, car mon ami le Dr Feréol a démontré que l'immersion, pendant un quart d'heure, dans un bain à 20 degrés, d'un malade dont la température égale 40 degrés, élève celle du bain de 1 à 4 degrés et de 2 en moyenne. Or le Dr Ferrand a calculé que dans cet espace de temps si court, le corps vivant dans une baignoire renfermant 200 litres d'eau avait perdu 400 calories, tandis qu'à l'air libre dans l'état ordinaire, il n'en perd que 22. Mais évidemment, l'organisme n'abandonne pas tout ce calorique comme un corps inerte, il continue à en produire et sa production augmente même en raison de la dépense. La preuve en est dans la rapidité quelquefois très grande avec laquelle

(1) Cette appréciation avait été rédigée avant la remarquable discussion qui a occupé l'Académie de médecine pendant l'hiver de 1883. Je suis heureux de m'être trouvé d'accord sur les principaux points avec le plus grand nombre des orateurs qui ont pris la parole sur ce sujet, et en particulier avec MM. Hérard, Dujardin-Beaumetz, Jaccoud, Peter, Sée, qui tous ont combattu l'emploi de l'eau froide comme méthode générale de traitement, ont nié le mode d'action que l'école de Brand lui attribuait, et en ont restreint l'usage à certains cas particuliers où ils lui reconnaissent une grande efficacité.

(2) M. Peter fait remarquer que, dans les rhumatismes articulaires, dans la pneumonie, la chaleur fébrile peut atteindre les degrés les plus élevés de la température dothiénentérique sans produire de dégénérescence musculaire (*Bull. de l'Acad.*, p. 240, 1883).

il remonte à sa température initiale ; et il pourra même arriver que, dans certains cas où la réfrigération a été très considérable, la réaction et la rapidité de la calorification acquièrent un développement excessif.

Cela explique les cas observés quelquefois où, malgré des immersions répétées dans l'eau froide, l'on ne parvient pas à abaisser notablement la température.

Maintenant comment agit le bain froid pour obtenir un abaissement de la température qui persiste quelque temps, qui, dans beaucoup de cas même, augmente après le bain (1)?

Murchison pense que ce doit être par une diminution des combustions organiques, et il s'appuie sur des expériences de Schrœder (de Dorpat), qui a trouvé que l'excrétion d'acide carbonique et d'urée diminuait sous l'influence des bains froids (2).

Mais en admettant ce fait, ce ne serait là qu'un phénomène secondaire, et derrière cette diminution des combustions comme derrière le fait superficiel de la diminution de la thermalité il faut voir une modification de l'innervation, une équilibration de cette fonction nerveuse qui règle et harmonise la production et la dépense de la chaleur : cela est si vrai que le bain froid, tout en améliorant l'état du malade, peut faire monter la température au lieu de l'abaisser, quand cette température n'est pas en rapport avec les autres conditions du travail morbide. Ainsi le Dr Feréol a cité le cas très intéressant d'un malade qui, à son entrée dans son service, présentait 40°,5 ; il fut pris d'un délire si violent qu'on fut obligé de lui mettre la camisole de force, en même temps sa température tomba à 38 degrés et ne dépassa jamais 39 degrés. M. Feréol lui fit administrer des bains froids; sous leur influence le délire cessa, mais aussitôt la température remonta de 39°,5 à 40 degrés; aux phénomènes d'excitation succéda l'état adynamique qui si souvent est accompagné de cette thermalité élevée, et le malade guérit.

Cette action, qui semble toute physique à la surface, n'est donc que l'enveloppe, tout au plus la condition d'une action physiologique qui s'accomplit dans les profondeurs de l'organisme ; et cet abaissement de la température axillaire, auquel on attribue l'action favorable de ces bains, pourrait bien n'en être qu'un effet secondaire ou un phénomène connexe (3).

(1) Dr Cayley, *l. c.*, p. 613.
(2) Murchison, *Typhus fever*, p. 281.
(3) Les belles découvertes de M. Pasteur sur la modification que la température

L'action du bain froid sur le système nerveux se manifeste clairement dans une expérience d'Heidenham : il avait constaté que sur un chien curarisé l'irritation du nerf sciatique faisait tomber la température intérieure de plus d'un degré, et que cet effet ne se produisait pas quand l'animal avait de la fièvre, mais il se montrait de nouveau après un bain froid (1).

3° *Accidents imputables aux bains froids.* — Le plus redoutable, et qui s'est produit un nombre de fois suffisant pour commander la prudence aux médecins dans l'emploi des moyens psychrothérapiques, c'est la syncope mortelle, ou, ce qui est équivalent, un collapsus qui, sans anéantir immédiatement l'action vitale, la déprime à un tel point qu'elle ne se relève pas. Souvent on a pu attribuer à la préexistence de lésions myocardiques, de dégénérescences granulo-graisseuses, cet arrêt du cœur ; mais il peut survenir sans aucune complication de ce genre par sidération de l'action nerveuse ; et quand ces lésions existent on reconnaîtra que le bain froid, pris dans de pareilles conditions, dont la constatation n'est pas toujours facile, a pu contribuer puissamment à cette funeste terminaison.

Maurice Raynaud, grand partisan des bains froids dans la dothiénentérie, a loyalement publié un fait de ce genre arrivé dans son service ; et, à cette occasion, il en rapporte plusieurs analogues (2). Un jeune homme entre dans son hôpital, le septième jour de la fièvre dothiénentérique ; il est soumis au traitement par les bains froids : il meurt de syncope le neuvième jour. L'autopsie a montré des plaques gauffrées dont quelques-unes étaient à peine légèrement érodées ; *les fibres du cœur, examinées au microscope, étaient parfaitement saines.* Ce que nous avons dit plus haut de l'action du bain froid explique cette funeste terminaison ; dans certaines conditions, quand il dépasse les limites de la puissance réactionnelle de l'organisme, il peut paralyser le système nerveux.

Dans la statistique de M. Mayet (de Lyon), statistique qui par parenthèse n'a rien de séduisant, puisqu'il a perdu 9 malades sur 52, soit

peut faire subir aux microbes virulents pourrait ouvrir la voie à une autre hypothèse, et on pourrait se demander si, dans le cas extrêmement probable où de semblables germes seraient la cause de la dothiénentérie, l'abaissement de la température ne serait pas un obstacle à la multiplication et à l'évolution de ces germes.

(1) Dr Cayley, *l. c.*, p. 613. — Comme l'a dit M. le Dr Peter, l'hyperthermie n'est une indication de l'eau froide que parce qu'elle est une condition de sa tolérance.

(2) *France médicale*, 1876, n° 97.

18 pour 100, je vois deux cas de péritonite par perforation ; cette proportion n'a rien assurément d'extraordinaire, mais on doit se demander si le déplacement, les mouvements qu'exigent ces bains ne pourraient pas, comme tout autre mouvement brusque, favoriser cet accident. Je n'en tire aucune conclusion contre ce mode de traitement ; il n'y a là probablement qu'une coïncidence, mais ces faits rappelaient à mon esprit la nécessité, toutes les fois que pour un motif quelconque, après le douzième jour, on déplace un dothiénentérique, de ne le faire qu'avec une grande prudence, en lui évitant toute secousse et tout effort.

On admet généralement que les bains froids favorisent les hémorrhagies intestinales, comme ils peuvent favoriser les fluxions congestives des organes intérieurs ; Maurice Raynaud cherche à les exonérer de cette responsabilité, reconnue cependant par des partisans très ardents de cette méthode ; à cette occasion il fait remarquer que les hémorrhagies les plus graves ne sont pas celles qui dépendent de la congestion de la muqueuse intestinale, mais celles qui résultent des progrès du travail ulcératif. Reste à savoir cependant si, quand des artérioles voisines d'une ulcération sont altérées dans leur structure, le choc du refoulement centripète produit par le bain froid ne peut pas contribuer à la rupture du vaisseau. M. Raynaud rapporte une observation curieuse d'une malade atteinte d'entérorrhagie, et qui, soumise inutilement à divers moyens hémostatiques, fut guérie pendant l'application des bains froids. Leurs plus grands admirateurs cependant conviennent qu'ils sont alors contre-indiqués par les mouvements qu'ils exigent, puis que l'immobilité absolue semble une des indications importantes de cette complication.

Un grand nombre de médecins allemands innocentent les bains froids des complications thoraciques qui surviennent pendant leur emploi ; ils les regardent même comme le meilleur traitement qu'on puisse leur opposer ; il n'en est pas de même chez nous. Je dirai avec Lancisi : *Scribo in aëre Romano.* Sans vouloir nier les résultats affirmés par nos voisins d'outre-Rhin, je constate qu'en France ils ont, à ce point de vue, fourni de fâcheux résultats ; ainsi M. Mayet, qui emploie cette méthode, a vu, cinq fois sur cinquante-deux malades, des complications thoraciques causées ou aggravées par ce traitement, et deux fois des complications pulmonaires, améliorées par la suppression des bains froids. J'ai vu une péricardite se développer chez un malade soumis à ce traitement, et sans pouvoir affirmer qu'il fallait la lui imputer, cela m'a paru d'autant plus vraisemblable que, de l'aveu même de ses partisans les plus enthousiastes, il peut développer des douleurs rhumatoïdes et des névralgies parfois très pénibles. J'ajouterai cependant comme correctif, que l'installation de nos hôpitaux et le service des infirmiers laissent beaucoup à désirer dans notre pays, et que le mode d'administration des bains peut être pour beaucoup dans les mauvais résultats. La remarque faite par M. Feréol que les bains froids réussissent mieux en été qu'en hiver montre l'importance des conditions extérieures et des précautions à prendre quand on prescrit ces bains (1).

J'ai vu chez une malade soumise à ce traitement par un de mes confrères, immédiatement avant la période menstruelle, se développer une périmétrite grave, et c'est la seule fois que j'aie observé cette complication de la dothiénentérie dans ma longue carrière. Je sais bien que la plupart des médecins qui dirigent les établissements hydrothérapiques ou les établissements thermaux ne regardent pas la menstruation comme une contre-indication à leur traitement. Dans ma conviction, c'est une grande erreur. Oui, bien des malades supporteront cette médication pendant leurs règles sans graves inconvénients; mais, en revanche, j'ai vu souvent des femmes malades par cette imprudence, assez malades pour cesser ces traitements et pour ne pas vouloir recourir de nouveau au médecin qui les leur avait administrés; celui-ci n'était que peu ou point averti des accidents dont il était la cause, et il s'endormait dans la sécurité trompeuse que donne la vue exclusive des cas favorables au système adopté, alors que les cas contraires se dérobent aux regards.

L'hémoptysie, très rare chez les dothiénentériques, est assez commune chez les malades soumis au traitement par les bains froids; elles démontrent la réalité de cette action de refoulement du sang et de la congestion des organes intérieurs qu'on attribue à l'application périphérique du froid.

Le Dr Bondet (de Lyon), qui conseille les bains froids dans le catarrhe bronchique généralisé, imputable à une parésie vasculaire, avoue qu'un

---

(1) J'ai vu succomber à des complications thoraciques, survenues dans le cours d'une dothiénentérie bénigne, une jeune fille à laquelle, sous prétexte de la faire profiter des bienfaits de la méthode nouvelle, on avait, malgré une diaphorèse abondante, ordonné des lotions froides. Currie, comme le rappelle M. Duval, avait interdit d'en faire usage chez les malades qui ont une transpiration générale et abondante. Il les proscrivait également pendant le frisson, comme pouvant provoquer des accidents graves (E. Duval, *l. c.*, p. 9).

de ses malades, auquel il les avait prescrits, par deux fois, au sortir du bain, avait éprouvé des symptômes d'apoplexie pulmonaire pour lesquels il avait fallu appeler l'interne de garde, et qu'il succomba à la troisième tentative (*Bullet. de l'Acad.*, p. 218). A l'autopsie, on trouva une congestion énorme des poumons. Ce fait prouve que la distinction entre les congestions passives et les congestions actives n'est pas toujours facile au lit du malade.

Le Dr George John dit avoir observé que l'usage prolongé de ces bains rendait les urines albumineuses; mais cette observation n'a pas été confirmée par d'autres médecins, et la fréquence d'une albuminurie légère dans la dothiénentérie en rend l'appréciation très difficile.

Les bains froids paraissent favoriser les éruptions furonculeuses, qui sont d'ailleurs sans gravité. Le Dr Bondet leur attribue également le développement plus fréquent des périostites (1).

Mais un point sur lequel tout le monde est d'accord, c'est la fréquence des rechutes. Chez les malades qui suivent ce traitement, le professeur Immermann a conclu de ses recherches statistiques qu'on les observait dans le cinquième des cas : 20 pour 100. C'est évidemment un inconvénient très sérieux; nous verrons quels moyens on a proposé pour le prévenir (2).

4° *Contre-indications.* — Dans son enthousiasme paternel pour sa méthode, Brand n'admettait qu'une seule contre-indication : la perforation intestinale; cette réserve était même inutile puisque, suivant lui, les bains froids enrayaient le développement des plaques et que tout malade traité dans le premier septénaire guérissait nécessairement. Malheureusement, on a vu mourir bien des malades traités dans les premiers jours de la maladie; tout le monde convient que ce traitement n'abrège pas la durée de la dothiénentérie et n'empêche pas l'évolution des lésions intestinales, et les plus ardents partisans des bains froids leur reconnaissent aujourd'hui un certain nombre de contre-indications dont les principales sont :

1. La période avancée de la maladie; et bien que quelques succès inespérés forcent à admettre des exceptions à cette règle, il est sage de ne pas s'en écarter pour les raisons que nous avons énoncées plus haut.

(1) *Bull. de l'Acad.*, p. 217.

(2) Dans l'hypothèse où le froid arrêterait l'évolution du germe infectieux, il se pourrait qu'il ne le détruisît pas, qu'il arrêtât même sa destruction par le processus morbide; et on pourrait expliquer ainsi la réapparition des symptômes dothiénentériques.

2. La grande faiblesse, l'épuisement des forces, feront éviter un choc dont on ne peut pas calculer exactement la portée et qui peut être supérieur à la résistance vitale.

3. Les lésions du cœur et des gros vaisseaux, aussi bien celles qui dépendent du processus dothiénentérique, quand on peut les soupçonner, que celles qui en ont précédé l'invasion. Je n'oserais pas non plus conseiller ces bains chez des alcooliques invétérés, dont le cœur et les vaisseaux sont presque toujours plus ou moins altérés. On s'en abstient généralement chez les malades disposés au collapsus; et il faut absolument les proscrire chez ceux dont la circulation est profondément troublée, dont le pouls est très faible et dont la face est cyanosée. Cependant on a vu quelquefois ressuscités par les bains froids des malades présentant ces symptômes (1); il y aurait là à faire une distinction admise par les anciens et très délicate dans la pratique, entre la dépression et l'oppression des forces; l'âge du malade, l'état antérieur des forces, les rapports de l'asthénie apparente avec la durée et les autres symptômes de la maladie peuvent aider à établir ce diagnostic.

4. Parmi les complications des organes respiratoires, beaucoup de médecins disent qu'il faut distinguer : ils trouvent une contre-indication dans la tuberculose, dans les pneumonies vraies, dans les pleurésies avec épanchement, dans les bronchites capillaires. Il y a même des enthousiastes que ces complications n'arrêtent pas; mais la plupart de ceux qui ont adopté ce système croient pouvoir l'appliquer et même avec avantage, quand il n'y a qu'un état congestif des bronches et du poumon. Ainsi, des râles sibilants nombreux, une crépitation circonscrite et mobile, un souffle qui présente les mêmes caractères, ne les empêchent pas de prescrire les bains froids, et ils citent triomphalement des cas où la guérison a été obtenue malgré ces symptômes.

Je n'imiterai pas leur courage. Oui, j'admets que si vous pouvez atténuer la fièvre qui accompagne la congestion, qui peut même la produire, et qui, à coup sûr, l'entretient et l'augmente, vous aurez rendu un grand service au malade; j'admets que si vous êtes assuré d'obtenir une franche réaction, qui réveille la circulation languissante et harmonise l'action nerveuse, vous enlèverez aux hypostases leurs principales conditions d'existence; je dirai plus : je comprends certaines condi-

____

(1) Observation de Wilson Fox citée par Murchison, *l. c.*, p. 281. — Mais il resterait à savoir si, dans ces conditions, à quelques cas où ils ont paru utiles, on n'en pourrait pas opposer un grand nombre où ils ont nui.

tions où ces hypostases ne m'empêcheraient peut-être pas de consentir aux douches ou aux affusions de Currie, plus maniables et moins déprimantes que le bain froid ; mais je préférerais, dans ce cas, les autres antipyrétiques, me rappelant la maxime hyppocratique, *d'abord ne pas nuire, chercher ensuite à être utile.*

Comment peut-on être bien certain de mesurer ce moyen si énergique de manière à obtenir l'effet désiré, sans augmenter, dans la première phase de son action, d'une manière peut-être irréparable, ces congestions internes qui ajoutent aux troubles de l'hématose? Et, à côté des cas qui ont guéri, a-t-on tenu un compte exact de ceux qui ont succombé? Je ne condamne pas d'une manière absolue ceux qui ont assez de foi en eux-mêmes et dans leur mode de traitement pour passer outre, mais je dois dire la route que je suivrais et qui me paraît la plus prudente. On est si peu assuré d'obtenir dans ces cas, après l'application du froid, une réaction suffisante, que je vois des médecins qui, après l'avoir prescrite chez un malade dont toute la poitrine faisait entendre des râles crépitants, se croient obligés de lui faire prendre après le bain froid une bouteille de Champagne et 216 *grammes d'alcool !* N'est-ce pas soumettre l'organisme à des épreuves bien violentes et à des tractions en sens contraires bien brusques; et ne pourrait-on pas les éviter en recourant à des moyens qui marcheraient plus directement vers le but, par une route moins accidentée (1)?

5. Parmi les contre-indications, Currie rangeait une diarrhée très abondante; bien qu'on n'y accorde pas aujourd'hui une grande importance, il est possible qu'elle trouble la réaction. A ces contre-indications plusieurs médecins, entre autres M. Bondet, ajoutent la polysarcie, et la grande répugnance des malades pour l'eau froide, ce qui est conforme aux préceptes hippocratiques.

5° *Indications.* — Nous arrivons maintenant aux indications des bains froids, ou, d'une manière plus générale, de l'eau froide, après avoir déterminé les circonstances qui s'opposent à son emploi et signalé les accidents qu'elle provoque quelquefois, et qui nous montrent des écueils à éviter.

L'indication, admise depuis les temps hippocratiques, est de soustraire à l'économie un excès de chaleur pénible aux malades et qui,

---

(1) D'après M. Sée, ce n'est pas seulement pour assurer la réaction, mais pour compenser les pertes et les oxydations beaucoup plus actives provoquées par les bains froids que les spiritueux et tous les reconstituants deviennent nécessaires après leur emploi (*Bull. Acad.*, p. 96).

bien qu'étant, je le répète, l'effet et non la cause de la fièvre et des troubles nutritifs concomittants, peut les aggraver cependant et jouer à son tour un rôle pathogénétique, à cause de la solidarité *sympathique* (1) de tous les organes et de toutes les fonctions.

Cela admis, l'emploi de l'eau froide nous paraîtra *pouvoir* être indiqué chez des sujets jeunes, bien constitués, avant le douzième jour de la maladie, s'ils présentent une fièvre très intense qui oscille opiniâtrement entre 39° 5 et 40 degrés, alors surtout que les rémissions matinales sont peu prononcées et que, très rapprochées des températures vespérales, elles tendent à former plateau en donnant à la maladie, selon l'expression des anciens, les caractères d'une fièvre *continue continente;* quand en même temps se manifestent des troubles nerveux graves : délire, coma, tressaillements des tendons, spasmes musculaires, à condition, toutefois, que l'état des organes circulatoires et respiratoires ne doive pas mettre obstacle à cette médication. Dans ces conditions, on pourra tenter les bains froids en évitant de les prolonger jusqu'à la période algide et en surveillant avec vigilance et leur mode d'administration et les effets qu'ils produisent. On insistera sur leur emploi si leurs effets semblent favorables; on les adoucira ou on les suspendra s'ils se montrent décidément fâcheux. On éloignera et on abrégera les immersions, à mesure que l'état du malade s'améliorera et que le retour à la chaleur initiale sera plus lent à s'accomplir.

Chez la plupart des malades et surtout chez des sujets très nerveux et moins résistants, on préférera les affusions *curriennes*, ou le bain gradué, ou les simples lotions souvent répétées avec une éponge imbibée d'eau froide, mêlée, si on veut, comme l'ont conseillé Chomel et M. Jaccoud, de vinaigre aromatique. Telles sont, je crois, les principales indications de la psychrothérapie; tout en en restreignant l'emploi beaucoup plus qu'un grand nombre de mes confrères; j'en reconnais hautement l'utilité, et je crois que Currie, son véritable inventeur, et, après lui, le Dr Brand, qui l'a tiré de l'oubli et remis en vogue, ont droit à la reconnaissance des malades et des médecins.

6° *Bains tièdes.* — Lorsque le bain froid ou l'affusion froide ne paraissent pas devoir être mis en usage, sommes-nous donc désarmés devant l'hyperthermie et contre les troubles fonctionnels qui lui sont connexes? Assurément, non; quand la peau est sèche et brû-

____

(1) Le mot *sympathique* est pris ici dans son sens étymologique : qui souffre en même temps, consensus morbide.

lante, le bain tiède de 32 à 35 degrés, plus ou moins prolongé suivant la tolérance du malade, répété, si on le juge utile, plusieurs fois par jour, apporte souvent un très grand soulagement : sa température étant inférieure à la chaleur du corps, il lui en soutire nécessairement une certaine quantité, et cela doucement, sans secousse, sans le fracas de ces brusques refoulements circulatoires, qui éprouvent des vaisseaux altérés dans leur énergie contractile ou même dans leur texture. Si la température du bain s'élève au contact du malade, on la ramène à son point initial ou même on l'abaisse un peu au-dessous.

Après cette soustraction directe de calorique, le bain tiède en produit ordinairement une indirecte, en sollicitant les fonctions de la peau et des reins, et en provoquant des sueurs et des urines plus abondantes.

On peut rendre ces bains plus agréables en y ajoutant du son et de l'infusion de fleurs de tilleul. Si le malade est dans un état adynamique, on le couche sur un drap et on le maintient dans une position presque horizontale, en soutenant les deux extrémités du drap aux deux bouts de la baignoire, et en élevant davantage celle qui répond à la tête. Pour stimuler les nerfs cutanés, j'ai fait quelquefois ajouter à l'eau une forte infusion d'espèces aromatiques.

Telle était la pratique de Chomel, que j'ai habituellement suivie dans le plus grand nombre des cas, recourant, dans des indications spéciales, à la méthode de Currie.

M. Brand a montré qu'on pouvait aller plus loin dans cette dernière voie, que l'indication de l'eau froide ou de la psychrothérapie se présentait plus souvent qu'on ne le pensait généralement. Beaucoup de médecins, même parmi ceux qui ont combattu sa méthode, lui ont emprunté quelque chose et font des lotions froides, ou même des bains froids, un usage beaucoup plus fréquent qu'on ne le faisait il y a quinze ans. En cela il a rendu à la médecine pratique un incontestable service.

Mais est-ce une raison pour généraliser l'emploi de ce moyen et pour le prescrire indistinctement à tous les sujets atteints ou seulement soupçonnés de dothiénentérie? et cela quand ce moyen est d'une application difficile, souvent très pénible pour les malades, dont Sydenham recommande d'écouter les instincts ; quand il exige une surveillance très attentive et très éclairée, et quand, alors même qu'il semble le mieux indiqué, il expose, de l'aveu de tous, à des mécomptes et à des dangers? Je n'y souscrirai jamais. Je trouve inhumain d'imposer à tous les dothiénentériques un traitement qui pour beaucoup est un petit supplice, quand cette maladie traitée d'une autre manière laisse guérir quatre-vingt-cinq à quatre-vingt-dix malades sur cent !

Je donne pour les cas heureux une proportion supérieure à celle qui a été indiquée par Griesinger, parce que, je le répète, depuis qu'on a renoncé à la médecine sanguinaire et épuisante de Broussais, depuis qu'à l'exemple de Graves on donne comme aliments aux malades autre chose que de l'eau diversement aromatisée, la proportion des guérisons a augmenté. Je suis convaincu que le chiffre en serait plus favorable encore si, dans la réaction contre le passé, on n'exagérait pas l'emploi des stimulants et des aliments. Cette dernière appréciation appartient à Murchison et je la crois très fondée.

7° *Lotions tièdes.* — Beaucoup de médecins recommandent des lotions avec des éponges imbibées d'eau tiède ; elles sont préférables aux lotions froides quand il y a de la congestion pulmonaire. Le Dr James Wallan (de Glasgow) les a érigées en méthode : il les a pratiquées sur une grande échelle et dit avoir eu beaucoup à s'en louer ; elles ont l'avantage de nettoyer la peau, d'en stimuler les fonctions, de calmer le système nerveux et de favoriser le sommeil (1). Elles peuvent, suivant lui, remplacer les hypnotiques dans beaucoup de cas.

Murchison a aussi préconisé ces lotions, dans les cas où l'eau froide n'est pas applicable ; il conseille d'ajouter à l'eau tiède un quart de vinaigre ou une petite quantité de liquide de condy, qui est une solution aromatisée de permanganate de potasse (2).

8° *Boissons fraîches et lavements froids.* — Aux bains tièdes on joint l'usage des boissons fraîches, prises en petite quantité à la fois, mais très souvent répétées ; les lavements tièdes ou froids peuvent encore être rangés parmi les moyens de réfrigération. Ils s'adressent justement à un des principaux foyers de la calorification : le tube digestif. Ce foyer doit être plus actif et sa puissance thermogène doit être augmentée sous l'influence des congestions et des combustions morbides dont il est le siège. Les lavements froids ont été recommandés à ce titre dans les temps anciens, et M. Foltz a fait sur leur emploi des expériences qui en recommandent l'usage.

La médication anti-thermique dans l'école allemande comprend un certain nombre de médicaments qu'on substitue aux bains froids quand

____

(1) *British med. Journ.*, 2 septembre 1876.
(2) Murchison, *l. c.*, p. 649 ; et trad. franç., p. 273.

on juge leur emploi inopportun, ou qu'on leur ajoute pour augmenter et prolonger l'action qu'ils exercent sur la température fébrile.

III. *Quinine et ses composés.* — La quinine est généralement considérée par beaucoup de médecins comme le plus important et le plus efficace des médicaments antithermiques et antipyrétiques. Il y a environ quarante-cinq ans elle avait été préconisée par Broqua de Mérinde. Je me rappelle, étant élève à l'Hôtel-Dieu à cette époque, y avoir vu faire sur cette médication des essais qui ne parurent pas bien satisfaisants. Les années suivantes Pereyra et, un de mes parents, Boucher de la Ville-Jossy, rendirent compte d'expériences faites à l'hôpital Saint-Antoine, essais dont les effets avaient été désastreux : quatre fois sur douze cas Pereyra avait observé des accès épileptiformes qui deux fois s'étaient terminés par la mort. Il faut dire que le médicament avait été employé à la dose de 4 à 5 grammes, dose véritablement toxique et double de celle qu'on prescrit aujourd'hui (1). Cependant on a le droit de se demander si la quinine, qui à des doses très élevées produit cette action sidérante sur le système nerveux, ne pourrait pas, chez des sujets prédisposés, agir dans le même sens avec des doses moindres et longtemps continuées.

Tombée dans l'oubli à la suite de ces premières tentatives, elle fut remise en honneur par Vogt en 1859, et plus tard par Liebermeister, qui en étudia et en régla le mode d'administration.

Pour produire un effet antithermique notable, les sels quiniques doivent, de l'aveu de tous les observateurs, être prescrits à la dose d'un gramme 1/2 à 2 grammes 1/2 administrés dans un court espace de temps.

Quelques personnes ont avancé que la quinine abaissait la température en diminuant le pouvoir oxydant des globules sanguins et en restreignant leur dépense d'oxygène. On a fait valoir, à l'appui de cette opinion, les expériences de Kerner, desquelles il résulte que, sous l'influence de cette médication, l'urée, qui est produite par la combustion des matières albuminoïdes, diminue de près d'un quart : de 24 sur 100; l'acide carbonique diminue de près d'un dixième : de 9 sur 100.

En même temps le pouls se ralentit et, loin d'indiquer un affaiblissement de l'action du cœur, ce ralentissement coïncide avec une énergie

______

(1) Le Dr Sée (*Bull. de l'Acad.*, 1883, p. 133) a rapporté un cas semblable observé dans son service, pendant son absence, avec une dose de 3^{gr},2.

plus considérable du mouvement systolique, qui se traduit sur le tracé sphygmographique par une élévation beaucoup plus haute de la ligne d'ascension. Enfin à cette fréquence moindre, à cette contraction plus forte, s'ajoute une régularité plus grande des battements du cœur (1).

L'abaissement de température obtenu peut être de 1 à 2 degrés; il peut persister pendant plusieurs heures; il se montre six ou huit heures après l'ingestion du médicament; mais ordinairement l'effet maximum se manifeste après huit ou douze heures. Passé ce terme la chaleur reparaît graduellement, quelquefois précédée de sueur.

L'élimination de la quinine par les urines commencerait au bout d'une heure; elle serait très active vers la sixième heure, et quelquefois elle serait terminée vers la douzième (2).

Nous avons dit que pour obtenir un effet antithermique il fallait employer ce médicament à doses massives. Liebermeister en prescrit 2 grammes, en deux doses, prises entre trois et cinq heures du soir pour augmenter la rémission du matin. Il ne le donne habituellement que tous les deux jours, et il recommande de le suspendre pendant quarante-huit heures, si on observe quelque accident toxique. M. Sée en donne 1 gramme le matin et 1 gramme le soir.

M. Jaccoud préfère le bromhydrate de quinine; il n'y a recours d'ailleurs, que dans des cas d'hyperthermie très intense et très persistante; il n'en donne jamais plus de deux ou trois jours de suite, et il laisse s'écouler un intervalle de quarante-huit heures avant d'en recommencer l'emploi. Il l'administre à des doses un peu moindres, 1 gramme 1/2 à 2 grammes, soit le matin de neuf heures et demie à dix heures, soit le soir vers dix heures, suivant qu'il veut affaiblir le paroxysme vespéral, quand il est excessif, ou accentuer la rémission matinale, lorsqu'elle lui semble insuffisante.

Le Dr Cayley fait prendre un 1/2 gramme toutes les dix minutes jusqu'à épuisement de la quantité prescrite.

J'ai cru devoir entrer dans tous ces détails parce que la médication quinique compte actuellement un grand nombre de partisans.

Je ne crois pas cependant qu'elle justifie tous les éloges qu'on lui a

---

(1) Dr Sée, *Bull. de l'Acad.*, 1883, p. 140, 141, 142. — D'après M. Sée, la quinine ferait constamment disparaître le dicrotisme. L'énergie plus grande de la systole pourrait expliquer ce résultat, dont la constance est niée par M. Vulpian, qui a vu le dicrotisme persister chez le plus grand nombre de malades soumis à cette médication (*Bull. de l'Acad*, 1883, p. 305).

(2) Dr Sée, *l. c.*, p. 138.

accordés, comme méthode générale, elle est depuis longtemps jugée et abandonnée par la plupart de ceux mêmes qui lui reconnaissent une grande valeur. Il est absolument démontré qu'elle n'exerce pas une action spécifique (1) sur la dothiénentérie, et il serait, par conséquent, insensé d'imposer à tous les malades qui en sont atteints un traitement qui n'est pas toujours inoffensif.

Appliquée aux cas graves, cette médication n'a donné à plusieurs expérimentateurs que des résultats médiocres : M. Vulpian n'en a obtenu alors que de faibles abaissements de la température (2). Dans les dothié-nentéries graves, il faudrait, dit M. Dujardin-Beaumetz, employer des doses dangereuses pour obtenir une diminution de la fièvre ; et il ne faut pas oublier que ce médicament produit quelquefois dans les fonc-tions de l'axe cérébro-spinal des troubles qui peuvent s'ajouter à ceux de la maladie (3).

Il provoque quelquefois des accidents qui ont une moindre impor-tance comme de la céphalalgie, de la gastralgie, des vomissements ; on combat ceux-ci en lui ajoutant de la glace, du bismuth ou de l'opium. Murchison, tout en se louant de la quinine dans certains cas et spé-cialement dans les formes franchement rémittentes et dans la période critique, lui reproche dans le typhus fever d'avoir quelquefois causé du délire et du collapsus (4).

Pour ma part je l'ai souvent employé, mais jamais à ces doses éle-vées et massives qui poursuivent, à tout prix, la diminution de la cha-leur. Nous avons vu plus haut que, tout en constituant une indication très importante, l'hyperthermie ne joue pas ce rôle prépondérant et presque exclusif que Brand et son école ont voulu lui attribuer. Je prescris ordinairement la quinine, comme Murchison, dans les formes où les rémissions sont très accentuées. Je l'emploie surtout quand un élément malarique se joint à la fièvre dothiénentérique. Je la donne alors dès le début à la dose de 75 centigrammes à 1 gramme chaque jour, associée au bismuth et parfois à une petite quantité d'opium pour la faire tolérer (5). Je la suspends quelquefois dans la période d'état, mais je n'attends pas la fin de cette période pour en recomm en-

(1) M. Sée a vu la fièvre dothiénentérique se développer chez des rhumatisants qui prenaient des doses élevées de sulfate de quinine, *l. c.*

(2) Vulpian, *l. c.*, p. 303.

(3) Dujardin-Beaumetz, *ibid.*, p. 226.

(4) *L. c.*, p. 283.

(5) Il est évident qu'une diarrhée abondante pourrait en empêcher l'absorption.

cer l'usage, afin d'éviter la redoutable surprise d'accès pernicieux venant compliquer la fièvre dothiénentérique, quand celle-ci est en décroissance ; et je veille attentivement sur les phénomènes paroxystiques pendant cette suspension de la quinine, pour la redonner dès que j'aperçois quelque symptôme suspect qui peut me faire supposer l'intervention du poison malarique. Rilliet et Barthez disent s'en être très bien trouvés dans la fièvre typhoïde des enfants, Griesinger recommande la quinine dans les complications pyohémiques ou septicémiques de la maladie.

IV. *Diurétiques.* — *La digitale* a été expérimentée par Wunderlich, Murchison et mon bien regretté et savant ami Hirtz (de Strasbourg), qui la donnait à la dose de 1 gramme de poudre en infusion, par jour. Wunderlich a fait ressortir les avantages de son action, qui augmente l'énergie des contractions cardiaques en les ralentissant, relève la tonicité des parois artérielles, augmente la sécrétion de l'urine et, suivant lui, abaisserait la température, modérerait le délire et diminuerait la gravité des autres symptômes. Hirtz, tout partisan qu'il en était, avait observé que l'abaissement de la température était passager, mais il croyait que le ralentissement du pouls persistait, et que les stases congestives, celles des poumons surtout, étaient beaucoup plus rares (1).

L'observation ultérieure n'a pas confirmé les espérances que pouvait faire concevoir l'opinion de cliniciens aussi éminents. L'action modératrice du cœur est loin d'être constante chez les fébricitants ; elle est même contestée par plusieurs médecins tels que Chomel et Sée (2). En outre, la digitale provoque souvent des troubles gastriques, des nausées, des vomissements, de la prostration.

On en pourrait redouter des inconvénients beaucoup plus graves si elle rencontrait des dégénérescences du myocarde, qui pourrait s'affaisser sous l'effort qu'on lui impose. Aussi, comme le remarque le Dr Cayley, il ne faut pas la prescrire dans les périodes avancées de la maladie. Pour ma part, je ne l'ai jamais prescrite, et en admettant même qu'elle produisît les effets qu'on lui a attribués, ses inconvénients et ses dangers me paraissent dépasser beaucoup ses avantages. Dans tous les cas, si on croyait devoir l'essayer, il faudrait en surveiller l'action avec

(1) Dr Vallin, *l. c*, p. 423.

(2) Dr Sée (*Bull. de l'Acad.*, p. 67). Après avoir stimulé les nerfs d'arrêt, la digitale les paralyse, et alors la fréquence du pouls augmente... Elle ne ralentit pas le pouls chez les fébricitants et surtout chez les typhiques, mais elle exagère la débilité musculaire du cœur.

attention, ne pas la pousser au-delà des effets primitifs qui seraient un ralentissement modéré de la circulation. Je ne conseillerai jamais, d'ailleurs, d'employer d'une manière continue un médicament qui peut s'emmagasiner dans l'organisme, surtout chez les dothiénentériques dont les reins fréquemment congestionnés ou altérés, sont par cela même moins aptes à accomplir leur fonction éliminatrice.

C'était surtout, en effet, pour faire appel à l'émonctoire rénal, et pour favoriser l'élimination des déchets organiques, produit de la désassimilation, que les diurétiques et à leur tête la digitale ont été préconisés par quelques médecins, et entre autres par Murchison, qui combinait la teinture de digitale avec le nitrate de potasse et avec l'éther, d'autres fois avec des acides minéraux. Le petit lait nitré lui paraissait aussi propre à remplir cette indication.

Thé et café. — Le thé et le café agissent encore dans ce sens. Parker (1) a constaté que 8 grammes d'extrait de café administrés à un malade le dixième jour d'une fièvre typhoïde avaient porté à 48 grammes la quantité d'urée excrétée en vingt-quatre heures, tandis que les jours précédents et les jours suivants elle variait de 32 grammes à 36^{gr},77.

Boissons aqueuses. — M. le Dr Albert Robin a conseillé pour obtenir ce résultat l'emploi des boissons aqueuses à haute dose. J'ai déjà fait ressortir ailleurs les avantages importants que l'eau employée selon cette méthode avait sur les autres diurétiques (2).

V. *Le veratrum viride* est très employé en Amérique comme antipyrétique; il paraît avoir une action dépressive très marquée sur la température et sur la fréquence du pouls. Mais il provoque assez souvent des nausées et une faiblesse qui céderait, dit-on, facilement à l'action des stimulants.

VI. Je ne parlerai pas de *l'aconitine*, quoiqu'elle ait été aussi proposée. Je ne crois pas que comme méthode générale de traitement et à part les indications spéciales que j'ai spécifiées à propos de la quinine et des bains froids, il faille recourir à ces médications : cette lutte à outrance contre la chaleur est motivée sans doute, mais elle a ses règles et ses limites ; et il ne faut pas, en poursuivant ce symptôme, risquer d'atteindre avec lui le principe même de la vie; tous ces agents thérapeutiques sont plus ou moins passibles des objections opposées plus haut à l'emploi de la digitale. Les inconvénients de la quinine sont

(1) Murchison, *l. c.*, p. 275.
(2) Voy. plus haut.

beaucoup moins grands, et cependant l'action qu'elle exerce sur les organes digestifs et sur l'encéphale doit la faire rejeter comme traitement habituel de la fièvre dothiénentérique : il ne faut pas, sans une utilité bien démontrée, troubler le peu d'activité digestive qui reste au malade; il ne faut pas, sans une indication bien précise, ébranler le centre encéphalique et le système nerveux général déjà si profondément atteints.

VII. Nous ne ferons que mentionner deux autres médicaments qui se rattachent plus ou moins à la série phénique :

Ce sont : 1º la *résorcine*, qui est un oxyphénol, expérimentée par les Drs Dujardin-Beaumetz et Desnos. Elle n'abaisse la température qu'à des doses élevées, 5 à 9 grammes, après avoir provoqué des sueurs abondantes ; son action ne paraît avoir aucun avantage sur celle de l'acide phénique (G. Sée, *l. c.*, p. 68). 2º La *kairine*, qui provient de la chinoline hydratée. Son action paraît analogue à celle de la résorcine; mais elle se manifeste avec des doses beaucoup moindres : il suffirait de 1^{gr},20 à 2^{gr},50 de ce médicament, donné toutes les heures à la dose de 0^{gr},30 à 0^{gr},50, pour ramener, d'après Filehne, la température au chiffre normal et cet abaissement de la chaleur serait suivi de transpirations.

VIII. On a préconisé encore comme antipyrétique en Allemagne le *salicylate de soude*, et on lui a reconnu une action hypothermique très prononcée. Le professeur Immermann croit qu'on peut, par son emploi, conjurer ou du moins diminuer le nombre des rechutes si fréquentes chez les malades traités par la méthode de Brand : de 20 pour 100 elles seraient réduites à moins de 4. Mais on a reproché à ce médicament son action dépressive; et le Dr Cayley conseille de ne jamais l'employer quand il y a une grande prostration et un affaiblissement considérable de la circulation.

Depuis 1876, j'ai fréquemment employé l'acide salicylique et le salicylate de soude, sans savoir que depuis un an ou deux on l'expérimentait sur une grande échelle en Allemagne et en Amérique. En les prescrivant, je ne visais pas spécialement l'hyperthermie, mais j'espérais atténuer les accidents d'auto-infection qui surviennent dans les dernières périodes de la maladie et lui impriment trop souvent une marche funeste. Je voulais en un mot l'opposer principalement à la *putridité*. J'avais en ce moment-là, dans mon service, de nombreux dothiénentériques dans l'état le plus inquiétant; quatre entre autres me paraissaient voués à une mort certaine, et c'est sur eux que j'essayai cette médication : ils étaient atteints de fièvres dothiénentériques à forme ataxo-adynamique, avec des complications pulmonaires très graves, avec des eschares qui mettaient chez l'un d'eux le sacrum complètement à nu. Tout semblait justifier mon désespérant pronostic; sur ces quatre malades, trois cependant guérirent; et depuis lors j'ai cru, dans des cas analogues, constater une influence favorable de cette médication sur la terminaison de la maladie. Des vingt-sept premiers malades que je soumis à ce mode de traitement, un seul mourut.

En présentant ces résultats à l'Académie de médecine, j'émis mon impression avec réserve, connaissant toutes les déceptions de l'*Experientia Fallax*. Voici comment je l'administrais : dans un litre d'eau de riz ou de soluté de sirop de gomme, je mettais 1 gramme d'acide salicylique, 10 grammes d'alcool pour en assurer la solution et, pour en masquer le goût, une cuillerée de jus de citron. Le malade en prenait habituellement 2 grammes dans les vingt-quatre heures. D'autres fois, je remplaçais l'acide salicylique par 2 ou 3 trois grammes de salicylate de soude (1).

J'ai souvent observé le ralentissement du pouls et là diminution de la chaleur; mais, craignant les effets hyposthénisants de ce médicament, je ne l'ai jamais porté aux doses beaucoup plus élevées qui ont été employées en Allemagne. Outre l'action antiputride et antipyrétique qu'on peut attribuer à cette médication, elle en a, d'après M. Albert Robin, une autre, qui ne serait pas moins précieuse : elle favoriserait l'élimination des extractifs et des autres déchets de la dénutrition accumulés dans le sang. En effet, l'acide salicylique, en se combinant avec les substances azotées, se transforme en acide salicylurique, et il augmente dans les urines la quantité des extractifs. En outre, comme le remarque le Dr Robin, dans un organisme qui subit un travail de désintégration active, il est permis de supposer que cet acide se combinera de préférence avec les produits azotés déjà libres, plutôt qu'avec ceux qui font encore partie intégrante de la trame des tissus (2).

En administrant ce médicament, il faut se rappeler qu'il peut avoir sur le cerveau et sur le cœur une action redoutable ; aussi je ne l'ai jamais employé à des doses très élevées, et j'en ai toujours surveillé très attentivement les effets.

(1) Les résultats de ce traitement ont été communiqués, en 1877, à l'Académie de médecine et à la Société de thérapeutique (voy. aussi la *Gazette hebdomadaire*, 1877, p. 487).

(2) Robin, *l. c.*, p. 103.

Ayant porté une fois à 4 grammes la dose de salicylate, je vis survenir un état de dépression qui me fit immédiatement revenir à la dose primitive après en avoir suspendu l'emploi. M. Hallopeau, qui a expérimenté cette médication cinq ans après moi, dit qu'à cette dose de 4 grammes, le salicylate de soude lui a paru provoquer de la dyspnée, des congestions pulmonaires et favoriser des hémorrhagies. Aux doses modérées auxquelles je me suis restreint, je n'en ai pas observé d'inconvénient sérieux. Comme la quinine, la médication salicylique peut produire de la surdité et des tintements d'oreille, d'une manière moins prononcée que la quinine, d'après M. Hallopeau ; mais il m'a semblé qu'après les préparations salicyliques ces accidents étaient quelquefois plus persistants. Il faut d'autant plus surveiller les effets de ces substances, que l'élimination ne s'en opère pas toujours avec la même rapidité ; et la réaction du perchlorure de fer sur les urines m'a permis de constater une fois la présence de l'acide salicylique dans l'urine, six jours après que j'avais cessé l'emploi des salicylates.

Le Dr Geissler a consigné dans un travail très intéressant les résultats des nombreuses expériences qui ont été tentées en Allemagne sur la médication salicylique (1). Les médecins allemands l'ont employée à un autre point de vue que celui où je me suis placé : il l'ont donnée comme antipyrétique ; et, pour obtenir cet effet d'une manière certaine, ils l'ont prescrite à des doses beaucoup plus élevées que celles auxquelles j'ai eu recours : de 4 à 5 grammes à la fois ; et cette dose a été répétée souvent deux fois dans les vingt-quatre heures, quelquefois davantage. Administrée de cette manière, elle produirait une action plus rapide et plus accentuée que celle de la quinine ; mais elle serait moins persistante.

Pour Büss et pour Kœlher de Halle, la propriété antipyrétique du salicylate de soude est égale à celle de l'acide salicylique ; mais le sel aurait sur l'acide l'avantage d'agir plus rapidement parce qu'il serait plus facilement absorbé ; il serait aussi mieux toléré par les organes digestifs.

On a essayé, à Saint-Pétersbourg, le salicylate d'ammoniaque : donné à la dose de 2 grammes à un enfant de cinq ans, il a provoqué des convulsions et de l'aphasie.

Dans ces derniers temps, on a préconisé le salicylate de quinine qui offrirait, au dire de ceux qui l'ont proposé, de sérieux avantages.

D'après le D^r Kœlher (de Halle), qui a fait des expériences sur les ani-

____

(1) *Gazette médicale*, mars 1877.

maux avec les préparations salicyliques injectées dans les veines ou absorbées par l'estomac, ces substances ralentissent la respiration, en diminuant l'excitabilité des rameaux pulmonaires du pneumo-gastrique; elles ralentissent le pouls par une action directe sur les ganglions ou sur les fibres musculaires cardiaques; elles diminuent la pression intra-vasculaire et le malade peut succomber par asphyxie ou par convulsions.

Selon le professeur Koëster (de Bonn), l'acide salicylique dissoudrait la dentine, et même, dans une certaine proportion, le phosphate de chaux des os.

Chez les alcooliques, les préparations salicyliques ont plusieurs fois provoqué un délire violent. Tous les observateurs conviennent que cet acide est éliminé par les urines, par les sueurs et par la salive.

Aux doses où on l'emploie en Allemagne, cet acide a quelquefois provoqué des vomissements; et le Dr Schultze (de Heidelberg) lui a attribué des érosions de l'estomac et du pharynx, qu'il a observées après la mort; or on sait qu'elles peuvent être la conséquence du processus dothiénentérique. Presque tous les praticiens allemands préfèrent, pour toutes ces raisons et pour celles que j'ai énoncées plus haut, le salicylate de soude à l'acide salicylique.

Voici maintenant ce qu'ils ont observé de son action thérapeutique : très rapidement le pouls se ralentit et la température baisse de 1 à 3 degrés et même davantage. Au bout de cinq à dix minutes, survient une diaphorèse souvent abondante, à laquelle il ne faut pas cependant imputer la diminution de la chaleur fébrile, car cette diminution peut précéder les sueurs (Büss). Pour le Dr Reiss, cette médication abrégerait notablement la durée de la maladie : dans une épidémie grave, observée à Berlin, chez les malades soumis à ce traitement, la durée moyenne a été de treize jours, mais le résultat final, si on devait s'en rapporter exclusivement à la statistique, ne serait pas favorable à ce mode de traitement; car la mortalité a été de 24 pour 100. Les résultats, d'ailleurs, sont contradictoires. D'une autre part, les Drs Gisser et Wentzel (de Pforzheim) n'ont perdu que 2 malades sur 60 = 3,3 sur 100; Moéli, 5 sur 34 = 13, 5 sur 100.

Les Drs Errald et Rosenthal, qui ont expérimenté cette médication dans le service du professeur Frerichs, tout en constatant les effets antipyrétiques très puissants de ces médicaments, pensent que l'abaissement de la température n'a eu aucune influence sur la marche et sur les autres symptômes de la maladie, ce qui, pour le dire en passant, serait un nouvel argument ajouté à ceux que j'ai fait valoir plus haut contre la doctrine de Brand et de Liebermeister.

Telle est l'analyse succincte des travaux et des observations que je connaissais sur l'action de l'acide salicylique, qu'un des premiers en France j'ai fait intervenir dans le traitement de la fièvre dothiénentérique. Depuis que cet article a été rédigé, la discussion de l'Académie a apporté de nouveaux documents au dossier de cette médication.

Le Dr Sée, dans sa préférence quelque peu partiale pour la quinine, me paraît avoir été entraîné à s'arrêter surtout aux mauvais côtés des préparations salicyliques. Il reconnaît que leur action sur le cœur n'est pas bien établie; car si Liebermeister et d'autres observateurs admettent qu'elles dépriment l'action du muscle cardiaque au point de provoquer parfois un état de collapsus, M. Vulpian, dont l'autorité médicale se double de celle que tout le monde lui accorde comme physiologiste, n'a rien vu qui justifiât cette accusation et qui pût faire considérer la faiblesse des mouvements cardiaques comme une contre-indication (1).

M. Sée reproche à l'acide salicylique de provoquer de la dyspnée et du délire. Mais il fait valoir, à l'appui de cette accusation, des observations de Quinke, qui, comme il l'avoue lui-même, avaient été recueillies chez des sujets soumis aux doses extra-médicales de 6 à 10 grammes d'acide salicylique, et encore ces sujets étaient-ils diabétiques (2); tandis que M. Vulpian s'arrête ordinairement à 4 grammes et n'en a presque jamais donné plus de 6. Il les fait prendre dans l'espace de huit à neuf heures (de dix heures du matin à six ou sept heures du soir). Il a constaté qu'à 5 et 6 grammes ce médicament avait déterminé quelquefois, *mais rarement*, un peu de dyspnée ou de subdélirium sans gravité, qui se dissipaient rapidement après qu'on en avait suspendu l'usage (*ibid.*).

M. Vulpian exonère également cette médication de la responsabilité que M. Sée lui attribuait dans la production d'hémorrhagies et surtout d'entérorrhagies (3), qui se seraient montrées plus fréquentes chez les sujets soumis à ce traitement.

Il croit que la propriété antithermique de l'acide salicylique est bien supérieure à celle de la quinine (*Ibid.*, p. 304); elle a produit chez ses

____

(1) *Bull. de l'Acad.*, 1883, p. 309.

(2) Dr Sée, *l. c.*, p. 154.

(3) Fischer en a observé 4 sur 23 malades (Sée); mais à quelle dose administrait-il le médicament? Comme le dit judicieusement M. Vulpian, tous les médicaments actifs sont toxiques à certaines doses.

malades des abaissements de température de 2 à 3 degrés et assez souvent l'inversion des paroxysmes.

L'albuminurie ne lui a pas semblé contre-indiquer ce traitement, pendant la durée duquel il l'a vue disparaître.

D'après M. Sée et M. Lecorché, qui ne sont pas en cela d'accord avec d'autres expérimentateurs, le salicylate produirait une augmentation d'urée, si passagère qu'elle a passé souvent inaperçue. M. Sée en conclut que ce médicament augmente les combustions, ce qui serait, selon lui, un *grave inconvénient*. Mais s'il existe, de l'aveu même de M. Sée, cet inconvénient serait très passager ; et d'ailleurs l'excrétion de l'urée donne-t-elle la mesure exacte de sa production ? Assurément non, et cet inconvénient apparent deviendrait un avantage s'il témoignait simplement d'une excrétion plus abondante de ce produit. Nous avons vu déjà que l'acide salicylique favorisait l'élimination des matières extractives.

Avec l'abaissement de la température, M. Vulpian a vu coïncider une amélioration indubitable de l'état général. A l'abattement extrême, au malaise profond, à l'insomnie et à l'excitation délirante pendant la nuit, succèdent le plus souvent une expression plus vivante et plus consciente de la physionomie, une sensation de mieux-être. Les malades répondent mieux aux questions qu'on leur adresse, sont plus tranquilles, dorment mieux, quelquefois même accusent de l'appétit (*l. c.*, p. 307).

Comme M. Sée, M. Vulpian ne croit pas que la médication salicylique exerce une action notable sur la fréquence des mouvements cardiaques, mais il la considère comme étant jusqu'à présent le plus puissant et le meilleur des antithermiques. L'indifférence du cœur pour cette médication n'est pas d'ailleurs constante, car M. Hérard et moi nous avons vu le pouls se ralentir en même temps que la température baissait, et nous avons dit qu'en Allemagne plusieurs observateurs avaient constaté le ralentissement des mouvements cardiaques. M. Vulpian a, comme moi, adopté l'acide salicylique et le préfère aux salicylates dont l'action s'est montrée notablement moins puissante.

Malgré la confiance qu'il a dans l'efficacité et dans l'innocuité de ce médicament aux doses relativement modérées, dans lesquelles il s'est renfermé, il conseille de ne pas insister sur son emploi, si le malade présentait du délire ou des troubles respiratoires très prononcés.

En résumé, mon expérience personnelle me portait à croire que la médication salicylique pouvait être employée avec avantage dans la fièvre dothiénentérique. L'autorité de M. Vulpian est venue fortifier l'impression que m'avaient laissée mes propres observations ; mais elle ne m'a pas encore convaincu de l'utilité qu'il peut y avoir à sortir de la réserve prudente, timide peut-être dans laquelle je me suis renfermé jusqu'ici. Très rarement j'ai dépassé la dose de 2 grammes qui, tout en visant le foyer de putridité renfermé dans l'intestin, a suffi quelquefois pour modérer la fièvre, et m'a paru contribuer à l'heureuse solution de la maladie.

Je reconnais sans doute l'importance de l'hyperthermie comme expression de la gravité de la maladie : bien qu'elle en soit une conséquence et un symptôme, j'admets qu'elle peut contribuer à l'altération de la structure organique et au trouble des fonctions. Cependant je ne la crois pas responsable de tous les méfaits qu'on lui a attribués, et je ne pense pas qu'il faille la poursuivre avec des doses massives à travers les dangers que ces doses peuvent faire courir. Je suis cependant disposé à admettre que dans certains cas, où la violence de la fièvre aura résisté à tous les autres moyens, on pourra, sur les traces de M. Vulpian, aller au delà des limites auxquelles je me suis arrêté, mais je ne conseillerai jamais de le faire qu'avec une grande réserve et avec un redoublement d'observation vigilante sur les effets de la médication.

Assurément on ne peut pas juger équitablement par les effets toxiques d'un médicament sa valeur thérapeutique ; mais ces effets toxiques nous indiquent une tendance, un summum d'action qui peuvent quelquefois, avec des doses ordinairement inoffensives, se réaliser sous l'influence de certaines prédispositions, de certaines susceptibilités individuelles, constitutionnelles ou développées par la maladie ; et d'une autre part cependant celle-ci, dans d'autres circonstances, pourra conférer à l'organisme une tolérance exceptionnelle pour les agents toxiques.

Je m'en abstiendrai chez les alcooliques, chez les sujets affectés de troubles graves des fonctions cérébrales ou de troubles profonds de la respiration.

Bien que l'action dépressive sur le centre circulatoire ne soit pas bien démontrée ou qu'elle soit, au moins, contestée, dans le doute j'éviterais d'en donner des doses un peu élevées quand l'action cardiaque est languissante et quand le myocarde est suspect de dégénérescence.

Je crois que les doses massives, celles qui dépassent 4 à 6 grammes, doivent être, dans tous les cas, absolument repoussées, et je resterai habituellement dans ces doses de 1 à 3 grammes regardées peut-être comme trop timides, mais qui me paraissent jusqu'ici avoir droit à ma reconnaissance.

IX. *Acide phénique et ses composés.* — L'acide phénique semble réunir, comme l'acide salicylique, des propriétés antiseptiques à des propriétés antipyrétiques. Il a été recommandé au premier point de vue, dans la fièvre typhoïde, par Stephen Seinner (1) en 1873, en 1874 par le Dr Pecholier (de Montpellier), qui a aussi essayé la créosote pour remplir la même indication, et en 1877 par le Dr Tempesti (2). Mais les expériences les plus importantes sur son emploi ont été faites par le Dr Desplats, qui en a constaté les propriétés antipyrétiques très actives : un 1/2 gramme à 1 gramme d'acide phénique dans une solution au centième, pris en lavement, fait tomber la température de 1 à 3 degrés et provoque le plus souvent de la diaphorèse; mais cet effet est peu durable. Habituellement, au bout de trois heures, la température est remontée à son point initial, ordinairement après un frisson ; et s'il y a des complications congestives, elles diminuent pendant la rémission et s'accentuent davantage après le frisson. Aussi M. Desplats conseille de répéter toutes les trois heures les lavements phéniqués.

Quand l'estomac et le goût ne le repoussent pas, il donne par la bouche une solution de 3 grammes d'acide phénique dans 750 grammes d'eau avec 1^{gr},50 d'essence de citron. La dose de ce mélange qu'il prescrit habituellement est de 125 grammes toutes les trois heures.

Donné en quantités plus considérables, l'acide phénique peut produire du collapsus et des convulsions. On en a même observé chez un sujet qui n'en avait pris que 25 centigrammes, et qui succomba à une congestion pulmonaire. Mais M. Desplats fait remarquer qu'on n'a pas fait dans ce cas l'examen du cerveau et qu'on ignore si on n'eût pas trouvé dans une lésion encéphalique la cause de ces convulsions. D'ailleurs elles sont survenues beaucoup plus longtemps, après l'administration de l'acide phénique, qu'on ne l'a observé dans les expériences faites sur des animaux et dans une observation où, chez l'homme, cette substance avait été donnée à doses toxiques.

Il aurait cependant produit quelquefois des accidents graves, entre les mains d'autres observateurs, à des doses inférieures à celles que M. Des-

(1) *The Practitioner*, 1873.
(2) *Il Sperimentale.*

plats a prescrites. Avec des sueurs profuses on aurait vu survenir une faiblesse extrême du pouls, des troubles respiratoires, de la cyanose, et ces effets de collapsus se seraient, chez quelques malades, terminés par la mort. Il provoquerait parfois, d'après M. Bondot, des complications broncho-pulmonaires. Quant aux résultats thérapeutiques, ils n'ont rien de bien remarquable, car les statistiques les plus favorables indiquent une mortalité de 9 sur 100.

Si j'ai exposé avec quelques détails les effets de cette médication, c'est qu'elle a été patronnée par un observateur consciencieux, et que, si l'on songeait à en essayer l'emploi, il serait bon qu'on connût les résultats qu'elle a déjà donnés.

L'action de l'acide phénique paraît analogue à celle de l'acide salicylique et de ses composés, avec ce désavantage pour l'acide phénique que sa saveur est détestable, que l'estomac le supporte difficilement, et que l'emploi sous forme de lavement ne doit pas être toujours facile chez des malades qui ont de la diarrhée et quelquefois même de la parésie du gros intestin.

Comme les préparations salicyliques, il n'exerce aucune action appréciable sur l'agent infectieux, et il ne modifie pas d'une manière notable l'évolution de la maladie. Ainsi que je l'ai déjà dit, je n'ai employé jusqu'ici les premières qui me paraissent, pour les raisons exposées plus haut, bien préférables à l'acide phénique, que comme antiseptiques. Je ne les conseille guère avant la période d'état, où l'intestin est rempli de matières putrides : alors que, selon la remarque de Bouillaud, un élément septicémique semble se greffer sur la maladie dothiénentérique, et que l'organisme en subit l'imprégnation. A ce titre, on pourrait songer à employer l'acide phénique s'il était moins irritant et moins répugnant pour les malades, et en lavement il n'atteindrait pas les foyers de décomposition putride. Murchison conseille contre le météorisme des lavements composés dans lesquels il fait entrer cet acide.

Nous avons reproché à l'application du froid trop énergique ou trop prolongée l'impression violente qu'elle peut produire sur les centres nerveux, les brusques mouvements circulatoires qu'elle peut entraîner, les réactions exagérées auxquelles elle expose. Ces inconvénients peuvent se reproduire dans l'emploi des médicaments dits antithermiques, dont l'action toxique est tellement voisine de l'action thérapeutique qu'elle lui devient parfois contiguë; et si la modification qu'ils produisent est moins brusque, moins véhémente que celle de l'eau froide, d'une autre part, une fois qu'ils ont pénétré dans l'organisme, ils ne peuvent pas, comme l'eau froide, cesser d'agir au moment où on le désire : il faut qu'ils soient éliminés.

Leur élimination plus ou moins active se fait par des émonctoires dont le processus dothiénentérique a le plus souvent altéré la texture. Ils peuvent même parfois s'emmagasiner dans l'organisme, sans compter que leurs propriétés irritantes peuvent n'être pas inoffensives pour les organes qu'ils traversent et qui ne sont pas déjà, en général, dans leurs conditions normales.

C'est donc avec une grande prudence que je continuerai à y avoir recours, à moins que l'expérience ultérieure ne démontre que je m'étais trompé dans les avantages que je leur avais attribués. Je connais trop les mirages trompeurs des séries heureuses pour affirmer, au milieu des assertions contradictoires que j'ai résumées plus haut et avec une expérience personnelle trop restreinte, que les résultats avantageux observés par moi ne doivent pas être attribués à une coïncidence favorable plutôt qu'à cette médication.

X. *Les chlorures* essayés pendant quelque temps par Chomel pour remplir la même indication, lui avaient d'abord semblé diminuer le chiffre de la mortalité ; mais une expérience plus étendue lui en démontra l'inefficacité, et ce maître éminent les abandonna complètement. Cependant Murchison attribue au chlore quelque utilité, et il le croit préférable à tous les autres antiseptiques. Il oublie les observations de Chomel, et en attribue l'introduction dans la thérapeutique à Schönlein (de Berlin), qui ne l'employa que longtemps après Chomel ; Niemeyer croit aussi en avoir retiré quelque avantage. Murchison pense qu'il exerce une action favorable sur les symptômes abdominaux ; il ajoute 20 gouttes de solution de chlore à chaque dose d'une mixture à l'acide chlorhydrique (1).

XI. Le Dr Polli (de Milan) a préconisé l'emploi des *sulfites* dans les maladies infectieuses ; plusieurs médecins les ont employés et les ont vantés à son exemple. On peut donner toutes les quatre heures 1^{gr},15

---

(1) 1^{gr},76 d'acide chlorhydrique dilué avec égale quantité de teinture et de sirop d'oranges, donnés en solution toutes les trois heures ; d'autres fois, il prescrit ℞ chlorate de potasse, 0^{gr},40 acide chlorhydrique concentré, 2^{gr},15 : introduisez dans une bouteille hermétiquement bouchée et, après cinq minutes, ajoutez graduellement 310 grammes d'eau et agitez après chaque addition d'eau ; ajoutez alors A. chlorhydrique dilué 14 grammes, esprit de chloroforme 24 grammes. En prendre une ou deux cuillerées dans de l'eau (*l. c.*, p. 645).

de sulfite de soude ou 3^{gr},50 à 7 grammes d'acide sulfureux très dilué.
Murchison, qui a expérimenté cette médication, n'en a obtenu aucun
effet utile, et elle lui a paru augmenter la diarrhée (1).

XII. Il n'a pas été plus heureux avec le traitement imaginé, en 1859,
par le Dr Magonty (de Paris), et remis en honneur, six ans plus tard, par
Willebrand et Liebermeister, qui consiste à administrer l'iode et l'iodure
de potassium par la bouche et en lavement comme anti-putride. Willebrand faisait dissoudre 40 centigrammes d'iode et 70 centigrammes
d'iodure dans 3^{gr},50 d'eau. Il donnait, toutes les deux heures, trois à
quatre gouttes de cette solution dans de l'eau vineuse ; Murchison n'en
a retiré aucun avantage appréciable, et il a vu périr d'hémorrhagie
intestinale un des malades soumis à cette médication (2).

XIII. Le camphre a été rangé, non sans quelques motifs, parmi les
antiseptiques et les antiputrides. D'après les observations faites, à
Édimbourg, par le Dr Alexander, vers la fin du dernier siècle, il aurait
aussi la propriété de diminuer la chaleur et la fréquence du pouls ; mais,
à la dose de 7^{gr},60, il aurait produit du délire et des convulsions, qui se
dissipèrent après des vomissements et des sueurs abondantes. A la dose
de 1^{gr},36, son action antipyrétique se serait manifestée sans accidents (3).

Hallé a établi, par ses recherches sur l'action thérapeutique du
camphre, qu'on peut en éviter les effets toxiques, même avec des
doses élevées, pourvu qu'elles soient suffisamment fractionnées (4).
C'est, du reste, à d'autres titres qu'on prescrit généralement le camphre
dans la dothiénentérie et nous aurons bientôt à revenir sur son emploi.

§ 12. *Traitement des troubles d'innervation.* — L'impression de
l'agent infectieux sur le système nerveux se traduit par des troubles
sensitifs, moteurs et psychiques, qui peuvent fournir au médecin des
indications particulières.

Troubles de la sensibilité. — *Céphalalgie.* — Celle du début, quand
elle est accompagnée de phénomènes gastriques, est souvent, comme
ceux-ci, modifiée par un vomitif. Quand elle persiste avec une thermalité élevée, on la soulage parfois avec des applications réfrigérantes : on

(1) Murchison, *l. c.*, p. 644.
(2) *Id.*, *ibid.*, p. 545, trad. franç., p. 268 ; trad. franç., p. 267.
(3) *Transactions philosoph.*, 1767. — Il est curieux de voir tous les antiseptiques,
que nous avons énumérés, exercer sur le pouls et la température la même action dépressive, et, à doses élevées, provoquer les mêmes accidents.
(4) *Mém. de la Société de médecine*, 1783, p. 63.

place sur le front des compresses d'eau fraîche et de vinaigre, d'eau fraîche et d'éther, ou d'eau de laurier-cerise. Si elle est plus violente et accompagnée d'autres symptômes qui semblent accuser un mouvement fluxionnaire vers l'encéphale, on s'est quelquefois bien trouvé de raser la tête et de la recouvrir d'une vessie ou d'un sac de caoutchouc renfermant des fragments de glace. On peut encore, comme nous l'avons dit plus haut à propos des accidents cérébraux, faire soutenir la tête du malade hors du lit, au-dessus d'un bassin et, de la hauteur de deux à trois pieds, verser dessus de l'eau à la température de 5 à 10 degrés centigrades. Le soulagement obtenu par ce moyen, dit Murchison (1), est quelquefois immédiat et complet; si la douleur revient, on répète l'affusion. Le même auteur conseille, dans le cas de céphalalgie violente, un moyen qui me paraît devoir être bien rarement indiqué par ce seul symptôme : c'est l'application, si le sujet est jeune et vigoureux, de trois ou quatre sangsues sur les tempes; elles amèneraient souvent, suivant lui, un soulagement complet et durable. Je préférerais appliquer des ventouses sèches sur les épaules et sur la base du cou, quand la rougeur de la face et des conjonctives accuse une fluxion congestive vers la tête, ou un cataplasme sinapisé sur la nuque, suivi de cataplasmes sinapisés ou de ligatures sur les membres inférieurs (2).

Je me suis quelquefois aussi, outre ces applications révulsives, bien trouvé de faire sur les tempes et sur le front des onctions avec une pommade au cyanure de potassium : ℞ coldcream, 20 grammes; cyanure de potassium, 10 à 20 centigrammes, en évitant qu'il en tombe sur les conjonctives.

Quand on a quelque motif de craindre les applications froides, on peut tenter les fomentations chaudes, que Graves regarde comme le moyen le plus efficace pour combattre la céphalalgie fébrile : une compresse pliée en plusieurs doubles est trempée dans de l'eau chaude vinaigrée, appliquée sur le crâne et recouverte de taffetas gommé ; on la renouvelle toutes les trois ou quatre heures (3).

Les douleurs des membres et l'hyperesthésie cutanée sont quelque-

(1) Murchison, *l. c.*, p. 292.

(2) Il faut préférer aux sinapismes purs, et surtout aux Rigollots, les cataplasmes sinapisés *par incorporation* : à deux tiers de farine de lin bouillie et refroidie, on ajoute et on mêle intimement un tiers de farine de moutarde. Si on veut une action plus énergique, on met parties égales. Ces sinapismes peuvent être beaucoup plus longtemps supportés, et leur action est plus durable.

(3) Graves, trad. de Jaccoud, t. I, p. 212. — Murchison, *l. c.*, p. 292.

fois si développées qu'elles deviennent très pénibles pour les malades; dans ce cas, on fera sur les régions douloureuses des onctions avec un liniment calmant (1). Si ces applications extérieures étaient inefficaces, et si l'état cérébral n'y opposait aucune contre-indication, on pourra y joindre, surtout à l'heure du sommeil, la potion suivante : ℞ eau distillée de tilleul, 70 grammes; eau de fleurs d'oranger, 20 grammes; eau de menthe, 10 grammes; sirop de codéine, 20 grammes; bromure de potassium, 2 grammes; à prendre le soir, par cuillerées, d'heure en heure. On peut quelquefois, dans ces circonstances, prescrire avec avantage des bains tièdes, dans lesquels on ajoute le décocté de 500 grammes de graine de lin et de 12 à 15 têtes de pavots, et l'infusé d'une demi-livre de fleurs de tilleul et de 60 grammes de feuilles de laurier-cerise.

Ces moyens conviendront encore dans les cas de rachialgie très intense, qui indique, selon Fritz, une irritation de la moelle épinière; et si le malade n'en éprouve pas de soulagement, on devra, comme il le conseille, appliquer sur les gouttières vertébrales des ventouses sèches qu'on pourra scarifier dans des circonstances exceptionnelles, ou encore des bandes d'emplâtre épispatique sur les foyers douloureux.

Il ne faudra recourir qu'avec une grande réserve à ce dernier moyen qui pourrait favoriser les lésions de décubitus, si on l'employait à une période avancée de la maladie. Pour ma part, les rachialgies que j'ai observées ont toujours cédé à l'action des calmants.

Les troubles moteurs du système nerveux : spasmes, soubresauts des tendons, convulsions, sont ordinairement associés au délire des éléments de la forme ataxique, la plus redoutable de toutes et celle qui offre le moins prise aux agents thérapeutiques.

Chez les hystériques on peut observer au début de la maladie des troubles nerveux violents qui simulent l'ataxie et peuvent être modifiés par les antispasmodiques. Dans un cas de ce genre, où un délire loquace se joignait à des convulsions ou plutôt à des mouvements désordonnés, sans rhytme, sans caractère fixe, avec sensibilité ovarienne et avec la respiration haletante ondulante des hystériques, j'ai vu ces accidents disparaître sous l'influence d'une médication anti-spasmodique (2),

(1) ℞ Baume tranquille, 100 grammes; laudanum de Rousseau, 15 grammes; teinture de belladone, 15 grammes; chloroforme, 10 grammes.

(2) Lavement antispasmodique. — ℞ infusé ou eau distillée de valériane, 100 grammes; asa fœtida, 4 grammes; musc, 0^{gr},50 à 1 gramme; camphre 50 centigrammes; mucilage de gomme q. s.

dont l'asa fœtida, le musc, le camphre et la valériane ont été les principaux éléments.

Ces moyens ont été encore préconisés dans la véritable ataxie, mais ils ne peuvent exercer ordinairement alors qu'une action bien restreinte. Ils ne sont applicables, d'ailleurs, que dans les cas où le désordre des fonctions nerveuses n'est pas imputable à un état congestif ou inflammatoire des centres nerveux. Cependant leur inefficacité serait peut-être moins grande si nous les employions à plus larges doses. Dans un mémoire présenté à la Société de médecine en 1783 (1), Hallé recommande l'emploi du camphre dans les formes malignes de la fièvre bilieuse, c'est-à-dire dans ce que nous appelons les formes ataxiques de la dothiénentérie. Il raconte l'observation très curieuse d'un malade qui présentait des soubresauts des tendons presque continuels, du délire, de la stupeur, de fréquentes défaillances. Il lui fit prendre le premier jour 4 grammes de camphre et 2 grammes les jours suivants. Dès le premier jour les soubresauts devinrent très rares et disparurent au bout de trois jours. La fièvre tomba le quinzième jour; le dix-septième, voyant que la langue ne se nettoyait pas, Hallé administra 85 grammes de tamarin qui provoquèrent une superpurgation, des selles séreuses, avec retour des soubresauts, des défaillances et des autres symptômes qui l'avaient inquiété dans le commencement de la maladie. Le camphre donné aux mêmes doses que la première fois fit rapidement disparaître ces accidents (2).

Hallé fait à cette occasion judicieusement remarquer que l'usage des purgatifs, généralement regardé alors comme indispensable dans les fièvres putrides et malignes, n'est pas exempt d'inconvénients; et ne ferait-on pas mieux alors, dit-il, quand, *au commencement*, l'estomac a été débarrassé par des vomitifs, d'attendre patiemment une coction qu'on trouble ou qu'on dérange par une marche trop précipitée? Cette pratique a été à peu près celle qu'avait adoptée Chomel, son élève, et qu'à son exemple j'ai habituellement observée.

Le camphre donné à pareilles doses pourrait produire des accidents

(1) *Mém. de la Société de médecine*, t. V, 2e partie, p. 66.

(2) Il est curieux de voir, cinquante ans après, en 1836, Gehrard (de Philadelphie) conseiller le camphre dans les mêmes conditions et vanter surtout son efficacité pour faire cesser très rapidement les soubresauts des tendons, et quelquefois pour diminuer le délire. Gehrard le donnait de la même manière qu'Hallé, à doses fractionnées : 30 centigrammes toutes les deux heures; il y ajoutait un lavement avec $1^{gr},30$ de camphre.

comme l'ont prouvé les observations d'Alexander (d'Édimbourg) et de F. Hoffmann, si on ne les fractionnait pas ; la rapidité de l'élimination les rend alors inoffensives. — Hallé le prescrivait habituellement par doses de 15 à 20 centigrammes (1).

Dans les formes ataxiques chez les sujets jeunes, qui ne sont pas trop affaiblis et qui n'ont pas dépassé le second septénaire, les affusions froides employées d'après la méthode de Currie m'ont plusieurs fois donné d'excellents résultats ; c'est dans ces cas-là encore qu'on a plusieurs fois employé avec succès les bains froids. Pour ma part, sans les repousser, je me suis jusqu'ici borné aux affusions. J'ai vu les troubles nerveux disparaître rapidement sous leur influence ; mais j'ai vu aussi, comme je l'ai déjà dit, ce moyen dépassant le but, faire succéder une dépression profonde à l'excitation et la fièvre ataxique prendre la forme adynamique. Il faut donc employer cette médication avec prudence et en surveiller les effets, quoique, somme toute, une adynamie modérée soit préférable à l'ataxie.

Quand derrière les troubles d'innervation on suppose une congestion méningo-encéphalique ou méningo-spinale, il faut recourir à la médication révulsive ; on prescrira des cataplasmes sinapisés sur les membres inférieurs, des ventouses sèches sur les épaules, sur la nuque ou sur les gouttières vertébrales ; dans quelques cas et dans les conditions assez rares indiquées plus haut, des sangsues derrière les oreilles, des ventouses scarifiées, à la base du cou. On aura plus souvent recours à des vésicatoires sur les mêmes régions ; enfin dans les cas graves, on fera raser la tête et on y appliquera un large vésicatoire. J'ai eu le bonheur de voir guérir par ce moyen plusieurs malades qui me paraissaient, et qui avaient paru à d'autres médecins, être voués à une mort prochaine.

Dès le début des accidents on appliquera sur la tête, qui devra être le plus souvent rasée, des compresses d'eau fraîche très fréquemment renouvelées ; beaucoup de médecins préfèrent les applications de glace renfermée dans une vessie ou dans un bonnet en caoutchouc. Elles ne m'ont pas paru préférables à l'eau fraîche : je crains les réactions vio-

(1) Quand on l'administre en lavement, Hallé conseille, à l'exemple de Collin (*Observat. circ. morbos*, 1773), de le dissoudre à l'aide de la gomme arabique : on mêle et on triture ensemble la gomme humectée avec de l'eau et le camphre additionné de quelques gouttes d'éther ; en les triturant, on y ajoute de l'eau peu à peu jusqu'à complète dissolution. Ce procédé ressemble beaucoup à celui qui a été dernièrement recommandé par M. Vigier (*Gaz. hebd.*).

lentes qui peuvent survenir quand on en suspend l'emploi, et dans d'autres cas leur action trop dépressive.

La prédominance des troubles encéphaliques est parfois accompagnée de constipation ; il est important d'entretenir la liberté du éventre soit par des lavements, soit, si cela est nécessaire, par de petites doses d'huile de ricin ou de calomel.

Il est nécessaire aussi d'éloigner du malade toutes les impressions de bruit, de lumière ou de chaleur excessives, toutes les émotions physiques ou morales qui peuvent retentir sur le système nerveux. Cependant il ne faut pas le tenir dans une obscurité trop complète, car les alternatives périodiques du jour et de la nuit favorisent le sommeil, qui est le plus puissant calmant du système nerveux. Quelquefois, on se trouvera bien, pour arriver au même résultat (1), d'avoir, comme nous l'avons dit plus haut, deux lits pour le malade et de le changer à l'entrée de la nuit ; il ne faut pas non plus le tourmenter, vers le soir, par de trop fréquentes administrations de nourriture ou de boissons. Toutes les communications, qu'on est forcé d'avoir avec lui, doivent être faites à haute et intelligible voix ; et il faut éviter près de lui ces chuchotements qui agacent et irritent le système nerveux. Si, ce qui est rare, le sens de l'ouïe présentait une sensibilité exagérée, on lui boucherait les oreilles avec de l'ouate (2).

Insomnie. — L'agrypnie est un des symptômes les plus constants de la dothiénentérie ; poussée jusqu'à l'insomnie, elle devient une souffrance et un danger, une cause d'épuisement des forces et d'excitation du cerveau qui mène au délire. « Les praticiens ne peuvent être trop pénétrés de cette conviction, dit Murchison, que l'absence de sommeil dans le typhus, si elle persiste pendant deux ou trois nuits, suffit pour tuer le malade, et que le sommeil le plus court est pour lui un avantage (3) ». Tout en regardant cette assertion comme un peu exagérée, je crois qu'il y a un grand intérêt à s'efforcer de ramener un peu de sommeil, condition du repos et de la réparation de l'encéphale. Il faut, ajoute ce même auteur, s'assurer de la réalité de l'insomnie, car il

(1) Murchison, *l. c.*, p. 293.

(2) *Id.*, *ibid.*

(3) Murchison, *l. c.*, p. 292. — Ceci se rapporte, il est vrai, au typhus ; mais, pour la plus grande partie du traitement de la fièvre typhoïde, et pour l'insomnie en particulier, l'auteur anglais renvoie à ce qu'il a dit en indiquant le traitement du typhus, qui est exposé avec beaucoup de développements, tandis qu'à propos de la fièvre typhoïde il n'a guère parlé que de quelques indications spéciales à cette maladie.

arrive souvent qu'en sortant d'un sommeil incontestable, les malades croient n'avoir pas fermé l'œil, soit parce que leurs impressions de veille et de sommeil se confondent dans leur commune obscurité, soit que leur mémoire troublée n'en conserve qu'une trace fugitive. Quand l'insomnie se montre dans le premier septénaire et est imputable à la céphalalgie ou à d'autres troubles de la sensibilité, le traitement dirigé contre ceux-ci en sera, le plus souvent, le meilleur remède. Si elle persiste, il faut recourir aux hypnotiques, dont, à cette période, l'opium est le meilleur : les pilules de cynoglosse, le sirop de morphine, la teinture parégorique pourront être prescrits. Pour en prévenir l'action stupéfiante, ou éviter le sommeil agité et quelquefois pénible qu'il provoque dans certains cas, aussi bien que les malaises encéphaliques qu'il laisse parfois au réveil, Hallé conseillait d'y ajouter du camphre à la dose de 10 à 15 centigrammes pour 15 à 25 milligrammes d'o-pium (1). Il regardait le camphre comme un correctif des narcotiques qui en régularisait l'action, sans leur ôter leur effet calmant; Graves et Murchison, qui ne paraissent pas avoir eu connaissance du travail de Hallé, associent également le camphre à l'opium. Mais pour prévenir l'action coërcitive que l'opium paraît exercer sur les émonctoires, Graves y ajoutait une petite quantité d'émétique et Murchison de la digitale (2).

On peut associer le bromure de potassium ou de sodium à l'opium, et je me sers souvent comme hypnotique de la formule suivante :

Eau de tilleul, 50 grammes ; eau de fleurs d'oranger, 40 grammes; eau de menthe, 10 grammes; eau de laurier-cerise, 5 grammes; sirop de codéine ou de morphine, 25 grammes; bromure de sodium, 4 grammes.

En prendre deux cuillerées à l'entrée de la nuit et continuer toutes les deux heures jusqu'à effet hypnotique.

Si, à cause de l'intensité de la fièvre ou des menaces de congestion

---

(1) Murchison, p. 295, conseille des pilules avec 3 centigrammes d'opium et 18 centigrammes de camphre, une toutes les deux ou trois heures jusqu'à effet hypno-tique : c'est la même formule.

(2) Voici la formule de Murchison : ♃ liqueur sédative d'opium, 3^{gr},80 ; teinture de digitale de la pharmacopée anglaise (*), 3^{gr},80 ; sirop d'éther nitrique, 7^{gr},60 ; eau de camphre, 170^{gr},10. Mêlez ; prendre immédiatement deux cuillerées à soupe et ensuite une toutes les deux heures, jusqu'à ce que le malade dorme.

(*) Alcool absolu 568 grammes. — Poudre de digitale, 71 grammes. D'après Christison, deux gouttes de la liqueur sédative équivalent à trois gouttes de laudanum.

encéphalique, on redoute l'opium, on supprimera l'eau de menthe, et le sirop narcotique sera remplacé par du sirop de menthe qui masque la saveur du bromure.

Beaucoup de médecins préconisent le chloral; je l'ai quelquefois employé dans le premier septénaire; mais à une période plus avancée, et quand le cœur ne paraît pas être dans des conditions de structure ou d'activité normales, il faut se défier de son action dépressive sur cet organe, qu'il partage avec le chloroforme auquel il donne, paraît-il, naissance sous l'influence des alcalis qu'il rencontre dans le sang.

Graves, et à son exemple Murchison, ont préconisé la belladone et la jusquiame comme sédatifs et hypnotiques dans le typhus; je les crois absolument contre-indiqués dans la fièvre dothiénentérique.

Murchison a conseillé le hachish comme succédané de l'opium quand celui-ci est contre-indiqué; il donne 5 centigrammes d'extrait de *cannabis indica* ou vingt gouttes de teinture, qu'il répète si c'est nécessaire; mais il ne montre pas une grande confiance dans ce médicament que je n'ai jamais employé dans la dothiénentérie.

§ 13. *Traitement de la forme adynamique.* — *Médication tonique.* — L'adynamie et la stupeur à des degrés modérés sont des éléments habituels de la dothiénentérie, comme l'atteste d'ailleurs le nom de maladie typhoïde ou de typhus abdominal que lui donnent le plus grand nombre des médecins. Mais quand l'hyposthénie est très prononcée, quand l'engourdissement des facultés psychiques est assez profond pour qu'on ait peine à en faire sortir le malade, il faut prendre garde qu'il n'arrive à un état comateux qui constituerait alors un danger imminent et trop souvent fatal. Aussi, dès que le malade paraît être sur la pente qui peut conduire au coma, dès que l'état adynamique s'accentue et devient la note dominante de la maladie, il faut aborder la médication tonique et en proportionner l'énergie au degré de la dépression nerveuse et à la tolérance des organes digestifs. L'alcool, le quinquina, sont les principaux éléments de cette médication. On fera intervenir, en même temps, les autres agents internes ou externes qui peuvent leur servir d'auxiliaires pour soutenir et réveiller l'action nerveuse et les forces générales de l'organisme.

1° *Boissons alcooliques.* — On joindra aux boissons acidules du vin ou de l'alcool. Dans nos hôpitaux, où le rhum qu'on nous donnait au lieu d'eau-de-vie était souvent d'une détestable qualité, je faisais ajouter à la limonade de la teinture de cannelle ou de la teinture de semences d'angélique, 15 à 30, 40 grammes par litre. Quand les acides étaient mal supportés, je leur substituais le décocté de ces mêmes semences avec de la teinture de cannelle, ou simplement de l'eau vineuse; on donne en même temps du vin de Malaga ou de Bagnols à la dose de 125 grammes à 250 grammes, ou même davantage par petites doses souvent répétées ; le cognac ou le rhum, quand ils sont naturels, constituent d'excellents toniques. En général, les stimulants doivent être donnés à doses factionnées en surveillant leurs effets, et ils seront rapidement augmentés si l'adynamie devient plus prononcée : on les voit parfois, dans des cas de dépression profonde, opérer une sorte de résurrection.

L'*usage des stimulants alcooliques* (1) dans les fièvres continues, recommandé par les médecins du dernier siècle, avait été à peu près abandonné sous le régime de la médecine dite physiologique. Cependant, même en France, un certain nombre de médecins, et entre autres Chomel, en faisaient un heureux emploi dans les formes adynamiques de ces fièvres et dans les affections aiguës fébriles chez les malades adonnés à leur usage habituel.

Graves, Stokes, Todd, les ont remis en honneur, et dans ces dernières années, dit Murchison, on a été porté à en exagérer les doses ; on a vu des médecins en faire prendre dans les vingt-quatre heures 360, 720 et même au delà de 1080 grammes. Les uns l'ont prescrit comme aliment, subissant des transformations chimiques qui entretiennent la nutrition ; d'autres contestent que ces transformations aient lieu, au moins pour la totalité de l'alcool ingéré, et le considèrent comme un médicament. Murchison, en se fondant sur une très longue et très vaste expérience, se rallie à cette dernière opinion : pour lui l'alcool n'empêche pas l'émaciation et l'affaiblissement des muscles, il est très douteux qu'il arrête la désintégration des tissus azotés ; mais il lui semble à peu près hors de doute qu'il augmente l'énergie du cœur, qu'il stimule la circulation capillaire, et il peut, à ce titre, concourir à combattre le délire, qui dépend d'une insuffisance de la nutrition cérébrale.

Comme Stokes l'a dit depuis longtemps, l'état du cœur et l'état du

(1) La vogue dont a joui et jouit encore la médication stimulante étant surtout due à l'exemple et aux enseignements des médecins anglais, et particulièrement des médecins irlandais, il m'a paru utile de faire connaître les appréciations d'un des plus illustres et des plus judicieux ; et je donne ici l'extrait de l'article consacré par Murchison à l'emploi des alcooliques dans le typhus, article auquel il renvoie d'ailleurs en exposant le traitement de la fièvre typhoïde (Murchison, *l. c.* p. 287 et suivantes). Trad. franç., p. 277.

pouls sont les meilleurs guides pour apprécier l'indication de l'alcool ; il convient d'y recourir si la circulation est défaillante ; dans le cas contraire, il est inutile et peut être dangereux. A doses exagérées il devient un poison qui trouble la nutrition, diminue les sécrétions, empêche l'élimination de l'urée et de l'acide carbonique, et peut provoquer un état comateux qu'on ne saurait distinguer du coma dothiénentérique, ou, si cet état existe, il en augmente la gravité.

Les statistiques ont démontré que le traitement systématique par l'alcool ne donnait pas de résultats meilleurs que l'abstention de cette substance, et cette conclusion a été confirmée par l'expérience personnelle de Murchison.

Pendant quelque temps, il divisa en deux séries les malades qui entraient dans son service à l'hôpital des fiévreux : tous les deux jours, à ceux qui étaient admis dans ses salles, il prescrivait chaque jour 120 à 440 grammes d'alcool, et à ceux qui étaient reçus les jours intercalaires on ne donnait que du beeftea et du lait ; les résultats ont été presque identiques. Cependant il n'approuve pas qu'on s'en abstienne ; mais, s'il croit qu'il est dangereux de le donner comme aliment, il pense au contraire qu'il rend souvent service à titre de stimulant.

Il en a formulé ainsi les indications :

« 1° Il faut s'en abstenir généralement chez les malades âgés de moins de vingt ans ;

» 2° Au-dessus de quarante, il est souvent utile depuis le commencement de la seconde semaine et quelquefois avant cette époque ;

» 3° Les sujets adonnés aux boissons alcooliques les réclament plutôt et en plus grande quantité. Chomel avait depuis longtemps insisté sur cette indication ;

» 4° Les principales indications sont tirées des caractères de la circulation : quand le pouls est mou, dépressible et surtout ondulant, irrégulier ou intermittent, ou encore d'une lenteur anomale (de 40 à 60 pulsations), les stimulants sont beaucoup plus indiqués que quand il y a une simple accélération ; ils le sont encore quand l'impulsion du cœur est affaiblie ou diminuée, ou quand le premier bruit n'est pas perceptible. Ils sont contre-indiqués quand ils accélèrent le pouls ; s'ils le ralentissent, on est en droit d'en espérer une action favorable.

» Parmi les indications, il faut compter le froid des extrémités avec une chaleur intense du tronc, des sueurs profuses sans amendement, une langue sèche et brunâtre, et si, sous l'influence des alcooliques, elle s'humecte et se nettoie, on peut en conclure qu'ils sont utiles. Une

peau sèche et brûlante est une contre-indication ainsi qu'une céphalalgie intense à forme lancinante.

» Parmi les contre-indications il faut encore ranger les urines rares
contenant peu d'urée et une quantité considérable d'albumine.

» Il ne faut donner de l'alcool aux malades qui ont du délire que
quand, en même temps, le pouls est déprimé : si au lieu de les calmer
l'alcool les excite et les agite, il est nuisible. Généralement il est contre-
indiqué dans les délires aigus et bruyants, surtout si en même temps
la peau est très chaude et très sèche, si la face et les yeux sont injectés
et si le pouls est résistant ou n'est que peu déprimé.

» Plus, au contraire, l'état typhoïde ou adynamique est prononcé avec
stupeur, délire obscur, tremblements, soubresauts, évacuations involontaires, plus l'alcool est indiqué.

» Les complications, d'une manière générale, en augmentent la nécessité (p. 289).

» Les boissons alcooliques les plus usitées sont le porto, le xérès,
l'eau-de-vie, le gin, le whisky. Le vin de Bordeaux convient quand on
veut une stimulation moins énergique ; la bière est préférable dans la
convalescence.

» Les eaux-de-vie renferment ordinairement de 30 à 60 parties d'alcool pour 100, le xérès et le porto de 17 à 24, l'ale et le bon porter de
6 à 8. On donne habituellement ces substances délayées dans de l'eau
froide ou dans du lait ; mais quand il y a une grande prostration et
surtout quand une sueur froide couvre la peau, le meilleur stimulant
est l'eau-de-vie chaude ou le punch (1).

» Il faut administrer les alcooliques à doses fractionnées, souvent
répétées, parfois toutes les heures dans les cas urgents ; on augmente
les doses pendant la nuit et dans la matinée, époque où la dépression
est généralement à son maximum.

» On ne saurait fixer d'avance la quantité de ces substances qui doit
être administrée : très raremement on en doit donner plus de 240 grammes dans les vingt-quatre heures ; dans des cas très exceptionnels, 360.
Dès que les symptômes auxquels on opposait cette médication commencent à s'atténuer, il faut en diminuer et en éloigner les doses. »

(1) Murchison recommande encore dans ce cas le petit lait au vin. Dans une maladie de si longue durée et dans laquelle la répugnance des malades rend souvent difficile l'administration des médicaments et des aliments, il est bon d'avoir à sa disposition
des formules variées qui puissent se suppléer en s'accommodant à leur goût.

À ces préceptes, formulés par Murchison, j'ajouterai que les doses qu'il indique me paraîtraient exagérées en France dans le plus grand nombre des cas : il y a des conditions de race, d'habitudes sociales et de climat dont il faut tenir compte. 120 à 200 grammes d'eau-de-vie serait chez nous une dose énergique ; il convient souvent d'en donner moins, et de même que l'alcool est mieux supporté dans les climats froids, on pourra en user plus largement dans les saisons froides que dans les saisons chaudes (1).

2° *Quinquina*. — Ordinairement, je fais alterner avec les alcooliques une potion avec de l'extrait de quinquina, et le plus souvent de quinquina Calisaya, suspendu dans un soluté de gomme et édulcorée avec du sirop d'écorce d'oranges amères. Quand la stupeur est considérable, je suspends l'extrait de quinquina dans une infusion de café, en y ajoutant 30 à 40 grammes de sirop de gomme ou de mucilage de gomme arabique et quelques grammes de teinture d'écorces d'oranges amères pour l'aromatiser et masquer davantage la saveur du quinquina. Je commence, dans les cas de moyenne intensité, par 2 à 4 grammes d'extrait de quinquina, mais j'en élève la dose à 8 et 12 grammes quand l'adynamie est très prononcée, ou quand elle tend à revêtir ce caractère, qu'on a désigné sous le nom de forme putride.

L'adynamie, avons-nous dit, est un des éléments habituels de la maladie ; et elle ne présente pas d'indication spéciale quand elle est peu acccentuée : elle paraît due à l'action du poison dothiénentérique, véhiculé par le sang, sur les centres nerveux ; à cette cause première, inhérente à la maladie, peut s'ajouter l'accumulation dans le sang des déchets organiques que les émonctoires, très souvent lésés eux-mêmes,

(1) On voit que dans les alcooliques Murchison cherche surtout l'action tonique, ce que je crois être la véritable interprétation de leur action. Cette manière de voir est en contradiction avec celle de plusieurs médecins qui font de l'alcool presque un antiphlogistique ou, au moins, un antithermique. Cependant les expérimentateurs ne sont pas d'accord sur ce résultat, affirmé par Duménil, Demarquay, Perrin, Nasse ; nié par Mainzer et par Rabou. Il est probable que cette divergence s'explique par la différence des doses employées ; et que, s'il est donné en quantité considérable, qui confine ou arrive à la dose toxique, la température peut s'abaisser, puisqu'elle s'abaisse dans l'ivresse. Loin de considérer comme un bénéfice la diminution des combustions, accusée par celle de l'acide carbonique et de l'urée, Murchison y voit un signe fâcheux et l'indice d'une dose excessive. Cette assertion, contraire à celle de M. Sée, me paraît avoir besoin d'être contrôlée par de nouvelles recherches.

Enfin, pour beaucoup de médecins, l'alcool, s'il ne contribue pas directement à la nutrition, est un médicament d'épargne qui prévient ou diminue l'usure des tissus.

ne suffisent pas à éliminer, et qui ajoutent leur action toxique à celle du germe infectieux. L'intervention de ce coefficient causal devient plus probable quand le rein trahit par une excrétion abondante d'albumine ou par des exsudations sanguines la congestion ou même la dégénérescence dont il est devenu le siège. Il faudra recourir alors au régime et aux moyens que nous indiquerons plus loin en exposant le traitement des complications rénales dans la dothiénentérie.

Nous avons examiné, au point de vue du traitement, deux formes d'adynamie : 1° celle qui résulte de l'action directe du poison spécifique ou *adynamie dothiénentérique*; 2° celle qui, greffée sur la première, résulte d'une sorte d'intoxication produite par la rétention des déchets et peut-être aussi par l'absorption des matières septiques, formées aux dépens des tissus par le processus dothiénentérique; on pourrait l'appeler *adynamie septicémique*. On peut trouver à ce mode adynamique une troisième condition pathogénétique dans l'épuisement de l'organisme par les pertes qu'il a subies. Dans celle-ci comme dans la première, on peut, sans être arrêté par les réserves que commandent les complications rénales, déployer toutes les ressources de la médication tonique indiquées plus haut.

Aux bouillons, aux gelées de viande, aux laits de poule additionnés de cognac, de kirsch ou de rhum, on ajoutera des jus de viande, des potages, de l'arrow-root au vin de Madère (1).

Quelle que soit la forme de l'adynamie, quand elle est portée à un haut degré, aux médicaments introduits par la bouche, on joindra des demi-lavements toniques avec un décocté de quinquina, du camphre, 50 centigrammes, et du mucilage de gomme, des fomentations de vin aromatique sur le ventre, des frictions sur les membres avec de l'alcool camphré ou du vinaigre aromatique; on promènera des cataplasmes sinapisés sur les extrémités.

3° J'ai quelquefois fait prendre des *bains tièdes* avec une forte infusion d'espèces *aromatiques* et un ou deux litres de vin ; et, pour éviter au malade toute fatigue et toute secousse qui pourrait être dangereuse, pendant ces bains, on le couchera dans la baignoire sur un drap dont deux personnes tiendront les extrémités.

4° Si, en même temps que la stupeur s'accentue de plus en plus, la

(1) Préparation d'un goût agréable, fort usitée dans la Grande-Bretagne : on délaye une cuillerée d'arrow-root dans un peu d'eau froide et on le fait chauffer, comme on fait pour convertir l'amidon en empois. On obtient ainsi une sorte de gelée plus ou moins fluide, suivant la quantité d'eau employée, et on y ajoute du vin de Madère.

peau est sèche et la température est très élevée, quand la maladie n'a pas dépassé le second septénaire, si le cœur est sain et si le pouls ne se déprime pas trop quand on fait mettre le malade sur son séant, si, en même temps il n'existe pas de congestion intense et étendue des poumons, on pourra tenter les *affusions froides* ou les bains froids, en surveillant attentivement et en ménageant avec prudence l'administration de ces moyens.

5° Lorsque la stupeur augmente et menace de se transformer en coma, on se trouve quelquefois bien d'appliquer, comme dans la forme ataxique, une calotte de *vésicatoire* sur la tête rasée. Au lieu d'emplâtre épispatique, Murchison conseille d'appliquer avec un pinceau du vinaigre cantharidé (1), ou bien encore un morceau de *lint* (2) imbibé d'une forte solution d'ammoniaque et recouvert d'un taffetas gommé; on obtient ainsi une vésication prompte et qui n'expose pas aux accidents que la cantharide peut provoquer.

6° On a préconisé comme stimulant dans les formes adynamiques l'*acétate d'ammoniaque;* mais j'ai toujours regardé comme peu rationnel l'emploi des préparations ammoniacales dans une maladie où l'organisme renferme un excès d'alcali, et où le sang diffluent est surchargé de déchets protéiques.

7° J'aurais encore plus de répugnance pour l'emploi du *phosphore* recommandé par Huss dans les cas de stupeur avec un pouls faible et modérément fréquent et une température qui ne dépasse pas 38° 4; il en prescrit 1/2 centigramme dissous dans de l'huile d'amandes, toutes les deux ou trois heures. Je redouterais un médicament qui peut produire si facilement et si rapidement cette dégénérescence graisseuse qui est un des effets redoutés du processus dothiénentérique.

8° Le Dr Barailler a préconisé dans la stupeur l'*huile essentielle de valériane,* dont il donne une goutte, toutes les demi-heures, délayée

---

(1) Le vinaigre épispastique se prépare de la manière suivante : dans 390 grammes d'acide acétique auquel on ajoute 60 grammes d'acide acétique glacial ou concentré (contenant au moins 80 pour 100 d'acide acétique anhydre) on fait digérer 60 grammes de poudre de cantharides pendant deux heures, à une température de 93 degrés centigrades; on verse le mélange refroidi dans un percolateur; quand il a passé, on verse sur le résidu 150 grammes d'acide acétique, on passe et on filtre.

(2) Le lint est un tissu plucheux qui remplace la charpie, plus doux, plus égal, plus propre, car il peut se laver; on le coupe comme une étoffe et il est d'un emploi plus commode que la charpie. On le trouve dans les pharmacies anglaises et dans toutes nos grandes pharmacies. Il est regrettable qu'on ne le fabrique pas en France.

dans un peu d'eau ou de sirop ; il affirme en avoir obtenu des effets merveilleux que l'expérience de Murchison n'a pas confirmés (1).

9° Les *injections sous-cutanées d'éther-sulfurique* peuvent être employées avec avantage dans l'adynamie profonde ou dans le collapsus qui survient parfois dans le cours de la fièvre dothiénentérique ; on injecte chaque fois la moitié ou la totalité de la contenance d'une seringue de Pravaz. Il faut avoir soin d'enfoncer l'aiguille à une certaine profondeur dans le tissu conjonctif pour éviter l'inflammation et les abcès qui peuvent succéder à ces injections quand elles sont faites immédiatement sous la face profonde du derme. Il faut éviter aussi de les pratiquer sur l'avant-bras, où elles ont été quelquefois suivies de phénomènes parésiques.

10° M. le Dr Huchard a employé avec succès, dans les formes rénales, et aussi pour combattre l'état adynamique avec tendance comateuse, des *injections sous-cutanées de caféine* (2). On ne doit pas s'en étonner puisque, comme nous l'avons vu, la caféine a le double effet de relever l'action nerveuse et de provoquer l'élimination des matières protéiques. En outre, M. Huchard a constaté, dans certains cas, que la température s'abaissait légèrement (de 5 dixièmes de degré à 1 degré) sous l'influence des injections caféiques.

Quand les toniques sont administrés d'une manière opportune et énergique, ils peuvent produire une amélioration rapide et on peut voir, sous l'influence de ces moyens, que l'école de Broussais considérait comme incendiaires, la langue s'humecter, les fonctions digestives s'améliorer, en même temps que les facultés intellectuelles sortent de la torpeur où elles étaient plongées.

Cependant il ne faut pas en abuser ni en trop prolonger, sans nécessité, l'usage. Plus d'une fois j'ai vu, dans ces conditions, la langue se sécher de nouveau et prendre une coloration rouge cramoisie, l'estomac endolori repousser les aliments qu'il avait commencé à accepter et même à désirer, et des nausées, quelquefois des vomissements témoi-

---

(1) Murchison, *l. c.*, p. 300.

(2) Voici deux formules proposées par M. Tanret (*Soc. de thérap.*, 1882) pour les injections de caféine :

1° Caféine, 3 grammes ; benzoate de soude, 3^gr,60 ; eau distillée, environ 5^gr,40 ou q. s., pour faire 10 centimètres cubes.

Chaque centimètre cube contient 0,30 de caféine.

2° Caféine, 4 grammes ; salycilate de soude, 3^gr,10 ; eau distillée, 5 grammes.

Chaque centimètre cube contient 0,40 de caféine et 0,31 de salicylate de soude.

Ces deux solutions doivent être faites au bain-marie.

gner de l'irritation qu'il a subie, en même temps que le pouls et
la température s'élèvent un peu. C'est la *gastrite quinique*; je l'ai
observée trois ou quatre fois, et je l'ai toujours vu céder en deux
ou trois jours à la suspension de tout médicament et à la diète
lactée.

Il faut, dans les formes adynamiques plus que dans toutes autres,
exercer une vigilante surveillance sur les fonctions de la vessie. Il n'est
pas rare que les malades, tout en laissant échapper les urines dans leur
lit, ne les rendent que par regorgement; et on sent dans l'hypogastre la
tumeur vésicale s'élevant au-dessus du pubis. Il faut se hâter alors
d'évacuer la vessie à l'aide du catéthérisme, et de répéter cette opération
au moins deux fois par jour, avec une sonde qu'on aura lavée dans un
liquide antiseptique. La distension de la vessie peut provoquer des
convulsions ou une cystite; et celle-ci persiste quelquefois pendant
longtemps, après la convalescence.

L'état adynamique, quand il se prolonge, conduit fréquemment à la
production de gangrènes locales et quelquefois à cette diffluence du
sang qui, coïncidant avec une altération des parois artérielles, favorise
les hémorrhagies et les extravasations sanguines. La médication tonique
est encore dans ce cas indiquée au premier chef. On a recommandé d'y
ajouter les acides minéraux, le tannin et certains médicaments réputés
alexipharmaques comme la *serpentaire de Virginie (Aristolochia ser-
pentaria)* qui sont aujourd'hui tombés en désuétude.

11° L'utilité des *acides minéraux* a été attestée par le plus grand
nombre des cliniciens des siècles précédents, en tête desquels il faut
placer Forestus, Sydenham, Boerhave, Van Swieten, etc. Murchison,
sans constater les merveilleux effets qu'on leur avait attribués, dit les
avoir prescrits dans plusieurs milliers de cas, et en avoir retiré quelques avantages, au premier rang desquels il met leur heureuse influence sur la digestion. Cette action favorable doit être surtout attribuée à l'*acide chlorhydrique* qu'on préfère généralement en Angleterre, et qui rend, comme on le sait, dans ce cas à la pepsine gastrique
une partie de l'activité que la maladie lui avait enlevée. On voit alors,
dit Murchison, la langue s'humecter et l'état général s'améliorer. Il
n'est pas éloigné de penser que les acides peuvent, dans une certaine
mesure, modifier l'alcalescence du sang (1).

Murchison prescrit toutes les trois heures 1^{gr},90 d'acide chlorhydrique

______

(1) Murchison, *l. c.*, p. 273.

dilué (1), avec égale quantité de sirop et de teinture d'oranges qu'on délaye dans de l'eau. Quand l'état typhoïde est très accusé, il préfère l'*acide sulfurique* qui est le plus employé en Allemagne : il y ajoute parfois de l'éther et de la quinine.

Les Allemands emploient beaucoup l'élixir acide de Haller qui est un mélange à parties égales, en poids, d'alcool rectifié et d'acide sulfurique (2).

Guidé par des vues théoriques, Huss a préconisé l'*acide phosphorique* dilué (3), à la dose de vingt-cinq à quarante gouttes toutes les deux heures ; mais il préfère l'acide sulfurique dans le cas de sueurs excessives.

C'est encore à ce dernier acide qu'il conseille d'avoir recours, si on voit apparaître des pétéchies et des ecchymoses, qui indiquent souvent une tendance de la maladie à revêtir la forme dite putride. Dans ce cas il convient d'associer aux doses élevées d'extrait de quinquina que nous avons indiquées plus haut, les acides minéraux en potion, et les acides végétaux, en particulier le suc de citron, dilué dans de l'eau comme boisson habituelle. On peut l'édulcorer avec du sirop d'écorces d'oranges et y ajouter de la teinture de cannelle ou de semences d'angélique.

12° Le D^r Al. Stewart dit s'être bien trouvé, dans le typhus, de la teinture de *Perchlorure de fer* donnée à la dose de 1^{gr},80 toutes les trois heures.

13° L'*acide tannique* peut convenir dans les formes putrides hémorrhagiques.

14° Les inhalations d'oxygène mêlé à de l'air, et l'eau oxygénée expérimentées par Murchison, ne lui ont semblé produire aucun effet favorable (4). Je serais porté cependant à ne pas abandonner l'oxygène diffusé dans l'air que respire le malade, surtout quand il y a de l'albuminurie et des phénomènes qu'on peut soupçonner urémiques.

15° Le Dr Duboué (de Pau), a préconisé l'*ergot de seigle* comme très efficace, non seulement dans les fièvres où se manifeste une tendance

---

(1) L'acide chlorhydrique *dilué* est préparé avec le mélange de deux parties d'acide chlorhydrique et de cent parties d'eau. 11 grammes 40 d'acide dilué (6 drachmes anglais) représentent 2^{gr},30 d'acide ; donc chaque dose en renferme 38 centigrammes.

(2) Il est plus fort que l'eau de Rabel.

(3) L'acide phosphorique dilué contient un dixième d'acide phosphorique anhydre.

(4) Murchison, p. 273, 274, pour tout ce qui a trait aux acides minéraux, plus employés en Angleterre qu'ils ne le sont chez nous.

hémorrhagique, mais dans toutes les formes graves de la dothiénentérie ; et il affirme avoir eu beaucoup à se louer de cette médication, pourvu qu'on fît usage d'un ergot fraîchement moulu et irréprochable.

Pour que cet ergot remplisse les conditions qui en assurent l'efficacité, la surface doit en être lisse, d'un brun luisant ; elle ne doit pas être couverte d'une poussière jaunâtre, ni piquée de trous ; elle doit être exempte de macules grisâtres, indiquant que le fungus parasitaire est lui-même attaqué par d'autres parasites qui en peuvent altérer les propriétés. La cassure doit en être nette et présenter des surfaces de section bien planes, l'intérieur ne doit pas être creusé de vacuoles. Pulvérisé et mis à l'abri de l'humidité, il peut se conserver pendant plus de deux ou trois semaines (Duboué, *Des effets comparés de divers traitements*, etc., p. 56 et 57). On donne l'ergot à la dose de 1^{gr},50 à 3 grammes par jour, et chez les enfants de 40 centigrammes à 1 gramme. Je l'ai essayé chez quelques malades ; mais, peut-être faut-il l'imputer à la mauvaise qualité du médicament, je n'en ai obtenu aucun effet appréciable.

Le Dr Lardier, qui lui accorde une certaine confiance, reconnaît qu'employé deux jours de suite chez un dothiénentérique, à deux reprises différentes, chaque fois son emploi fut suivi d'un état asphyxique des extrémités avec interruption des battements artériels. En revanche le rectum recouvra sa contractilité, et après la suspension de l'ergot, le pouls fut très notablement ralenti ; après un second essai qui eut le même résultat, le traitement fut de nouveau interrompu, mais le malade fut pris d'accidents que notre honoré confrère regarde comme septicémiques, et il succomba trois jours après.

Plusieurs médecins des hôpitaux, et entre autres MM. Hérard, Siredey et Huchard, ont expérimenté cette médication, et elle leur a paru utile dans les congestions hypostatiques qui compliquent si souvent les formes adynamiques graves de la dothiénentérie. Je crois qu'elle peut être tentée dans ce cas, comme dans les hémorrhagies intestinales qui résistent à l'emploi du tannin, ou encore dans les paralysies de la vessie ou du rectum qui se prolongeraient pendant la convalescence. Mais les accidents observés par le Dr Lardier prouvent qu'il faut être prudent dans l'emploi qu'on en fait, qu'on doit fractionner, comme le conseille d'ailleurs M. Duboué, en quatre, six ou huit prises, la dose prescrite pour les vingt-quatre heures et en surveiller attentivement les effets (1).

____

(1) M. Duboué croit que la plupart des accidents dothiénentériques sont dus à l'atonie des vaisseaux et du cœur, qui résulte elle-même de l'altération que subissent les fibres

682   TRAITEMENT.

§ 14. *Traitement des localisations respiratoires.* — La congestion de la muqueuse respiratoire qui, comme nous l'avons vu, constitue un des symptômes les plus constants de la dothiénentérie, n'exige, quand elle est modérée, aucun traitement particulier, mais elle réclame une vigilance attentive, car cette affection, toute superficielle et légère qu'elle soit, peut devenir le point de départ des lésions les plus étendues et les plus graves:

1° Lors donc que les râles sibilants se multiplient, surtout quand quelques râles bulleux viennent s'y ajouter et que la respiration s'accélère, il faut se hâter de combattre par les *dérivatifs* appliqués sur la peau cette disposition congestive qui tend à se localiser dans les organes respiratoires. Cette médication est d'autant plus indiquée que, comme je l'ai dit plus haut, au début ces congestions sont souvent superficielles et cèdent ou se déplacent facilement sous l'influence d'une contre-irritation. Dans ce cas on prescrira avec avantage les cataplasmes sinapisés, les emplâtres irritants, les ventouses sèches, les embrocations avec de l'huile de térébenthine (1). Les ventouses sèches,

muscuaires. On le voit, c'est une reproduction de la théorie du *strietum vel laxum* qui, depuis Thémison, a servi de fondement à un si grand nombre de systèmes, et dont la doctrine de Broussais a été une des plus retentissantes manifestations. Si, présentée d'une manière systématique et exclusive, cette théorie ne supporte pas un examen sérieux, l'opiniâtreté avec laquelle elle reparaît à travers les époques successives de notre histoire médicale, après avoir subi des condamnations qui semblaient sans appel, peut nous porter à penser qu'elle repose sur quelque vérité partielle dont la généralisation a fait une erreur. Ainsi, on ne peut pas assurément mettre en doute que l'asthénie du centre circulatoire et des vaisseaux ne doive favoriser, causer même, des congestions hypostatiques ; mais faire pivoter autour de ce trouble cardio-vasculaire la plupart des symptômes et des lésions de la maladie est une hypothèse inadmissible. Les caractères et l'évolution des phénomènes morbides nous conduisent bien plutôt à penser que, dans l'imprégnation de tout l'organisme par l'agent infectieux, s'il y a un *primum-movens*, ou au moins un élément morbide qui domine les autres, c'est l'élément nerveux. D'ailleurs, si l'affaiblissement du cœur et des vaisseaux aussi bien que les troubles trophiques qui s'y manifestent, n'avaient pas pour origine une lésion d'innervation ; si, comme le pense M. Duboué, ils dépendaient de l'altération du tissu musculaire, tous les agents excito-moteurs seraient impuissants pour faire contracter les fibres dégénérées. Tous les systèmes, toutes les théories, quelque ingénieuses qu'elles soient, qui veulent ramener à un seul élément les problèmes si complexes de la vie, aboutissent fatalement à l'erreur ; ils faussent la portée et la signification des faits réels sur lesquels ils s'appuient. Sans donc rejeter complètement le traitement proposé avec une conviction si honnête par notre honoré et savant confrère de Pau, je crois qu'il en faut restreindre beaucoup les indications et l'emploi.

(1) Pour faire ces embrocations, on peut se servir de molleton de laine ou de spongiopiline qu'on arrose d'essence de térébenthine et qu'on recouvre de taffetas gommé.

multipliées et répétées donnent souvent d'excellents résultats. Béhier les a surtout préconisées et elles ont passé dans la pratique générale.

Quand la congestion est très intense, très menaçante et que le pouls conserve une certaine résistance, les ventouses scarifiées peuvent être employées avec réserve et se montrer efficaces. Murchison, Griesinger, les conseillent dans ces circonstances ; et je les ai plusieurs fois prescrites avec succès.

J'ai employé très souvent les vésicatoires dans les congestions plus intenses et plus opiniâtres, alors que les dérivatifs plus doux avaient échoué et que les ventouses scarifiées me paraissaient inopportunes, c'est-à-dire dans la grande majorité des cas. Je n'ai pas eu généralement à leur repprocher les inconvénients et les accidents que Murchison paraît redouter. Bien entendu je m'abstiendrais d'y avoir recours quand l'adynamie est très profonde avec tendance à la gangrène.

Je recommande que l'emplâtre épispastique soit recouvert d'une feuille de papier de soie huilée ; chez les adultes je ne le laisse que six à dix heures en place et je le fais remplacer par un cataplasme de farine de lin, en couvrant d'une couche de beurre la mousseline qui l'enveloppe.

Autant que possible je les fais placer dans la région sous-axillaire, en évitant de les appliquer sur les parties qui supportent le poids du corps ; si je suis forcé de les mettre sur le dos, je fais recouvrir le pansement d'une couche très épaisse d'ouate pour diminuer l'effet de la pression, et je fais habituellement maintenir, autant que possible, le malade sur le côté opposé, en le calant avec des coussins. Cette position est encore plus indiquée et plus efficace dans les congestions hypostatiques, où il n'est pas rare de voir les manifestations congestives se déplacer avec les malades.

En même temps, quand ces complications pulmonaires se manifestent et surtout quand elles paraissent être sous la dépendance d'un affaiblissement de l'action vaso-motrice, on insistera sur les toniques et sur les stimulants.

2° *Expectorants.* — Je ne conseille jamais le kermès et les antimoniaux, non seulement à cause de leur action générale hyposthénisante, mais encore à cause de l'irritation locale qu'ils peuvent provoquer sur les muqueuses pharyngo-buccales et digestives : cette irritation est d'autant plus à craindre pour les premières, que la viscosité de l'enduit qui les revêt peut retenir la préparation stibiée et en prolonger le contact avec le tégument interne.

Si l'expectoration est difficile, la teinture ou la décoction de polygala peuvent être prescrites avec avantage ; quelques médecins y ajoutent du carbonate d'ammoniaque (1) ; l'acide benzoïque a été encore recommandé dans cette circonstance avec ou sans addition de camphre.

Stokes dit s'être très bien trouvé de l'essence de térébenthine, à la dose de vingt à trente gouttes, trois fois par jour avec une petite quantité de camphre. Huss, qui a adopté cette médication, l'exalte avec enthousiasme. On peut administrer cette essence à la dose de dix à quinze gouttes, toutes les trois heures, emulsionnée dans un jaune d'œuf ou dans du lait d'amandes.

Sans en être aussi admirateurs que Stokes et surtout que Huss, Murchison reconnaît que ce médicament rend souvent de très grands services (2).

La créosote a été conseillée dans les mêmes circonstances, mais a paru moins avantageuse (Murchison, p. 302).

3° *Vomitifs*. — Quand le catarrhe bronchique amène l'obstruction des bronches et met la vie en danger, quand par son étendue et par sa marche rapidement envahissante il peut faire craindre l'asphyxie et prend la forme de catarrhe suffocant, il faut recourir aux vomitifs, malgré les périls auxquels ils peuvent exposer. La crainte d'une perforation ou d'une syncope, qui ne sont que des éventualités rarement réalisées, doit disparaître devant la certitude d'une terminaison funeste, si on ne rend pas aux bronches obstruées leur perméabilité. L'ipéca, à la dose de 1 à 2 grammes, est préférable aux autres vomitifs ; mais pour atténuer, autant que possible, les chances d'un collapsus, il faut quelque temps avant de l'administrer faire prendre au malade du vin d'Espagne ou de l'alcool, administrer la poudre d'ipéca à doses rapprochées pour

---

(1) Murchison recommande les deux formules suivantes :.

℞ carbonate d'ammoniaque, 30 centigrammes ; vin d'ipécacuanha, 35 centigrammes ; sirop de tolu, 4 grammes ; eau, 45 grammes.

A prendre en une dose toutes les quatre heures.

Ou bien : carbonate d'ammoniaque, 30 centigrammes ; sirop d'éther nitrique, $1^{gr},20$; teinture de scille, 60 centigrammes ; mucilage, 4 grammes ; infusion de polygala, 60 centigrammes.

Mêmes doses aux mêmes intervalles (*l. c.*, p. 302).

(2) Murchison (p. 302) proposait la formule suivante : ℞ huile de térébenthine, 60 centigrammes ; esprit de chloroforme, $1^{gr},20$; esprit d'éther, $1^{gr},20$; esprit de genièvre, $1^{gr},90$.

ne pas prolonger l'état nauséeux qui peut conduire à la syncope. Immédiatement après les vomissements, appliquer sur la région épigastrique ou entre les épaules des cataplasmes sinapisés, et faire boire au malade du grog ou du punch chauds, nécessaires non seulement pour le relever de la dépression générale produite par le vomitif, mais pour soutenir l'énergie des muscles respirateurs. On pourra répéter le vomitif, si le retour de l'obstruction bronchique le commande et si les forces le permettent; et pour combattre plus efficacement le raptus congestif on appliquera de larges vésicatoires sur les régions præsternales et inter-scapulaires; le quinquina et même la quinine seront combinés avec les spiritueux pour réveiller l'action vaso-motrice. Peut-être on pourrait, dans ces cas encore, essayer les injections sous-cutanées de caféine dont nous avons indiqué plus haut la formule (p. 678).

4° *Position.* — Dans les congestions hypostatiques, il est important de faire souvent varier le côté sur lequel repose le malade et de tenir celui-ci le plus longtemps possible sur le côté opposé à l'hypostase, si celle-ci se limite à un côté ou y prédomine.

5° Des *fumigations* de vapeurs émollientes autour du lit du malade seront souvent utiles pour rendre plus fluides les sécrétions bronchiques et en favoriser l'expectoration.

Dans la gangrène du poumon, Skoda a conseillé les *inhalations de térébenthine* répétées six à huit fois par jour; pour les pratiquer, on mêle dans un inhalateur, avec une infusion émolliente, une cuillerée d'essence de térébenthine (1).

Griesinger dit s'en être servi avec un plein succès dans six ou huit cas, et il regarde cette médication comme une des plus belles découvertes de Skoda (*L. c.*, p. 440).

6° *Persistance de la toux dans la convalescence.* — Quand la toux persiste dans la convalescence, si elle se montre quinteuse, opiniâtre, il faut examiner les ganglions bronchiques que j'ai trouvés quelquefois engorgés dans cette circonstance; les applications de teinture d'iode, l'eau de la Bourboule à l'intérieur coupée avec du lait, les pilules de goudron, de benjoin et d'opium me paraissent indiquées. Un changement d'air, quand la saison le permet, est souvent un remède héroïque. Griesinger conseille le lait coupé avec l'eau de seltz et l'huile de foie de morue si l'on craint des complications tuberculeuses.

______

(1) Les inhalateurs qu'on trouve dans les pharmacies anglaises me paraissent les plus commodes.

7° *Dans les laryngites*, on fera autour du cou des applications révulsives de teinture d'iode et de cataplasmes sinapisés; on donnera au malade des boissons mucilagineuses chaudes; on le maintiendra dans une atmosphère tiède; si sa voix s'altère de plus en plus, s'il éprouve des accès de dyspnée, on cherchera à explorer l'état des cordes vocales soit avec le doigt, soit, si cela est possible, avec le laryngoscope; et quand on soupçonne ou quand on constate une tuméfaction des cordes vocales, on pourra y porter, avec une petite éponge fixée au bout d'une baleine, une solution d'azotate d'argent au dixième, ou plus étendue si on le croit préférable. Ces applications astringentes sur le larynx doivent être faites avec une grande prudence, parce qu'habituellement elles provoquent des spasmes qui peuvent aller jusqu'à des menaces d'asphyxie et qui pourraient devenir dangereuses chez les sujets très affaiblis.

Il faut surveiller avec un soin vigilant les malades qui présentent des troubles graves des fonctions du larynx, soit qu'elles dépendent d'une lésion inflammatoire ou nécrosique, d'une paralysie des muscles de l'organe, ou d'une lésion extérieure, comme une thyroïdite par exemple, ou un abcès sous-sternal. Dans le premier cas il faut, dès que la dyspnée devient menaçante, pratiquer la trachéotomie; je l'ai vu réussir chez un de mes malades dont j'ai publié l'observation dans une autre partie de ce travail. Si le malade succombe à l'opération, la mort peut survenir immédiatement pendant celle-ci, ou quelques jours plus tard sous l'influence de complications pneumoniques.

Lorsque la compression de la trachée par une collection purulente est la cause de l'apnée, il faudra se hâter de donner issue au pus.

TRAITEMENT DES LÉSIONS DE L'APPAREIL CIRCULATOIRE

§ 15. *Péricardite.* — Quand la péricardite ne se révèle que par un double frôlement, souvent accompagné d'une sensibilité exagérée à l'épigastre ou sur le trajet du nerf diaphragmatique, et, dans bien des cas, d'une élévation de la ligne thermique, on peut se contenter de faire des applications de teinture d'iode sur la région précordiale. Mais si une matité plus étendue, l'obscurité et l'éloignement des bruits du cœur, diminuant ordinairement sous la pression du stéthoscope, accusent la présence d'un épanchement dans le péricarde, alors il convient

(2) Griesinger, *l. c.*, p. 440.

d'appliquer un vésicatoire avec les précautions indiquées dans le paragraphe précédent; on reviendrait même à cette application, après un délai suffisant, si l'épanchement persistait. Dans le plus grand nombre des cas, sous l'influence de ce traitement, on voit disparaître graduellement, et quelquefois d'une manière assez rapide, les signes de la péricardite.

§ 16. *Traitement préventif et curatif de la syncope.* — Bien qu'elle constitue un accident assez rare, le danger d'une mort subite doit être présent à la pensée du médecin et éveiller sa surveillance attentive, surtout pendant la période de déclin et au début de la convalescence. Il interrogera l'état fonctionnel des organes circulatoires, et il redoublera de précautions si le pouls présente quelques intermittences. Il écartera du malade toute émotion, toute fatigue ; il lui interdira tout effort, tout mouvement brusque, tout écart de régime. Il cherchera à favoriser le sommeil ; et il insistera plus rigoureusement sur tous ces soins, si le malade a eu une première syncope, pour tâcher d'en prévenir le retour si souvent fatal. Dans un cas de syncopes répétées, le Dr Blanquinque (de Laon), s'est bien trouvé des injections de morphine recommandées par le Dr Huchard (1). Les toniques, les stimulants même seront ajoutés aux moyens hygiéniques indiqués plus haut. La déclivité de la tête pendant la syncope pourra favoriser le retour du sang vers les centres nerveux (2) et on maintiendra le malade dans la position horizontale pour en prévenir le retour.

§ 17. *Traitement de l'épistaxis.* — Le plus souvent l'épistaxis est

(1) Huchard, *Pathogénie de la mort subite dans la fièvre typhoïde.*

(2) Pourvu, toutefois, que ces moyens ne provoquent pas de nausées. Je n'oublierai jamais qu'appelé par le Dr Campbell auprès d'une jeune femme récemment accouchée, et qui avait eu une métrorrhagie abondante, pour décider de l'opportunité de la transfusion, je la trouvai exsangue, sans pouls, sans parole, quoique sa perte fût arrêtée. Au bout de quelques secondes le pouls se ranima quelque peu, la face rosit et la malade reprit possession d'elle même. Campbell en profita pour lui ordonner immédiatement une potion alcoolique ; elle l'avala ; et je ne fus pas peu étonné quelques secondes après de la voir de nouveau pâlir ; son pouls s'effaçait, et elle fit quelques efforts de vomissements. Je n'eus que le temps de lui demander, avant qu'elle perdît connaissance, si l'eau-de-vie provoquait chez elle des nausées? « Toujours, » me répondit-elle. Alors j'ordonnai qu'on remplaçât le grog par une infusion chaude de tilleul. Je savais qu'elle ne supportait ni le thé, ni le café. Je lui fis appliquer un sinapisme sur l'épigastre, et je dis à Campbell : « J'espère que le tilleul remplacera la transfusion. » Ma prévision se réalisa. La syncope, évidemment, chez cette jeune dame, avait été ramenée et entretenue par l'état nauséeux que provoquaient les alcooliques.

peu importante et ne réclame aucun traitement. Si elle est abondante, il faut l'arrêter. J'ai fait plusieurs fois priser avec succès une poudre composée de neuf parties de gomme arabique et d'une partie d'acide tannique.

Il faut en même temps, pour détourner le mouvement congestif de la tête et l'empêcher de se localiser dans d'autres organes, appliquer successivement des ligatures au-dessus de chaque genou et les remplacer par des cataplasmes sinapisés sur les mollets. Un peu de charpie ou de *lint* imbibé de perchlorure de fer et introduit dans la narine suffit souvent pour arrêter l'hémorrhagie. Si elle persistait on pourrait faire pénétrer dans les fosses nasales une solution étendue de ce sel, ou une décoction de ratanhia. Dans un cas où depuis plus de huit jours un malade rejetait par la bouche du sang noir et des coagulums sanguins, ayant constaté que l'hémorrhagie avait son origine dans la partie postérieure des fosses nasales, à l'aide d'un pinceau de fil fixé sur une tige métallique recourbée, je portai dans leur ouverture postérieure une solution de perchlorure de fer et l'hémorrhagie s'arrêta immédiatement. Si la perte de sang est abondante, outre ces moyens topiques, l'ergot, le tannin seront administrés à l'intérieur (voy. *Entérorrhagie*). Enfin si tous ces moyens échouaient, il faudrait pratiquer le tamponnement.

Dans tous les cas il faut surveiller les effets de l'hémostase sur les autres foyers congestifs qui existent dans l'organisme, et si la congestion paraissait y augmenter après la suspension de l'épistaxis on devrait provoquer une révulsion sur la périphérie cutanée.

LÉSIONS DE L'APPAREIL TÉGUMENTAIRE

§ 18. *Gangrène des téguments.* — Elle a été décrite par les auteurs allemands sous le nom de lésion de décubitus. La pression exercée sur les téguments par le poids du corps a, en effet, une part considérable dans la production de ces gangrènes ; il faut donc surveiller avec soin la peau des régions sur lesquelles le malade repose et en particulier les régions sacrées et coxales. Dès qu'elles paraissent un peu congestionnées, il faut les soustraire à une pression qui augmenterait la gêne de la circulation, soit par la position qu'on leur donne, soit en isolant la partie menacée et en la faisant reposer sur un coussin annulaire en caoutchouc qui contient de l'air ou de l'eau, soit mieux encore en faisant usage d'un lit d'eau qui, suivant une loi d'hydrostatique, fait perdre au corps un poids égal à celui du volume d'eau déplacée (Vallin.)

Quand on ne peut se procurer ces engins, on imitera les religieuses d'hôpital qui, dans ce cas, plient deux matelas qu'elles placent vis à vis l'un de l'autre, laissant entre eux un intervalle qui correspond au siége du malade; et en même temps on lavera plusieurs fois par jour la peau menacée avec une infusion tiède de camomille ou de sureau coupée avec du vin de quinquina ou du vin aromatique. Après l'avoir essuyée à l'aide d'un linge fin on la saupoudre de lycopode ou d'amidon. On peut y ajouter de la poudre de quinquina ou de tannin.

Si quelque éruption pustuleuse ou vésiculeuse apparaît sur une sur-face tégumentaire congestionnée, on remplacera ces topiques par des cataplasmes faits avec de la fécule et de l'infusion de camomille, ou avec des fleurs de camomille bouillies, dont je me suis souvent servi avec avantage, en recouvrant ces cataplasmes d'un taffetas gommé.

Si les téguments sont simplement rougis, au lieu des applications toniques et astringentes, dont nous avons parlé plus haut, on peut les recouvrir, une ou deux fois par jour, d'une couche de collodium riciné ou de blanc d'œuf battu avec partie égale d'alcool, auquel on pourra ajouter une petite proportion de teinture d'arnica, ou encore d'une solution de gutta-percha dans du chloroforme (1). Ces applications, dit Murchison, stimulent les capillaires de la peau et couvrent celle-ci d'une couche protectrice.

Quand la surface tégumentaire commence à s'excorier, après avoir employé les lotions indiquées plus haut, je me suis très bien trouvé dans un très grand nombre de cas de la pommade suivante qu'on étend sur un plumasseau de charpie ou mieux sur du *lint* :

℞ Cérat ou cold cream, 30 grammes.

Extrait de quinquina, 2 à 3 grammes.

Oxyde de zinc précipité, 1 gramme.

Extrait thébaïque, 15 centigrammes.

Si une eschare se forme malgré tous ces soins, ou parce qu'ils ont été négligés, il faut la couvrir de cataplasmes arrosés de vin de quinquina, auquel on ajoutera du laudanum, quand le malade éprouve de la dou-leur au niveau des parties mortifiées.

Murchison conseille, dans ce cas, un mélange de deux parties d'huile

______

(1) Murchison, *l. c.*, p. 304. — Il formule ainsi cette solution : ℞ feuille de gutta-percha, 4 grammes; chloroforme pur, 30 grammes.

de ricin et d'une partie de baume du Pérou qu'on étend sur du *lint*
saturé ou nom d'acide phénique ; on couvre ce pansement de cataplasmes de graine de lin et on le renouvelle trois ou quatre fois par
jour. On peut encore se contenter d'arroser ces cataplasmes avec quelques gouttes d'essence de térébenthine ou d'acide phénique (1) ; pour
corriger la fétidité des sécrétions qui accompagnent l'élimination de
l'eschare, on peut se servir d'une solution étendue de permanganate de
potasse ou d'acide phénique, ou chez les malades aisés d'acide thymique (2). Murchison conseille également la solution d'acide sulfureux
au sixième ou de chlorate de soude au trentième. « Une fois les eschares détachées, dit-il, il faut laver les plaies avec une lotion stimulante, et si la mortification en envahit les bords les cautériser avec de
l'acide azotique concentré et les recouvrir ensuite de cataplasmes. »

Je n'ai jamais eu recours à ce moyen, mais je me suis le plus souvent
servi, pour modifier les ulcérations gangreneuses, d'un mélange de
teinture d'iode et de laudanum. Cette application est parfois douloureuse, surtout quand la teinture d'iode n'est pas récemment préparée
et renferme de l'acide iodhydrique, mais j'en ai obtenu d'excellents
effets. J'ai vu bien des fois, après ces applications, qu'on répète tous
les jours ou tous les deux jours, les plaies se déterger et bourgeonner
pour marcher vers la cicatrisation.

Le Dr Vallin conseille, comme désinfectant et comme détersif, une
solution au deux centième d'hydrate de chloral (3).

Comme je l'ai dit ailleurs, l'iodoforme, conseillé et appliqué avec
succès dans des ulcérations atoniques rebelles par mon excellent ami
le Dr Féréol (4), m'a parfaitement réussi pour déterger et faire cicatriser
une ulcération gangreneuse de la vulve : on saupoudrait avec de l'iodoforme la plaie, qu'on recouvrait ensuite d'un tampon d'ouate ou de charpie. J'ai dit quelle surveillance attentive il fallait exercer dans ce cas sur le
travail de cicatrisation, pour prévenir l'atrésie ou l'oblitération du vagin.

Il ne faut pas oublier non plus qu'en étendant sur de trop larges surfaces et pendant un temps trop long l'iodoforme, on a produit quelquefois des accidents toxiques en Allemagne, où l'on avait généralisé
son emploi pour le pansement des plaies consécutives aux opérations.

(1) Murchison, *l. c.*, p. 305.
(2) J'emploie ordinairement la solution de 1 gramme de permanganate dans
500 grammes de décocté de pavots.
(3) *L. c.*, p. 446.
(4) *Bulletin de thérapeutique*, mai 1868.

Employé avec prudence, ce médicament me paraît pouvoir rendre de grands services.

En même temps qu'on a recours à ce moyen topique, on doit se rappeler que la gangrène est la manifestation d'une disposition générale de l'organisme, qui doit être surtout combattue par les toniques et par les stimulants.

§ 19. *Lésions de l'appareil urinaire.* — Dans les lésions rénales, qui souvent compliquent les formes graves de la dothiénentérie, les indications sont :

1° D'activer l'élimination des matières extractives et, avec elles, des germes infectieux qui peuvent se trouver dans les conduits de la glande uririnaire et y produire une stimulation anomale.

2° Il faut combattre la congestion dont ces organes sont le siège, et ne rien faire qui puisse l'augmenter, tout en excitant cependant leur action sécrétoire.

Pour remplir la première indication, les boissons aqueuses prises abondamment sont le diurétique le plus inoffensif et en même temps un des meilleurs.

Le lait, coupé avec une eau gazeuse indifférente, peut être prescrit au même titre et constitue une excellente boisson alimentaire. On le choisira comme véhicule des spiritueux, si l'état adynamique des malades rendait ceux-ci indispensables, mais on devra être réservé dans leur emploi.

Les bains tièdes favorisent également la sécrétion urinaire.

Dans les cas graves de ces formes rénales, M. le Dr Huchard s'est loué de la caféine, qui est un diurétique puissant, abaisse la température et relève l'énergie du cœur.

Murchison avait déjà, dans la stupeur, qui lui paraissait devoir être imputée, en grande partie du moins, à l'accumulation dans le sang des déchets nutritifs, conseillé de donner aux malades, toutes les trois ou quatre heures, une petite tasse d'une forte infusion de café, qui, selon Parkes, a l'avantage d'augmenter dans une grande proportion l'élimination de l'urée (1).

Murchison prescrivait, en outre, l'emploi des moyens qui peuvent

______

(1) Parkes a constaté que 7gr,80 d'extrait de café, administrés à un typhique dans les vingt-quatre heures, avaient augmenté de près d'un tiers la quantité d'urée excrétée dans cet espace de temps (Murchison, *l. c.*, p. 276). On pourrait, dans ce cas-là, remplacer le café par la caféine donnée à la dose de 50 centigrammes à 1 gramme par jour.

exercer sur le rein une action dérivative : les ventouses sèches, les cataplasmes sinapisés sur la région lombaire, qu'on remplace par des cataplasmes de farine de lin ou par des fomentations émollientes : « Cette médication est surtout indiquée, ajoute-t-il, quand la présence de l'albumine dans les urines atteste un état hyperhémique du rein, ou quand la secrétion de cet organe est suspendue ou considérablement diminuée (1). »

La dernière partie de cette citation répond à la seconde indication que j'ai signalée plus haut, et qui a pour objet de combattre la congestion rénale, révélée par la présence de l'albumine dans les urines ; les moyens que Murchison recommande sont ceux dont je me suis habituellement servi en y ajoutant parfois des applications de teinture d'iode ou de coton iodé.

TRAITEMENT DES COMPLICATIONS

§ 20. *Hémorrhagies intestinales.* — Parmi les complications qui peuvent avoir leur siège dans les organes digestifs, les plus importantes sont les entérorrhagies et la perforation de l'intestin.

Les hémorrhagies intestinales précoces, comme nous l'avons vu, sont généralement liées à une congestion de la muqueuse intestinale, et ce sont les moins graves. Il n'en est pas de même de celles qui surviennent à une période avancée, chez des sujets épuisés dont le sang a perdu sa plasticité ; elles sont souvent mortelles et peuvent, dans beaucoup de cas, être imputées au travail ulcératif.

Dans tous les cas, le malade doit être tenu au repos le plus complet ; on lui fera prendre des boissons glacées acidulées ; on injectera dans l'intestin des lavements froids et on appliquera de la glace sur le ventre (2). Le lait glacé sera sa seule nourriture pris à petites doses fréquemment répétées : o nyajoutera de l'alcool si les forces sont très déprimées.

A l'intérieur, on lui donnera de l'acide tannique suspendu dans un

(1) Murchison, *ibid.*, p. 298.

(2) Dans un cas où les applications froides et les autres hémostatiques avaient complètement échoué, j'ai conseillé d'appliquer sur le rachis de l'eau très chaude, d'après la méthode du Dʳ Chappman ; mais ce moyen, que j'avais trouvé admirablement efficace dans plusieurs cas de métrorrhagie, n'empêcha pas la malade de succomber le jour suivant, sans que j'aie pu savoir si l'hémorrhagie avait été modifiée. Je n'avais vu cette malade qu'une fois en consultation, et elle se trouvait dans un tel état d'affaissement que la mort paraissait imminente.

mucilage gommeux, édulcoré avec du sirop d'écorces d'oranges amères, ou simplement aromatisé avec une teinture de ces écorces. J'y ajoute habituellement de l'ergot de seigle, 1 à 2 grammes de chaque.

On peut espérer une action plus énergique et plus rapide en injectant sous la peau une solution de 15 à 20 centigrammes d'ergotine (1).

Bien que les bains froids soient généralement considérés, même par leurs partisans, comme pouvant favoriser les hémorrhagies intestinales, Maurice Raynaud a publié la curieuse observation d'une malade chez laquelle tous les moyens hémostatiques avaient été employés en vain pour combattre une entérorrhagie; convaincu que les bains froids étaient indiqués chez elle par les autres phénomènes de la maladie, il les lui prescrivit et vit le flux sanguin s'arrêter sous leur influence.

Dans un cas d'hémorrhagie intestinale, qui avait fait perdre dans une seule évacuation 1500 grammes de sang et qui avait jeté le malade dans un état de prostration et de faiblesse des plus menaçants, le Dr Gibert (du Havre) eut l'heureuse inspiration de pratiquer la transfusion : il injecta, le premier jour, 30 grammes de sang et 90 grammes le lendemain. Le malade, qui paraissait voué à une mort certaine, revint à la vie et obtint une guérison complète.

Le Dr Gibert se demande si, dans des cas d'épuisement et d'anémie extrême imputables à d'autres causes chez les dothiénentériques, on ne pourrait pas recourir à ce moyen.

Sans en étendre si loin l'application, je crois que cette opération doit être tentée dans des circonstances analogues à celles où le Dr Gibert l'a employée avec tant de succès. Encouragé par son exemple, je l'ai conseillée chez un malade auprès duquel j'avais été appelé par mon confrère le Dr Waren; elle ne l'a pas sauvé, mais le seul sang qu'on avait pu se procurer était celui d'une vieille garde épuisée par dix-sept nuits de veilles, et le cas échéant je n'hésiterais pas à tenter de nouveau l'expérience dans des conditions plus favorables.

---

(1) Murchison prescrit l'ergotine à la dose de 20 à 30 centigrammes dissoute dans 60 centigrammes d'eau distillée ou dans parties égales de glycérine et d'alcool rectifié.

Il dit avoir eu beaucoup à se louer d'une mixture hémostatique qu'il formule ainsi :

℞ acide tannique, 65 centigrammes.

Teinture d'opium, 0^{gr},60 (10 *minims*).

Esprit de térébenthine, 0^{gr},90 (15 *minims*).

Mucilage, 7 grammes.

Eau de menthe, 30 grammes.

A prendre toutes les deux heures (*l. c*, p. 633; trad. franç., p. 283).

§ 21. *Perforation intestinale.* — *Péritonite.* — L'explosion soudaine de symptômes péritonitiques fait présumer l'existence d'une perforation. L'immobilité la plus absolue est, dans ce cas, indispensable ; on appliquera sur le ventre une vessie contenant de la glace, et pour paralyser les mouvements de l'intestin on donnera, d'après la méthode de Graves, de l'opium à fortes doses. Chez un adulte, on peut commencer par 5 à 10 centigrammes, de demi-heure en demi-heure, jusqu'à ce qu'on obtienne un léger degré de stupeur ; on mettra alors entre les doses des intervalles de plus en plus considérables, selon l'effet produit (1), en prenant pour principal guide la douleur ; car, suivant la loi formulée par Sydenham, la tolérance pour le médicament est proportionnelle à l'intensité des douleurs.

J'ai vu, dans un cas de péritonite par perforation, Chomel administrer l'opium de cette manière : il en fit prendre à la malade 1 gramme le premier jour et 1^{gr},50 le second ; il redescendit ensuite très rapidement à des doses beaucoup moindres, quand il eut obtenu une sédation, se réglant sur l'absence ou le retour de la douleur pour déterminer les doses du médicament et les intervalles qui les séparaient ; tant que la douleur persista, les effets calmants de l'opium furent seuls appréciables, mais dès qu'elle fut complètement et définitivement dissipée, des phénomènes de narcotisme se manifestèrent dans des proportions qui n'eurent rien d'inquiétant ; et la malade guérit.

On a vu des malades prendre avec avantage près de 4 grammes d'opium en trois jours (2).

Si ce médicament n'est pas toléré par la bouche, il faut recourir aux injections sous-cutanées de morphine plus ou moins répétées, suivant les indications que nous venons de poser.

Le malade sera maintenu à la diète, tout au plus lui permettra-t-on toutes les heures ou toutes les demi-heures une cuillerée d'eau froide alcoolisée ou une cuillerée de lait glacé.

On se gardera bien de chercher à combattre par des purgatifs la constipation, parfois très prolongée, qui succède à ce traitement. On a vu leur emploi suivi d'une rechute promptement mortelle. Le but du traitement formulé par Graves est, je le répète, d'immobiliser les intestins et de permettre la formation d'adhérences qui ferment la solution de continuité et limitent l'épanchement des matières qu'il renferme,

(1) Murchison, *l. c.*, p. 655 ; trad. franç., p. 285.
(2) *Id.*, *ibid.*

si la perforation n'est pas très étendue. Il est donc de la plus haute importance d'éviter toute secousse et tout mouvement.

J'ai quelquefois employé avec succès, pour combattre la constipation qui accompagne la péritonite, des suppositoires de beurre de cacao et d'extrait de belladone; mais quand il y a perforation intestinale il faut, pendant un temps assez long, éloigner tout ce qui peut provoquer une contraction de l'intestin.

Parmi les précautions à prendre pour conjurer ce redoutable accident, j'ai toujours recommandé de pratiquer avec une grande réserve et une grande prudence l'exploration et la palpation de l'abdomen; quand on pense que la cavité de l'intestin est uniquement séparée, dan s bien des cas, de celle du péritoine par la mince et fragile barrière d'une membrane séreuse souvent altérée, on comprend qu'une pression, tant soit peu énergique, puisse trop facilement produire une perforation.

Les mouvements brusques des malades, les efforts, peuvent contribuer également à provoquer cet accident. A partir du douzième ou du quatorzième jour, on ne doit pas permettre au malade de se lever jusqu'à sa convalescence. Nous avons vu quelle part on pouvait faire aux mouvements dans l'étiologie de la perforation, alors que la maladie se montre sous ses formes les plus légères et que le malade est le moins disposé à prendre des précautions.

J'ai parlé plus haut de l'attention qu'il fallait donner au régime pour en exclure tous les aliments trop consistants, comme ceux d'une digestion difficile qui, résistant à l'action digestive, peuvent agir comme des corps étrangers, à plus forte raison faut-il éviter que le malade n'avale des corps durs comme des pépins de fruits ou des fragments d'os qui pourraient s'y trouver mêlés.

Le traitement de la péritonite sans perforation comporte les mêmes indications et l'emploi des mêmes moyens, qui agiront très probablement à doses moins élevées.

Quand la perforation survient chez des malades plongés dans la stupeur, l'opium ne peut pas être mis en usage et la mort est presque inévitable.

§ 22. *Traitement des paralysies dothiénentériques.* — Parmi les paralysies dothiénentériques, les unes ont une tendance marquée vers la guérison et peuvent disparaître sous la seule influence des moyens hygiéniques; d'autres, plus rebelles, réclament une médication active.

Dans les premières, tout ce qui peut stimuler la restauration nutritive doit être mis en usage : le bon air, une nourriture réparatrice, des vins généreux, l'éloignement de toute fatigue et de tout ébranlement nerveux, le massage des muscles parésiés quand ils sont superficiels, les promenades en voiture, les bains sulfureux ou salins aideront et hâteront la guérison.

Si l'anémie est très prononcée, le quinquina et le fer deviendront d'utiles auxiliaires du régime. Si l'appétit est languissant, on le réveillera à l'aide des amers et des autres stimulants de l'action digestive (1).

Si derrière les accidents paralytiques on peut soupçonner un élément congestif, dans ce cas les révulsifs et les dérivatifs comme les ventouses sèches, les vésicatoires, les pointes de feu, les purgatifs, devront précéder les stimulants. J'ai dit que les injections sous-cutanées d'une solution hydrargyrique m'avait semblé utile dans la paralysie ascendante, et nous avons vu dans un cas, cité par le Dr Landouzy, l'emploi prématuré de la strychnine aggraver les accidents ; si on a lieu de supposer un état inflammatoire subaigu qui peut aboutir à la sclérose, aux préparations mercurielles on ajoutera de l'iodure de potassium ou de sodium.

Si la paralysie peut être considérée comme dépendant, par une action reflexe, d'une maladie des voies urinaires, d'une diarrhée persistante ou d'une fluxion articulaire (2), le traitement de ces affections devient l'indication dominante, et leur guérison entraînera le plus souvent celle des accidents paralytiques.

Mais en dehors de ces circonstances assez rares, quand la paralysie se montre opiniâtre et même quelquefois menaçante par le siège qu'elle occupe, aux moyens que nous avons énumérés plus haut, il faut ajouter la médication névro-sthénique, dans laquelle le rôle le plus important et le plus efficace appartient à l'électricité. Duchennes (de Boulogne) qui a rendu à la pathologie et à la thérapeutique des affections nerveuses de si immenses services, a plusieurs fois sauvé par cette méthode des malades qui paraissaient voués à une mort certaine.

(1) Pour relever l'appétit languissant, je me suis souvent servi avec succès de la mixture apéritive suivante : eau distillée, 220 grammes ; eau de fleurs d'oranger, 30 grammes ; eau de menthe, 15 grammes ; teinture de quinquina, teinture de colombo, de chacune, 12 grammes ; teinture de badiane, teinture d'écorces d'oranges amères, de chacune, 4 grammes ; teinture de Baumé, 3 grammes. En prendre deux cuillerées avant chaque repas.

On peut encore prescrire, dans ce cas, l'élixir apéritif de M. Gendrin.

(2) Landouzy, *l. c.*, p. 346.

Ainsi, dans des cas où la paralysie des muscles bronchiques produisait une asphyxie menaçante, la faradisation du thorax l'a fait disparaître en amenant l'expulsion des mucosités qui obstruaient les conduits aériens, et cet éminent observateur a découvert que la région précordiale était la zone reflexogène du pneumo-gastrique (1).

La dysphagie, qui rend l'alimentation difficile ou même impossible, empêche de remplir une des premières indications de ces complications : elle doit donc être traitée immédiatement par l'introduction de la sonde œsophagienne et par *le gavage*.

Il faudra employer concurremment l'électrisation. Dans ce cas, M. Onimus applique les conducteurs d'un courant galvanique soit sur la région cervicale antérieure, soit sur la nuque, soit sur ces deux régions simultanément. On voit alors des mouvements de déglutition se produire à chaque interruption ou à chaque inversion du courant. On a encore guéri par ce moyen des paralysies du diaphragme (2). Dans les paralysies des membres, de tous les modificateurs qu'on peut leur opposer, l'électrisation est le plus employé et le plus efficace.

Il sera souvent utile de faire alterner, comme je l'ai vu faire à Duchennes, les courants galvaniques et les courants faradiques : les premiers paraissent agir plus efficacement sur la nutrition des muscles, et les seconds sur leur fonctionnement (3).

La paralysie de la vessie réclame une attention toute particulière ; car l'urine peut s'altérer dans la cavité de cet organe et produire alors sur ses parois une irritation qui pourra retentir sur les reins. Le cathétérisme sera répété plusieurs fois par jour ; et pour que la sonde ne serve pas de véhicule à des ferments putrides, on la trempera, toutes les fois qu'on s'en servira, dans une solution d'acide phénique ou d'acide salicylique qui servira également à la nettoyer. Si l'urine renfermait des vibrions, il serait utile de faire des injections avec un soluté d'acide borique.

____

(1) Cité par Landouzy, *l. c.*, p. 346. — Il y a une vingtaine d'années, j'avais essayé l'électrisation du pneumo-gastrique dans le catarrhe suffocant, que je considérais comme l'expression d'une paralysie de ce nerf; mais j'appliquais les électrodes directement sur son trajet, entre les deux attaches des sterno-mastoïdiens. Je me servais soit d'un courant galvanique, soit d'un courant faradique *très faibles*, dans la crainte de produire une action d'arrêt. Je n'ai pas obtenu de résultats notables. La découverte de Duchenne rend, dans ce cas, l'application de l'électricité beaucoup plus sûre.

(2) *Id., ib.*, p. 347.

(3) *Id., ib.*, p. 348.

Quand l'incontinence d'urine persiste pendant la convalescence, Murchison conseille de faire prendre au malade une teinture de perchlorure de fer, qui est, pour lui, dans cette complication le meilleur des remèdes. Cet éminent praticien a souvent obtenu chez les femmes une amélioration immédiate en cautérisant l'orifice de l'urèthre avec un crayon de nitrate d'argent (1).

A l'intérieur, on a préconisé la noix vomique ou la strychnine (Trousseau); cette dernière substance a été administrée par la bouche ou injectée sous la peau. M. Brown-Sequard a prescrit avec succès l'ergot de seigle, que recommande son efficacité dans les paralysies rectales. Je me suis bien trouvé, dans des paralysies localisées d'origines diverses, du phosphure de zinc (2); mais je n'en ai pas fait usage dans les paralysies dothiénentériques, et je m'en abstiendrais si l'anesthésie était compliquée d'amyotrophie, à cause de l'action stéatosante du phosphore. Toutes ces médications, d'ailleurs, me paraissent devoir être écartées si la paralysie est récente, si l'on peut soupçonner un état congestif du tissu nerveux; on les maniera avec prudence en commençant par de très petites doses et en observant attentivement leurs effets.

L'hydrothérapie, les bains de mer et les eaux thermales sulfureuses ou salines seront souvent d'un grand secours. Parmi les eaux sulfureuses, nous citerons : Luchon, Barèges, Aix-la-Chapelle, et parmi les eaux salines : Balaruc, Bourbon-l'Archambault, Royat, Lamalou, Wiesbaden.

§ 23. *Traitement de la gangrène spontanée.* — Quand le membre menacé commence à se refroidir, on l'environne de sacs de sable ou de son chauds, ou de sacs de caoutchouc contenant de l'eau chaude. On évitera toute compression sur ce membre et on le soustraira au poids des couvertures en plaçant à côté de lui un gros ballon de toile bourré de crin ou de laine, moyen bien préférable aux cerceaux métalliques. Si des douleurs vives accompagnent ce refroidissement, on prescrira l'opium ou la morphine en doses proportionnelles à l'intensité des souffrances.

Quand la gangrène est déclarée, Murchison conseille d'entourer le

____

(1) Murchison, *l. c.*, p. 304.

(2) J'emploie les pilules de 4 milligrammes de la pharmacie Vigier, j'en donne de une à six par jour, en augmentant d'une tous les deux jours, et, au bout de douze ou quinze jours, je suspens pendant huit jours pour reprendre ensuite, en suivant la même progression ascendante.

membre avec de l'ouate arrosée de quelques gouttes d'essence de térébenthine ou d'alcool camphré. On peut chercher à momifier le membre en l'enveloppant de poudre de tannin mêlée avec de la poudre de camphre ; quand des ichores fétides, produit de la décomposition des tissus, s'écoulent de la partie gangrenée, on recouvrira ce mélange pulvérulent avec des compresses trempées dans une solution de permanganate de potasse ou dans une solution d'acide phénique ou d'acide thymique ; on peut encore mêler au permanganate l'un ou l'autre de ces deux antiseptiques, et c'est avec ces solutions qu'on lavera les parties nécrosées quand on renouvellera les pansements.

En même temps, on soutiendra les forces du malade par un régime aussi substantiel que possible, par l'alcool et les vins généreux. Si, comme cela arrive souvent, le malade dort péniblement ou incomplètement, on lui donnera le soir, soit une préparation opiacée, soit des injections sous-cutanées de morphine, qui pourront être faites dans le voisinage de la partie affectée, si le malade y éprouve des douleurs.

Quand la gangrène s'est limitée et que la partie mortifiée s'est séparée des parties saines, il faut, si les forces du malade le permettent, pratiquer l'amputation au milieu des tissus vivants.

Dans la gangrène de la bouche, on cautérise largement les parties ulcérées de la muqueuse buccale avec de l'acide azotique ou avec de l'acide chlorhydrique ; ensuite des cataplasmes sont appliqués sur les joues et on fait faire au malade des lotions fréquentes avec une des solutions antiseptiques que nous avons indiquées plus haut.

§ 24. Quand l'infection septicémique se manifeste par la *pyohémie*, le traitement doit consister dans l'usage interne des toniques, des spiritueux et du sulfate de quinine de 75 centigrammes à 1^{gr},1/2 chaque jour. Dès que le pus est collectionné, on lui donne largement issue et on panse avec de l'huile phéniquée. Murchison conseille de laver préalablement la cavité de l'abcès avec une solution de chlorure de zinc au trentième (1). On nourrira le malade autant que l'état de ses organes digestifs le permettra.

Dans les parotides suppurées, comme je l'ai dit ailleurs, il ne faut pas attendre que la fluctuation soit appréciable pour inciser largement. Murchison croit qu'on peut quelquefois la prévenir par une application de vésicatoire sur la région parotidienne (2).

(1) Murchison, *l. c.*, p. 306.
(2) *Id., ib.*

Dans les otites internes, quand le pus formé dans la caisse s'est ouvert une issue au dehors à travers le tympan perforé, la faculté auditive peut rester intacte ou n'être que peu altérée ; mais il arrivera aussi que la chaîne des osselets subira de graves lésions, que des adhérences pourront souder la base de l'étrier à la fenêtre ovale et oblitérer celle-ci. L'inflammation peut même se propager au labyrinthe, et l'ouïe sera ou très affaiblie ou complètement abolie ; pour prévenir ces accidents quand, avec tous les signes d'une otite moyenne, la collection purulente tarde à s'ouvrir au dehors, il peut être indiqué d'aller au devant par une ponction du tympan.

La périostite réclame le repos du membre affecté et, par conséquent, le séjour au lit, si, comme cela a lieu le plus souvent, il s'agit des membres inférieurs. J'ai dans ce cas fait pratiquer au niveau de l'os malade des onctions avec de l'onguent napolitain, auquel on pourra ajouter de l'extrait de semences de ciguë.

S'il se forme des abcès, le D\u2009r Mercier recommande de ne pas les ouvrir et d'en attendre la résorption ou l'ouverture spontanée, dans la crainte des accidents septicémiques qui ont été observés à la suite de eur incision. Peut-être en ayant recours à la méthode antiseptique, pourrait-on conjurer le danger que redoute M. Mercier ; et quand le pus ne se résorbe pas, je ne comprends pas bien pourquoi l'ouverture spontanée serait beaucoup plus inoffensive. Si on se décide à intervenir, il faut inciser largement, empêcher la stagnation du pus et recourir aux pansements phéniqués.

§ 25. Dans les *thromboses veineuses*, le repos absolu dans la position horizontale est de rigueur pendant plusieurs semaines, tant qu'on peut craindre que le coagulum intraveineux ne se déplace et ne puisse déterminer des accidents emboliques. Si la veine obstruée est douloureuse, on étendra sur son trajet la pommade suivante :

Axonge purifiée......................................	30 grammes.
Extrait thébaïque....................................	
Extrait de belladone................................	ââ
Extrait de jusquiame................................	3 grammes.
Extrait de semences de ciguë........................	

et après cette onction on y appliquera des cataplasmes émollients. Quand la douleur aura cessé, lorsque le relief du cordon veineux s'est affaissé, si l'œdème persiste, on exercera sur le membre une légère et douce compression avec une bande de flanelle qui, après avoir enveloppé les orteils, remontera jusqu'à la hanche.

Les *œdèmes* de la convalescence, indépendants de toute lésion veineuse, indiquent un régime réparateur, les toniques et surtout les préparations ferrugineuses (1).

§ 26. *Traitement de la convalescence.* — Nous avons dit, en exposant les règles de la diététique dans la dothiénentérie, avec quelle prudence il faut diriger le régime des convalescents ; on ne devra leur permettre les aliments solides et substantiels que quand les fonctions digestives seront déjà, depuis quelque temps, revenues à leurs conditions
normales. On tiendra compte de la durée et de la forme de la maladie,
des besoins de l'organisme, de l'intensité des troubles gastro-intestinaux
pendant la maladie.

Mais on ne s'en rapportera pas à l'appétit du malade souvent surex-
cité et qui le sollicite à des imprudences. On commencera par des
aliments légers, de consistance pultacée ou demi-liquides, facilement
digérés, en quantité modérée; on augmentera graduellement en surveillant l'affet de l'alimentation sur le pouls, sur la température et sur
les organes digestifs. On n'oubliera pas que, même pendant la convalescence, ceux-ci peuvent devenir le siège de graves complications, et
d'une autre part on sait qu'il y a des vomissements, quelquefois même
des diarrhées qui cèdent à l'alimentation, que chez certains malades
ces accidents sont entretenus par des aliments liquides et disparaissent
avec une nourriture plus substantielle.

J'ai parlé des cas où l'activité digestive ne se réveillait pas, et de
ceux où la persistance de la diarrhée pouvait faire craindre celle des
ulcères intestinaux.

Cette même prudence, cette même mesure doivent diriger l'exercice
des autres fonctions; le système nerveux a subi de telles pertes qu'il
faut, pour qu'il se répare, lui éviter toute fatigue et toute cause d'épuisement; et on se souviendra que bien des paralysies consécutives à la
dothiénentérie ne surviennent que pendant cette période.

Le changement de résidence, le séjour à la campagne dans un air
pur et vivifiant contribueront souvent puissamment à compléter et à
confirmer le rétablissement.

(1) Murchison, *l. c.*, p. 306.

F I N.

ERRATA

Page 183, ligne 10. — Les pupilles sont parfois *agitées*.

Lisez : Les pupilles sont le plus souvent *dilatées* et les globes oculaires sont parfois agités.

P. 198, note 3. — *Barthey*.   Lisez : *Barthez*.

P. 214, ligne 31. — *perforation*.   — *rupture*.

P. 218, ligne 33. — *pyémie*.   — *pyohémie*.

P. 254. — OBS. IV.   — OBS. VII.

P. 259, ligne 26. — *récidives*.   — *rechutes*.

P. 262. — OBS. VII.   — OBS. VIII.

P. 276, note. — *Fitz*.   — *Fritz*.

P. 282, ligne 14. — Les plus importants sont *les reins*.   — Les plus importants, *les reins sont*.

P. 309, ligne 5. — *quatre fois sur quatre*.   — *quatre fois sur quarante-six*.

P. 314, ligne 7. — *sybales*.   — *scybales*.

P. 437, ligne. — 8 *anamnésie*.   — *amnésie*.

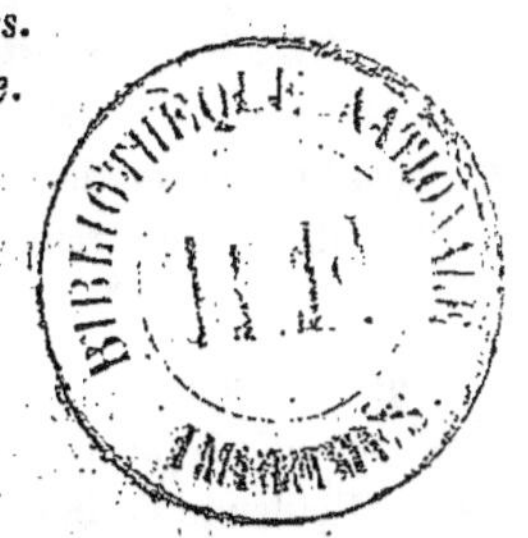

TABLE DES CHAPITRES

DE LA PREMIÈRE PARTIE

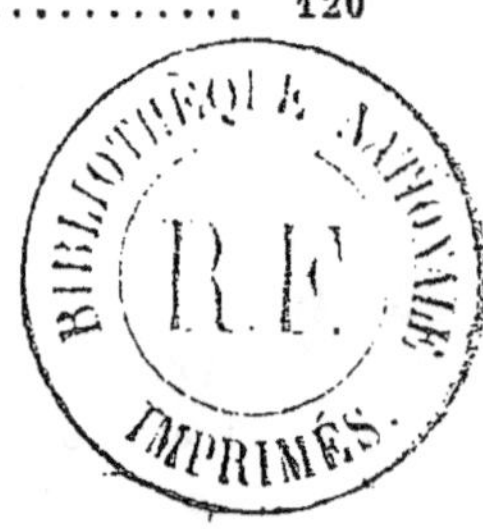

FIN DE LA TABLE DES CHAPITRES DE LA PREMIÈRE PARTIE

TABLE DES CHAPITRES

DE LA DEUXIÈME PARTIE

FIN DE LA TABLE DES CHAPITRES DE LA DEUXIÈME PARTIE

B

C

D

E

F

H

M

N

O

'Q

R

T

U

V

Y

FIN DE LA TABLE DES MATIÈRES.

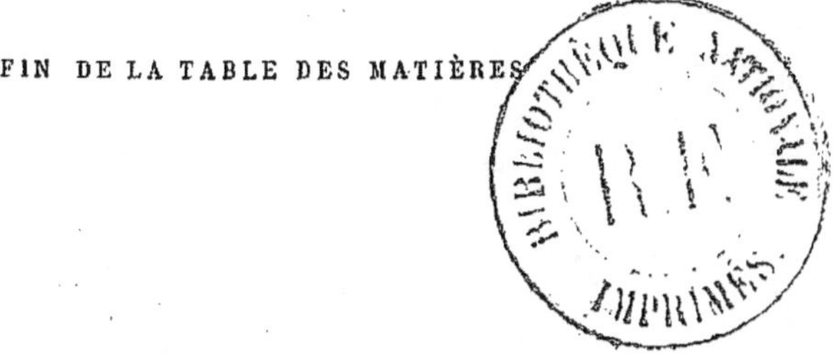

BOURLOTON. — Imprimeries Réunies, A, 2, rue Mignon, Paris.